伤口护理实践原则

Wound Care Essentials: Practice Principles

第 3 版

主　编　Sharon Baranoski
　　　　Elizabeth A. Ayello

主　译　蒋琪霞

人民卫生出版社

图书在版编目(CIP)数据

伤口护理实践原则 /(美)巴拉诺斯基(Sharon Baranoski)主编;蒋琪霞主译. —北京:人民卫生出版社,2016

ISBN 978-7-117-23903-5

Ⅰ. ①伤… Ⅱ. ①巴…②蒋… Ⅲ. ①创伤外科学—护理学 Ⅳ. ①R473.6

中国版本图书馆 CIP 数据核字(2017)第 010955 号

图字:01-2014-5076

伤口护理实践原则

主　　译:蒋琪霞
出版发行:人民卫生出版社(中继线 010-59780011)
地　　址:北京市朝阳区潘家园南里 19 号
邮　　编:100021
E - mail:pmph @ pmph.com
购书热线:010-59787592　010-59787584　010-65264830
印　　刷:北京铭成印刷有限公司
经　　销:新华书店
开　　本:710 × 1000　1/16　印张:42　插页:24
字　　数:800 千字
版　　次:2017 年 2 月第 1 版　2024 年 10 月第 1 版第 6 次印刷
标准书号:ISBN 978-7-117-23903-5
定　　价:168.00 元
打击盗版举报电话:010-59787491　E-mail:WQ @ pmph.com
质量问题联系电话:010-59787234　E-mail:zhiliang @ pmph.com
数字融合服务电话:4001118166　E-mail:zengzhi @ pmph.com

伤口护理实践原则

Wound Care Essentials: Practice Principles

第 3 版

主 编 Sharon Baranoski
Elizabeth A. Ayello

主 译 蒋琪霞

译 者（按翻译贡献大小排序）

蒋琪霞 解放军南京总医院
郑美春 中山大学肿瘤防治中心
刘延锦 郑州大学第一附属医院
李国宏 东南大学附属中大医院
郑喜兰 遵义医学院附属医院
舒 勤 第三军医大学护理学院
周厚秀 第三军医大学护理学院
任 为 第三军医大学护理学院
陈 劼 复旦大学附属儿科医院
王 丽 苏州大学护理学院
蒋梦笑 中山大学肿瘤防治中心
董小芳 郑州大学第一附属医院
罗宝嘉 中山大学肿瘤防治中心
徐元玲 安徽医科大学第一附属医院
张玉红 江苏食品药品职业技术学院健康学院
郭艳侠 江苏护理职业学院

人民卫生出版社

Sharon Baranoski, etc: Wound Care Essentials: Practice Principles, 3e
ISBN: 978-1-4511-1304-4

本书提供的药物的适应证、副作用和剂量疗程,可能根据实际情况进行调整。读者须阅读药品包括盒内的使用说明书,并遵照医嘱使用。本书的作者、编辑、出版者或发行者对因使用本书信息所造成的错误、疏忽或任何后果不承担责任,对出版物的内容不做明示的或隐含的保证。作者、编辑、出版者或发行者对由本书引起的任何人身伤害或财产损害不承担任何责任。

前　言

准备为第 3 版《伤口护理实践原则》写前言的时候，我做了一些"知识管理"方面的阅读。当一个组织中的"知识管理"与书本上的信息在很多方面都有差别的时候，我发现一般概念很有趣，关联也很显著。"知识管理"包括从各种渠道收集信息，并组织信息使得行为模式清晰化，提供帮助理解执行原则的内容（在这本书里则是"专业实践"），通过一种可以促进快速吸收的方式将所有信息及时发送给真正的使用者。

这些是组成第 3 版《伤口护理实践原则》的框架。本书由在伤口护理领域最为知名的专家编写而成。Sharon 和 Elizabeth 挑选了具备科学知识和临床智慧、能理解实践背后的原则和有效地将这些知识传递给其他人的顶级专家。每个专家或者每组专家为各自的章节提供了最新的信息。每章节中包括最近的 NPUAP/EPUAP 临床实践指南中的相关部分，关于伤口治疗和敷料的最新信息，以及一个讲述管道、引流和瘘管的全新章节。

内容中附有病例和病例讨论及扩展的彩色图片部分。基本内容部分和近来的调整变动穿插于各个章节中，包括一个关于新生儿压疮和儿童群体的新章节，并更新了家庭照顾的 OASIS-C 和长期照护的 MDS 3.0。

这本书设计中包含了大量的标注符号的要点、新的图标及速查表，使最终使用者能很快吸收其内容。章节有所扩展和重新合理编排，以便于更容易理解。最后，第 3 版是在第 2 版之后 3 年出版的，读者可以充分相信内容的流通性和知识传播的及时性。

祝贺编委和作者们创作了此书，它将实实在在地帮助到临床工作人员——无论是新手还是专家们——做好对伤口护理方面复杂知识的管理。

Barbara Braden, PhD, RN, FAAN
Dean, University College
Creighton University
Omaha, Nebraska

序

知识很重要

谢谢亲爱的同行们，谢谢你们对《伤口护理实践原则》的热情支持！你们对于此书的反应依然超过了我们预期的水平。我们很高兴看到，通过对现代临床工作人员所需要的实践知识的编纂，我们在伤口护理文献方面作出的贡献对你们有益。非常荣幸我们的第 1 版被同行评议为《美国护理杂志》(*American Journal of Nursing*) 2004 年年度书籍，并被译成葡萄牙语出版。

我们很激动地知道我们的书并没有被闲置于书架上。你们很多人让我们知道了这本书对你们大有裨益——不管是在准备考证、制定政策和程序，或是你们的日常照护工作中。我们尤其很高兴得知很多项目和学校将我们的书作为伤口护理的正规教材。为患者的生命和他们的家庭作出贡献是我们一直的梦想。你们的意见和对我们辛劳工作的鼓励促使我们编写了本书的第 3 版。

我们保留了此书以前的版本，以此来了解我们在患者照护方面已经学到的内容。我们扩展了视野，将经验应用于教学中，因为我们坚信优秀的实践依赖于优秀的教育。书中，我们继续将我们从患者、同行、科学研究、文献、工业、讲座和教育项目中所学到的知识融合在简明扼要的伤口护理内容中。

能在第 3 版中加入更多的章节、图片和实用的信息，以此来指导你们照护患者，我们倍感荣幸。我们全面细致地审阅了所有的章节，并在编写中更新了最新的内容。在第 3 版中，你们将会注意到的现象之一是，我们加入了一个关于管道、引流和瘘管的新章节。有些内容被重新安排，例如，静脉章节现在分成两个小部分，使得淋巴水肿的内容成为一个独立的部分。我们也在相关章节中插入了一些病例，借此帮助你们更好地将所学习的伤口知识应用到日常实践中。你们让我们知道每章节最后部分的“测试”问题很好，因此，我们增加了对问题答案的解释部分，告知那些答案为什么是不正确的。应读者要求，我们也最大限度地增加了很多彩色图片。

很多人都对此书的内容有所影响。我们希望感谢对第 3 版作出贡献的人们。我们很感激以前的作者能继续为这一版本作出贡献。我们很高兴看到 Barbara Braden 再次为我们写了前言。如果没有这些伤口护理专家愿意贡献他们的时间、知识和专业技能，这本书是不可能面世的。谢谢你们对第 3 版的参与。

和在实践中一样，在出版过程中，团队工作十分重要。我们的导师和亲爱的朋友 Roberta Abruzzese 留下的记忆继续激励着我们。没有这位亲爱的导师和同事的智慧、才华、指导、支持和关爱，这三本书也不能完成。我们非常怀念她，我们希望我们的工作也体现了她一贯持有的理念："保持语言的简洁和清晰，用最新最好的信息来帮助临床工作人员的实践工作。"

出版一本书，需要大家齐心协力地工作。我们感激 LWW-WKH 出版团队的辛勤编辑，对每个细节细心的关注，他们的理解和灵活机动使得这项工作难度减小。我们感激出版社幕后的员工为此书所做的工作。我们不一定能认识你们中的每一位，但是你们的努力在这本书的出版中起到非常重要的作用。谢谢 Rosanne Hallowell 和 Bill Lamsback 对本书中新增和修改内容的支持。感谢辛勤、细心的编辑 Maureen McKinney。我们非常感激。这是迄今为止最好的一个版本。

对我们的读者来说，我们希望我们的书可以被你们频繁地翻阅，用旧用坏，而不是闲置在书架上。正如我们前面说过的，一本书是你们可以反复多次打开的礼物。我们希望你们可以经常打开这个礼物。因为我们都相信那句古老的格言**"知识很重要，但是你怎样利用知识更重要"**。

Sharon 和 *Elizabeth*

主译简介

蒋琪霞，南方医科大学神经病学专业硕士，现任解放军南京总医院门诊部伤口护理中心护士长、主任护师、教授，南京大学、南京医科大学和南京中医药大学硕士研究生导师，国际造口治疗师（ET），国家二级心理咨询师。1990 年开始临床研究压疮和糖尿病足溃疡的预防和护理，完成医院科研基金课题 14 项、多中心横向课题 2 项、军区创新课题 2 项。作为第一贡献人获得省部级科技进步奖 3 项，省部级医疗成果奖 2 项，国家实用新型专利 6 项。主编专著 3 本，参编著作、教材 3 部。累计发表国内论文 199 篇，国外 4 篇，其中 SCI 论文 3 篇，获中国科技信息研究所认证的 F5000 顶尖学术论文 8 篇。先后赴美国、新加坡、瑞典、南非等国参加国际学术交流 4 次，2011 年赴美国艾莫利大学（Emory University）、印第安纳大学（Indiana University）等学校进修伤口造口失禁护理。

学术任职：中华护理学会造口、伤口、失禁护理专业委员会副主任委员，中华康复医学会压疮治疗和康复专业委员会副主任委员，中华医学会创伤学分会创伤护理学组常务委员，江苏省护理学会伤口、造口、失禁护理学会专业委员会副主任委员，《中国护理管理》和《中华现代护理杂志》编委、《中华护理杂志》和《医学研究生学报》审稿专家。

编者名录

Tami de Araujo, MD
Private Practice
Boca Raton, Florida

Mona Mylene Baharestani, PhD, ANP, CWON, CWS
Wound Care Program Coordinator
James H. Quillen Veterans Affairs Medical Center
Johnson City, Tennessee
Clinical Associate Professor
Quillen College of Medicine
Department of Surgery
Johnson City, Tennessee

Christine Barkauskas, BA, RN, CWOCN, APN
Wound, Ostomy Continence Nurse
Wound Healing & Treatment Center
Silver Cross Hospital
Joliet, Illinois

Dan R. Berlowitz, MD, MPH
Director, Center for Health Quality, Outcomes and Economic Research
Professor, Boston University School of Public Health
Bedford VA Hospital
Bedford, Massachusetts

Joyce M. Black, PhD, RN, CPSN, CWCN, FAAN
Associate Professor of Nursing
University of Nebraska Medical Center
Omaha, Nebraska

Steven B. Black, MD, FACS
Director, Wound Healing Services
The Nebraska Medical Center
Omaha, Nebraska

David M. Brienza, PhD
Professor
University of Pittsburgh
Pittsburgh, Pennsylvania

Gregory Brown, RN, ET
Case Manager
Dallas Veterans Medical Center
Dallas, Texas

Janet E. Cuddigan, PhD, RN, CWCN
Associate Professor
Chair, Adult Health and Illness Department
Interim Assistant Dean for Administration
College of Nursing
University of Nebraska Medical Center
Omaha, Nebraska

Linda E. Dallam, MS, GNP-BC, CWCN-AP, RN-BC
Pain Management Nurse Practitioner
Department of Anesthesiology
Faculty, Division of Education & Organizational Development
Montefiore Medical Center
Bronx, New York

Paula Erwin-Toth, MSN, RN, CWOCN, CNS
Director, WOC Nursing Education
Cleveland Clinic
Cleveland, Ohio

Caroline E. Fife, MD, CWS
Associate Professor
University of Texas Health Science Center, Houston
Department of Medicine, Division of Cardiology
Director of Clinical Research
Memorial Hermann Center for Wound Healing
Chief Medical Officer
Intellicure, Inc.
Houston, Texas

Rita A. Frantz, PhD, RN, FAAN
Kelting Dean and Professor
University of Iowa College of Nursing
Iowa City, Iowa

Susan L. Garber, MA, OTR, FAOTA, FACRM
Professor
Department of Physical Medicine & Rehabilitation
Baylor College of Medicine
Houston, Texas

Sue E. Gardner, PhD, RN
Associate Professor
University of Iowa College of Nursing
Iowa City, Iowa

Mary Jo Geyer, PT, PhD, FCCWS, CLT-LANA, CPed
University of Pittsburgh
Rehabilitation Science & Technology Department
Pittsburgh, Pennsylvania

Keith Harding, MB, ChB, FRCGP, FRCP, FRCS
Professor, Sub-Dean of Innovation & Engagement/ Head of Section of Wound Healing
Department of Dermatology & Wound Healing
School of Medicine
Cardiff University
Cardiff, Wales
United Kingdom

Wendy S. Harris, BSHS
Research Scientist
North Shore LIJ Health System
Manhasset, New York

Samantha Holloway, MSc, PGCE, RN
Senior Professional Tutor
Department of Dermatology & Wound Healing
School of Medicine
Cardiff University
Cardiff, Wales
United Kingdom

Denise Israel-Richardson, MEd, SRN, SCM, (EdD student)
Lecturer, School of Advanced Nursing Education
The Faculty of Medical Sciences
The University of the West Indies
St. Augustine, Trinidad
West Indies

Robert S. Kirsner, MD, PhD
Professor, Vice Chairman & Stiefel Laboratories Chair
Department of Dermatology & Cutaneous Surgery
University of Miami Miller School of Medicine
Miami, Florida

Carl A. Kirton, DNP, RN, ANP-BC, ACRN
Chief Nursing Executive & Associate Executive Director
Lincoln Medical & Mental Health Center
Clinical Associate Professor of Nursing
New York University
New York, New York

Ronald A. Kline, MD, FACS, FAHA
Arizona Endovascular Center
Chief, Division of Vascular & Endovascular Surgery
Carondelet St. Joseph Hospital
Medical Director, Wound Care
Carondelet St. Joseph Hospital Center for Advanced Wound Care
Medical Director, Wound Care
Kindred Hospital
Tucson, Arizona

Steven P. Knowlton, JD, RN
Partner, Locks Law Firm, PLLC
New York, New York

Steven R. Kravitz, DPM, FACFAS, FAPWCA
Executive Director and Founder
American Professional Wound Care Association
Physician Certified in Wound Care-CMET
Richboro, Pennsylvania
Assistant Professor
Department of Podiatric Medicine and Orthopedics
Temple University School of Podiatric Medicine
Philadelphia, Pennsylvania

Diane K. Langemo, PhD, RN, FAAN
Distinguished Professor Emeritus
University of North Dakota College of Nursing
Grand Forks, North Dakota

Lawrence A. Lavery, DPM, MPH
Professor, Department of Plastic Surgery
University of Texas Southwestern Medical Center and Parkland Hospital
Dallas, Texas

Jeffrey M. Levine, MD, AGSF, CMD, CWS
Assistant Clinical Professor of Medicine
Albert Einstein Medical College
Bronx, New York
Attending Physician, Beth Israel Medical Center
New York, New York

Courtney H. Lyder, ND, GNP, FAAN
Dean and Assistant Director, UCLA Health System
Professor of Nursing & Public Health
University of California, Los Angeles
Los Angeles, California

James B. McGuire, DPM, PT, CPed, CWS, FAPWCA
Physician Certified in Wound Care-CMET
Director, Leonard Abrams Center for Advanced Wound Healing
Associate Professor
Temple University School of Podiatric Medicine
Philadelphia, Pennsylvania

Andrea McIntosh, RN, BSN, CWOCN, APN
Manager, Wound Healing & Treatment Center
Wound, Ostomy & Continence Department
Silver Cross Hospital
Joliet, Illinois

Linda Montoya, RN, BSN, CWOCN, APN
Clinical Manager
Provena Center of Wound Care & Hyperbaric Medicine
Provena St. Joseph Hospital
Joliet, Illinois

Mary Ellen Posthauer, RD, CD, LD
President
MEP Healthcare Dietary Services, Inc.
Evansville, Indiana

Pamela Scarborough, DPT, MS, CDE, CWS
Director of Public Relations and Education
American Medical Technologies
Irvine, California

Gregory Schultz, PhD
UF Research Foundation Professor of Obstetrics and Gynecology
Director, Institute for Wound Research
University of Florida
Gainesville, Florida

R. Gary Sibbald, BSc, MD, MEd, FRCPC (Med Derm), MACP, FAAD, MAPWCA
Professor of Public Health Medicine
Director, International Interprofessional Wound Care Course & Masters of Science in Community Health
Dalla Lana School of Public Health
Physician Certified in Wound Care-CMET
University of Toronto
Toronto, Ontario
Canada

Mary Y. Sieggreen, NP, CNS, APRN, CVN
Nurse Practitioner
Vascular Surgery/Wound Care
Harper University Hospital
Detroit Medical Center
Detroit, Michigan

Stephen Sprigle, PT, PhD
Professor
School of Applied Physiology
Georgia Institute of Technology
Atlanta, Georgia

Joyce K. Stechmiller, PhD, ACNP-BC, FAAN
Interim Department Chair, Adult & Elderly Nursing
Associate Professor
University of Florida College of Nursing
Gainesville, Florida

Linda J. Stricker, MSN/ED, RN, CWOCN
Assistant Director, WOC Nursing Education
Cleveland Clinic
Cleveland, Ohio

David R. Thomas, MD, FACP, AGSF, GSAF
Professor of Medicine
Saint Louis University
St. Louis, Missouri

Marjana Tomic-Canic, RN, PhD
Professor of Dermatology
Director, Wound Healing and Regenerative Medicine Research Program
Department of Dermatology
University of Miami Miller School of Medicine
Miami, Florida

Terry Treadwell, MD, FACS
Medical Director
Institute for Advanced Wound Care
Montgomery, Alabama

David Weinstein, MD
Resident
Department of Internal Medicine
University of Florida College of Medicine
Gainesville, Florida

Gregory Ralph Weir, MB ChB, MMed (Surg), CVS
Vascular Surgeon
Eugene Marais Hospital
Pretoria, South Africa

Karen Zulkowski, DNS, RN, CWS
Associate Professor
Montana State University-Bozeman
Billings, Montana

目　录

第一部分　伤口护理概念

第二部分　伤口分类和处理策略

第一部分

伤口护理概念

第1章

生活质量和伦理问题

学习目标

1. 描述所看到的伤口和伤口带来的苦恼。
2. 识别伤口对患者及其照顾者生活质量的影响。
3. 描述伤口护理中所面对的伦理困境。
4. 识别伤口照顾者所面临的问题和挑战。
5. 描述满足伤口患者及其照顾者需求的策略。

治疗患者及其伤口

近年来的研究已经诞生了许多新的伤口愈合技术，包括水外科技术、皮肤组织工程技术、基质金属蛋白酶的调节、生长因子的局部使用、负压伤口治疗技术、细胞诱导以及缓慢释放抗微生物治疗。由于研究破解了组织退化、再生和修复多因素作用过程之谜，伤口愈合正在经历一种广阔的变化。

因为伤口对不同患者有不同程度的影响，所以衡量先进伤口护理的唯一目标是伤口更快、更有效地愈合。此外，伤口对经济、心理以及社会产生的影响也必须应对和处理。然而在快节奏和紧张的临床实践中，我们是否在鼓励患者拒绝对他们的伤口承担责任[1]？我们是否承认由慢性伤口患者带来的巨大的生活改变以及每天所面对的挑战[2]？我们是否使患者的恐惧、羞耻和隔离感觉变得长久[1]？我们是否给患者、患者的家庭及照顾者留下这样一种印象："伤口护理是一种非人性化和简单化的专业[3]？"

评估伤口对患者及其照顾者的意义和重要性，应该和评估伤口的大小、肉芽及坏死组织的百分比一同作为一项常规工作，但现实果真如此吗？Hyland 等[4]报告腿部溃疡患者平均每天要花费 1.5～2 小时担心他们的伤口。我们是否知道我们的患者在担心什么？我们曾经问过吗？一个关心并关注患者的开业者提出了这样一个问题"伤口对你的生活质量有什么影响？"问题的答案提供了深入了解患者经历和需求的有价值的信息，而且也可为了共同目标设置识别和治疗计划的步骤。

除了拥有基础科学、解剖学、病理生理学、伤口护理敷料、药物和技术方面的知识以外，高级伤口护理从业者必须能够以富有同情心的方式提供护理，应对伤口引起生活质量的影响有独特的敏感性。

如何看待伤口?

伤口被定义为身体完整性和组织功能的破坏。有伤口的状态被认为是一种缺陷，会引起生理功能的损害和情感脆弱[5,6]。伤口及其管理被描述成个人、哲学和社会经济范畴的一系列变化（见伤口引起的情感反应）。

如何看待伤口患者?

通过看待那些伤口带来的负面影响，就不奇怪伤口患者有时被认为是不具吸引力、不完美、脆弱和妨碍别人的人群，在某些情况下甚至是令人厌恶的[5-9]。特别是医务人员，会因为压疮和静脉性溃疡的发生、发展和难以愈合而经常责备患者及其照顾者，如同下列评论中所陈述的：

"当我患有压疮时，医务人员会问：发生了什么？这使我感到十分羞愧，因为我没有能力去预防压疮。为什么四肢瘫痪的其他并发症不会带来这种耻辱？当我患有尿路感染时不会有人让我感到内疚。"

一位 79 岁的照顾者陈述了她照顾瘫痪卧床的 83 岁配偶的感受："我认为这没有什么。"（参见第 9 章压疮）"整形外科医师对压疮的发生感到非常生气，问我为什么等这么久才带他来医院。我傻眼了。我感觉很不好，我说，我认为只是一个伤口，很快就会愈合。我感到十分内疚，因为我做错了[10]。"根据 Charles[12]所说，患者经常感到他们"在理解医学术语和提供服务方面处于劣势状态。"医务人员对将要实施的操作、诊断性检查的结果和治疗方案及预后缺乏解释或提供有冲突的信息，常常引起部分患者和家属对医务人员产生愤怒、沮丧、怨恨和不信任的情绪[12-16]。

面部、颈部和手部的伤口最难以隐藏，不仅仅对其他人而且患者自己也很容易看到。面部毁容患者所经历的情感创伤需要很长时间来调整[17]。事实上，有研究报道，30%～40% 的面部有瘢痕的成人烧伤患者经历的严重心理问题会持续到出院后 2 年直至康复[18]。

由于那些可见的伤口，即使患者在街上散步也可能看起来很吓人[19]。根据 Partridge 报告[19]，面部的毁容伤口会造成一种具有"极端的自我意识和自我强加的社交隔离"的双重困境。Bernstein[20] 在面部毁容的患者中描述了一种"社会死亡"。社会死亡发生于患者在公共场合中自我意识的增强，切断与家人和朋友的联系，最终，停止所有的社会交往活动。没有积极的社会援助，患者的自尊和自信将会消失[20]。

伤口引起的情感反应

除与伤口有关的身体不适和病态反应外，伤口对患者及其照顾者、家庭、朋友，甚至他/她可能遇到的陌生人都有一种内在的情绪影响。即使是医务人员也不能避免对患者的伤口产生情绪反应。

1. 伤口通常被认为是：

（1）自己身体的暴露

（2）可怕的，令人厌恶的

（3）难以忘怀的，害怕的，与恐怖电影有关的

（4）麻烦的，费时的，昂贵的

（5）臭的，脏的，恶心的

（6）令人不愉快的，不舒服的

2. 患者对自己的伤口可能会有如此的感受：

（1）尴尬的，羞辱的

（2）内疚的，羞愧的

（3）需要用绷带去“隐藏证据”（即不完美的缺陷）

在身体检查过程中，羞愧、尴尬、无助和恐惧的感觉将会对患者产生压倒性的影响。因此，作为医务工作者，我们必须特别注意触摸和包扎伤口的方式以及我们的姿态和与患者的距离[19]。Partridge[19]强调我们必须通过沟通三角区（从眼睛到下巴）进行非语言交流。

实践要点

患者的伤口隐藏于衣服或敷料下面可能转移陌生人对患者的注意，但是当暴露于家人或医务人员面前时仍然能引起患者情感上的痛苦。

生活质量

毫无疑问，伤口会对患者及其照顾者的生活质量带来不同程度的影响。为了进一步探讨这一影响，需要对这个复杂、多因素的结构进行定义。

生活质量是一个模糊而抽象的概念，反映了患者在不同的环境下对生活满意度的看法[21,22]。为试图缩小“生活质量”这一包罗万象的术语，Price在20世纪80年代末首次提出了“健康相关的生活质量”（HR qol）的概念[23]。Price[23]指

出，“健康相关的生活质量”被定义为疾病和治疗对身体缺陷及日常生活的影响，或者说是患者最关注的生活水平和健康状况。”

Franks 和 Moffatt[24] 补充指出，“不健康的状态可以被定义为疼痛和不适的感觉，或者是平常的功能和感觉发生改变。这是健康相关的生活质量这个概念的核心所在，是由患者结合亲身感受对自身情况做出评价，而不是由医师做出诊断。”

Schipper 等 [25] 描述了生活质量的四个方面，即躯体及职业功能、心理状态、社会互动和躯体感觉，一些专家还增加了经济因素。

躯体及职业功能

Brod[26]，Ribu 等 [27]，Persoon 等 [28]，以及 Meijer 等 [29] 研究指出，在检查下肢溃疡对患者的影响时，参与者表示由于睡眠障碍，并且在移动时高能量的消耗让他们感到精疲力竭。另外，抗生素引起恶心、乏力、全身不适的不良反应也相当严重 [26]。在 Brod[26] 研究的受试者中，50% 的患者（n＝14）因为溃疡提前退休或者失业。即使是仍然坚持工作的患者，也会因为经常去医院就诊而降低生产率，减少工作时间，导致失去工作机会 [26]。

在 Ashford 和同事 [30] 的一项研究中包含了 21 例糖尿病足溃疡的患者，其中 79% 的患者报告没有能力维持工作，原因是下肢溃疡使他们活动减少、害怕别人不慎踩到他们的患足。在另外一项研究中，所有被访问的患者都感觉腿部溃疡限制了他们的工作能力，还有 50% 的患者说他们大部分的工作时间都需要站立 [31]。在同样的研究中，42% 的患者认为腿部溃疡是他们决定放弃工作的关键因素。甚至对年轻的患者来说，腿部溃疡与减少工作时间、失业有关，最终影响经济状况 [31]。

腿部溃疡限制日常活动能力（activities of daily living，ADL）在很多研究中都有报道，包括 Hyland 等 [4]，Brod[26]，Phillips 等 [31] 以及 Walshe[32]。在一项包括 88 例患有慢性腿部溃疡患者的研究中，75% 的患者表示很难完成基本的家务 [33]。然而 Hyland 等 [4] 的另一项研究表明，50 名腿部溃疡患者中，50% 伴有上下公交车困难，30% 伴有爬楼梯困难。

疼痛、下肢浮肿、乏力以及厚重的敷料让患者自己更换衣服或洗澡这样简单的动作都很困难，这让患者感到很沮丧 [26, 33-35]。Phillips 等 [31] 对 73 例腿部溃疡的患者进行个人访谈，81% 的患者认为溃疡会对他们移动和日常生活能力造成不利影响，而水肿是主导因素。

心理功能

很多因素会影响伤口患者或其照顾者的心理反应。（见影响患者对伤口反应的因素）

病因

Magnan[36]的研究指出，患者对伤口的心理反应与他/她的受伤方式密切相关。的确，让患者及其照顾者回忆车祸后看到的持续开放性截肢伤口，或者在漩涡治疗时暴露的烧伤伤口，或者当周围血管疾病或坏死的压疮引起肢体坏疽延伸到骨骼使之骨暴露时，引起极端的情绪和恐惧的经历是非常可怕的。

实践要点

每次更换敷料都应注意有伤口的身体部位和相关的疼痛，它也会勾起患者对导致损伤的状况或疾病的回忆，并对未来产生恐惧[36]。

有准备

从医院开始，到康复、家庭护理，医疗保健专业人员要为准备中的患者和独立的照顾者制订出院计划。但是我们对患者处理伤口的心理和情感准备是否敏感？最终，患者和他的家庭可能需要放弃对医疗服务提供者的控制权[1]。事实上，有些患者不能有效应对他们的身体创伤，因为他们同时在很深的感情创伤中挣扎。一位患者的话能够很好地说明这一点："它带走了我所拥有的一切，我的余生都将面对四肢瘫痪的现实"……"当我有溃疡时（指压疮），我不想看到它，我感觉我就像在地狱中生存，我必须将伤口与自己分离。"……"我害怕看到溃疡[1]。"

影响患者对伤口反应的因素

形成患者对他/她的伤口的情绪反应因素包括：

1. 年龄
2. 应对方式
3. 病因
4. 性别
5. 愈合结果
   （1）愈合的期望值
   （2）愈合时间
6. 急性与慢性的比较
7. 对日常生活能力的影响
8. 意义，重要性
9. 气味，渗漏
10. 疼痛
11. 有准备
12. 其他人的反应
13. 社会支持
14. 灵性（精神）
15. 可见性

可见性

如前面所讨论的，可见性、严重性以及是什么情况下发生的伤口，会严重影

响他 / 她对伤口造成身体形象改变的接受程度。对一些人来说，他们不把受伤的部位作为自己身体的一部分[37]。

其他人的反应

对患者来说，他们不仅不敢直视自己的伤口，也很难接受别人对自己伤口的看法。其他人对伤口或有伤口的患者表现出同情、惊慌、恐惧、沮丧、排斥和回避都会极大地影响患者对伤口的情绪反应以及个人的自尊。患者必须忍受别人对他们包扎着的伤口的厌恶目光，伤口诊所可能是他们能够获得积极能量或援助的唯一场所[37]。

疼痛

与伤口相关的身体疼痛是医务人员最关注的领域之一。Krasner[38] 描述疼痛“是一种经常能够混淆我们的理解，让我选择逃避的经历。”然而疼痛是影响伤口患者生活质量的重要因素，我们将在讨论躯体感觉的章节看到这部分内容（疼痛）。

恶臭和渗漏

来自真菌感染的乳房伤口、坏死的压疮或者引流液和感染的腿部静脉溃疡引起的恶臭可能在情绪上和心理上给患者带来毁灭性的影响。患者可能试图用香味剂和古龙香水去掩盖伤口的恶臭，但结果是徒劳的。他们的自我形象可能被羞耻和厌恶感摧毁。一些患者可能会说伤口的恶臭使他们感觉自己很脏，也会因为恶臭对其他人感到愧疚。有些人甚至因为害怕别人的厌恶而限制自己参加社会交往。一位患者直白地阐述，“我过去经常去教堂，但是我旁边的人会闻到它（指腿部伤口）……像腐肉，挥之不去……所以我现在不去了[16]。”不幸的是，由于伤口散发出的恶臭，家人和朋友对患者表示回避，会增强患者的孤立感。

Roe 等[33] 报道有恶臭的腿部溃疡患者焦虑和抑郁分值增加，生活满意度降低，社会交往减少。同时，衣服、家具和床上用品上的伤口渗液会使他们感到尴尬，并因此抑制性欲，减少亲密接触[39-42]。女人试图利用裤子、长裙或宽松的衣服掩盖厚重、饱和的敷料，这些会剥夺女性的气质[13, 42, 43]。对于接受姑息治疗的患者及家属，恶臭、大量渗液和出血可能会进一步加重疾病难以控制的日常困扰。

愈合结果

能否愈合

对于患者和他们的照顾者，听到伤口有希望愈合，病情将会改善，疼痛、恶臭有一天会缓解，都可以使他们更容易忍受现状[7, 32]。在临床实践中，患者及其家属最常提出的三个问题是：①伤口能够愈合吗？②伤口愈合需要多久？③治疗会引起疼痛吗？

患者对伤口愈合的态度

有慢性腿部溃疡和高复发率的患者，他们对自己伤口的预后多抱悲观态度[16,32]。Phillips 等[31]访问 73 例患有腿部溃疡的患者，只有 3% 的患者认为溃疡会愈合。这种对愈合结果的不确定性往往是源于医务人员的回应[32]。Chase 和他的同事们[37]解释一个健康人如何从急性疾病中得到完全愈合对健康和恢复有积极的含义，然而对患有慢性疾病的人来说则不同，例如静脉功能不全所致的溃疡。事实上，患者描述愈合过程就像永远存在的，要求持续保持警觉和需要医疗随访[37]。对于患有慢性溃疡的患者，在移动、活动、沐浴、穿衣和工作方面也有限制[37]。这可能使患者感到无能为力，他们用更多的时间护理溃疡超过照顾自己[16,37,43]。病情失控时常常导致他们缺乏自主意识和产生“无所谓”的态度[37]。从某种意义上说，失去自由和溃疡复发的危险（和截肢的可能性）永远存在[37]。Brown[11]采访的一位患者生动地描述了对复发和失去自由的恐惧，他说“最糟糕的事情就是知道不能治愈，并且它们随时会回来。这不像骨折的手臂，最终可以愈合。我非常害怕疼痛再次回来，所以我不会冒这个险。”

患者经常会抱怨不知道伤口愈合的时间表，导致患有腿部溃疡[4,32,44-47]、压疮[48]及其他类型伤口的患者还会因此更加沮丧、抑郁和日常生活能力受限。Krasner[49]的现象学研究证实了静脉溃疡的疼痛对生活质量的影响，并确认挫败感是最主要的因素。在这项研究中，病程为 2 个月至 7 年的腿部溃疡患者报告因为缓慢的愈合速率、下肢肿胀、感染以及形成新的溃疡使他们感到挫败感[17,49]。其他的挫败感与多年多种治疗不成功、缺乏医务人员的治疗或对不能愈合的自责有关[49]。

尽管很多患者渴望伤口愈合，但也有一部分患者利用自己的伤口博取关注和持续的医疗福利[50,51]。即使大多数患者渴望伤口愈合，但是如果我们不询问患者与伤口相关的特殊目标可能是我们的失职。Wientjes[52]识别了患者对伤口愈合的四种常见行为态度：①设定可实现的目标（例如，回到工作岗位、参加孩子的婚礼）。②接受去学习。③遵从治疗。④好奇，愿意去看伤口，积极参与治疗。

正如前面提到的，很多患者急于达到伤口愈合的目标。然而，根据 Myss[53]的研究，“假设每个人想获得治愈，这既是误导又是潜在的危险，例如疾病可以成为一种获得关注的强有力方式，而患者无法通过其他方式获得这样的关注。”对某些人来说，保持一个伤口可能有巧妙处理的价值，一个形象的比喻“街头价值或社会货币。”伤口本身的定义是一种态度，Myss 将其描述为“伤口学”[53]。对那些有伤口的患者来说，伤口的存在会提供好处，例如可以获得持续的护理访视、送餐[53]、家庭健康助手服务、继续失业的借口，和（或）获得家人和医务人员持续的关注[52]。

急性与慢性伤口的对比

一些伤口愈合快且不严重，而另一些则持续多年，甚至终身。但是急性和慢性伤口患者是否有类似的感受？对慢性伤口的应对方式是否不同？

急性伤口患者的反应

Parsons[54] 对此做了大量的研究工作，O'Flynn[55] 假设随着急性轻伤事件发生后，伤口及其治疗会立刻成为患者及其家属关注的焦点。由于把伤口看作是异常的，因此患者易于通过伤口掩盖自己而承担“病人”的角色。个人角色和职责因为疼痛或能力丧失而黯然失色或在某种程度上被中断[55]。在愈合和应对阶段个人持续处于“患者”的状态。然而，一旦伤口愈合，因为健康状况和生活质量的恢复，个人信心重拾、重新获得正常生活的能力[55]。

伤口周围环境不同时人对伤口的变化会重复出现情感反应。例如，创伤患者会经历极端的情绪和运用各种防御机制，如压抑、退缩、否认、分散注意力、幻想或理想化[56]。Lenehan[57] 研究指出，忍受严重的伤害可能打开压抑、情绪紧张和自我形象紊乱的闸门，结果，患者在试图保存心理能量方面可能表现出较浅或迟钝的反应，或尝试“自我退缩”[57]。由于患者会问自己“我将会被区别对待吗？”“是否有人会关心我的残疾和毁容？”因此内心挣扎于愤怒、抑郁和恐惧之间[57]。

慢性伤口患者的反应

相反，Phillips 等[31]，Price 和 Harding[58]，以及 Walshe[32] 报告，患有慢性伤口的患者通过正常化的程序，以“勇敢面对”的方式应对移动能力受损、疼痛和睡眠障碍[11]。Dewar 和 Morse[59] 研究指出，很多患者是通过适应或沉默接受的方法应对慢性伤口的。有趣的是，Price 和 Harding[58] 发现患有腿部静脉溃疡超过 24 个月的患者自我评价疼痛较轻，且健康状况好于少于 24 个月的患者。

Neil 和 Munjas[2] 对 10 名患有慢性不愈伤口的患者进行现象学研究，提出两种模式和六个条目。这两种确定的模式是与伤口斗争，待在家里或回避。

第一种模式是与伤口斗争，包括四个条目：

1. 处于痛苦之中。
2. 与渗液和气味作斗争——可能引起明显痛苦、社交隔离和尴尬的问题。
3. 失眠。
4. 关注；即患者第一时间关注的伤口没有得到改善，需要其他人关注和护理伤口。

第二种结构模式是待在家里或回避，包括隔离和行走困难两个条目。隔离来自于患者恐惧外出和害怕获得性感染，因此足不出户（例如，不得不卧床或者抬高患肢）。行走困难来自于疼痛或者因为伤口而失去功能。对这些患者来说，“由于伤口使他们无法移动或行走困难，而使伤口成为他们生活的焦点。”[2]

和那些描述慢性伤口患者正常化感觉的作者不同，Neil 和 Munjas[2] 发现"慢性伤口患者'变成了他们的伤口。'他们被伤口所包围。患者时刻希望他们的伤口能够好转，这样就能够恢复以前没有伤口的生活。每过一年，如果伤口在治疗下仍然恶化，那么希望和依从性就会衰退。"

Beitz[14] 对 16 例患有慢性伤口的患者进行现象学研究，与 Neil 和 Munjas[2] 得出类似的结论，条目确定为：

1. 适应和适应不良。
2. 改变睡眠习惯。
3. 改变饮食模式。
4. 与慢性病作斗争。
5. 处理伤口。
6. 解释伤口的原因。
7. 愈合和复原。
8. 活着和衰老。
9. 伴随疼痛生活。
10. 失去移动能力。
11. 伤口的含义和重要性。
12. 接受治疗。

为更好地理解患者的生活质量如何受到影响的？他 / 她的目标是什么？我们如何更好地帮助他们？我们必须首先了解伤口对患者的含义和重要性。正如一位患者所描述的，"除非分享我们的力量、恐惧和虚弱，否则没有人能真正地理解 [1]。"Kinmond 等 [60] 对 21 例糖尿病足部溃疡患者进行定性分析，确定出四个主要的条目：

1. 过着一种受限制的生活——患者失去像以前一样自由的生活。移动能力下降，时间表被就诊和换药改变。

2. 存在社交隔离——由于移动能力受限，疼痛和失业所致。

3. 经历着自我怀疑——没有能力淋浴或盆浴，无法选择自己鞋子的款式，无法工作，或者甚至无法站立足够的时间做饭，结果导致深深的、复杂的自我迷失。

4. 正在成为一种负担——依靠别人移动，经济拮据，会使整个家庭变得痛苦。

疼痛的静脉溃疡被描述为"皮肤表面破溃，自我形象损坏 [61]。"压疮形成已经被家庭照顾者描述为卧床者一种（不幸的）通常会发生的事 [10, 62]，并且由于患者直接受压疮的折磨所以可能是"发生的最糟糕的事 [1]"。

本章节的描述中，伤口的心理作用对患者整体有深远的影响。无论伤口是急性还是慢性，都会在患者的心里留下很久的烙印。换句话说，伴随着慢性伤口的生活会重塑一个人生活的每个方面，使一个人服从于伤口、相关性疼痛，随着每次更换敷料，紧张和担心伤口外观……伤口是否会变深？是否会感染或坏疽？[39, 63]

对日常活动能力的影响

生理的、躯体的、经济的、医疗限制会约束患者从事日常生活的能力，伤口的经历会进一步影响患者的心理和情绪。Hopkins 和他的同事[64]描述了压疮如何限制患者的生活。在他们的现象学研究中，患者描述伤口的疼痛如何限制他们移动和翻身[64]。同样，Gorecki 和同事[65]研究发现，压疮增加了身体的限制、生活方式的改变、适应环境的需求、侵入性治疗和住院的需求，身体依赖导致食欲缺乏、失眠和缺乏参与生活的兴趣。

应对模式

皮肤破坏，由于伴有其他类型的功能丧失，会引发悲伤的过程。尽管大多数患者经历否认、抑郁、愤怒、达成协议到最终接受的一系列过程，但是某些人可能停留在某一个点，甚至对其伤口表现出回避的行为。Walshe[32]在一项现象学研究中证实老年伴有严重腿部静脉溃疡患者在生活中通常采用四种主要的应对策略：

1. 通过比较应对——与那些有溃疡的其他人比较，患者会有正常化的感受；与有其他疾病（如卒中）的患者比较，患者会觉得更幸运。

2. 感觉健康——尽管有腿部溃疡和与腿部溃疡相关的虚弱症状及其限制，但是患者觉得其他方面很健康。

3. 改变期望——患者报告对腿部溃疡已经达到一个可接受度，也就是将溃疡看作是年龄增长过程的一部分。

4. 变为积极——患者认为自己是幸运的，免除这些症状"最终不算坏的结果"。[32]

精神

不能低估患者宗教信仰中祈祷、希望和支持提供的情感力量。

社会支持

很多伤口患者感觉被推到"边缘线[27]"，看到他们社交圈因为疼痛、恐惧和身体限制的增加而缩小。伤口患者可能感到内疚，因为朋友们不得不因为他的限制而改变活动方式，可能因此进一步限制社会互动[26]。正如之前所讨论的，恶臭、渗液、可见的伤口可能都会导致减少社交。一些患者过分依赖单一的照顾者，通常是配偶，给予其身体、情感和心理的力量。

Hopkins 等[64]研究报告压疮不仅对患者有影响，而且对照顾者也有影响，并发现感情是矛盾的。这些情感表达将压疮及其相关护理、照顾者的处境以及患者接受护理的无用感都视作为一种负担。然而，相反，有一些患者认为没有家庭、朋友及其他支持团队，事情会变得更糟[64,66]。正如一位慢性伤口的患者所陈述的“我过去有很多朋友，和所有的邻居都很和睦。他们中的一些人在经过我窗口的时候向我挥手，但是他们现在再也不会敲门或来看我[11]。”

年龄

年龄在伤口心理学中也发挥了作用，伤口对年轻患者的心理状态有更多负面的影响。例如，Phillips[31]发现年轻的腿部溃疡患者比老年患者存在更多与腿部溃疡相关的负面情绪和更大的移动能力问题（$P<0.001$）。老年患者被证实能更有效地应对或适应躯体活动受限制和残疾[31]。Franks 和 Moffatt[67]报告了类似的结果。

在一个应用诺丁汉健康档案和 758 例腿部溃疡患者年龄与性别相匹配的计分正常的横断面研究中发现，年轻男性患者经历了对生活质量最大的负面影响[68]。Brod[26]报告在伴有糖尿病和下肢溃疡的患者中，老年患者对社交、工作和家庭的影响较小。相反，在一项测量 63 例慢性腿部溃疡患者生活质量的研究中，年龄是不具有统计学意义的因素[58]。

性别

性别对伤口患者生活质量的影响在不同文章中有很大争议。Lindholm 等[68]报道，男性在疼痛和躯体活动方面的生活质量显著低于女性。另外，与男性正常分数相比，患有腿部溃疡的男性在睡眠紊乱、情感反应和社交隔离方面的得分增高[68]。Price 和 Harding[58]发现女性在活力、身体和社会功能方面的生活质量得分较低。一项基于 758 例腿部溃疡患者的研究数据同样显示，女性生活质量得分低于男性[24]。

但是，正如 Franks 和 Moffatt[67]指出的，在一般人群研究中，女性的生活质量得分低于男性，尤其是在老年女性组。因此，腿部溃疡女性患者生活质量得分低可能与溃疡没有直接的关系。

社会互动

限制伤口患者社会互动的原因可能有以下几种：

1. 疼痛继发活动能力受限，使很多患者足不出户[4,11,32,33,60,64,65,69]。

2. 为了保持敷料干燥而不能淋浴或盆浴[16,28,60,69]。

3. 治疗限制，例如为了压疮处理不得不卧床休息[48,65,70,71]；抬高下肢以控制水肿；为了接受家庭护理人员的服务而不能出门。

4. 因为继发中性粒细胞减少或多重耐药菌感染而需要隔离，导致孤独感、无助感和被社会遗弃的感觉增加[71]。

5. 不得不围绕敷料更换和去诊所和家庭护理访视去安排“生活”[60,72]。

6. 避免人群拥挤的场所、可能遇到孩子和宠物的社交活动，因为害怕会损伤伤口部位或形成新的伤口[4,32]。

7. 因为失眠和抗生素的不良反应而感到疲劳[33,48]。

8. 因为气味[64,65,73,74]、渗液[28,42,69,74]和可见性伤口感到尴尬。

9. 需要依赖其他人或辅助设备[22]。

10. 害怕别人对伤口、矫形鞋以及厚重敷料的反应[72]。

11. 需要额外的时间更换敷料[4,26]。

12. 因为鞋子和衣服不能掩盖厚重的敷料而难以维持外观[4,28,33,35,72,75]。

13. 不能根据个人喜好选择喜欢的衣服和鞋子[24,28,33,35,72,75]。

伤口患者被迫改变生活，并在新的活动中寻求满足[61]。因为厚重的敷料和加压包扎而无法参与桑拿、骑车、跑步、游泳或排球这些活动。

尽管医务人员鼓励并承认社会互动对患者心理和情感功能的价值，但当他们因为试图外出或享受生活而使腿部或足部溃疡严重水肿、恶化来找我们时，我们是否同时会责备患者，并认为他们不遵医嘱？健康相关的行为需要从患者角度考虑，需要医务人员对患者授权。需要患者、医师和家人/其他重要的人相互合作[73]。

实践要点

作为医务人员，我们不仅要承认患者，而且需要与患者在平衡身体伤口愈合和心理、情感愈合的挑战中创造性地工作。

倾听一位患者描述为治疗压疮而持续卧床休息的困难："我记得躺在医院……看着墙上的油漆。我可以告诉你在那个特殊的点上有多少个小气泡。我记住这些是为了避免我发疯[11,48]。"另一个有慢性静脉溃疡的患者痛苦地描述他的社交中断："我感觉像一个孤岛在海洋的中间[11]。"

躯体感觉

根据 Schipper 等[25]的研究，躯体感觉是"身体不舒适的感觉，例如疼痛，会降低人们的生活质量。"不管疼痛的根本原因是什么，这是生活中最令人恐惧的感觉之一[76,77]，也是迫使人们寻求医疗保健最重要的原因[78]。尽管每位患者疼痛的原因不同，但都是不可否认的事实，也是伤口护理经常忽视的问题[78,79]。

尽管将研究结果用于指导临床实践的进程缓慢，但是最近仍有大量针对伤口疼痛对患者生活质量毁灭性影响的研究报告[2,11,16,24,28,31,32,34,48,49,61,64,76,77]。

患者认为疼痛是腿部溃疡引起的最糟糕的事情[11,16,28,32,69,77,80]，并且"每天第一件事就是忍受他们所经历的最严重疼痛[80]。"无情的、不可预知的疼痛频率使患者感觉自己好像不受控制[32]，但并不是溃疡本身，而是溃疡的临床表现控制着他们[46, 63]。抬高患肢常常会加重烧灼、刺痛、钻痛、搏动痛的感觉[81]。疼痛也经常导致失眠[11, 16, 28, 80]，止痛药也无法起效[32]。在静脉溃疡的患者中，疼痛常常在三个明显的部位被描述：溃疡中、溃疡周围以及整条腿[80]。另外，疼痛也是形成新的溃疡或发生感染的早期预警信号[13]。

Krasner[61]对14例痛性静脉溃疡患者的定性现象学研究识别了八个关键条目（见痛性下肢静脉溃疡：关键条目，原著第1章）。

Krasner[61]研究中的参与者将疼痛生动地描述为“我生命中遇到的最糟糕的事”……“就像一直有人将大头针扎在你身上”……“绝对是谋杀。”当腿部水肿加重或感染期间，疼痛被描述为更糟。患者认为在清创术期间或清创之后经历的疼痛是最强烈的，导致一个周期的疼痛和恐惧，因为疼痛和恐惧使许多人变得抑郁。在Langemo等[48]进行的现象学研究中，疼痛被描述为“拿一把刀，准备挖掉好的和不好的部分”和“刺痛的”。然而，尽管溃疡带来疼痛、痛苦和躯体活动受限制，但是患者也会试图将疼痛看作是期望（尽管不想）发生的和“尽管疼痛要继续治疗[61]。”

疼痛持续的时间也是一个经常被研究的问题，包括伤口闭合期间和闭合后[48, 70]。当然，在Heideggenan现象学探索性研究中，Hopkins等[64]对8例压疮患者研究发现，无休止的疼痛是三个主要条目之一。同样，Szor和Bourguignon[82]在对32例Ⅲ期和Ⅳ期压疮患者的研究中发现，尽管使用敷料符合湿性愈合理论，仍有88%患者经历更换敷料带来的疼痛。此外，84%的患者说休息时会发生疼痛，18%的患者认为疼痛是极可怕的、令人痛苦的[82]。在患者的用词中，压疮的疼痛被描述为搏动痛、烧灼痛、无法忍受的、永不停止的、干扰睡眠和很难找到舒适的体位[65]。在藏毛囊肿切开手术后和腹部伤口有肉芽生长的患者中，Price和他的同事[83]将疼痛描述为负面影响患者的睡眠模式和食欲的一种感受。

尽管疼痛对伤口患者来说非常普遍，也非常强烈，然而，Roe等[84]发现，55%的社区护士并未将疼痛作为她们评估的一部分。Ayello和他的同事[85]发现，门诊治疗的慢性伤口患者，他们的压疮疼痛评估很少与血管性、神经性溃疡疼痛评估相比较。Walshe[32]、Hollinworth和Collier[86]报告，患者对疼痛的描述通常是贬低的、散乱的。Hollinworth[87]和Dallam等[76]的研究显示，尽管81%的注册护士表示，患者换药时感受到的疼痛最强烈，但是在换药时很少使用止痛药以管理疼痛[84]。同样，Szor和Bourguignon[82]研究报告，仅有6%的压疮患者接受过药物止痛。

Ashford和他的同事[30]发现，在糖尿病足部溃疡患者中，50%的患者在敷料更换期间、仰卧位或试图行走时感到疼痛。然而，Ribu[27]研究发现，糖尿病足部溃疡患者担心依赖止痛药。

痛性下肢静脉溃疡：关键条目

Krasner[61] 确定了痛性下肢静脉溃疡患者的八个关键条目：

1. 不能站立
2. 期待伴随溃疡的疼痛
3. 经历肿胀引起的疼痛
4. 感到沮丧
5. 不得不改变生活
6. 干扰工作
7. 再次经历清创引起的疼痛
8. 试图在新的活动中找到满足

Pieper 和他的同事 [88] 对 32 例有静脉毒品注射史和慢性静脉性溃疡史的患者研究发现，伤口较大的患者疼痛强度比伤口较小的患者高。

患有真菌感染的恶性伤口患者，疼痛与神经或血管损伤有关，裸露的皮肤神经末梢或神经损伤导致神经性疼痛 [41]。

在试图获取护士关于应对患者压疮疼痛事件中，Krasner[38] 对 42 例护士进行了现象学研究，确定出三种模式与八个条目：

1. 熟练地护理：包括识别、证实、听取、承认和关心移情疼痛患者的能力。

2. 否认疼痛：包括假设它不存在，或是听不见患者的抱怨或哭声。这被描述为医务人员的有效应对机制，帮助他们避免产生失败感，但显然这是在严重伤害患者。

3. 处理疼痛的挑战发生于医务人员必须忍受他或她自身的挫败感时。与伤口护理相关的负面情绪包括生气、无助、绝望，对可能引起疼痛的操作紧张不安和一直伴随患者的疼痛经历。像 Krasner[38] 所说，我们可能必须"退一步，并做出特别的努力去了解并接近所面临的患者。"通过与患者"在一起"我们可以洞察疼痛经历对患者所产生的影响。

下肢溃疡诊所可能对患者的生活质量有积极的影响。例如，在一项对 57 例患者的研究中，88% 的患者疼痛处于基线水平，进行四层敷料压力治疗 8 周后，只有 60% 的患者仍然存在疼痛 [89]。更为显著的是，在另一项样本量为 185 例患者的研究中，78% 的患者在进入社区下肢溃疡诊所前存在疼痛，四层敷料压力治疗 12 周后下降到 22%[90]。

经济影响

因疼痛失去工作时间、错过晋升机会、降低工作生产率，提前退休、失去工资和失业，是影响伤口患者生活质量的一系列经济压力。患者通常不得不在坚持接受医疗管理（例如保持他的腿部抬高或不负重）和维持工作中做出选择。一名卡车司机、出纳或是医务人员如何做到保持腿部抬高，并继续工作？伤口患者如何支付他们的抵押贷款、支付账单、养家糊口？当伤口患者失业后又没有医疗保险，那会发生什么？根据 Charles[12] 的研究，慢性伤口患者的经济结局是依靠于积极贡献者所提供的社会传承，也就是我们经常所说的社会慈善。

除了职业压力和困境，患者可能还会需要额外的现金支出用于交通、停车、医疗随访的电话费、家庭健康助理服务和需要使用医疗保险之外的敷料，以及处方之外的药物费用。这些没有医疗保险又不符合公共援助的患者可能需要使用自己的积蓄或向家里人筹钱。为了说明这一点，请听照顾全层压疮卧床患者妻子与丈夫的对话：

“……所有你需要治疗压疮的医疗用品，在过去的 2 个月里，我已经从我的零用钱中和你的固定收入中花费了将近 300 美元。”……“我用我们的社会保险支票和他的退休工资支付每个月 35 美元的医院床位费和 10 美元的躺椅费。还有账单和食物……剩下不多了……他有退休工资，我曾经把它们存起来，我们不得不靠我 302 美元的社会保险金生活 [10, 62]。”在该患者的国家，经济方面的担忧与医疗保险系统有关。例如，Hopkins 等 [64] 进行的欧洲压疮研究中，财政投入没有提高是一个社会问题。

额外费用也会引起家庭的改变，例如轮椅坡道。糖尿病足部溃疡患者面临着持续的挑战，由于他们的足部因为水肿和利尿剂使用、感染和使用敷料而不断发生变化，因此始终需要支付一双正确、合适鞋子的费用。医务人员不应该简单地将患者误解为“不依从”，就患者和他的家人面对的经济困难应该同情他们 [2, 27]。

伤口护理中的伦理困境

没有其他任何一种伤口像压疮这样充满道德争议。尽管在伤口治疗方面有很多技术突破，压疮领域仍然是“不良护理的耻辱 [10, 62]。”压疮被认为个体和医疗机构的尴尬，是挫折点、失败点和低劣护理的标志 [10, 62]。很大的支出用于“隐藏压疮。”像 Moss 和 La Puma[91] 所说，“为了隐藏丑陋的审美学和为了无知地否定导致压疮发生的条件，我们的临床反应可能是应用敷料、皮肤移植、肌皮瓣、关节离断术、截肢和联合半切除手术将压疮包裹或去除。”但是作为健康保健提供者我们有什么权利做出这样的决定？我们有什么权利去耗尽患者的经济和让患者及其家庭去度过接受这种侵入性操作带给他们的生活？决定护理、侵入性治疗的程度或由此带来的不足，必须与患者的整体生理状态一致，也就是患者和家庭的“恢复功能、延长寿命，或仅仅是提供舒适的目标 [92]。”重要的是，记住生活质量是患者感知幸福，而不是你对患者临床状态的意见 [22]。根据 Brown[11] 所说，“……直到减轻困扰人的症状如被公认的与患者生存质量有关的疼痛和气味消除作为一个临床结局指标，健康保健专业人员才可能继续以整体护理理念进行口头健康教育服务。”找出什么是患者想要的以及他目标是什么最为重要[93]。明确这一点，无论伤口的病因是什么，医务人员必须与患者及其家属共同制定出短期和长期治疗决策。根据 Beitz[94] 所说，优质伤口护理被定义为：

1. 做对的事情是基础，但受多种因素影响。
2. 对的事情要符合法律界公认的要求（非故意地）。
3. 对的事情要符合由健康保健服务提供者设计的实践指南和护理标准。
4. 对的事情需要人们接受和理解。

应用一般系统理论，Beitz[94] 建议将阻碍优质伤口护理的因素分为三个层面：个体，团体和社会。

个体障碍

阻碍优质伤口护理的个体因素包括：

1. 有害的生活习惯，如吸毒、无家可归或不注意皮肤卫生。
2. 经济限制，如医疗保险报销有限和储蓄不足。
3. 对预防措施的认识不足[94]。
4. 健康行为不良，如吸烟、酗酒和暴饮暴食。

团体障碍

阻碍优质伤口护理的团体因素包括：

1. 经济拘谨：报销金额低于预期支付的费用，为了增加用于家庭成员的需求均可引起经济拘谨或家庭经济紧缩，从而导致家庭护理访视受限。
2. 部分照顾者缺乏基本的伤口护理知识。
3. 缺乏有意义的组织伙伴关系（尽管需要无缝式医疗护理，从急性病护理到长期护理和家庭护理的延续仍然不足）。
4. 缺乏良好的传播、有效的伤口护理指南、积极的方法和决策系统[94]。
5. 低质量的改善过程，其中可能有收集数据，但没有充分分析结果并采取相应行动。

社会障碍

阻碍优质伤口护理的社会因素包括：

1. 财政紧缩。
2. 缺乏对以人群为基础的结果的关注（在财政紧缩的环境中，以结果为视点是关键。考虑到部分患者慢性伤口不会愈合，应确定适当的目标和建立配给供应的伦理资源）。
3. 缺乏国家伤口护理基准。

4. 国家护理人员和师资短缺。

可能的解决方法

系统的解决方案是对成本效益的传递，Beitz[94] 定义的有效的慢性伤口护理包括：

1. 通过创新的电子信息交流，如远程医疗、图像传输，花费不多的视频会议，及时咨询远方的照顾者。

2. 承认日益增长的伤口护理相关诉讼应该服务于促进建立预防安全基金、加强沟通和形成方案。

3. 护理流动站，如移动伤口护理单元。

4. 建立一种“集体忧虑”感，引起医务人员、患者、家庭照顾者，以及有关的慢性伤口护理立法机构和资源消耗部门的共同关注。

5. 医疗保健的复兴焦点是用合作和跨学科的方法预防疾病、促进健康[94]。

6. 创新的伤口护理治疗。

7. 关于健康的新视角，重点在于促进健康和预防疾病。

8. 商业、工业、医疗保健和学术界之间的合作关系。

9. 识别有限的资源。

10. 使用流动的健康保健提供者，这些人员具有以人群为基础的思维能力、结局评估能力、教育和核算能力等关键能力的组合。

过渡到健康促进

在缩短住院时间、经营式护理和可允许的家庭访视及其用品的预期支付费用下降的氛围中，社区保健护士被束缚于道德和伦理的冲突中[95]。事实上，社区保健护士的重点不得不从疾病预防和健康促进转换到提供院前急性病护理[95]。护理文件记录、受限的访视、物资采购以及伤口护理预后的重点是长期管理还是短期治愈，哪种更好？这些都成为社区护理护士每天面对的伦理关注和财政现实[95]。伤口护理中基于社区的伦理关注包括[95]：①什么种类的伤口护理是最安全、最有效并符合成本效益的？②什么种类的伤口护理可在家中由受过训练的家庭成员来执行？③什么是伤口护理用品最具成本效益的来源？④新的经济学正迫使脆弱和年老体弱的患者及其家庭成员面临前所未有的自主权[95]。

通常，患者及其家庭照顾者会迅速被贴上不依从、不考虑潜在问题的标签，例如[95]：①不清楚什么样的医疗用品需要从医疗供应公司获取；②缺乏知识；③缺乏资金去支付昂贵的药品、医疗用品、运输费，看医师所支付的费用及保险免赔额；④缺乏充分的出院计划。

在健康保健费受限的一段时间内，那些已经获得所有可得资源的患者，不考虑费用，能去闭合他们慢性或复杂的伤口吗？通过 Bell[95] 的描述，我们已经认识到“健康保健费用盲目消费”的后果，如果太多的资金只用于某些患者的医疗用品，那么最终其他人就无法获得可用的资金。仅仅是那些有挣钱手段、年轻的、更健康的和更加有生产能力的人将成为受限的接受者吗？那些患有慢性疾病和接受姑息护理的老年患者将获得什么样的选择？谁提供护理？多久？使用哪种资源？患者和他们的家庭所关注的问题、做出的选择和愿望是否会被听到并承认？对很多开业者来说，唯一令人满意的结果可能是用最佳实践使之完全愈合，这种愈合是可测量的，与已经公布的愈合基准不同，即使在愈合能力无法获得时 [11]。开业者必须持续地和开放地考虑治疗建议对患者的整体生活质量的影响 [28]。

在护理伤口患者时，强大的患者 - 健康保健提供者的关系是关键 [96]。患者希望被看到，被听到，被理解 [96]。根据 Scherwitz 及其同事 [96] 的研究，愈合的两个关键内容是致力于伤口愈合的健康保健提供者和患者之间的关系连接，和培养患者在整个伤口愈合过程中做出选择的权利。

照顾者的问题和挑战

对家庭成员来说，成为一名照顾者的先决条件是愿意承担这个角色。然而，很多时候，家庭成员未经培训，对承担这个角色毫无准备 [10, 62]。与患者一起，家庭照顾者也不得不应对自己不同程度的悲伤。照顾者的悲伤进一步被患者的整体状态、环境导致的受伤状态和患者对伤口的反应所影响。他们也需要处理不断增加的压力和应对家庭紧张，首当其冲接受患者的愤怒和沮丧 [26]。

患者在害怕成为别人的负担、社会隔离、失去控制和独立性、可能毁容和排斥中挣扎时，照顾者也在挣扎。家庭照顾者通常讲述的恐惧包括由于缺乏知识而损害伤口、形成新伤口、伤口复发、需要截肢、再住院、看急诊或手术、毁容、他人的反应、可能残疾、担心伤口可能永远不能愈合。

由于害怕静脉输液管和伤口引流管脱出，夫妻可能分开睡。客厅、餐厅、卧室可能到处都有抗生素的盒子，静脉输液设备和伤口包扎用品，以时刻提醒患者和家属其伤口的状态，不确定的未来，以及资源的日益减少 [97]。家人曾经享有的隐私，现在因为医疗用品代表、家庭护士和护理助手的到来而明显动摇。

照顾者反复出现的恐惧可能是因为自己生病或伤残，无法提供照顾 [10, 26, 62]。家庭照顾者经常因为担心患者，应对患者的躁动而中断睡眠 [10, 26, 62]。普遍缺乏关注自己的身体健康，因为注意力都集中在患者身上，而使自己渐进乏力、食欲下降和营养摄取减少 [10, 26, 62]。

照顾者经常发现他们因要花更多时间提供照顾而使自己的社交圈缩小[26]。甚至花时间喘息都感到歉疚。从情感上说，照顾者可能会加深恐惧感和失落感的体验——害怕他们失去爱的人，害怕失去这种夫妻关系，可能是死亡——他们亲眼目睹心爱的人卧床不起或越来越虚弱的状态。照顾者不得不用回忆过去的事情去推开眼前的恐惧。老年照顾夫妇通常不到万不得已才会选择去护理院安置[10, 62]，以忠于自己的誓言“直到死亡将我们分开”。

由于自付费用的增加，在工作场所的生产能力下降，因不上班时使用了假期和个人时间而无薪水，被迫提早退休和潜在的失业等原因，家庭照顾者也经历了经济的困境[26]。在老年照顾者中，因伤口护理需要的用品和药品报销的沮丧和困惑，无法从微薄的社会保障和养老金中帮助家庭负担更是雪上加霜[26]。Baharestani[10, 62]和Douglas[16]不同的质性研究发现，照顾者存在以下需要：①能咨询医疗保健提供者；②能够不带判断性地被倾听；③认可他们的照顾角色；④以可理解的方式接受信息 / 教育；⑤得到支持。

总结

有伤口或照顾有伤口的爱人会多方面影响患者的生活，可能释放出前所未有的恐惧和脆弱。

在每一个患者和家庭照顾者座谈会上，我们作为健康保健专业人员应扪心自问，“我们是否足够关心患者能够承受的费用，以保证每一位患者都感受到被作为一个人来对待[98]？”以及“我们的行动是否表明了我们的关心？”我们健康保健专业人员的工作是关心患者的一切，包括与伤口护理相关的心理、情感以及经济问题。

实践要点

如果我们作为健康保健专业人员去帮助有伤口的患者及其照顾者，我们需要“……与患者保持联系；倾听，参与（“在一起”）并安慰；伸以援手[38]。”

自我测验

1. 那些有伤口的患者往往被视为：

   A. 愉快和舒适　　B. 无痛

   C. 令人震惊和排斥的　　D. 有吸引力

   答案：C。那些有伤口的患者往往被视为令人震惊和排斥的。

2. 下面哪一项是 Schipper 等[25]确定的生活质量四个领域中的一个？
   A. 无痛　　B. 经济自由
   C. 宗教表达　　D. 躯体感觉
   答案：D。除了物理、职业功能，心理状态和社会的互动，躯体感觉被确定为生活质量的一个领域。
3. 伤口评估通常缺少的领域是：
   A. 尺寸　　B. 气味
   C. 渗液　　D. 疼痛
   答案：D。疼痛评估通常是伤口评估缺少的领域；尺寸，气味和渗液都会被评估。
4. 生活质量治疗决策应基于：
   A. 患者对幸福的认知　　B. 护士对幸福的认知
   C. 家庭对幸福的认知　　D. 医师对幸福的认知
   答案：A。患者对幸福的认知应指导生活质量治疗决策。

（李国宏　蒋琪霞 译）

参考文献

1. van Rijswijk, L., and Gottlieb, D. "Like a Terrorist," *Ostomy/Wound Management* 46(5):25-6, 2000.
2. Neil, J.A., and Munjas, B.A. "Living with a Chronic Wound: The Voices of Sufferers," *Ostomy/Wound Management* 46(5):28-38, 2000.
3. Harding, K. "Complete Patient Care," *Journal of Wound Care* 4(6):253, 1995.
4. Hyland, M.E., et al. "Quality of Life of Leg Ulcer Patients: Questionnaire and Preliminary Findings," *Journal of Wound Care* 3(6):294-298, 1994.
5. van Rijswijk, L. "The Language of Wounds," in *Chronic Wound Care: A Clinical Sourcebook for Health Care Professionals,* 4th ed. Edited by Krasner, D.L., et al. Malvern, PA: HMP Communications, 2007.
6. Husband, L.L. "Venous Ulceration: The Pattern of Pain and the Paradox," *Clinical Effectiveness in Nursing* 5:35-40, 2001.
7. Anderson, R.C., and Maksud, D.P. "Psychological Adjustments to Reconstructive Surgery," *Nursing Clinics of North America* 29(4):711-24, 1994.
8. Faugier, J. "On Being Wounded," *Senior Nurse* 8(1):18, 1988.
9. Hopkins, S. "Psychological Aspect of Wound Healing," *Nursing Times Plus* 97(48):57-8, 2001.
10. Baharestani, M.M. "The Lived Experience of Wives Caring for their Frail, Home-bound, Elderly Husbands with Pressure Ulcers," *Advances in Wound Care* 7(3):40-52, 1994.
11. Brown, A. "Chronic Leg Ulcers, Part 2: Do They Affect a Patient's Social Life?" *British Journal of Nursing* 14(18):986-89, 2005.
12. Charles, H. "Living With a Leg Ulcer," *Journal of Community Nursing* 9(7):22-24, 1995.
13. Hyde, C., et al. "Older Women's Experience of Living with Chronic Leg Ulceration," *International Journal of Nursing Practice* 5(4):189-98, 1999.
14. Beitz, J.M. "The Lived Experience of Having a Chronic Wound: A Phenomenological Study," *Dermatology Nursing* 17(4):272-305, 2005.
15. Hollinworth, H., and Hawkins J. "Teaching Nurses Psychological Support of Patients with Wounds," *British Journal of Nursing* 11(20):S8-18, 2002.
16. Douglas, V. "Living with a Chronic Leg Ulcer: An Insight Into Patient's Experiences and Feelings," *Journal of Wound Care* 10(9):355-360, 2001.
17. Knudson-Cooper, M. "Adjustment to Visible Stigma: The Case of the Severely Burned," *Social Science Medicine* 15B:31, 1981.
18. Wallace, L., and Lees, J. "A Psychological Follow-up Study of Adult Patients Discharged from a British Burns Unit," *Burns* 14:39, 1988.
19. Partridge, J. "The Psychological Effects of Facial Disfigurement," *Journal of Wound Care* 2:168-71, May 1993.
20. Bernstein, N. *Emotional Care of the Facially Disfigured*. Boston: Little, Brown & Co., 1976.

21. Campbell, A., et al. *The Quality of American Life: Perceptions, Evaluations and Satisfaction*. New York: Russell Sage, 1976.
22. Price, P. "Quality of Life," in *Chronic Wound Care: A Clinical Source Book for Health Care Professionals*, 3rd ed. Edited by Krasner, D.L., et al. Wayne, PA: HMP Communications, 2001.
23. Price, P. "Defining and Measuring Quality of Life," *Journal of Wound Care* 5(3):139-40, March 1996.
24. Franks, P.J., and Moffatt, C.J. "Quality of Life Issues in Patients with Chronic Wounds," *Wounds* 10(suppl E):1E-11E, September-October 1998.
25. Schipper, H., et al. "Quality of Life Studies: Definitions and Conceptual Issues," in *Quality of Life and Pharmacoeconomics in Clinical Trials*, 2nd ed. Edited by Spilker, B. Philadelphia: Lippincott-Raven, 1996.
26. Brod, M. "Quality of Life Issues in Patients with Diabetes and Lower Extremity Ulcers: Patients and Caregivers," *Quality of Life Research* 7(4):365-72, May 1998.
27. Ribu L., et al. "Living with a Diabetic Foot Ulcer: A Life of Fear, Restrictions and Pain," *Ostomy/Wound Management* 50(2):57-67, 2004.
28. Persoon, A., et al. "Leg Ulcers: A Review of Their Impact on Daily Life," *Journal of Clinical Nursing* 13(3):341-54, 2004.
29. Meijer, J.W.G., et al. "Quality of Life in Patients with Diabetic Foot Ulcers," *Disability & Rehabilitation* 23(8):336-40, 2001.
30. Ashford R.L., et al. "Perception of quality of life by patients with diabetic foot ulcers," *The Diabetic Foot* 3(4):150-55, 2000.
31. Phillips, T., et al. "A Study of the Impact of Leg Ulcers on Quality of Life: Financial, Social and Psychological Implications," *Journal of the American Academy of Dermatology* 31(1):49-53, 1994.
32. Walshe, C. "Living with a Venous Leg Ulcer: A Descriptive Study of Patients' Experiences," *Journal of Advanced Nursing* 22(6):1092-100, 1995.
33. Roe, B., et al. "Patient's Perceptions of Chronic Leg Ulcers," in *Leg Ulcers: Nursing Management: A Research Based Guide*. Edited by Cullum, N., and Roe, B. Harrow, UK: Scutari Press, 1995.
34. Morton-Fagervik, H., and Price, P. "Chronic Ulcers and Everyday Living: Patient's Perspective in the United Kingdom," *Wounds* 21(12):318-23, 2009.
35. Goodridge, D., Trepman, E., and Embil, J.M. "Health-Related Quality of Life in Diabetic Patients with Foot Ulcers," *Journal of Wound, Ostomy, & Continence Nursing* 32(6):368-376, 2005.
36. Magnan, M.A. "Psychological Considerations for Patients with Acute Wounds," *Critical Care Nursing Clinics of North America* 8(2):183-93, 1996.
37. Chase, S.K., Melloni, M., and Savage, A. "Forever Healing: The Lived Experience of Venous Ulcer Disease," *Journal of Vascular Nursing* 15(2):73-7, 1997.
38. Krasner, D. "Using a Gentler Hand: Reflections on Patients with Pressure Ulcers Who Experience Pain," *Ostomy/Wound Management* 42(3):20-9, 1996.
39. Bland, M. "Challenging the Myths: The Lived Experience of Chronic Leg Ulcer," *Nursing Praxis in New Zealand* 10(1):73-8, 1995.
40. Price, E. "The stigma of smell," *Nursing Times* 92(20):70,72, 1996.
41. Naylor, W.A. "A Guide to Wound Management in Palliative Care," *International Journal of Palliative Nursing* 11(11):572-79, 2005.
42. Benbow, M. "Exploring Wound Management and Measuring Quality of Life," *Journal of Clinical Nursing* 22(6):14-18, 2008.
43. Flett, R., Harcourt, B., and Alpass, F. "Psychosocial Aspects of Chronic Lower Leg Ulceration in the Elderly," *Western Journal of Nursing Research* 16(2):183-92, 1994.
44. Renner, R., et al. "Changes in Quality of Life for Patients with Chronic Venous Insufficiency, Present or Healed Leg Ulcers," *JDDG* 29:339-352, 2009.
45. Morgan, P., et al. "Illness Behavior and Social Support in Patients with Chronic Venous Ulcers. *Ostomy/Wound Management* 50(1):25-32, 2004.
46. Rich, A., and McLachlan, L. "How Living with a Leg Ulcer Affects People's Daily Life: A Nurse-led Study," *Journal of Wound Care* 12(2):51-4, 2003.
47. Neil, J.A. "The Stigma Scale: Measuring Body Image and the Skin," *Dermatology Nursing* 12(1):32-6, 2000.
48. Langemo, D.K., et al. "The Lived Experience of Having a Pressure Ulcer: A Qualitative Analysis," *Advances in Skin & Wound Care* 13(5):225-35, September/October 2000.
49. Krasner, D. "Painful Venous Ulcers: Themes and Stories about Their Impact on Quality of Life," *Ostomy/Wound Management* 44(9):38-49, September 1998.
50. Wise, G. "The Social Ulcer," *Nursing Times* 82(21):47-9, 1986.
51. Augustin, M., and Maier, K. "Psychosomatic Aspects of Chronic Wounds," *Dermatology and Psychosomatics* 4:5-13, 2003.
52. Wientjes, K.A. "Mind-body Techniques in Wound Healing," *Ostomy/Wound Management* 48(11):62-7, November 2002.
53. Myss, C. *Why People Don't Heal and How They Can*. New York: Three Rivers Press, 1997.
54. Parsons, T. "The Sick Role and the Role of the Physician Reconsidered," *MMFQ/Health & Society* 53(3):257-78, Summer 1975.
55. O'Flynn, L. "The Impact of Minor Acute Wounds on Quality of Life," *Journal of Wound Care*

9(7):337-40, July 2000.
56. Schnaper, N. "The Psychological Implications of Severe Trauma: Emotional Sequelae to Unconsciousness," *Journal of Trauma* 15(2):94-98, February 1975.
57. Lenehan, G.P. "Emotional Impact of Trauma," *Nursing Clinics of North America* 21(4):729-40, December 1986.
58. Price, P., and Harding, K. "Measuring Health-related Quality of Life in Patients with Chronic Leg Ulcers," *Wounds* 8(3):91-4, May-June 1996.
59. Dewar, A.L., and Morse, J.M. "Unbearable Incidents: Failure to Endure the Experience of Illness," *Journal of Advanced Nursing* 22(5):957-64, November 1995.
60. Kinmond, K., et al. "Loss of Self: A Psychosocial Study of the Quality of Life of Adults with Diabetic Foot Ulceration," *Journal of Tissue Viability* 13(1):6-16, 2003.
61. Krasner, D. "Painful Venous Ulcers: Themes and Stories about Living with the Pain and Suffering," *Journal of Wound, Ostomy, and Continence Nursing* 25(3):158-68, May 1998.
62. Baharestani, M.M. "The Lived Experience of Wives Caring for Their Homebound Elderly Husbands with Pressure Ulcers: A Phenomenological Investigation" (doctoral dissertation, Adelphi University, 1993). Dissertation Abstracts International (No. 9416018), 1993.
63. Ebbeskog, B., and Eckman, S.L. "Elderly Person's Experience of Living with Venous Leg Ulcers: Living in a Dialectal Relationship Between Freedom and Imprisonment," *Scandanavian Journal of Caring Science* 15:235-43, 2001.
64. Hopkins, A., et al. "Patient Stories of Living with a Pressure Ulcer," *Journal of Advanced Nursing* 56(4)345-53, November 2006.
65. Gorecki, C., et al. "Impact of Pressure Ulcers on Quality of Life in Older Patients: A Systematic Review," *Journal of the American Geriatrics Society* 57(7):1175-83, 2009.
66. Edwards, H., et al. "A Randomized Controlled Trial of a Community Nursing Intervention: Improved Quality of Life and Healing for Clients With Chronic Leg Ulcers," *Journal of Clinical Nursing* 18:1541-49, 2009.
67. Franks, P.J., and Moffatt, C.J. "Who Suffers Most from Leg Ulceration?" *Journal of Wound Care* 7(8):383-85, 1998.
68. Lindholm, C., et al. "Quality of Life in Chronic Leg Ulcer Patients," *Acta Dermato-Venereologica* 73(6):440-43, December 1993.
69. Jones, J., et al. "Depression in Patients with Chronic Venous Ulceration," *Tissue Viability* 15(11):S17-S23, 2006.
70. Fox, C. "Living with a Pressure Ulcer: A Descriptive Study of Patient's Experiences," *Wound Care* 7(6 Suppl):10-22, 2002.
71. Laurent, C. "Beating Bedtime Blues," *Nursing Times* 95(11):61-64, 1999.
72. Foster, A. "Psychological Aspects of Treating the Diabetic Foot," *Practical Diabetes International* 14(2):56-58, 1997.
73. Snyder, R.J. "Venous Leg Ulcers in the Elderly Patient: Associated Stress, Social Support, and Coping," *Ostomy Wound Management* 52(9):58-68, 2006.
74. Hareendran, A., et al. "Measuring the Impact of Venous Leg Ulcers on Quality of Life," *Journal of Wound Care* 14(2):53-57, 2005.
75. Goodridge, D., et al., "Quality of Life of Adults with Unhealed and Healed Diabetic Foot Ulcers," *Foot & Ankle International* 27:274-80, 2006.
76. Dallam, L., et al. "Pressure Ulcer Pain: Assessment and Quantification," *Journal of Wound, Ostomy, and Continence Nursing* 22(5):211-18, September 1995.
77. Hamer, C., and Cullum, N.A. "Patients' Perceptions of Chronic Leg Ulcers," *Journal of Wound Care* 3(2):99-101, 1994.
78. Shukla, D., et al. "Pain in Acute and Chronic Wounds," *Ostomy/Wound Management* 51(11):47-51, November 2005.
79. Price, P. "A Holistic Approach to Wound Care," *WOUNDS* 17(3):55-57, March 2005.
80. Goncalves, M.L., et al. "Pain in Chronic Leg Ulcers," *Journal of Wound, Ostomy, and Continence Nursing* 31(5):275-83, 2004.
81. Hofman, D., et al. "Pain in Venous Ulcers," *Journal of Wound Care* 6(5):222-24, May 1997.
82. Szor, J.K., and Bourguignon, C. "Description of Pressure Ulcer Pain at Rest and at Dressing Change," *Journal of Wound, Ostomy, and Continence Nursing* 26(3):115-20, May 1999.
83. Price, P.E., et al. "Measuring Quality of Life in Patients with Granulating Wounds," *Journal of Wound Care* 3(1):49-50, 1994.
84. Roe, B.H., et al. "Assessment, Prevention and Treatment of Chronic Leg Ulcers in the Community: Report of a Survey," *Journal of Clinical Nursing* 2(5):299-306, September 1993.
85. Ayello, E.A., Wexler, S.S., and Harris, W.S. "Is pressure ulcer pain being assessed?" (In review.)
86. Hollinworth, H., and Collier, M. "Nurses' Views About Pain and Trauma at Dressing Changes: Results of a National Survey," *Journal of Wound Care* 9(8):369-73, 2000.
87. Hollinworth, H. "Nurses' Assessment and Management of Pain at Wound Dressing Changes," *Journal of Wound Care* 4(2):77-83, 1995.
88. Pieper, B., Szczepaniak, K., and Templin, T. "Psychosocial Adjustment, Coping, and Quality of Life in Persons with Venous Ulcers and a History of Intravenous Drug Use," *Journal of Wound and Ostomy Care* 27(4):227-39, 2000.
89. Liew, I.H., et al. "Do Leg Ulcer Clinics Improve Patients' Quality of Life?" *Journal of Wound Care*

9(9):423-26, October 2000.
90. Franks, P.J., et al. "Community Leg Ulcer Clinics: Effects on Quality of Life," *Phlebology* 9:83-86, 1994.
91. Moss, R.J., and La Puma, J. "The Ethics of Pressure Sore Prevention and Treatment in the Elderly: A Practical Approach," *Journal of the American Geriatrics Society* 39(9):905-8, September 1991.
92. La Puma, J. "The Ethics of Pressure Ulcers," *Decubitus* 4(2):43-44, May 1991.
93. Schank, J.E. "Whose Goal of Care Is It? A Colostomy Patient with a Peristomal Lesion of Uncertain Etiology," *Journal of the World Council of Enterostomal Therapists* 27(3), July-September 2007.
94. Beitz, J.M. "Overcoming Barriers to Quality Wound Care: A Systems Perspective," *Ostomy/Wound Management* 47(3):56-64, March 2001.
95. Bell, S.E. "Community Health Nursing, Wound Care, and....Ethics?," *Journal of Wound, Ostomy, and Continence Nursing* 30(5):259-65, 2003.
96. Scherwitz, L.W., Rountree, R., and Delevitt, P. "Wound Caring Is More Than Wound Care: The Provider as a Partner," *Ostomy/Wound Management* 43(9):42-46,48,50, October 1997.
97. Pittman, J. "The Chronic Wound and the Family," *Ostomy/Wound Management* 49(2):38-46, 2003.
98. Price, P. "Health-related Quality of Life and the Patient's Perspective," *Journal of Wound Care* 7(7):365-66, July 1998.

第2章

伤口护理与法规

学习目标

1. 讨论美国医疗保险和补助服务中心的重要性。
2. 讨论与医院、专业护理机构、居家护理机构和健康管理相关的医疗补偿规定。
3. 识别质量改进的措施。
4. 描述医疗补偿所需要的关键伤口护理记录。

健康保健中法规的作用

法规是美国健康保健系统中遍布的一个特征，毫无疑问，对伤口护理的实施也有重要影响。通常情况下，法规和医疗报销规定决定了谁能够得到伤口护理及其所获得的伤口护理等级。因此，在特定实践环境中有关影响伤口护理的法规知识对临床人员提供最佳护理是至关重要的。

尽管很多临床人员可能将当前的法规环境视为累赘和没有必要，但必须认识到实施法规的重要性。简单地说，法规是政府提高社会整体福利的途径。实践证明，为了提供最佳医疗保健，政府不能仅仅依靠传统的市场力量，例如供求法则来指导资源的利用。在管理引导层面来说，这些市场力量不足以保证保健资源的公平配置。就伤口护理来说，现行法规的目标是确保实施高质量的伤口护理，尤其是对弱势人群，例如老年人和护理之家的居住者。伤口护理法规必须从能否达到这个长远目标的角度来考虑。

对政府来说至少有四种法规性工具去帮助达到这个目标。政府法规可以依靠补助金形式或直接付费给医疗保健提供者；通过许可证和资格认证等准入限制来约束提供特殊服务的能力；政府可以利用控制利率设置和价格设置来决定医疗补偿额度；或者政府可以通过质量控制来提高保健服务水平。在以上不同的潜在机制中，后两者是当今伤口护理中运用的主要管理法规，也是本章节的重点。我们特别介绍美国伤口护理的主要管理机构——美国医疗保险和补助服务中心（the Centers for Medicare and Medicaid Services，CMS），包括伤口护理补偿机制的整体回顾以及该机构关于提高伤口护理质量的措施。

医疗保险和补助服务中心

CMS 为是美国健康和人类服务部下辖的一个联邦机构。在 2001 年 7 月 1 日前，它被称为健康保健财务管理部（Health Care Financing Administration，HCFA）。CMS 负责管理医疗保险和医疗补助项目—两个让 7500 万美国人民受益的国家保健项目。此外，由于 CMS 至少提供美国 50% 的财政支出用于健康保健支出，因此国家必须对此制定联邦法规。医疗保险和补助服务中心也管理在美国公民身上实施的所有实验室检查（科研除外）。

医疗保险和医疗补助两项项目都由联邦机构管理，联邦机构决定福利需求量、覆盖面、支付费用和时间安排以及临床环境的调查程序（例如专业护理机构、居家护理机构）。两个项目在覆盖范围、条件合格性、支付费用和时间安排上有很大差异，因此临床人员在为患者制订治疗方案之前应该充分考虑赔偿机制覆盖的范围和水平。由于 CMS 一直是美国最大的健康保险机构，因此很多私人保险公司也愿意提供类似水平的保险和赔偿。

医疗保险

美国医疗保险项目由联邦政府在 1965 年设立[1]。符合该项目的对象包括：65 岁或以上，65 岁以下伴有残疾，或者有终末期肾病的患者。

2008 年，美国医疗保险服务覆盖了 4300 万人，共计 7640 亿美元[2]。这些资金援助来源于两项信托基金——医院保险（hospital insurance，HI）信托基金和医疗保险补充（supplementary medical insurance，SMI）信托基金，通常分别被指定为医疗保险 A 和医疗保险 B[3]。

医院保险信托基金支付住院患者医院服务和相关治疗的部分费用。这些服务包括：收治重症患者的医院（给农村地区比较有限的住院和门诊患者服务的小型机构）、专业护理机构、临终关怀机构、一些居家护理服务。医院保险信托基金主要来源于工资税收，加上相对比例较小的银行利息，社会安全福利方面的收入税以及其他收入。

医疗保险补充信托基金主要用于支付医师服务、门诊患者服务和其他相关医疗保健服务的部分费用。2011 年内，医疗保险 B 的每月保险费为 96.4 美元，在某些情况下，这项费用的支出可能会更高，例如对未选择医疗保险 B 的个人在其达到 65 岁首次符合保险支付条件时，或者个人税收超过 8.5 万美元，或者夫妻双方税收超过 170 001 美元。2006 年 1 月起，医疗保险补充信托基金为涵盖项目 D 部分的药物支付私人处方药物保险计划，医疗保险补充信托基金账户中的 B 和 D 部分财务来源于一般税收、受益人保险、利息收入和国家对 D 项目的特殊支出。

结合两项支付费用来源，在缺乏进一步改革的情况下，来自两项信托基金的总花费以显著的速度增加。医疗保险总的花费在 2008 年增长了 8.6%，现在医疗保险支出占国家健康保健支出 2.3 万亿的 20%，这项支出占国民生产总值的 16.2%[4]，这些增加反映了医疗价格和服务容量及密度的增长。此外，“婴儿潮”时期出生的公民退休和老龄化的支出增加也增加了医疗保险的增长率。的确，医疗保险已经成为仅次于美国社会安全机构的第二大支出项目。

医疗保险 + 选择项目起草于 1997 年的平衡预算行动[5]。在此项目中，受益人有传统的医疗保险 A 和 B 两种，但是他们也可以选择医疗保险管理治疗计划（例如健康维护组织，优先服务者组织或私人付费服务计划）。医疗保险 + 选择计划提供医疗保险合同内的治疗。他们可以提供例如像合作性治疗或降低额外支出之类的利益。有一些计划也可能提供额外的资助，例如处方类药物。

处方类药物是所有医疗保险受益人均可获得的，不分收入、健康状况或者在医疗保险 D 部分使用药物[6]。资助项目有许多种方案，所以受益者有许多种选择方式。此外，人们可以在传统的医疗保险计划中增加药物援助，设立专门的药物资助计划，包括健康维护组织、优先服务者组织，通过在医院与医师之间的网络，以最低的消费获得更高的收益。当前，伤口护理产品不包含在这些福利之中。

患者教育

向患者和家属解释，伤口护理产品不包括在医疗保险 D 部分的项目中。

医疗补助

美国医疗补助项目在 1965 年设立，是由联邦和州政府共同合作投资，为符合条件的公民提供足够的医疗保健服务[1]。美国医疗补助是为美国贫民提供医疗和相关健康保健服务的最大项目。根据联邦政府提供的国家指南，每个州的职能包括：

1. 管理自身项目。
2. 决定服务的种类、数量、持续时间、服务范围。
3. 建立自身合适的标准。
4. 设置服务的支出比例。

因此，美国医疗补助计划在各个州之间以及每周不同的时间之间都有差别，这些差别也影响了伤口护理覆盖的项目。例如，伤口护理的清创次数提供的补偿在各个州都不一样。

健康保健机构的医疗补偿

医疗补偿直接影响到临床人员所提供的护理。三大付费团体（医疗保险、医疗补助、健康维护组织）越来越多地开始检查资金的去向和提供健康服务的对象——受益人是否得到了最好的服务，因此，这三大团体的付费者要求更多有关患者结局的文件记录，以判断付费是否合理。那些能够综合记录和准确评估伤口情况及其干预结果的临床人员对获得和保持医疗补偿的覆盖发挥了较强的作用。

伤口的循证护理应该作为临床人员的长期目标。然而，临床人员面临的日益增长的挑战是要基于健康保健机构和三大付费团体的要求去提供积极的伤口护理。本章节回顾了多种不同的保健机构和 CMS 报销补偿的伤口护理产品及其相关服务项目。

医院

医院因为每例患者出院符合相关诊断分类（diagnosisrelated groups，DRGs）所获得的医疗补偿是以预先确定的固定比例支付的，因此作为住院患者预期付费系统（prospective payment system，PPS）的一部分。为特殊服务支付的数额基于服务的类型，对医院而言，伤口护理的产品、设备、减压床垫都包括在特殊服务支付数额中。由于预期付费系统以调整过的平均支付比例为基础，所以有些病例得到的补偿要超过消耗的费用（低于账单费用），而其他患者得到的补偿却要低于消费[7]。此系统设置的目的是鼓励医院建立高效的管理机制，通过评价那些能增加效率的领域而更有效地管理，同时不会影响护理质量的操作空间，通过治疗一组患者来平衡花费与医疗补偿之间的差额。

康复医院和康复护理单元以及长期护理机构（定义为至少住院 25 天）不包含在预期付费系统中。相反，他们的医疗补偿支付基于合理的消费和对每例患者出院支出的限制[7]。同时，医院获得医疗补偿也取决于医院特定的协议和不同的支付者资源。CMS 不认可亚急性状态，然而，亚急性状态的机构都是官方的，由专业护理机构（skilled nursing facilities，SNF）管理。

2005 年制定的赤字削减法案（Defi cit Reduction Act，DRA）在 2006 年 2 月通过，旨在努力限制医院为潜在的不良治疗质量所支出的费用[8]。该法案 5001C 部分要求健康和人文服务部的秘书或设计者需识别以下情况：①高花费、高服务量或两者都有；②符合诊断相关分类的单病种当出现一种并发症时将会有更高的支出；③通过应用循证指南进行合理预防的并发症。该法案 5001C 部分认为只要它包含上述两种或以上状况，CMS 能从时间到时间修正清单项目。

Ⅲ期和Ⅳ期压疮和手术切口感染被定义为两种主要的医院获得性并发症

（hospital-acquired conditions，HACs），符合削减法案的标准（见医院获得性并发症 10 项分类）。因此，如果临床人员不能识别入院时存在（present on admission，POA）的压疮或特殊的手术切口感染并做好相关记录，其后将不允许该医院去申请作为原发病或并发症诊断的医疗补偿。POA 指标要求和医院获得性并发症支付版本仅适用于住院患者预期支付系统的医院。有大量的医院被排除在 POA 指标要求和医院获得性并发症支付版本之外，包括重症绿色通道医院、长期护理机构、肿瘤医院、儿童住院机构和乡村卫生诊所。

赤字削减法案也指导 CMS 去建立和标准化患者评估信息，从急性病治疗医院到急性病后期治疗机构，这促进了连续性评估记录和评价工具（Continuity Assessment Record and Evaluation Tool，CARE）的开发。CARE 工具旨在测量医疗保险范畴内的急性病患者出院时的健康和功能状态，以及严重性和医疗保险急性病后期治疗患者在控制了影响结果的因素时的其他结果的变化，如认知障碍和社会及环境因素等。很多条目已经在医院、专业护理机构或居家护理机构中收集完毕，尽管特定的条目在组成上可能不同。CARE 工具正在逐步取代现有的医疗保险评估表中类似的评估条目，包括结果和评估信息套餐（Outcome and Assessment Information Set，OASIS）、最小数据集（Minimum Data Set，MDS）、居住者评估方案（Resident Assessment Protocol，RAP）和住院患者康复机构 - 患者评估工具（Inpatient Rehabilitation Facility-Patient Assessment Instrument，IRF-PAI）（见第 6 章，伤口评估，有关 CARE 工具的其他信息）。

使用 CARE 工具将有助于改善护理质量的转变，减少不合理的再住院。工具中包括四个主要部分：医疗、功能状态、认知障碍和社会 / 环境相关因素，这些领域既被用来测量医疗条件下病例复合严重度的差异性，又预测结果，例如出院回到家庭或社区，再次入院，和功能状态或医疗状况的改善。G 部分包含了皮肤完整性，被用来评估压疮、手术伤口的延迟愈合、创伤相关性伤口、糖尿病足溃疡、血管性溃疡（动脉和静脉）和其他伤口（例如失禁相关性皮炎）。CARE 工具目前处于测试阶段，能够通过网址：http://www.cms.gov/DemoProjectsEvalRpts/downloads/PACPR_R. 进入。

医院获得性并发症 10 项分类

1. 手术后异物残留
2. 空气栓塞
3. 血型排斥
4. Ⅲ期和Ⅳ期压疮
5. 跌倒和创伤
6. 血糖控制不良的表现
7. 导管相关的尿路感染
8. 血管导管相关的感染
9. 手术部位感染
10. 深静脉血栓和肺栓塞

医院门诊患者中心

1997 年设立的平衡预算法案授权 CMS 为门诊患者服务提供医疗保险的预期付费系统（PPS）。新的门诊患者 PPS 在 2000 年 8 月开始运行[9]。这项 PPS 提供的所有服务被称为能走动的（不卧床）支付分类（ambulatory payment classifications，APCs）。根据所提供服务设定每项 APC 的支付比例。每项 APC 在临床服务和他们所需资源的术语方面可能是相似的，当前共约 500 项 APC 服务。医院可能要为每次冲突支付一项以上的 APC 项目。医疗保险受益人也可以支付联合保险，前提是满足医疗保险 D 部分的可减免条件，其数额必须为医院门诊部提供服务所支付的费用。联合保险的数额初始按照国家每项 APC 服务项目的中位数金额的 20% 为基础计算。在达到总的 APC 支付金额的 20% 之前，一项 APC 服务的联合保险数额保持不变。应该注意的是，总的 APC 支付金额和作为联合保险额的部分支付是根据地区工资差异影响（使用医院工资指数和支付/联合保险部分假设对体力劳动者是 60%）而调整的。

外科手术敷料的报销政策覆盖了在门诊急性病治疗环境中（例如医院的门诊伤口中心）和内科医师办公室所使用的初级和二级敷料（见外科敷料报销政策覆盖范围）[10]。当前操作性术语（current procedural terminology，CPT）编码也被应用其中，CPT 编码是为每项任务设计的数字，服务于临床人员（例如，内科医师、护理开业者、足病医师）向患者提供一对一的服务，包括内科、外科和诊断性服务。保险公司负责单位（医疗保险、国家和私立机构）根据密码决定返还

外科敷料报销覆盖范围

1. 美国医疗保险制度和手术换药补偿政策针对的患者必须满足以下条件：

（1）必须使用的敷料，用于治疗由外科手术过程导致的伤口

（2）伤口清创时必须使用的敷料

2. 不包含在特定外科伤口处理中的敷料报销政策的特殊情况包括：

（1）皮肤瘘管引流造成的伤口而不是由外科手术造成

（2）一度烧伤

（3）Ⅰ期压疮

（4）外伤造成的伤口，不需要手术缝合与清创处理（例如皮肤撕裂和擦伤）

（5）静脉穿刺或动脉穿刺，留置导管除外

3. 外科伤口敷料报销政策范围内的敷料材质分类：

（1）泡沫敷料

（2）纱布

（3）普通医用敷料

（4）普通医用凝胶

（5）海藻酸盐

（6）复合材料

（7）水凝胶

给临床工作者的补偿数额。每位临床工作者使用相同的密码来保证一致性，但是补偿数额会根据专业水平有所差异。

专业护理机构

医疗保险制度下的患者可以在专业护理机构享受 100 天的政策 A 部分的报销福利[11]。患者必须遵守相应的规则才能享受该项福利。这些规则包括：①受益人在出院以后可以在专业护理机构或相同水平的机构享受 30 天的保健服务。②受益人必须住院治疗至少连续 3 天（入院当天也算，出院当天不算）。③受益人只有在住院情况下才能获得专业的护理照顾、专业人员的监督、体格检查、专业语言支持服务。④提供的服务按天来计算。⑤住院期间有关健康问题的专业咨询服务。

当专业护理机构接受一名患者接受 A 部分的医疗保险服务，所有德尔规章制度、附件及住院相关的花费都包含在预付制系统中。因此，每人都可以按特定比例接受伤口护理服务、治疗和支持服务。1997 年的平衡预算法案对专业护理机构的医疗保险支付做了相关修改[11]。在 1998 年 7 月 1 日以后，专业护理机构不再按照某项合理的支付比例或者规定的相对规则来支付，而是以预付费系统为基础，并按照病例组合和地理差异做相应调整。预付制系统也包含专业护理服务的供给费用。患者住院 100 天时才能享受 B 部分的专业护理机构报销福利[12]。

加入医疗保险和医疗补助计划的所有专业护理机构必须遵循联邦和州际的规定。2004 年 11 月，CMS 发布了修订过的压疮法规（联邦标记 314）[13]。F-314 是一项联邦法规，其规定进入长期护理机构的居住者将不会患有压疮，或者已患有的压疮将不会恶化。这项 40 页的文件被联邦和州的评估员用来评定专业护理机构执行 F-314 法规的标准。同时，循证医学的原则也被用于预防和治疗压疮。不符合压疮法规的专业护理机构将给予每天 500～10 000 美元民事罚款，否则 CMS 有权扣留付款并关闭相关机构，因为这些机构可能对居住者产生危害。其他皮肤或伤口管理法规包括 F-309，用于管理除压疮以外的其他溃疡；还有 F-315，用于管理由于尿失禁引起的皮肤损伤。

居住者评估工具

为了满足各项管理条例，CMS 要求所有接受专业护理机构护理服务的居住者完成危险评估工具（Resident Assessment Instrument，RAI）的评估，包括 MDS2.0 版本的居住者评估方案（RAPs）和 1995 年就开始应用的准则。居住者评估工具由 400 条项目组成，被用来评估专业护理机构内的居住者的机体功能。基于居住者评估工具，居住者评估方案引用了其他评估工具，用来评价专业护理机构的常见护理问题，例如压疮和尿失禁。居住者评估方案同样制订规则，帮助保健小组制订居住者保健的所有计划。每年综合性的 RAI 评估都会定期完成，居住者评估工具也在年度评估中按季度完成(综合性较低)。如果居住者的健康状况发生明显改变,专业护理机构将被要求做其他类别的RAI评估。MDS2.0版本只对压疮和尿失禁做了详细的描述,其他溃疡被列入了“其他”类别。M部分对压疮的级别、类型(压迫或淤滞)、其他皮肤损伤、皮肤治疗、足病进行评估[14]。

CMS从2010年10月1日起使用MDS3.0版本[15]。这个版本旨在更可靠、准确、有效地提高质量,将居住者列入评估的程序之中,在其他机构中使用标准化的工具。这些改进支持初级立法并将居住者评估工具确立为提高临床评估的工具,对提高准确性有深刻的作用。CMS对2007年国家压疮评估小组对压疮的定义和等级分类进行了修改。M部分阐述了对所有慢性溃疡分类的一些困惑[16, 17]。对压疮的分类包括最深部组织和恶化压疮的简单分类。另外一个主要的改变在于描述难以分期压疮和深部组织损伤。

在为专业护理机构居住者制订护理计划时危险评估工具(RAI)是非常有用的工具。RAI用户手册3.0版本不再使用居住者评估方案将MDS数据和保健计划结合起来。代替居住者评估方案的有护理范围启动序列(care area triggers, CATs)和护理范围评估(care area assessments, CAAs)。MDS3.0版本通过CAT网格实现护理保健计划,促使每一项护理范围评估。类似之前的版本,MDS仅仅是一个初步的蓝图,它能识别跨学科小组将会进一步考察的潜在议题。跨学科小组应该认识当前的协议和资源来指导护理范围评估,这些资源应该能够被调查者识别[16]。

护理范围评估因此被设计用来扩大由MDS开始的评估程序。一项受益于该扩大评估方案的范围是判断压疮是否可避免或不可避免。MDS3.0的M部分没有提到不可避免的压疮,但这是大部分机构想要去合作的重要议题。护理范围评估允许跨学科评估小组确定特定的指南应用于评估和护理计划的过程中。因为压疮的难以避免性问题取决于多重并发症的存在和生理功能的紊乱,因此与医师合作将是此项评估延伸的重要部分[16]。

由护理范围启动序列M部分启动的护理范围评估内容包括压疮、营养状态、脱水/体液平衡。压疮的护理范围评估通过任何一个被认为处于危险状态的居住者、任何分期的压疮患者、或者任何一个加重的压疮患者自动启动的。这些改变的最后结果与居住者生活质量的评估、压疮分期指南更新和为了包含当前临床草案和循证标准[16]而拓展的保健计划程序密切相关。

资源利用群体(resource utilization groups, RUGs)

危险评估工具也与付费相关[18]。医疗保险A部分所有支付内容都和危险评估工具有关,在一些州,医疗保险支付仅仅依赖于MDS的完成情况。基于MDS,每一位居住者都被分派进入53个资源利用群体(RUGs)之一,一项66个群体的临时基础版本正在被CMS进行测试。资源利用群体是护理之家居住者群体,此群体以解释资源利用的居住者特征为基础[19]。资源利用群体的比例按照城市和农村区域进行单独计算，整体比例中有部分调整是为了反映每个专业护理机构地区中的人力市场状况。每个资源利用群体项目每天的比例都将从三个方面进行计算：①常规服务的混合数量（例如房间、膳食、床单和管理性服务）。②治疗性服务的预期强度的变量。③反映患者期望得到的护理强度的变量。

由于资源利用群体的存在，专业护理机构需要准确地完成最小数据收集（MDS）。专业护理机构必须密切关注居住者的所有健康问题，因为所需要的护理强度越大，每天所得到的比例也就越高。此外，准确、按时地完成MDS将有助于保证费用支付的正确性。如果专业护理机构不能及时完成MDS评估，将不能获得费用支付，这意味着该机构获得的费用将明显降低或者可能最终不能获得任何费用。

家庭保健机构

1997年的平衡预算法案同样呼吁医疗保险家庭保健服务的发展和实施。2000年10月1日，家庭保健预付费系统正式实施（见家庭保健福利资格）[20]。

家庭保健福利资格

有医疗保险权利的患者同样可以获得医疗保险家庭保健服务。为获得这些福利，患者必须满足以下标准：

1. 患者的医师必须首先决定患者需要居家医疗护理，并由此形成一个治疗计划
2. 患者必须至少满足以下一项：
（1）定期物理治疗
（2）定期专业护理照顾
（3）定期语言治疗
3. 依据患者参与医疗保险的情况，患者必须属于被分类为回家治疗范围内

结果和评估信息套餐-C（OASIS-C）

伤口护理质量管理程序开始于入院。建议质量管理的内容是评估（包括风险评估和干预）、文字记录和伤口处理、个案管理报告和合作、方案和医嘱、压疮护理、组织减压管理、营养和结果追踪[21]。

当确定有医疗保险的患者能够接受居家护理服务时，必须完成结果和评估信息套餐（OASIS）表格记录。OASIS是由一组综合评估表组成，目的在于给患者提供护理，评估患者结果，最终的目标是改善质量，从2000年起协助预付费系统的实施。OASIS工具的修订在2002年末，减少了25%的资料组问题。OASIS-C是OASIS实施以来最综合的版本。这项修改的工具从2010年1月1日开始施

行[22]，是 MDS3.0 和 CARE 工具更好的校准方法。OASIS-C 的主要条目包括社会 - 人口统计学、环境、支持系统、健康和功能状态。基于这些评估结果，能够形成一个治疗计划。OASIS-C 文件特别分类有淤滞性溃疡、手术伤口和压疮[23]。

OASIS-C 包括去测量"最佳实践"护理程序使用的资料条目。最终，在 10 项新领域中创建了测量护理程序的数据要素，其中两项聚焦伤口护理：①压疮风险评估、预防措施和使用湿性愈合理论（有效护理和预防）。②糖尿病足护理计划、教育和监测（疾病的特殊性：高风险、高体积（肥胖）、易引发的问题）。

居家护理服务的费用支付和 OASIS-C 的完成情况直接相关。一个病例组合也被用于计算补偿费用。病例组合包括 20 个数据项目，用来评估三个要素：临床严重度、功能状态和服务利用。该系统已经创立了 80 个家庭护理资源群体（HHRGs）[24] 根据 OASIS-C 的结果，患者被加入家庭护理资源群体。

实践要点

临床人员准确完成 OASIS 是非常必要的。如果你没有恰当、准确、完整地回答这些问题，那么你所在的机构将无法获得经费和失去补偿。

医疗保险支付给居家护理机构每人包含 60 天的护理费用，患者可以获得无限制的必要的医疗护理服务。费用支付包括专业护理和家庭健康助手访视、居家护理涵盖的治疗项目、社会医疗服务、常规和非常规的用品。对于每人 60 天的护理，费用支付系统可能基于家庭保健资源群体而不同，随着地区薪水差异而调整[24]。

要求居家护理机构将 OASIS-C 电子数据传输给他们所在的州系统。OASIS-C 完成不适当将导致费用支付明显减少或最终零支付。因此，准确地评估记录和图表对获得支付来说是非常必要的。一些研究者[21，25-27] 已经描述了教育员工和保证他们顺利地完成 OASIS-C 能力的创新方法。

耐用医疗设备营运商

在居家护理中医疗保险项目实施（如资格要求和支付金额）由多个保险公司承担，这些保险公司均与 CMS 签订合同，由其统一管理。1993 年，CMS 在医疗保险 B 部分结合了四个营运商来实施索赔，包括耐用医疗设备（durable medical equipment，DME）、修复学 prosthetics、矫正术 orthotics 及其用品 supplies（DMEPOS）[28]。CMS 将国家分为四个区域，每个地域都有各自的耐用医疗设备区域营运商。医疗保健通用操作编码系统（Healthcare Common Procedure Coding System，HCPCS），一种不包含在美国医疗保险协会 CPT-4 编码中的用于确定编码分类的 α 数字系统，通常和 DMEPOS 一起被使用[29]。

2006 年 1 月，CMS 淘汰了审核医疗保险索赔（仅仅包括医疗保险 A 部分）和营运商（仅仅包括医疗保险 B 部分）的财政中介机构 [30]，淘汰了耐用医疗设备地区营运商，通过有竞争性的招标流程授权给四家专业承包商。新的耐用医疗设备医疗保险管理承包商负责处理来自使用耐用医疗设备、修复学、矫正术及其用品的医疗保险索赔的管理。新系统的优势是受益者和提供者之间的做事方法更加合理化。耐用医疗设备医疗保险管理承包商为所有医疗保险服务提供者提供服务点，受益者可以将要求索赔相关的问题上报给受益人联络中心（见四个耐用医疗设备医疗保险管理承包商）。

耐用医疗设备医疗保险管理承包商明确定义了医疗覆盖政策。受益人通常先支付 100 美元来获得每年所包含的医疗保险服务。一旦符合标准，受益人将支付医疗保险支持数额的 20% 获得医疗服务或用品。如果服务不属于医疗保险范畴，受益人将支付更多的医疗保险共同保险加上述医疗保险支持数额的某些费用。

医疗保险 B 部分也覆盖负压伤口治疗（negative pressure wound therapy，NPWT）泵，为了获得负压伤口治疗泵及其用品，患者必须有一处Ⅲ期或Ⅳ期压疮、神经性溃疡、动脉或静脉性溃疡或混合病因导致的慢性溃疡（至少持续 30 天）。在耐用医疗设备医疗保险管理承包商批准医疗保险覆盖负压伤口治疗前，要求有广泛的文件支持。如此，在申请纳入医疗保险范围之前回顾相关政策很重要 [31]。

减压床垫也在医疗保险 B 部分中 [31-33]。CMS 为了补偿目的将减压床垫分

四个耐用医疗设备医疗保险管理承包商

1. 联邦领英保险公司：服务于伊利诺伊州、印第安纳州、肯塔基州、密歇根州、明尼苏达州、俄亥俄州和威斯康星州。

2. 国家遗产保险公司：服务于康涅狄格州、特拉华州、马里兰州、哥伦比亚特区、缅因州、马萨诸塞州、新罕布什尔州、新泽西州、纽约州、宾夕法尼亚州、罗德岛和佛蒙特州。

3. 诺利蒂安（Noridian）行政服务处：服务于阿拉斯加、美属萨摩亚、亚利桑那州、加利福尼亚州、关岛、夏威夷、爱达荷州、爱荷华州、堪萨斯州、密苏里州、蒙大拿州，内布拉斯加州、内华达州、北达科他州、北马里亚纳群岛、俄勒冈州、南达科塔州、犹他州、华盛顿和怀俄明州。

4. 帕尔梅托政府福利管理处：服务于阿拉巴马州、阿肯色州、科罗拉多、佛罗里达、佐治亚、路易斯安那州、密西西比州、新墨西哥州、俄克拉荷马州、北卡罗来纳、波多黎各、南卡罗来纳、田纳西、得克萨斯州、弗吉尼亚州、美属维尔京群岛和西弗吉尼亚州。

为三类：①第一组装置是那些静态的减压装置，不需要电力。静态装置包括充气垫、泡沫垫（高弹的和硬质的）、凝胶垫、水床罩或床垫。②第二组装置是依靠电力或泵驱动的，其实质是动态的。这些装置包括交替充气垫和低气流失床垫。③第三组装置也被认为其实质是动态性的，这类仅限于悬浮床。

医疗保险补偿减压床垫费用前必须符合专业标准，并在申请报销之前必须回顾相关政策。

保健管理机构

保健管理机构（Manage Care Organizations，MCOs）的成立旨在提供健康服务的同时控制花费。此机构的主要职责是将定义一组付费服务条目与制订积极的项目相结合去控制与所提供服务的相关费用，与此同时尝试去控制服务质量和途径。健康福利范围通常有明确的界定，包括从急性病治疗服务到牙科和视力治疗，作为付费、联合付费以及要求特殊医疗操作的免赔额（例如，慢性静脉功能不全性溃疡的压力治疗）。此外，保健管理机构通常会获得一项混合资金用于支付特定参保人员计划，典型地，这些混合资金由参保者支付的保险费、来自第三方的纳税人支付或两者结合而组成。在保健管理机构中和为伤口患者所提供的服务有很大的变化。

在复杂的补偿环境中提供伤口护理

患者在从一个保健部门转到另外一个部门时，提供高质量伤口护理服务的挑战将会增大。这就是为什么相关伤口护理专业人员很有必要去理解偿付机构的细微差别的原因。一个好的解释是患有压疮出院回家的医疗保险受益者，其压疮表面覆盖有 100% 焦痂，在此病例方案中，居家护理机构所提供的伤口护理只有等到焦痂去除，才能获得费用补偿。然而，同样的医疗保险受益者出院后进入专业护理机构，护理机构就能够获得 CMS 为覆盖有 100% 焦痂压疮所支付的全额费用。这种补偿差异使得提供高质量的伤口护理面临巨大挑战。

质量改进措施

补偿相关的法规与质量评估和改善的努力密切相关，事实上，那些被发现不符合质量标准的护理不可能给予补偿。如果是医疗差错引起的并发症，即使治疗恰当也不能得到补偿。此外，对不符合标准的患者给予补偿将被视为欺诈并会导致罚款。然而，CMS 不仅仅依靠这些处罚方法，还有其他不同的方法，大多数努力以压疮为中心，也可以为其他伤口提供范例。

质量测量的作用

测量质量是确保护理质量的核心。如果不测量质量，就不可能改善质量。在测量质量的过程中至少有三种可用于改善护理，不同的保健场所中运用不同的测量方法。促进这些质量测量是丰富现存可得的资料和即将到来的数据库，例如 MDS3.0 和 OASIS-C，可以提供患者治疗过程和结果的特殊信息。来自住院的 ICD-9-CM 编码也同样涵盖很多患者当前的信息。从 2008 年起，该编码描述了压疮部位、分期和是否在入院时就已经存在。当使用 ICD-9-CM 编码去测量医院内压疮发生率时这些变化可以说明已经确定的一些问题[34]。

首先，质量测量正被用于健康保健消费者的授权。假设患者及其家属如果得到了有关护理质量的信息，他们将会选择那些能够提供最佳护理的提供者。患者需要及时获得这样的信息。进一步说，服务提供者也需要积极改善他们的护理，目的是吸引患者。这些方法被 CMS 认可的居家护理比较和养老院比较网站举例证明[35]。这些站点包含了伤口护理操作的几种测量方法，这些测量操作的实施率在国家和各州之间相同，以便于进行比较。为了进一步促进这些信息被消费者使用，养老院比较系统运用了一个评估系统，将这些质量测量信息和州的调查结果及员工水平相结合。然而，是否这些方法能够成功改善护理，目前还不能确定[36]。

其次，质量测量工具被用于质量改善活动中。这种资料的全面运用可以帮助识别护理质量问题和帮助确定这些问题的实质[37]。几乎所有健康保健提供组织都涉及持续质量改进活动，并不同程度地将此运用于临床实践中。这些活动的核心内容是业绩考核。事实上，示范项目已经证明，用业绩考核，一个众所周知的基于结果的质量改进过程，提供居家护理的机构确实获得了减少住院率的结果。因此，CMS 运用 OASIS 来确定伤口是否得到了改善，不仅把这些比例公布在网上，而且鼓励居家护理机构使用这些数据作为内部改善质量项目的一部分。

最后，质量测量会帮助各机构更加关注提供给每位患者服务的细节分析。例如，健康保健研究和质量署（Healthcare Research and Quality，AHRQ）基于出院资料已经形成了一系列指标作为患者安全倡议的一部分。在这些指标中有一项是针对压疮的出现。有此项指标的患者将实施更加详细的与压疮形成和治疗有关的护理过程回顾。在养老院中，州调查机构要求在专业护理机构中实行每年暗中调查，来判断护理质量是否符合联邦法规。这些调查更重要的关注点在于评价压疮预防和治疗实践，判断专业护理机构是否符合 F-314 的特定标准[38]。案例回顾经常基于 MDS 质量指标来得到鉴定。

当前质量测量

测量伤口护理质量的方法有很多种。例如，脆弱老人的护理评估（ACOVE）项目，建立了 11 项指标从不同角度评估压疮护理[39]。每项指标的结构都是“如果……然后……”格式，“如果”指出了特定的环境，“然后”指出了在特定环境下应该采取的行动。然而，最常使用的测量是养老院比较和居家护理比较网站。养老院比较网站上的养老院被评估压疮的现患率，尤其是以高风险和长期低风险压疮患者为对象。基于居家护理比较的居家护理评估目前正在扩大。他们不仅评估伤口愈合的成功，即患者伤口恢复和术后伤口愈合的比例提高，以及患者的一些新的、恶化的、已经感染的伤口护理评估，同时也包含预防的评估，例如是否实施了风险评估，以及是否在保健计划中实行了压疮预防。虽然居家护理测量工具通常依赖于风险细节的调整模式，即用于解释大量患者特点的准则。居家护理评估大部分依赖于分层和排除指标。居家护理评估被指出是存在偏见的，因为不同的设施成绩代表不同的居住者 / 患者混合体，而不是真正意义上的机构业绩[40]。

尽管 CMS 质量评估工具广泛存在，在评估质量时仍然要考虑到其可靠性。一项研究比较了评估中业绩较好和较差的压疮居家护理机构，发现了实施护理中的一些差异[41]。另外一项质量提高项目由超过 30 家居家护理组成，在 CMS 质量评估中没有发现业绩的提高，但是Ⅲ期和Ⅳ期压疮的发生率明显降低[42]。这表明，深度压疮的发生率评估是质量评估的更好指标。

提高保健质量

CMS 同样积极促进面向医保受益者的质量提高相关活动。这项初级指标通过质量提高机构（QIOQs）来完成，之前被确认为同行评议机构（PROs）。同行评议机构最初依赖于一项“检查和检测”途径来评估质量，医疗记录审查将会识别问题并用于干预不准确的护理。这个途径是对抗性的，对不达标的保健措施必须施加严厉打击，保健质量的提高记录很少。

1992 年，保健质量提高中心显著改变了同行评议机构的职能。取代个人案例回顾，同行评议机构现在更关注的是同伴护理。国家准则取代当地标准被用于评估护理质量。更重要的是，同行评议机构将和提供者合作，提高护理措施下达的质量。意识到这项提高质量的新的重点，同行评议机构在 2001 年改名为质量改善组织。质量改善组织从此致力于多种临床领域和场所的创新。在伤口护理中，大部分努力的中心都在压疮上。在纽约，为了加强压疮的评估和预防，在治疗实践中运用了工具箱。在居家护理中，来自三大州的质量改善组织制订了一项策略来培训护士，改善他们的质量和正确的压疮护理方法。此项目通过外部教练的定期培训而得到加强。通过这些创新和干预，保健流程的质量显著提高。有一个显著的质量提高案例，包含 150 多家医院和居家护理机构的新泽西医院协会互相合作，导致全州范围内压疮发生率降低超过 70%[43]。

根据业绩支付

CMS越来越多地依赖于市场力量来提高护理质量。根据业绩支付被视为利用补偿机制提高护理质量的重要途径。提供更高质量的保健机构将比提供质量较差的机构获得更多的补偿。尽管从理论上来讲，这是一项提高质量的高效机制，但是由于到目前为止的数据没有包含伤口护理，所以缺乏说服力[44]。基础的议题，例如合适的护理激励金额，根据业绩支付应该被视为奖励机制还是一项改变的机制，以及对保健评估有多大的作用尚无答案。虽然一些项目已经对医院和急诊机构的护理环境中的“根据业绩支付”方案做出了评估，但在居家护理中的应用还处于初级阶段。“根据业绩支付”是否将关注于伤口护理还不确定。

文件记录

综合的文件记录是顺利实现服务和产品补偿机制的基础。独立于保健环境之外的管理机构提出了赔偿机制需求的文件记录，这些文献中的要求在申请纳入覆盖范围之前通常要仔细阅读。最后，通过这些文件识别医疗服务和产品的必要性，也可以反映伤口预防和治疗中的保健需求（见伤口相关核心文件）。

伤口相关核心文件

伤口相关的核心文件包括：

1. 临床状况的改变或者伤口愈合过程
2. 伤口的特点，包括：
（1）位置
（2）长度、宽度、深度
（3）分类
（4）渗出液量
（5）组织类别
（6）疼痛
3. 局部伤口护理和敷料选择
4. 营养状态
5. 压力的重新分配/支撑面（床和椅子）
6. OASIS-C中居家护理计划中的结果和评估信息
7. 专业护理机构中的每项计划最小值设定（MDS3.0）
8. 伤口的常规评估和再评估（例如每天或每周）
9. 翻身计划
10. 皮肤评估和护理的日常计划

总结

管理机构在伤口护理中发挥主要作用。2010年3月起，可支付的保健措施被列入法律中。这项法案保证至少3500万美国公民获得健康保障，并为伤口护理专家提供深刻的借鉴作用。新法案实施以来，新的管理方案将形成和实施。随着对伤口护理按绩效支付评估需求的增加，管理机构将很有可能进一步增加管理条例，这将导致获得和维持赔偿机制的复杂性增加。因此，提供最适宜的伤口护理的关键在于做好文件记录，详细阐述服务和产品的需求，详细识别患者的评估，干预措施和获得的结果。当这个目标实现时，患者、福利提供者和管理机构都将会受益。

病例分享

临床资料

杨先生，一名来自一家长期护理机构的72岁居住者，因肺炎住院。他在一家长期护理机构接受骶骨Ⅲ期压疮的治疗。医院里没有溃疡相关的医疗记录文件。入院护理记录单记录了入院时骶骨处Ⅲ期压疮的现状。杨先生顺利地治愈了肺炎，并返回长期护理机构接受压疮治疗。

案例讨论

2008年10月1日起开始最终运用POA编码。在CMS规则下，临床实践者负责建立医疗诊断需求来记录入院诊断。在这种情况下，POA压疮不是由医师记录，因此医院将损失一大笔费用用来作为第二诊断骶骨Ⅲ级压疮的DRG赔偿。住院编码注意识别了医师和护理记录单之间的差别，并对医师提出了质疑。一旦确定压疮是POA，医师完成入院记录并标注溃疡的部位和分期。编码将把这项第二诊断用于申请记账。

自我测验

1. 医疗保险B部分是一项联邦项目，其目标是：
   A. 支持国家项目来为穷人提供服务物品支持
   B. 为医院的保健服务提供赔偿
   C. 为专业护理机构及居家护理机构提供指定的伤口服务和物品支持
   D. 不需要受益人共同支付
   答案：C。A不正确，因为它指的是医疗保险项目，是联邦和州政府提供保健的结合。B不正确，是因为医保A部分针对的是住院花费。D不正确，是因为医保B部分需要受益者给予20%的联合支付。
2. 下列哪项是保健环境是OASIS-C需要完成的？
   A. 医院　　　　B. 居家护理机构

C. 出院中心　　　　　　　　　　D. 专业护理机构

答案: B。OASIS-C 只是由居家就护理机构运用来评估患者并决定赔偿。

3. 患有伤口的患者需要满足下列哪项指标才能够获得专业护理保健?

A. 技能服务必须要求患有导致住院的相关健康问题

B. 受益者必须住院连续两天

C. 每周都要提供一次服务

D. 受益者必须在住院90天内进入专业护理机构

答案: A。B 不正确,因为受益者必须住院连续3天。C 不正确,因为每天都要提供一次服务。D 不正确,因为受益者必须在住院30天内进入专业护理机构。

4. 下列哪项不是CMS用来提高保健质量的方法?

A. 通过提供绩效信息授权消费者来选择高质量的服务提供者

B. 提高支出来保证更高水平的保健服务

C. 开发电脑系统提示何时给患者翻身

D. 通过地域的QIOs来与服务提供者合作

答案: C。目前CMS没有有效措施来提醒患者翻身。A、B、D都是和CMS相关的正确说法。A是正确的,因为医院、居家护理、居家护理机构的绩效数据是能够在CMS的网站上找到的。B是正确的,因为CMS非常倾向于奖励那些提供高质量保健服务的机构,成"为按绩效支付"。D是正确的,因为QIOs一直强调和保健提供单位合作来提高质量,而不是仅仅检测绩效较差的保健服务。

(李国宏　蒋琪霞 译)

参考文献

1. Centers for Medicare and Medicaid Services. (2010). Overview. Available at: www.cms.hhs.gov/History/. Accessed November 2, 2010.
2. Department of Health and Human Services. (n.d.). Advancing the Health, Safety, and Well-Being of Our People. Available at: http://www.hhs.gov/budget/08budget/2008BudgetInBrief.pdf. Accessed November 2, 2010.
3. Centers for Medicare and Medicaid Services. (2006). 2006 Medicare Trustees Report [Press Release]. Available at: www.cms.hhs.gov/apps/media/press/release.asp?Counter=1846. Accessed November 2, 2010.
4. Centers for Medicare and Medicaid Services. (n.d.). National Health Expenditure Fact Sheet. Available at: https://www.cms.gov/NationalHealthExpendData/25_NHE_Fact_Sheet.asp. Accessed November 2, 2010.
5. Medicare.gov. (2009). Medicare Overview. Available at: www.medicare.gov/Choices/Overview.asp. Accessed November 2, 2010.
6. Centers for Medicare and Medicaid Services. (2006). Fact Sheet: State Reimbursement for Medicare Part D Transition. Available at: http://www.cms.gov/MLNProducts/downloads/Part_D_Resource_Fact_sheet_revised.pdf. Accessed April 25, 2011.
7. Centers for Medicare and Medicaid Services. (2010). Acute Inpatient PPS: Overview. Available at: https://www.cms.gov/AcuteInpatientPPS/. Accessed November 2, 2010.
8. Centers for Medicare and Medicaid Services.

(2010). Hospital-Acquired Conditions: Present on Admission Indicator. https://www.cms.gov/Hospital-AcqCond/06_Hospital-Acquired_Conditions.asp. Accessed November 2, 2010.

9. Centers for Medicare and Medicaid Services. (2010). Hospital Outpatient PPS: Overview. Available at: https://www.cms.gov/HospitalOutpatientPPS/. Accessed November 2, 2010.
10. Centers for Medicare and Medicaid Services. (2009). Your Medicare Benefits. Available at: http://www.medicare.gov/publications/pubs/pdf/10116.pdf. Accessed November 2, 2010.
11. Medicare Consumer Guide. (2010). Available at: http://www.medicareconsumerguide.com/medicare-part-a.html. Accessed November 2, 2010.
12. Centers for Medicare and Medicaid Services. (2007). Medicare Coverage of Skilled Nursing Facility Care. Available at: http://www.medicare.gov/publications/pubs/pdf/10153.pdf. Accessed November 2, 2010.
13. Centers for Medicare and Medicaid Services. (2004). CMS Manual System: Guidance to Surveyors for Long-Term Care Facilities. Available at: http://hsag.com/App_Resources/Documents/PrU_LS1_F_314.pdf. Accessed April 5, 2011.
14. Roberson S., and Ayello, E.A. "Clarification of Pressure Ulcer Staging in Long-term Care under MDS 2.0," *Advances in Skin and Wound Care* 23(5), 206-10, 2010.
15. Centers for Medicare and Medicaid Services. (2010). Nursing Home Quality Initiatives: MDS 3.0 Training Materials. Available at: https://www.cms.gov/NursingHomeQualityInits/45_NHQIMDS30-TrainingMaterials.asp#TopOf Page. Accessed November 2, 2010.
16. Levine, J.M., Roberson, S., and Ayello, E.A. "Essentials of MDS 3.0 Section M: Skin Conditions," *Advances in Skin and Wound Care* 23(6):273-84, 2010.
17. Ayello, E.A., Levine, J.M., and Roberson, S. "Late breaking CMS Update on MDS 3.0 Section M: Skin Conditions—Changes in Coding of Blister Pressure Ulcers," *Advances in Skin and Wound Care* 23(9), 2010. In press.
18. Fries, B.E., et al. "Refining a Case-Mix Measure for Nursing Homes: Resource Utilization Groups (RUG-III)," *Medical Care* 32(7):668-85, July 1994.
19. Rantz, M.J., et al. "The Minimum Data Set: No Longer Just for Clinical Assessment," *Annals of Long Term Care* 7(9):354-60, September 1999.
20. Centers for Medicare and Medicaid Services. (2010). Home Health PPS Overview. Available at: http://www.cms.gov/homehealthpps/. Accessed November 2, 2010.
21. Johnston, P.J. "Wound Competencies and OASIS-One Organization's Plan," *The Remington Report* 10(3), 5-10, May-June, 2002.
22. Centers for Medicare and Medicaid Services. (2010). Home Health Quality Initiatives: OASIS User Manuals. Available at: https://www.cms.gov/HomeHealthQualityInits/14_HHQIOASISUserManual.asp. Accessed November 2, 2010.
23. Centers for Medicare and Medicaid Services. (2010). OASIS Overview. Available at: http://www.cms.gov/oasis/01_overview.asp. Accessed November 2, 2010.
24. Centers for Medicare and Medicaid Services. (2010). Available at: http://www.cms.gov/HomeHealthPPS/01_overview.asp#TopOfPage. Accessed July 23, 2010.
25. Wright, K., and Powell, L. "Wound Competencies and OASIS-One Organization's Plan," *Caring Magazine* XXI(6):10-13, June 2002.
26. Cullen, B., and Parry, G. "Wound Competencies and OASIS-One Organization's Plan," *Caring Magazine* XXI(6):14-16, June 2002.
27. Everman, R., and Ferrell, J. "Wound Care Case Management Influences Better Patient Outcomes," *The Remington Report* 10(3):36-37, May-June 2002.
28. The Federal Register. (2005). Medicare Program: Changes in Geographical Boundaries of Durable Medical Equipment Regional Service Areas. Available at: http://www.thefederalregister.com/d.p/2005-02-25-05-3729. Accessed November 2, 2010.
29. Centers for Medicare and Medicaid Services. (2010). HCPCS Coding Questions. Available at: https://www.cms.gov/MedHCPCSGenInfo/20_HCPCS_Coding_Questions.asp. Accessed November 2, 2010.
30. Centers for Medicare and Medicaid Services. (2010). FY2011 Online Performance Appendix. Available at: http://www.cms.gov/PerformanceBudget/Downloads/CMSOPAFY2011.pdf. Accessed November 2, 2010.
31. The Federal Register. (2006). Medical Program: Competitive Acquisition for Certain Durable Medical Equipment, Prosthetics, Orthotics, and Supplies (DMEPOS) and Other Issues. Available at: www.cms.hhs.gov/quarterlyproviderupdates/downloads/cms1270p.pdf. Accessed November 2, 2010.
32. Medicare.gov. (2009). Your Medicare Coverage. Available at: http://www.medicare.gov/coverage/home.asp. Accessed November 2, 2010.
33. Newby, J. (2008). Get Ready for the 2009 *ICD-0* Coding Changes. Available at: http://www.in-afp.org/clientuploads/CodingBillingPDFs/2009_Update.pdf. Accessed April 5, 2001.
34. Polancich, S., Restrepo, E., and Prosser, J. "Cautious Use of Administrative Data for Decubitus Ulcer Outcome Reporting," *American Journal of Medical Quality* 21(4):262-268, 2010.
35. Harris, Y., and Clauser, S.B. "Achieving Improvement Through Nursing Home Quality Measurement," *Health Care Financing Review* 23(4):5-18, 2002.
36. Mukamel, D.B., and Spector, W.B. "Quality Report Cards and Nursing Home Quality," *Gerontologist* 43(special issue II):58-66, 2003.

37. Karon, S.L., and Zimmerman, D.R. "Using Indicators to Structure Quality Improvement Initiatives in Long-term Care," *Quality Management in Health Care* 4(3):54-66, 1996.
38. Lyder, C.H. "Pressure Ulcers in Long-Term Care: CMS Initiatives," *ECPN*, January 2005.
39. Bates-Jensen, B.M. "Quality Indicators for Prevention and Management of Pressure Ulcers in Vulnerable Elders," *Annals of Internal Medicine* 135(8 Part 2), 2001.
40. Li Y., et al. "The Nursing Home Compare Measure of Urinary/Fecal Incontinence: Cross-Sectional Variation, Stability over Time, and the Impact of Case Mix," *Health Services Research* 45(1):79-97, 2010.
41. Baier, R.R., et al. "Quality Improvement for Pressure Ulcer Care in the Nursing Home Setting: The Northeast Pressure Ulcer Project," *Journal of the American Medical Directors Association* 4(6):291-301, November-December 2003.
42. Lynn, J., et al. "Collaborative Clinical Quality Improvement for Pressure Ulcers in Nursing Homes," *Journal of the American Geriatrics Society* 55(10):1663-69, 2007.
43. Holmes, A., and Edelstein, T. "Envisioning a World Without Pressure Ulcers," *Extended Care Product News* 122:24-9, 2007.
44. Petersen, L.A., et al. "Does Pay-for-Performance Improve the Quality of Health Care?" *Annals of Internal Medicine* 145(3):265-72, 2006.

第3章

伤口护理的法律问题

学习目标

1. 识别和描述主要诉讼人员和他们在法律诉讼中的作用。
2. 定义一个医疗事故索赔的四大要素。
3. 描述恰当的伤口护理病历的一般原则。
4. 识别和描述可用于医疗事故案件中医疗记录、标准或指南的方法。
5. 陈述对有法律风险的医疗记录进行文件预处理的实践。
6. 描述提高医疗记录文件一致性和准确性的策略以最大限度地减少潜在的诉讼风险。

当前的医疗环境

近年来，患者作为“健康保健消费者”的概念已经提升到了很高的地位。当前的消费型患者已经接受了更好的教育，更清楚健康保健的政策规定，当治疗出现差错时他们更愿意利用法律资源而不是盲目相信临床医师。尽管伤口护理与许多健康保健实践领域相比并没有产生更多的法律诉讼问题，争议也少于其他领域，但诉讼的威胁仍然影响了临床人员实施护理的方式。

临床人员需要去保护自己，同时确保对消费型患者提供循证的高质量护理。本章阐述了保护临床人员和为患者实施先进护理的基本法律原则和实践策略建议。

诉讼

在人类历史进程中，很显然解决争端的一些非暴力手段仍需要发展。法律和法律程序，包括诉讼等将继续成为文明社会中实现非暴力解决纠纷的一项措施，这项措施的成功本身就是许多纠纷的源头，且目前尚无法解决（非暴力或其他任何形式）。

与电视和电影中所描绘的相反，现实生活中的诉讼程序是艰巨而费时的。

虚构的电视和电影解决诉讼问题只要几周或几个月，并且通常以一个戏剧性的审判结束从而产生令人惊讶的陪审团判决，而大多数真实案例需要几年时间。在某些日程拥挤的司法管辖区，他们甚至需要 5 年才能解决诉讼问题。那些要求上诉者在所有问题最终解决前需要花费相当多的时间。审判（戏剧性或非戏剧性）寥寥可数，因为几乎所有诉讼在审判前已经解决。当审判确实发生时，它们通常进展缓慢并且因无趣而逐渐消耗陪审员的耐心和关注。期望从律师处感受"佩里•梅森（Perry Mason）（译者注：《梅森探案集》中的主人公佩里•梅森，就像作者加德纳本人一样，是一位刚正不阿的律师，在小说中自称要"全力以赴地为我的委托人而战"）时刻的当事人肯定会失望的，因为每个曾经在陪审团工作的人都知道，律师最终的结案陈词从未超过 5 分钟。

尽管存在困难和缺点，诉讼过程确实为市民在法律方面解决争议提供了一个公正的平台。法律正如柏拉图（Plato）所说，是一个国家的公民公平对待彼此的承诺。

本章所要讨论的是民事诉讼而不是刑事诉讼的局限性，民事诉讼指公民与他人发生争执，刑事诉讼是指国家或政府试图起诉违反法律的一方。这两种形式的诉讼存在显著差异（如证据的标准）。民事诉讼中补救的办法是金钱赔偿。与此相反，只有刑事诉讼中国家或政府才可能通过监禁剥夺涉嫌违法者的自由。

医疗事故民事诉讼是如何产生的?

诉讼始于一个人认为他被别人冤枉了并向律师寻求意见或建议以"纠正错误"或"寻求正义"。在潜在委托人与律师首次会谈期间，律师通常基于委托人的陈述做出一些初步判断：

1. 律师能否胜任这种类型的案件？是否属于他的专业知识和实践经验范畴？律师是否有足够的时间处理这个案件？
2. 委托人的陈述可信吗？
3. 委托人是否会做一个好的见证者？
4. 如果证明确实存在损害，是否足以保证进入诉讼程序？
5. 是否有一方为委托人的损害负责？
6. 责任和损害赔偿都可以被证明的可能性有多大？
7. 案件中是否有明显的问题或困难？

如果这些问题的答案是满意的，并且委托人愿意雇用该律师，那么一个法律诉讼已经构成。

为了最终解决关于责任和赔偿的问题，医疗纠纷案件在提交法律文件开始诉讼前，大多数律师已经进行深入调查。必须获得医疗记录和其他信息并通过专家审查判断是否可以形成医疗事故索赔，必须对潜在被告相关的身份信息进行分析，同时必须思考与司法管辖权（该法庭可接受案件）有关的策略性的法律问题。如果调查后律师仍认为该案件有可取之处，律师才会提交开始实际诉讼的法律文件，诉讼也就此产生（见诉讼过程中的人员）。

审判前的诉讼程序

审判前的诉讼程序包括以下几个步骤：投诉及答辩，询证和动议程序。

投诉及答辩

产生诉讼的最初的法律文件称为投诉。虽然管辖区之间程序要求各不相同，但一般的投诉是一份文件，它包括原告列出的对被告的要求，法院管辖权的依据，原告索赔的法律理论，在某些管辖区还需列出索赔数额。

被告同样必须依据管辖区的法规在规定时间内提交答辩以逐条回应原告投诉，也可能包括对原告的申诉。这两个基本的诉状形成了正式的诉讼。

询证

询证是当事方查清对方事实的过程，是原告声称已经造成损害索赔和被告主张的应对那些索赔的事件。为了获得证据，法律提供询证设备——当事人索要和接受信息的程序机制。需求通常用于制作文档和其他与诉讼索赔相关的有形物品及当事人对他人的声明和事件证人。审判前证词（证言）取自当事人的诉讼。即使是在法庭外，这份经过认证的法庭记者转录的宣誓证词可用于诉讼中的任何目的，包括检举前不准确或不真实的证词，或在审判中挑战证人的信誉。

最后，专家意见——通常允许当事人保留专家意见的相关信息。专家是法院所认可的个体以协助发现事实，在理解问题时通常超出陪审团经验之外。您稍后看到的在医疗纠纷案件中，原告必须证明与护理标准间存在偏差从而造成伤害。专家证词中涉及案件中药物、治疗和护理标准相关领域，通常是成功符合原告提出的医疗事故索赔要素证据中至关重要的。同样，本质上此类索赔的辩护几乎总是强烈反对专家证词，有认证资格的个人解释支持被告从医疗事故索赔中采取的行动。

动议程序

争议的发现往往发生在诉讼的背景下，这些争议不能由当事人解决，从而需要法院介入。这些争议的正式解决通常需要向法院提出申请—动议——阐述

诉讼过程中的角色

诉讼程序由发生纠纷者发起和制定以解决争端，他们的任务是帮助解决这一争端。

当事人

参与诉讼的各方主体是当事人——纠纷双方。原告是发起诉讼的一方，他声称由于另一方的行为而遭受伤害。一个诉讼可能由多个原告提交。

原告起诉被告，被告是被指控其行为已经伤害原告的个人或组织。在大多数案件中当事人为个体，但当事人可以是企业、公司、合伙企业、政府机构，或者在某些情况下是政府本身。

法官

法官是一个个体，通常由律师被任命或选举以代表国家或政府来监督在其管辖范围内的诉讼。法官在案件的预审阶段作为裁判并判定出现在审判的诉讼进展中的法律问题。在审判中，法官的职责是解释法律。

陪审团

陪审团是由律师为当事人选择的由公民组成的小组，听取案件证据和做出决定或裁决。陪审团的职责是判断审判的事实。由陪审团决定原告和他的律师是否证明该案件，从而做出关于被告的责任和被告应支付原告赔偿金额的决定。

了争议和当事人提出申请（动议方或申请人）的立场并由法院强制要求某些救助或结果。当然，这需要另一反方的响应，列明法院不应给予救援请求的原因。

某些动议是在法官分派前当事人没有正式的口头报告（口头辩论）的情况下可以由法院在纸上决定。更多复杂案例尤其是那些寻求消除或修改法律索赔者，几乎总是需要主审法官或法庭的说法。

审判

尽管绝大多数诉讼在审判前一段时间解决（庭外和解），但还是会有某些案例进入审判程序。医疗纠纷的审判几乎无一例外需要陪审团审判。一旦确定和解无效，将确定审判日期，律师也开始准备。在联邦管辖区和许多州法院，当事人需要准备庭前陈述和意见。他们还公开展示列表（律师预计他们将在审判中用到的材料和文件）。此外，应读取他们指定的证词，如果证词被录像应在法庭上展示。审前提交和公示过程能有助于确保审判尽可能的公平，消除“措手不及”的可能性，因而，电视和电影中的著名的“佩里•梅森”时刻相对稀少。

审判当天，律师继续为当事人选择陪审团。每个律师试图挑选相信并决定支持他的委托人的陪审员。程序上，陪审员挑选过程根据管辖权不同而各不相同。在某些法院，主审法官通过提问陪审员而发挥积极作用。审判结束后选择权又留给了律师。其他管辖区允许律师在无法院监督下直接提问陪审员，主审法官只在出现争议时参与。你可以想象一下，在强有力司法控制的管辖区比在律师自行其是的管辖区选择陪审员是一个更为简要的过程。不管个体程序如何，一旦陪审团选定（选任），审讯就开始了。

审判中，双方当事人各做开庭陈述，是整个审判中律师允许向陪审员直接发言两次中的一次。开庭陈述后，原告的代理律师陈述"原告"的案情。由于举证责任在于原告，所以原告的律师先开始。原告直接证据陈述结束后，原告"休息"，被告的代理律师陈述"被告"的案情。直接证据包括证人（原告及其他人）证词的事实、专家证言、宣誓证词和确证，如病历、医疗记录、图表、照片和图画。

双方当事人有权在直接审问后交叉审问每位证人，然后重新定向审问，必要时可再次交叉审问。当双方所有证据提交后，当事人做最后陈述（总结），这是律师最后一次允许与陪审员直接交流。

一旦总结完成后，法官会基于适当的法律指示陪审员——他们适用于案件的事实。记住由陪审团判定事实——他们判定发生了什么事，什么时间发生的，谁做的，在哪里发生的和如何发生的——法官则是法律解释者。陪审员接到法官指示后，他们离开法庭并开始审议。

每次出庭律师都希望足够幸运出任陪审员进行审议。对于审判律师，了解陪审团在审议过程中发生的一切是审判实践中的圣杯。在管辖范围内允许律师在陪审团裁定后面见陪审员，在审判期间律师经常花费很多时间与那些愿意讨论案情的陪审员进行讨论，以确定做的事和没做的事。通常令人惊讶的是发现那些律师认为最重要的事对陪审团来说却不那么重要。陪审团房间在法律系统中是神圣的，无论事态如何进展，陪审团最终都会到达，并将裁定在公开法庭递送交各方。一旦宣读判决和陪审团致歉，审判就结束了。

上诉

每个司法管辖区都有当事人可利用的上诉流程。根据不同管辖区，上诉可以增加数年（和许多经费）去解决索赔和诉讼。

医疗事故索赔的法律要素

医疗事故索赔由四个不同元素组成，每一个都必须证明符合本案管辖权举证适应标准。民事案件一般的举证标准是证据优势。优势标准最佳的描述是一方面代表原告和另一方面代表被告方的一套尺度，在开始时是均衡的（相当于各占 50%)。审判中，尺度最终下降的一方获胜。换句话说，为了获胜，原告只需要显示 50.000 000 1%——只超过一半多一点就可证明每个构成医疗事故索赔的要素。

构成医疗事故索赔的四大要素是：

1. 被告存在拖欠原告责任。
2. 渎职。
3. 因渎职造成伤害。
4. 法律认定伤害。

责任

一般来说，如果两人间不存在特殊关系，那么就没有责任保护一方免受另一方行为威胁。原告 - 患者与被告 - 卫生保健专业人员间的纠纷案件的索赔责任是以医患关系为基础的，因为这种关系允许患者信任医师的知识、经验和医疗技能，因而，在该专业关系的过程中会产生医疗过失的指控。将其定义翻译为卫生保健术语，某些责任的例子可能是医疗从业者为患者提供护理的义务：

1. 与他的经验、教育、培训水平相一致。
2. 在适用国家实践法的允许下。
3. 在适用职位机构的政策和议事程序的授权或允许下。

实践要点

责任：在过失案件中，责任可以被定义为义务，这种义务法律将给予识别和影响，以符合针对其他人执行的特定标准。在整个侵权法的重申章节责任这个词被用于说明这样一个事实：行动者被要求在危险时刻以一种特定的方式去控制自己，如果他不这样做，他会成为另一个因为持续伤害他人而需要承担责任的主体，那个行动者的行为是一个合法的原因(重申，第二章，侵权法，第 4 节[1])。

玩忽职守

除了去证明责任的存在，原告还必须证明被告违背这一责任。玩忽职守可能产生于委任、疏忽或两者都有。最常见的，为了确定索赔的这一要素，医疗失当案件中的原告还应展示被告医疗保健从业者偏离了护理或治疗的公认标准。不要求从业者去提供最高水平的护理，但是需要从业者递交护理的类型和平均水平。护理标准是什么？它是否被偏离了和如何被偏离的？必须由陪审团来确定，最常见的是根据专家证词的范围。

医疗环境中的玩忽职守可以用以下方式说明：

1. 未给予适当实践行为的护理。

2. 未通过适当实践行为去履行技能熟练的专业职责。

3. 未在患者知情同意的情况下提供护理。

实践要点

玩忽职守：一个人对另一个人未能履职尽职、满足他人的权利；由于委任、疏忽或两者兼有而打破或违背了法律、权利、义务、约定或责任[1]。

与玩忽职守有关的伤害

在医疗失当案件中，仅证明伤害是远远不够的，除非伤害是医疗从业者因玩忽职守而造成的。玩忽职守被认为是近因［译者注：近因（proximate cause）是造成保险标的损失的最直接、最有效的原因，而不是指在时间上最接近损失的原因。近因原则是保险理赔过程中必须遵循的重要原则］。没有玩忽职守则不会发生伤害（见近因证明）。

医疗环境中近因可通过以下例子说明：

1. 由于未能升起床的侧面护栏而导致跌倒造成臀部骨折。

2. 由于未能提供营养造成总蛋白下降（要么是未能提供实际营养，要么是未寻求咨询）。

3. 在下肢截肢后由于未能寻求传染病咨询和提供抗生素治疗而致骨髓炎。

近因证明

虽然与近因相关的证明标准由于管辖区不同而有所差异，以下两个问题经常用于确认这个问题：

1. 是否由医疗从业者的疏忽形成“实质性因素”造成伤害？

2. 如果医疗从业者没有疏忽的话伤害是不是不会发生？

实践要点

近因：是指在自然和连续的顺序中，通过不间断进行任何有效的干预原因所产生的伤害，如果没有这些结果就不可能产生，事故也不会发生。如果伤害是不法行为的自然结果，那么伤害可能是一种可以合理预期或预知的结果[1]。

损害

最后，构成医疗事故索赔的第四个因素是损害。当陪审团认定该从业者在治疗原告即患者时偏离了护理的适用标准时，医疗从业人员可能会因为损害而被追究法律责任，结果其造成的伤害可以被法律认定为损害。在大多数管辖区，原告能因证明伤害带来的金钱损失（误工费和未赔偿的医疗费用）、疼痛和痛苦而获得赔偿。正如前面所指出，是陪审团即事实鉴定者设定对原告的金钱赔偿。

实践要点

损害：一个人由于疏忽、故意或意外事故造成另一人人身或财产的损失、伤害或病情恶化。

损害赔偿金：任何一个人，无论是她或他的人身、财产、权利因为另一人的违法行为、不作为或疏忽而遭受了损失、损害或伤害的，都可以在法庭上获得金钱补偿或损害补偿[1]。

正如我们前面所说，为了使原告在医疗事故索赔中获胜，以上讨论的四个因素都必须满足。即使是3/4也不行。他们必须在陪审团面前完美展示所有四个因素。

诉讼中的医疗记录

医疗记录可以说是在医疗失当案件中最重要的证据。它是传递以科学为基础进行治疗的重要工具。它也是：

1. 一份法律文件。
2. 一种交流工具。
3. 支持治疗决策和修正计划的基础。
4. 评价治疗方式的主要工具之一。

在健康保健从业者接受教育的一个或另一个时期，无论什么专业或学科，被教导这种指令性方法："如果不写下来，它就没有发生"。这一说法在医疗失当案件中更加真实（见不完整病历的影响）。在我们考虑文件在法医界扮演的角色前，让我们先考虑一下医疗记录在治疗和护理患者中有多么重要。

交流工具

医疗记录是医疗团队间沟通的主要方法。口头汇报是必不可少的交流方式，但是期望医疗团队内每位成员都在报告中出席是不切实际的。如物理治疗、职业治疗和呼吸治疗学科就很少出席报告会。主治医师所能接触的无数医学专家（如传染病顾问）也很少在报告会中出席，但基于科学的良好的治疗护理记录是必要的，它能使医疗团队中每位成员获得大多数当前和最新的患者的信息。医疗记录是实现其唯一的方式，可以每天 24 小时为医师提供服务，他们可以利用它来随时了解患者的进展。

不完整病历的影响

病历不完整会发生什么？如果发生诉讼，除了仅能提供患者治疗护理少量的医疗记录以帮助从业者回忆外，它还会带来其他问题。当记录存在差距时有能力的律师会制造麻烦。如果索赔只围绕单一事件，那么这种记录上的差距更容易证明原告的案情，尤其是接近被指控索赔的时间。如果索赔涉及连续或长期疗程，缺少与治疗结果、观察和治疗依据相关的文件是过失强有力的证据。在记录存在空白的地方，可以确定原告的律师很乐意建议陪审团设想在没有记录的时间发生了什么，而那些建议对医疗机构或个体从业者极为不利。

疗效评价与支持

在医疗记录中记录患者的治疗效果的反应是评价治疗方法和疗法的关键方法。典型的压疮患者将会延长治疗时间，同时会随着时间而变化。为了建立治疗和修改治疗计划的基础，必须有观察和评估患者的良好记录。在治疗开始时，仔细观察并记录患者的病情是为了建立初始治疗和护理的基线，是再次衡量疗效的关键。如果没有详细的医疗记录，难以在法庭或床边证明处理、评价患者的治疗效果和治疗计划的修改（见一般文件资料指南）。

一般文件资料指南

以下列出的是文件记录的一般规定，可以满足你的患者需求和有助于诉讼中的辩护。

1. 全面——记录每项措施开始的日期和时间。

2. 准确——使用可测量的单位数据而不是估计[如患者吃了 6 盎司(170g)冰块而不是患者吃了一些冰块]。

3. 真实——把自己当做新闻报告者和以下问题的回答者：谁、干什么、时间、地点、为什么和如何干。

一般文件资料指南(续)

4. 客观——只记录事实。请记住这是别人依赖的沟通信息。如果患者从你的专业训练、判断和观察技巧中获益,你的同事会获得可依赖的真实、可靠的信息。

5. 书写清楚——如果有必要可打印。

6. 只使用规范的缩略语。

7. 确保及时记录——在结束一天工作离开前完成记录。不要拖延几天后再记录,除非你所在医院允许这种情况——即使在这种情况下,你要严格遵守所在医院的管理政策。

8. 真实——在医疗记录中不要造假、谎报、夸大、虚报事实。

最重要的是,不要推卸责任。尽管记录完整、准确的事实很重要,但在医疗记录中推卸责任是为失当行为掩饰,也不利于治疗护理患者。

实践要点

准确和完整的患者结果和患者对治疗和护理的反应必须记录在医疗记录中,因为它们是决定治疗和法律辩护的基础。

伤口文件的法律问题

伤口评估是健康保健提供者将执行的最细致和最耗时的文件之一。放射科医师能通过各种内部成像技术查看内部组织并生成详细的、一致的报告。无数实验室检查结果也可用于监测内部器官系统的功能。但是伤口还不适用于复杂的成像技术,许多实验室检查结果也无法客观监测其治疗。伤口的评估和文件记录目前仍主要是一个主观的、视觉的、书面记录的行为,需要具有良好的知识基础以准确进行。伤口评估和监测通常由护理人员和伤口专科人员负责。需要对伤口的属性进行复杂的、多面化的评估(见第6章,伤口评估)。照顾者知识水平不同可能会导致不准确、不一致和错误的伤口记录。伤口问题多重领域的记录使这些信息难以快速获得。一位患者身上的多种伤口更加增加了文件记录的负担。这种复杂性可能会导致文件记录和治疗的不一致,如此可能会遗留给医疗人员或医疗机构法律责任的隐患。

医疗记录有几个目的,首先也是最重要的,它是一个交流工具,能够实时协调多个学科的治疗。它也是一种历史记录,确定过去干预措施的有效性并指导今后的治疗。医疗记录也是诉讼中使用的事实记录，确定提供治疗护理的质量、造成的身体伤害和其他法律问题。大多数州护理和医疗董事会以及联邦监管机构要求医疗记录中的结果数据记录“及时和准确”。由于专科护理领域范围的拓宽和不断变化的法规、规章和法律，州和联邦董事会在如何符合文件标准方面提供的指导较少。因而由个体医院或医疗人员确定适当的标准。标准的缺失造成了文件书写时变化范围很大。

美国护士协会[2]声明期望护士在医疗记录中记录她们对患者皮肤完整性的评估和诊断，在护理实践范围内对压疮进行分期并将它们与其他伤口区分。

我们推荐以下流程和程序来改进患者在接受护理期间发生的压疮、急慢性伤口或其他不良事件的护理文件的一致性。这些建议不是为了颁布伤口护理文件和制定特定标准，而是使护理人员认识到在伤口文件中可能发生的共性问题并提出解决方案。

信息的流通

为了查找一个病历中最新实验室结果你必须要去实验室，要发现最新胸部透视结果你必须要去放射科。要发现最新的伤口描述法你要做什么？伤口记录通常零散分布在日常生活活动（ADL）量表、护理评估、伤口评估表和许多其他量表中。多年来在任何特定的医院中医疗记录的组织和组成经常变化，对于如何查看全球范围内病历没有实际价值，护理文件尤其如此，因为它们随时间不断增加或修改。在这种情况下，信息的复制变得越来越普遍。护理人员更难以去提供记录一致的文件和事后回顾。

为了评估医疗记录作为沟通工具的有效性，我们应该从局外人的角度更严格地审查信息是如何在医疗记录中流通的。医疗法律评审者在试图确定是否提供准确和持续的护理时，有时会被糟糕的病历内容所阻挠，这些病历内容的组织对医院有意义——对其他人没有意义。不容易发现的信息常常会被忽略。如果在病历中不容易发现其适当的形式和适宜的位置，那么某些信息可能没有被记录。如果伤口护理文件在病历的多个区域出现，那么它可以能被记录了多次——或根本不确定信息应该在哪里正确输入。医疗记录是一个文件系统。如果文件是不一致的，可使用系统的方法易于评估和改善文件的结构和流程，而不是仅仅让护理人员“记录更多”。

入院评估

无论是医疗还是护理的入院评估都提供了患者入院时状态的一个“快照”。入院评估是不可或缺的文件记录。患者入院时记录得信息越多，医疗团队了解得越好，从而能做出基于信息的最佳决策。入院评估中发现和描述的任何损伤在对于确定护理过程都是关键的，在诉讼中患者的伤口是在住院期间形成的还是恶化的，可确定最终责任方。先前存在的损伤应仔细、全面记录其大小、位置、特征。入院评估时详细的伤口描述比伤口诊断更重要。病历应反映出采取了哪些干预，谁发现了已经存在的伤口和其他结果。

在护理和伤口护理界普遍的规则是，任何在入院24小时后发现的压疮都被认定为医院内获得而不是院外带入的。然而，可疑深部组织损伤（DTI），由美国压疮顾问小组（NPUAP）——欧洲压疮顾问小组（EPUAP）[3]在2009年压疮预防和治疗指南中将其进一步定义为完整皮肤下深层组织变色或血泡可能最终会演进到全层病变，这使得这个一般规则难以辩解。例如，患者可能在骶尾部或其他骨隆突出处有一个不显眼的皮肤颜色改变，最终演变成全层压疮。组织缺血坏死的过程肉眼可见可能需要几天时间，但入院时所观察和记录的只是骶尾部的皮肤颜色改变。因而，护理和医疗人员应该了解这种新的NPUAP-EPUAP[3]定义并将其纳入自己的评估（更多信息请参见13章，压疮）。

由于压疮是健康保健中常见的诉讼原因，因此压疮在本章剩余部分将作为一个关键例子而被强调。

压疮风险评估

所有患者都应评估其压疮风险。压疮风险评估包括许多成熟量表，如Braden或Norton量表。风险量表是量化压疮发展相关风险因素的工具，如营养、水分、活动和其他。压疮风险评估量表能详细洞察患者的护理需要而不仅仅是保护皮肤。风险评估的频率值得商榷，基于每个护理单元的指南或习惯。

理想情况下，每位收治医疗机构的患者应在入院时评估以识别个体压疮发生风险。那些有风险的患者应在住院期间常规定期评估。当患者转科或病情发生显著变化时建议及时进行风险评估。合理的病历应包括护士入院评估和每天评估记录，记录患者的压疮风险评估。风险评估最重要的方面是：用这些信息做了什么？有效度的风险评估工具功能强大，能准确预测压疮的进展，但是如果他们提供的信息未采取实际行动则是无用的。每个风险因素都适合制订个体化计划去防止、减轻或改善功能水平的下降。

压疮形成

导致压疮发生、发展的根本问题有时是可以管理、解决或完全避免的，但在疾病负担过大的情况下，尽管患者得到最好的治疗，仍会发生压疮或压疮难以愈合。事实上，CMS认为在长期护理中如果该医疗机构做到了以下所有方面，那么压疮是不可避免的：①评估住院患者的临床状况和压疮的危险因素；②制订并实施与患者的需求、目标和公认职业标准相一致的干预措施；③监测和评价干预措施的效果；④修订适当的方法使之与患者相符合[4]。2010年，国家压疮顾问小组主办了一个共识会议，修订了该定义使其适用于其他医疗场所。修订后的压疮发生发展中提到的“难免压疮”的定义是：即使医疗保健提供者已经评估了个体的疾病状况和压疮风险因素、制定和实施了与个人需求、目标和公认职业标准相一致的干预措施、监测和评估了干预措施的影响，修订了适当的方法，但是还是发生的压疮[5]。任何与预防压疮相关的文件系统应该能清楚有效地勾勒出这些标准。

患者疾病负担非常高的护理单元包括重症监护病房(ICU)、长期护理单元和临终关怀机构。对于ICU患者来说，应频繁和持续监测压疮发生高风险的区域如骶尾骨、足跟、股骨转子和枕骨区。我们在审查病历中经常发现在压疮发生后会用到动态压力交替床垫，虽然这可能对一般内科和外科患者来说是合理和合法的护理和干预升级，但重要的是，应特别强调那些高风险人群的预防。

实践要点

美国压疮顾问咨询小组共识会议声明，患者出现以下情况可能引发难以避免的压疮[5]：

1. 皮肤衰竭。
2. 血流动力学不稳定可能会妨碍翻身或体位改变。
3. 患者拒绝改变体位。

低劣的“每2小时翻身”检查表

许多患者在其预防压疮策略的检查列表的护理流程表单上都有“每2小时翻身”。对这些流程表单检查是否有记录，常常会被律师用来削弱或描绘护理人员所实施的不良质量和护理的不一致性。为了预防压疮要求患者每2小时翻身一次的由来是模糊不清的和没有很好的科学依据。1994年卫生保健政策和研究署(AHCPR)的指南特别推荐每2小时翻身一次[6]。像这样一个绝对的翻身时间要求和其他干预措施不允许个人的临床判断。患者的护理应基于通过有资质的专业人员对患者状况的动态评价，而不是基于单一的、固定的时间点。有些患者可能需要频繁翻身，有些由于用了减压床垫[7]或需要连续睡眠而很少翻身，有些患者可能因为病情严重而不能翻身，有些患者可能正在进行诊断性操作，从而阻止护理人员每2小时翻身。简单来说，决定患者何时和如何翻身有太多变量，需要一个严格的时间表，这个时间表可能不符合或不能满足患者的实际需求。NPUAP-EPUAP预防和治疗指南声明翻身频率受使用的支持面的影响（证据等级＝A[3]）。

我们建议从护理表格、入院医嘱模板、压疮预防医嘱和其他领域中删除“每2小时翻身”的复选框，该复选框可以被这样的陈述替代“根据压疮风险评估确定患者的翻身需求”或其他一些更符合患者需求的确定性语言。但是我们应注意，这个更灵活的标准需要更严格的方法记录医护人员采取的措施。许多工作人员习惯了核查系统，没有这样一个系统可能不能充分记录干预措施。管理者应考虑培训和监测以确保符合记录标准。这种新的方法将连接干预措施与风险评估，允许工作人员更灵活地提供时间和有效地护理而不是单一的基础护理。

压疮的发现

最初发现的压疮通常记录在护理叙事记录中。任何正在进行的评估（和行动，包括通知适当的医疗人员）应该记录在每家医疗机构的伤口护理表格中、日常生活活动能量表格或叙事笔记中，但为了容易获取，最好放在病历中。发现损伤的应对措施与记录损伤本身同样重要。记录应包括当即采取的措施，通知了哪些人（主管护士、团队工作人员、医师、伤口护理专家和家属），损伤采取了哪些外部护理（软膏或霜、水胶体或其他敷料）；任何为减少进一步损害所采取的措施（气垫床、足跟悬空靴、降低床头、翻身和其他干预措施）。这样的记录表明你所在的医疗机构有迅速采取措施和适当改变患者状况的系统。

损伤的正确识别

应正确识别损伤原因以提供最合适和最有效的治疗。医护人员应亲自检查伤口，查看患者的医疗记录，做出自己的判断，如果与他人判断不同，应与你的团队讨论。当对伤口原因和进展情况存在疑问时，不要在病历中留下疑问，简单记录你所观察到的。请记住，每次客观描述都胜过主观猜测。

下肢压疮与缺血性溃疡的区别可能特别困难。例如，一个有周围血管疾病的人足侧面一个伤口的发生、发展是压力还是动脉血供应不足的结果？争论可能是“要不是”压力，损伤可能不会发生，相反的意见可能是“要不是”动脉供血不足，组织很容易耐受施加在足部的压力。需要客观数据来解决这个争议。在这种情况下，需要正规的血管实验室研究以确定缺血程度和这种损伤是否可避免。大多数慢性伤口有独特的位置、大小和表现，经过培训的人员很容易区分。然而，有些伤口很难分类或诊断。所有损伤需要尽可能多的客观数据，从而确定正确的诊断和适当的护理计划。

通知医师和医师的参与

当患者发生任何预期之外的事件时必须及时通知患者的主治医师，包括压疮或其他伤口的发生、发展。好的实践要求文字记录当医师接到通知时做出的反应、给予的医嘱和检查及随访计划。在处理患者伤口时医师也必须采取符合标准的治疗措施(在相同或类似情况下健康保健提供者应给予什么样合理和审慎的措施)。在医疗机构中如果有一个积极的伤口护理部门，损伤的常规处理通常由主治医师交付给专业人员。医师通常会签署口头医嘱由这些专业人员写下来执行。这种情况允许跨学科治疗和提供最大的潜能去促进愈合或减轻伤口，但这并不能减少医师监测伤口情况的责任。

医师应在常规治疗基础上安排检查伤口，能很好地理解所签署的伤口护理医嘱的原理，根据需要咨询其他专业，以进行最大可能促进愈合。医师应负责通知患者家属有关任何损伤发展的信息，就像对待在他们治疗下发生的任何不良事件一样。压疮是潜在的医疗、生理和心理问题的症状。因此，这是一个多学科的问题，涉及护理学、营养学、社会工作、物理治疗、药物和许多其他专业。

通知患者及家属

任何新的伤口或其他不良事件发生都应该迅速和全面地通知患者及家属，这是确保患者及家属充分了解和参与护理的关键。这在某些州，如新泽西州是由法律所规定的[8]。应提供以下充分展示与伤口发生、发展相关的所有事实：它是何时发现的？如何发现的？已经采取了什么措施以预防伤口？现在正在采取什么措施？给予充足的时间为了让信息吸收和允许提问。许多社区人员认为压疮是疏忽的结果。对不良事件的初始负面反应可能可以预料，但快速和充分展示不良事件将要经历一个很长的过程，这个过程是为了减少对你所在的医疗机构中治疗是否充分的疑虑和猜疑。当与患者及家属讨论不良事件时，应该解释而不是找借口。虽然患者的健康状况在不良事件发展中起重要作用(如压疮、手术伤口的开裂或其他慢性伤口)，但最好不要纠缠于最初的话题，因为患者家属可能将其理解为“埋怨患者”，与患者及家属后续的讨论治愈的切实目标可能是一个更好的时机，一旦他们理解了初始的信息，就能更好地理解护理计划的效果。很多文献中随处可见要更深入与患者家属交流关于压疮的信息[9]。

应该对患者及家属进行新伤口尤其是压疮的教育，告知他们其看起来较好的伤口其实很糟糕。对家属来说可疑深部组织损伤(DTI)可能看起来更像是“单纯深部瘀伤”(变色)伴有一点破皮。可疑深部组织损伤可能会经历一系列发展，包括组织缺血、组织坏死、组织坏死分离，甚至最终形成空洞和腐烂。非专业人士可能很容易错误地将伤口的变化解释为不合格的护理。家属提前做好预期准备能减少对伤口这一自然变化过程的震惊程度。任何与患者家属的谈话和他们对信息的反应都应及时记录。

进行伤口记录

由于伤口评估的复杂性，伤口记录对医疗服务提供者是很大的负担。缓解这种负担的一个方法是利用有逻辑性的、结构良好的伤口记录量表。推荐检查框和下拉列表以高效记录和限制错误条目。伤口评估量表可以有多种不同形式结构，几乎都能提高记录的准确性和一致性。这些量表很容易由文字编辑和电子表格软件创建。对于用在伤口护理量表的比较模糊的术语也应制定术语词汇表。然而下拉菜单、量表、检查框在需要时并不能代替护理评估陈述，必要时必须在医疗记录上提供可供记录的空当。

评估的频率取决于伤口的类型，愈合的阶段，伤口护理专家可用的资源和其他因素。CMS 建议每周进行一次全面评估，并且每天监测敷料和伤口，以评估长期护理患者的并发症 [4]。建议伤口护理专家每周评估去关注那些通常会被错过、需要用更频繁地检查才能发现的伤口的微妙变化。日常监测可根据各家医疗机构的规定记录在记录单、治疗单或伤口评估单上，且最好是在容易发现的区域。伤口记录应一致和准确，简洁但全面。

伤口摄影或伤口成像?

伤口摄影因为价廉物美的数码相机出现变得越来越流行。三个国家组织都已发表立场声明认为在伤口护理中应使用伤口摄影 [10-12]。伤口摄影的目的是什么？是用于评估和诊断，还是仅仅试图减轻法律责任？把伤口成像当做评估和诊断的工具，就像 X 线或磁共振成像一样，如果以这种方式思考的话，伤口成像应与其他任何评估和诊断成像一样定期、持续获得（根据所在医院的政策和程序）。一系列伤口图片能更有效地指导干预，必要时可协助法律辩护。在患者住院期间这种定期、有条不紊的方法与只拍一两张照片去“合法地掩盖我们自己”相比是不同的，那种方式往往事与愿违。试想，一系列详细显示伤口进展的照片与患者整个住院期间间隔拍一两张照片相比，哪种会使个体尤其是陪审员有更积极的反应？一个能显示其一致性，另一个则不能。

伤口成像能补充，但无法取代手写记录的需要。每张图像应伴有文字，讨论在照片中观察到了什么，这类似于在医疗成像后获得放射科的报告。无创医疗成像通长很少需要知情同意，同样对伤口成像也是适用的只要患者的身份信息不被暴露。管理层和法律顾问、风险管理者应清楚这种知情同意的问题（见第 6 章，伤口评估）。

合作、协调和交流

合作、协调和交流所有尽可能促进伤口愈合的专科服务是至关重要的。“3C”

文件记录也可以展示给医疗法律专家，并最终给陪审团，证明我们给患者提供了协调的、一致的、跨学科的护理。多数有伤口护理团队的医疗机构有对某些损伤类型特定的咨询政策。许多伤口、造口、失禁（WOC）护士在各自的医疗机构内既提供咨询服务，也亲自护理[13]。如果WOC护士扮演咨询者的角色，她或他应该检查其他医疗机构的咨询服务是如何构成的、文件是否以相似的方式记录的。咨询者不但要提供建议或建立护理计划，而且也要指导其他专业人员理解他们所提出专科建议。

许多医疗机构中，伤口护理服务还由物理治疗师提供。和WOC护士一样，理想的咨询应该根据他们医疗机构的格局和包括护理计划与随访。WOC护士或护理人员应确保患者在物理治疗出院前做到充分的随访。此外，咨询整形外科、血管外科或其他外科专业也是跨学科护理的一部分。由于这些专业人员在处理慢性伤口的方法中存在很大差异会引起争议。因此，持续记录这些专业间的交流将解决这些分歧，也是高质量跨学科护理的一个指标。

政策和程序：标准的或积极的?

政策和程序建立了医疗机构内的护理标准。任何法律诉讼中，政策和程序将会被审查并与记录在病历中的护理相比较。政策和程序通常被分为两种哲学类型：标准的和积极的。标准的政策和程序被描述为那些能够提供真实和一致的护理规定。积极的政策和程序被描述为那些能够提供理想的护理规定。积极的、偏重理想的政策和程序在法律诉讼中会引起很大麻烦，因为它设定了不现实、不可能实现的目标，通常超过合理的护理标准。

所在医疗机构制定政策和程序时，避免使用像“将要”和“必须”的绝对术语，除非绝对需要，应避免为常规护理措施制定准确的时间框架，例如，一个政策和程序这样陈述：“对所有患者每周二和周五将进行压疮风险评估”，这是设定了一个不切实际的期望。错过1天或周六代替周五做评估则违反了你自己制定的护理标准。将政策和程序修改为“所有卧床和坐轮椅患者每周进行两次压疮评估”能给护理人员在护理和记录中更多回旋余地。在诉讼中，“违反”政策和程序并不总是负责在这种行为中辩护。偏差由基于科学的护理解释和支持，同时全面的记录通常对辩护有优势。有时政策和程序必须准确说明何时、何地要做或必须做哪些事，但大多数应集中于指导和教育护理人员，而不是为护理执行严格的规则和时间表（见预防性合法护理：医疗机构容易出现问题的八个关键领域）。

压疮的预防和治疗自20年前首次发布的AHCPR指南后经历了显著的修改和变化。除了这些建议外，2009年NPUAP-EPUAP联合颁布了指南和2010年伤口、造口和失禁护士协会合并了最新的研究和建议[3, 13]。尤其是CMS的指南对广大健康照顾提供者特别全面、完整和易于阅读。虽然指南是为长期护理机

预防性合法护理：医疗机构容易出现问题的八个关键领域

1. 词义—评估医疗机构“政策和程序”的法律含义

关键概念：医疗机构的“政策和程序”是“指南”，而不是规定和法规——应如此制定和对待。这些指南应仔细制定并根据临床现状以及法律和医疗含义定期审查。严格避免如“绝不”、“必须”、“应该”和“立即”这样的单词。

2. 评估是否符合规范

关键概念：医疗机构和临床人员应复习标准医嘱以确保符合规范

3. 在执业范围内转换和实践

关键概念：医疗机构应确保照护者实施的压疮评估和记录在他们的执业范围内（译者：实施者需获得执业的资质）。

4. 处理期望和仔细交流

关键概念：患者及家属最有可能去提问难以回答的问题（关于压疮为什么会发生？如何和何时发生、发展？），而被提问者并不总是能提供全面、准确答案的最佳人选。临床医务人员应接受如何去委托专业人员回答问题和用同情心理解患者及家属的培训。

5. 临床记录

（1）皮肤评估

关键概念：皮肤评估应按照特定机构的指南定期进行。注意，皮肤评估与风险评估不同，但两者都必须执行。

（2）风险评估

关键概念：一个组织的压疮风险评估指南在措辞方式上应与国家的术语一致。

（3）压疮评估

关键概念：强调合理地完成记录的重要性。任何健康服务提供者提供的涉及对患者护理和治疗的医疗记录文件，都可以用于支持确定某一种状况在入院时是否存在。“健康服务提供者”是指那些能对患者的诊断承担法律责任的医师和任何合格的健康照顾从业者。

（4）病历

关键概念：好的压疮记录应包括对伤口的描述、测量和伤口治疗措施，以及减设备和技术的记录，包括支撑表面和翻身时间表。

（5）电子健康记录表（electronic health records）

关键概念：电子记录系统可能不适合记录压疮患者的需求。

（6）摄取照片

关键概念：摄取照片对法律诉讼有利有弊；要了解机构先前制定的指南。

预防性合法护理：医疗机构容易出现问题的八个关键领域（续）

（7）分期

关键概念：建议对包括医师在内所有医护专业人员使用国家压疮专家咨询小组讨论制定的压疮分期标准进行培训。当对压疮分期存在疑问时，鼓励所有临床人员“描述他们所看到的”。应该密切注意出院时压疮的评估。

6. 预防性——可避免，不可避免，可预防或不可预防的事件？

关键概念：政府出台的法规和官方语言可用于帮助陪审团决定医疗事故和过失死亡案例。要理解这些文件和绘制临床实践中如何给予费用报销的专用名词图表。

7. 教育——学习永无止境

关键概念：由于临床人员的压疮知识与压疮发生率有联系，因此进行关于压疮预防的最佳实践的初始和继续教育是必要的。患者教育应该多于皮肤护理的基础用品；教育能帮助患者建立切合实际的关于治疗、风险和恢复的期望。

8. 预防性的临床护理

关键概念：适当时候应该实施“集束化护理”工作。在压疮护理中当所选择产品和设备的循证数据不充分时，可以选择已经制定的循证指南。

2009年国际专家伤口护理咨询小组版权

Ayello, E.A., Capitulo, K.L., Fife, C.E., Fowler, E., Krasner, D.L., Mulder, G., Sibbald, R.G., Yankowsky, K.W. “Legal Issues in the Care of Pressure Ulcer Patients: Key Concepts for Healthcare Providers. A Consensus Paper from the International Expert Wound Care Advisory Panel.” World Council of Enterostomal Therapists 29(9): 8-22, July-September 2009.

构而开发的，但它容易适用于急性治疗医院和其他场所，提供综合性的教育和指导，同时避免了“绝对的”术语。将这些指南建议结合到你的实践中，表明你所在医疗机构已经更新了那些影响压疮护理的最新改变。

出院——回家或转院

患者及照顾者在出院回家或转院时应有充足的资源去处理伤口[14]。这些协调的记录应包括教育护理技巧、患者或照顾者对教育的反应、咨询社会工作者或家庭护理者、伴随患者一起被转送至家庭的任何设备或用品。确保患者能获得医疗和伤口问题的充足随访。

出院评估应该是患者离开医院前的一次全面和完整的“快照”。和入院评估一样，你也不能过度记录。全面评估和记录任何伤口和压疮高风险部位的情况，记录与接收医疗机构的沟通交流情况，告知接收患者的医疗机构患者所有伤口并详细描述。出院小结通常不详细介绍伤口治疗情况，因而护理需要承担这种沟通交流的责任。列出既往和当前所有的伤口治疗措施，这样可以避免在尝试已经证明少有疗效或无效的治疗上浪费时间。列出所有既往和当前使用的预防措施和设备，如气垫床、坐垫和足跟保护器。

总结

患者的医疗记录是很重要的法律文件，因为它能提供所实施的护理措施的书面记录。它也可作为医疗专业人员之间交流患者对治疗反应的一种手段。完整和准确的记录不仅对良好的患者护理是必要的，它也是在法律诉讼事件中加强辩护的基础。确保病历中条目清晰、全面、专业和真实，确保所有信息是正确和准确的。

一致的记录是为患者提供高质量、跨学科护理的反映。慢性伤口常常是很多医疗、生理和心理问题的潜在表现。记录这些多重问题需要结构良好的记录系统。确保你的记录系统能允许健康保健提供者去一致和简明地交流和获得他们的结果。当出现新的研究和实践时，政策和程序也应及时更新，记录系统应结合和反映这些新的实践。这种干预措施将增加跨学科团队间的交流和有助于改善患者的干预结果。

病例分享

临床资料

女性患者，66 岁，主诉因头痛、恶心、右上肢无力 24 小时而收住急诊科。体格检查显示患者的血压 140/86mmHg，心率 64 次 / 分，体温 100.28℉(37.9℃)。右下肢握力减弱。血液检查结果显示白细胞计数下降。轻度低钾血症。

患者的既往病史包括心肌梗死、高血压（药物治疗）、2 型糖尿病和短暂性脑缺血发作可疑病史。

患者在接受常规 X 线检查前出现严重心血管衰竭需要气管插管、升压支持并送至 ICU。通过大剂量升压药（多巴胺和去甲肾上腺素）和静脉输液达到临界灌注压。尿量减少但可接受。

临时诊断是特发性心血管衰竭 / 损害；排除脓毒血症。

住院诊治经过

患者在 ICU 住院了 24 天，在住院后第 3 天出现脑梗死（无需手术治疗）。血流动力学不稳定持续了12天需要加压支持和气管插管。在第7天开始全胃肠外营养。

第24天，患者因为大小5.6cm×11.2cm、平均深度0.5cm并有明显潜行的尾骶部压疮而被转至继续治疗单元。伤口最深部分及边缘存在坏死组织。

在转入继续治疗单元时外科、营养科和神经科提供了会诊。实施了阶梯式清创计划，患者随后接受了3次外科手术以闭合伤口。

ICU护士记录了患者入院后72小时的病情包括尾骶部水泡的形成，随后记录了伤口的逐步进展。治疗医嘱是生理盐水和其他湿性敷料。没有下医嘱使用减压床，直至第16天才使用。

医师的记录明确表明患者整个12天期间病情危重相当不稳定，仅仅只能维持临界灌注压。ICU医师记录关注到了潜在的指趾动脉搏动缺失，这种情况继发于组织低氧/凝血障碍/低血压，但直到第12天才有血管科会诊的记录。

案例讨论

这个案例由3个律师事务所独立审查，他们都推翻了这个案例。专家评审一致认为患者住院的最先12天病情危重、不稳定和严重的灌注受损是压疮发生的原因。专家们还认为虽然压疮很明显是一个坏结果，但是它不是不可接受的结果，因为照顾者根据患者的循环系统严重受损状态进行了风险效益分析。虽然一些专家私下认为，在理想的情况下所有尾骶部压疮都应该是可预防的，但是在现实世界中，像在这个案例中，他们不认为压疮的形成是医疗或其他疏忽造成的结果。

从实践角度来看，如果患者的情况是照护者不能利用常规有效的措施去延迟或预防组织损伤，那么应明确记录决策过程和结论。在这个案例中，在这个方面的文字记录是不充分的。

自我测验

1. 在医疗纠纷案件中，陪审团和法官的角色是什么？

A. 解释法律；发现事实

B. 发现事实；发现事实和解释法律

C. 发现事实；解释法律

D. 陪审团和法官都发现事实并解释法律

答案：C。陪审团判定谁、什么、何时、为什么、哪里及如何——换句话说，发生了什？法官通过指示陪审团有关用于他们已经判定的事实的法律来解释法律。其他选项不正确。

2. 在审判中，被告说服陪审团原告无法证明以成功辩护医疗事故索赔需要医疗事故索赔四大要素中的几个？

A. 1个　　B. 2个

C. 3个　　D. 4个

答案：D。原告为了在审判中获胜必须证明所有四大要素。

3. 医疗记录是：

A. 通讯工具　　B. 1年后销毁

C. 沟通与患者护理相关意见的工具　　D. 健康照顾可选部分

答案：A。有关患者护理意见不是医疗记录中适当条目。医疗记录是医师间沟通工具，最适合用于事实信息的传递。其他选项不正确。

4. 以下关于护理标准、实践指南、政策和程序的说法哪项是错误的？

A. 它们应该定期审查但从不修订

B. 它们应该定期审查并修订以反映最新信息和研究

C. 它们应基于研究和实践经验

D. 它们应以患者预后为导向并可计量

答案：A。标准应该审查并修订以反映治疗领域内最新信息和研究经验。标准只基于临床实践而不被研究所支持在审判中可能无法通过司法审查，无法为患者提供最佳护理。

5. 根据NPUAP对可疑深部组织受损（DTI）的新定义和理解，不活动患者骶部的紫色变色区域在入院时没有记录但24小时后出现会：

A. 被归为急性医疗伤口　　B. 被记录为Ⅳ期压疮

C. 入院前已发生　　D. 被记录为Ⅲ期压疮

答案：C。怀疑DTI受损患者可能在明显可见前几天发生。其他选项不正确。

6. 以下哪一项是记录医疗记录中翻身频率的最佳途径？

A. 每2小时翻身查检框

B. 常规每2小时翻身

C. 每4小时翻身

D. 基于患者每4小时评估制定的个体翻身时间表

答案：D。基于患者每4小时评估制定的个体翻身时间表是记录医疗记录中翻身频率最佳途径。其他选项不正确是因为它们是死板和不灵活的，不允许个体化患者护理。太多变数会影响翻身对所有患者制定绝对时间表。

7. 规范化政策和程序描述护理可以：

A. 现实和一致的　　B. 只用于正常人员配备情况

C. 理想情况下争取　　D. 突破以实现磁性状态

答案：A。规范化政策和程序描述护理可以是现实的和一致的。其他选项不正确。答案B是积极政策和程序的定义；C.政策不基于人员配置比例；D.与规范性政策无关

（李国宏 蒋琪霞 译）

参考文献

1. *Black's Law Dictionary*, 5th ed. New York: West Publishing Company, 1979.
2. Patton, R.M. "Is Diagnosis of Pressure Ulcers Within an RN's Scope of Practice?" *American Nurse Today* 5(1):20, 2010.
3. National Pressure Ulcer Advisory Panel (NPUAP) and European Pressure Ulcer Advisory Panel (EPUAP). Prevention and treatment of pressure ulcers: clinical practice guideline. Washington DC: National Pressure Ulcer Advisory Panel, 2009.
4. Centers for Medicare and Medicaid Services (CMS) Tag F-314. Pressure Ulcers. Revised guidance for surveyors in long term care. Issued November 12, 2004. Available at: *http//new.cms.hhs.gov/manuals/download/som107ap_pp_guidelines_ltcf.pdf*. Accessed October 11, 2010.
5. National Pressure Ulcer Advisory Panel (NPUAP). Not all pressure ulcers are avoidable. Press Release. Available at: *www.npuap.org/A_UA%20Press%20Release.pdf*. Accessed September 22, 2010.
6. Bergstrom, N., et al. *Treatment of Pressure Ulcers*. Clinical Practice Guideline. No. 15 AHCPR No. 95-0652. Rockville, MD: Agency for Health Care Policy and Research; December 1994.
7. Defloor, T., Grypdonck, M., and De Bacquer, D. "The Effect of Various Combinations of Turning and Pressure Reducing Devices on the Incidence of Pressure Ulcers." *Int J Nurs Stud* 42(1):37-46, 2005.
8. New Jersey Department of Health and Senior Services. March 3, 2008. The Department of Health and Senior Services published in the New Jersey Register (40 N.J.R. 1094(a)) final rules implementing the Patient Safety Act (n.J.S.A.26:2H-12.23to12.25). Available at: *http://www.njha.com/LibrarySection/pdf/Patient_Safety_Regulations*. Accessed September 22, 2010.
9. Ayello, E.A., Capitulo K.L., Fife, C.E., Fowler, E., Krasner, D.L., Mulder, G., Sibbald, R.G., Yankowsky, K.W. Legal issues in the care of pressure ulcer patients: Key concepts for healthcare providers. A consensus paper from the International Expert Wound Care Advisory Panel. *WCET* 29(3):8-22, July/September 2009.
10. National Pressure Ulcer Advisory Panel Photography FAQ. Available at: *http://www.npuap.org.DOCS/PhotographyFaq.doc*. Accessed June 22, 2010. (Revision pending 2011.)
11. Wound, Ostomy and Continence Nurses Society (WOCN). Professional Practice Series. Photography in Wound Documentation. Available at: *http://www.wocn.org/WOCN_Library/Position_Statements/*. Accessed April 5, 2011.
12. American Professional Wound Care Association (APWCA). Resources, Photographic guidelines. Available at: *http://www.apwca.org*. Accessed June 22, 2010.
13. Wound, Ostomy and Continence Nurses Society. Guideline for Prevention and Management of Pressure Ulcers. Mount Laurel, NJ: Author, 2010
14. Brown, G. "Wound Documentation: Managing Risk," *Adv Skin Wound Care* 19(3):155-65, March 2006.

第4章

皮肤：一个至关重要的器官

学习目标

1. 讨论皮肤各层的特点。
2. 阐述皮肤的功能。
3. 列出与衰老过程有关的皮肤改变。
4. 区分皮肤评估和伤口评估之间的差异。
5. 描述皮肤撕裂伤的危险因素和治疗方法。
6. 识别和区分常见的皮肤问题。
7. 定义皮肤衰竭和临终期皮肤改变的主要概念。

皮肤的解剖和生理学

皮肤是人体最大的外部器官。人的皮肤由两层组成：外层的表皮层和内层的真皮层（参见“皮肤层次”）。表皮和真皮连接处通常有基底膜介入，基底膜层（basement membrane zone，BMZ）分隔了表皮和真皮两层。在真皮下方为疏松的结缔组织，称为皮下组织，或真皮下层（参见“皮肤功能”）。

表皮的解剖结构和生理学

表皮层较薄且没有血管，每4～6周自我更新一次。表皮由外向内可分为五层（参见“真皮分层”）。

1. 角质层——由已经死亡的角质形成细胞组成，易于脱落，可在洗澡或其他摩擦皮肤表面的时候脱落。

2. 颗粒层——除了角质形成细胞外还含有朗格汉斯细胞[1]。

3. 棘层——含有角质形成细胞和朗格汉斯细胞。

4. 基底层——位于表皮底层，由单层角质形成细胞构成，含有黑色素，可以再生。

5. 透明层——位于颗粒层和角质层之间，细胞界限不清，细胞质呈均质并有折光性。仅存在于手心和足掌，皮肤薄的部位看不到。

表皮主要由角质形成细胞构成。基底层的角质形成细胞有很强的分裂繁殖能力，它可以不断地向上移行、生长并演变成表皮各层细胞。一旦角质形成细胞离开基底层就开始分化成熟，并在分化成熟过程中死亡。角质形成细胞在分化过程中分泌难溶性蛋白质，这些难溶性蛋白质、脂类物质和膜成分交联在一起，就可以形成角质层[2-5]。为了维持屏障作用，角质形成细胞可以自我更新以维持表皮的屏障作用。如果表皮受到损伤（例如有伤口、烧伤、暴露在紫外线或化学物质下），角质形成细胞就改变其生物学特性，完成修复损伤的目的。它们结束分化状态，活化并且迅速开始分裂。分裂的细胞移行到缺损处以修复损伤[3]。它们也可以向皮肤中的邻近细胞传递信号，这些邻近的细胞如成纤维细胞、朗格汉斯细胞和黑色素细胞也可以帮助修复损伤。一旦损伤得到修复，角质形成细胞就会终止活化状态并且重新开始进入正常的分化程序[6]。

基底膜把表皮和真皮之间分开。基底膜区含有纤维蛋白Ⅳ（一种黏性糖蛋白）、硫酸蛋白多糖和黏多糖[7]。基底膜有一层不规则的细胞突结构——主要由向真皮伸入的表皮脚和向表皮伸入的真皮乳头浪状互相镶嵌而成。这些结构保证表皮锚定在真皮上，能够防止表皮来回滑动。当衰老的时候，皮肤基底膜区变得平坦，表皮和真皮之间的接触面积降低到 50%，这些会增加皮肤由于受到外伤导致表皮真皮分离的危险（参见“与衰老过程有关的皮肤基底膜区的变化”）。

真皮的解剖结构和生理学

真皮是皮肤重要的组成部分，通常被称为真实的皮肤[8]。真皮是皮肤的第二层，并且是皮肤最厚的一层，真皮里包含很多种细胞，真皮最主要的蛋白质是胶原蛋白和弹性蛋白，这两种蛋白质都是由成纤维细胞合成和分泌。胶原蛋白占真皮 30% 的容量和 70% 的干重[7-9]。真皮的作用主要是支持表皮。真皮由浅至深可以分为两层：乳突层和网状层[7]。

1. 乳突层——由胶原纤维和网状纤维组成，利用该层在每人独一无二的表现模式可以用做指纹鉴定。乳突层含有营养皮肤的毛细血管和痛觉感受器。（环状小体和触觉小体）

2. 网状层——由粗大的胶原纤维束组成，可以将皮肤锚定在皮下组织。网状层里面含有汗腺、毛囊、神经和血管。

真皮的主要功能是为皮肤提供抗拉强度、支持力、保湿、血液和氧气[8]。真皮可以保护皮肤下层的肌肉、骨骼和器官。真皮同时含有皮脂腺，可分泌皮脂以润滑皮肤。而且，真皮含有毛囊，毛囊里的多能干细胞有更新表皮的能力。

皮下组织结构和生理学特点

皮下组织，又称皮下层，使真皮紧密连接在下层结构。皮下组织的功能就是为真皮更新系统提供持续的血流供应。它主要由脂肪组织构成，可以为皮肤、肌肉和骨骼之间提供一个天然的缓冲垫。皮下组织不仅可以增加皮肤流动性，还是热的绝缘体，有助于储存能量。

皮肤分层如图 4-1 所示。

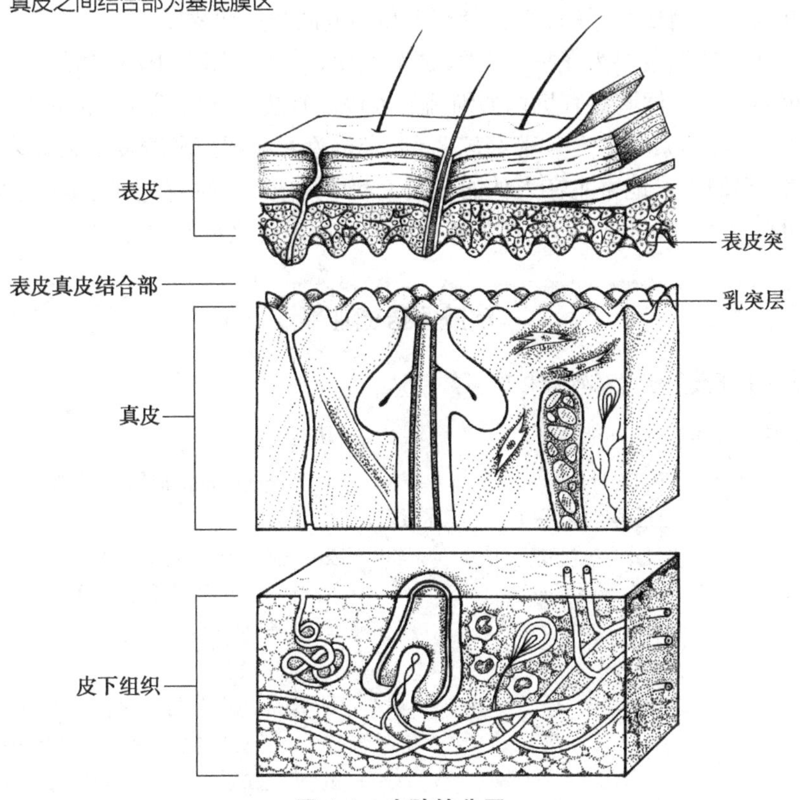
皮肤有两层，主要是由表皮和真皮组成，表皮和真皮位于皮下组织的上方，表皮和真皮之间结合部为基底膜区
表皮
表皮突
表皮真皮结合部
乳突层
真皮
皮下组织

图 4-1　皮肤的分层

皮肤的功能

皮肤是人体的重要器官，它的功能尚未被完全认识（参见“皮肤功能”）。在成人，皮肤的重量为 2.7～3.6kg，总面积约为 1.9m^2。皮肤的厚度在身体的不同部位存在差异，厚度为 0.5～6mm。眼睑的皮肤较薄，厚度约为 0.02mm，手心和掌跖的皮肤厚度约为 0.33mm。皮肤接受了人体大约 1/3 的血液，这些血液可以满足皮肤的代谢需要。

健康人的皮肤正常 pH 为 4～6.5[10-11]，为弱酸性。皮肤的弱酸性有助于皮肤维持正常的菌群作为抵御外界细菌和真菌感染的屏障，也能支持表皮油脂的形成和成熟，辅助维持皮肤的屏障功能。这层酸性外膜也能提供间接的保护去抵御微生物和碱性物质的入侵[10]。如果皮肤的酸性降低，皮肤会容易受到伤害和感染。频繁使用肥皂等弱碱性产品或者过度清洗都会改变角质层的结构以及作为屏障的保护功能。然而，下面的几种情况可能增加皮肤表面的pH，包括湿疹、接触性皮炎、非特异性皮炎和干性皮肤[12-13]。一些系统性的疾病也可以增加皮肤的pH，例如糖尿病、慢性肾衰竭和心脑血管疾病[14]。

皮肤的功能主要为保护、感觉、调节温度、分泌、代谢和交换功能[15]。皮肤作为屏障保护机体避免有机体如细菌的入侵。真皮能够合成天然的抗微生物物质，称之为防御素[16, 18, 19]。葡萄球菌（如金黄色葡萄球菌和表皮葡萄球菌）具有耐盐性，它们大量地寄生在人体的皮肤上[15, 16]。另一种存在于皮肤上的微生物是酵母菌，它们常见于躯干、耳朵和常在足趾间发生真菌感染[15, 17]。

皮肤各层的功能

以下是关于皮肤各层的特点和功能：

皮肤层次	特点	功能
表皮	1. 皮肤的外层 2. 由五层构成（基底层、棘层、颗粒层、透明层和角质层） 3. 每28天更新一次	1. 保护性屏障作用（日光损伤、水分丧失） 2. 细胞内容物的储存场所 3. 合成维生素D和细胞因子 4. 使细胞分裂和移行 5. 连接真皮 6. 皮肤色素沉着（含有黑色素） 7. 识别过敏原（含有朗格汉斯细胞） 8. 分化成头发、指甲、汗腺和皮脂腺
真皮	1. 有两层结构——乳头层和网状层，含有胶原纤维、网状组织和弹性纤维 2. 包含神经末梢网、血管、淋巴结、毛细血管、汗腺、皮脂腺和毛囊	9. 有支持结构 10. 有机械强度 11. 提供营养 12. 对抗剪切力 13. 免疫反应
皮下组织	1. 含有脂肪组织和连接组织 2. 含有血管、神经和淋巴管	14. 连接到下层结构上 15. 隔热作用 16. 储存卡路里（热量） 17. 控制体型 18. 天然缓冲器

感觉是皮肤的重要功能。感觉敏感的部位如嘴唇、乳头和指尖含有较多的神经末梢[17]。对于人类来说，指尖是人体所有器官中感觉最敏感的部位，这些特性能够保证人类可以通过触觉而非视觉准确地分辨物体。在毛囊的基底部存在很多触觉小体，如果破坏这些毛囊，皮肤的触觉敏感性将受到影响。在无毛发的身体区域，触觉小体被称为 Meissner 小体[17]。强烈的触摸刺激如按摩或爱的拥抱，可以通过触觉小体产生神经传输，使人产生愉快感。

表皮由五层构成，如图 4-2 所示

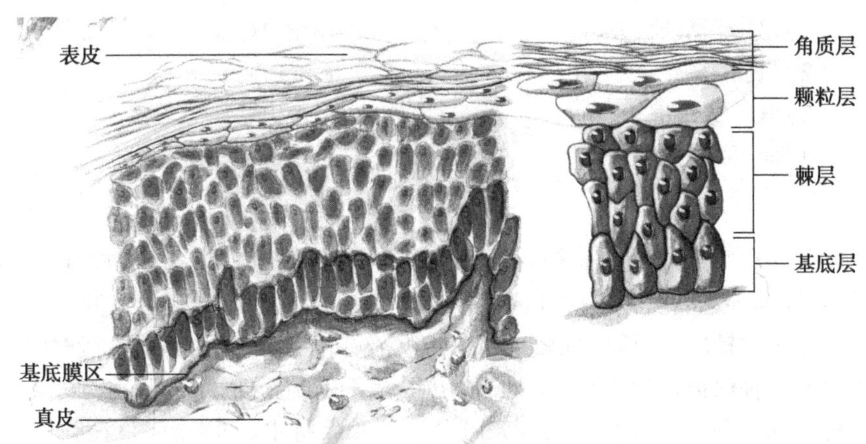

图 4-2　表皮的层次

图 4-3 展示的是老化皮肤的基底膜区变化，在老化的皮肤中，基底膜区变平，真皮和表皮之间的接触面积减少了 50%

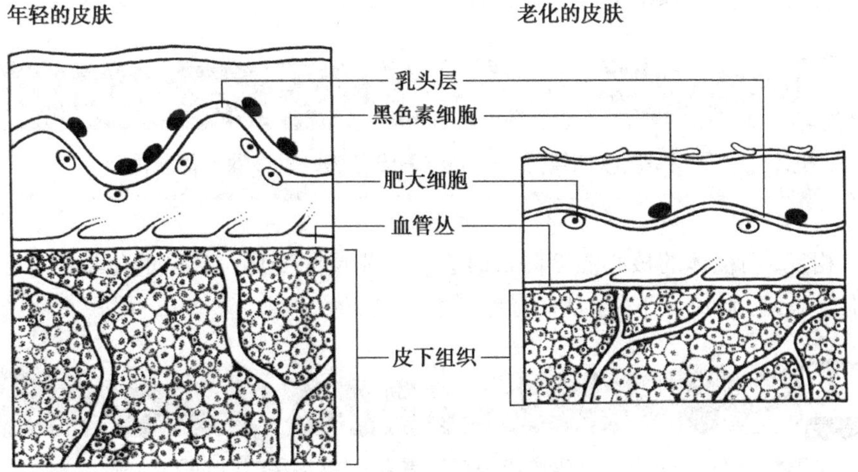

图 4-3　皮肤基底膜衰老的作用

瘙痒是皮肤的一种预警感觉，是人体的一种防御机制。皮肤受到损伤后会释放化学物质，这些化学物质能够促进炎症反应和诱导痒感或者疼痛感。痒感和疼痛感能够相互调节——例如，抑制疼痛中枢能够增强或者抑制痒感[20]。

皮肤功能

皮肤功能包括：

1. 保护皮肤免受以下刺激的损伤：

（1）水和电解质丢失

（2）机械性损伤

（3）紫外线损伤

（4）病原微生物

2. 体温调节

3. 代谢功能

4. 感觉功能

5. 合成功能

6. 交换功能

躯体痛（体表和骨骼部位）也通过皮肤传导。体表痛（快痛）常常通过A类纤维传导，传导速度快[17]。深部痛（慢痛）通过C类纤维传导，传导速度较慢。深部痛分布区域较广，持续时间较长，即使刺激解除后疼痛仍可持续一段时间[17]。压力也是一种保护性预警感觉，可感知皮肤是否受到损伤。

皮肤通过与其他器官的协同来调节温度和保持水、钠平衡，下丘脑根据核心温度的变化调节体温。在保持温度平衡的过程中也有外周感受器的参与[21]。机体通过从皮肤、肺、口腔黏膜丢失水分来保持机体恒定的温度，例如出汗，通过血管的收缩和舒张达到调节体温的目的。当机体核心温度升高的时候，机体通过皮肤散热来降低体温。作用机制是通过一系列复杂的化学信号传递，导致血管扩张，皮肤散热增加，因此可以降低体温。

实践要点

机体体温升高→皮肤血管舒张→通过表皮散热→机体保持体温恒定。

相反，当机体的核心温度降低时会发生相反的变化。释放的化学信号会导致血管收缩，血流量下降，从而导致温度升高[21, 22]。

实践要点

机体体温降低→皮肤血管收缩→散热减少→机体保持体温恒定。

皮肤可以帮助细胞排泄代谢产物和阻止水分的过度流失。皮肤的另一个重要作用是合成和免疫功能[23]。例如，当机体暴露在紫外线下的时候，皮肤可以合成维生素 D[24]。尽管皮肤在过敏反应中高度敏感，但皮肤在免疫反应中的作用尚没有被完全认清。实际上，皮肤中存在朗格汉斯细胞、组织巨噬细胞和肥大细胞[1, 7, 15]，这些细胞的存在使皮肤具有免疫功能。如吞噬细胞能够吞噬细菌，肥大细胞在免疫系统中有重要的角色。另外，角质形成细胞在快速炎症反应中起到巨大的作用，因为它们含有白细胞介素 1 等信号，当皮肤屏障受到损伤的时候会第一时间释放白细胞介素 1，白细胞介素 1 被认为是创伤发生后的第一个信号[25]。

衰老与皮肤

与衰老有关的皮肤改变

随着人体的衰老，皮肤的表皮会发生很大变化，最明显的是表皮厚度会减少将近 20%，这些改变导致皮肤像纸一样薄[26, 27]。皮肤中的细胞、胶原纤维、血管和神经末梢成比例减少之后，皮肤的感觉功能、体温调节功能、弹性、锁水能力会改变甚至降低，这些还会导致皮肤下垂[26, 28]。表皮和真皮之间基底膜区的变平会降低营养物质的通过，增加皮肤的脆性。

随着人体的衰老，基底层的分化和形成能力也退化，胶原沉积减少，这可以解释在老年人皮肤中真皮萎缩的发生、发展和相关的伤口愈合不良的原因。真皮下的皮下组织主要由脂肪组织构成，这些脂肪组织有保护和保温作用。当脸部、手背部、小腿部、足底部发生创伤的时候，皮肤吸收的能量增加，这些部位的皮下组织就会发生萎缩。

皮肤随着人体衰老出现的许多改变与雌激素和雄激素有关。与去势的小鼠类似，妇女绝经后体内雌激素水平下降，会导致体内胶原沉积的下降、角化速度减缓和伤口愈合缓慢。这些改变可以通过激素替代治疗（hormone replacement therapy，HRT）来逆转[31]。另外，有研究证实，不管是男性还是女性患者，静脉溃疡患者与体内雌激素受体的基因多态性有关[32]。雌激素可以促进伤口的愈合，与此相反，雄激素在静脉溃疡的病理过程中不起作用。另外，在小鼠体内所做的研究证实，使用雄激素拮抗剂或者睾丸去势能够导致胶原沉积，加速伤口的愈合[33]。老年人的痛觉普遍会减退，因此当老年人遇到有害环境时更容易受伤，如穿过紧的鞋子、踩到物体上或者碰到椅子。衰老的皮肤暴露在阳光下时合成维生素 D 的能力也会下降[26, 27]。在衰老的皮肤当中，朗格汉斯细胞和肥大细胞数量的减少会导致皮肤免疫功能的下降[26, 30, 34]。有些药物会对皮肤的免疫功能产生影响，如固醇类药物引起皮肤变薄[28, 35]。

暴露在阳光下会加速衰老皮肤的改变，主要是因为紫外线的辐射[26, 36]。紫外线通过损害 DNA 引起局部炎症反应和抑制局部免疫功能。由光老化介导的改变表面上与衰老的皮肤一样，但在显微镜下会有一些细微的差别。受到光损伤的皮肤看起来粗糙、有皱褶，并且更容易发生恶性肿瘤。

皮肤的完整性

皮肤完整性的改变是一个常见的临床问题。由于解剖和生理方面的变化，老年人更容易发生皮肤完整性的改变[34, 37]（参见“衰老皮肤的印记”）。当人体衰老的时候，皮肤的表皮层逐渐变薄，表皮和真皮之间的连接变平以及表皮真皮间的表皮脚减少，这些改变使皮肤在受到轻微的机械创伤时更容易受到损伤。皮肤汗腺和排泄的减少可以导致老年人皮肤干燥[26]。

衰老皮肤的印记

由于正常的衰老过程，皮肤会出现以下生理改变：

1. 减少

（1）真皮厚度变薄，导致皮肤变薄（特别是在腿部和前臂）

（2）脂肪层变薄（骨隆突处缺少保护）

（3）胶原纤维和弹性纤维数量减少、弹性降低（导致弹性蛋白不能回缩，皮肤易起皱纹）

（4）表皮突数量减少（导致基底膜区变平，表皮和真皮更易分开，增加了老年患者发生损伤的风险，如发生皮肤撕裂伤）

（5）感觉和代谢下降

（6）由于汗腺萎缩引起汗液分泌减少（导致皮肤干燥）

（7）皮下组织减少导致骨隆突处的保护垫减少

（8）血管和毛细血管数量减少（导致老年患者更容易发生热休克）

2. 增加

（1）表皮更新的时间增加（导致愈合时间延长）

（2）来自阳光对皮肤的损伤增加

由于真皮层内蛋白质减少，衰老的皮肤锁水能力下降。这会导致老年人体内胶体渗透压改变和水平衡被打破，因此老年人更容易出现脱水现象。正常皮肤的含水量为 10%～15%，当皮肤含水量低于 10% 时，皮肤会变得干燥和易于受到伤害[28]。由于肥皂能够使皮肤的 pH 增加到碱性水平，因此使用温和的中性 pH 肥皂和隔天洗澡替代每天洗澡能降低老年患者皮肤损害的发生率，例如皮肤撕裂伤[10]。

因弹性纤维的减少老年人皮肤的可伸缩性更小[26, 29, 34]。由于表皮变薄，皮肤失去了抵抗水分丢失、擦伤、感染的有效屏障功能；变薄的表皮同时也会损害皮肤的温度调节功能、触觉和痛觉敏感性[26, 27, 30, 38]。由于真皮层蛋白质含量下降，血管脆性增加，这些会增加老年性紫癜的发生率。当发生老年性紫癜的时候，形成的血肿在手和前臂的伸侧面留下褐色斑点，这些褐色斑点是由于含铁血红素沉积引起的。这些血肿与有出血倾向或者凝血功能异常形成的血肿相似。根据 Selden 等[30]的研究，皮肤撕裂伤的病理生理机制与老年性紫癜一致。

健康教育

要向患者 / 患者家属 / 照顾者做好健康教育，老年人中皮肤撕裂伤经常发生在老年性紫癜区域（参见彩图“老年性紫癜”）。

皮肤评估和伤口评估的比较

尽管在临床实践过程中皮肤评估并不总是优先，但是对每一个患者进行从头到脚的皮肤评估应该成为常规[39]。皮肤评估应该包括对全身皮肤的实际观察。皮肤评估与伤口评估不同，皮肤评估需要评估全身的皮肤，而伤口评估只仅仅评估伤口本身。

目前，国际上关于皮肤评估至少应该包括的内容还没有达成共识。美国的医疗保险和医疗补偿服务中心（Centers for Medicare & Medicaid Services，CMS）建议，长期护理机构中皮肤评估至少需要包括以下五个部分：温度、颜色、湿度、肿胀程度和完整性[40-42]（参见“皮肤评估的基本要素”）。对有些患者则需要进行更全面的评估，包括查看和记录任何的损伤、瘢痕、瘀伤和有无含铁血黄素沉积（参见“全面皮肤评估要素”）。一旦皮肤的完整性受到破坏，就需要对伤口

实践要点

影响皮肤弹性的因素[28]：

1. 皮肤老化
2. 严重的疾病
3. 营养不良和脱水
4. 过度潮湿
5. 引起皮肤干燥的其他皮肤状况

进行评估并记录(参见第6章“皮肤评估”)。伤口评估的第一步需要明确伤口的类型或者病理学特性。例如，辨别皮肤撕裂伤和皮肤压疮。第二步，伤口评估至少应该包含以下部分：伤口部位、大小、分泌物和组织类型。并且需要时刻记住，伤口护理需要关注患者的全身情况而非局限在伤口本身。

皮肤评估的基本要素

完整的皮肤评估至少应该包含以下几个方面：温度、颜色、湿度、肿胀和完整性

1. 温度

(1)皮肤摸起来温度正常

(2)温度高可能是预示着有炎症反应

(3)温度低提示血液供应障碍

2. 颜色

(1)亮度：苍白提示血液循环不良

(2)正常的皮肤颜色：象牙白到深棕，黄色到橄榄色，浅红色到深红色，粉红色

(3)色素沉着或色素减退提示黑色素或血流量的变异

3. 湿度

(1)摸起来干燥或潮湿

(2)角化过度(有剥脱或鳞屑)

(3)湿疹(内源性或外源性)

(4)皮炎，银屑病，皮疹

(5)水肿

4. 肿胀

(1)快速恢复原状

(2)恢复原状速度较慢(脱水或老龄的原因)

5. 完整性

(1)皮肤没有缺损区域

(2)有皮肤损伤(运用合适的分级系统评估和记录伤口类型)

全面皮肤评估的要素

在实施全面皮肤评估时要考虑以下因素：

1. 视诊

(1)通常光滑、微湿，全身颜色均匀

(2)皮肤颜色依赖患者的色素。皮肤颜色有象牙白、浅粉红色、深粉红色、红色、黄色、橄榄色、浅棕色、深棕色和黑色

(3)色素常出现在以下部位

- 苍白：黏膜，结膜
- 发绀：甲床，结膜，口唇黏膜
- 黄疸：巩膜，腭裂，掌心
- 色素沉着：黑色素沉着或血流增加
- 色素减少：静脉减少，通常对称
- 瘢痕或擦伤：注意位置，颜色，长和宽

全面皮肤评估的要素（续）

2. 触诊

（1）潮湿：汗水

（2）水肿：肢体末端，骶骨，眼睛

（3）柔软性

（4）肿胀，弹性

（5）质地

3. 嗅觉

（1）正常皮肤气味

（2）没有刺激性气味

（3）可能表明细菌或感染存在

（4）个人卫生不良

4. 观察头发或指甲

（1）头发

-多毛症：体毛过多

-脱发：头发丢失

（2）指甲（可反映皮肤的总体健康状况）

-颜色，形状，轮廓

-杵状指，质地，厚度

5. 皮肤改变

（1）以往的伤痕

（2）移植部位

（3）愈合溃疡的部位

实践意义

不管是皮肤创伤或者皮肤本身的原因，皮肤完整性的破坏都会给患者带来痛苦。医务人员应该及时更新预防技术、敷料选择方面的知识，最重要的是预防皮肤完整性受损。

皮肤损伤

皮肤撕裂伤

皮肤撕裂伤又被称为皮肤剥离伤，是临床上面临的一个挑战，尤其对老年人来说更是如此[43]。Payne和Martin对皮肤撕裂伤的定义为："皮肤撕裂伤主要是发生在老年患者身上的创伤，是由摩擦力或摩擦力与剪切力的联合作用，表皮与真皮分离（部分皮层伤口）或表皮真皮同时与皮下组织分离（全层伤口）[44]。"尽管Payne-Maratin对皮肤撕裂伤的定义被普遍引用，但是国际上尚没有针对皮肤撕裂伤的定义达成共识。我们将在后面的内容当中介绍加拿大学者[45]和澳大利亚学者[46]关于皮肤撕裂伤的定义。

对于皮肤脆性较大、较脆弱的患者来说，保持皮肤的完整性需要首先认识到皮肤撕裂伤的严重性。另外，及时发现并记录皮肤损伤或者撕裂伤非常重要，有时甚至可以拯救患者的生命，因为早期发现可以及时阻止伤口的进展。对于老年人来说，翻身产生的摩擦力和剪切力能损伤皮肤。当转运患者或者患者自行走动时突然碰到物体如椅子、床或者桌子上时，皮肤也会出现问题。移去粘合紧的敷料和胶带时也会容易弄破脆弱的皮肤。如果没有正确移除粘合紧的敷料和胶带或者没有保护好脆弱的皮肤，皮肤剥离伤对每一年龄阶段的患者来说都是一个潜在的威胁。尽管皮肤撕裂伤在临床实践中很常见，但是文献上关于皮肤撕裂伤的记载较少。

皮肤撕裂伤的患病率

在所有的医疗机构中，皮肤撕裂伤常见于老年人。尽管皮肤撕裂伤在实践中比较常见，但是目前尚没有关于皮肤撕裂伤的患病率研究，尤其是在社区[46]。加拿大的皮肤撕裂伤患病率未有报道。美国的不同医疗机构报告的皮肤撕裂伤患病率不同。长期护理机构的居住者每年平均有1～3处皮肤撕裂伤[47]。美国长期护理机构已有报告，皮肤撕裂伤患病率在14%和24%不等[47]。在Hanson和他的同事的研究中，美国的两个乡村护理院的皮肤撕裂伤患病率分别为6.3%和6.4%[48]。在另一研究中[49]，皮肤撕裂伤发生是每月平均18例。

皮肤撕裂伤最常发生在上肢[47, 48]。在一项回顾性研究中发现，几乎半数皮肤撕裂伤没有明显的发生原因。在已知的原因中，有大约1/3的原因是由于轮椅造成的，另外1/3是由于突然撞到物体上。转运患者或者跌倒分别占皮肤撕裂伤原因的18%和12.4%[47]。

尽管70%～80%的皮肤撕裂伤发生在上肢和手[44, 48]，但是皮肤撕裂伤也可以发生在身体的其他部位。发生在背部和臀部的皮肤撕裂伤经常被误认为是Ⅱ期压疮。压力是皮肤撕裂伤的原因，但是皮肤撕裂伤发生的病因与压疮不同[30]。需要单独记录发生的皮肤撕裂伤而不能分组入压疮分期中（参见第13章压疮）。

皮肤撕裂伤的危险因素

根据White及其同事[50]的回顾性分析，发生皮肤撕裂伤最危险的群体是那些日常生活所有活动都需要照顾的患者，在这些患者中皮肤撕裂伤常常由日常活动引起，如洗澡、更换衣服、翻身或转运。独立行走的居住者是发生皮肤撕裂伤的第二大危险人群，主要发生在下肢。这些患者中许多人有水肿、紫癜或瘀斑。活动能力轻度受损的居住者是发生皮肤撕裂伤的第三大危险人群，当他们撞到固定物体或者家具上时容易发生皮肤撕裂伤，或者在依靠设施行走或独立行走时发生撕裂伤[50]。

Meuleneire[51]在59例住院患者中发现，皮肤撕裂伤更容易发生于患有心脏病、肺部疾病和血管疾病的患者。如果患者有痴呆、有视觉或平衡问题、接受激素治疗，皮肤撕裂伤的危险更为复杂[51]。1994年White及其同事研制的皮肤完整性风险评估工具关注到有三类患者是皮肤撕裂伤的高发人群[50]（参见“循证实践”：皮肤完整性风险评估工具）。在世界范围内，对这个评估工具的认识和使用存在差异。

循证实践：皮肤完整性风险评估工具

White 等 [50] 建议对满足以下条件的患者实施预防皮肤撕裂伤的核心计划，具体为：满足Ⅰ类中的任何一项；或满足Ⅱ类中四个或以上标准或满足Ⅲ类中的五个或以上标准；或满足Ⅱ类中的三个标准和Ⅲ类中的三个或以上标准。

Ⅰ类

1. 过去 90 天内有皮肤撕裂伤史
2. 现有皮肤撕裂伤

Ⅱ类

1. 决策能力受损
2. 视力受损
3. 日常生活大部分需要协助或完全依赖他人
4. 需要轮椅辅助活动
5. 平衡失调
6. 限制于床上或椅子上活动
7. 步态不稳
8. 擦伤

Ⅲ类

1. 身体上受到体罚
2. 抵制日常生活护理
3. 躁动
4. 听力受损
5. 触觉减退
6. 使用轮椅自主活动
7. 人工或器具帮助向上移动身体
8. 上肢、下肢、肩膀和手的挛缩
9. 偏瘫
10. 部分或全部失去平衡能力或转动身体的能力
11. 腿部凹陷性水肿
12. 肢体有开放性皮肤损伤
13. 肢体有 3～4 个老年性紫癜皮肤损伤
14. 皮肤干燥或有鳞屑

Reprinted from White, M., et al. “Skin Tears in Frail Elders: A Practical Approach to Prevention,” Geriatric Nursing15(2): 95-9, March-April 1994; © 1994 Mosby with permission from Elsevier.

分类

就像上面提到的一样，Regina Payne 和 Marie Martin 最早在 19 世纪 80 年代开始对皮肤撕裂伤的分类进行研究 [52]。研发了 Payne-Martin 皮肤撕裂伤分类系统 [44, 52]。该分类系统可以为医务人员记录皮肤撕裂伤的分类提供工具，也可以追踪皮肤撕裂伤干预方法的有效性。有几个研究已经开始使用该分类系统。

1993 年，修改后的 Payne-Martin 皮肤撕裂伤分类系统根据皮肤是否丢失将皮肤撕裂伤分为三类 [44]。加拿大学者 LeBlanc 等 [45] 已经建议将该系统作为最佳实践证据。由于该系统在澳大利亚没有得到广泛的应用，Carville 和相关人员 [46] 实施了皮肤撕裂伤审核研究 Skin Tear Audit Research，STAR)，此研究的结果导致了皮肤撕裂伤分类系统用新的描述语进行了修改 [46]（参见彩图“皮肤撕裂伤分类”）。

预防方案

尽管关于预防皮肤撕裂伤的研究较少，但利用循证方法从其他文献得到最好的实践原则或许可以预防皮肤撕裂伤的发生[53, 54]。如果患者是皮肤撕裂伤的高发人群，应做好以下几点预防措施：

1. 告知其他医务人员或者患者家属在翻身、抬起、转运时要将患者安置于合适的体位。

2. 建议使用长袖衣服和裤子以增加一层保护。

3. 在床栏、轮椅扶手和腿部支架上安放垫子或其他设备。

4. 对于皮肤脆弱的患者要使用纸质的胶带或者非粘性敷料，要轻轻地移去这些物品以防止对皮肤造成伤害。

5. 使用皮肤密封剂、液体绷带、软聚硅胶和泡沫敷料保护脆弱的皮肤，避免使用粘性胶带和敷料。

6. 使用袜套、纱布卷或类似物而不是用胶带去固定敷料或引流管。

7. 在悬空的手臂或腿下垫枕头或毯子。

8. 移动或翻身时要使用专用抬起患者的单子。

9. 尽量减少肥皂和酒精溶剂的使用，多使用没有漂染作用的、干的、水凝胶状的清洗剂。

10. 洗澡时避免用力擦洗皮肤，洗完澡注意轻轻地拍干而不是擦干。

11. 对于干性皮肤要使用保湿或柔肤用品。

12. 为患者提供布局合理的环境以避免摔伤。

13. 告知医务人员操作动作要轻柔。

关于皮肤撕裂伤预防方案可以参考 Le Blanc 等[45]的《循证实践指南：预防和治疗皮肤撕裂伤》。

研究[54]证实，使用皮肤护理方案能够降低护理院中皮肤撕裂伤的发生[48, 49, 55, 56]。对拥有 173 张病床的长期护理院进行为期 4 个月的观察后发现，使用温和的肥皂能降低皮肤撕裂伤的发生率[57]。采用免冲洗、一步骤的床上洗浴方案代替常规的肥皂和清水洗浴后，长期护理院的皮肤撕裂伤发生率从 23.5% 降到 3.5%[55]。与此类似，Hanson 等[48]研究显示，两家乡村护理院在医院推广皮肤撕裂伤预防方案后，一家护理院的皮肤撕裂伤从 6.3% 降到 1.4%，另一家护理院的皮肤撕裂伤从 6.4% 降到 3.3%。在另一项研究中，通过教育医务人员和实施以上预防方案，皮肤撕裂伤从每月 18 例降到每月 11 例[49]。

对长期护理院的护士和助理护士进行教育是减少居住者发生皮肤撕裂伤的另一个关键措施。在一项对 30 例老年痴呆患者进行 10 个月的观察研究中，护士和助理护士接受预防皮肤撕裂伤的教育后，皮肤撕裂伤的发生例数减少了 26 例[58]。在另一项研究中，对两所大学附属医院的 416 名注册护士实施网络教育项目后，这些护士在辨认和评估皮肤撕裂伤、分辨皮肤撕裂伤的类型和更好地理解治疗原则的能力得到提高[59]。

健康教育

告知患者 / 家属 / 医务人员避免使用肥皂清洗皮肤，要使用皮肤保护剂和保湿剂。

管理

尽管关于皮肤撕裂伤的处理文献较少，但是皮肤撕裂伤的处理或治疗要根据不同的情况而区别对待，然而皮肤撕裂伤基本的护理目标应该是控制出血、原位回植皮瓣或重新排列皮肤、评估组织损失程度和周围皮肤的脆弱程度、预防感染、控制疼痛、恢复皮肤完整性以及促进患者的舒适[44, 46, 53, 54]。

很多类型的皮肤和伤口护理产品可以为皮肤恢复完整性提供一个良好的愈合环境。检索文献发现，以下方法常常被用来治疗皮肤撕裂伤[41, 45, 51, 60-67]：软聚硅胶敷料、液体绷带 / 皮肤胶敷料、凡士林软膏和不粘敷料、水凝胶、Telfa 岛状敷料、泡沫、透明薄膜和胶粘带。Hanson 等[48]对护理院上肢干燥居住者实施使用皮肤保护剂护理方案后，皮肤撕裂伤的平均愈合时间从（39.07±38.26）天降到（30.16±26.19）天。在一项针对 20 例成年患者的非随机对照研究中，使用液体绷带后，18 例（90%）撕裂伤伤口在干预 7 天内愈合[63]。另一项针对 59 例共 88 处Ⅰ和Ⅱ类撕裂伤伤口的研究中，使用软聚硅胶敷料后，83% 的伤口在 8 天内愈合[51]。许多临床医务人员也推荐使用软聚硅胶敷料、水凝胶、泡沫、皮肤胶粘剂和凡士林浸润纱布治疗皮肤撕裂伤[45, 49]。其他关于皮肤撕裂伤的治疗还有使用生理盐水冲洗伤口，保护皮瓣而非移去皮瓣（如针对Ⅰ和Ⅱ类皮肤撕裂伤）。以前常常将Ⅰ和Ⅱ类皮肤撕裂伤缝合，目前已不推荐使用这种方法[51]。

老年人的皮肤问题

尽管在临床实践中老年人有很多的皮肤问题，但是老年人最重要的皮肤问题应该是干燥和瘙痒，遗憾的是，这两种问题尚没有得到医务人员的足够重视。这些问题会造成老年人皮肤干燥、痒感和裂开。如果得不到足够的认识和治疗的话，这些皮肤问题会继续恶化导致更严重的后果，如皲裂、感染和蜂窝织炎。针对老年人其他的皮肤问题可以翻阅相关的书籍，本章着重介绍干燥和瘙痒。

干燥症

干燥症是皮肤干燥的医学术语[68]。在干燥症患者中，皮肤干燥、有鳞片和易脱落（参见图 4-4 所示的“干燥症”）。尽管有专门的皮肤干燥评估工具，但是

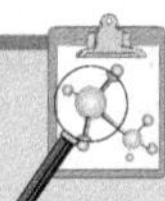

循证实践
快速参考指南：预防和治疗皮肤撕裂伤

证据解释：以下内容是对快速参考指南中的研究进行证据分级，该分级是基于安大略省注册护士协会（Registered Nurses' Association of Ontario，RNAO）和国家指南清算所（National Guidelines Clearinghouse，NGCH）的证据分级原则。

Ⅰa 随机对照试验（RCT）的系统评价或meta分析

Ⅰb 至少一个设计良好的随机对照临床试验获得的证据

Ⅱa 设计良好的非随机对照试验中获得的证据

Ⅱb 设计良好的类试验性研究

Ⅲ 设计良好的描述性研究，如比较性研究、相关性研究和病例报道

Ⅳ 来自临床经验、描述性研究或专家委员会的权威意见

建议：区分和治疗病因	**证据级别**
1. 详细了解患者病史，包括一般身体状况、引起患者易于发生皮肤撕裂伤的因素和影响皮肤撕裂伤愈合的因素。	Ⅳ
2. 识别皮肤撕裂伤的高危人群。	Ⅳ
3. 支持以下预防皮肤撕裂伤的措施：全身皮肤卫生，水合作用，尽职的洗澡，良好的营养，合适的衣着，移除环境中的危险因素和正确的翻身，安置体位，转运方法。	Ⅳ
提出以患者为中心的护理问题	
4. 在制订以患者为中心的护理计划时要评估并满足患者的心理需求。	Ⅳ
局部伤口护理	
5. 评估并记录皮肤撕裂伤的分类。	Ⅲ～Ⅳ
6. 为患者提供一个最好的伤口愈合环境。	Ⅲ
7. 评价干预措施的效果。	Ⅳ
8. 对于尚未愈合但可以愈合的皮肤伤口要考虑应用辅助治疗手段。	Ⅰa～Ⅲ
提供有组织的支持	
9. 组建一支跨学科专业团队，用富有弹性的方法去满足患者的需求。	Ⅳ
10. 告知患者、照顾者和医务人员预防和治疗皮肤撕裂伤的方法。	Ⅳ

实践要点

所有的医疗机构中都需要进行皮肤评估。

并没有在临床上得到广泛的应用。医务人员经常将干燥症分为轻度、中度和重度（参见图 4-5“干燥症分期”）。

诊断干燥症并没有太大的临床意义。干燥症既可以由环境因素所致，也可以是潜在疾病的一种症状。正因为如此，当患者抱怨皮肤干燥的时候应仔细查明原因。皮肤暴露在干燥的环境中如集中采暖、有风、高温或空调环境会容易变干。

处理

治疗干燥病的目标是阻止皮肤经表皮丢失过多的水分，让天然的保湿因子（natural moisturizing factors，NMF）保留在角质层内。要想达到这一目标，最好的方法是使用含有脂类成分的保湿剂，因为脂类可以在角质层上形成一层不透水的保护膜，这层保护膜能阻止水分的流失（参见“润肤剂的功能和成分”）。当皮肤中的水分被锁住时，皮肤就会变得平整且不再脱屑[68]。指导患者、家人和照顾者清洗皮肤、环境因素和水化作用也很重要性（参见“健康教育：做好患者的健康教育以预防干燥症”）。

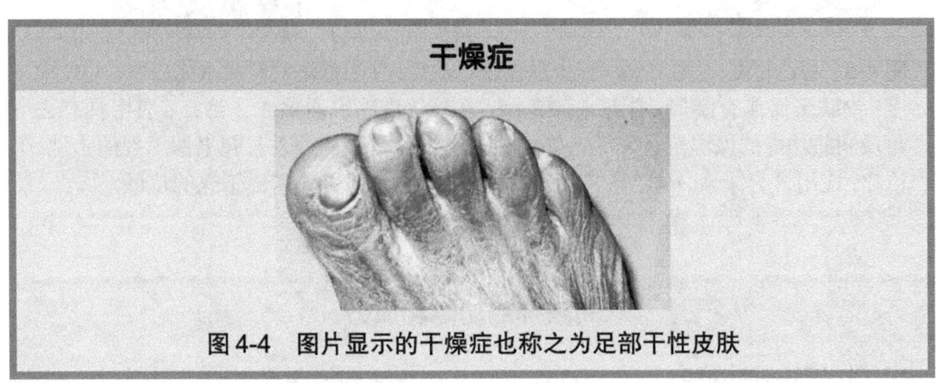

干燥症

图 4-4　图片显示的干燥症也称之为足部干性皮肤

由于大部分的保湿剂持续 3～4 个小时后就会挥发，因此我们建议使用持续时间久的保湿剂，使皮肤变冷、变光滑，并保存皮肤的屏障作用，目的就是打破瘙痒 - 抓挠 - 瘙痒循环，由于干燥的皮肤经常发痒，患者就会抓挠他们的皮肤，过度抓挠最终会破坏皮肤的完整性。一旦皮肤的完整性受到破坏，就会成为细菌入侵的门户，从而导致感染的发生。反复地抓挠会导致皮肤慢慢增厚形成苔藓样硬化。因此，快速地分辨瘙痒 - 抓挠 - 瘙痒循环和告知患者不要抓挠是促进皮肤愈合、降低苔藓样硬化发生的重要措施。（参见“健康教育：做好患者的健康教育以预防干燥症”）

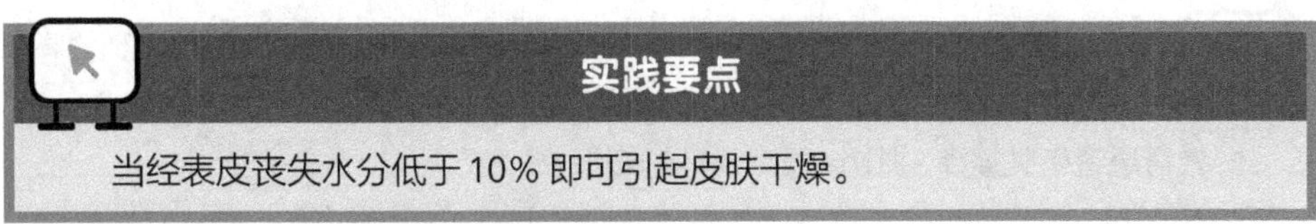

实践要点

当经表皮丧失水分低于 10% 即可引起皮肤干燥。

实践要点

阻断干燥循环

1. 皮肤干燥
2. 瘙痒
3. 抓挠

干燥症分期

轻度

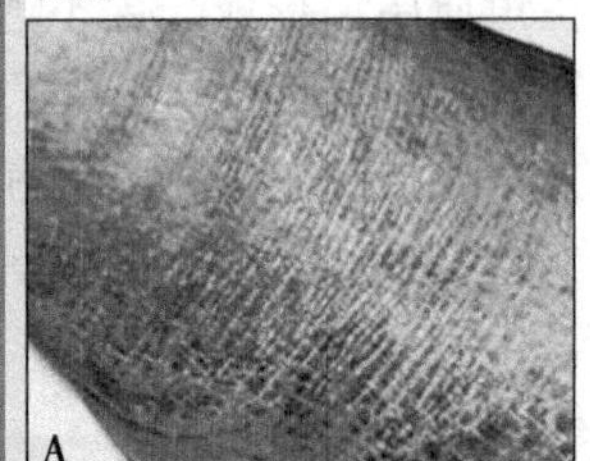

中度

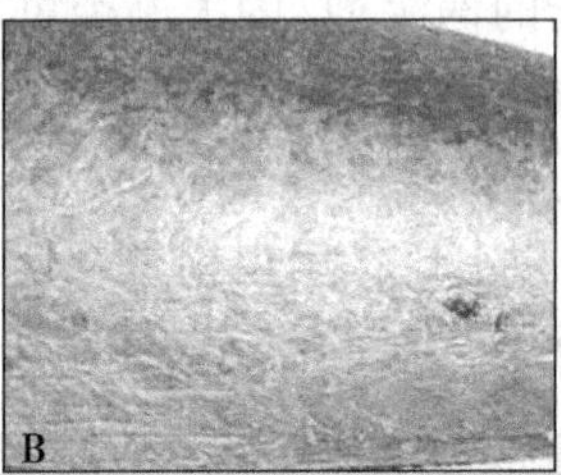

重度

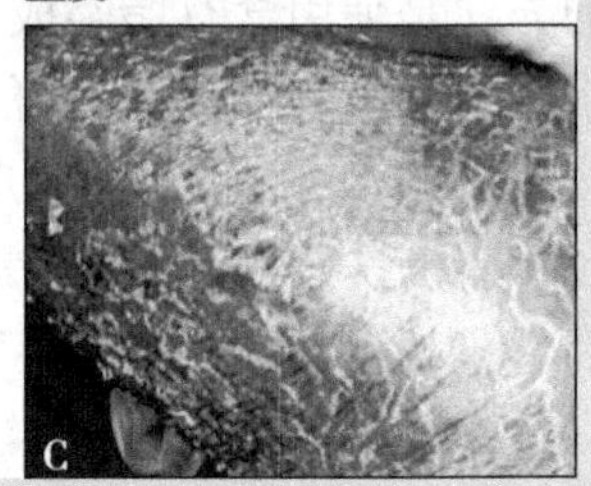

图 4-5 (A)轻度：皮肤干燥，有少量剥脱。治疗：使用保湿剂经常水化皮肤。(B)中度：皮肤干燥伴有鳞屑，看起来像鱼鳞，容易从皮肤表面擦去。治疗：应用具有去角质润肤功能的保湿剂。(C)重度：皮肤有皲裂，焦干的外表看起来像干裂的土地。治疗：应用含有尿素、α-羟基或乳酸的保湿剂，去角质保养粗糙干燥的皮肤

润肤剂的功能和成分

1. 润肤剂的功能

(1)补水剂能促进角质层的储水能力

(2)阻止水分蒸发到外部环境

(3)保湿剂能参与角质层的水合作用

2. 润肤剂的成分

(1)补水成分

- 甘油
- 尿素
- 羟基酸(乳酸)
- 丙二醇
- 嫩肤蛋白

(2)保湿成分

- 凡士林
- 矿物油
- 羊毛脂

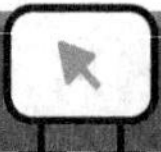

实践要点

教育患者有关瘙痒 - 抓挠 - 瘙痒循环的知识。

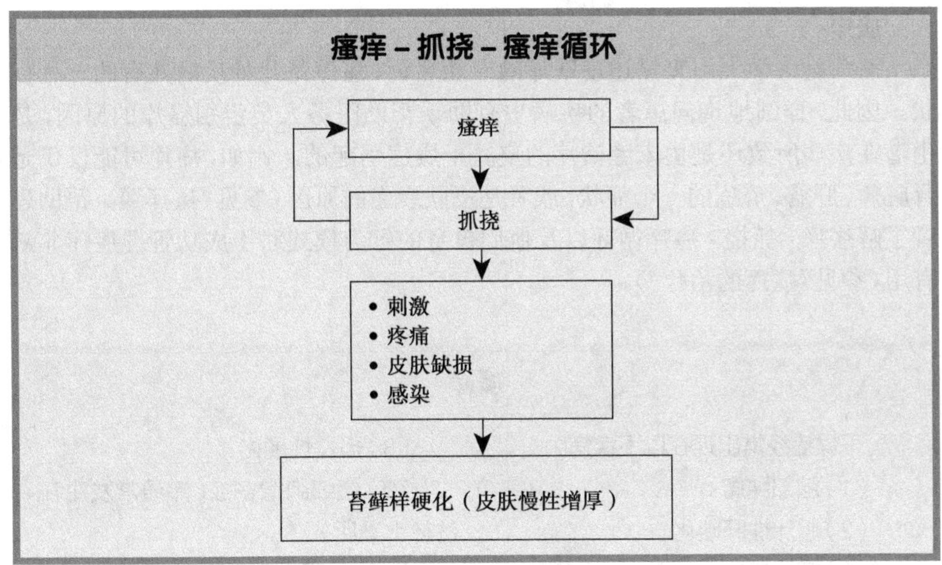

健康教育

做好患者的健康教育以预防干燥症

为了预防干燥症，应该清楚地告知患者如何清洗、准备环境和保持水分。

1. 清洗

（1）避免长时间洗澡，每次洗澡时间控制在 15 分钟以内

（2）每两天洗澡一次而不是每天洗

（3）要使用温水洗澡而不是热水

（4）选择 pH 在 4.0～6.5 的肥皂，避免过度使用除臭肥皂，使用肥皂后要冲洗干净

（5）避免使用澡巾用力擦洗皮肤

（6）洗完澡后要轻轻地拍干而不是使用澡巾用力擦干，这样就在皮肤上保留一些水分

（7）洗澡后立即应用保湿剂

2. 环境

（1）冬天使用中央空调期间要使用加湿器

（2）喝大量水

（3）使用防晒因子（sun protection factor，SPF）大于 15 的防晒霜，里面含有保湿剂

（4）使用非增香洗衣剂、柔顺剂或其他类似产品

（5）洗澡时使用沐浴露后皮肤变得光滑，要注意避免摔伤

3. 保湿剂

经常使用保湿剂，在使用保湿剂时要注意使用方法（检查产品说明书）

瘙痒

瘙痒是医学上用来描述皮肤痒的专业名词，瘙痒是几种疾病共有的一种症状。因此，详细地询问患者的疾病史有助于帮助医务人员辨别瘙痒的原因，是由潜在疾病所致还是由未经治疗的皮肤干燥症引起的。例如，瘙痒可能仅仅是肾脏病、肝病、疥疮的一个症状，或者是皮肤衰老的原因（参见“瘙痒”）。帮助患者了解瘙痒 - 抓挠 - 瘙痒循环以及他们自身的行为模式对于成功管理瘙痒非常有用（参见“瘙痒的治疗”）。

瘙痒

干燥症经常出现在以下疾病中：

（1）脑部肿瘤

（2）胆汁性肝硬化

（3）糖尿病

（4）吸食毒品

（5）某些特发性疾病（没有明确的病因）

（6）肝脏疾病

（7）恶性肿瘤

（8）多发性硬化

（9）红细胞增多症（痒通常发生在洗热水澡后）

（10）心理疾病（焦虑症）

（11）肾衰竭

（12）老年性瘙痒症（老年患者发生的特异性皮肤瘙痒）

（13）甲状腺功能紊乱（治疗后改善）

（14）局部感染

Adapted with permission from Tomic-Canic, M. “Keratinocyte Cross-Talks in Wounds.” Wounds 17: S3-6, 2005.

潮湿相关性皮肤损害

皮肤干燥会引起问题，皮肤过分潮湿同样也会引起损伤。引起潮湿相关性皮肤损伤的原因通常包括尿失禁、伤口分泌物、窦道流出物和汗液[69]。潮湿相关性皮肤损伤与压疮的区别很明显，正确区分两者的病因学对预防和治疗非常重要[69-72]（参见“会阴部和生殖器部潮湿相关性皮肤损伤与压疮的区别”）。然而，截止到目前，潮湿相关性皮肤损伤是由潮湿单独引起还是由潮湿和刺激物联合作用尚不明确[6]。

失禁相关性皮炎

下面的内容主要讲述失禁相关性皮炎，失禁相关性皮炎主要是由于尿、粪便或者两者共同的刺激引起的皮肤损害。失禁相关性皮炎又称为会阴炎，在儿童则称为尿布性皮炎。最近的文献建议使用医学术语潮湿相关性皮炎来描述这些皮肤损害。失禁相关性皮炎可以逆转，刚开始是发红，逐步进展到部分皮肤

瘙痒的治疗计划

（1）治疗可引起皮肤瘙痒的潜在疾病

（2）按照干燥症治疗计划概括地使用局部润肤剂和洗澡策略

（3）适当纠正某些行为（避免抓挠皮肤，阻断瘙痒 - 抓挠 - 瘙痒循环）

（4）剪短指甲

（5）睡觉时戴手套避免皮肤损伤

（6）使用纯棉床单，对瘙痒皮肤来说可能更平滑

（7）避免穿刺激皮肤的衣服，如羊毛或粗糙的纤维

（8）尽量减少不必要的使用激素类和抗组胺药，因为其有效性有待进一步的研究

Adapted with permission from Gilhar A, et al. "Ageing of Human Epidermis: The Role of Apoptosis, Fas and Telomerase," British Journal of Dermatology 150: 56-63, 2004.

层的损伤，但不会发展到全层皮肤的损伤[69]。尽管文献报道共有三种测量工具评价失禁相关性皮炎，但是这些工具在实践中还没有得到广泛的应用[70]。

Gray 及其同事总结了一些研究中介绍的常规会阴部皮肤护理方法预防失禁相关性皮炎，如避免使用肥皂和 pH 不合适的清洗剂，减少用力擦洗皮肤和摩擦力可以有效地预防失禁相关性皮炎。推荐使用保湿剂和保护剂以保护皮肤功能[70]。实施整体护理时要求解决和减少失禁的发生，如采用如厕时间表项目[70]。其他预防皮肤暴露在尿或粪便中的方法包括导尿、使用肛门袋和肠道管理。也可以采用能带走尿或粪便的可吸收性产品。建议使用结构性的皮肤护理方案包括每天或每次排尿、排便后使用无刺激性的清洗剂清洗皮肤（不用力擦洗皮肤）、使用保湿剂或润肤膏、防护剂、含脂软膏、氧化锌或皮肤保护剂[70, 72]。如果皮肤存在真菌感染，应使用抗真菌药物[70, 72]。

皮肤衰竭

就像在本章开头描述的一样，皮肤是人体最大的器官，那么作为一个器官，皮肤会衰竭吗？支持皮肤衰竭的文献非常少。皮肤衰竭最早是在 1989 年由 Goode 和 Allman 提出，他们指出，多器官功能衰竭是多种疾病的最终阶段，在这个阶段，机体慢慢地走向死亡[73]。这些作者认为，在多器官死亡综合征中必须要考虑皮肤容易衰竭和死亡[73]。术语“皮肤衰竭”在 1991 年 LaPuma 的研究中再次被提出[74]。1993 年出版的一本期刊重点关注临终期和重症监护室的患者。Leijten 在 1996 年针对合并多种并发症的老年患者进行研究，结果显示，慢性皮肤衰竭容易引起压疮，尤其是在临终患者中。Hobbs 及其同事在 2000 年的一项国家研究项目中概要介绍了皮肤衰竭的状况[77]。

但在临床实践中并没有关于皮肤衰竭的定义，皮肤衰竭也没有很好地被医疗机构接受。Langemo 和 Brown 在 2006 年首次提出皮肤衰竭的定义。皮肤衰竭是指皮肤和皮下组织因灌注不足导致的死亡，皮肤衰竭常常与其他器官组织的功能紊乱或衰竭共同存在。他们随后将皮肤衰竭分为三种类型：急性衰竭、慢性衰竭和临终期皮肤衰竭[78]。

1. 急性皮肤衰竭是皮肤和皮下组织的死亡常常继发于急危疾病导致的灌注不足。

2. 慢性皮肤衰竭是皮肤和皮下组织的死亡常常与进展性的慢性疾病伴随发生。

3. 临终期皮肤衰竭是发生在临终患者身上的皮肤和皮下组织死亡。

目前临床上并没有诊断组织坏死的方法以指导皮肤衰竭的分类。

临终期的皮肤改变

关于临终期皮肤改变的文献较少。2008 年首次讨论到皮肤衰竭这一话题。Sibbald 和 Krasner 认为[79]，在内外环境的刺激下皮肤会像其他器官一样失去完整性，在这一点上大家达成一致意见。但是这一观点与目前流行的并不是所有的压疮都可以避免的观点相反。专家组的意见是：大家对临终期患者的皮肤评估和终末期压疮（包括肯尼迪晚期压疮）的知识较少。要想明白临终期皮肤改变的病理生理学基础、描述和诊断这一问题和提供合适的护理，必须要有大量的科学研究和专家意见。这些知识应用于临床实践后才能改善患者的预后。而这些知识应用到临床实践的过程主要应包含几个环节，这些环节包括：医务人员、患者及其家属和政策制定者关心临终期患者的皮肤改变、社会学、法律学和经济学问题[79]。临终期皮肤改变将在第 24 章临终护理中具体阐述。

会阴部和生殖器部潮湿相关性皮肤损伤与压疮的区别

特点	潮湿相关性皮肤损伤或失禁相关性皮炎	压疮
部位	经常在皮肤皱褶处，较弥散	通常在骨隆突处，较局限
颜色	红色或鲜红	红色或紫色水疱
深度	皮肤完整，真皮或表皮部分缺损	皮肤完整，真皮或表皮部分缺损，全层皮肤组织缺损
坏死	无	可存在
疼痛和瘙痒	可存在	可存在

经授权转载自 Gray M, Bohacek L, Weir D, Zdanuk J. "Moisture vs Pressure. Making Sense out of Perineal Wounds." JWOCN, 2007, 43(2): 134-142.

总结

皮肤是人体最大的也是最容易被忽视的器官。皮肤每天都暴露在环境、化学、物理和机械等各种各样的刺激中，以上的任何一种刺激都能削弱皮肤的完整性。本章主要描述了皮肤的结构、皮肤评估和伤口评估的标准；本章也简单介绍了皮肤撕裂伤，包括皮肤撕裂伤的危险因素、预防方法和治疗措施；老年患者常见的皮肤问题，如干燥症、瘙痒（包括打断瘙痒 - 抓挠 - 瘙痒循环）和潮湿相关性皮肤损害也在本章有所涉及，治疗这些症状的一个重要方法就是使用保湿剂。本章也简单介绍了皮肤衰竭和临终期皮肤改变等相关概念。

分享

临床资料

TA 先生是长期护理院一位刚刚入院的 89 岁患者，他最近刚刚丧失老伴不能独自一人生活。他有轻微的痴呆，走路和日常生活需要协助。由于他经常不能及时到卫生间，他的儿子建议他使用成人纸尿裤。纸尿裤没有经常更换，且没有使用任何的保护措施。如图 4-6A 所示，由于尿或粪便的刺激，TA 先生已经发生了潮湿相关性皮肤损伤或失禁相关性皮炎。在其左前臂有老年性紫癜（图 4-6C）的地方发生了皮肤撕裂伤（图 4-6B）。众所周知，上肢是发生皮肤撕裂伤最常见的部位。该处 25% 的表皮脱落，75% 的表皮仍旧存在，因此该处皮肤撕裂伤为 Payne-Martin Ⅱ度皮肤撕裂伤。

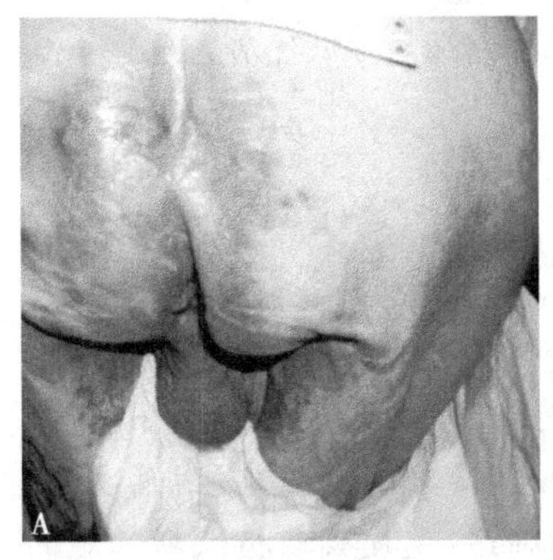

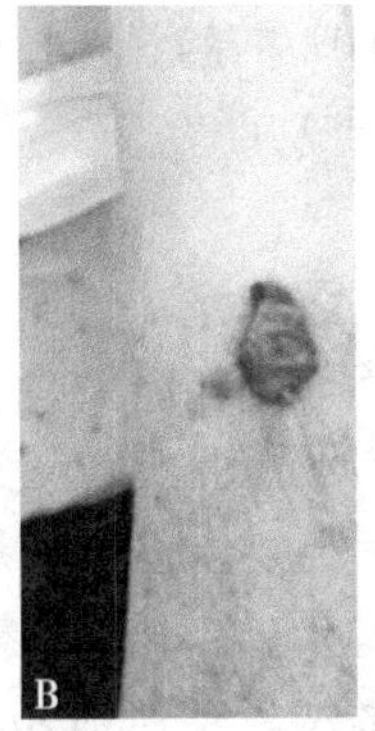

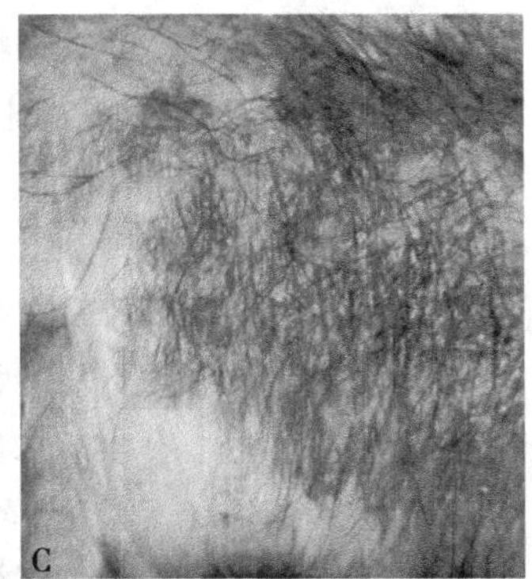

图 4-6　（A）失禁性皮炎；（B）皮肤撕裂伤；（C）老年性紫癜（参见彩图“患者情况梗概”）

病例讨论

TA先生有几种皮肤问题。由于已经存在一处皮肤撕裂伤，根据White等的皮肤完整性评估工具，TA先生属于Ⅰ类人群，即容易发生皮肤撕裂伤。鼓励患者穿长袖衣裤以保护皮肤。此项措施的另一个好处就是保暖，因为TA先生经常抱怨冷。

告知护理院的医务人员要实施皮肤撕裂伤的预防，包括协助患者起床或从轮椅上起来时不要拽胳膊，房间要明亮防止碰到家具。洗澡时要使用免冲洗产品替代肥皂和热水，洗澡时不能使劲揉搓皮肤也是预防皮肤撕裂伤的内容。

对皮肤撕裂伤局部进行护理。用生理盐水冲洗后，在皮肤撕裂伤处放置无粘性的硅胶敷料，这样可以避免在移去敷料时发生额外的皮肤撕裂伤。在敷料外用纱布包裹，在其他紫癜处放置皮肤封闭剂可以减少其他紫癜处发生皮肤撕裂伤。3周后皮肤撕裂伤愈合。

失禁造成的皮肤损伤需要其他的护理措施。首先需要使用如厕协助工具，皮炎周围发红的地方要使用皮肤封闭剂和皮肤保护膏。皮肤封闭剂不含酒精不会引起皮肤不适或疼痛。停止使用成人纸尿裤，床上不放尿垫，因为潮湿相关性皮肤损伤更容易发生压疮。每3小时为其翻身一次，每天进行皮肤评估。

由于失禁相关性皮炎的发生，医务人员需要经常护理其会阴部。两个月后皮肤愈合。开始使用皮肤保护剂预防方案，由于经常翻身和改变体位，以及物理治疗帮助其行走，TA先生没有发生压疮。

自我测验

1. 在为患者洗澡时发现毛巾上有碎屑，那么这是皮肤的哪一层结构？

   A. 颗粒层　　B. 棘层

   C. 透明层　　D. 角质层

   答案：D。角质层的细胞在日常清洗如洗澡时会脱落形成碎屑。

2. 以上哪项是皮肤的正常生理功能？

   A. 合成维生素K

   B. 清除二氧化碳

   C. 朗格汉斯细胞可以调节血糖水平

   D. 通过皮肤血管的收缩和舒张调节体温变化

   答案：D。接受来自下丘脑的刺激后，皮肤血管可以收缩或舒张以调节体温。皮肤可以合成维生素D而不是维生素K，清除二氧化碳是肺的功能。调节血糖水平是胰腺朗格汉斯细胞的功能而不是皮肤朗格汉斯细胞的功能。

3. 以下哪项是角质形成细胞的功能？

A. 分化　　B. 与成纤维细胞之间传递信息

C. 参与基底膜区的形成　　D. 维持和修复屏障

答案：D。角质形成细胞的生理学特性就是形成和维持屏障功能。

4. 以下哪项不是常规皮肤评估内容？

A. 颜色　　B. 肿胀

C. 温度　　D. 踝肱指数（ABI）

答案：D。踝肱指数（ABI）用于评估周围血管疾病，并不是皮肤评估的一部分。答案 A、B 和 C 都是皮肤评估的内容。

5. 以下哪项是发生皮肤撕裂伤的高危人群？

A. 腹股沟疝修补术后的 22 岁男性

B. 肱骨骨折的 37 岁男性

C. 白内障术后 3 天的 64 岁男性

D. 应用激素治疗的 72 岁类风湿关节炎女性患者

答案：D。答案 D 中的患者年龄最大且接受激素治疗，激素治疗可以引起皮肤菲薄，因此是最容易发生皮肤撕裂伤的人。

6. 如果运用 Payne-Martion 评估方法，部分组织的皮肤撕裂伤伴有低于 25% 的表皮脱落应为几级？

A. Ⅰ级　　B. Ⅱ级

C. Ⅲ级　　D. Ⅳ级

答案：B。答案 A 不正确，因为Ⅰ级没有组织脱落；答案 C 不正确，因为Ⅲ级是全层组织的缺失；答案 D 不正确，因为 Payne-Martion 评估方法没有Ⅳ级。

7. 以下哪项针对长期护理院的右下肢皮肤撕裂伤患者实施的干预措施值得怀疑？

A. 每天用清洁剂清洗患者　　B. 在椅子扶手和腿下放保护垫

C. 皮肤撕裂伤处放非粘性敷料　　D. 鼓励患者穿松软的羊毛裤

答案：A。用润肤肥皂而不是清洁剂清洗皮肤，这样可以避免皮肤干燥。文献建议患者要每两天洗澡一次，可以减少皮肤撕裂伤的发生。答案 B、C 和 D 都是皮肤撕裂伤预防的原则。

8. 以下哪项是皮肤干燥病的护理计划？

A. 告知患者每天洗澡　　B. 应用除臭剂

C. 洗澡后用力擦干皮肤　　D. 洗澡后立即应用润肤剂

答案：D。润肤剂是治疗干燥病的核心。答案 A 不正确，因为每天洗澡都会引起皮肤干燥；答案 B 不正确，因为皮肤干燥应使用低 pH 的肥皂，pH 高的肥皂会使皮肤呈碱性；答案 C 不正确，因为用力刺激会导致皮肤干燥。

9. 以下哪项是瘙痒的最好定义？

A. 皮肤上有多处水疱　　B. 皮肤上有开放性伤口

C. 皮肤瘙痒　　D. 皮肤出汗过多

答案：C。皮肤瘙痒是瘙痒症的医学术语。

10. 由于其他器官的衰竭或功能障碍，组织血流灌注不足，导致皮肤和皮下组织的坏死，此为以下哪项症状的定义？

A. 干燥病　　B. 皮肤衰竭

C. 皮肤撕裂伤　　D. 瘙痒

答案：B。题干是皮肤衰竭的定义，答案A、C和D是其他皮肤问题。皮肤瘙痒是皮肤有痒感，皮肤干燥病是皮肤较干。皮肤衰竭是最新提出的概念，主要是由于灌注不足导致皮肤死亡。

（刘延锦　董小方　蒋琪霞 译）

参考文献

1. Koch, S., et al. "Skin Homing of Langerhans Cell Precursors: Adhesion, Chemotaxis, and Migration," *J Allergy Clin Immunol* 117: 163-68, 2006.
2. Blumenberg, M., and Tomic-Canic, M. "Human Epidermal Keratinocyte: Keratinization Processes," *EXS* 78:1-29, 1997.
3. Freedberg, I.M., et al. "Keratins and the Keratinocyte Activation Cycle," *J Invest Dermatol* 116:633-40, 2001.
4. Tomic-Canic, M., et al. "Epidermal Repair and the Chronic Wound," in *The Epidermis in Wound Healing*. Edited by Rovee, D.T., and Maibach, H.I. Boca Raton, Fla.: CRC Press; 2004: pp 25-7.
5. Tomic-Canic, M. "Keratinocyte Cross-Talks in Wounds," *Wounds* 17:S3-6, 2005.
6. Morasso, M.I., and Tomic-Canic, M. "Epidermal Stem Cells: The Cradle of Epidermal Determination, Differentiation and Wound Healing," *Biol Cell* 97:173-83, 2005.
7. Habif, T.P. *Clinical Dermatology: A Color Guide to Diagnosis and Therapy*. Philadelphia: Mosby, 2004.
8. Kanitakis, J. "Anatomy, Histology and Immunohistochemistry of Normal Human Skin," *Eur J Dermatol* 12:390-99; quiz 400, 2002.
9. Eckes, B., and Krieg, T. "Regulation of Connective Tissue Homeostasis in the Skin by Mechanical Forces," *Clin Exp Rheumatol* 22:S73-76, 2004.
10. Yosipovitch, G., and Hu, J. "The Importance of Skin pH," *Skin and Aging* 11:88-93, 2003.
11. Waller, J.M., and Maibach, H.I. "Age and Skin Structure and Function, A Quantitative Approach (I): Blood Flow, pH, Thickness, and Ultrasound Echogenicity," *Skin Res Technol* 11:221-35, 2005.
12. Rippke, F., et al. "Stratum Corneum pH in Atopic Dermatitis: Impact on Skin Barrier Function and Colonization with *Staphylococcus Aureus*," *Am J Clin Dermatol* 5:217-23, 2004.
13. Yilmaz, E., and Borchert, H.H. "Effect of Lipid-Containing, Positively Charged Nanoemulsions on Skin Hydration, Elasticity and Erythema-An In Vivo Study," *Int J Pharm* 307:232-38, 2006.
14. Kurabayashi, H., et al. "Inhibiting Bacteria and Skin pH in Hemiplegia: Effects of Washing Hands with Acidic Mineral Water," *Am J Phys Med Rehabil* 81:40-46, 2002.
15. Damjanov, I. *Pathology for the Health-Related Professions*. Philadelphia: W.B. Saunders, 2000.
16. Yamasaki, K., Gallo, R.L. "Antimicrobial Peptides in Human Skin Disease," *Eur J Dermatol* 2008 Jan-Feb;18(1):11-21.
17. Hughes, E., and Van Onselen, J. *Dermatology Nursing: A Practical Guide*. London: Churchill Livingstone, Inc, 2001.
18. Bardan, A., et al. "Antimicrobial Peptides and the Skin," *Expert Opin Biol Ther* 4:543-49, 2004.
19. Niyonsaba, F., and Ogawa, H. "Protective Roles of the Skin Against Infection: Implication of Naturally Occurring Human Antimicrobial Agents Beta-Defensins, Cathelicidin LL-37 and Lysozyme," *J Dermatol Sci* 40:157-68, 2005.
20. Stante, M., et al. "Itch, Pain, and Metaesthetic Sensation," *Dermatol Ther* 18:308-13, 2005.

21. Charkoudian, N. "Skin Blood Flow in Adult Human Thermoregulation: How It Works, When It Does Not, and Why," *Mayo Clin Proc* 78:603-12, 2003.
22. Minson, C.T. "Hypoxic Regulation of Blood Flow in Humans. Skin Blood Flow and Temperature Regulation," *Adv Exp Med Biol* 543:249-62, 2003.
23. Kupper, T.S., and Fuhlbrigge, R.C. "Immune Surveillance in the Skin: Mechanisms and Clinical Consequences," *Nat Rev Immunol* 4:211-22, 2004.
24. Wolpowitz, D., and Gilchrest, B.A. "The Vitamin D Questions: How Much Do You Need and How Should You Get It?" *J Am Acad Dermatol* 54:301-17, 2006.
25. Barrientos, S., Stojadinovic, O., Golinko, M.S., Brem, H., Tomic-Canic, M. "Growth factors and cytokines in wound healing." *Wound Repair Regen* Sep-Oct;16(5):585-601, 2008.
26. Venna, S.S., and Gilchrest, B.A. "Skin Aging and Photoaging," *Skin and Aging* 12:56-69, 2004.
27. Gilhar, A., et al. "Ageing of Human Epidermis: The Role of Apoptosis, Fas and Telomerase," *Br J Dermatol* 150:56-63, 2004.
28. Dealy, C. "Skin Care and Pressure Ulcers," *Advances in Skin and Wound Care* 22(9):421-8, quiz 429-30, 2009.
29. Waller, J.M., and Maibach, H.I. "Age and Skin Structure and Function, a Quantitative Approach (II): Protein, Glycosaminoglycan, Water, and Lipid Content and Structure." *Skin Research and Technology* 12:145-54, 2006.
30. Selden, S.T., et al. "Skin Tears: Recognizing and Treating This Growing Problem," *Extended Care Product News* 113(3):14-15, May-June, 2003.
31. Ashcroft, G.S., Dodsworth, J., et al. "Estogen Accelerates Cutaneous Wound Healing Associated with an Increase in TGF-β_1 Levels," *Nature Medicne* 3:1209-1215, 1997.
32. Ashworth, J.J., Smyth, J.V., Pendleton, N., et al. "Polymorphisms Spanning the *0N* Exon and Promoter of the Estrogen Receptor-Beta (ERB) Gene *ESR2* Are Associated with Venous Ulceration," *Clin Genet* Jan;73(1):55-61, 2008.
33. Gilliver, S.C., and Ashcroft, G.S. "Sex Steroids and Cutaneous Wound Healing: The Contrasting Influences of Estrogens and Androgens," *Climacteric* 2007 Aug;10(4):276-88, 2007.
34. Fletcher, K. "Skin: Geriatric Self-Learning Module," *MEDSURG Nursing* 14(2):138-142, 2005.
35. Lee, B., and Tomic-Canic, M. "Tissue Specificity of Steroid Action: Glucocorticoids in Epidermis," in *Molecular Mechanisms of Action of Steroid Hormone Receptors.* Edited by Krstic-Demonacos, M., and Demonacos, C. Kerala, India: Research Signpost, 2002.
36. Matsumura, Y., and Anathaswamy, H.N. "Toxic Effects of Ultraviolet Radiation on the Skin," *Toxicology and Applied Pharmacology* 195(3):298-308, 2004.
37. Fisher, G.J. "The Pathophysiology of Photoaging of the Skin," *Cutis* 75:5-8; discussion 8-9, 2005.
38. Geriatric Nursing Resources for Care of Older Adults. *Normal Aging Changes.* Available at: GeronurseOnline.org. Accessed June 6, 2006.
39. Wysocki, A.B. "Skin Anatomy, Physiology, and Pathophysiology," *Nurs Clin North Am* 34 (5): 777-97, 1999.
40. Holloway, S., and Jones, V. "The Importance of Skin Care and Assessment," *Br J Nurs* 14: 1172-176, 2005.
41. Baranoski, S. "Skin Tears: Staying on Guard Against the Enemy of Frail Skin," *Nursing* 33(Suppl):14-20, 2003.
42. Centers for Medicare and Medicaid Services (CMS). "Guidance to Surveyors for Long Term Care Facilities," *Pressure Sores* Revised Tag F 314:144, November 2004.
43. Baranoski, S. "Meeting the Challenge of Skin Tears," *Advances in Skin & Wound Care* 18:74-75, 2005.
44. Payne, R.L., and Martin, M.L. "Defining and Classifying Skin Tears: Need for a Common Language," *Ostomy/Wound Management* 39(5): 16-20, 22-24, 26, 1993.
45. LeBlanc, K., Christensen, D., Orsted, H.L., Keast, D.H. "Best Practice Recommendations for the Prevention and Treatment of Skin Tears," *Wound Care Canada*. 6(1):14-30, 2008.
46. Carville, K., Lewin, G., Haslehurst, P., Michael, R., Santamaria., N, Roberts, P. "STAR: A Consensus for Skin Tear Classification," *Primary Intention* 15(1), 18-28, 2007.
47. Malone, M.L., et al. "The Epidemiology of Skin Tears in the Institutionalized Elderly," *J Am Geriatr Soc* 39:591-95, 1991.
48. Hanson, D.H., et al. "Skin Tears in Long-Term Care: Effectiveness of Skin Care Protocols on Prevalence," *Advances in Skin & Wound Care* 18:74, 2005.
49. Bank, D. "Decreasing the Incidence of Skin Tears in a Nursing and Rehabilitation Center," *Advances in Skin & Wound Care* 18:74-75, 2005.
50. White, M.W., et al. "Skin Tears in Frail Elders: A Practical Approach to Prevention," *Geriatr Nurs* 15(2):95-99, 1994.
51. Meuleneire, F. "Using a Soft Silicone-Coated Net Dressing to Manage Skin Tears," *Journal of Wound Care* 11(10):365-69, 2002.
52. Payne, R.L., and Martin, M.L. "The Epidemiology and Management of Skin Tears in Older Adults," *Ostomy Wound Manage* 26:26-37, 1990.
53. LeBlanc, K., and Baranoski, S. "Prevention and Management of Skin Tears," *Advances in Skin and Wound Care* 22(7):325-32, quiz 333-4, 2009.

54. Ratliff, C.R., and Fletcher, K.R. "Skin Tears: A Review of the Evidence to Support Prevention and Treatment," *Ostomy Wound Management* 53(3):32-42, 2007.
55. Birch, S., and Coggins, T. "No-Rinse, One-Step Bed Bath: The Effects on the Occurrence of Skin Tears in a Long-Term Care Setting," *Ostomy Wound Management* 49:64-7, 2003.
56. Bank, D., and Nix, D. "Preventing Skin Tears in a Nursing and Rehabilitation Center: An Interdisciplinary Effort," *Ostomy Wound Management* 52(9):38-46, 2006.
57. Mason, S.R. "Type of Soap and the Incidence of Skin Tears among Residents of a Long-term Care Facility," *Ostomy Wound Management* 43(8): 26-30, 1997.
58. Brillhart, B. "Pressure Sore and Skin Tear Prevention and Treatment during a 10-Month Program," *Rehabilitation Nursing* 30(3): 85-91, 2005.
59. McTigue, T., D'Andrea, S., Doyle-Munoz, J., Forrester, D.A. "Efficacy of a Skin Tear Education Program. Improving the Knowledge of Nurses Practicing in Acute Care Settings," *JWOCN* 36(5):486-92, 2009.
60. Baranoski, S. "Skin Tears: The Enemy of Frail Skin," *Advances in Skin & Wound Care* 13:123-26, 2000.
61. O'Regan, A. "Skin Tears: A Review of the Literature," *WCET Journal* 22:26-31, 2002.
62. Cuzzell, J. "Wound Assessment and Evaluation: Skin Tear Protocol," *Dermatology Nursing* 14:405-16, 2002.
63. Milne, C.T., and Corbett, I.O. "A New Option in the Treatment of Skin Tears for the Institutionalized Resident: Formulated 2-Octycyanacylate Topical Bandage," *Geriatric Nursing* 26(5):321-5, 2005.
64. Edwards, H., Gaskill, D., and Nash, R. "Treating Skin Tears in Nursing Home Residents: A Pilot Study Comparing Four Types of Dressings," *International Journal of Nursing Practice* 4(1): 25-32, 1998.
65. Thomas, D.R., Goode, P.S., LaMaster, K., Tennyson, T., Parnell, L.K. "A Comparison of an Opaque Foam Dressing versus a Transparent Film Dressing in the Management of Skin Tears in Institutionalized Subjects," *Ostomy Wound Management* 45(6):22-8, 1999.
66. Groom, M., Shannon, R.J., Chakravarthy, D., Fleck, C.A. "An Evaluation of Costs and Effects of a Nutrient-based Skin Care Program as a Component of Prevention of Skin Tears in an Extended Convalescent Center," *JWOCN* 37(1):46-51, 2010.
67. Lukas, M. "Management of Multiple Skin Tears in a Patient with Chronic Liver and Renal Disease," *Advances in Skin & Wound Care* 18:75, 2005.
68. Lebwohl, M., et al. *Treatment of Skin Disease: Comprehensive Therapeutic Strategies*. London: Harcourt Publishers Limited (Mosby), 2002.
69. Gray, M., Bohacek, L., Weir, D., Zdanuk, J. "Moisture vs Pressure. Making Sense out of Perineal Wounds," *JWOCN* 34(2):134-42, 2007.
70. Gray, M., Bliss, D.Z., Doughty, D.B., Ermer-Seltun J., Kennedy-Evans, K.L., Palmer, M.H. "Incontinence-associated Dermatitis— A Consensus," *JWOCN* 34(1):45-54, 2007.
71. Defloor, T. Schoonhoven, L., Fletcher, J., et al. "Statement of the European Pressure Ulcer Advisory Panel— Pressure Ulcer Classification. Differentiation between Pressure Ulcers and Moisture Lesions," *JWOCN* 32(5): 302-6, 2005.
72. Zulkowski, K. "Perineal Dermatitis versus Pressure Ulcer: Distinguishing Characteristics," *Advances in Skin & Wound Care* 21(4)382-8; quiz 389-90, 2008.
73. Goode, P.S., and Allman, R.M. "The Prevention and Management of Pressure Ulcers," *Med Clin North Am* 73:1511-24, 1989.
74. LaPuma, L. "The Ethics of Pressure Ulcers," *Decubitus* 4(2):43-4, 1991.
75. Witkowski, J.A., and Parish, L.C. "Skin Failure and the Pressure Ulcer," *Decubitus* 6(5):4, 1993.
76. Leijten, F.S., DeWeerd, A.W., Poortvliet, D.C., et al. "Critical Illness Polyneuropathy in Multiple Organ Dysfunction Syndrome and Weaning from the Ventilator," *Intensive Care Med* 22: 856-61, 1996.
77. Hobbs, L., Spahn, J.G., Duncan, C. "Skin Failure: What Happens When This Organ System Fails." Poster presented at the WOCN Society 32nd Annual Conference, Toronto, Ontario, Canada; June 2000.
78. Langemo, D.K., and Brown, G. "Skin Fails Too: Acute, Chronic, and End-stage Skin Failure," *Advances in Skin & Wound Care* 19:206-11, 2006.
79. Sibbald, R.G., and Krasner, D.L. "SCALE: Skin Changes at Life's End," *Wounds* 21(12):329-36, 2009.

第5章

急性和慢性伤口的愈合

学习目标

1. 描述伤口愈合的生理过程。
2. 讨论伤口愈合的主要环节。
3. 比较急慢性伤口愈合的异同。
4. 讨论生物膜在伤口愈合中的作用。

伤口愈合的主要进程

组织损伤发生后，迅速止血和修复组织对阻止病原体的入侵和重建组织功能极为重要。伤口愈合是一系列事件有序发生的复杂过程，开始于损伤发生，终止于伤口完全闭合和良好的功能性瘢痕组织的重建。尽管组织修复常被描述为一系列的阶段，但实际上机体细胞在致伤后经历了大量复杂的生理变化，以促进凝血、抵抗感染和细胞迁移至伤口部位，它是一个持续进行的过程，使基质沉积，形成新生血管，最后收缩以闭合缺损。

然而，伤口闭合并不标志着愈合完成，在重塑过程中，闭合的伤口会持续变化直至愈合后18个月。在长期的伤口重塑和成熟期间，闭合的伤口仍然相当脆弱。

健康教育

提醒患者，伤口愈合的过程可能需要长达18个月的时间。虽然伤口看上去已经闭合，但下层组织仍然持续地发生着变化。这意味着伤口仍然容易受到损伤。如果患者对伤口有任何疑问，告诉患者应咨询专业人员。

伤口愈合过程

伤口愈合过程常分为四个阶段，即止血期、炎症期、增殖/修复期、成熟/重塑期。每个阶段在时间上相互重叠(参见图 5-1“皮肤伤口愈合的分子及细胞事件发生顺序”)。

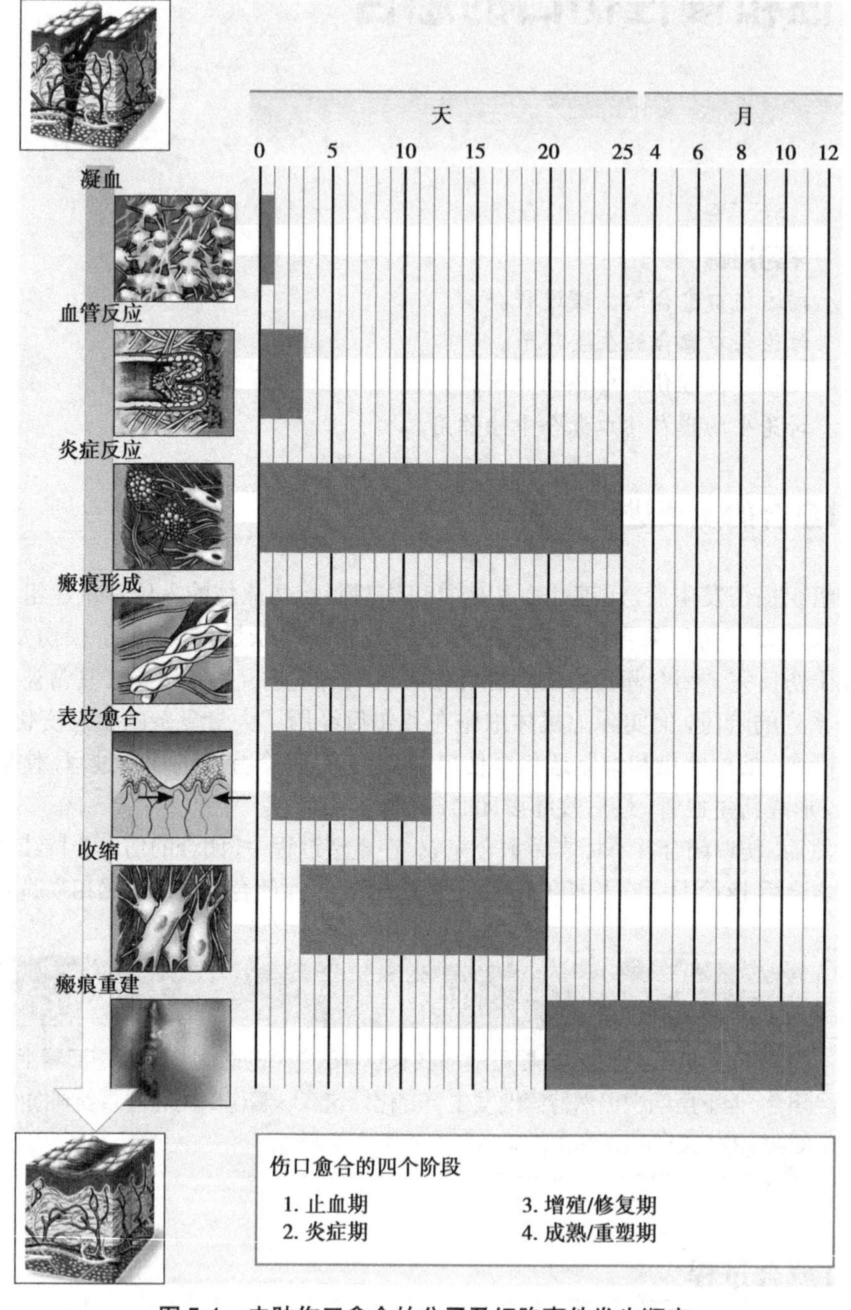

图 5-1　皮肤伤口愈合的分子及细胞事件发生顺序

该图介绍了皮肤伤口发生后，机体在分子及细胞水平发生的变化，以及这些变化发生的顺序

健康教育

告知患者，治疗过程常分成四个不同的阶段。医护人员通过伤口评估来观察伤口是好转还是恶化。

止血期

损伤后组织破坏、出血，初始填充伤口，血管暴露在细胞外基质（extracellular metrix，ECM）的各种成分中[1]。血小板聚集并脱颗粒，激活凝血因子Ⅻ（Hageman因子），促使血块形成并止血。止血可阻止血管损伤部位出血。止血在保持闭合血管和高压循环系统的完整性以限制失血中有重要作用。凝固过程中形成的纤维蛋白凝块发挥了主要基质的作用，使细胞得以迁移入伤口部位。

纤维蛋白凝块形成后，作为身体防御系统之一的纤维蛋白溶解系统被激活，纤维蛋白凝块开始分解。此过程可防止凝块扩大，纤维蛋白凝块的溶解也利于后期细胞迁移到伤口[2]，使愈合进入下一阶段。

炎症期

随着纤维蛋白凝块的分解，毛细血管扩张、渗透性增加，血管内液进入损伤部位并激活补体系统。补体系统由一系列相互作用的可溶性蛋白组成，这些蛋白存在于血清和细胞外液中，诱导对靶细胞的裂解和杀伤。补体分子 C3b 帮助细菌与中性粒细胞结合（调理作用），促进吞噬和后续对细菌的杀伤。

在伤口部位还发现具有趋化作用的细胞因子和一些水解蛋白片段[2]。它们在损伤部位大量积聚引发其他细胞的大量涌入。两种主要的炎性细胞——嗜中性粒细胞和巨噬细胞，被吸引到伤口部位，产生急性炎症反应[3]。伤口部位的嗜中性粒细胞在损伤即刻出现，在 24～48 小时内达到高峰数量，其主要功能是通过吞噬作用破坏细菌。嗜中性粒细胞的寿命很短：如果伤口无感染，嗜中性粒细胞的数量在受伤 3 天后迅速减少。

组织内的巨噬细胞来源于血液单核细胞，在损伤后 2～3 天到达伤口。随后淋巴细胞也到达。与嗜中性粒细胞一样，巨噬细胞也通过吞噬作用来杀灭细菌和碎片；巨噬细胞还是生物调节因子的丰富来源，包括细胞因子和生长因子，生物活性脂质产物，蛋白水解酶，它们对伤口的正常愈合过程十分重要[2, 4]。

细胞因子、生长因子及趋化作用

细胞因子是一个广义的术语，包括生长因子、白细胞介素、肿瘤坏死因子、干扰素等分子，通过识别靶细胞或蛋白质的特异受体，作用于多种细胞，发挥广泛的生理功能。刺激受损细胞产生细胞因子的因素包括病原体、毒素、组织降解产物及缺氧等，血小板、成纤维细胞、单核细胞、巨噬细胞和内皮细胞是这些细胞因子的主要来源。这些细胞虽然在伤口愈合中作为媒介发挥作用，但也参与了生理及病理过程（例如，肿瘤）。在修复过程中，细胞因子调节细胞增殖、迁移、基质合成、沉积和降解，并产生炎症反应（参见表 5-1“与伤口愈合的主要细胞因子”）。

表 5-1　伤口愈合中的主要细胞因子

细胞因子	细胞来源	生物活性
促炎症细胞因子		
肿瘤坏死因子（TNF-α）	巨噬细胞	中性粒细胞迁移及细胞毒性↑ 基质金属蛋白酶合成↑
白细胞介素 -1（IL-1）	巨噬细胞，角质形成细胞	成纤维维细胞及角质形成细胞趋化作用↑ 基质金属蛋白酶（matrix metalloproteinase，MMP）合成↑
白细胞介素 -6（IL-6）	巨噬细胞，角质形成细胞，中性粒细胞	成纤维细胞增殖↑
白细胞介素 -8	巨噬细胞，成纤维细胞	巨噬细胞和中性粒细胞趋化增加 胶原合成↑
白细胞介素 -γ	巨噬细胞，T 淋巴细胞	巨噬细胞和中性粒细胞活性增加 胶原合成↓ 基质金属蛋白酶合成↑
抗炎症细胞因子		
白细胞介素 -4（IL-4）	T 淋巴细胞，嗜碱性粒细胞，肥大细胞	TNF-α、IL-1、IL-6 合成减少 成纤维细胞增殖↑ 胶原合成↑
白细胞介素 -10（IL-10）	T 淋巴细胞，巨噬细胞，角质形成细胞	TNF-α，IL-1，IL-6 合成↓ 巨噬细胞及中性粒细胞活化↓

损伤后即刻，血小板脱颗粒并释放大量细胞因子，包括血小板衍生生长因子（platelet-derived growth factor，PDGF）、转化生长因子（transforming growth factor，TGF）和表皮生长因子（epidermal growth factor，EGF）等。这些细胞因子与组织碎片和致病物质等趋化成分一起，吸引嗜中性粒细胞及后来的巨噬细胞。随着时间的推移，这些细胞产生相当数量和种类的细胞因子，参与愈合过程[4]（参见“健康教育：炎症过程的正常和异常体征”）。

细胞因子通过增强、协同或抑制等互动方式，对愈合过程产生多样化的作用（表 5-2）。例如，角质细胞生长因子增强胰岛素样生长因子对胶原合成的刺

健康教育：炎症过程的正常和异常体征

与患者一起讨论炎症过程的正常体征：

- 发红
- 肿胀
- 发热
- 疼痛

明确这些症状在伤口愈合的早期阶段是必然会出现的。如果患者有以下任何可能感染的迹象，建议患者寻求紧急医疗救助：

- 伤口裂开
- 出血
- 疼痛加重
- 化脓或引流异常
- 伤口周围红肿扩散
- 流感样症状

激。在 EGF 存在时，TGF 抑制成纤维细胞生长，但在 PDGF 存在时，TGF 则刺激细胞分裂。

实践要点

记住在炎症阶段伤口硬结、发热，不适，发红和肿胀都是伤口正常愈合过程的一部分，而不是由于感染所致。记住将此信息与患者分享。

增殖期

增殖期常开始于伤后 3d 并持续数周。该阶段以伤口局部的肉芽组织形成为特点。新生组织是由包含纤维蛋白、纤连蛋白、胶原蛋白、蛋白聚糖、糖胺聚糖（glycosaminoglycans，GAG）及其他糖蛋白的基质构成[5]。成纤维细胞进入伤口并增殖。由于伤口内Ⅲ型胶原蛋白的存在，拉伸强度降低，患者的伤口可能会异常裂开，一期愈合的伤口创缘也可能再次开放。如有脏器从伤口裂开处突出，称为脏器脱出（evisceration），情况紧急，需要立即手术。

成纤维细胞的作用

在伤后 3 天内，成纤维细胞大量出现，并于第 7 天达到峰值水平，在增殖期发挥关键作用。在此期间，成纤维细胞迅速增殖，具有很高的合成活性，能合成伤口愈合所需的细胞外蛋白并使其在伤口局部沉积，并能分泌生长因子和血管生成因子，调节细胞增殖和血管生成[6]。

肉芽组织由许多有明确表型的间充质和非间充质细胞组成，炎性细胞和新生毛细血管嵌入主要成分为胶原、纤维连接蛋白和蛋白聚糖组成的疏松细胞外基质中。

表 5-2 主要生长因子家族

生长因子家族	细胞来源	作用
转化生长因子 β(TGFβ) TGF-β_1 TGF-β_2 TGF-β_3	血小板 成纤维细胞 巨噬细胞	对成纤维细胞有趋化作用 促进细胞外基质的形成 胶原和金属蛋白酶的组织抑制因子(tissue inhibitors of metalloproteinase,TIMP)合成↑ MMP 合成↓ 减少瘢痕 胶原蛋白↓纤维连接蛋白↓
血小板衍生生长因子(PDGF) PDGF-AA;PDGF-BB; VEGF	血小板 巨噬细胞 角质形成细胞 成纤维细胞	免疫细胞和成纤维细胞活化 促进细胞外基质(extracellular matrix,ECM)的形成 血管生成↑
成纤维细胞生长因子 (fibroblast growth factor,FGF) 酸性 FGF,碱性 FGF, KGF	巨噬细胞 内皮细胞 成纤维细胞	血管生成↑ 角质形成细胞增殖和迁移↑ 细胞外基质的沉积↑
胰岛素样生长因子(insulin-like growth factor,IGF) IGF-I,IGF-II,胰岛素	肝脏 骨骼肌 成纤维细胞 巨噬细胞 嗜中性粒细胞	角质形成细胞和成纤维细胞增殖 血管生成↑ 胶原蛋白的合成↑ ECM 形成↑ 细胞代谢↑
表皮生长因子(EFG) EGF,肝素结合性表皮生长因子(heparinbinding,HB),TGF-α,双调蛋白,β 动物纤维素	角质形成细胞 巨噬细胞	角质形成细胞增殖和迁移↑ 细胞外基质的形成↑
结缔组织生长因子(connective tissue growth factor,CTGF) CTGF	成纤维细胞 内皮细胞 上皮细胞	胶原蛋白的合成↑ 介导 TGF-βs 对胶原合成的作用

实践要点

手术后最初 3 周期间,患者处于伤口裂开和脏器脱出(evisceration)的高度危险状态。提醒患者:修复的组织不会再获得原有强度,对任何手术后建议都应小心遵循。如果作用于伤口局部的压力过大,可能引起伤口破溃。例如,接受腹部手术的患者在咳嗽前应使用一个软垫来支持腹部,并遵从医师的建议,避免提重物或过度劳累。

细胞外基质蛋白的作用

细胞外基质由伤口局部细胞产生的蛋白质、多糖以及其复合物组成。基质蛋白的两个主要类别是纤维蛋白（胶原蛋白和弹性蛋白）和黏附蛋白（层粘连蛋白和纤维粘连蛋白）。此外，细胞外基质含有被称为蛋白聚糖和糖胺聚糖（glycosam inoglycans，GAGs）的多糖。

胶原蛋白是动物组织中最丰富的蛋白质，占真皮干重的70%～80%[7]。胶原蛋白分子的三个相同的多肽链结合成一个三股螺旋。胶原蛋白主要由成纤维细胞产生，目前已确定至少有19种基因上存在差异的胶原蛋白。胶原蛋白的合成和降解存在微妙的平衡[4]。

弹性蛋白具有弹性和韧性[7]。弹性蛋白类似于金属线圈，伸展后能恢复原状。这些特性使弹性蛋白有助于维持组织的形状。弹性蛋白只有人体皮肤干重的2%～4%；它也在肺部和血管中表达。弹性蛋白以可溶性前体、弹性蛋白原的形式分泌到细胞外，与微原纤蛋白结合，形成弹性纤维网。

层粘连蛋白和纤维连接蛋白是两种成纤维分子，其功能是对其他细胞提供结构和代谢支持。纤维连接蛋白见于血浆中，在其分子壁上含有细胞、胶原蛋白、纤维原蛋白及蛋白聚糖的特异性结合位点。它介导细胞和胶原蛋白间的相互物理作用，参与细胞外基质沉积，提供初级基质，在组织重塑中发挥重要作用。

蛋白聚糖由结合了GAG链的中央核心蛋白组成，可结合一种或多种GAG链。GAGs包含长的、无支链的双糖单位，数量从10个到20 000个不等[8]。蛋白聚糖是一类非常复杂的分子群，结构迥异，在组织中的功能差别很大，能形成高度水合的凝胶样“基质”，可含有高达95%（W/W）的碳水化合物。然而，由于它们填充了大部分细胞外空隙，因而最初被认为有助于组织的韧性。

血管生成

血管生成是指伤口部位的新血管形成，是伤口愈合的关键组成部分[9]。血管内皮细胞从血管和毛细血管损伤末端开始生长，在血管生成中起关键作用。新生血管起源于伤口边缘原有小血管萌芽的毛细血管。这些毛细血管的内皮细胞从血管壁分离，降解并穿透（侵入）伤口的临时基质，形成把手状或圆锥状血管芽。这些血管芽持续延长，直到与另一毛细血管相遇，连接形成血管襻和血管网，使血液可以循环。皮肤、肌肉和小肠伤口等都有相似的血管生长模式。

上皮化

上皮愈合（或称上皮化）开始于伤后数小时，是愈合的另一个重要特征。牢固地黏附在真皮底层的边缘基底细胞，其自身细胞黏附性发生变化，牢固黏附开始丢失，细胞以越级或行列的方式迁移并穿过临时基质，直至与其他细胞相遇，这种水平移动才会停止。这被称为接触抑制。

伤口收缩

增殖期的最后一个特征是伤口收缩，通常开始于伤后 5 天。伤口收缩是一个动态过程，伤口收缩期间，成纤维细胞和肌成纤维细胞等产生收缩力，将周围结缔组织基质组织在一起，以减少细胞外基质的需要量，缩短愈合时间。这些细胞可能利用整合素及其他黏附机制与胶原蛋白网结合，改变其运动性，使原纤维相互靠近，继而闭合伤口。在锐器切割伤及未感染伤口中，这种收缩可能不重要，一旦有大量组织丢失，这种收缩就十分关键[10]。

尽管有几种理论来解释伤口收缩过程，但其确切机制仍不清楚。特别是出现在伤口中的成纤维细胞的类型和来源仍未确定[1, 3, 11-13]。

肌成纤维细胞理论认为，当微丝（肌动蛋白）束（也称为应力纤维）运动时，产生收缩力，使肌成纤维细胞以肌细胞的形式收缩。由于成纤维细胞呈现许多"细胞 - 细胞"及"细胞 - 基质"（纤维连接）接触点，因此细胞收缩将胶原纤维拉向肌成纤维细胞胞体，直至其处于某个稳定的位置。拉向肌成纤维细胞"胞体"的胶原纤维不断积累，导致肉芽组织的收缩。伤口的细胞外基质（ECM）与未损坏的伤口边缘相连，使肉芽组织的收缩能拉动伤口边缘，从而引起伤口收缩。肌成纤维细胞理论进一步提出了许多肌成纤维细胞的协调收缩（细胞缩短），在缝隙连接的帮助下同步发生，产生伤口收缩所必需的力[13]。

牵引力理论认为，成纤维细胞通过在其接触的细胞外基质纤维上运用"牵引力（traction forces）"（类似于轮子在沥青碎石路面的附着摩擦力）使基质纤维彼此更接近。这个理论提出，成纤维细胞既不缩短长度，也不在多细胞协调中起作用（参见肌成纤维细胞理论）；相反，由许多单个成纤维细胞产生的牵引力可组成复合力，引起基质收缩。这种附着摩擦力作为细胞表面切向剪切力，在细胞伸长和扩展过程中产生。根据附着摩擦力理论，伤口内大量成纤维细胞将胶原纤维聚集而产生复合效应，是引起伤口收缩的原因[14]。

健康教育

教育患者有未闭合的伤口（二期愈合），临床人员期望发现伤口愈合正常进展的指征：

1. 伤口床中健康的粉红色组织
2. 伤口边缘组织新生迹象
3. 伤口范围随时间而缩小

成熟期

正常情况下，成熟期开始于伤后 7 天，可持续 1 年以上。细胞外基质沉积的初始成分是纤维连接蛋白，后者形成一个临时的纤维网。其他成分包括透明质酸和蛋白聚糖。该纤维网主要有两个作用：作为细胞迁移和生长的基底，并作为后续胶原沉积的模板。胶原沉积成为基质的主要成分，并很快形成原纤维束，为伤口提供刚度和拉伸强度。

胶原沉积和重塑增加皮肤伤口的抗拉强度。在损伤 3 周内，拉伸强度大约能恢复到正常未受损伤皮肤的 20%。随着愈合的持续进行，皮肤的拉伸强度逐步达到最大值的 70%～80%。不同的器官重获的拉伸强度程度不同。重塑过程涉及胶原合成和降解之间的平衡。一些胶原酶对后者进行调节。这个过程还有一个特点是细胞构成和血管逐渐减少。成纤维细胞分化为肌成纤维细胞，产生凋亡（程序性细胞死亡）也是组织重建的特征[13]。

实践要点

患者的病史应包括伤前的信息。愈合的伤口不能再达到与未受伤皮肤相同的抗张强度，因此再损伤的可能性增加。

健康教育

提醒患者，受伤区域不再像未受伤组织那样坚强，容易受到伤害。简单的措施如保持瘢痕组织湿润等，有利于优化组织状况。患者如果瘢痕开始破裂（break down），建议患者寻求帮助。

瘢痕是伤口愈合的最终产物，是相对无血管和无细胞的胶原团块，能恢复组织的连续性，并在一定程度上恢复拉伸强度和功能。然而，瘢痕的强度仍小于正常组织，甚至许多年后还会伴随损伤，并不能完全恢复（表 5-3）。

实践要点

通过二期缝合的伤口愈合后的瘢痕宽度约为原始缺陷的 10%，这主要是由于伤口收缩过程同时伴有增生，两者共同作用的结果。

健康教育

告知患者，随着时间的迁移，瘢痕会发生改变。最初瘢痕红而凸起，后来会变为逐渐苍白、变平。这个过程可能需要 2 年的时间。偶尔会有异常愈合的迹象，如瘢痕始终突起或肿胀。如果发生这种情况，这可能表明有增生性瘢痕或瘢痕疙瘩的形成，患者应进一步寻求健康从业者的建议。

表 5-3 伤口愈合的总结

以下是伤口愈合各阶段的事件概要	
止血期	
血小板 →	释放细胞因子（PDGF，TGF-β，EGF）
炎症期	
组织碎片和病原体 →	吸引巨噬细胞和中性粒细胞，引起： ● 吞噬 ● 产生生物调节剂、生物活性脂质和蛋白水解酶
增殖期	
成纤维细胞 →	引起： ● 细胞外蛋白质合成和沉积 ● 产生生长因子 ● 产生血管生成因子
细胞外基质（ECM）和肉芽组织 → 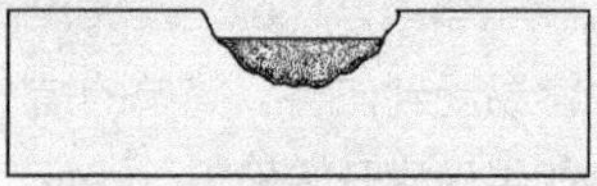	ECM 由以下物质组成： ● 胶原蛋白和弹性蛋白 ● 黏附蛋白 ● 纤维粘连蛋白和层粘连蛋白 ● 多糖 ● 蛋白聚糖 ● 糖胺聚糖
血管再生 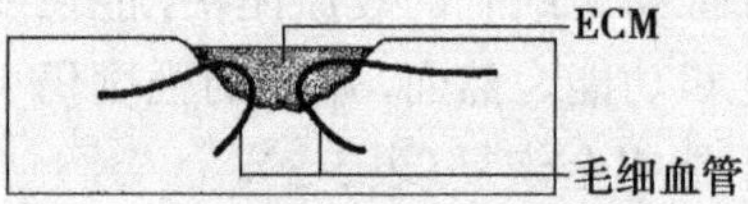 → ECM 毛细血管	毛细血管长入 ECM
再上皮细胞化 → 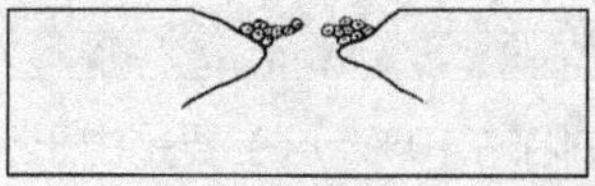	边缘基底细胞迁移，穿过临时基质
伤口收缩 → 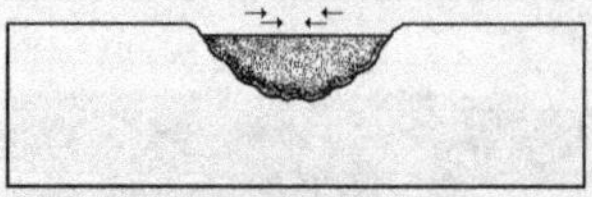	成纤维细胞和肌成纤维细胞收缩，使伤口边缘接近
成熟	
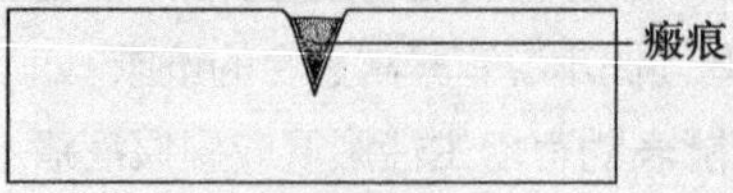 瘢痕	● 胶原沉积和重建 ● 成纤维细胞分化成肌成纤维细胞，伴有程序性细胞死亡（凋亡）
产生瘢痕 →	形成瘢痕，一种无血管、脱细胞的胶原蛋白团块

基质金属蛋白酶在伤口愈合中的作用

蛋白酶，尤其是基质金属蛋白酶（matrix metalloproteinases，MMPs），在正常的伤口愈合的各个阶段发挥重要作用（见表5-4中伤口愈合中基质金属蛋白酶的作用）。例如，在炎症期，受损的细胞外基质蛋白（如胶原）必须被去除，以便让新合成的胶原蛋白分子能够与伤口基质的胶原分子正确对接，使表皮细胞和成纤维细胞迁移入伤口（参见“细胞外基质蛋白和基质金属蛋白酶：上皮细胞迁移，血管生成及收缩的关键因素”）为了去除受损的胶原分子，胶原酶（参见“MMPs，TIMPs和ADAMs家族”）会对胶原分子进行一次酶切，使明胶酶能将胶原分子降解为小碎片，继而被中性粒细胞和巨噬细胞清除出损伤部位。基质金属蛋白酶也发挥了关键作用，它首先降解周围血管内皮细胞的基底膜，使毛细血管萌芽新生，建立向细胞外基质侵蚀的“通道”，通过血管内皮细胞迁移，最终形成新的毛细血管弧。此外，在成熟或重建期，肌成纤维细胞收缩细胞外基质的过程也需要基质金属蛋白酶的存在。基质金属蛋白酶由其天然抑制剂——金属蛋白酶组织抑制剂（TIMPs）进行调控。

表5-4　MMP在伤口愈合中的作用

蛋白酶（尤其是基质金属蛋白酶[MMP]）在正常的伤口愈合中发挥重要而有益的作用主要执行以下功能：
1. 通过肌成纤维细胞收缩伤口基质
2. 促成血管新生（毛细血管基底膜破裂）
3. 使细胞迁移（表皮细胞，成纤维细胞，血管内皮细胞）
4. 重塑瘢痕的细胞外基质（ECM）
5. 去除瘢痕形成中损伤的ECM（特别是在愈合的炎症阶段）

急性与慢性伤口愈合

慢性伤口的分子及细胞异常

关于急性和慢性伤口病因学定义似乎尚未达成共识。慢性伤口意味着愈合过程延长，而急性伤口则意味着简单、有序，或快速愈合。Bates-Jensen和Wethe[15]将急性伤口定义为“皮肤和皮下组织完整性破坏，以及时、简单的方式进行愈合。”通常，手术及创伤性伤口以一期缝合而愈合，被归为急性伤口。另一方面，Sussman[16]将慢性伤口定义为“没有按照预期的时间和外观进行修复，且对积极恰当的治疗的反应偏离预期的结果。”伤口愈合学会采用的是Lazarus

及其同事1992年给出的慢性伤口定义：慢性伤口是一类“不能通过正常、有序、及时的过程修复，且修复后不能恢复解剖结构和功能”的伤口[17]。这类伤口通常通过二期缝合而愈合并有导致二期愈合的相关病理学，例如糖尿病、缺血性疾病、压力损害及炎症性疾病。

健康教育

教育患者描述伤口愈合类型的词汇（急性、慢性、一期、二期）可能有助于患者欣然接受伤口愈合可能需要的时间。

与患者讨论湿性伤口愈合的重要性，当决策最佳伤口治疗的措施时告知患者应考虑的因素。

人们通过多种途径对伤口缓慢愈合和迅速愈合之间的生理差异进行了研究（参见“愈合和慢性伤口的分子环境失衡”）。有实验探讨了慢性伤口渗液对细胞功能的作用[18]。研究者用人新生儿包皮培养的成纤维细胞，作为急性伤口的实验室模型。随后，将这个模型暴露于慢性伤口渗液中，相比对照组，慢性伤口渗液大大地抑制了成纤维细胞的生长。Phillips等[18]认为，这些证据证明了慢性伤口微环境对伤口愈合的损害。

其他很多研究[5, 19]认为，愈合延迟的最关键因素是炎症期延长。实际上，Hart[5]推测，由于炎性白细胞特别是中性粒细胞及其产生的促炎症反应细胞因子的存在，炎症期被延长。他还认为，组织损伤蛋白酶的释放，能销蚀新形成的组织，延迟或阻碍正常的伤口愈合进程。此外，除了炎症期延长外，Hart[5]还提出了几种可能介导慢性过程的其他因素，包括复发性身体创伤、缺血再灌注损伤、亚临床细菌污染和异物等。

由于慢性伤口的典型特征为全层组织缺失，因皮肤附属器的缺失而致其再上皮化过程延迟[3]。正常情况下，上皮细胞需要在光滑、湿润的基底膜表面上移动，横跨伤口表面。在慢性伤口中，上皮细胞通过抓住和拖拉的方式穿过由临时基质，如层粘连蛋白和纤连蛋白构成的大分子支架。

伤口生物膜

细菌生物膜可以引起大量的慢性炎性疾病，最近的证据表明，生物膜还在阻碍慢性皮肤伤口愈合中发挥重要作用[20-24]。伤口的细菌成簇生长，形成厚的、自我繁殖的保护性屏障，由糖和蛋白质构成，被称之为伤口生物膜。生物膜被定义为由微生物（细菌和真菌）构成的复杂的、动态的微生物群落，能合成并分泌一种保护性基质，将生物膜牢固地附着于伤口表面[25]。生物膜可由单一的

细胞外基质蛋白及 MMPs：上皮移行、血管新生及收缩的关键因素

上皮移行

表皮细胞在移行表面的前缘分泌多种类型的基质金属蛋白酶（MMPs）；穿过临时伤口基质移行的成纤维细胞也分泌 MMPs

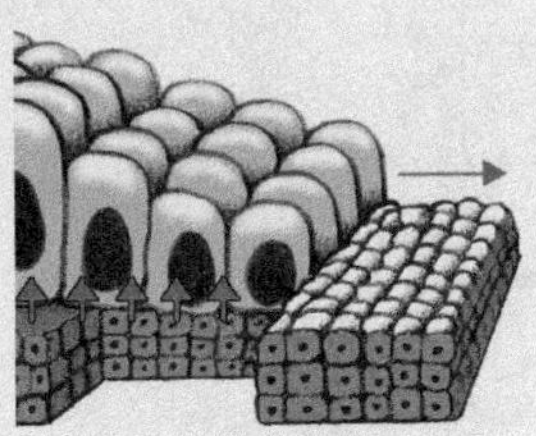

血管新生

内皮细胞分泌 MMPs，降解毛细血管周围的基底膜，使内皮细胞增殖、迁移，引起缺血区域细胞产生血管生成因子

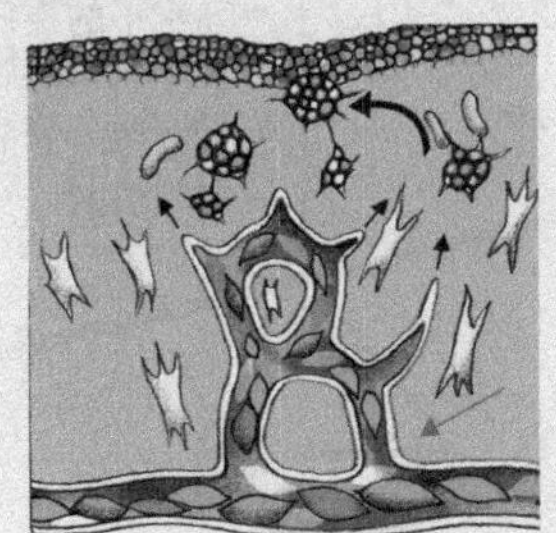

收缩

成纤维细胞转化为肌成纤维细胞，表达收缩纤维及 MMPs；肌成纤维细胞的收缩对胶原纤维产生力的作用，从而减小伤口的大小

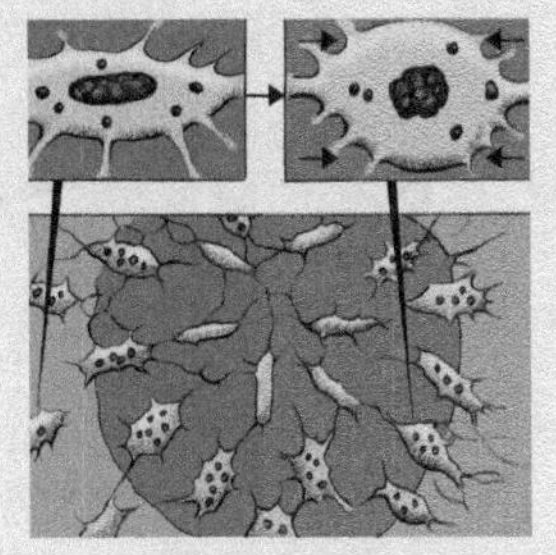

MMPs、TIMPs、ADAMs 家族

胶原酶

基质金属蛋白酶（MMP）-1，MMP-8，MMP-13，MMP-18 在一个部位剪切天然Ⅰ型胶原

明胶酶

MMP-2，MMP-9 对胶原酶剪切后的胶原进行再次剪切

在基底膜剪切天然Ⅳ型胶原

间质溶解素

MMP-3，MMP-10，MMP-11，MMP-19

剪切蛋白聚糖的核心蛋白

金属蛋白酶 / 基质溶解因子

MMP-7，MMP-12

剪切多种物质包括Ⅳ胶原

黏膜型 MMPs（MT-MMPs）

MT-MMP1（MMP-14），MT-MMP2（MMP-15），MT-MMP3（MMP-16），MT-MMP4（MMP-17）黏附于血浆黏膜，激活前金属蛋白酶 pro-MMPs

金属蛋白酶组织阻滞剂（TIMPs）

TIMP-1，TIMP-2，TIMP-3，TIMP-4 金属蛋白酶特殊阻滞剂

解整合素 - 金属蛋白酶（A disintegrin and metalloproteinase，ADAM）

Aggrecanase-1（ADAM-1）

肿瘤坏死因子 -α 转化酶

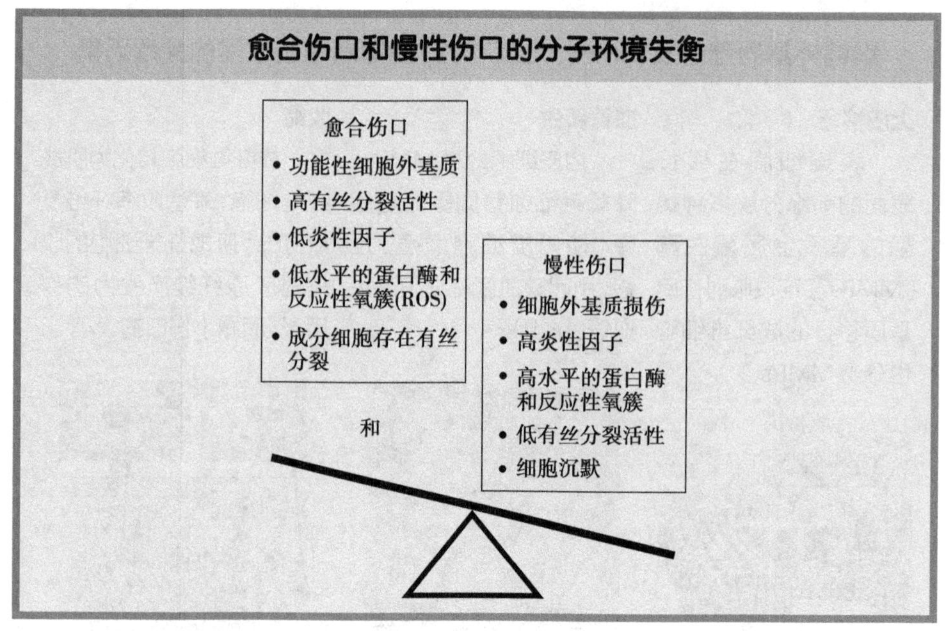

细菌或真菌组成，但更常见的是包含多种微生物，即包含多个微生物种类，这些微生物不断地发生改变[26]。

生物膜引起慢性炎症反应，导致中性粒细胞和巨噬细胞聚集在生物膜周围。嗜中性粒细胞和巨噬细胞分泌高水平的活性氧簇（reactive oxygen species，ROS），影响生物膜和周围组织。炎性细胞也分泌高水平的蛋白酶（基质金属蛋白酶和弹性蛋白酶），能够有助于破坏生物膜对组织的黏附，从而有利于生物膜的消除[27]。但活性氧簇和蛋白酶也能损伤正常的周围组织、蛋白质、免疫细胞及组织细胞，从而影响愈合。

伤口生物膜形成的诱发因素

在脆弱组织中，浮游细菌在被患者的免疫系统、抗生素或清创技术杀灭或清除前通过黏附和形成保护性群落而产生生物膜。因此，一般能损伤免疫系统或降低抗生素药效的条件均有利于伤口中生物膜的形成。这些条件包括局部缺血或组织坏死、患者营养不良、损害机体免疫功能的合并症（如 HIV）、糖尿病、严重创伤、放射治疗，或免疫抑制药物治疗等。

生物膜评估

在慢性伤口中难以从腐肉中区分生物膜。伤口腐肉被描述为伤口床上一种黏稠、黄色和相对不透明的层状物质，而伤口床上发现的生物膜更多表现为凝胶状和发亮的[28]。生物膜和腐肉之间存在重要的联系。生物膜刺激炎症反应，

伤口床准备的 TIME 原则

临床观察	分子和细胞的问题	临床措施	临床作用效果	临床结局
组织失活或缺失（tissue nonviable or deficient）	损坏的基质及细胞碎片阻碍愈合	清创（间断或持续） • 自溶清创、锐器/外科清创、机械清创或生物清创 • 使用生物介质	重建伤口基底及功能性细胞外基质蛋白	伤口基底有活力
感染或炎症反应（infection or inflammation）	细菌量高或炎症期延长 炎性因子↑ 蛋白酶↑ 生长因子活性↓	去除局部或全身感染病灶 抗菌 抗炎 抑制蛋白酶	细菌量少或炎症控制 炎症因子↓ 蛋白酶↓ 生长因子活性↑	细菌平衡、炎性反应降低
湿度平衡（moisture imbalance）	干燥使表皮细胞迁移变慢 水分过多引起伤口浸渍	应用湿度平衡敷料 用正压、负压及其他方法去除液体	恢复表皮迁移 避免干燥 避免水肿 控制过量水分 避免浸渍	湿性平衡
伤口边缘无扩展或潜行（edge margin non-advancing or undermined）	表皮边缘不迁移 伤口细胞无反应性，蛋白酶活性异常	再评估、致伤过程参考或联合的先进治疗方法 • 辅助治疗措施 • 生物工程皮肤 • 清创 • 皮肤移植	角质形成细胞及反应性伤口细胞迁移 在伤口中修复恰当的蛋白酶外观	表皮迁移进展

增加血管通透性和伤口渗出物和腐肉纤维蛋白的产生[29]。因此，腐肉的存在可能表明伤口已出现生物膜。但不幸的是，使用标准临床微生物学实验试剂盒对慢性皮肤伤口的评估，仅对游离的、单一细菌进行了培养，而没有对生物膜的细菌进行充分的测量。目前，最可靠的确认生物膜微生物存在的方法是使用特殊的显微镜[30-34]。近年来，使用慢性伤口活检组织的特殊培养技术发现了60%的菌株包含生物膜结构，而急性伤口组织活检只有6%[24]。

生物膜管理

抗生素和抗菌剂很容易杀死单个细菌，但生物膜能阻挡大多数抗生素和抗菌剂接触细菌，特别是在伤口基质的中心位置。伤口生物膜可抵抗抗体、抗生素、消毒剂和吞噬性炎性细胞的作用。联合清创和(或)清洗等处置措施能有效地去除生物膜，接着使用阻止新的细菌到达伤口的敷料和杀死遗留在伤口中的细菌。这些治疗可以治愈伤口，但患者必须遵从治疗方案，因为生物膜可以在一天内重新形成，使伤口不愈合。

伤口床准备

伤口床准备(wound bed preparation，WBP)是纠正分子和细胞异常的一种系统方法，是促进慢性伤口愈合的关键。近来，WBP概念作为伤口护理管理的系统的、全面的方法，包含四个关键的实践原则：组织清创(tissue debridement)、炎症/感染(inflammation/infection)的控制、湿度平衡(moisture balance)，以及伤口边缘(edge of the wound)的处理，即TIME原则[35](参见“伤口床准备的TIME原则”)在某些WBP模式中，字母T(指失活或缺损组织)被替换为字母D，指清创(debridement)。这四个原则即被称为DIME原则[36, 37]，而非TIME原则。

总结

慢性伤口的分子和细胞的环境与急性伤口相比有显著不同。具体而言，未愈合伤口的促炎细胞因子缓慢升高，使蛋白酶水平(基质金属蛋白酶和中性粒细胞弹性蛋白酶)、活性氧簇(ROS)等成分也缓慢升高，而这些成分对组分降解(如ECM成分，生长因子和受体)及愈合十分重要。非愈合伤口基底的细胞往往对细胞生长因子变得不敏感，导致细胞沉默。关于局部使用蛋白酶、蛋白酶敷料，或负压辅助闭合敷料的临床研究显示，一旦纠正这些分子和细胞异常，则能促进慢性伤口的愈合。

病例分享

临床资料

B女士，68岁，由于被怀疑纤维瘤而接受了经腹全子宫切除术（TAH）。患者体型合适但体重指数较高（>30kg/m^2），没有潜在的健康问题。伤口经皮内缝合达到一期愈合封闭。但是，手术后14天伤口开始裂开（图5-2A）。5天后，伤口完全裂开（图5-2B）。

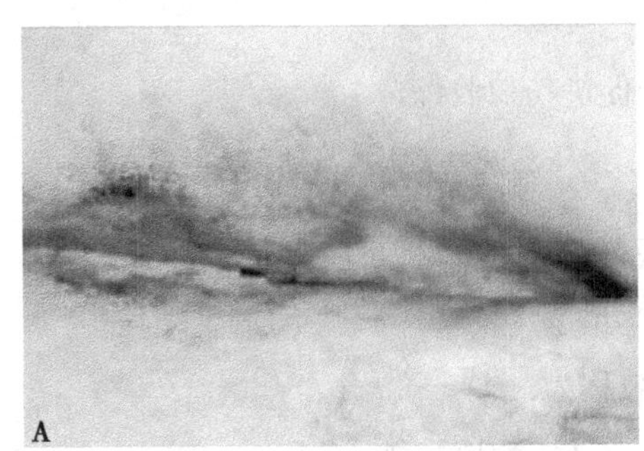
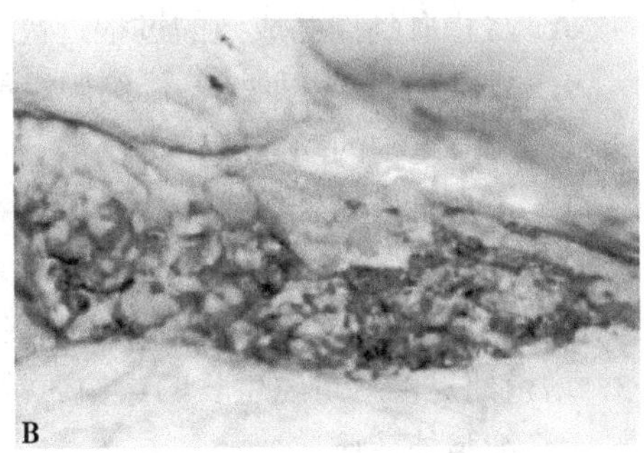

图5-2　（A）手术后2周伤口外观（右腹股沟）。（B）手术后3周伤口外观（参见彩图"患者情况梗概"）。由于是外科伤口，因而被认为是急性伤口。但因为伤口愈合过程中胶原沉积减少，拉伸强度降低（约为正常、未受损伤组织的20%），伤口已经破溃或裂开。没有任何内部脏器膨出的迹象，所以没有必要立即手术。此外，也没有过度出血的现象，所以无须止血。纤维蛋白凝块会延迟伤口愈合。炎症过程使嗜中性粒细胞和巨噬细胞等被吸引到伤口部位，试图破坏细菌并除去如图5-2B所示的坏死组织。这些细胞在细胞因子的共同作用下，协助伤口愈合过程。由于愈合的进展，新生组织产生（被称为肉芽组织），这个过程依赖于充足的血液供应，因此对伤口及周围皮肤的灌注情况进行了监测

病例讨论

接下来的几周，在成纤维细胞和肌成纤维细胞的作用下，伤口减小，这被称为伤口收缩，有利于减少伤口下的新生组织需要量。湿润环境能辅助清除失活组织，确保细胞活力，并能促进愈合。但必须防止发生水分过多和浸渍，因为后者可能引起进一步的损害。如果能选择恰当的敷料达到湿度平衡，则可以在伤口边缘及伤口上看到愈合的迹象。皮肤屏障能保护伤口周围皮肤不被伤口渗出物浸渍。除了局部伤口的管理，要求B女士遵循营养师关于饮食的建议和物理治疗师关于恰当的活动水平的指导。

该伤口最终花了比正常愈合时间更长的时间愈合了，提醒患者注意瘢痕愈合的伤口非常脆弱，随时面临破溃风险，需要对伤口进行小心的监测。

自我测验

1. 组织损伤后应首先：

A. 减少不成熟的瘢痕组织　　B. 快速止血

C. 使肉芽组织迅速充满损伤区域　　D. 消灭细菌

解答：B。由于止血能保持伤口封闭的持续性以及高压循环系统的完整性，以限制失血，因此快速止血十分必要。

2. 慢性伤口不愈合的主要机制是：

A. 从止血到肉芽成熟的过程过快

B. 成纤维细胞和肌成纤维细胞没能促进伤口收缩

C. 胶原重构的功能障碍

D. 炎症阶段延长

解答：D。因为慢性创伤含有异常高水平的蛋白酶和促炎性细胞因子，炎症期延长被认为是延迟愈合的最显著因素。

3. 增殖期提供新组织生长的结构通常被称为：

A. 细胞外基质　　B. 补体系统

C. 趋化性　　D. 细胞凋亡

解答：A。新组织或肉芽组织会在由新生血管、胶原蛋白、纤连蛋白连接和蛋白聚糖组成的细胞外基质内生长。

（舒　勤　蒋琪霞 译）

参考文献

1. Witte, M., Barbul, A. "General Principles of Wound Healing," *Surgical Clinics of North America* 77:509, June 1997.
2. Steed, D. "The Role of Growth Factors in Wound Healing," *Surgical Clinics of North America* 77:575, June 1997.
3. Martin, P. "Wound Healing: Aiming for Perfect Skin Regeneration," *Science* 276:75, April 1997.
4. Slavin, J. "Wound Healing: Pathophysiology," *Surgery* 17(4):I-V, April 1999.
5. Hart, J. "Inflammation 2: Its Role in the Healing of Chronic Wounds," *Journal of Wound Care* 11:245-49, July 2002.
6. Stephens, P., Thomas, D.W. "The Cellular Proliferative Phase of the Wound Repair Process," *Journal of Wound Care* 11:253-61, July 2002.
7. Wysocki, A.B. "Anatomy and Physiology of Skin and Soft Tissue," *Acute and Chronic Wounds: Nursing Management.* Edited by Bryant, R.A. St. Louis: Mosby–Year Book, Inc., 2000.
8. Clark, R.A.F. *The Molecular and Cellular Biology of Wound Repair,* 2nd ed. New York: Plenum Publishing Corp., 1996.
9. Neal, M. "Angiogenesis: Is It the Key to Controlling the Healing Process?" *Journal of Wound Care* 10(7):281-87, July 2001.
10. Calvin, M. "Cutaneous Wound Repair," *Wounds* 10(1):12, January 1998.
11. Rohovsky, S., D'Amore, P. "Growth Factors and Angiogenesis in Wound Healing," in Ziegler, T., et al., eds. *Growth Factors and Wound Healing: Basic Science and Potential Clinical Applications* (pp. 8-26).

New York: Springer-Verlag New York, Inc., 1997.

12. Berry, D.P., et al. "Human Wound Contraction: Collagen Organisation, Fibroblasts and Myofibroblasts," *Plastic and Reconstructive Surgery* 102(1):124-31, July 1998.
13. Tejero-Trujeque, R. "Understanding the Final Stages of Wound Contraction," *Journal of Wound Care* 10(7):259-63, July 2001.
14. Ehrlich, P. "The Physiology of Wound Healing: A Summary of the Normal and Abnormal Wound Healing Processes," *Advanced Wound Care* 11(7):326, November-December 1998.
15. Bates-Jensen, B.M., Woolfolk N. "Acute Surgical Wound Management," in Sussman, C., and Bates-Jensen, B.M., eds. *Wound Care: A Collaborative Practice Manual for Health Professionals* (pp. 322-335). Baltimore: Lippincott Williams and Wilkins. 2007.
16. Sussman, C., Bates-Jensen, B.M. "Wound Healing Physiology: Acute and Chronic," in Sussman, C., and Bates-Jensen, B.M., eds. *Wound Care: A Collaborative Practice Manual for Health Professionals* (pp. 21-51). Baltimore: Lippincott Williams and Wilkins. 2007.
17. Lazarus, G.S., et al. "Definitions and Guidelines for Assessment for Wounds and Evaluation of Healing," *Archives of Dermatology* 130(4):489-93, April 1994.
18. Phillips, T.J., et al. "Effect of Chronic Wound Fluid on Fibroblasts," *Journal of Wound Care* 7(10):527-32, November 1998.
19. Yager, D.R., Nwomeh, B.C. "The Proteolytic Environment of Chronic Wounds," *Wound Repair and Regeneration* 7(6):433-41, November-December 1999.
20. Costerton, J.W., Stewart, P.S., Greenberg, E.P. "Bacterial Biofilms: A Common Cause of Persistent Infections," *Science* 284(5418):1318-22, 1999.
21. Costerton, J.W. "The Etiology and Persistence of Cryptic Bacterial Infections: A Hypothesis," *Review of Infectious Diseases* 6(Suppl 3):S608-16, 1984.
22. Hall-Stoodley, L., Stoodley, P. "Evolving Concepts in Biofilm Infections," *Cell Microbiology* 11(7):1034-43, 2009.
23. Wolcott, R.D., Rhoads, D.D., Bennett, M.E., et al. "Chronic Wounds and the Medical Biofilm Paradigm," *Journal of Wound Care* 19(2):45-50, 52, 2010.
24. James, G.A., Swogger, E., Wolcott, R., et al. "Biofilms in Chronic Wounds," *Wound Repair and Regeneration* 16(1):37-44, 2008.
25. Stoodley, P., Sauer, K., Davies, D.G., Costerton, J.W. "Biofilms as Complex Differentiated Communities," *Annual Review of Microbiology* 56:187-209, 2002.
26. Hall-Stoodley, L., Stoodley, P. "Evolving Concepts in Biofilm Infections," *Cell Microbiology* 11(7):1034-43, 2009.
27. Gibson, D., Cullen, B., Legerstee, R., Harding, K.G., Schultz, G. "MMPs Made Easy," *Wounds International* 1(1):1-6, 2010.
28. Hurlow, J., Bowler, P.G. "Clinical Experience with Wound Biofilm and Management: A Case Series," *Ostomy Wound Management* 55(4):38-49, 2009.
29. Wolcott, R.D., Rhoads, D.D., Dowd, S.E. "Biofilms and Chronic Wound Inflammation," *Journal of Wound Care* 17(8):333-41, 2008.
30. Dowd, S.E., Sun, Y., Secor, P.R., et al. "Survey of Bacterial Diversity in Chronic Wounds Using Pyrosequencing, DGGE, and Full Ribosome Shotgun Sequencing," *BioMed Central Microbiology* 8(1):43, 2008.
31. Edwards, R., Harding, K.G. "Bacteria and Wound Healing," *Current Opininion in Infectious Diseases* 17(2):91-6, 2004.
32. Costerton, W., Veeh, R., Shirtliff, M., et al. "The Application of Biofilm Science to the Study and Control of Chronic Bacterial Infections," *Journal of Clinical Investigation* 112(10):1466-77, 2003.
33. Kaeberlein, T., Lewis, K., Epstein, S.S. "Isolating 'Uncultivable' Microorganisms in Pure Culture in a Simulated Natural Environment," *Science* 296(5570):1127-9, 2002.
34. Bjarnsholt, T., Kirketerp-Moller, K., Jensen, P.O., et al. "Why Chronic Wounds Will Not Heal: A Novel Hypothesis," *Wound Repair and Regeneration* 16(1):2-10, 2008.
35. Schultz, G.S. "Wound Bed Preparation, A Systemic Approach to Wound Bed Management," *Wound Repair and Regeneration* 11(Suppl1):S1-28, 2003.
36. Woo, K.Y., Sibbald, R.G., Ayello, E.A. "D-Debridement," *Ostomy Wound Management Supplement*, p. 13-14, April 2009.
37. Sibbald, R.G., Woo, K.Y., Ayello, E.A. "Healing Chronic Wounds: DIM before DIME Can Help," *Ostomy Wound Management Supplement*, p.12, April 2009.

第6章

伤口评估

学习目标

1. 说明伤口评估的目的。
2. 区分部分皮层损伤和全皮层损伤。
3. 列出完整伤口评估的组成要素。
4. 描述有用的摄影技术作为伤口文件记录。
5. 讨论应用电子医疗记录和电子健康档案进行伤口记录。

伤口

可信、一致、准确的伤口描述和文件记录是伤口评估的重要组成部分，它不仅为确认伤口愈合提供了客观依据，而且能警示临床医务人员及时发现伤口恶化[1]并促进医护人员、患者以及不同护理机构之间的交流[1-2]。慢性伤口的评估很重要，因为有一些临床特征如新出现的或持续加重的疼痛、蜂窝织炎，新出现的或持续增多的脓性或非脓性引流液和明显的潜行出现都提示伤口有紧急变化。

急性和慢性伤口的处理已受到医务人员的高度关注，医师、护士、治疗师和其他专业人员都在这充满挑战的领域内广泛实践、不断摸索。护理计划、治疗方案、个案管理、出院计划以及出院后进行的患者和伤口处理都要以初始和随后的伤口评估结果为基础。患者的整体评估包括合并症和生活方式，必须作为伤口综合性评估的重要组成部分。本章节介绍了伤口患者入院时的评估要点，包括病史和体格检查的重要性、如何评估伤口、实践要点以及准确全面记录工具的模板。

伤口是指正常解剖结构和功能的损伤[3]，可分为急性伤口和慢性伤口。急性伤口主要是由创伤或手术引起的。Larazus 等[3]认为，急性伤口通过一个有序和有时间性的愈合过程达到解剖结构和功能的完整即愈合。另一方面，慢性伤口无法按照此过程愈合，失去伤口愈合的级联反应，伤口的解剖结构和功能状态难以恢复如初。简单地说，伤口可以分为能够自身修复或有序及时的修复过程（急性伤口）和不能自身修复（慢性伤口）两种类型[3]，伤口愈合的具体描述见第5章。

美国医疗保险补偿服务中心（Centers for Medicare and Medicaid Services，CMS）认为需要改变现有的慢性伤口定义，目前CMS重新定义的慢性伤口包括完成愈合的时间超过30天[4]。

在实施合理的伤口干预措施之前必须明确伤口的病因或原因。在美国，各个州的规定不同，临床人员要依据其所在州对专业实践的规定对不同类型的伤口或不同分类/分期的压疮进行合理诊断和评估。做好鉴别诊断是不容易的，学习不同类型伤口的典型特征有助于诊断和鉴别诊断。伤口的病因包括外科手术、创伤、神经病变、血管病变或压力等因素。不同病因的伤口有着不同的处理方案，例如，被动物、昆虫、蜘蛛或人咬伤的急性伤口和烧伤伤口的护理计划是完全不同的。动物咬伤的伤口需要特别检查是否伤害到神经、肌腱、韧带甚至骨，考虑动物是否有狂犬病或是否接种过狂犬疫苗以及患者是否需要注射破伤风免疫球蛋白等。病理病因学可以为这些额外的检查和评估提供依据（参见实践要点：伤口评估的九个要素）。

患者的首次评估

对每一个新入院患者，要全面收集病史并对其进行完整的体格检查。收集患者的病史可以明确患者的疾病进展情况、合并症、患者正在使用的药物、家族史等，这些资料都可能反映出伤口的病因。而且，通过病史的采集还可以明确伤口愈合缓慢、感染发生的原因，并且为制订护理计划提供其他关键的信息。详细的医疗史和社会史以及糖尿病史、血管情况或免疫抑制状态可以直接解答异常的实验室检查结果的原因。既往所接受的治疗也是健康状态评估的重要组成部分，例如伤口区域的放射治疗是损害伤口愈合和延迟伤口有效管理的重要因素[1]（参见第23章“放射性伤口”，“伤口姑息护理”）。通过这些评估资料来确定伤口是可愈的、不可愈的或是姑息性的护理目标。此外，患者的社会支持水平以及家庭功能也需要评估。其他的一些服务性机构或部门如社会公益机构、个案管理机构以及宗教机构对伤口患者的早期综合性干预也非常重要。个体管理者在首次评估中通过询问以下问题可获得用于判定是否进行延续性护理的重要信息：

1. 患者能否进行自我照顾？
2. 离院后患者是否有照顾者帮助？
3. 患者能否自己更换敷料？
4. 谁帮助患者穿上和脱掉压力袜？

5. 患者的经济能力是否能够负担得起必要的伤口护理产品？
6. 患者和家属知道如何使用压力袜和其他护理设备吗？
以上问题对实施伤口患者的综合性评估至关重要。

实践要点

伤口评估的九个要素

伤口评估需要考虑以下九个要素：

1. 伤口的原因
2. 清晰的伤口局部评估
3. 患者的整体评估
4. 伤口的影响因素
5. 伤口护理计划内容
6. 和其他医务人员的良好沟通
7. 护理的持续性
8. 伤口护理信息的汇总
9. 伤口并发症

体格检查

必须实施从头到脚的体格检查，皮肤评估包括检查任何部位的皮肤褶皱、受压部位、陈旧性瘢痕或损伤、既往手术指征和血管外观、神经病变或压疮并应做好记录。此外，还应评估皮肤、指甲、四肢毛发的外观。皮肤颜色、温度、毛细血管再充盈时间、脉搏和水肿情况也都是全身体格检查重要的内容。

不同类型的伤口其评估重点也有所不同。手术伤口的裂开可能因感染、潜在疾病、现用的药物（如类固醇）或营养不良等导致。含铁血黄素色素沉着（红褐色）是静脉循环不良的典型体征，由于红细胞慢性渗漏进入下肢软组织中所致，常常见于静脉性溃疡患者。如果红细胞渗漏后没有及时使用压力疗法进行管理，患者容易发生静脉性溃疡。动脉性溃疡的典型表现通常为毛发脱落，脉搏减弱或缺失，皮肤菲薄、紧绷发亮。神经性溃疡需要着重评估患者神经病变的程度。糖尿病患者即使局部使用减压装置容易形成胼胝和局部受压点。这两者都很容易在体格检查中被发现（参见彩图“含铁血黄素的沉淀”）。

对于深色皮肤的个体来说，仅仅依靠临床人员视诊检查水肿和颜色的变化（例如Ⅰ期压疮），进而早期发现皮肤溃疡是一个挑战。目前尚缺乏有效的工具来帮助临床人员检测深色皮肤的水肿以早期发现组织损伤。最近一项研究中56例研究对象，其中28例为深色皮肤者，作者研究显示了使用溃疡的多光谱成像技术提高了深肤色患者局部红斑的检出率[6]。

对患者进行全面检查可以明确伤口发展的各个方面信息，进而得出伤口病因以及某些伤口迁延不愈的原因。基于伤口的综合评估结果和判断伤口是否能愈合、不能愈合和姑息治疗的结果，能够有助于制订合适的治疗目标和治疗计划[7]，形成可行的目标和治疗计划，定期随访评估治疗效果，确保患者依从治疗计划是促进伤口成功愈合的关键(参见特定伤口类型章节)。

伤口评估和分类

伤口评估——文字记录、伤口现状和进展的照片是一个连续性的观察、资料收集和评价过程，是患者护理的重要内容。伤口评估内容包含初始评估记录、伤口及周围组织的持续性变化以及干预措施。初始评估是基线评估，这部分评估内容可与后续定期的评估结果以及伤口出现明显变化时的评估结果相比较。

实践要点

伤口状况会在短时间内发生改变，及时评估伤口变化并调整相应的治疗措施是重要的。

伤口评估的频率通常是由个人或机构指南、治疗方式、监管指南和伤口特征所决定，其中伤口特征是决定评估频率的重要因素。最新的国际指南规定，压疮入院时评估，此后至少每周评估一次或在有任何恶化迹象的时候进行评估。评估的频率也取决于伤口严重程度、患者整体情况、患者所处的环境以及目前的护理计划和护理目标。急性伤口需每天或在更换敷料时进行评估。在长期护理机构，伤口必须在入院时、每次更换敷料时进行评估，且至少每周评估一次。居家护理的伤口评估频率通常是基于家访频率，一般是每周和(或)注册护士家访时进行评估。然而，不考虑环境因素，伤口评估的频率应该由前一次更换敷料所观察到的伤口特征、从一次评估到下一次的伤口变化以及医嘱或其他专家的指示来确定。干预措施的选择应该基于最初和之后动态的伤口评估结果(见实践要点：伤口重新评估的时机)。

尽管伤口评估需要符合监管部门尤其是卫生保健部门的要求，但是并没有书面的标准来规范伤口评估。同样，也无设计良好的文件记录表格、工具或电子医疗记录(electronic medical record，EMR)可用于伤口评估。Banfield 和 Shuttleworth 发现通过使用评估图表或表格，不仅有利于增加伤口评估的频率，而且能提高护士的伤口评估能力[11]。最佳的评估表会被医务人员持续使用，能够简单、快速完成的表格最有可能被常规使用，如果表格太长或填写困难，就很难被接受使用。

伤口的评估内容不仅应包括患者全面的整体评估，还应包括伤口的原因、特征如伤口类型、部位、大小、深度、渗液和组织类型、外观以及伤口周围皮肤情况（参见彩图“伤口的区域”）。

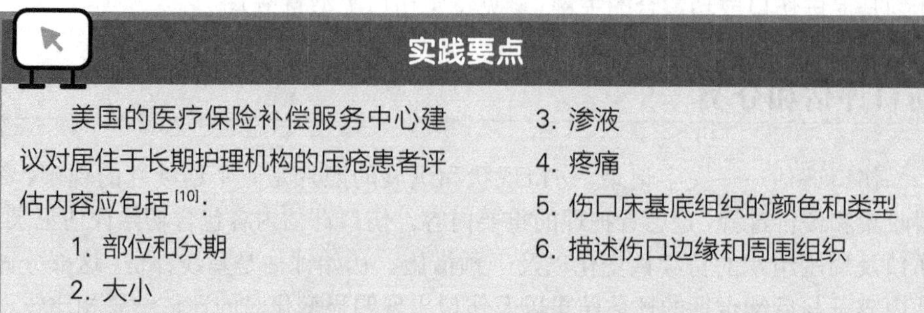

实践要点

美国的医疗保险补偿服务中心建议对居住于长期护理机构的压疮患者评估内容应包括[10]：

1. 部位和分期
2. 大小
3. 渗液
4. 疼痛
5. 伤口床基底组织的颜色和类型
6. 描述伤口边缘和周围组织

伤口具有几种不同的分类方法，部分皮层和全皮层损伤主要被临床医师用于区分压疮以外的伤口损伤程度。部分皮层损伤是指表皮和部分真皮的损伤，皮肤擦伤、撕裂伤、水疱、植皮供皮区都是常见的部分皮层损伤。全皮层损伤是指从表皮和真皮，一直扩展到皮下组织、筋膜和肌肉的损伤。部分皮层伤口愈合主要是通过再上皮化完成。全皮层伤口愈合通过肉芽组织的形成、收缩以及最终的再上皮化来完成，当然相对于部分皮层损伤，全皮层损伤的愈合需要花费更长的时间[4]。

压疮和神经性溃疡有特定的分期和分类方法来表示损伤的深度以及愈合的过程。特殊类型的伤口要使用其特定的评估方法（详见第 13 章“压疮”及第 16 章“糖尿病足部溃疡”）。

烧伤严重程度的评估分为两个部分，烧伤面积的评估可使用九分法定律[12]（图 6-1）或 Lund 和 Browder 图表[13]。烧伤深度的评估通过观察烧伤皮肤的解剖层次来确定的（例如表皮、部分皮层、全皮层或皮下烧伤）。

显然，要进行完整的伤口评估需要考虑很多参数。每个临床机构需要制订一个所有医务人员都应该学习并遵循的伤口评估方案用于规范伤口评估方法和确保评估的一致性，如是使用分期 / 分类，还是使用部分和全皮层的术语等，临床评估中应该一致。规范化的评估数据可便于医务人员交流，加强多学科合作以及制定和修正治疗策略。

伤口评估的要素

1992 年，Ayello 发明了用于压疮评估和记录的记忆法[14]（参见“压疮 ASSESSMENT 图表”，也可参见“伤口 ASSESSMENTS 图表”）。该记忆法适用于任何类型的伤口并有助于医务人员顺利完成伤口评估。它为临床决策提供了支持。医护人员将该记忆法与相应医疗机构的伤口评估指南相结合，可对伤口九分法定律用于评估身体烧伤面积的大小。成人的身体被分为多等份的9%或9%的倍数。对于成人和儿童，九分法定律有不同的百分比计算方式

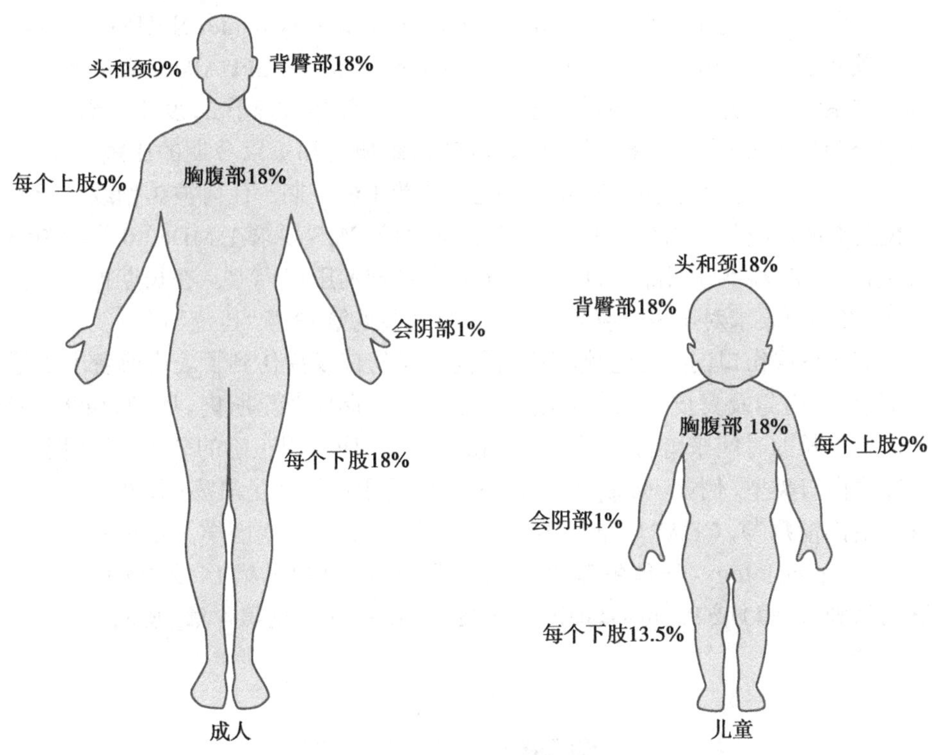

图6-1 九分法定律

进行动态评估。该评估表具有简单、快速的特点，可以每天、每周或每月使用，也可加以修改以适应个体化的要求。

伤口部位和持续时间

伤口部位应该用正确的解剖术语来记录。例如，描述为大转子比右侧臀部更加规范。在完整的入院评估记录中应该包含伤口部位在身体上的描记图。如果存在相邻的两个或两个以上的伤口，应该对这些伤口进行清晰的标记和编号。患者的伤口持续时间的记录也特别重要，尤其是自从CMS[15]要求在最小数据集3.0（M0300B.3）中记录最早发生Ⅱ期压疮的日期以来，在你处理一个新的急性伤口或难以愈合的慢性伤口时需要记录持续几周或几个月？时间并不是急性和慢性伤口唯一的决定因素。尽管通常用超过30天来描述慢性状态，但更加重要的评价标准是伤口是否正在快速愈合[13, 14]。

除了伤口持续时间，对已知伤口的病因记录也很重要。例如，如果患者主诉她把热咖啡洒在截肢肢端导致出现水疱，而肢端因创伤和动脉血供不足进一

步演变成一个全皮层损伤伤口，那么把这类伤口归类为压疮则是错误的。

伤口的大小和分期/分类

美国压疮顾问小组（national pressure ulcer adversary panle，NPUAP）和欧洲压疮顾问小组（European pressure ulcer adversary panle，EPUAP）联合制定的压疮分类系统[8]只适用于压疮的分期/分类。这个分类系统于2009年提出，它将压疮分为四期和两种特殊类型（可疑深部组织损伤和难以分期的压疮）[8]。分期/分类系统按组织损伤的深度将压疮分类为Ⅰ至Ⅳ期。任何被焦痂或坏死组织覆盖着的压疮是难以分期的，图6-2包括美国CMS要求在MDS3.0系统中记录在M0300F难以分期部分的那一类需长期护理的压疮[15, 16]。在长期护理机构中，已经不再要求对压疮反复重新分期[15, 16]（参见第13章“压疮”）。

部分皮层伤口的愈合速度较快，因为这类伤口仅损伤到了表皮或者表皮层以下，但没有累及真皮层。全皮层伤口损伤到了脂肪甚至肌肉、肌腱、骨骼，因此需要更长的时间来愈合。对于特殊伤口类型，应使用正确的分类/分期系统来评估伤口类型，例如，Meggitt-Wagner分级用于糖尿病足溃疡（参见16章“糖尿病足部溃疡”），CEAP（clinical-临床表现，etiology-病因学，anatomy-解剖学，pathophysiology-病理生理学）用于静脉性溃疡（参见第14章“静脉疾病和淋巴水肿管理”）或Payne-Martin用于皮肤撕裂伤（参见第4章“皮肤：重要的器官”）。

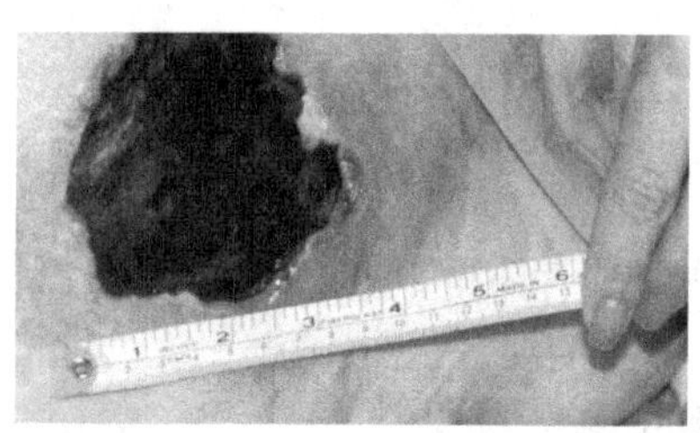

图6-2 坏死，难以分期的压疮

这张图显示的是伤口基底部被焦痂覆盖的难以分期的压疮。需要测量并记录的是压疮的长度、宽度，坏死组织的类型和所占百分比

实践要点

即使某一压疮含坏死组织且是难以分期的，仍然需要记录伤口的面积（长度×宽度）以及伤口中各种类型组织所占的百分比例。

表 6-1 压疮评估表(ASSESSMENT)

患者姓名:________ 年龄:______ 性别:______ 男性□ 女性□
日期:________ 时间:________ 压疮数量:________

A 伤口解剖位置
❑ 骶骨
❑ 肘部 ❑ 右 ❑ 左
❑ 大转子 ❑ 右 ❑ 左
❑ 坐骨 ❑ 右 ❑ 左 ❑ 切开的
❑ 足跟 ❑ 右 ❑ 左 ❑ 其他
❑ 外踝 ❑ 右 ❑ 左

伤口持续时间
已有压疮______天或______月
Ⅱ期压疮最早发生的日期______(MDS 3.0)

S 大小
长______cm,宽______cm,深______cm

形状
❑ 圆形 ❑ 椭圆形
❑ 其他________

分期 / 分级 / 分类
压疮
❑ Ⅰ期 ❑ Ⅱ期 ❑ Ⅲ期 ❑ Ⅳ期
❑ 可疑深部组织损伤
❑ 难以分期;溃疡坏死
Wagner 分级法:
❑0 级 ❑1 级 ❑2 级 ❑3 级
❑4 级 ❑5 级

S 窦道,潜行,瘘管
❑ 窦道,隧道:方向______点______cm
❑ 潜行(组织损伤面积比隧道大,更像一个洞穴)触之发硬

E 渗液
渗液颜色
❑ 血清性 ❑ 血浆性 ❑ 血性
❑ 绿色 ❑ 褐色
渗液量
❑ 很少 ❑ 中等 ❑ 大量
性状
❑ 清亮 ❑ 脓性

S 脓毒症
❑ 局部 ❑ 全身 ❑ 无

S 周围皮肤
❑ 黑暗 ❑ 变色 ❑ 红斑 ❑ 完整 ❑ 肿胀
❑ 其他________

M 边缘
❑ 相连(压疮边缘是连接的)
❑ 不连(压疮边缘不连,有中断)
❑ 翻卷(压疮边缘皮肤向深部翻卷)

浸渍
❑ 有 ❑ 无

E 红斑
❑ 有 ❑ 无

上皮化
❑ 有 ❑ 无

焦痂(坏死组织)
❑ 黄色 ❑ 黑色 ❑ 软 ❑ 硬 ❑ 粘性的
焦痂周围
❑ 干 ❑ 湿 ❑ 发红

N 坏死组织
❑ 有 ❑ 无

气味
❑ 有 ❑ 无

新生血管(可见的血管)
❑ 有 ❑ 无

T 伤口组织
❑ 可见肉芽组织 ❑ 无
❑ 无疼痛 ❑ 有疼痛
发生于 ❑ 接触时 ❑ 操作时 ❑ 任何时候
服用止痛药物
❑ 有 ❑ 无

张力
❑ 绷紧,有变硬 ❑ 无

温度
❑ 触摸皮肤温暖 ❑ 触摸皮肤凉 ❑ 正常

2011,Baranoski,Ayello. From Ayello,E. "Teaching the Assessment of Patients with Pressure Ulcers," *Decubitus*,1992,5(7):53-54.

表 6-2 伤口评估表（ASSESSMENTS）

患者姓名：________________

评估日期：________________

伤口病因

❑ 手术 ❑ 静脉 ❑ 动脉 ❑ 压疮

❑ 神经性/糖尿病溃疡 ❑ 外伤

❑ 皮肤撕裂伤 ❑ 其他

A 伤口部位

❑ 上/下胸部 ❑ 腹部

❑ 后背 ❑ 头部

❑ 耳部 ❑ 右 ❑ 左

❑ 骶骨 ❑ 尾部 ❑ 坐骨 ❑ 右 ❑ 左

❑ 大转子 ❑ 右 ❑ 左

❑ 肘部 ❑ 右 ❑ 左 ❑ 臂 ❑ 右 ❑ 左

❑ 腿 ❑ 右 ❑ 左 ❑ 足 ❑ 右 ❑ 左

❑ 足跟 ❑ 右 ❑ 左

❑ 外踝 ❑ 右 ❑ 左

❑ 内踝 ❑ 右 ❑ 左

伤口持续时间

❑ 急性起病日期：________

❑ 慢性起病日期：________

S 大小

长____cm 宽____cm 深____cm

形状

❑ 圆形 ❑ 椭圆形 ❑ 不规则形

❑ 其他________

分期

压疮分期

❑ Ⅰ期 ❑ Ⅱ期 ❑ Ⅲ期 ❑ Ⅳ期

❑ 难以分期 ❑ SDTI

Wagner 分级

❑ 0 ❑ 1 ❑ 2 ❑ 3

❑ 4 ❑ 5

S 窦道，隧道，潜行，瘘管

❑ 窦道 ❑ 隧道 ❑ 潜行 ❑ 瘘管 ❑ 无

部位___方向___点深____cm

E 渗液

量

❑ 很少 ❑ 中等 ❑ 大量 ❑ 无

年龄：___________

重新评估日期：________________

颜色

❑ 血清性 ❑ 血浆性 ❑ 血性

性状 ❑ 清 ❑ 化脓性

气味 ❑ 有

S 脓毒症

❑ 局部 ❑ 全身 ❑ 两者均有 ❑ 无

S 周围皮肤

❑ 完整的 ❑ 红斑 ❑ 硬结 ❑ 红肿

❑ 温暖 ❑ 凉 ❑ 变色

❑ 干燥 ❑ 其他

M 浸渍

❑ 无 ❑ 有______cm ❑ 部位______

E 边缘，上皮化

❑ 达到边缘 ❑ 未达边缘

❑ 边缘翻卷

❑ 接近手术切口

❑ 手术开放性伤口

❑ 完整的缝合线/缝合钉

❑ 上皮化出现________cm

❑ 无上皮化

N 坏死组织

❑ 有 ❑ 无

组织类型

❑ 黄色腐肉____% ❑ 黑色____%

❑ 软 ❑ 硬 ❑ 黏性的

伤口百分比（检查最近的百分比）

❑ 100% ❑ < 75% ❑ > 75%

❑ < 50% ❑ > 50% ❑ < 25% ❑ > 25%

❑ 其他：________%

伤口床组织

❑ 未出现肉芽 ❑ 有肉芽________%

硬结或疼痛

（0 为无痛，10 为非常疼痛）

疼痛分值

0 1 2 3 4 5 6 7 8 9 10

（圈上合适的数字）

表6-2 伤口评估表(ASSESSMENTS)(续)

疼痛表现	❑ 加压治疗 ❑ 减压
❑ 接触时 ❑ 任何时候	❑ 压力重新分配设备
❑ 仅在伤口护理时	❑ 其他________
❑ 更换敷料时 ❑ 其他(详述)________	❑ 患者生活质量观点________
疼痛处理(详述方法)________	❑ 个案管理/社会服务需求
❑ 不起效 ❑ 起效	❑ 需要营养咨询
S状态	❑ PT/OT
伤口状态:开始评估日期________	❑ 推荐给其他部门________
❑ 改善:日期________	初始评估
❑ 无改变:日期________	签名________________标题________
❑ 愈合:日期________	日期:________
❑ 恶化:* 日期________	重新评估
* 通知医师	签名________________标题________
❑ 支持疗法	日期:________

2011, Revised Baranoski & Ayello.

伤口测量

伤口测量是伤口评估的重要内容,可为判断伤口进展情况以及制订有效的临床干预方案提供有价值的信息。伤口测量用于研究评价临床效果尤为重要。保持伤口测量的一致性和精确性在确定伤口随着时间进展而变化及比较不同治疗方式的有效性中也极为重要。保证一致性最佳的方法是医疗机构制定形成医务人员都能遵循的伤口测量方案。每次测量时患者的体位保持一致也同样重要。

伤口的测量方法可以是简单或复杂的,如二维测量(伤口面积)或三维测量法(伤口体积)。有很多方法可用来测量和评价伤口愈合状况。这些方法包括伤口追踪,宽度和长度测量,电脑化伤口记录系统(可以形成一维、二维或三维影像)和数码摄影[1,17]。据报告[1]一种新的手持便携设备由数码相机结合扫描仪形成一种标准的个人数码助手有助于社区患者静脉性溃疡和糖尿病性溃疡的评估和记录。

伤口测量结果的变化,如伤口面积的减少,提示着伤口正在愈合。手术切口应使用伤口长度测量(例如,“线性切口 8cm 长”)。伤口不应该用客观物体来测量,例如一分硬币或半美元大小,而是应该根据伤口的大小以厘米(cm)或毫米(mm)来测量。

伤口面积

最简单和最常见的伤口测量方法是线性测量法,这种方法需使用以 cm 或 mm 为单位的纸或塑料尺进行测量。2008 年 Langemo 等[18]概括了美国压疮顾问小组 NPUAP 提出的伤口面积测量位置，即从头到脚方向测得的最大数值为长度，与长度垂直 90° 测得的边到边的最大数值为宽度（图 6-3）[19]。如果这种方法被一致使用，那么随着时间的推移，所测得的结果应该变得更可靠且更具有可比性。线性测量法耗费少，容易实施，较少或不会引起不舒适，是大多数临床人员常用的测量方法[18, 20]，然而，需要注意的是，使用这种方法是在假设伤口为长方形或正方形的前提下测量获得的伤口面积。由于临床中罕见这种形状规则的伤口，因此可能会高估伤口的面积[21]。无论采用哪种方法，最重要的是医疗机构需给工作人员制定出能理解并持续实施的统一测量标准。

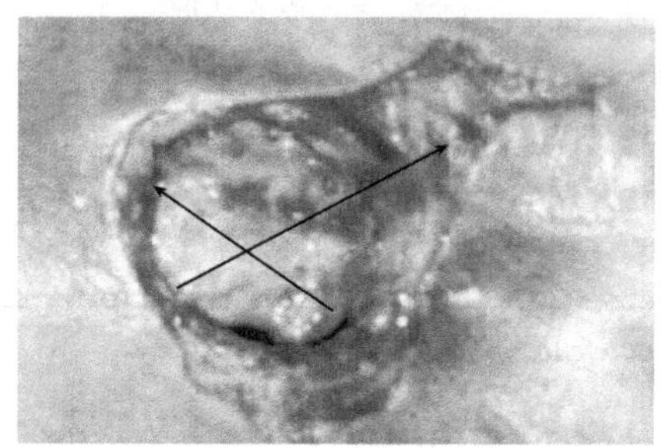

图 6-3 伤口测量

线性测量应从头到脚方向测得的最大数值为长度，与长度垂直 90° 测得的边到边的最大数值为宽度

另一种测量伤口面积的方法是用伤口的长度乘以宽度，单位是平方厘米（cm^2），然后测量伤口的深度并将三者结合一起，使之变成三维的计算方法[21, 22]。如果是开放性伤口，可以将无菌棉签或标尺伸入伤口最深处，做好标记，取出后再测量伤口具体深度（图 6-4）。

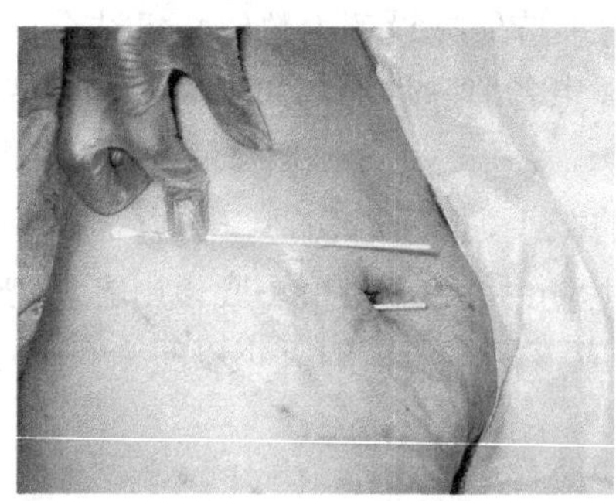

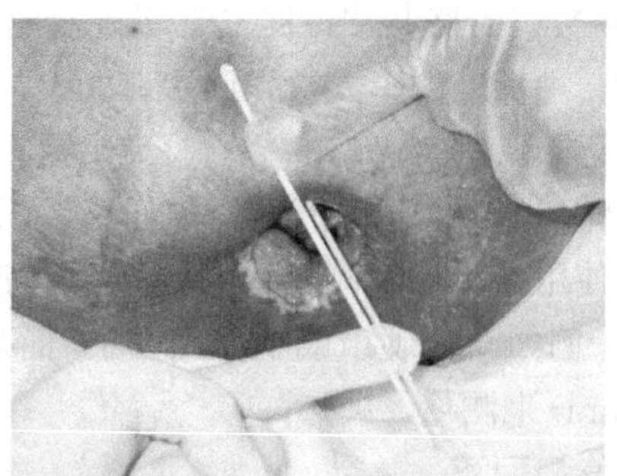

图 6-4 伤口深度的测量

通过将无菌棉签伸入伤口，做好标记，用标尺测量棉签可得伤口深度

表面积测量法是一种伤口描记测量法，使用4cm或8cm网格组成的描图薄膜覆盖伤口，在薄膜上描绘出伤口的轮廓，然后通过计算得出一个近似伤口表面积的值[23]。这种方法比较简单、快速，不需要太多练习就可掌握，而且薄膜价格便宜，为一次性使用耗材。

伤口面积的测量还可以使用无创的立体摄影法（stereophotogrammetry，SPG），这种方法需使用数码相机和电脑处理软件来完成。首先，在伤口平面放置目标盘，应用数码相机拍摄后将相片下载到电脑；然后，应用电脑定位设备或鼠标锁定伤口的边缘线以及伤口长度、宽度；最后，电脑软件会自动计算伤口长度与宽度以及面积[21]。每次伤口处理测量获得的伤口图片可彩色打印，放在患者病案记录表中作为治疗记录留存。这种方法因准确、可重复测量不规则伤口和无创的优点而被广泛运用。

临床循证依据

立体摄影法是测量伤口最准确和最可靠的方法。数码平面测量法有较好的可信度[21,24]。

伤口体积

因为大多数伤口低于皮肤表面，是三维的、不规则的，有时会呈圆锥形，那么伤口体积的测量和计算就显得很重要。最常见的体积测量方法就是测量伤口的长度、宽度、深度，并将三者相乘得出体积[22]（$L \times W \times D =$ 体积 cm^3）。然而，需要注意的是，这种方法是以伤口表面积与伤口基底面积大小相等为前提的，一般来说这种情况较为少见，因此应用这种方法可能会高估了伤口的体积。

其他方法还有模具法、液体灌注测量法、Kundin设备测量法和立体摄影法。模具法和液体灌注测量法不够精确且耗时，易给患者带来不适并有可能会污染伤口[23]。Kundin设备是一次性塑料包裹的三维测量仪器，它的三个臂分别用于测量伤口的长度、宽度和深度[25]。该测量法假定伤口的形状介于圆柱体和球体之间，测量完成后通过数学公式来计算伤口体积[25]。Kundin测量装置的优点为使用方便、相对便宜且对患者来说损伤小[25]。如前所述，立体摄影法可以通过电脑软件计算伤口深度和面积，伤口面积使用Kundin公式进行计算。一项研究报道立体摄影法测量法的可信度最高，误差最小[22]。在使用伤口注模条件下，Kundin设备测量法和立体摄影法测量法相比较，立体摄影法更为精确。然而，未来还需要更多的研究来证实。

窦道、潜行和瘘管

窦道/隧道、潜行和瘘管形成会延迟伤口愈合的级联反应。采用适当的内科、外科和护理干预方法早期干预对处理复杂伤口至关重要。

窦道

窦道（或隧道）是从伤口的任何一个部分向外延伸的通道，这一通道可能会穿过皮下组织和肌肉。通道或路径加上伤口本身，累及的范围大于可见的伤口表面。窦道或隧道会导致死腔和潜在脓肿的形成，进一步使伤口愈合过程复杂化。窦道常见于裂开的外科手术切口，也可见于神经病变伤口、动脉病变伤口和压疮。窦道评估的文字记录是伤口评估中非常重要的要素，它有助于医务人员评价干预措施的效果和识别伤口无法愈合的原因。窦道的治疗措施包括使用适当的敷料松松地填充死腔，以刺激肉芽组织生成和收缩。更换敷料时观察窦道内情况并记录。首要护理目标是闭合窦道，在治疗过程中允许伤口外部保持开放状态直到伤口完全愈合。

窦道的测量是指通过插入无菌棉签、测量设备或者戴无菌手套深入伤口深处或窦道底部并做好标记，然后应用测量尺测量窦道具体深度。测量时需要非常小心以免对患者造成伤害（参见伤口深度的测量）。

潜行

潜行是围绕伤口周边完整皮肤下方所发生的组织结构破坏。在这些伤口中，边缘与伤口基底是分离的（图 6-5）。伴有剪切力的压疮常常会在剪切力最大的区域出现潜行；当伤口的开口小于皮下受损组织的范围时或当伤口床干燥时，也可能会出现潜行。

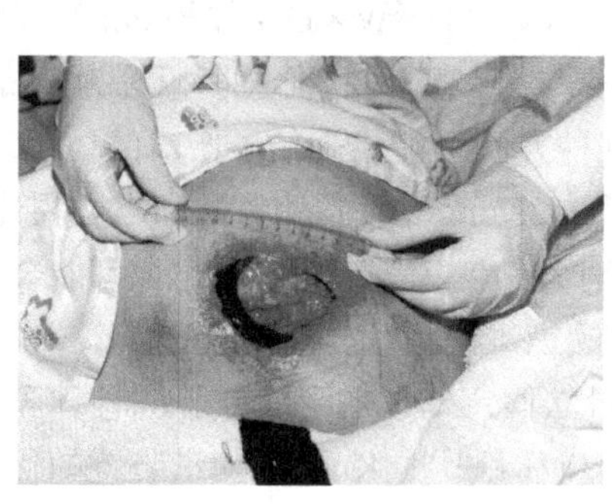

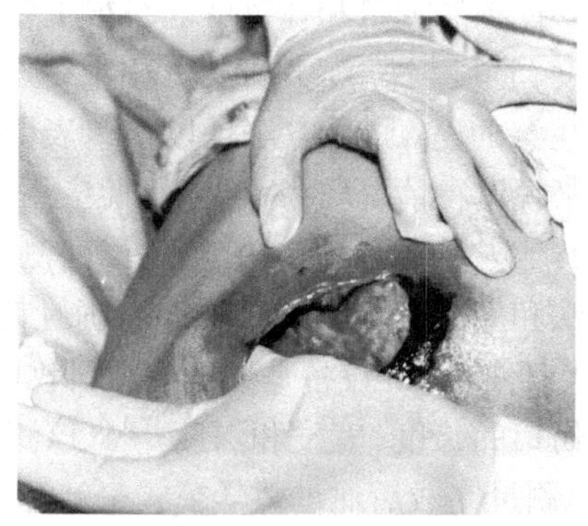

图 6-5　潜行

图片所示为潜行，是指伤口周边皮下组织受损

潜行位置和数量的记录很重要。医务人员可以使用时钟法进行记录，指向患者头部的方向为 12 点钟方向（例如“12 点钟到 6 点钟方向潜行深 3cm”）。除时钟法外医务人员也可使用百分比进行记录（例如，“75% 的伤口有潜行，12 点钟到 9 点钟方向潜行深 2cm”）。伤口某一部分的潜行可能大于另外部分，这应

进行恰当的记录。潜行治疗措施包括松松地包扎或扩开所有潜行部位，防止形成碎片和坏死组织，合理应用敷料如水凝胶、纱布或藻酸盐敷料。

潜行的深度和窦道的测量方法一致。

瘘管

瘘管可以形成于手术伤口和较深的、严重压疮部位。瘘管是指两个空腔器官之间（例如，直肠阴道瘘）或空腔器官与皮肤之间（例如肠外瘘）的通道[23]。瘘管常用发生器官如直肠和出口部位如阴道来命名。瘘管患者的护理比较复杂，需要医务人员具有评判性思维和专业技能[23]。瘘管的愈合通常需要数周或数月。有粪便出现的瘘管区域更需要医务人员予以高度关注。此外，瘘管患者往往营养不良，他们可能需要持续数周的高强度的营养支持来改善身体状况（参见第19章“瘘管”）。

渗液和气味

渗液是伤口中累积的液体，这些液体可能含有血清、细胞碎片、细菌和白细胞。渗液可见于干燥、脱水、坏死或无活性活的组织（非引流状态）或潮湿、引流中的伤口。渗液的评估内容包括量（少量、中量、大量）、颜色、黏稠度和气味[26]。特定微生物如铜绿假单胞菌等感染时伤口会散发出特殊的气味（参见渗液分类。也可参见LOWE伤口边缘的皮肤屏障：20秒临床实践）。

渗液按其性质不同可分为血清液（澄清或淡黄色）、血浆液（浆液性或血性）、血液或墨绿色液体。渗液的黏稠度可能是黏稠的、乳状的或脓性的。

脓毒症

脓毒症或菌血症是由厌氧菌和革兰阴性菌引起的，可以发生在任何易感伤口中。脓毒症的评估内容应包括局部发红、发热、水肿、脓性分泌物或引流液增加、皮肤硬结、组织脆性增加或疼痛增加、捻发音或波动感[8, 27, 28]。如果存在脓毒症，应确定是否发生了局部或全身感染。干预措施需要以准确的评估结果和相关的实验室检查为依据。

伤口培养是确诊脓毒症的最佳方法，但该方法的准确性仍然存在争议。通常，通过液体抽吸进行组织活检是诊断脓毒症的金标准。这些操作并不是所有的医疗机构都能做到，许多医务人员缺乏这些技能而导致检查无法进行。在不同医疗机构中采用伤口擦拭方法获取细菌培养标本前，必须彻底清洁伤口并保持其干燥。先清洁伤口后，再取伤口床中的活性组织进行培养，以识别微生物是否存在及其类型[27]。伤口床的组织培养是明确感染是否存在的重要方法。伤口臭味的评估也应该做好文字记录，必须要确定异味是来源于伤口本身而不是敷料的更换，而这种混淆是常见的误区。医务人员要在评估以及记录气味前必须先清洁伤口，某些微生物如假单胞菌会散发特殊的气味，容易被有经验的医务人员识别（参见第7章，伤口生物负荷和感染，对感染和培养有更为详细的信息）。

渗液分类

伤口渗出物可通过类型或量进行分类

1. 类型(颜色和稠度)

渗液可以单独存在或联合存在(例如血清和血液):

(1)浆液性或清亮的液体

(2)血性液体

(3)脓性液体(由感染或炎症过程产生的炎性细胞和组织碎片组成)

2. 渗液量

渗液量可提示:引起损伤的原因并没有得到解决(例如,静脉功能不全导致的水肿);存在充血性心力衰竭(双侧膝盖以上是否有水肿);低白蛋白水平(营养不良、肾脏或肝脏疾病);或存在感染(观察体征或症状)

渗液的量包括:

(1)无

(2)少量——当去除敷料时能够检测到敷料被渗液浸湿的面积少于33%(敷料1/3)

(3)中量——渗液覆盖敷料面积的67%以下(敷料的2/3以下)

(4)大量——渗液覆盖敷料面积67%以上(敷料的2/3以上)

实践要点

评估气味之前要清洁伤口。谨记不是所有的异味都表明伤口感染;有时伤口渗出液与某些敷料相互作用会散发一种独特的气味(例如,藻酸盐敷料),但该异味在清洗伤口后消失。异味的出现也可能提示需要增加更换敷料的频率。

周围皮肤/伤口周围

通过评估伤口周围皮肤也可获得有价值的信息。发红、发热可能提示炎症、蜂窝织炎或感染的存在。皮肤完整性受损(如剥落、侵蚀、丘疹或脓疱)可能提示对胶布或粘性敷料存在过敏反应。伤口渗液过多可能会导致周围皮肤浸渍而发生潮湿相关性皮肤损伤,周围皮肤的浸渍和干燥则提示选择的敷料太潮湿或太干,敷料类型与渗液量不符。医务人员需确保所选用的敷料能完全吸收渗液并不需要频繁更换。此外,伤口周围皮肤应该用手指触诊,硬块(触摸很硬)或波动感(泡沫样、液体波动样)提示局部有异常的液体积聚,表明有潜在组织

LOWE© 伤口边缘的皮肤保护：20 秒学会处理

渗液量可提示：引起损伤的病因没有去除（例如，静脉功能不全导致的水肿）；存在充血性心力衰竭（观察扩展到膝盖以上的双侧水肿）；低白蛋白血症（营养不良、肾脏或肝脏疾病）；或存在感染（检查体征或症状）。

伤口周围皮肤可通过选用吸收性敷料吸收渗液来加以保护。伤口周围皮肤的保护方式有四种。尝试使用以下方法来帮助记忆 LOWE©（来自英语古语，意思是认可，提升，或谦逊）

类型	优点	缺点
液体薄膜类（L） 形成丙烯酸酯 无刺激性 皮肤准备等	1. 透明便于观察、去除 2. 过敏反应发生率低	1. 某些皮肤密封产品会使皮肤汗液蒸发而变得干燥 2. 在一些机构没有得到使用
药膏（O） 凡士林 氧化锌	相对便宜和容易使用	1. 凡士林遇热会溶解 2. 氧化锌软膏会影响伤口边缘下组织的观察 3. 药膏可能会干扰银离子的作用 4. 皮肤对粘性成分可能会发生过敏
窗口敷料（W） 伤口边缘使用粘性保护性敷料构建框架 ——水胶体敷料 ——薄膜敷料 ——丙烯酸酯敷料 ——硅胶敷料等等	1. 在伤口边缘提供了良好的密闭性 2. 某些产品提高了伤口边缘的可视性	如果封闭使用，水分可能会积聚在敷料下
外部收集装置（E）	外部收集袋可用于那些难以封闭的部位（例如，肛周）	这类产品需要监测外部的封闭情况 提示：由于这类产品不能解决大量渗液的原因，因此需要同时纠正病因

Ayello, E.A., and Sibbald, R.G. LOWE© “Skin Barriers for Wound Margins: 20 Second Enablers for Practice.”

Advances in Skin & Wound Care 19(5): 237, 2006.

损伤或脓肿形成。虽然新的研究对伤口与周围皮肤之间的起始点提供了不同的观点[30]，但周围组织的评估确实为持续性的伤口评价和下一步伤口干预方案提供了有用的信息。

浸渍

如上所述，由伤口渗液所致的潮湿相关性皮肤损伤可能造成周围皮肤的浸渍。由大量引流液或液体的涡流接触皮肤所致的浸渍会软化伤口周围的皮肤，表现为皮肤区域发白和“被水淹过”的现象。此种情况可能是渗液管理不当或因伤口恶化导致渗液增加所致。浸渍可在伤口周围使用适当的皮肤保护膏进行预防，经常更换敷料或选择吸收性更好的敷料也有助于预防皮肤浸渍的发生（参见彩图“浸渍”）。

边缘和上皮化形成

上皮化形成是指表皮穿过伤口表面的再生[23]。伤口上皮边缘是连续的，常常很难观察到。在上皮细胞从伤口边缘向中心移行的过程中，上皮覆盖区域常呈现为珍珠色、银色或发亮。新生上皮薄且脆弱，因此很容易受损。伤口边缘的上皮可能会黏附于伤口床、与伤口床分离或向内翻卷（参见彩图“伤口边缘上皮形成和边缘翻卷”）。伤口边缘评估是伤口全面评估中的一个重要组成部分。

伤口边缘检查有助于急性、慢性伤口的判断以及为伤口病因提供线索。例如，伤口边缘炎症伴有青紫色潜行可能表明有坏疽性脓皮病。伤口边缘内卷可能由于水分的缺乏，伤口边缘为寻求更多的水分会延伸至伤口床，这种现象常见于坏死组织覆盖、干燥或缺氧的伤口[23]。

如果伤口中毛囊或新细胞正在生长，上皮形成也可以发生在伤口床中央。伤口边缘的新生组织可以用厘米（cm）来计量或用覆盖伤口组织的百分比来表示（例如，“伤口周围存在大约 0.3cm 的上皮组织”或“25% 上皮组织”）。伤口的上皮化程度常常被忽略。

实践要点

必须评估并记录伤口的上皮化形成。

坏死组织

坏死组织是死亡的、无活性的、无血管的组织，这些组织为细菌繁殖提供了理想的环境并且可抑制伤口的愈合。众所周知，当从伤口床中去除所有坏死组织时有利于伤口愈合。坏死组织可能呈现为黄色、灰色、棕色或黑色。当它变得越来越干燥，它会转变为厚的、坚硬的黑痂[23,29]。黄色、疏松的坏死组织被认为是腐肉[23]。伤口评估过程中要记录伤口床中坏死组织的类型和百分比。例如，伤口床可能由100%坏死组织组成或由25%肉芽和75%坏死组织构成（参见彩图“伤口术语”）。

伤口床组织

通过观察伤口床组织颜色、湿润程度和上皮组织的数量能够揭示伤口愈合的阶段和进展。湿润的伤口床促进成纤维细胞和巨噬细胞从伤口床一侧向另一侧移行，胶原酶以及其他化学物质在伤口床中的活动，从而促进伤口愈合[23,29]。伤口床组织可能是浅粉色、粉色、红色、黄色或黑色的。清洁、颗粒状肉芽生长的伤口常呈现为红色，失活组织常呈现为黄色。棕色和黑色的伤口通常被坏死组织或焦痂、干燥的组织覆盖，这些伤口需要彻底清创，因为坏死组织会减缓伤口的愈合。

伤口床是干燥还是湿润的？湿度评估为选择正确的敷料以创建一个良好的愈合环境提供了指导。医务人员需要判断：是否存在新生组织（伤口边缘以及伤口床上皮组织的形成？）或肉芽组织（颗粒状或坚韧的红色组织？）。

伤口记录应该基于观察结果[31]。要明确伤口有100%肉芽组织，还是填充了25%的腐肉（黄色组织）或坏死组织？这三种类型的组织可存在于同一伤口中，评估每种类型组织所占的比例有助于决定采取恰当的治疗和通过伤口组织特征记录治疗的结果是改善或恶化。记录结果可以用伤口床中肉芽组织增加的百分比来表示（如伤口床从75%的坏死组织进展到100%的肉芽组织）。

轻柔触诊伤口和周围组织或者患者报告疼痛的强度也是必不可少的评估内容。伤口疼痛是继发于感染的一个症状。区别疼痛的性质是持续性的还是间断性的（如更换敷料时的疼痛）非常重要，可使用一个本单位能够接受的、有效度的疼痛评估量表评估疼痛（参见第7章“伤口微生物感染”，第12章“疼痛管理和伤口”）。

伤口愈合的评估和测量

伤口愈合的记录与伤口评估和测量同样重要。越来越多的研究集中于确定不同类型的慢性伤口的愈合率最佳方法（压疮、静脉性溃疡和糖尿病神经性溃疡）以及4周的预期愈合率[32,33]。NPUAP-EPUAP于2009年在临床实践指南中指出“大多数压疮在两周内应该有预期的可视愈合迹象[8]”。在临床实践中，有各种工具可被用于评估和记录伤口的愈合，这些工具包括压疮评估状态工具（Pressure Sore Status Tool，PSST）[34,35]，压疮愈合计分量表（Pressure Ulcer Scale for Healing，PUSH）[36]，多伦多伤口症状评估系统（Toronto Symptom Assessment System for Wounds，TSAS-W）[37]。

PSST量表最初用于压疮的评估，现已经被Barbara Bates-Jensen博士修正，形成可用于所有伤口评估的工具，称之为Bates-Jensen J伤口评估工具（Bates-

Jensen Wound Assessment Tool，BWAT）[38]。BWAT 包括 13 个伤口因素，可随时间跟踪，每一项目都以数值计分。伤口位置和形状不计分，BWAT 13 个因素的总分可反映伤口总的状态[38]。

PUSH 工具由 NPUAP 制定和修订，已经在研究中被证明了具有较高的信效度[36]。这个测量工具可对压疮的愈合状况进行快速和有效的监测，至少应每周评估一次。评估过程中有三个分值需记录：一是伤口大小即表面积（长 × 宽）；二是渗液量；三是组织类型。这三个因素得分相加为总分，通过记录评估所得的分值（或绘制图表）可描述伤口随时间变化的愈合状态。尽管该评估工具最初由 NPUAP 量化并应用于评估压疮的愈合情况，但最近 Hon 的研究[40]证明此工具在监测和评价静脉性溃疡及糖尿病溃疡的进展上也具有较高的信效度。

TSAS-W 量化了十个伤口相关的症状，可以由患者或照顾者完成评估，应用方便[37]。患者和照顾者对出现的每个症状进行 0～10 的评分，在一项对 531 例患者的测试研究中发现此工具适用于所有类型的伤口。

另一个评估工具 DE SIGN 源于日本，主要用于区分压疮的严重程度并监测伤口愈合过程。该工具使用六因素对愈合过程进行分类和评估：伤口深度、渗液、伤口大小、感染、肉芽组织以及坏死组织。有报告称此工具评估患者和照片之间的一致性信度较好，而且与 BWAT 有良好的相关性[41]。

伤口记录的必要性

伤口记录是伤口评估的一个重要组成部分。每一次伤口评估应全面、准确、清晰地记录，随后签署记录者的全名以及评估日期和时间。在患者入院时、每周、每次更换敷料时和伤口发生明显的变化时以及出院时都要评估并记录伤口情况。

如前所述，伤口初始评估和记录内容可为后续的评估提供一个可用于对比的基线资料。建议每个临床机构应该采用一致的图表和表格用于伤口记录，所有医疗机构相关人员应遵从伤口评估政策作为特殊环境中的规章制度，包括家庭照护机构使用的结局与评估信息记录系统（Outcome and Assessment Information Set，OASIS）[42]及长期照护机构使用的 MDS3.0 系统[15]（参见第 2 章，规章制度和伤口护理）。

持续性的评估记录和评价工具（continuous assessment record and evaluation，CARE）[43]

2005 年的赤字削减方案直接导致美国医疗补偿服务中心（CMS）开展了急性治疗后期（post acute care，PAC）支付费用的改革运动。CARE 工具项目始于 2008 年，形成对患者评估信息的标准化，使用这些资料指导为医疗保险费用的支付。关于CARE工具项目的报告将在2011代表大会上通过。Dr.Jean DeLeon积极投入此项目并且和我们分享了以下信息。

CARE工具是一个数据库，被设计用于测量患者健康和功能状态，作为存留在一家医疗机构的评估数据和进入另一家医疗机构的参考依据。这类信息可以帮助评估诊断和病情相似的患者是否曾在多个医疗机构接受过治疗和哪个医疗机构是最有效率和成本效益最好。

这个项目分三个阶段进行，第一阶段于2007年夏季在芝加哥开始，探索性试验包括五类医疗机构：急性病治疗，长期急性病治疗，独立的康复机构，专科护理和家庭健康保健机构。这个阶段的目的是评价评估工具在不同的健康保健机构的应用效果并重新定义系统的组成部分。此外，成本和资源利用（cost and resource use，CRU）工具也在波士顿地区不同的PAC机构领先使用。CRU工具是用来测量各类医疗工作人员在特定的患者身上所花费的时间，但它没有关注患者具体接受干预的性质。使用CRU工具的目标是识别不同医疗机构混杂和多变的花费。2007年末更多地区加入此项目。

第二阶段开始于2008年3月，包括所有五种类型的医疗机构。所有医疗保险数据的收集是在患者从急性病医疗机构出院及在PAC机构入院和出院时进行的。从第二阶段参与机构中间断性收集CRU数据大概花费了2周的时间。第三阶段是把项目扩展到更多区域。

评估工具中包括四个主要的领域：医疗性、功能性、认知性、社会/环境因素。评估条目的设计最终是为了取代现有的医疗保险评估形式，如OASIS，居民评估工具MDS和住院康复机构-患者评估工具（IRF-PAI）。综上所述，CARE工具是一个为医疗保险项目而实施的网络报告系统，结合了循证医学的优点。

CARE工具的内容可以分成核心条目和补充条目。无论如何，核心条目是要求每一个患者都要回答，而补充条目只是针对特定的患者，旨在衡量特定患者的需求程度和病情的严重性。例如，在皮肤完整性这一部分，核心问题是患者是否有Ⅱ期或更大的溃疡，补充问题只适用于那些对核心问题回答是的患者（参见护理工具：PAC管理）。

伤口护理患者出院和入院部分的问题是一致的。在第二阶段验证项目期间，三个补充条目被增入到皮肤完整性评估部分。首先，数据收集应包括伤口深度。第二，不能好转或治愈的压疮需要特殊说明。第三，新增了一项条目用于测量复杂伤口的处理，此类复杂伤口处理至少要求两个人放置适当体位和皮肤牵引或单人加强处理。第三阶段的验证项目当前正在进行，PAC费用支付改革验证是一个新颖的以网络为基础的首创活动，主要目的是在所有医疗机构中加强和规范患者的评估。结合CRU工具，得到的数据可能帮助CMS改善医疗保险制度和质量测量。

CARE 工具：PAC 入院

此工具使用短语“两天评估期”指的是入院当天至第二天（截止于上午 11 点 59 分），或者如果患者在下午入院，则增加一天。

皮肤完整性（在两天评估期内完成）

1. 存在压疮

（1）此患者处于压疮发生的危险吗？

（2）此患者有一个或更多的未治愈的Ⅱ期或更高或无法判断分期的压疮吗？

如果不是，跳至主要伤口评估

（3）如果此患者有一个或更多Ⅱ～Ⅳ期或不可分期的压疮，请表明各分期未愈合的压疮数量

（4）穿前超过一个月未治愈的Ⅱ期压疮数量

如果有一个或更多的未治愈的Ⅱ期压疮，根据获得的最佳记录数据，记录一个月前观察到至今天仍然存在的压疮数量。如果患者无未愈合的Ⅱ期压疮，记录为“0”。如果患者有 8 个或以上未愈合的Ⅱ期压疮，记录为“8”，如果未知则记录为“9”。

（5）如果未愈合的压疮是Ⅲ期或Ⅳ期（或有瘢痕存在），记录当前测量到的最大溃疡数据（或瘢痕）

（6）如果Ⅲ期或Ⅳ期压疮有潜行和（或）隧道（窦道）需要标明

2. 大伤口（排除压疮）

（1）此患者存在一个或以上由于引流、感染或延迟愈合要求持续性护理的大伤口吗？

如果无，跳至翻转表面不完整

（2）大伤口的数量

1）延迟愈合的手术伤口

2）创伤相关性伤口（例如烧伤）

3）糖尿病足溃疡

4）血管性溃疡（动脉或静脉包括除足部外的糖尿病性溃疡）

5）其他（如失禁相关性皮炎，正常的手术伤口）：需要特别说明

3. 翻转表面不完整

指出下列既有压疮又有大伤口的翻转表面：

（检查所有适用的）

（1）体表所有皮肤完整

（2）右髋关节处皮肤不完整

（3）左髋关节处皮肤不完整

（4）背部/臀部皮肤不完整

目前实验项目进行到第三阶段。PAC 费用支付是一种新型的基于 web 的倡议，目的是通过医疗机构加强和规范患者评估。

实践要点

在美国，OASIS 和 MDS 是管理文件的工具，这两者都不是全面的伤口评估工具。

伤口摄影

照片可以提供伤口的视觉记录。当拍摄方法正确时，照片可以协助临床人员做出临床护理决策和为诉讼案件提供文件支持[44]。将拍摄伤口照片的时间和方法进行标准化是至关重要的。伤口护理组织如 NPUAP[45]、伤口造口失禁护理协会[46]、美国伤口护理专业协会[47]的网站都有关于伤口摄影的立场声明。然而需要谨记的是，伤口摄影并不能完全替代床边的伤口评估。

当进行摄影时，必须在照片上留下拍摄日期、时间以及患者的识别信息。照片上还应该显示衡量伤口大小的工具，比如 10cm 长的纸条[45]。使用数码相机拍摄时，为了有更好的清晰度，建议相机分辨率不小于 150 万像素[45]。然而，因为数码照片是可以更改的，必须要对确定的数据进行永久编码。当照片需要分阶段拍摄时，因身体轮廓、卧床角度、相机拍摄角度、摄像距离以及灯光的改变，可能会影响照片的拍摄效果。一些照片软件包使用目标板放进照片和软件中进行处理，一旦照片被下载到电脑上，软件可以自动计算伤口的长宽、面积和体积[45]。

如果设备恰当、使用准确，伤口照片能够快速、准确地重现伤口的外观[48, 49]。临床人员需要接受适当的培训而且必须始终遵循伤口摄影的规则。相机从不同的角度拍摄会让同样的伤口出现不同的摄影效果，使用错误的拍摄角度会导致拍摄出的伤口照片和它的实际外观表现不一致（图 6-6）。在一些文献的章节中已经描述提高伤口照片准确性的其他策略[17, 50]。

电子医疗记录和电子健康记录

电子医疗记录（electronic medical record，EMR）是医院和医疗机构对于患者信息的合法记录方式，是电子健康档案（electronic health record，EHR）的数据来源。EHR 能够使相关人员很容易地共享到医疗信息并且使患者的疾病资料跟随其所接受的不同治疗方式而得到不断补充。电子健康档案是依赖电子医疗记录存在的，然而没有电子健康档案的互助，电子医疗记录也无法发挥作用[51]。

正确的伤口拍摄技术可以成为记录伤口的一个强大的工具。要准确记录伤口的大小，必须用相机在适当的角度进行拍摄

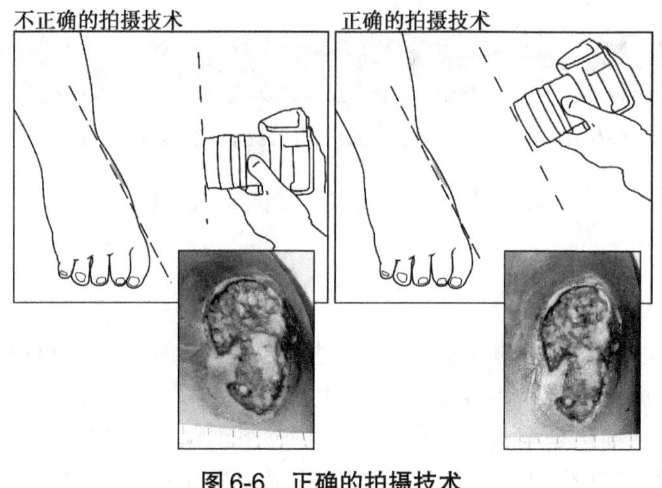

图 6-6 正确的拍摄技术

（Rennert，R，Golinko，M，Kaplan，D，Flattau，A，Brem，H.Standardization of wound photograph using the wound electronic Medical Record. Advances in Skin & Wound Care，1999，22(1)：32-38.

专用的伤口电子医疗记录系统为伤口患者接受全面和持续的护理提供了支持。它促进了患者安全，推动了循证治疗[49]并有助于消除医疗机构的差距，因为不同学科的医务人员通过电子医疗记录系统都可得到客观的伤口数据[2]。在大型城市，客观使用伤口电子医疗记录可减少慢性伤口突发紧急情况的发生率[2]。

远程医疗

远程评估和管理是指“利用信息和通讯技术远程对伤口进行评估和管理[17]。”在以往的文献中，远程医疗是为了协助患者在家中进行伤口管理。在一项随机对照研究中，参与研究的103例患者共有160个压疮或无法治愈的外科手术伤口，接受了家庭护理结合远程医疗，结果显示：压疮平均愈合时间或改善速率为51天，手术伤口愈合时间或改善速率为34天。近年来，远程医疗在伤口愈合中的作用不断加强[52]。另一项描述性对比研究[53]，家庭护理护士对43例成年患者，使用数码摄影而不是使用简单的报告，结果降低了伤口治疗不足或过度治疗的几率。同时，在远程医疗中使用数码图像也有更多的意想不到的发现，它提供了除常规检查外更多的信息，如除患者伤口床外，其他可能阻碍伤口愈合的环境因素也被发现[53]，这些环境因素可能是患者家用床、轮椅、减压设备和鞋子[53]。在一些乡村地区，患者常因天气阻碍或自身原因无法前往伤口护理中心，远程医疗则可以为他们提供及时和适当的伤口评估和治疗建议。远程医疗能真正体现治疗的重要性在于“患者的整体而不仅仅是局部”。

总结

伤口评估是基于患者的临床症状和体征，实验室检查和病史的综合分析，是伤口管理不可或缺的一部分。评估已成为重要的专科护理内容，要求良好的观察技能和丰富的知识。使用现行的术语对准确评估和有效沟通至关重要。伤口 ASSESSMENT[14] 图表或 WOUND PICTURE[31] 记忆法可以为患者伤口提供一个快速、实时、准确的评估[33]（见 WOUND PICTURE）。其他量化伤口特征的工具，如 BWAT[38]，PUSH[36]，TSAS-W[37] 或 DESIGH[41] 有助于临床追踪伤口愈合。准确的伤口评估参数可为临床医师提供他们所需要的信息，指导伤口护理小组进行适当的干预、管理以及提供保健策略。技术学将不断有助于临床人员做好文字伤口记录。伤口摄影要遵循标准化的技术和规定，否则会阻碍而不是帮助我们制订治疗方案。电子医疗记录在电子健康档案中的作用是未来的发展方向。从这些进步加上远程医疗的运用可看出伤口评估和记录的发展前景可观。

WOUND PICTURE 助记法

评估患者伤口时，使用助记法（WOUND PICTURE）来进行快速和准确的评估。

W—伤口或溃疡的位置

O—更换敷料前和期间气味的评估

U—溃疡类别、分期（如压疮）或分类（如糖尿病足溃疡）和深度（部分皮层和全皮层损伤）

N—坏死组织

D—伤口的维度（形状、长度、宽度、深度）、渗液颜色、黏稠度和量（少量、中量、大量）

P—疼痛（发生时间、缓解方法、患者主诉、0～10的评分）

I—硬化（周围组织质硬或软）

C—伤口床的颜色（红、黄、黑或混合）

T—窦道（记录深度和方向，针对患者的左、右、头、脚）

U—潜行（记录长度和方向，使用时钟法描述）

R—周围皮肤发红或出现其他颜色

E—伤口周围皮肤边缘松、紧、平滑、向内翻卷

源自 Wound Care Made Incredibly Easy, 2nd ed. Philadelphia: Lippincott, Williams & Wilkins, 2006.

病例分享

临床资料

X先生，男性，54岁，右侧大转子有一处Ⅳ期压疮。伤口大量渗出，渗出液为淡黄色液体混有一些血液。伤口基底可见少量黑色焦痂，其余部分为红色肉芽组织。

病例讨论

护士移除敷料并清洗完伤口后，应用记录表完成了伤口评估（参见"压疮评估表"）。

伤口病因：压疮

A解剖位置（anatomic location）：右侧大转子；持续时间：6周

S阶段/类型（stage/category）：Ⅳ期；大小：7.5cm×6.2cm×2.5cm（L×W×D）；形状：圆形

S窦道（sinus tract/tunneling）：不存在；潜行：1点钟到4点钟方向深0.75cm

E渗液（exudate）：大量，稀薄、血清样；引流液恶臭

S脓毒血症（sepsis）：局部

S周围皮肤（surrounding skin）：发红，完整，轻微肿胀；皮温：温暖

M浸渍（maceration）：不存在

E边缘/上皮化（Edges/epithelialization）：轻度上皮内卷；上皮化：少量，0.05cm

N坏死组织（necrotic tissue）：<10%的黑色坏死组织

T伤口床（tissue wound bed）：90%肉芽；轻触：疼痛；发生于任何时候；疼痛量表评分：9/10

S状况（status）：初次评估日期，6/23/10；营养，预约PT会诊时间6/23/10

签名：护士____________________

自我测验

1. 下列哪项不属于首次伤口评估内容：

A. 观察　　B. 数据收集

C. 评估　　D. 锐性清创

答案：D。伤口评估包括观察，数据收集以及连续性伤口评估，锐性清创是伤口管理的一项手段。

2. 表皮伴部分真皮损伤的伤口属于下列哪一类：

A. 表浅伤口　　B. 部分皮层损伤

C. 全皮层损伤　　D. 皮下损伤

答案：B。表浅的伤口仅损伤到表皮，真皮是完好的。全皮层损伤会累及整个真皮层。皮下损伤通常累及皮下组织，如骨骼、肌肉、肌腱。

3. 在评估伤口过程中，你可能会发现伤口边缘有组织损伤。对于这种情况最好的描述是：

A. 窦道　　B. 浸渍

C. 瘘管　　D. 潜行

答案：D。窦道是超出伤口可视范围的盲性通道。浸渍是指伤口周围皮肤软化，通常因暴露于过多渗液而造成。瘘管是两个空腔器官或空腔器官与皮肤之间的通道。

4. 下列哪项是错误的伤口摄影技术？

A. 包括一个相片评估设备

B. 在照片上标记固定的日期和时间

C. 相机与伤口成90°拍摄

D. 所使用的数码相机至少具有1.5兆像素

答案：C。相机与伤口平行时拍的伤口尺寸会比相机与伤口成90°拍的伤口尺寸更准确。A、B、D都是正确的技术。

5. 下列哪项关于电子健康档案的表述是错误的？

A. 和电子病历一样

B. 依赖于电子医疗记录而存在

C. 是相关人员分享医疗信息的重要方式

D. 保证患者安全的一种护理形式

答案：A。电子健康档案和电子医疗记录是不一样的。电子医疗记录是特殊机构内的一种合法记录，然而电子健康档案是便于不同护理机构获得患者信息的一种记录。

（郑美春　蒋琪霞 译）

参考文献

1. Romanelli, M., Dini, V., Rogers, L.C., Hammond, C.E., Nixon, M.A. "Clinical Evaluation of a Wound Measurement and Documentation System," *WOUNDS* 20(9):258-264, 2008.
2. Golinko, M.S., Clark, S., Rennert, R., Flattau, A., Boulton, A.J., Brem, H. "Wound Emergencies: The Importance of Assessment, Documentation and Early Treatment using a Wound Electronic Medical Record," *Ostomy Wound Manage* 55(5):54-61, 2009.
3. Larazus, G.S., et al. "Definitions and Guidelines for Assessment of Wounds and Evaluation of Healing," *Archives of Dermatology* 130(4):489-93, April 1994.

4. Centers for Medicare and Medicaid Services (CMS). "Usual Care of Chronic Wounds Meeting, March 29, 2005." Retrieved June 11, 2006 from *http://www.cms.gov/mcd/viewmcac.asp?from2=viewmcac.asp&where=index&mid=28&.*
5. Bower, M.G. "Evaluating and Managing Bite Wounds," *Advances in Skin & Wound Care* 15(2): 88-90, March-April 2002.
6. Sprigle, S., Zhang, L., Duckworth, M. "Detection of Skin Erythema in Darkly Pigmented Skin using Multispectral Images," *Advances in Skin & Wound Care*, 22(4):172-9, 2009.
7. Okan, D., Woo, K., Ayello, E.A., Sibbald, R.G. "The Role of Moisture Balance in Wound Healing," *Advances in Skin and Wound Care*, 20(1):39-53, 2007.
8. National Pressure Ulcer Advisory Panel (NPUAP) and European Pressure Ulcer Advisory Panel (EPUAP). Prevention and treatment of pressure ulcers: clinical practice guideline. Washington, DC: National Pressure Ulcer Advisory Panel, 2009.
9. Conley, M. "Wound, Ostomy, Continence Nurses Society Pressure Ulcer Evaluation: Best Practice for Clinicans," *WOCN Society*, p. 9, 2008.
10. Centers for Medicare and Medicaid Services (CMS). "Pressure Ulcers. Revised Guidance for Surveyors in Long Term Care." Tag F-314, issued November 12, 2004. Retrieved June 11, 2006 from *http://new.cms.hhs.gov/manuals/downloads/som107ap_pp_guidelines_ltcf.pdf.*
11. Banfield, K.R., and Shuttleworth, E. "A Systematic Approach with Lasting Benefits: Designing and Implementing a Wound Assessment Chart," *Professional Nurse* 8(4):234- 38, January 1993.
12. "Burn Percentage in Adults: Rule of Nines." Retrieved September 30, 2010 from *www.emedicinehealth.com/burn_percentage_in_adults_rule_of_nines/article_em.htm.*
13. The Royal Children's Hospital Melbourne. "Clinical Practice Guidelines: Burns." Retrieved May 26, 2010 from *www.rch.org.au/clinicalguide/cpg.cfm?doc_id=5158.*
14. Ayello, E. "Teaching the Assessment of Patients with Pressure Ulcers," *Decubitus* 5(7):53-4, July 1992.
15. Centers for Medicare and Medicaid Services. "Nursing Home Quality Initiatives: MDS 3.0 Overview." Retrieved May 26, 2010 from *http://www.cms.hhs.gov/NursingHomeQualityInits/01_Overview.asp#TopOfPage.*
16. Levine, J.M. Roberson, S., Ayello, E.A. (2010). "Essentials of MDS 3.0, Section M, Skin Condition," *Advances in Skin & Wound Care* 23(6):273-284; quiz 285-6.
17. Ahn, C., Salcido, R.S. "Advances in Wound Photography and Assessment Methods," *Adv Skin Wound Care.* 2008;21(2):85-93, 2008.
18. Langemo, D., Anderson, J., Hanson, D., Hunter, S., Thompson, P. "Measuring Wound Length, Width and Area: Which Technique?" *Advances in Skin & Wound Care* 21(1):42-5, quiz 46-7, 2008.
19. Cutler, N.R., George, R., Seifert, R.D., et al. "Comparison of Quantitative Methodologies to Define Chronic Pressure Ulcer Measurements," *Decubitus* 6:22-30, 1993.
20. National Pressure Ulcer Advisory Panel and European Pressure Ulcer Advisory Panel. Prevention and Treatment of Pressure Ulcers: Clinical Practice Guideline. Washington DC: National Pressure Ulcer Advisory Panel; 2009
21. Langemo, D.K., Melland, H., Hanson, D., Olson, B., Hunter, S., Henly, S. "Two-dimensional Wound Measurement: Comparison of 4 Techniques," *Advances in Skin & Wound Care* 11(7):337-43, 1998.
22. Langemo, D.K., Melland, H., Olson, B., Hanson, D., Hunter, S., Henly, S. "Comparison of 2 Wound Volume Measurement Methods," *Advances in Skin & Wound Care* 14(4):190-6, 2001.
23. Bryant, R.A. Nix, N.P. *Acute and Chronic Wounds, Current Management Concepts,* 3rd ed. St. Louis: Mosby–Year Book, Inc., 2007.
24. Frantz, R.A., and Johnson, D.A. "Stereophotogrammetry and Computerized Image Analysis: A Three-dimensional Method of Measuring Wound Healing," *Wounds* 4:58-64, 1992.
25. Kundin, J.I. "A New Way to Size Up a Wound," *Am J Nurs* 1:206-207, 1989.
26. Ayello, E.A., and Sibbald, R.G. "LOWE© Skin Barriers for Wound Margins: 20 Second Enablers for Practice," *Advances in Skin & Wound Care* 19(5):237, 2006.
27. Harding, K.A., Carville, K., Cuddigan, J., Fletcher, J., Fuchs, P., et al. "Wound Infection in Clinical Practice: Shaping the Future. An International Consensus Document," *Int Wound J* 5 Suppl 3:1-11, 2008.
28. Mouton, C.P., Bazaldua, O.V., Pierce, B., Espino, D.V. "Common infections in Older Adults," *Am Fam Physician* 63(2):257-268, 2001.
29. Maklebust, J., and Sieggreen, M. *Pressure Ulcers: Guidelines for Prevention and Management,* 3rd ed. Springhouse, Pa.: Springhouse Corp., 2000.
30. Stojadinovic, O., et al. "Role of B-Catenin and C-myc in the Inhibition of Epithelialization and Wound Healing," *American Journal of Pathology* 167(1):59-69, 2005.
31. *Wound Care Made Incredibly Easy,* 2nd ed. Philadelphia: Lippincott, Williams & Wilkins, 2006.
32. Jessup, R.L. "What Is the Best Method for Assessing the Rate of Wound Healing? A Comparison of 3 Mathematical Formulas," *Advances in Skin & Wound Care* 19(3):138,140-42, 145-46, 2006.
33. Van Rijswijk, L. "Full-thickness Pressure Ulcers: Patient and Wound Healing Characteristics," *Decubitus* 6(1):16-21, 1993.
34. Bates-Jensen, B. "The Pressure Sore Status Tool a Few Thousand Assessments Later," *Advances in*

Wound Care 10(5):65-73, 1997.

35. Bates-Jensen, B.M. "A Quantitative Analysis of Wound Characteristics as Early Predictors of Healing in Pressure Sores" [Abstract]. Dissertation Abstracts International, 59:11. Los Angeles, CA: University of California, Los Angeles; 1999.
36. National Pressure Ulcer Advisory Panel. "PUSH Tool." Retrieved April 15, 2010 from *http://www.npuap.org/PDF/push3.pdf.*
37. Maida, V., Ennis, M., Kuziemsky, C. "The Toronto Symptom Assessment System for Wounds: A New Clinical and Research Tool," *Advances in Skin and Wound Care* 22(10):468-74, 2009.
38. Harris, C. Bates-Jensen, B, Parslow, N., et al. Bates-Jensen Wound Assessment Tool, "Pictorial Guide Validation Project," *JWOCN* 37(3)253-59, May/June 2010.
39. Stotts, N.A., et al. "Testing the Pressure Ulcer Scale for Healing (PUSH) and Variations of the PUSH," Paper presented at the 11th Annual Symposium on Advanced Wound Care, April 18-22, 1998, Miami Beach, Fla.
40. Hon, J., Lagden, K., McLAren, A., O'Sullivan, D., Orr, L., Houghton, P.E., Woodbury, M.G. "A Prospective, Multicenter Study to Validate use of the Pressure Ulcer Scale for Healing (PUSH©) in Patients with Diabetic, Venous and Pressure Ulcers," *Ostomy Wound Management* 56(2):26-36, 2010.
41. Sanada, H., Moriguchi, T., Miyachi, Y., Ohura, T., Nakajo, T., Tokunaga, K., et al. "Reliability and Validity of DESIGN, a Tool that Classifies Pressure Ulcer Severity and Monitors Healing," *J Wound Care* 13(1):13-18, 2004.
42. Centers for Medicare and Medicaid Services. "Home Health Quality Initiatives: OASIS C." Retrieved September 20, 2010 from *www1.cms.gov/HomeHealthQualityInits/06_OASISC.asp.*
43. CARE tool: PAC admission. Retrieved May 26, 2010 from www.ascp.com/advocacy/cms/upload/ApndxB-MASTERCARETool103107.pdf.
44. International Expert Wound Care Advisory Panel, Ayello, E.A., Capitulo, K.L., Fife, C.E., Fowler, E., Krasner, D.L., Mulder, G., Sibbald, R.G., Yankowsky, K.W. "Legal Issues in the Care of Pressure Ulcer Patients: Key Concepts for the Healthcare Providers: A Consensus Paper from the International Expert Wound Care Advisory Panel," *WCET Journal* 29(1):8-22, 2009.
45. National Pressure Ulcer Advisory Panel. "FAQ: Photography for Pressure Ulcer Documentation." Retrieved September 30, 2010 from *http://www.npuap.org/DOCS/PhotographyFaq.doc.*
46. WOCN Society. "Photography in Wound Documentation." Retrieved September 30, 2010 *from http://www.wocn.org/pdfs/WOCN_Library/Position_Statements/photoposition.pdf.*
47. American Professional Wound Care Association. "Proposed APWCA Photographic Guidelines for Wounds." Retrieved October 11, 2010 from *http://www.apwca.org/guidelines/photographic.cfm.*
48. Sullivan, V. "In Focus: The Photography Forecast," *Today's Wound Clinic* 2(2):30-31,33, 2008.
49. Rennert, R., Golinko, M., Kaplan, D., Flattau, A., Brem, H. "Standardization of Wound Photograph using the Wound Electronic Medical Record," *Advances in Skin & Wound Care* 22(1):32-38, 2009.
50. Rennert, R., Golinko, M., Yan, A., Flattau, A., Tomic-Canic, M., Brem, H. "Developing and Evaluating Outcomes of an Evidence-based Protocol for the Treatment of Osteomyelitis in Stage IV Pressure Ulcers: A Literature and Wound Electronic Medical Record Database Review," *Ostomy Wound Manage* 55(3):42-53, 2009.
51. Garets, D., David, M. "Electronic Medical Records vs. Electronic Health Records: Yes, there is a difference. A HIMSS Analytics™ White Paper." Updated January 26, 2006. Retrieved May 26, 2010 from www.himssanalytics.org.
52. Terry, M., Halstead, L.S., O'Hare, P., Gaskill, C., Ho, P.S., Obecny, J., James, C., Lauderdale, M.E. "Feasibility Study of Home Care Wound Management using Telemedicine," *Advances in Skin & Wound Care* 22(8):358-64, 2009.
53. Buckley, K.M., Adelson, L.K., Agazio, J.G. "Reducing the Risks of Wound Consultation: Adding Digital Images to Verbal Reports," *JWOCN* 36(2)163-170, 2009.

第7章

伤口的生物负荷与感染

学习目标

1. 区分慢性伤口中的细菌定植、严重定植以及感染之间的区别。
2. 识别确定伤口感染最有效的方法。
3. 解释抗菌剂对慢性伤口组织的作用。
4. 识别抗微生物治疗用于慢性伤口治疗的指征。

伤口中的生物负荷

人类的身体不断接触来源于内源性和外源性的多种微生物[1]。由于宿主的抵抗力和微生物生长之间存在一种平衡状态，因此这些微生物的存在通常情况下不会引起任何感染的迹象。当宿主防御能力降低或微生物数量或毒力增加时，这种平衡被打乱，感染就会发生。感染与微生物的数量和毒力直接相关，可以战胜宿主的抵抗力[2]。

皮肤提供了一种抵抗微生物的物理和化学屏障。许多微生物能在皮肤上生存，被称为皮肤定植者（skin colonizers），或正常菌群。正常菌群实际上可能抑制毒力强的微生物生长，因此具有保护功能。宿主和微生物之间的互利关系被称为共生关系。一些正常菌群短暂定植，它们仅仅是生存而不会倍增，且很容易去除。而常驻菌群会增殖并永久存在。

皮肤破损（包括伤口）使微生物能进入更深的组织和结构，使其更容易停留并繁殖[2]。宿主对伤口微生物体的反应是多方面的。非特异性宿主反应没有微生物种类的差异；而特定的宿主反应则仅被特定微生物触发，这一过程涉及免疫系统的反应。不管怎样，特异性与非特异性反应对防止伤口微生物侵袭重要的器官和组织十分必要。

非特异性反应包括多形核白细胞（polymorphonuclear leukocytes，PMNs）和巨噬细胞的吞噬以及炎症。虽然炎症机制可保护人类免受微生物侵害[3]，但炎症反应也能引起任何类型的组织损伤。因此，伤口愈合的第一个阶段被称为炎症期（见第5章，急性和慢性伤口愈合）；在这一阶段发生的级联反应对激活愈合过程必不可少。

炎症反应

炎症参与机体对微生物的抵抗。它由内源性（宿主源）和外源性（微生物）介质引发。

内源性介质，例如细胞因子和生长因子，由肥大细胞、中性粒细胞、巨噬细胞、补体系统和免疫细胞产生。这些细胞与微生物或微生物产物接触后，反应性释放介质。内源性介质也在组织损伤后被释放，但与微生物无关，如外科手术或外伤引起的损伤。

外源性介质由微生物产生。最值得一提的是，由革兰阴性细菌产生的内毒素。如果内毒素一旦释放入血，就会立刻激活所有的炎症机制，导致脓毒性休克。外毒素是由细菌释放的炎症介质。很多细菌外毒素具有高度的化学趋向性(chemotactic)。但很多细菌毒素并不直接引起炎症。它们通过激活肥大细胞和巨噬细胞，或引起适应性免疫反应而产生炎症介质，从而间接引发炎症[3,4]。

炎症介质的释放可引起损伤区域局部的血管扩张、血流增加、血管通透性代偿性增加，促进噬菌细胞、补体和抗体快速流入伤口。总的来说，这些事件在去除微生物和碎片的同时也去除了细菌毒素和酶，机体则表现为红、肿、热、痛等炎症症状[3,5,6]。

炎症的特点既可表现为急性，也可表现为慢性[3,7]。急性炎症反应是对组织侵害或损伤的初步反应，包括损伤部位血管的显著变化，以及中性粒细胞的支配地位[7]。急性炎症可由微生物或任何类型的组织损伤引起。如果组织侵害或损伤长时间未能得到控制，则会引起慢性炎症。慢性炎症中，血管反应变得不那么明显，损伤部位的优势白细胞轮换为巨噬细胞[3,7]。慢性炎症也可以纤维增生和瘢痕组织增生为特征[6,7]。

感染

当宿主抵抗不足以控制微生物的生长时，就会导致局部伤口感染。局部感染失控，可引起深部更严重的感染，如严重的蜂窝织炎、骨髓炎、菌血症以及败血症。在不知不觉的作用中，局部感染损害了伤口愈合和成为伤口慢性改变的重要原因之一[8]。伤口的这种更为敏感的生物负载水平通常被称为“严重定植”[9]。

微生物的持续存在使吞噬细胞大量涌入，释放蛋白水解酶、炎症介质和自由基。这些物质在伤口中的累积，引起更多的组织损伤以及伤口恶化[10]。此外，炎症介质引起局部血栓形成、血管收缩，使伤口环境缺氧，反过来进一步促进细菌的增殖，从而形成一个破坏性的、长期的炎症循环[11]。为了减少自我破坏，免疫反应(即特定宿主反应)可能被下调。

伤口愈合的增殖期也会受到伤口感染的影响。细菌和细菌毒素刺激巨噬细胞，产生过度的血管反应，相关的肉芽组织水肿、容易出血和更加脆弱[12]。虽然感染伤口的胶原含量高于未感染的伤口，但胶原自溶的活性也较高，从而导致伤口破溃[13,14]。细菌和细菌毒素还会抑制上皮细胞迁移，且在中性粒细胞蛋白酶的作用下，新的上皮细胞趋向于溶解和脱水[15,16]。最后，伤口中存在的大量细菌还会抑制伤口收缩[17]。

实践要点

伤口感染延长了炎症期，破坏了伤口愈合的增殖期。

感染的定义

伤口感染是一个严重的问题，它可延迟患者出院，以及引起脓毒症、截肢等不良并发症，甚至导致死亡[18]。伤口感染被定义为微生物入侵伤口组织并繁殖而导致的病理生理作用或组织损伤[19]。这个定义中特别关键的因素是伤口组织中有微生物的侵入和繁殖(见伤口感染的关键要素)。因此，可以根据伤口污染和定植的不同，对伤口感染进行不同的分类(见彩页，慢性伤口中细菌平衡进展及细菌损伤)。

伤口污染是指伤口表面有细菌存在，但没有繁殖[20-22]。其他生物在伤口表面永久定植、复制或增殖。伤口定植以微生物在伤口表面复制但不侵入伤口组织和不引起宿主免疫反应为特点[2]。这些定植的细菌有些可能有益于宿主避免黏附更致命的生物进入伤口床，如棒状杆菌、凝固酶阴性葡萄球菌、链球菌和草绿色链球菌等[11]。

仅仅在伤口表面存在微生物或微生物增殖并不一定构成伤口感染。伤口微生物的污染和定植在所有二期缝合的伤口中非常常见，事实上，它们还是肉芽组织形成的先决条件[1,9,23]。相反，伤口感染是微生物侵入并在伤口表面下的伤口组织中增殖。因此，微生物必须在有活力的组织中出现才能称为感染。

伤口脓液、坏死组织或腐肉中出现微生物并非组织被入侵的证据。众所周知，这些无活力组织有助于细菌生长[24]；清除这些组织是预防感染的重要措施。只要在坏死组织中出现的微生物尚未入侵有活力的组织，就不构成伤口感染。

该定义的另一个关键要素是微生物繁殖。也就是说，微生物必须复制并产生相当大的数量，引起损伤或妨碍愈合。

伤口感染关键要素

1. 伤口感染发生在伤口组织，而非伤口床的表面。

2. 伤口感染发生在有活力的组织，而不包含伤口床中的坏死组织、焦痂，或其他的碎片等现象。

3. 伤口感染是由微生物入侵伤口和繁殖引起。

4. 伤口感染是宿主反应或组织损伤的表现。

实践要点

伤口被微生物污染和定植不构成感染。

该定义的第三个要素是，侵入的微生物须引起宿主反应或组织损伤。宿主反应和病理生理性组织损伤的概念是相互作用的，也就是说，它们共同引起临床症状和体征。如前所述，宿主反应产生与炎症相关的症状和体征，组织损伤产生其他的症状和体征。

识别感染

尽管我们都知道感染会影响愈合[25, 26]，但在临床实践中识别和诊断伤口局部的感染和（或）严重定植十分困难，这对通过二期缝合而愈合的慢性伤口尤为明显（见第 5 章，急性和慢性伤口愈合）。

实践要点

严重定植的首要表现可能是伤口愈合延迟，其临床证据是伤口大小（L×W）无变化，或渗出增加[9]。

相反，急性伤口如手术伤口的局部感染则较容易识别和诊断，因为这类伤口大多数有相同的临床表现以及较强的炎症反应。正常情况下，急性伤口（如手术伤口）的炎症期是 3～5 天[19]。一旦炎症期超过 3～5 天，要考虑是伤口感染的指征[27]。

就像急性伤口感染那样，深部的、更严重的感染由于常常出现明显的全身症状和体征而容易被识别，例如广泛发红、体温升高、白细胞计数增高等，糖尿病患者还会出现血糖增高。同样，如果伤口深达骨骼，由于暴露的骨骼常发生骨髓炎，因此应始终关注是否发生骨髓炎，特别是糖尿病足溃疡患者[28]。

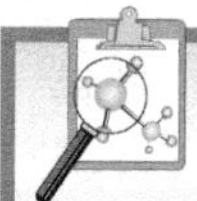

循证实践

有骨骼暴露或无菌器械探查发现深达骨骼的伤口，应评估有无骨髓炎的发生[29]。

但由于各种各样的原因，识别慢性伤口中轻微的、局部的感染或严重定植是更为复杂的问题。首先，识别慢性伤口是愈合缓慢或根本不愈合的伤口。虽然有许多因素会引起愈合受损，但是伤口的生物负载总是愈合的主要障碍，是引起伤口慢性变化的重要原因。其次，由于人群特异性因素，慢性伤口的炎症表现可能会变化。例如，针对细菌的炎症反应可能会受年龄、糖尿病、组织灌注和氧合、免疫能力、抗炎药物使用等的影响[30]。

最后，人们对慢性伤口感染的构成仍存在相当大的分歧[31]。除了缺乏共识外，临床医师还困扰于伤口培养在识别感染中是否有价值，这也是专家们争论的问题。但尽管人们对慢性伤口局部感染的定义存在困惑，伤口感染的操作性定义可以帮助临床医师采用合理的、一致的方式进行识别和诊断。

识别伤口感染的方法

在实践中，可以基于临床感染症状或伤口培养结果对伤口感染进行识别和诊断。这些方法的优、缺点，可以用伤口感染定义所包含的要素进行评价。

临床症状和体征

识别伤口感染的最常见的临床实用方法是监测感染的症状和体征。伤口感染的临床症状和体征反映了宿主对(微生物)入侵或组织损伤的反应。通过直接观察伤口和伤口周围区域，或者根据患者主诉来确定是否存在感染。伤口感染的临床症状和体征可分为典型感染和二期伤口(组织损伤)的特异性感染。

感染的典型表现

典型感染症状是疼痛、发红、水肿、发热和出现脓性渗出物[3,5,6,18]。这些症状反映宿主对病原体入侵的反应，是感染的标志。前四个症状也被称为炎症症状，可能由其他与感染无关的组织损伤引起[3]。细菌外毒素吸引白细胞进入伤口的结果是产生脓性渗出物。然而，有些作者认为宿主反应通过感染的典型症状和体征来表达，这可以将感染伤口与伤口的细菌定植或污染相区别[23]。例如，1999 年美国糖尿病协会(American Diabetes Association，ADA)糖尿病足伤口处理共识会议将糖尿病足溃疡局部感染定义为伤口化脓或有两个或两个以上感染体征[32]。

实践要点

感染的典型表现是疼痛、发红、水肿、脓性渗出。

感染的典型症状和体征被认为是像手术切口那样的急性伤口感染的可靠指征。在手术切口中，伤后产生的炎症反应可在5天内消退[33]。疾病控制和预防中心（centers for disease control and prevention，CDC）对手术部位感染（surgical site infection，SSI）的定义反映了根据临床体征和症状去识别SSIs的理念（见手术部位感染的CDC标准）[34]。SSIs被定义为手术操作30天内发生的感染，分为表浅切口感染、深部切口感染，或脏器/间隙感染。出现脓性引流液足以证明是炎症的表现，伴有细菌培养阳性结果则可认定为感染。

手术部位感染的CDC标准

疾病控制和预防中心（CDC）建立的手术部位感染（SSI）标准

表浅切口感染	深部切口感染	器官/间隙感染
侵犯皮肤或皮下组织感染，并至少出现以下任何一种情况： 1. 表浅切口出现脓性引流液 2. 从切口引流液或组织中采用无菌技术分离出微生物 3. 如培养结果阴性，至少有以下一条： －疼痛或触痛 －局部肿胀 －发红、发热 －外科医师实施伤口切开 4. 由外科医师或主治医师诊断的手术部位感染	侵犯切口部位深部软组织（如筋膜、肌肉层），并至少出现以下任何一种情况 1. 从深部切口引流出脓性分泌物，但器官/间隙中没有 2. 细菌培养阴性，深部切口自发裂开，或外科医师根据以下任一症状打开伤口： －发热超过100.4℉（38℃） －局部疼痛 3. 脓肿 4. 由外科医师或主治医师诊断手术部位感染	术中打开或处置任一解剖结构（而非切口）： 1. 从器官/间隙中引流出脓性分泌物 2. 从器官/间隙引流液或组织中在无菌条件下培养出微生物 3. 有脓肿或其他感染证据 4. 由外科医师或主治医师诊断手术部位感染

引自：Horan，T.C.，et al. "CDC Definitions of Nosocomial Surgical Site Infections，1992；A modification of CDC Definitions of Surgical Wound Infections"，*American Journal of Infection Control*，1992，20（5）：271-274.

感染的不典型表现

与急性伤口不同，即使慢性伤口[35]或糖尿病足溃疡[36]的细菌量很高，但也不一定出现典型的感染征象。这可能是因为糖尿病、外周血管疾病或自身免疫性疾病患者的全身或局部炎症反应降低所引起。同样，如果免疫抑制患者发生急性伤口，尽管有很高的细菌数量，也可能也没有典型的感染表现。免疫功能受损患者的感染仅表现为疼痛[37]。

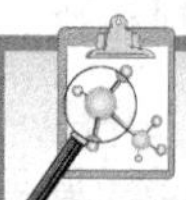

循证实践

慢性伤口或免疫抑制的患者其伤口感染可能没有感染的典型征象。

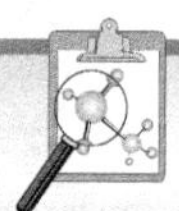

循证实践

对免疫损伤的患者来说，伤口感染仅有的典型症状就是疼痛。

感染的特殊表现

对于继发性伤口来说，出现以下额外的症状和体征可以作为推测已经发生伤口感染的指标[38]：①血清性引流液伴有炎症；②愈合延迟；③肉芽组织变色；④肉芽组织脆弱；⑤伤口基底呈口袋状；⑥恶臭；⑦伤口破溃扩大。

实践要点

由于细菌刺激了血管内皮生长因子（vascular endothelial growth factors，VEGF）而致肉芽组织容易出血。

以慢性伤口为例，除了伤口基底呈口袋状以外，上述其他症状和体征都是局部感染的有效指标[35]。对糖尿病足溃疡来说，除了伤口基底呈口袋状、肉芽组织易碎、伤口破裂外，其他症状和体征都足以说明局部感染的发生[36]。此外，伤口延迟愈合可能是唯一的表现。根据卫生保健政策和研究署（Agency for Health Care Policy and Research），现为卫生保健研究和质量署（Agency for Healthcare Research and Quality）发布的临床实践指南，认为“清洁的压疮应该在 2～4 周内有愈合的某些迹象”[39]。尽管伤口延迟愈合的相关因素很多，但主要的因素是伤口感染或严重细菌定植[8]。如果伤口出现感染及愈合延迟，临床人员应对伤口的细菌生长情况做进一步评估[39]。

实践要点

延迟愈合可能是有些伤口感染的唯一体征。

尽管用感染的临床症状和体征来监测伤口是否感染与感染的定义相符，但这些参数的评估都相当主观[40]。因此，制定形成了临床症状和体征检查单[41]（clinical signs and symptoms checklist，CSSC）（见下文临床症状和体征检查单），用于评估慢性伤口感染症状和体征之类的临床表现。CSSC为每一个临床症状和体征提供了准确的描述。尽管仍需要对其信效度进行研究，但已有研究发现，CSSC的条目具有可接受的信度[41-42]。此外，CSSC为临床人员提供了“鲜为人知的症状与体征”的评估信息，特别是继发性伤口。

使用症状和体征去识别伤口感染尚缺乏针对症状和体征出现的数量去构成感染判断的明确指引，因此这种判断存在主观局限性。一项针对小样本慢性伤口的研究（n＝36）发现，疼痛加剧、伤口破溃足以说明感染的发生，但两者均不是必要条件[35]。而且，针对伤口感染状态，如何评估临床症状和体征，做出决策也不明确[40]。如前所述，美国糖尿病协会（ADA）认为，出现脓性渗出物或两个以上的炎症表现，可以判定糖尿病足溃疡的感染[32]。在实践中，常常要出现非常明显的感染症状和体征时才启动治疗或使用伤口细菌培养去指导抗生素的选择性使用。

使用便于记忆的NERDS和STONES9临床实践方案，有助于识别表浅和深部感染（参见NERDS© 和STONES©，NERDS以及STONES）。Woo和他的同事（2009）根据横断面研究发现，采用任意三个NERDS症状出现去诊断感染，与半定量拭子培养相比（轻轻擦拭伤口表面），具有73%的敏感度和81%的特异度，而以任意三个STONES症状来诊断感染，与半定量的拭子培养相比（中到重的擦拭伤口表面），则有90%的敏感度和69%的特异度。对感染的早期识别，对采取恰当的全身治疗机预防后期损害十分重要[9]。

使用国际跨学科伤口专家的Delphi研究，Cutting及其同事试图确定在所有伤口中都会出现的感染临床症状和特征，以及某些特定伤口会出现的特殊症状和体征[43]。他们确定了蜂窝织炎、恶臭、疼痛、延迟愈合、伤口恶化或破溃、渗出量增加等是所有伤口的常见症状（除了通过一期缝合而愈合的急性伤口及全层烧伤伤口）。特定伤口感染评分最高得分的症状或标准如下：压疮的捻发音、神经性/糖尿病溃疡的蜂窝织炎、静脉溃疡导致的局部皮肤温度增加，以及在坏死组织边缘可能变得潮湿、疏松，引起动脉疾病相关的组织破溃的干性坏死）[43]（见不同伤口类型的临床感染指标排序）。

临床症状和体征检查单（CSSC）

症状和体征	如果存在检查（+）
溃疡部位疼痛加剧 溃疡形成以来，患者报告溃疡周围疼痛加剧。提问患者从下列结果中选择最恰当的状态描述其当前的疼痛程度： 1. 我不能在溃疡区域探测到疼痛 2. 我现在感到的疼痛比过去有所减轻 3. 自从溃疡形成以来一直保持相同的疼痛强度 4. 我现在感到的溃疡疼痛比过去加剧 如果患者选择“4”，其疼痛加剧。如果患者不能回答提问，则写 n/a	□
发红 溃疡周围皮肤出现亮红色或暗红色，或比正常肤色更暗沉的颜色，要立即判断溃疡有发红	□
水肿 溃疡边缘范围内皮肤发亮、紧绷，或按压凹陷，说明伤口水肿。用一个指头按压溃疡边缘 4cm 内皮肤，松手后观察 5 秒，以评估是否存在压凹性水肿	□
发热 溃疡边缘 4cm 范围内的皮肤与靠近伤口 10cm 的皮肤比较，可探测到温度增加，表明伤口发热。用你的手掌或手腕来评估这种皮肤温度的差异	□
脓性渗出 伤口清洁和覆盖敷料 1 小时后，将溃疡上的干纱布敷料去除，可见黄褐色、奶油色、黄色或绿色稠厚液体，表明有脓性渗出	□
血性渗出 伤口清洁和覆盖敷料 1 小时后，将溃疡上的干纱布敷料去除，可见血性液体，表明有血性渗出	□
血清性渗出 伤口清洁和覆盖敷料 1 小时后，将溃疡上的干纱布敷料去除，可见稀薄的、水样液体，表明有血清性渗出。	□
溃疡延迟愈合 患者主诉超过 4 周时间，溃疡无变化，或溃疡容积或面积增大，表明延迟愈合。询问患者溃疡是否有组织充填，或者范围比 4 周前缩小	□
肉芽组织变色 肉芽组织与周围皮肤、健康组织比较，呈苍白、灰暗或晦暗的颜色。注意肉芽组织牛肉红色的外观是正常的肉芽	□
肉芽组织易碎 用无菌棉签轻轻地触碰肉芽组织即出血，说明组织易碎	□

临床症状和体征检查单（CSSC）（续）

症状和体征	如果存在检查（+）
伤口基底呈口袋状 溃疡组织出现光滑的、无肉芽组织的口袋被牛肉红色的肉芽组织包围，表明伤口口袋状改变	☐
恶臭 溃疡可能有一种难闻或非常令人不悦的气味	☐
伤口破溃 在新生上皮组织上形成小的开放区域，并非由于再次损伤或创伤引起，表明伤口破溃	☐

得到 HMP Communications 的允许，改编自 Gardner，S.E.，et al. 的论文“A Tool to Assess Clinical Signs and Symptoms of Localized Chronic Wound Infection：Development and Reliability”，*Ostomy/Wound Management*，2001，47（1）：40-47.

循证实践

疼痛加剧和伤口破溃足以判定伤口感染。任意三个 NERDS 体征表明有细菌的严重定植，而任意三个 STONES 体征表明有深部感染。

NERDS© 和 STONES©

表浅感染（NERDS）

1. N 不愈合伤口
2. E 渗出性伤口
3. R 伤口表面肉芽组织发红、出血
4. D 伤口表面有黄色或黑色坏死组织碎片
5. S 伤口气味难闻

深部感染（STONES）

1. S 伤口变大
2. T 温度增高
3. O 容易或有骨暴露
4. N 出现新的或卫星区域状的皮肤溃烂
5. E 渗出、发红、水肿
6. S 气味难闻

引自：Sibbald RG，et al. Increased Bacterial Burden and Infection：The story of Nerds and Stones.*Advances in skin & wound care*，2006，19（8）：447-461.

实践要点

当临床表现不明显时，用伤口培养来诊断伤口感染。

美国糖尿病协会（ADA）建议，糖尿病足溃疡出现脓性渗出或两个和两个以上的炎症表现，可以判定伤口感染。

不同伤口类型的临床感染指标排序

急性伤口：一期缝合

1. 蜂窝组织炎
2. 脓液/脓肿
3. 延迟愈合
4. 红斑±硬结
5. 脓血性渗出物
6. 恶臭
7. 浆液脓性的渗出物
8. 伤口破溃/扩大
9. 局部皮温增加
10. 水肿
11. 血清性渗液伴发红
12. 肿胀和渗出量增加
13. 超出预期的疼痛或压痛

急性伤口：二期缝合

1. 蜂窝组织炎
2. 脓液/脓肿
3. 延迟愈合
4. 发红/硬结
5. 脓血性渗出液
6. 渗出量增加
7. 恶臭
8. 口袋状伤口
9. 浆液脓性的渗出液
10. 伤口破溃/扩大
11. 变色
12. 肉芽组织脆弱、易出血
13. 局部皮肤温度增加
14. 水肿
15. 超出预期的疼痛或压痛

糖尿病足溃疡

1. 蜂窝织炎
2. 淋巴管炎
3. 蜂窝织炎
4. 脓性渗液
5. 脓液/脓肿
6. 关节部位有捻发音
7. 发红
8. 波动
9. 渗出量增加
10. 发硬
11. 知觉正常的足有局限性的疼痛
12. 异味
13. 探针可触及骨
14. 超出预期的疼痛和压痛
15. 蓝-黑色的变色和出血（晕轮）
16. 溃疡基底部存在骨头或肌腱暴露
17. 即使减压和清创，伤口愈合仍然延迟/被抑制
18. 伤口恶化
19. 肉芽组织脆弱、易出血
20. 局部水肿
21. 溃疡形成窦道
22. 扩散性的坏死/坏疽溃疡基底部从健康的粉红色变为黄色或灰色

动脉溃疡

1. 蜂窝组织炎
2. 脓液/脓肿
3. 渗出液黏度/颜色的变化
4. 伤口床颜色变化

不同伤口类型的临床感染指标排序（续）

5. 捻发音
6. 伤口恶化
7. 干性坏死变潮湿
8. 局部皮肤温度增加
9. 淋巴管炎
10. 恶臭
11. 出现新的坏死或坏死扩散
12. 发红斑
13. 持续腿部抬高后出现溃疡周围组织发红波动感
14. 渗出量增加
15. 原先愈合的溃疡再度增大
16. 疼痛增加
17. 溃疡破溃

下肢静脉溃疡

1. 蜂窝织炎
2. 尽管实施了适当的加压治疗，伤口仍然延迟愈合
3. 局部皮肤温度的增加
4. 溃疡疼痛增加/疼痛的性质发生改变
5. 在原来溃疡的边缘形成新的溃疡
6. 伤口床扩大
7. 变色，如晦暗、深暗、砖红色
8. 肉芽组织脆弱、易出血
9. 渗出物黏度的增加
10. 渗出量的增加
11. 异味
12. 新出现灰暗的伤口色调
13. 突然出现腐肉/腐肉数量增加
14. 突然出现坏死的黑色斑点
15. 溃疡扩大

压疮

1. 蜂窝组织炎
2. 疼痛性质改变
3. 捻发音
4. 渗出量增加
5. 脓液
6. 血清性渗液伴有炎症
7. 播散性发红
8. 活性组织变为腐肉
9. 周围组织升温
10. 尽管采取相关措施，伤口仍然停止愈合
11. 尽管减压，伤口仍然扩大
12. 发红
13. 脆性肉芽组织，容易出血
14. 恶臭
15. 水肿

烧伤：部分皮层

1. 蜂窝组织炎
2. 坏疽性脓疮
3. 烧伤的变色区域变为黑色/暗褐色
4. 红斑
5. 在烧伤伤口的皮下组织或周围皮肤出现出血性损伤
6. 异味
7. 播散性的烧伤周围发红（紫色或水肿）超过预期的伤口宽度增加
8. 超过预期的伤口深度增加
9. 变色
10. 肉芽组织脆弱、易出血
11. 焦痂下出现脓液或脓肿
12. 皮肤移植的脆弱性增加
13. 渗出量增加
14. 局部皮肤温度增加
15. 移植物脱落
16. 水肿
17. 无痛烧伤创面出现疼痛
18. 渗出液不透明
19. 临时皮肤替代品排异/松弛
20. 继发性角质化区域缺失

烧伤：全皮层

1. 烧伤变色区域变为黑色/暗褐色蜂窝组织炎
2. 坏疽性脓疮

不同伤口类型的临床感染指标排序（续）

3. 发红
4. 在烧伤伤口或周围皮肤的皮下组织出现出血性损伤
5. 皮肤移植物脆性增加移植物脱落
6. 原先无痛的烧伤出现疼痛
7. 烧伤周围播散性发红（变紫色或水肿
8. 焦痂下脓液/脓肿形成
9. 超出预期的伤口宽度增加
10. 变色
11. 脆性肉芽组织、容易出血
12. 恶臭
13. 水肿
14. 不透明渗出物
15. 焦痂快速分离
16. 临时性皮肤替代品排异/松解
17. 继发性角化区域的缺失

要点：

高度感染　平均评分 8 或 9

中度感染　平均评分 6 或 7

轻度感染　平均评分 4 或 5

* 黑色为需氧菌、亮红色为链球菌，绿色为假单胞菌；用 Delphi 方法确认了六种不同类型伤口的结果

使用许可：医学教育合作有限公司，2005 年.

来源：Cutting, K. F., et al. "Clinical Identification of Wound Infection: A Delphi Approach", in *EWMA Position Document—Identifying Criteria for Wound Infection. London*, MEP Ltd., 6-9, 2005.

患者健康教育

观察感染的迹象

溃疡处的感染可以扩展到溃疡周围组织，抑或扩散到全身各处。周围组织感染的迹象包括红、热或溃疡周围肿胀疼痛；疼痛增加；恶臭；引流物黏稠，呈现深棕褐色、奶油色、黄色或绿色；红色的伤口组织更易出血；皮肤破溃的区域更像溃疡。感染征象可波及全身，包括体温升高、发热或发冷、无力、意识障碍或难以集中注意力、心跳过快等。这些征象应被列入日常观察项目，一旦发生应向卫生保健人员报告。

伤口培养和标本

像不能仅依靠临床症状和体征来识别伤口感染一样，也不能仅依靠培养结果来鉴别伤口感染情况。尽管如此，仍有许多方法可用于临床和研究目的。这里仅介绍了实践中最常用的方法。

伤口培养分两步。第一步是从伤口处采集标本。第二步包括用于培养、识别和量化微生物的实验室程序。临床医师只负责第一部分，但必须了解第二步

中包含的实验室流程，以提供恰当的伤口标本，并将其及时、有效地送达实验室。

三种最常见的伤口标本类型：

（1）伤口组织

（2）细针吸取的伤口液体

（3）棉签擦拭（拭子培养）

组织活检方法包括用手术刀或钻取工具无菌地移走一块活体组织。用于鉴定伤口感染的伤口组织标本必须从活体组织而不是从坏死组织上获取。在41例混合病因所致伤口中，定量组织活检方法在预测伤口能够成功闭合方面具有100%的敏感度，93.5%的特异度和95.1%的准确度[44]。基于这些和其他数据，组织活检成为伤口培养的金标准[45]。不幸的是，组织活检培养是侵入性的，技术要求高（无论从临床还是实验室角度），很多医疗机构无法实施，因此在实践中并不常用，但却经常被用于研究伤口的微生物。

实践要点

伤口组织被认为是用于识别伤口感染的最好的培养标本。但由于后勤保障问题，使它在一些卫生机构并不实用。

细针吸取技术是通过在伤口周围插入多个与10ml注射器相连的22号针头来收集液体[46]。尽管已有研究对比了细针吸取技术、定量组织活检和拭子培养，但由于方法上的局限性，对定量细针吸取技术的敏感性、特异性和准确性尚不清楚[47]。但这可能是病灶组织液收集或伤口附近脓肿采集样本的最好技术[48]。

获取伤口样本最可行并被广泛使用的方法是拭子培养法。但对这种方法的有效性有较大的争议，因为此方法只获取了伤口表面组织的标本（而非生物体组织内的标本），很多人认为这对于检测感染无效[39]。此外，用拭子标本也很难获得厌氧微生物[27]。但也有人坚信拭子培养在监测感染中的作用，强调其在临床实践中的额外保证作用[49]。

文献报道中，拭子技术最常用于（或最提倡用于）对伤口渗出液的检测：在整个伤口床上用拭子进行Z形或Levine技术（Levine及其同事描述的拭子使用技术）获取标本[27, 48, 50-55]，在进行Z形擦拭或采用Levine技术获取标本前，应进行伤口清洗，使培养的伤口组织微生物与伤口渗出物、局部治疗或失活组织相关微生物相区别[27, 54]。推荐在样本采集前使用生理盐水或运载液将棉签拭子打湿[47, 54]。润湿棉签拭子提供的数据比干拭子更精确[56]。用Z形方法进行擦拭时，需要旋转手指之间的棉签拭子，以10点法Z形形成锯齿状的方式从伤口一边到另一边进行擦拭[48]。因为要对大部分伤口表面进行取样，收集的标本可能反映的是组织表面的微生物污染，而非组织的生物负荷[27]。

Levine 技术要求在 1cm 区域内用足够的压力转动棉签拭子[2]，从伤口组织挤出流体（图 7-1）[50]。这种技术被认为比渗出物擦拭或 Z 形擦拭更能反映“组织”的生物负荷[27]。理论上，Levine 技术是擦拭伤口最好的技术，前提是伤口清洁，取样位于有活性的组织上，而不是坏死组织或焦痂[27]。

尽管已对拭子培养与活检培养的准确性进行了比较研究，但研究结果只能提供很少的信息，不足以作为临床实践的基础[47, 49, 50, 57-60]。这些研究最严重的方法论问题是没有对具体的擦拭技术进行描述。根据伤口准备、伤口采样、采样时间，甚至拭子类型（如藻酸盐）的不同，擦拭技术的差异很大[45]。为了解决这个问题，有人采用伤口渗出物作为拭子标本，比较了使用 Z 形技术及 Levine 技术的活体伤口标本培养结果[61]。研究发现，基于 Levine 技术的拭子培养结果比其他两者更准确，更符合组织标本的培养结果。在相关文献及临床指南的系统评价中，Bonham 也得出结论：Levine 技术是最适合获得伤口拭子标本的方法[62]。

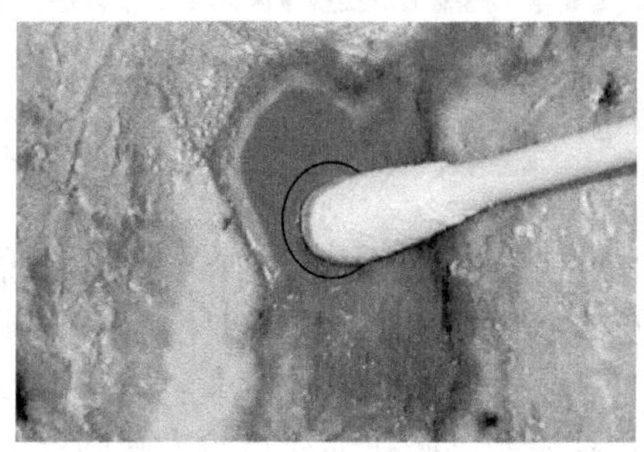

图 7-1 Levine 技术

（照片由 Rita Frantz 博士惠赠）

实践要点

Levine 技术提供了最符合组织标本的培养结果，因为这种技术试图从伤口内获取微生物组织样本，而不仅仅从伤口表面。

培养和标本分析

伤口标本微生物分析的实验室程序包括微生物的单个分离和鉴定，或结合分离微生物的定量分析。当分离和识别单个微生物时称之为定性培养；当结合量化分析时则称为定量培养。定量培养提供与当前有机体类型及数量的相关信息，通常表示为每克组织、每毫升液体或拭子所含的数量。当前微生物的数量提供了微生物增殖速度的信息，因此定量培养比定性培养更完整地反映了伤口感染的第三个关键要素。

定性培养

第一次世界大战后，随着生物特异性抗体的发展，微生物的发现、分离、鉴别在识别伤口感染中取得了重要的进展[63]。CDC认为SSI的一个充分标准是“在无菌分离的体液或组织中培养出微生物”[34]。根据这个定义，伤口组织出现微生物即表明感染的存在。重要的是，这个CDC标准强调分离的微生物必须来自于组织内或体液中，而不是伤口表面。CDC将压疮感染定义为以下两个临床表现：①发红、肿胀，或伤口边缘的肿胀；②从针头抽吸、活组织切片或血培养中分离出微生物[64]。存在感染的临床症状和体征必须伴有分离到已知原发病的微生物才能确诊。

急性伤口常含有如葡萄球菌和类白喉杆菌类的皮肤菌群[2]。慢性伤口有独特的微环境，通常比急性伤口包含更多数量和类型的微生物。这些伤口有大量渗出物、坏死组织和焦痂、伤口表面积大、深的裂缝和缝隙，适合各种微生物生长。慢性伤口与厌氧菌及多种微生物种类相关[65-67]。从慢性伤口分离的常见微生物有变形杆菌、大肠杆菌、链球菌、葡萄球菌、假单胞菌属、棒状杆菌属、类杆菌属等[18, 65, 66, 65-70]。现有的有限数据表明，奇异变形杆菌、绿脓杆菌、类杆菌、厌氧菌等，能阻碍慢性伤口的愈合[71、72]。不愈合的慢性伤口也与大肠杆菌，D群链球菌和其他厌氧球菌的存在有关[58]。

尽管耐甲氧西林金黄色葡萄球菌（methicillin-resistant *staphylococcus aureus*，MRSA）的存在，对医疗机构控制慢性伤口感染造成困扰，但MRSA的定植与随之而来的感染或菌血症之间的相关性尚不清楚[73]。当慢性伤口中出现乙型溶血性链球菌，即使且其在每克组织中的数量小于10^5，也被认为可以构成显著的威胁[48, 63, 74]。定性培养在监控伤口和指导感染伤口选择抗生素中发挥了重要作用。完整的定性培养包括在固体培养基上种植标本、使用标准的微生物测试

实践要点

β-溶血性链球菌对伤口有显著威胁，与其出现的数量无关。

实践要点

革兰阳性微生物最先入侵伤口并降低宿主抵抗力，紧随其后的是革兰阴性微生物以及厌氧微生物[9]。

程序识别分离菌株，以及测试抗生素敏感性等。采用 Levine 技术采样的拭子标本进行的定性培养，与组织标本定性培养的结果可达高度一致[61]。利用 Levine 技术取样的拭子标本，能覆盖组织标本菌群的 78%。而金黄色葡萄球菌、铜绿假单胞菌和 β- 溶血性链球菌等特定微生物覆盖率分别是 96%、96% 和 99%，与组织菌群高度一致。

定量培养

尽管 Pasteur 提出微生物入侵体内与接种数量有关，但法国第一次世界大战的外科医师们首先根据出现的细菌数量管理伤口[75-77]。细菌数量、伤口感染及脓毒血症的关系，在 20 世纪 60 年代得到关注。Krizek 和戴维斯[78]发现，致命的脓毒血症与内脏或血培养中每克组织或每毫升血液有大于 10^6 或 10^7 的微生物有关。这些研究还表明，致命的伤口脓毒血症与伤口中细菌的数量有关联[79]。此外，Noyes 和他的同事们[80]发现，每毫升伤口渗液中的细菌数量大于 10^6，与侵入性感染有关。美国陆军外科研究中心的一系列研究发现，烧伤伤口脓毒症与每克组织超过 10^5 微生物的细菌量有关[81-83]。

细菌数量与慢性伤口的愈合也成负相关[25, 44, 71, 72]。这些研究以及一些早期的关于清洁伤口微生物定植的研究结果证明，定量培养可以作为一种感染诊断方法[44]。关于压疮治疗的卫生保健机构政策和临床研究的实践指南均将量化培养作为感染诊断的金标准[84, 39]。每克生物组织、每毫升液体或每拭子有超过 10^5 微生物，通常作为诊断伤口感染的临界值[25, 23, 30, 39, 63, 85]。尽管参考文献将超过 10^5 解读为每克组织有 100 000[1] 或 1 000 000 个微生物[86]，但每克组织大于 1 000 000 个微生物才是首选临界值[87]。

拭子标本可进行定量或半定量培养。为了确保结果的有效性，应提供足够分量的伤口组织标本，一般在 0.25 克左右[86]。做定量培养时，应将拭子放入 1ml 稀释剂中旋转以释放微生物。随后通常在有氧条件下连续稀释、平铺和孵化。但如果需要培养厌氧菌，则在厌氧容器中进行操作[88]。培养皿的类型、生物数量以及定量数据，被表示为每个拭子或每克组织的微生物数量。伤口抽吸物也用同样的方式被稀释、平铺和孵育，并量化为每毫升液体的微生物数量[46]。

我们在同一个慢性伤口中比较了使用 Levine 技术采集拭子标本与组织标本的定量培养结果[61]，结果显示，如果伤口感染被定义为每克组织有 1 000 000 个或更多的微生物，那么 37 000 个微生物作为每个拭子的临界阈值，具有 90% 的敏感度和 57% 的特异度。尽管这是首个对拭子标本不同的临界阈值的研究，但仍需要进一步的研究来确定优化的临界阈值。

半定量拭子培养时，需在固体培养基的四个象限划线培养。对每个象限的菌落数量分别统计，阳性结果报告为 1 到 4+。Dow 和他的同事们[48]认为，4+ 可确诊感染。

实践要点

感染被认为是每克伤口组织的微生物大于 1 000 000 个。用 Levine 技术采样拭子标本的优化临界阈值还有待建立。

总之，对伤口感染的识别仍然是模糊和不确定的。监控感染的临床症状和体征是伤口评估的一个重要组成部分。急性伤口尤为重要的指标是炎症指标，如手术切口感染（SSIs）。但有一些急性或慢性伤口患者并不出现炎症相关的体征和症状。在这些情况下，二期伤口的相关指标可能是有用的，应将其纳入临床评估。怀疑感染的伤口，特别是延迟愈合的伤口，往往需要进行微生物培养以确诊。伤口的定性培养结果对有明显感染临床症状的患者有用，但对缺乏症状和体征的患者用处不大，除非能分离出特定病原菌。当缺乏临床症状和体征时，定量培养是诊断局部伤口感染的金标准。

管理伤口微生物负载

控制伤口微生物负荷需要多方面的方法，例如：修正导致感染的宿主因素；移除失活组织和外源性碎片；开始抗生素治疗。

这些干预措施并不是所有伤口都适用，但它们在减少微生物的数量或提高宿主抵抗力方面都有各自的作用。

在管理伤口微生物负载时，常忽视宿主抗感染能力下降的相关因素。明智的做法是，强调对充足血供和组织氧供的恢复，提供营养支持，维持良好的血糖控制水平，减少水肿，并减少受伤组织的机械力牵拉，这些措施将有助于宿主抵抗和微生物平衡的重建。未能解决这些宿主因素，即使使用其他的治疗方法，仍可能导致微生物的持续增殖。

由于坏死组织为微生物的生长提供了一个绝好的环境，因此清除失活组织和碎片是治疗伤口感染的关键步骤。如有失活组织黏附在伤口床，应进行伤口清创术。对没有接受微生物系统管理的慢性伤口也应进行清创术，以避免微生物入侵更深的组织。伤口清创术的方法见第 8 章“伤口清创术”。

实践要点

在管理伤口微生物负载时，应关注对宿主微生物防御能力的支持或恢复，包括充足的血液供应和组织氧、营养、管理血糖和控制水肿等。

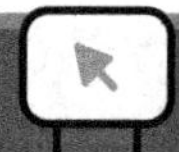

实践要点

对不超过 1 个月的伤口感染，常怀疑革兰阳性微生物；对免疫功能低下患者超过 1 个月的伤口感染，则常怀疑革兰阳性、革兰阴性菌及厌氧菌[9]。

伤口清洗

宿主因素如伤口表面外源性碎片及污染物，可以提供微生物寄生的条件，为其生长提供营养。伤口清洗是指从伤口表面清除未黏附的炎性污染物，使伤口不利于微生物生长的过程。但清洗伤口的过程也会造成组织创伤。有效的伤口清洗应选择能有效地去除表面碎片及污染物，但对伤口组织化学及机械创伤都最小的方法。尽管目前的研究有限，不足以指导对伤口清洗方法的选择，但现有实践证据提示，应采用无毒清洗溶液，并利用能产生足够机械力去除表面碎片且限制组织损伤的冲洗设备进行伤口清洗。

清洁剂

特定清洁剂能否有效地纠正宿主因素，取决于清洁剂的抗菌性能与细胞毒性之间的平衡，如白细胞（WBCs）和成纤维细胞[89]。等渗盐水足以清洗大多数伤口的表面。一项系统综述表明，水虽然不是等渗溶液，只要没有任何潜在的污染物，也可用于伤口清洗[90]，由于流体只是短暂接触伤口表面，因此等渗溶液（0.9% 氯化钠）不是关键。如果您选择使用等渗溶液，一茶匙盐放入一夸脱水中（等于 946ml），就可配成一份价格低廉的等渗溶液（参见“健康教育：在家准备生理盐水”）。

如果伤口表面布满表浅碎片，可常规使用专业伤口清洁剂。这些清洁剂包含活化剂或表面活性剂，能通过化学极性破坏伤口污染物的黏附性。化学反应的强度直接关系到它们的清洁能力和细胞毒性。因此，选择伤口清洁剂时，要衡量其伤口清洁能力及潜在的细胞毒性。

由于缺乏检测伤口清洁剂的标准方法，因此目前难以阐明伤口清洁剂的安全性。目前，大多数可用证据来自实验控制条件下对清洁剂进行比较的体外实验研究。最早的此类研究是根据对中性粒细胞的活性影响来评估各种专业性伤口清洁剂和皮肤清洁剂的相对毒性[91]。将中性粒细胞暴露在逐渐增加的 1∶10 稀释的清洁剂中 30 分钟，然后分析其活性和噬菌作用。毒性指数是指为达到中性粒细胞活性和噬菌作用所需的稀释量，与细胞暴露于平衡盐溶液中所获得的比值。

一般来说，伤口清洁剂的毒性水平范围从 10 至 1000，而皮肤清洁剂可达 10 000。对伤口清洁剂的第二个研究评价了五种伤口清洁剂对体外培养的人成纤维细胞、红细胞和白细胞的活性，以反映其细胞毒性[92]。虽然结果是相似的，但这一发现的具体情况与 Foresman 等报道有所不同[91]。这项研究发现，有一种清洁剂的毒性高于预期，样品测试的结果与制造商说明中所述的 pH 不符。最新研究利用成纤维细胞和角化细胞，评估了当前几个新型皮肤和伤口清洁剂配方的毒性指数[93]。总的来说，这些研究证实，皮肤清洁剂能破坏碎片与皮肤联系的化学键，因此清洁效果和毒性都比伤口清洁剂更强。

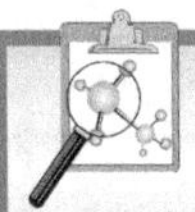

循证实践

由于毒性问题，皮肤清洁剂不应该用于伤口清洗。

健康教育

在家准备生理盐水

将一茶匙无碘盐和 1 夸脱（946ml）蒸馏水混合搅拌，直到盐完全溶解。溶液可以在室温下的密封玻璃或塑料容器中存储 1 周。

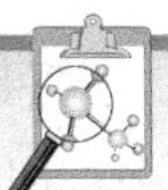

循证实践

在布满碎片的伤口上使用伤口清洁剂时，必须权衡其对伤口愈合细胞的潜在毒性。

在历史上抗菌剂常用于控制慢性伤口的细菌水平（参见“历史上用于治疗慢性伤口的抗菌剂”）。这种做法是基于一个证据确凿的发现：试管中悬浮在液体培养基中的细菌，一旦暴露在某种抗菌剂中就会立刻被杀死。然而，某种清洁剂要在慢性伤口环境中有效，必须能够渗透污染的组织，维持活性形式和足够的浓度，以达到抗菌活性。由于杀菌剂常能与慢性伤口上常见的多种有机底物进行化学性结合，因而在标准临床使用浓度下，它们可能无法接触伤口组织内的细菌[94-96]，因此也无法产生有效的抗菌效果。此外，抗菌剂对接触的所有细胞，包括白细胞和成纤维细胞，都是有毒的。

关于杀菌剂的体内外细胞毒性性质有很多记载[89, 97-104]。此外，在伤口清洁剂中添加抗菌剂，平均能将清洁剂的毒性指数增加至 10 000[105]。尽管有多个临床研究支持在治疗慢性伤口中使用抗菌剂有益，但却无法将抗菌剂的作用与同时采用的其他抗菌措施的效果相区分，如清创或伤口渗出物的吸收，包括清除和吸收细菌及其毒素[106-109]。虽然有些临床医师报道了对特定的指征使用抗菌剂，如对坏疽伤口使用抗菌剂以限制细菌侵入周围组织，但到目前为止，还没有任何科学有效的临床研究表明对慢性伤口使用抗菌剂的好处[110-112]。

实践要点

抗菌剂不应该用作伤口清洁剂。

历史上用于治疗慢性伤口的抗菌剂

醋酸	过氧化氢
铝盐	次氯酸盐（达金氏溶液）
硼酸	碘、聚乙烯吡咯酮碘
洗必泰	硫柳汞
结晶紫	硝酸银
六氯酚	

清洗设备

用于传送溶液至伤口表面的清洗设备类型会影响伤口清洗的效果。所采用的方法必须提供足够的力量以清除伤口表面污染物和碎片，同时对伤口产生的创伤最小。各种各样的擦布、海绵、刷子等，都可用于伤口的清洗。虽然与疗效相关的证据有限，但用粗糙海绵擦洗比光滑海绵擦洗更容易导致伤口感染已经被证实[113]。此外，用伤口清洁剂进行冲洗时，由于其含有表面活性剂，其冲洗设备在伤口上产生的摩擦系数低于生理盐水。

伤口灌洗设备与清洗设备不同，它通过液流产生液压来促进伤口清洗。为了有效地清洗伤口，灌流力必须大于碎片对伤口表面的黏附力。多个研究已证实，流体压力越大，越有助于去除伤口细菌和碎片[114, 115]。用 10～15 磅 / 平方英寸（psi，1 磅 = 0.45kg，1 平方英寸 = 6.45cm^2）的压力进行灌洗，比 1～5psi 的压力在清除杂物和细菌中更有效；但灌洗增加到 20psi 或更大压力时，并不会显著提高清洁功效。

当用机械灌洗设备进行灌洗时（如口腔灌洗），可产生比其他方法都大的压力。虽然关于机械灌洗设备的临床研究证明，用 70psi 清洗压力冲洗粉碎性创伤伤口，比 25psi 或 50psi 能更好地去除细菌和碎片[116-118]，但在慢性伤口中通常采用低压力。但即使机械灌洗设备的灌洗压力低至 10psi，其清除细菌和碎片的结果依然比球型注射器更有效。

尽管高压有利于清洗伤口，但用高压灌洗也增加灌流液体进入伤口周围组织或组织界面的危险[119-121]。分散量的大小与液流压力有关。动物模型研究显示，70psi 的灌洗比 35ml 注射器和 19 号针产生的灌洗压力（8psi）能产生更大的组织分流[121]。此外，用单一孔隙的针尖来灌洗实验伤口，能产生 > 30psi 灌洗压力，从而产生更多的流体渗透[120]。但如果使用多喷嘴就不会产生这样的渗透。总之，该研究支持伤口清洗的灌流压力应避免大于 15psi。

虽然要避免在伤口灌洗中使用过高的压力，但也必须建立足够的液流压力，以克服伤口表面的碎片黏附力。动物实验发现，在移除和减少伤口碎片时，1～5psi 的效果显著低于 10～15psi[115]。用针头和注射器将灌洗液分散到伤口组织上，通常被认为是提供有效灌洗压力的方便做法。35ml 注射器和 19 号针或留置针被证明能提供 8psi 的灌洗压力[122]。这项研究也表明，19 号针和 35ml 注射器比球型注射器灌洗更能有效去除伤口细菌，防止实验伤口发生感染[122]。

使用标准的球形注射器（0.05psi）或 12ml 注射器及 22 号针头（13psi），对伤后 24 小时内的实验性创伤伤口进行冲洗，证明注射器及针头的灌洗方法比球形注射器有效[123]。使用注射器和针头进行伤口清洁，比使用球形注射器更能降低伤口炎症和伤口感染的发生。相关证据表明，可用 5～15psi 的灌洗压力进行伤口灌洗，以达到去除伤口碎片和细菌的作用。

针头和注射器的很多组合都能达到理想的灌流压力范围。注射器和针头的大小确定液流的压力。由于挤压柱塞的力量分布在相对大的表面，因此注射器越大，用力越小。19 号针、6 号，12 号，与 35ml 注射器一起使用，将分别产生 30，20 和 8psi 的灌流压力。针头增大可产生相反的效果。针腔越大，产生的液流越大，25 号、21 号及 19 号针与 35ml 注射器联用，可分别产生 4、6 及 8psi 的压力。

很多设备都能加压分流生理盐水，且已商业化。虽然这些设备声称能产生 19 号针头的 8psi 压力，但缺乏证据。其中一个设备的压力动力学的初步研究报告显示，该设备对压力的测量仅限于加压筒内的压力系统，而非液流对伤口表面的实际压力[124]。

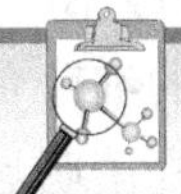

循证实践

可以用很多医疗工具和特制设备来完成伤口灌洗。

实践要点

研究表明，最优清洗伤口的压力是 5～15psi。

除了包含不同的伤口灌洗压力，液流的释放模式还包括脉冲式模式或连续流动模式。尚未有实验研究对伤口灌洗的脉冲式与连续流动模式各自的优点进行比较[114, 117, 118]。尽管市场上可以买到几种依靠电池供电的一次性灌流系统（Davol, Inc., Cranston, RI; Stryker Instruments, Kalamazo, MI; Zimmer, Inc., Dover, OH），可以提供不同的喷流模式的脉冲式液流，用抽吸的方式去除伤口渗液和碎片，但与其他灌洗方式相比，其伤口愈合疗效还有待确认[31, 125-127]。然而，最近的动物研究比较了脉冲灌洗和球型注射器灌洗，研究显示，脉冲灌洗能更好地降低细菌水平[128]。目前，当慢性伤口患者不能接受涡流，或没有涡流治疗时，这种脉冲灌洗可以作为涡流治疗的替代方法，且具有便携性。

实践要点

脉冲式灌洗设备并不比非脉冲式设备更好，但可能对没法接受涡流治疗的患者有用。

另一种伤口灌洗的替代方法是漩涡浴。它将整个伤口床及其周围皮肤暴露于漩涡浴盆喷嘴产生的漩涡水流中，达到清洗伤口的目的。仅有两个研究调查了漩涡浴的清洁效果，且该方法与伤口灌洗难以分清，称为漩涡浴治疗的致命点[129, 130]。漩涡浴的好处是，伤口长期暴露在水中，能软化伤口碎片，使其更易去除。因此，漩涡浴最适合用于有厚重腐肉或坏死组织的慢性伤口。由于漩涡浴无法控制施加在伤口表面的压力，一旦失活组织被清除，应该停止漩涡浴，避免破坏伤口新生肉芽组织的形成。必须十分谨慎地确保伤口不会与喷水管亲密接触，因其产生的高压可能导致进一步的组织损伤。

最近开发的技术是负压伤口治疗（NPWT）技术，能协助去除伤口液体。该技术通过半封闭的、覆盖于伤口的泡沫或纱布敷料来完成，其上有一个排气管，与计算机控制的负压泵相连产生负压，从而抽吸伤口的液体。虽然用NPWT技术移除伤口滞留液体，可能降低伤口微生物负荷，但相关研究结果却褒贬不一。一项随机试验用组织活检的方法比较了NPWT和常规湿纱布治疗后的细菌负荷定量，两个治疗组没有明显变化[131]。但NPWT组伤口的革兰阴性杆菌明显下降，金黄色葡萄球菌明显增加。同样，一项研究在对65个有急性或慢性伤口患者的初始治疗中，将患者随机分为真空密闭组及“现代”敷料组，结果在细菌数量上没有显著差异[132]。相反，另有报道显示，使用半定量表面拭子显示，NPWT具有降低细菌负荷的趋势[133, 134]。此外，Morykwas及其同事们发现，经过4天的NPWT处理，猪伤口的实验接种细菌数量减少了1000倍[135]。伤口标本的采样技术和分析方法不同，是产生这些矛盾结果的原因。

关于联合抗菌溶液滴剂的NPWT治疗已有文献报道[136]。案例研究评估了使用这种新的治疗模式治疗急性感染伤口的效果，进一步研究将帮助我们确定这个新的治疗策略的有效性。

抗微生物治疗

如果去除坏死组织后，细菌负荷并未减少到愈合相匹配的水平，提示需要进行额外干预，以减少伤口表面微生物的数量。这些抗微生物疗法包括局部基本抗微生物和抗生素治疗，也包括全身治疗。这些药物直接作用于微生物，破坏细菌并预防新的定植产生。

临床在使用抗微生物剂来控制慢性伤口的细菌负担方面存在误解和争论。因此，抗微生物剂或抗生素的使用非常广泛且用时很长。由于缺乏慢性伤口感染的有效指标，使抗微生物剂的选择和使用更加复杂。研究证据证明，全身抗生素应用不减少慢性伤口肉芽中的细菌计数[137]。此外，脓性渗出物的存在是急性伤口公认的感染症状，但并不是启动慢性伤口抗微生物治疗的充分条件。当慢性伤口感染的有效临床症状和体征模棱两可时，不管是否有失活组织，都应依据伤口愈合进展缓慢来指导抗生素的使用。局部使用抗生素的主要适应证是表浅的伤口感染，或存在阻碍伤口愈合的临界数量的细菌定植，或肉芽组织苍白脆弱，或疑似或确诊为高微生物负荷但伤口周围没有蜂窝织炎。便于记忆的NERDS和STONES原则揭示，这些指征与严重定植一致，而非深部感染。局部基础抗微生物剂由银、铜、金或锌等组成（见“慢性伤口中用于控制微生物负荷的传统局部抗生素”）。优异的抗微生物剂配方关键在于在不破坏愈合所必需的细胞的前提下，尽量减少细菌负荷。例如碘，其基本形式对促进愈合的细胞是有毒的。但当其变成卡地姆碘凝胶（cadexomer iodinegel）时能从其微球结构缓慢释放碘并吸收细菌[138, 139]。一项对不同浓度的卡地姆碘凝胶的体外研究显示，在其浓度高达0.45%时，对人成纤维细胞也是无毒的；该研究还显示，用卡地姆碘处理慢性伤口，活检时可见表皮再生。

含银局部制剂一直是抗菌套餐的一部分。这些药物使用银的电离形式（Ag^+），通过Ag^+对蛋白质的作用来发挥抑菌性能。Ag^+结合细菌胞壁上的蛋白，破坏其完整性并导致细胞死亡。含银的伤口护理产品包括纯净银、乳膏和缓释敷料。这些制剂的有效性大多来源于乳膏的配方（2%或7%的磺胺嘧啶银盐）。局部用的乳膏配方被证实能减少细菌密度、血管的趋边现象，以及慢性下肢溃疡的炎性细胞迁移[140]。

一项针对45个罹患单个感染的压疮患者开展的随机对照试验证实，磺胺嘧啶银乳霜能有效地减少慢性伤口的细菌负荷[106]。该研究将45个患者随机分为磺胺嘧啶银组、聚乙烯吡咯酮碘（聚维酮碘）溶液组，或生理盐水纱布敷料组；向受试者提供包括清创、减压和营养支持在内的标准治疗；在3周的研究中，磺胺嘧啶银乳膏治疗组、聚维酮碘溶液组及生理盐水纱布敷料组患者的伤口细菌水平下降到每克组织 $<10^5$ 或更低的百分比分别为 100%、78.6% 和 63.6%。

总的来说，压疮对磺胺嘧啶银治疗的反应更加迅速，3 天内有 1/3 的细菌达到小于 10^5 的水平，1 周内有 1/2 达到。这些数据表面，含银乳膏的治疗不应超过 2 周。短时间、高剂量局部应用抗生素，可以减少潜在的选择性耐药菌或更多耐药菌的产生。如果治疗 2 周仍没有改善的临床证据，应该考虑其他可能减少细菌耐药的宿主因素。

慢性伤口中用于控制微生物负荷的传统局部抗生素

醋酸磺胺米隆（磺胺米隆）
灭滴灵（甲硝哒唑®、Metizol MetroGel）
莫匹罗星（bactroban）
呋喃西林（furacin）
枯草杆菌抗生素和多黏菌素复合剂（polysporin）
磺胺嘧啶银盐（silvadene）

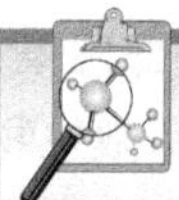

循证实践

研究表明，用含银乳膏进行局部基础抗微生物治疗，应限制在 2 周内。

最近开发的局部给药系统——含银敷料，已被证明有广谱抗微生物作用[141]。但关于释放入伤口的银离子剂量，以及如果银离子与成纤维细胞和表皮细胞结合，导致潜在的延迟愈合等问题仍然存在。厂商报道的体外研究显示，不同的含银敷料可随时间而释放不同数量的银[137]。初步迹象表明，根据成纤维细胞及上皮细胞的培养条件不同（单层培养基或三维培养基），银离子的毒性剂量也有不同[142]。一项对照研究对配对皮肤移植的供皮区进行比较研究，一处使用非抗菌泡沫敷料，另一处使用纳米银敷料，观察伤口上皮化过程中潜在的不良后果。虽然在细菌计数方面两组无显著差异，但用银敷料治疗的伤口，其表皮细胞再生显著慢于对照组[143]。目前还缺乏建立含银敷料安全性和有效性的体内研究证据。新近的文献综述证实，关于含银敷料优点的临床证据十分缺乏[144-146]。

多元化敷料性能，包括银含量、银释放率和抗菌活性等的评价结果显示，对敷料的选择应基于标准的临床参数而不是敷料的含银量或释放活性[147]。因此，鉴于含银敷料证据的不足，用其作为降低伤口表面微生物的方法时应特别谨慎，且治疗时间应限制在 4 周。一旦发现伤口有表皮再生时，应停止其使用。

尽管临床研究证据表明，在慢性伤口使用局部抗生素可有效地减少细菌负担，但这些药物对某些患者可产生不良反应。据报道，局部应用 1% 新霉素溶液后可导致永久性听力损失；局部使用杆菌肽可导致急性过敏反应。因此，使用这些药物时应仔细监测 [148, 149]。此外，由于可能筛选出耐药菌株，因此对慢性伤口使用抗生素进行全身抗感染治疗时，不应再在局部应用该抗生素。也由于这个原因，尽管有报道表明庆大霉素在压疮中能有效地降低细菌水平，但局部需要应用其他替代性抗生素治疗，以免耐药菌的产生。此外，由于局部抗生素的种属特异性，因此根据伤口现有微生物来正确选择抗生素显得极为重要。

虽然已证实局部使用抗生素可减少细菌负荷，但普遍认为其不足以控制更广泛的组织感染，如正在进展的蜂窝织炎。在这些情况下，需要全身使用抗生素治疗。应根据生物的类型和侵袭程度的不同而对抗菌疗法进行个性化选择。不幸的是，很少有证据可指导慢性感染伤口的抗生素选择。一般采用有限但具有广谱抗菌作用的经验性抗生素治疗慢性伤口感染。应该小心避免常规或长时间治疗。少数情况下，当慢性伤口感染出现急性表现时，可口服抗生素。然而，当感染涉及更深的组织并伴随发热、寒战、白细胞计数升高等全身症状时，提示需要胃肠外治疗。不管使用什么方法，任何全身抗生素都必须依赖患者充足的末梢循环才能有效地减少细菌负担。由于周围血管疾病引起血流无法到达感染组织时，全身治疗可能对伤口的临床改善无效。

实践要点

全身性抗生素应用的有效性依赖于伤口充足的血液供应。

很多辅助疗法有助于减少慢性伤口的细菌负荷。高压氧疗法，即间歇吸入压力大于 1 个大气压的纯氧，可促进糖尿病足溃疡的中性粒细胞的杀菌能力 [150]。过去一直根据体外研究结果认为紫外光（UV）有杀菌效果。一项研究对 22 例患者的含有高水平细菌的慢性创伤伤口进行定量拭子培养 [151]，经过 180 秒的 UV-C 治疗后，培养显示，主要细菌数量有显著降低（$P<0.001$），且耐甲氧西林金黄色葡萄球菌（$P<0.05$）和金黄色葡萄球菌（$P<0.01$）的减少也有统计学意义 [152]。

此外，动物研究显示，用电刺激设备将伤口组织暴露在电流中，能对可引起慢性伤口感染的微生物起到抑菌和杀菌作用。一项研究对已经接受传统治疗 3 个月至 2 年都无效的 20 例烧伤患者应用直流电，每周 2 次，每次刺激 10 分钟，结果发现，伤口微生物数量水平降低 [152]。但对生活中更常用的脉冲电流的抗菌效果尚不清楚。有证据表明，产生抗菌效果时所需的电压会导致肌肉严重收缩，这使其无法在临床实践中应用 [153-155]。

总结

我们对伤口感染的认识大部分来自对急性伤口的研究。随着伤口愈合科学的发展，人们越来越清楚地认识到，慢性伤口是完全不同的环境，宿主抵抗力被细菌负荷所战胜。人们已经很好地认识了感染的典型症状和体征。但这是根据急性伤口而不是慢性伤口的愈合来评估的。虽然慢性伤口感染的指征不明确，但大量证据表明，坏死组织是微生物滋生地。因此，清除伤口的坏死组织是减少细菌负担重要的第一步。用无菌的溶液定期清洗伤口，并尽量清除伤口表面污染物和碎片，同时尽量减少对伤口床的创伤，这是减少伤口表面污染物的重要辅助方法。当这些措施不足以恢复宿主抵抗力和细菌负荷之间的平衡时，才使用抗微生物剂来直接作用于细菌。

病例分享

临床资料

70 岁的 L 先生和他的妻子独立生活，他营养良好，服用氢氯噻嗪控制高血压。既往健康史：无糖尿病、肺病和心脏病等疾病。伤口门诊首次接诊的是他左小腿中段的开放伤口（图 7-2A）。他的左边小腿中段在 20 年前遭受的粉碎性骨折，自那时形成伤口，多次皮肤移植失败。临床检查：伤口周围区域有红斑，

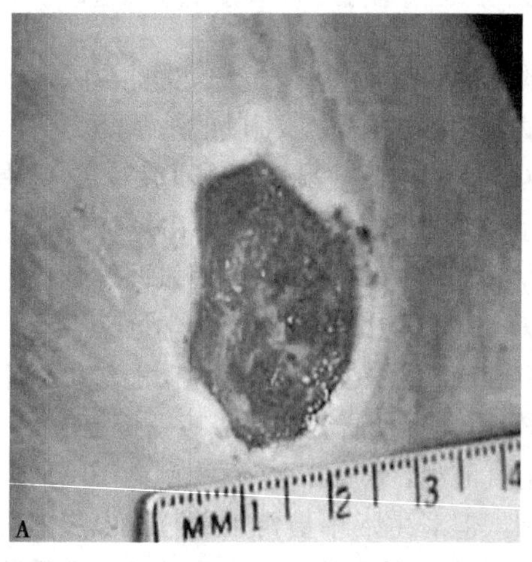

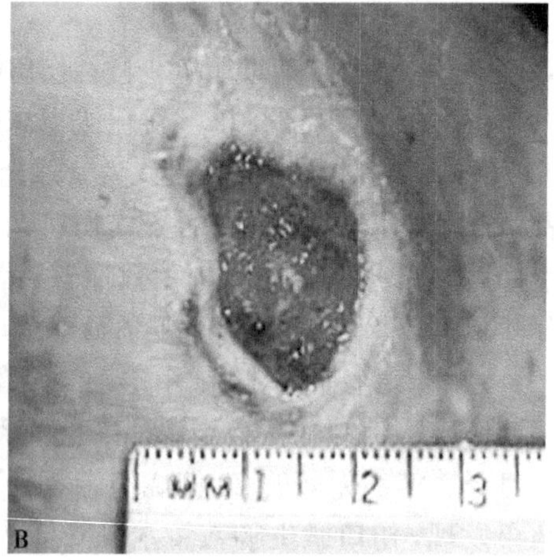

图 7-2 （A）初始照片；（B）局部抗生素治疗 2 周的伤口表现（照片由 S. Gardner 惠赠。参见彩图“患者情况梗概”）

但没有皮温升高和明显的水肿。患者主诉伤口周围无疼痛，伤口大小无增加，大小 3.9cm × 2.5cm。伤口包含一些肉芽组织和少量黄色浅表碎片。有一股强烈的恶臭味和少量渗出物。根据 NERDS® 原则发现四个 NERD 症状。定量组织培养发现金黄色葡萄球菌、类白喉杆菌及铜绿假单胞菌。每克组织细菌负荷小于 10^6。多普勒波形研究及脉冲量记录均显示其正常的三相血管。

案例讨论

根据症状和体征、NERDS 方法以及伤口培养数据，我们可以确定 L 先生的伤口是严重定植或表浅感染。在明确了其充足的循环和正常的营养状态后，局部伤口用 35ml 注射器和 19 号静脉留置针进行生理盐水冲洗，每天两次；局部应用磺胺嘧啶银盐（silvadene）并覆盖泡沫敷料。治疗 2 周后，伤口无碎片，健康肉芽组织填充伤口（图 7-2B）。伤口周围红斑和恶臭被清除。伤口缩小到 2.7cm × 1.6cm。

自我测验

1. 下列哪个选项用于区分伤口细菌定植和感染？

A. 感染的伤口会有脓性渗出物；细菌定植的伤口不会

B. 感染的伤口会有生物存在于活体组织；细菌定植的伤口不会

C. 感染的伤口总有坏死组织；细菌定植的伤口不会

D. 感染的伤口拭子培养阳性；细菌定植的伤口不会

答：B。将被感染的伤口，会在活体组织中出现微生物，不限于伤口表面。在细菌定植伤口和感染伤口可能观察到脓性渗出物。虽然坏死组织确实含微生物，但感染伤口不一定伴随坏死组织的存在。感染的伤口和细菌定植伤口的拭子培养都能得到阳性结果。对即将感染的伤口，微生物必须出现在组织中而不限于能被拭子接触的伤口表面。

2. 下列哪个是伤口感染最有效的指标？

A. 拭子培养出大量葡萄球菌

B. 伤口周围区域出现红斑

C. 组织定量培养显示每克组织含有 1 000 000 个微生物

D. 敷料大量的血性浆液渗出到敷料上

答案：C。定量培养能提供准确的、每克组织（指伤口表面以下组织）的微生物数量。虽然定量拭子培养相当于定量组织培养，但组织培养仍然是黄金标准。红斑是一种典型的炎症征象，且可发生于任何类型的组织损伤，包括而不限于感染。血性浆液渗出物包含血清和少量的红细胞，可能提示但不确定感染。

3. 杀菌剂威胁清洁、肉芽伤口的愈合，因为它们：

A. 影响营养的吸收　　B. 使伤口组织变色

C. 刺激周围皮肤　　D. 对成纤维细胞和其他细胞有害

答：D。已有记录显示，杀菌剂对成纤维细胞有毒性。尽管一些杀菌剂可以使伤口组织的颜色褪色，这并不是它们破坏修复过程的原因。虽然很多杀菌剂在得以接触伤口及周围表面时会产生皮肤刺激，但并不是影响伤口修复的机制。

4. 局部抗生素治疗慢性伤口是：

A. 常用于降低较高的细菌水平　　B. 常用于预防感染

C. 避免使用，除非出现坏死组织　　D. 避免使用，除非出现感染迹象

答：D。只有出现感染迹象时才提示局部抗生素的使用。然而，重要的是认识到，慢性伤口与急性伤口可能不存在相同的感染迹象。除非伤口已经感染，否则不需进行局部抗生素治疗。常规使用局部抗生素预防感染是不必要的，并可能导致耐药微生物的发展。出现坏死组织时使用局部抗生素无效。

5. 下列哪个选项是Levine伤口培养技术的正确描述？

A. 使用无菌手术刀获取组织标本

B. 使用21号针头和10ml注射器抽吸伤口液体

C. 清洗伤口之前用拭子擦拭坏死组织

D. 在1cm^{2}区域旋转拭子，用足够的压力从伤口组织内部挤出液体

答：D。在1cm^{2}区域旋转拭子，从伤口组织内部挤出液体，描述了Levine技术。使用无菌手术刀并用针头和注射器吸取伤口组织的方法，是获取伤口培养的标本的替代方法。C是不正确的。你应该从未见过坏死组织培养。

（舒　勤　蒋琪霞 译）

参考文献

1. Robson, M.C. "Wound Infection: A Failure of Wound Healing Caused by an Imbalance of Bacteria," *Surgical Clinics of North America* 77(3):637-50, June 1997.
2. Bowler, P.G. "Wound Pathophysiology, Infection, and Therapeutic Options," *Annals of Medicine* 34:419-27, September 2002.
3. Majno, G. *Cells, Tissues, and Disease: Principles of General Pathology*. New York: Oxford University Press, 2004.
4. Abraham, S.N. "Discovering the Benign Traits of the Mast Cell," *Science and Medicine* 3(5):46-55, September-October 1997.
5. McGeer, A., et al. "Definitions of Infection for Surveillance in Long-term-care Facilities," *American Journal of Infection Control* 19(1):1-7, February 1991.
6. Thomson, P.D., and Taddonio, T.E. "Wound Infection," in Krasner, D., and Kane, D., eds., *Chronic Wound Care,* 2nd ed. Wayne, PA: HMP Communications, 1997.
7. Larocco, M. "Inflammation and Immunity,"

in Porth, C.M., ed., *Pathophysiology: Concepts of Altered Health States,* 4th ed. Philadelphia: Lippincott Williams & Wilkins, 1994.

8. Tarnuzzer, R.W., and Schultz, G.S. "Biochemical Analysis of Acute and Chronic Wound Environments," *Wound Repair and Regeneration* 4(3):321-26, July-September 1996.
9. Sibbald R.G., et al. "Increased Bacterial Burden and Infection: The Story of Nerds and Stones," *Advances in Skin & Wound Care* 19(8):447-61, October 2006.
10. Heggers, J.P., and Robson, M.C. "Prostaglandins and Thromboxanes," in Ninneman, J., ed., *Traumatic Injury-infection and Other Immunological Sequelae.* Baltimore, MD: University Park Press, 1983.
11. Dow, G. "Infection in Chronic Wounds," in *Chronic Wound Care: A Clinical Source Book for Healthcare Professionals,* 3rd ed. Wayne, PA: HMP Communications, 2001.
12. Hunt, T.K., et al. "A New Model for the Study of Wound Infection," *Journal of Trauma* 7(2): 298-306, March 1967.
13. Bucknall, T.E. "The Effect of Local Infection upon Wound Healing: An Experimental Study," *British Journal of Surgery* 67(12):851-55, December 1980.
14. Dunphy, J.E. "The Cut Gut," *American Journal of Surgery* 119(1):1-8, January 1970.
15. Lawrence, J.C. "Bacteriology and Wound Healing," in Fox, J.A., and Fischer, J., eds., *Cadexomer Iodine.* Stuttgart: Schattauer Verlag, 1983.
16. Orgill, D., and Demling, R.H. "Current Concepts and Approaches to Wound Healing," *Critical Care Medicine* 16(9):899-908, September 1988.
17. Stenberg, B.D., et al. "Effect of bFGF on the Inhibition of Contraction Caused by Bacteria," *Journal of Surgical Research* 50(1):47-50, January 1991.
18. Renyi, R. "The International Wound Infection Institute: A Global Platform for the Clinical Management of Infected Wounds," *World Council of Enterostomal Therapists Journal* 29(2):27-33, 2009.
19. American College of Surgeons: Committee on the Control of Surgical Infections. *Manual on Control of Infection in Surgical Patients.* Philadelphia: Lippincott Williams & Wilkins, 1976.
20. Baxter, C., and Mertz, P.M. "Local Factors that Affect Wound Healing," *Nursing RSA Verpleging* 7(2):16-23, February 1992.
21. Gilchrist, B. "Treating Bacterial Wound Infection," *Nursing Times* 90(50):55-58, December 1994.
22. Hutchinson, J.J., and McGuckin, M. "Occlusive Dressings: A Microbiologic and Clinical Review," *American Journal of Infection Control* 18(4):256-68, August 1990.
23. Stotts, N.A., and Hunt, T.K. "Pressure Ulcers: Managing Bacterial Colonization and Infection," *Clinics in Geriatric Medicine* 13(3):565-73, August 1997.
24. Barnett, A., et al. "A Concentration Gradient of Bacteria within Wound Tissue and Scab," *Journal of Surgical Research* 41(3):326-32, September 1986.
25. Lookingbill, D.P., et al. "Bacteriology of Chronic Leg Ulcers," *Archives of Dermatology* 114(12):1765-68, December 1978.
26. Robson, M.C., et al. "Wound Healing Alterations Caused by Infection," *Clinics in Plastic Surgery* 17(3):485-92, July 1990.
27. Stotts, N.A., and Whitney, J.D. "Identifying and Evaluating Wound Infection," *Home Healthcare Nurse* 17(3):159-65, March 1999.
28. Kravitz, S. "Infection: Are we defining it accurately?" *Advances in Skin & Wound Care* 19(4):176, May 2006.
29. Grayson, M.L., et al. "Probing to Bone in Infected Pedal Ulcers: A Clinical Sign of Underlying Osteomyelitis in Diabetic Patients," *Journal of the American Medical Association* 273(9):721-23, March 1995.
30. Gilchrist, B. "Infection and Culturing," in Krasner, D., and Kane, D., eds., *Chronic Wound Care,* 2nd ed. Wayne, PA: HMP Communications, 1997.
31. Cicione, J. "Making Waves," *Case Review* 26-29, July-August 1998.
32. American Diabetes Association. "Consensus Conference on Diabetic Foot Wound Care," *Diabetes Care*, 22(8):1354-60, August, 1999.
33. Stotts, N.A. "Promoting Wound Healing," in Kinney, M.R., et al., eds., *AACN's Clinical Reference for Critical Care Nursing*, 4th ed. St. Louis: Mosby–Year Book, Inc., 1998.
34. Horan, T.C., et al. "CDC Definitions of Nosocomial Surgical Site Infections, 1992: A Modification of CDC Definitions of Surgical Wound Infections," *American Journal of Infection Control* 20(5):271-74, October 1992.
35. Gardner, S.E., et al. "The Validity of the Clinical Signs and Symptoms Used to Identify Localized Chronic Wound Infection," *Wound Repair and Regeneration* 9(3):178-86, May-June 2001.
36. Gardner, S.E. et al. "Clinical Signs of Infection in Diabetic Foot Ulcers with High Microbial Loads," *Biological Research for Nursing* 11(2):119-28. October 2009.
37. Steed, D.L. "Diabetic Wounds: Assessment, Classification, and Management," in Krasner, D., and Kane, D., eds., *Chronic Wound Care,* 2nd ed. Wayne, PA: HMP Communications, 1997.
38. Cutting, K.F., and Harding, K.G. "Criteria for Identifying Wound Infection," *Journal of Wound Care* 3(4):198-201, June 1994.
39. Bergstrom, N., et al. *Treatment of Pressure Ulcers. Clinical Practice Guideline, Number 15. AHCPR Publication No. 95-0652.* Rockville, Md.: Agency for Health Care Policy and Research, Public Health Service, U.S. Department of Health and Human Services, December 1994.

40. Cutting, K.F. "Identification of Infection in Granulating Wounds by Registered Nurses," *Journal of Clinical Nursing* 7(6):539-46, November 1998.
41. Gardner, S.E., et al. "A Tool to Assess Clinical Signs and Symptoms of Localized Chronic Wound Infection: Development and Reliability," *Ostomy Wound Management* 47(1):40-47, January 2001.
42. Gardner, S.E. et al. "The Reliability of the Clinical Signs and Symptoms Checklist in Diabetic Foot Ulcers," *Ostomy Wound Management* (in press).
42a. Woo, K.Y., & Sibbald, R.G. "A Cross-sectional Validation Study of Using NERDS and STONES to Assess Bacterial burden," *Ostomy Wound Management* 55(8):40-48, August 2009.
43. Cutting, K.F., et al. "Clinical Identification of Wound Infection: A Delphi Approach," in *EWMA Position Document—Identifying Criteria for Wound Infection.* London: MEP Ltd, pp 6-9, 2005.
44. Robson, M.C., and Heggers, J.P. "Bacterial Quantification of Open Wounds," *Military Medicine* 134(1):19-24, January 1969.
45. Stotts, N.A. "Determination of Bacterial Burden in Wounds," *Advances in Wound Care* 8(4):46-52, July-August 1995.
46. Lee, P., et al. "Fine-needle Aspiration Biopsy in Diagnosis of Soft Tissue Infections," *Journal of Clinical Microbiology* 22(1):80-83, July 1985.
47. Rudensky, B., et al. "Infected Pressure Sores: Comparison of Methods for Bacterial Identification," *Southern Medical Journal* 85(9): 901-903, September 1992.
48. Dow, G., et al. "Infection in Chronic Wounds: Controversies and Treatment," *Ostomy Wound Management* 45(8):23-40, August 1999.
49. Donovan, S. "Wound Infection and Wound Swabbing," *Professional Nurse* 13(11): 757-59, August 1998.
50. Levine, N.S., et al. "The Quantitative Swab Culture and Smear: A Quick, Simple Method for Determining the Number of Viable Aerobic Bacteria on Open Wounds," *Journal of Trauma* 16(2):89-94, February 1976.
51. Morison, M.J. *A Colour Guide to the Nursing Management of Wounds.* Oxford: Blackwell Scientific, November-December 1992.
52. Pagana, K., and Pagana, T.J. *Mosby's Diagnostic and Laboratory Test Reference.* St. Louis: Mosby–Year Book, Inc., 1992.
53. Alvarez, O., et al. "Moist Environment for Healing: Matching the Dressing to the Wound," *Ostomy Wound Management* 21:64-83, Winter 1988.
54. Cooper, R., and Lawrence, J.C. "The Isolation and Identification of Bacteria from Wounds," *Journal of Wound Care* 5(7):335-40, July 1996.
55. Cuzzell, J.Z. "The Right Way to Culture a Wound," *American Journal of Nursing* 93(5):48-50, May 1993.
56. Georgiade, N.G., et al. "A Comparison of Methods for the Quantitation of Bacteria in Burn Wounds I: Experimental Evaluation," *American Journal of Clinical Pathology* 53(1):35-39, January 1970.
57. Bill, T.J., et al. "Quantitative Swab Culture versus Tissue Biopsy: A Comparison in Chronic Wounds," *Ostomy Wound Management* 47(1): 34-37, January 2001.
58. Sapico, F.L., et al. "Quantitative Microbiology of Pressure Sores in Different Stages of Healing," *Diagnostic Microbiology of Infectious Diseases* 5(1):31-38, May 1986.
59. Basak, S., et al. "Bacteriology of Wound Infection: Evaluation by Surface Swab and Quantitative Full Thickness Wound Biopsy Culture," *Journal of the Indian Medical Association* 90(2):33-34, February 1992.
60. Herruzo-Cabrera, R., et al. "Diagnosis of Local Infection of a Burn by Semiquantitative Culture of the Eschar Surface," *Journal of Burn Care & Rehabilitation* 13(6):639-41, November-December 1992.
61. Gardner, S.E. et al. "Diagnostic Validity of Three Swab Techniques for Identifying Chronic Wound Infections," *Wound Repair and Regeneration* (in press).
62. Bonham, P.A. "Swab Cultures for Diagnosing Wound Infections: A Literature Review and Clinical Guideline," *Journal of Wound, Ostomy & Continence Nursing* 36(4):389-95, Jul-Aug 2009.
63. Robson, M.C., and Heggers, J.P. "Quantitative Bacteriology and Inflammatory Mediators in Soft Tissue," in Hunt, T.K., et al., eds., *Biological and Clinical Aspects of Soft and Hard Tissue Repair.* New York: Praeger Pubs., 1984.
64. Garner, J.S., et al. "CDC Definitions for Nosocomial Infections, 1988," *American Journal of Infection Control* 16(3):128-40, June 1988.
65. Peromet, M., et al. "Anaerobic Bacteria Isolated from Decubitus Ulcers," *Infection* 1(4):205-207, December 1973.
66. Chow, A.W., et al. "Clindamycin for Treatment of Sepsis by Decubitus Ulcers," *Journal of Infectious Disease* 135(suppl):S65-S68, March 1977.
67. Vaziri, N.D., et al. "Bacterial Infections in Patients with Chronic Renal Failure: Occurrence with Spinal Cord Injury," *Archives of Internal Medicine* 142(7):1273-76, July 1982.
68. Bryan, C.S., et al. "Bacteremia Associated with Decubitus Ulcers," *Archives of Internal Medicine* 143(11):2093-95, November 1983.
69. Gilchrist, B., and Reed, C. "The Bacteriology of Chronic Venous Ulcers Treated with Occlusive Hydrocolloid Dressings," *British Journal of Dermatology* 121(3):337-44, September 1989.
70. Trengove, N.J., et al. "Qualitative Bacteriology and Leg Ulcer Healing," *Journal of Wound Care* 5(6):277-80, June 1996.

71. Bendy, R.H., et al. "Relationship of Quantitative Wound Bacterial Counts to Healing of Decubiti: Effect of Topical Gentamicin," *Antimicrobial Agents and Chemotherapy* 4:147-55, 1964.
72. Daltrey, D.C., et al. "Investigation into the Microbial Flora of Healing and Non-healing Decubitus Ulcers," *Journal of Clinical Pathology* 34(7):701-705, July 1981.
73. Roghmann, M.C., et al. "MRSA Colonization and the Risk of MRSA Bacteraemia in Hospitalized Patients with Chronic Ulcers," *Journal of Hospital Infection* 47(2):98-103, February 2001.
74. Leaper, D.J. "Defining Infection," *Journal of Wound Care* 7(8):373, September 1998.
75. Absolon, K.B., et al. "From Antisepsis to Asepsis: Louis Pasteur's Publication on 'The Germ Theory and its Application to Medicine and Surgery,'" *Review of Surgery* 27(4):245-58, July-August 1970.
76. Elek, S.D. "Experimental Staphylococcal Infections in the Skin of Man," *Annals of the New York Academy of Science* 65:85, 1956.
77. Hepburn, H.H. "Delayed Primary Suture of Wounds," *British Medical Journal* 1:181-83, 1919.
78. Krizek, T.J., and Davis, J.H. "Endogenous Wound Infection," *Journal of Trauma* 6(2):239-48, March 1966.
79. Krizek, T.J., and Davis, J.H. "Experimental Pseudomonas Burn Sepsis: Evaluation of Topical Therapy," *Journal of Trauma* 7(3):433-42, May 1967.
80. Noyes, H.E., et al. "Delayed Topical Antimicrobials as Adjuncts to Systemic Antibiotic Therapy of War Wounds: Bacteriologic Studies," *Military Medicine* 132(6):461-68, June 1967.
81. Lindberg, R.B., et al. "The Successful Control of Burn Wound Sepsis," *Journal of Trauma* 5(5):601-16, September 1965.
82. Shuck, J.M., and Moncrief, J.A. "The Management of Burns: Part I. General Considerations and the Sulfamylon Method," *Current Problems in Surgery* 352, February 1969.
83. Teplitz, C., et al. "Pseudomonas Burn Wound Sepsis. I. Pathogens of Experimental Burn Wound Sepsis," *Journal of Surgical Research* 4:200-16, May 1964.
84. Rodeheaver, G.T., and Frantz, R.A. "14. Guideline: Bacterial Control," in Bergstrom, N., and Cuddigan, J., eds., *Treating Pressure Ulcers. Guideline Technical Report, Number 15, Volume 1.* Rockville, Md.: U. S. Department of Health and Human Services, Public Health Service, Agency for Health Care Policy and Research, AHCPR Publication No. 96-N014, 1994.
85. Krizek, T.J., and Robson, M.C. "Evolution of Quantitative Bacteriology in Wound Management," *American Journal of Surgery* 130(5):579-84, November 1975.
86. Heggers, J.P. "Variations on a Theme," in Heggers, J.P., and Robson, M.C., eds. *Quantitative Bacteriology: Its Role in the Armamentarium of the Surgeon.* Boca Raton, FL: CRC Press, 1991.
87. Robson, M.C. Personal communication, May 29, 2002.
88. Johnson, S. et al. "Use of an Anaerobic Collection and Transport Swab Device to Recover Anaerobic Bacteria From Infected Foot Ulcers in Diabetics," *Clinical Infectious Diseases* 20(Suppl 2):S289-S290, June 1995.
89. Lineaweaver, W., et al. "Topical Antimicrobial Toxicity," *Archives of Surgery* 120(3):267-70, March 1985.
90. Fernandez R.S., et al. "Water for Wound Cleansing (Review)," *The Cochrane Database of Systemic Reviews Issue 4*, Hoboken, NJ: John Wiley & Sons, Ltd., 2006.
91. Foresman, P.A., et al. "A Relative Toxicity Index for Wound Cleansers," *Wounds* 5(5):226-31, September-October 1993.
92. Wright, R.W., and Orr, R. "Fibroblast Cytotoxicity and Blood Cell Integrity Following Exposure to Dermal Wound Cleansers," *Ostomy Wound Management* 39(7):33-36, 38, 40, September 1993.
93. Wilson, J.R., et al. "A Toxicity Index of Skin and Wound Cleansers Used on *in Vitro* Fibroblasts and Keratinocytes," *Advances in Sin & Wound Care* 18(7):373-378, July 2005.
94. Zamora, J.L., et al. "Inhibition of Povidone-iodine's Bactericidal Activity by Common Organic Substances: An Experimental Study," *Surgery* 98(1):25-29, July 1985.
95. Fleming, A. "The Action of Chemical and Physiological Antiseptics in a Septic Wound," *British Journal of Surgery* 7:99-129, February 1919.
96. Lacey, R.W. "Antibacterial Activity of Povidone Towards Non-sporing Bacteria," *The Journal of Applied Bacteriology* 46(3):443-49, June 1979.
97. Cooper, M.L., et al. "The Cytotoxic Effects of Commonly Used Topical Antimicrobial Agents on Human Fibroblasts and Keratinocytes," *Journal of Trauma* 31(6):775-84, June 1991.
98. Teepe, R.G., et al. "Cytotoxic Effects of Topical Antimicrobial and Antiseptic Agents on Human Keratinocytes In Vitro," *Journal of Trauma* 35(1):8-19, July1993.
99. Branemark, P.I., and Ekholm, R. "Tissue Injury Caused by Wound Disinfectants," *Journal of Bone and Joint Surgery American* 49(1):48-62, January 1967.
100. Brennan, S.S., et al. "The Effect of Antiseptics on the Healing Wound: A Study Using the Ear Chamber," *British Journal of Surgery* 72(10):780-82, October 1985.
101. Cotter, J.L., et al. "Chemical Parameters, Antimicrobial Activities, and Tissue Toxicity of 0.1% and 0.5% Sodium Hypochlorite Solutions," *Antimicrobial Agents Chemotherapeutics* 9(1):118-22, July 1985.
102. Brennan, S.S., et al. "Antiseptic Toxicity in Wounds Healing by Secondary Intention," *Journal*

of Hospital Infection 8(3):263-67, November 1986.
103. Becker, G.D. "Identification and Management of the Patient at High Risk for Wound Infection," *Head and Neck Surgery* 8:205-10, January-February 1986.
104. Viljanto, J. "Disinfection of Surgical Wounds without Inhibition of Normal Wound Healing," *Archives of Surgery* 115:253-56, March 1980.
105. Hellewell, T.B., et al. "A Cytotoxicity Evaluation of Antimicrobial and Non-antimicrobial Wound Cleansers," *Wounds* 9(1):15-20, January 1997.
106. Kucan, J.O., et al. "Comparison of Silver Sulfadiazine, Povidone-iodine and Physiologic Saline in the Treatment of Chronic Pressure Ulcers," *Journal of the American Geriatric Society* 29(5):232-35, May 1981.
107. Carrel, A., and Dehelly, G. *The Treatment of Infected Wounds.* New York: Hoeber, 1917.
108. American Medical Association. *AMA Drug Evaluation,* 10th ed. Chicago: American Medical Association, 1994.
109. Sundberg, J., and Meller, R. "A Retrospective Review of the Use of Cadexomer Iodine in the Treatment of Chronic Wounds," *Wounds* 9(3): 68-86, May-June 1997.
110. Sibbald, R.G. "Topical Antimicrobials," *Ostomy Wound Management* 49(5A Suppl):14-18, May 2003.
111. Edwards, R., & Harding, K.G. "Bacteria and Wound Healing," *Current Opinion in Infectious Diseases* 17(2):91-96, April 2004.
112. Falanga, V. "The Chronic wound: Impaired Healing and Solutions in the Contest of Wound Bed Preparation," *Blood Cells and Molecular Disease* 31(1):88-94, January-February 2004.
113. Rodeheaver, G.T., et al. "Mechanical Cleaning of Contaminated Wounds with a Surfactant," *American Journal of Surgery* 129(3):241-45, March 1975.
114. Madden, J., et al. "Application of Principles of Fluid Dynamics to Surgical Wound Irrigation," *Current Topics in Surgical Research* 3:85-93, 1971.
115. Rodeheaver, G.T., et al. "Wound Cleaning by High Pressure Irrigation," *Surgical Gynecology and Obstetrics* 141(3):357-62, September 1975.
116. Grower, M.F., et al. "Effect of Water Lavage on Removal of Tissue Fragments from Crush Wounds," *Oral Surgery Oral Medicine Oral Pathology* 33(6):1031-36, June 1972.
117. Green, V.A., et al. "A Comparison of the Efficacy of Pulsed Mechanical Lavage with That of Rubber-bulb Syringe Irrigation in Removal of Debris from Avulsive Wounds," *Oral Surgery Oral Medicine Oral Pathology* 32(1):158-64, July 1971.
118. Stewart, J.L., et al. "The Bacteria-removal Efficiency of Mechanical Lavage and Rubber-bulb Syringe Irrigation in Contaminated Avulsive Wounds," *Oral Surgery Oral Medicine Oral Pathology* 31(6):842-48, June 1971.
119. Bhaskar, S.N., et al. "Effect of Water Lavage on Infected Wounds in the Rat," *Journal of Periodontology* 40(11):671-72, November 1969.
120. Carlson, H.C., et al. "Effect of Pressure and Tip Modification on the Dispersion of Fluid Throughout Cells and Tissues During the Irrigation of Experimental Wounds," *Oral Surgery Oral Medicine Oral Pathology* 32(2):347-55, August 1971.
121. Wheeler, C.B., et al. "Side Effects of High Pressure Irrigation," *Surgical Gynecology and Obstetrics* 143(5):775-78, November 1976.
122. Stevenson, T.R., et al. "Cleansing the Traumatic Wound by High Pressure Syringe Irrigation," *Journal of the American College of Emergency Physicians* 5(1):1721, January 1976.
123. Longmire, A.W., et al. "Wound Infection Following High-pressure Syringe and Needle Irrigation" [Letter to the editor], *American Journal of Emergency Medicine* 5(2):179-818, March 1987.
124. Singer, A.J., et al. "Pressure Dynamics of Various Irrigation Techniques Commonly Used in the Emergency Department," *Annals of Emergency Medicine* 24(1):36-40, July 1994.
125. Loehne, H. "Pulsatile Lavage with Concurrent Suction," in Sussman, C., and Bates-Jensen, B.M., eds., *Wound Care: A Collaborative Practice Manual for Physical Therapists and Nurses,* 1st ed. Gaithersburg, MD: Aspen Pubs., 1998.
126. Ho, C., et al. "Healing with Hydrotherapy," *Advances for Directors in Rehabilitation* 7(5):45-49, 1998.
127. Morgan, D., and Hoelscher, J. "Pulsed Lavage: Promoting Comfort and Healing in Home Care," *Ostomy Wound Management* 46(4):44-49, April 2000.
128. Haynes, L.J., et al., "Comparison of Pulsavac and Sterile Whirlpool Regarding the Promotion of Tissue Granulation," *Physical Therapy* 74(5 Suppl):S4, May 1994.
129. Bohannon, R.W. "Whirlpool Versus Whirlpool Rinse for Removal of Bacteria from a Venous Stasis Ulcer," *Physical Therapy* 62(3):304-308, March 1982.
130. Neiderhuber, S., et al. "Reduction of Skin Bacterial Load with Use of Therapeutic Whirlpool," *Physical Therapy* 55(5):482-86, May 1975.
131. Moues, C.M., et al. "Bacterial Load in Relation to Vacuum-assisted Closure Wound Therapy: A Prospective Randomized Trial," *Wound Repair and Regeneration* 12(1):11-17, January-February 2004.
132. Braakenburg, A. et al. "The Clinical Efficacy and Cost Effectiveness of the Vacuum-assisted Closure Technique in the Management of Acute and Chronic Wounds: A Randomized Controlled Trial," *Plastic and Reconstructive Surgery* 118(2):3907, August, 2006.
133. Deva, A.K., et al. "Topical Negative Pressure in Wound Management," *Medical Journal of Australia* 173(3):128-31, August 2000.
134. Pinocy, J., et al. "Treatment of Periprosthetic Soft Tissue Infection of the Groin Following Vascular

Surgical Procedures by Means of a Polyvinyl Alcohol-vacuum Sponge System," *Wound Repair Regeneration* 11(2):104-9, March-April 2003.

135. Morykwas, M.J., et al. "Vacuum-assisted Closure: A New Method for Wound Control and Treatment: Animal Studies and Basic Foundation," *Annals of Plastic Surgery* 38(6):553-62, June 1997.

136. Gabriel, A., Shores, J., Bernstein, B., et al. "A Clinical Review of Infected Wound Treatment with Vacuum-assisted Closure (V.A.C.) Therapy: Experience and Case Series." *International Wound Journal* 6(suppl 2):1-25, October 2009.

137. Robson, M.C., et al. "The Efficacy of Systemic Antibiotics in the Treatment of Granulating Wounds," *Journal of Surgical Research* 16(4): 299-306, April 1974.

137a. Ovington, L.G. "The Truth About Silver," *Ostomy Wound Management* 50(9A Suppl):1S-10S, September, 2004.

138. Stadelmann, W.K., et al. "Impediments to Wound Healing," *American Journal of Surgery* 176(Suppl 2A):39S-47S, August 1998.

139. Zhou, L.H., et al. "Slow Release Iodine Preparation and Wound Healing: *In Vitro* Effects Consistent with Lack of *In Vivo* Toxicity in Human Chronic Wounds," *British Journal of Dermatology* 146(3):365-74, March 2002.

140. Fumal, I., et al. "The Beneficial Toxicity Paradox of Antimicrobials in Leg Ulcer Healing Impaired by a Polymicrobial Flora: A Proof-of-Concept Study," *Dermatology* 70(Suppl 1):70-74, 2002.

141. Bowler, P.G., et al. "Microbicidal Properties of a Silver-containing Hydrofiber Dressing Against a Variety of Burn Wound Pathogens," *Journal of Burn Care Rehabilitation* 25(2):192-96, March-April 2004.

142. Poon, V.K.M., et al. "*In vitro* Cytotoxicity of Silver: Implications for Clinical Wound Care," *Burns* 30(2):140-47, March 2004.

143. Innes, M.E., et al. "The Use of Silver Coated Dressings on Donor Site Wounds: a Prospective, Controlled Matched Pair Study," *Burns* 27(6): 621-27, September 2001.

144. Bolton, L. "Are Silver Products Safe and Effective for Chronic Wound Management?" *Journal of Wound, Ostomy & Continence Nursing* 33(5):469-477, September/October, 2006.

145. Tomaselli, N. "The Role of Topical Silver Preparation in Wound Healing." *Journal of Wound, Ostomy & Continence Nursing* 33(4):367-380, July/August, 2006.

146. Bergin, S.M., and Wraight, P. "Silver Based Wound Dressings and Topical Agents for Treating Diabetic Foot Ulcers," *The Cochrane Collaboration*, Issue 5, 2010.

147. Parsons, D. et al. "Silver Antimicrobial Dressings in Wound Management: A Comparison of Anti-bacterial, Physical, and Chemical Characteristics," *Wounds* 17(8):22-232, August 2005.

148. Johnson, C.A. "Hearing Loss Following the Application of Topical Neomycin," *Journal of Burn Care and Rehabilitation* 9(2):162-64, March-April 1988.

149. Schechter, J.F., et al. "Anaphylaxis Following the Use of Bacitracin Ointment. Report of a Case and Review of the Literature," *Archives of Dermatology* 120(7):909-11, July 1984.

150. Zamboni, W.A., et al. "Evaluation of Hyperbaric Oxygen for Diabetic Wounds: A Prospective Study," *Undersea Hyperbaric Medicine* 24(3):175-79, September 1997.

151. Thai, T.P., et al. "Effect of Ultraviolet Light C on Bacterial Colonization in Chronic Wounds," *Ostomy Wound Management* 51(10):32-45, October 2005.

152. Fakhri, O., et al. "The Effect of Low-Voltage Electric Therapy on the Healing of Resistant Skin Burns," *Journal of Burn Care Research* 8(1):15-18, January-February 1987.

153. Guffey, J.S., et al. "*In Vitro* Bactericidal Effects of High Voltage Pulsed Current Versus Direct Current Against *Staphylococcus aureus*," *Journal of Clinical Electrophysiology* 1(1):5-9, January 1989.

154. Kincaid, C., et al. "Inhibition of Bacterial Growth *In Vitro* Following Stimulation with High Voltage, Monophasic, Pulsed Current," *Physical Therapy* 69(8):651-55, August 1989.

155. Szuminsky, N.J., et al. "Effect of Narrow, Pulsed High Voltages on Bacterial Viability," *Physical Therapy* 74(7):660-67, July 1994.

第8章

伤口清创

学习目标

1. 陈述伤口清创的目的。
2. 列出对伤口坏死组织不作清创的标准。
3. 描述清创类型，包括锐器/外科清创、机械清创、幼虫清创、酶解清创和自溶清创。
4. 比较各种清创的优点和缺点。
5. 根据患者意愿、临床人员的专业知识以及卫生保健资源选择最合适的清创方法。

加速伤口愈合过程

清创是伤口床准备（wound bed preparation，WBP）处理模式的一个重要内容[1]。除了要考虑伤口产生的原因和关注患者的身心整体反应外，清创是局部伤口护理的必要步骤[1,2]。清创是从伤口中去除坏死组织、渗液、细菌和代谢废物，以改善或促进愈合过程的一种伤口护理技术[3]。由于血供不足、持续的炎症过程、细菌的侵害，或伤口存在某些未治疗的原因（例如组织间隙压增高，或其他机械性、化学性或创伤性损伤）而常常导致坏死组织的累积。对于健康人来讲，自然的清创速度与伤口产生坏死组织的速度保持同步。如果宿主抵抗力被"营养缺乏"、"持续的压力损害"，或是其他如糖尿病等合并症而损害，则需要进行医疗干预以促进伤口愈合。

清创的主要目的是为可治愈的伤口减少或去除死亡及坏死组织，因为这些组织是促炎症反应刺激物，也是细菌生长的培养基[1,3]。要减少伤口的生物学负荷，必须去除死亡和坏死组织，以控制和预防伤口感染，尤其在恶化的伤口[4]。清创使从业人员能确切地看到伤口的边界和基底，以确定是否出现有活力的组织（要谨记，覆盖坏死组织的压疮在清创完成之前无法进行准确分期）。不去除坏死组织不仅会阻碍伤口的愈合，还能导致细菌对深层组织的蔓延损害，造成周围的蜂窝织炎、骨髓炎，甚至可能引发脓毒血症、截肢乃至死亡。通过去除坏死组织，清创能使慢性伤口转为急性伤口，恢复循环并保证充分的氧输送到伤口部位[5]。

伤口须在无失活组织的微环境中才能愈合，因为失活组织可作为细菌的培养基而促进细菌增殖[6]。这种能量依赖性代谢过程的首要需求是氧。自由基的产生可杀死细菌，并促进成纤维细胞和上皮细胞增殖，是伤口愈合的关键。而细菌在缺氧条件下与愈合中的组织竞争营养，并产生损伤新生成熟细胞的外毒素及内毒素。缺氧和细菌增殖的环境打断了成纤维细胞向细胞外基质迁移这一伤口愈合的基本过程。成纤维细胞可分泌胶原蛋白细丝，有助于奠定新生细胞生长的基础。这一过程使停滞于炎性期的慢性伤口进入增殖期，促进新生组织形成，并募集成纤维细胞，产生胶原沉积，为伤口愈合奠定基础[6]。

白细胞（主要是多形核白细胞）是伤口愈合炎性期的主要细胞。白细胞进入伤口，清除失活组织和异物。局部蛋白水解酶、纤维蛋白酶或胶原酶等的共同作用也有助于溶解和清除失活组织。由于胶原蛋白约占皮肤干重的 75%，因此在伤口愈合过程中，所有内源性胶原酶都被认为是组织重塑的主要调节分子。重塑是愈合过程的一部分，在这个过程中，伤口重新构建成其最终的功能图像。

伤口经过白细胞的初次清洁后，巨噬细胞聚集，并陆续募集成纤维细胞，使胶原蛋白沉积，形成瘢痕组织并充填伤口。血液供应和营养较好的急性伤口一般在 14 天内愈合，但这并不代表全部愈合过程。重塑（或成熟）通常需要 4 周，总的愈合过程约 6 周。其他因素也可影响愈合过程。例如，在头皮等血液供应丰富区域，伤口愈合速度比血液供应较少的区域更快。胶原蛋白的分解和积聚达到平衡，形成相应的瘢痕。而过量的胶原蛋白沉积可形成瘢痕疙瘩或增生性瘢痕。增生性瘢痕表明在愈合伤口的瘢痕组织中胶原蛋白排列紊乱。在超出伤口边缘的瘢痕疙瘩中，胶原纤维的排列更为无序。

识别坏死组织

死亡或坏死的组织可能是质地疏松潮湿的，也可能是干燥坚实的。坏死组织潮湿、发黄、发绿或呈灰色外观，而且可能变得厚而坚韧，有干燥的黑色焦痂（见彩图“焦痂”）。氧和营养不能透过有坏死组织的伤口。坏死组织是细菌的滋生地，焦痂还可能掩盖潜在的脓肿[7]。柔软、潮湿、黏稠且黄色的坏死组织被称为腐肉（slough）（死亡 / 无血管的组织）[8-10]。当一些临床专家质疑腐肉本质究竟是组织还是炎性产物[11]的时候，美国国家压疮专家咨询组（National Pressure Ulcer Advisory Pane，NPUAP）/ 欧洲压疮专家咨询组（European Pressure Ulcer Advisory Panel，EPUAP）联合制定的为“压疮预防和治疗”临床实践指南中，确实将腐肉定义为：“柔软、湿润、失活（无血管）的组织，可能是白、黄、棕褐色或绿色的，可能疏松或稳固地附着。”[12]（见彩图“腐肉”）。不管腐肉是否是组织，临床人员一致同意：需要清除腐肉以促进急慢性伤口的愈合[913]。

一般来说，清除坏死组织能恢复伤口的局部血液供应，促进愈合。然而，清除过多有活力的组织会破坏促进愈合的胶原蛋白结构框架。有些伤口根本不应该清创。因组织灌注差，在处理诸如缺血肢体上的坏死性溃疡时应谨慎操作[1,12]。因灌注少、跟骨上组织覆盖少等问题，对足跟溃疡是否清创仍存有争议[9,12]。有一个共识是，充足的血液供应是下肢溃疡清创的必要前提[1,9,12]。争议主要围绕是否应清除稳定的、没有渗出物或感染迹象的附着性焦痂；一些临床医师认为，虽然要谨慎，但足跟有坏死组织时都应接受清创[1,8-10,12,13]。清创后伤口会变大，这一点应与患者或其家属讨论。

坏疽性脓皮病（pyoderma gangrenosum，PG）是伤口不能清创的一个例子。清创将加重活动性病灶，增加其本已扩大的活动性边界[2]，增大的活动性边界表明有急性炎症反应，这是由于清创引起的“病理性过敏反应”使渗透性增加的结果[2]。另一个在清创前需要谨慎考虑的情形是脓毒血症。除非患者接受全身抗菌治疗[2]，否则不应对脓毒血症患者的伤口进行清创。

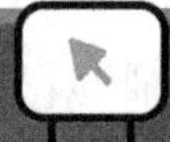

实践要点

监测稳定的坏死足跟的气味、水肿征象、红斑、液体波动或引流情况，这些可能是需要清创的征象[12]。

实践要点

经常观察有活性组织和坏死组织交界处组织破坏或焦痂软化的征象，这点很重要。

对慢性伤口的护理应首先处理致伤因素，以患者为中心考虑问题，包括日常生活中的疼痛及活动。评估个体患者，确定其伤口是“可愈合的”、“可维持的”还是“不愈合的”。伤口可愈合的必要条件是充足的血液供应[1,12]。足部有明显脉搏表明血压超过80mmHg，有愈合所需的充足血供。这相当于踝肱压力指数（ankle-brachial pressure index）为0.6或更高。如果血液供应充足且病因得到及时纠正（静脉溃疡的压力治疗及糖尿病足溃疡的压力解除），溃疡就是可愈合的。对于压疮，需要纠正组织损伤的原因，包括高血压、营养不良、摩擦力和剪切力、移动能力降低或局部过度潮湿。积极清创可配合“湿性敷料”及“细菌平衡敷料”进行。

“可维持的”伤口是指有愈合所需要的充足的血液供应，但由于患者本身的原因或医疗卫生服务系统的因素而不能愈合的伤口。这类伤口的清创和局部护理应保守进行。“不可愈合”或姑息治疗的（palliative）伤口没有足够的血液供应来确保愈合，因此应进行保守清创，局限于柔软的腐肉（soft slough），局部应用抗菌剂（如聚维酮碘或氯己定），并且减少水分以减少局部细菌。

尽管普遍认为，清创是准备伤口床、促进愈合的关键第一步，但是 NPUAP/EPUAP 临床实践指南中关于清创的推荐都属于 C 类证据[12]（见清创建议：NPUAP/EPUAP 临床实践指南）。

清创建议：NPUAP/EPUAP 临床实践指南

1. 当个体病情稳定和与整个治疗目标一致性时，清除压疮伤口床或边缘的失活组织（证据强度＝C）

2. 选择的清创方法最适合于：个体的病情；治疗目标；溃疡/溃疡周围情况；坏死组织的类型、数量和部位；治疗环境和专业能力（证据强度＝C）

3. 当无迫切需要临床引流或清除坏死组织时，可使用机械、酶解、自溶和或生物清创方法（证据强度＝C）

4. 出现进展性蜂窝织炎、捻发音、波动感、和（或）继发于溃疡相关的感染时，需实施手术清创（证据强度＝C）

5. 锐器/手术清创必须由经过专门培训、有能力、有资质和有执照的健康保健专业人员实施，符合地方法律和法规（证据强度＝C）

6. 使用灭菌器械进行锐器/手术清创（证据强度＝C）

7. 有下列情况存在时锐器清创要特别小心：免疫功能障碍、下肢血液供应受损、全身脓毒症未得到控制。相对禁忌证包括抗凝治疗和出血失调（证据强度＝C）

8. Ⅲ或Ⅳ期压疮伴有潜行、隧道、窦道和（或）用其他的清创方法不容易去除的广泛坏死组织的个体，需要作与个体病情和治疗目标相适合的手术评价（证据强度＝C）

9. 处理与清创相关的疼痛（证据强度＝C）

10. 下肢压疮清创前要实施全面的血管评估（例如，排除动脉血供不良）（证据强度＝C）

11. 不要清除缺血性肢体上稳定、干硬的焦痂（证据强度＝C）

（1）每天评估伤口有无发红、发硬、水肿、流脓、波动感、捻发音，和（或）恶臭（如，感染的症状）（证据强度＝C）

（2）当有上述症状出现时需要紧急请血管外科医师会诊（证据强度＝C）

清创建议：NPUAP/EPUAP临床实践指南(续)

(3)如果与个体愿望和整个治疗目标一致，当有上述症状出现时需要紧急清创(证据强度＝C)

12. 对慢性压疮实施维持性清创，直到伤口床被肉芽组织覆盖和坏死组织全部清除为止(证据强度＝C)

National Pressure Ulcer Advisory Panel and European Pressure Ulcer Advisory Panel. *Prevention and Treatment of Pressure Ulcers: Clinical Practice Guideline.* Washington, DC: National Pressure Ulcer Advisory Panel, 2009: 77-80.

TIME转变为DIME：伤口床准备的DIME模型

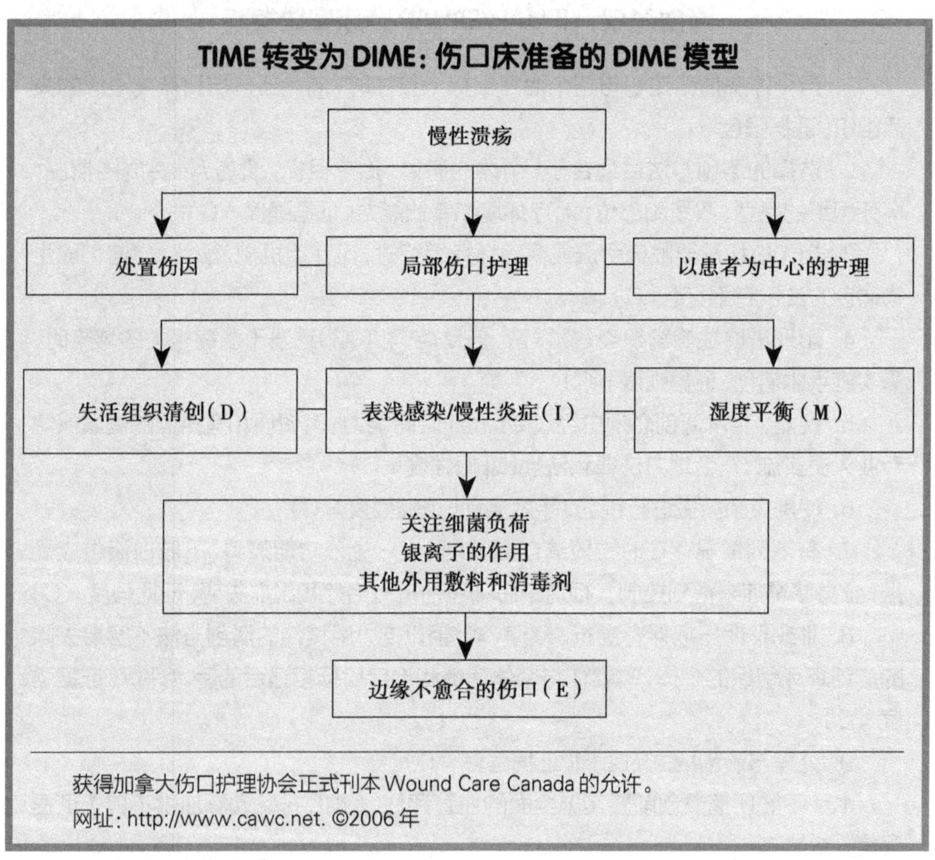

获得加拿大伤口护理协会正式刊本Wound Care Canada的允许。
网址：http://www.cawc.net. ©2006年

伤口床准备(WBP)是为加速内源性愈合，或提高其他治疗措施有效性的伤口处理技巧[1,3,13]。最初的TIME模型，即组织无活力或活力不足、感染或炎症、湿度失衡、表皮边缘不生长或有潜行[3]，已经被重新概括为DIME©模型[1,12,13](见TIME转变为DIME：伤口床准备的DIME模型)[13]。如前文所述，首先应鉴别和治疗伤口的病因，以患者为中心做好身心护理，和提供局部伤口护理（见伤口床准备的最佳实践）[13]。

实践要点

为了省时，可使用以下用于愈合的伤口床准备英文首字母缩写DIME[1,3,13]：

1. 清创（Debridement）
2. 感染或炎症（Infection or inflammation）
3. 湿度失衡（Moisture imbalance）
4. 边缘不愈合（Edge-non-healing）

伤口床准备的最佳实践

1. 识别和处理伤因

（1）判断并纠正或调节引起组织损伤的原因

（2）区分伤口的愈合能力：可愈合的、能维持的或不可愈合的伤口

2. 以患者为中心，想患者所想

（1）对以患者为中心的管理进行评估和支持，使伤口能够愈合

（2）对患者提供教育和支持，以提高治疗计划的依从性

3. 提供局部伤口护理

（1）评估和监测伤口的致伤史和物理特性（位置和测量）

（2）对可愈合伤口进行清创，去除无活力、污染或感染的组织（外科清创、自溶清创、酶解清创、机械清创或幼虫清创）

（3）用低毒性溶液（如生理盐水或水）清洁伤口；对不愈合或有细菌负荷的伤口，在局部保留抗菌溶液比刺激愈合更值得关注

（4）评估和治疗伤口的细菌负荷增加或感染；与非细菌性持续炎症相区别

（5）选择对伤口、患者需求及照顾者或临床设施适合的敷料

（6）监测伤口渗出液的数量和质量，防止伤口周围浸渍

（7）评估预期的伤口愈合率，如果不理想，重新评估患者

4. 提供组织支持

为改善结果，教育和证据基础须与保健系统协作的跨专业团队紧密联系

Reprinted with permission *Wound Care Canada*, the official publication of the Canadian Association of Wound Care. Available at: http://www.cawc.net Secondary source: Sibbald, R.G., et al. "Best Practice Recommendations for Preparing the Wound Bed: Update 2006," *Wound Care Canada* 4(1): 15-29, 2006.

清创前教育

以患者为中心的护理应包括说明清创目的和通常预期的清创过程。在治疗开始前，需要向患者和家属解释并且得到他们的理解。健康教育还应包括即将采用的清创方法以及预期的结果。让患者和家属理解为何要去除坏死组织至关重要。因为一些人错误地认为坏死组织是一种痂（焦痂），并且认为是愈合的征象。他们还需要知道，上皮细胞需要一个稳固的肉芽基础，才能积极地向伤口中央迁移。如果上皮边缘需要向下迁移到焦痂下面或者在过度增大的或不健康的肉芽组织下面移行，则愈合会延迟。同样，患者和家属需要了解在清创过程中伤口将会发生的变化，因为清创将使慢性伤口转变为急性伤口，而刺激愈合过程。例如，告诉他们清创后的伤口预期可能会变大。

清创方法

机械清创、锐器 / 外科清创、酶清创和自溶清创等，都是常见的清创方法[1, 2, 9, 12-17]。而随着蛆虫（生物或幼虫疗法）等传统方法的复苏，一些伤口护理中心已开始接受这类做法[2, 15]（见清创方法概述）。

机械清创

机械清创方法包括湿到干敷料、水疗（涡流）和伤口灌洗（脉冲式灌洗）等[10, 12-14]。机械清创可能比其他清创方法更痛，医务人员应考虑给患者术前用药以控制疼痛。涡流及脉冲式灌洗（见第 9 章，伤口治疗选择）要求特殊的器材和技术。所有的机械方法都被视为非选择性清创术，也就是说，他们不能随时区别有活性和无活性的组织。机械方法可能对伤口表面健康的肉芽组织有害，并能导致沿坏死组织区域的出血、创伤以及胶原基质的破坏。

实践要点

机械清创可能很疼；可给予术前用药以减轻疼痛。

湿到干敷料

尽管存在疼痛及每天必须使用 3 次以上等缺点，但应用湿到干敷料（wet-to-dry dressings）进行清创仍是所有医疗机构的常用治疗方法。这种方法是将湿盐水纱布敷料敷在伤口上，然后等它干了之后，再把它取下。去除干燥的纱布敷料促进了伤口无活力组织和碎片的清除。然而，新生肉芽组织和新生细胞的生长也会受伤害。为了防止疼痛，帮助去除干燥的纱布，临床医师经常先将敷料打湿，但这样无法实现积极去除坏死组织的目的。这类清创需要大量的护理时间，虽然材料可能相对便宜，但是整体的成本常高于其他技术。

清创方法的概述

方法	考虑因素	禁忌证
外科/锐器清创		
用外科手术刀、剪刀、手术钳或刮匙去除坏死组织	• 迫切需要清创 • 高度选择性 • 快速奏效 • 除非患者有神经病变，否则都会有疼痛，常需要镇痛 • 出血/并发症的风险 • 成本；使用特殊设备 • 需要患者同意 • 需要特殊的培训和专家的信心程度（包括解剖知识） • 要分清坏死和健康组织 • 可在床边进行 • 对大范围清创，可能需要一个手术室，进行全身麻醉 • 抗凝治疗	• 恶性伤口 • 患者有凝血/出血异常 • 组织缺血 • 不稳定 • 潜在的透析瘘管、假体，或动脉旁路移植术 • 涉及手和脸的伤口应谨慎处理 • 免疫功能低下患者应谨慎处理
自溶清创		
伤口液体的内源性酶与湿性敷料相互作用，可软化并去除坏死组织	• 用于需要小清创或中清创的伤口 • 患者伤口感染的风险减小或极小 • 可在任何环境实施 • 可与其他方法共用 • 可选择性 • 安全、使用方便 • 更换敷料时无痛和舒缓 • 缓慢 • 周围皮肤有浸渍的风险 • 去除有些敷料可能有疼痛 • 有气味 • 有些类型的一层敷料可能需要二层敷料 • 吸收性敷料可能使伤口床脱水	• 有些敷料不能用于感染伤口 • 肌腱/骨骼暴露 • 脆弱的皮肤 • 深而广的伤口 • 严重的嗜中性白细胞减少症 • 免疫系统受损患者

清创方法的概述(续)

方法	考虑因素	禁忌证
机械清创		
湿到干:将潮湿敷料用于伤口,直至干燥,再用力去除	• 较大的伤口 • 非手术患者 • 无选择性 • 疼痛 • 需要频繁更换敷料,可能需要每天更换 2~3 次;不符合成本效益 • 可浸渍周围皮肤 • 出血 • 敷料纤维会黏附伤口,并可能导致异物反应 • 移除时可能使细菌播散 • 比现代通行的做法更为传统	• 清洁的伤口
水疗		
流动的水去除松动的组织碎片	• 增加伤口床循环 • 可浸渍伤口周围皮肤 • 耗时 • 可能损伤伤口,导致伤口和周围环境的细菌污染 • 费力 • 理论上有液体栓塞或伴随冲洗增加感染的风险 • 由于产生水雾,专业人员需要个性化防护设备 • 能阻碍下肢血液流动	• 清洁的伤口 • 糖尿病神经病变患者
脉冲式灌洗 冲洗与抽吸结合	• 卧床不起的患者 • 伤口有大量坏死组织	• 清洁的伤口
蛆虫清创(绿蝇)		
分解坏死组织,消化细菌	• 患者或医师的心理困扰 • 过敏反应 • 可能增加缺血性伤口的疼痛 • 耗时 • 选择性清创 • 快速 • 昂贵 • 可能是无痛的 • 减少细菌负荷 • 床旁使用 • 可用于各种伤口类型,包括感染伤口	• 对黏合剂、蝇蛆、鸡蛋、大豆过敏 • 有异常出血的患者 • 深的、隧道型伤口

清创方法的概述(续)

方法	考虑因素	禁忌证
酶促清创		
酶降解并去除坏死组织	• 用抗凝血剂的患者 • 可用于感染伤口 • 高性价比 • 床旁使用 • 选择性清创 • 减少伤口创伤 • 成本有差异 • 在美国常规使用 • 一些酶可引起伤口及周围的刺痛/发炎 • 不能与重金属盐类一起使用(银和汞) • 可能需要交叉划开焦痂 • 临床医师需要记录患者的用药情况,因为酶是处方药	• 清洁的伤口 • 对酶制剂成分过敏

来源:Kirshen, C., et al. "Debridement: A Vital Component of Wound Bed Preparation," Advances in Skin & Wound Care 19(9): 506-517, quiz 518-519, November-December, 2006.

湿到干敷料可用于出现中到大量坏死组织、手术干预不能立即实施的情况。医疗保险和医疗补助服务中心(Centers for Medicare and Medicaid Services, CMS)在修订的压疮指南中指出,由于能导致疼痛及去除活性组织,应限制湿到干敷料的使用[18]。CMS 还指出,湿到干敷料不应用于清洁的肉芽伤口上。相反,他们推荐使用湿性伤口治疗敷料,这将在第 9 章(伤口的治疗选择)中介绍。

水疗

水疗(hydrotherapy)清创又称为涡流(whirlpool)清创,适用于有巨大伤口需要积极清洗,或有坏死组织软化的患者。由于这种方法可引起浸渍和伤口床损伤,所以在一些肉芽性伤口中禁用。坏死组织一旦从伤口中清除,水疗就应停止。水疗法是对患者的伤口进行涡流浴,让旋转的水来软化并松解坏死组织。这一操作通常在物理治疗部门进行,每天最多两次,每次 10~20 分钟。操作人员应仔细监测水温,防止烫伤。水温应为温和的(80℉~92℉[26.7℃~33.3℃])或接近身体的温度(92℉~96℉[33.3℃~35.5℃])。

此类清创可能会导致伤口周围浸渍，伤口床损伤，使患者面临像铜绿假单胞菌之类的水源性感染的风险。患者间潜在的交叉污染也可能是一个问题。患者和医护人员都可能暴露在烟雾化相关的健康风险中。为了最大限度地缩小感染风险，水箱在每次使用后必须用合适的消毒剂进行彻底清洗。

脉冲式灌洗

脉冲式灌洗清创术常适用于有大量坏死组织以及无法使用其他清创方法的患者。它通过一种能将脉冲灌流与抽吸相结合的专门设备来实现[19]。有了脉冲式灌洗，人们可用不同的灌注压力对伤口进行清洁和清创（用磅 / 平方英寸［psi］来测量）。脉冲式活动（pulsatile action）和有效的伤口床清创可促进肉芽组织生长。这种治疗需时 15～30 分钟，如果坏死组织超过一半伤口，则须每天两次。

在开始脉冲式灌洗之前，患者可能需要预先用药以舒缓痛苦。对溃疡而言，安全有效的灌注压力范围是 4～15psi[8]。在这个过程中，水压大小的控制至关重要。因为液体在力的作用下直接作用于伤口，还需考虑微生物被推进伤口组织深部的风险。此外，临床医师和患者还可能吸入被污染的水滴或水雾。

实践要点

始终使用适当的设备，以防止过多的冲洗压力。佩戴个人防护装备，包括眼睛和面部保护装置以及一个不透水的长外衣，以防止液体飞溅损伤。记住要在术前给患者以止痛药物。

锐器 / 外科清创

锐器 / 外科清创使用手术刀、镊子、剪刀、水外科设备（hydrosurgery devices）或激光来去除坏死组织[16, 17, 20, 21]。锐器清创被许多临床人员视为清创的金标准[21]。由于它会引起疼痛，所以可能需要利多卡因乳膏或凝胶等局部麻醉剂[22]，可能还需要对患者进行定期分次清创。

使用这种方法可能因疏忽而去除有活力的组织，因此实施锐器清创的人须有非凡的判断力[16, 17, 21-23]。临床医师必须能够区分要切除的部位和组织，如辨认均为黄色的肌腱和腐肉[16, 17, 21-23]（见彩色图片部分，区分肌腱和坏死组织）。临床医师需要如何辨别伤口边缘“有活力”和“无活力”角质细胞的分界线的相关指导。如图 8-1 的清创边界图所示，大多数临床医师可以鉴别慢性伤口停滞的边缘（位置 A），但用于封闭伤口的角化细胞不能迁移穿过伤口。研究表明，伤口边缘实际上延伸到位置 B[24, 25]，只清除至这个边界可能还不够，因为遗留了受损细胞[24,25]。因此，充分的慢性伤口清创术需要超出角质细胞失去移动能力的点（愈合组织的边缘位置B），直至细胞可以移动以使伤口愈合的位置（位置C）。临床医师可能需要反复考虑从伤口边缘（位置A）开始的清创距离。研究致力于一种基于伤口边缘异常角质形成细胞的简单的病理学方法，便于临床医师从伤口边缘开始确定清创的距离[24,25]。（见彩色部分，伤口"条形码"。）

黑色实线（A）表示的非愈合的边缘。外边灰色和白色虚线（B和C）表明清创的两个可能边界。位置B是伤口的边缘，而位置C是推测的伤口愈合边缘的位置，该处的角质形成细胞具有迁移和参与伤口愈合过程的能力。因此，清创到位置C

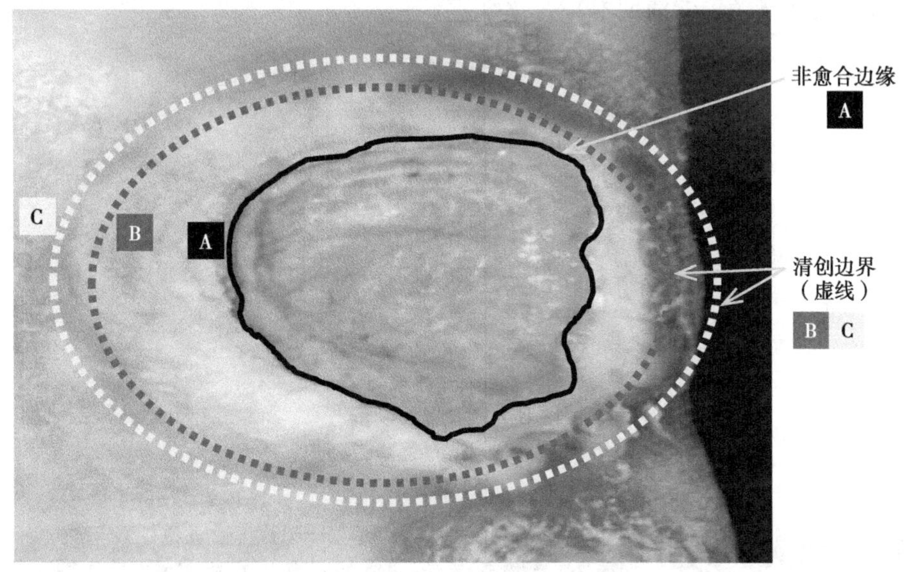

图8-1 清创的边界

与锐器清创不同的是，失活组织外科清创可去除伤口表面有活力的组织，形成出血基底，从而将慢性伤口转变为急性伤口[1-3,13,21]。这种外科清创一般由有经验的内科医师或外科医师实施。在美国，大多数州规定只有医师才能在手术室利用水外科设备（hydrosurgery devices）实施外科清创。少数州则允许有执照并接受培训的护士、物理治疗师和医师的助手，利用外科手术刀、手术钳或剪刀等进行锐器清创。

锐器清创的使用是基于专家意见和临床资料。Steed等[26]对应用重组人血小板衍生生长因子（recombinant human platelet-derived growth factor，rhPDGF）治疗神经性糖尿病足溃疡的多中心临床试验进行了再分析。研究者们发现，用治疗设备对伤口进行更充分而完全的外科清创，直至组织出血，比仅简单去除胼胝周围组织（pericallus）有更高的愈合率。在溃疡表面去除疏松、发亮、易碎的肉芽组织，在去除了老化成纤维细胞的同时，也去除了可能在生物膜中定植、引起下层组织损伤的细菌。外科清创用于处理伤口表面上黏附的焦痂和失去活力或坏死的腐肉（slough），也可以用于感染伤口，并且是处理伴有进展性蜂窝织炎或脓毒症伤口时的首选。小伤口可以实施床旁清创，但是严重伤口（如Ⅳ期压疮）则应该在手术室进行清创。内科医师已有报道称水外科设备可以减少清创的次数[20]（见图 8-2 水清创设备）。对于服用抗凝血药的患者，实施外科 / 锐器清创必须极其谨慎。在实施清创之前可能需要停用一段时间的抗凝药。出血过程延长的患者最好用其他清创方式进行处理（见彩图“外科伤口清创案例系列”，也见于床旁锐器清创术）。

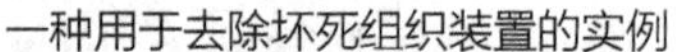
一种用于去除坏死组织装置的实例

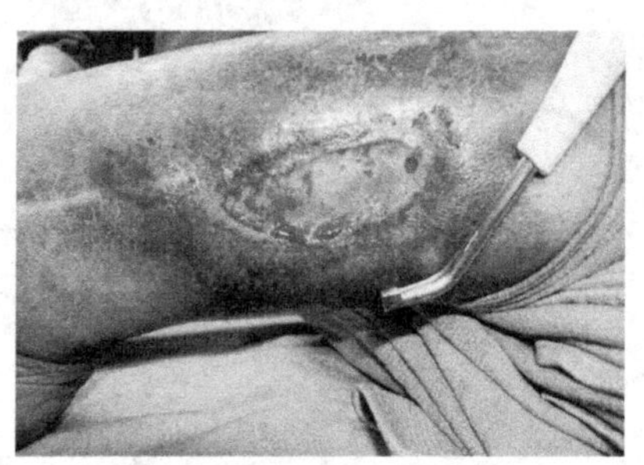

图 8-2　水清创设备

照片由 Mark Granick 博士惠赠

实践要点

对任何接受长期抗凝治疗的患者进行手术 / 锐清创时请务必小心。

酶促清创

酶促清创被认为是安全、有效且容易操作的技术。酶是有效的伤口表面清洗剂，能加快焦痂降解及清创。清除残骸有助于慢性伤口从炎症期过渡到增生期，促进伤口愈合。对于没有手术指征的、在长期护理设施或家中接受护理的（其他清创方法不可用）以及接受保守清创的患者来说，酶促清创剂是理想的选择。酶促清创通过局部应用酶制剂来清除无活力组织。这些酶制剂通过破坏胶原蛋白、弹性蛋白和异常的、无活力的伤口基质，以分解和消化伤口床坏死组织。应用局部酶剂之前，交叉画线或刮擦伤口，可提高局部酶制剂的渗透性。

如果感染已经蔓延到溃疡以外（如蜂窝织炎），通常建议立即清除坏死组织。应先考虑外科清创，然后考虑使用非酶促清创。酶常被单独使用（在锐器清创之前破坏焦痂），或与机械性清创结合使用。另外，一些局部抗生素可与酶促清创制剂并存，可在治疗中协同使用。

作用于坏死组织的酶可以分为蛋白水解酶、纤维蛋白酶和胶原酶，这取决于酶作用的目标成分。因为木瓜蛋白尿素酶清创制剂的靶标是焦痂，所以常用于坏死性伤口。然而美国食品和药物管理局（the Food and Drug Administration）从2008年起不再将木瓜蛋白尿素酶列入使用范围。在美国以外仍可使用木瓜蛋白尿素酶的地区，执业者很想阅读关于木瓜蛋白尿素酶清创制剂的文献。胶原酶能避开有活力的组织，作用于无活力的胶原组织，从而使其能在伤口床基有腐肉组织的坏死性伤口中发挥作用[30]。

实践要点

银离子和其他金属离子（包括氧化锌）能抑制酶的活性。应小心选择含有任何可能干扰酶作用的清洁剂及敷料[30]。

酶属于处方药，需遵医嘱或在处方者的指导下使用。通常，胶原酶每天使用一次。再次使用任何酶制剂之前，都需要用生理盐水或伤口清洁剂彻底清洗伤口，去除残留的酶药膏及疏松的伤口碎片[29]。在使用胶原酶时要注意避开含有金属离子（如汞或银）的溶液，因其可能会阻止酶的活性[30]。

在你所在州的实践范围和你所在的机构允许的情况下，推荐在应用酶制剂前，用手术刀（11号或15号刀片）交叉画线或刮擦焦痂，让清创制剂穿透焦痂，但不要切割过深引起出血。刮擦完成后，在坏死组织上涂上薄薄一层酶药膏（相当于5美分的厚度）。用合适的敷料覆盖伤口，保持湿润，以使清创制剂发挥作用[29, 30, 35]。

有许多的敷料可与酶清除剂同时使用。有些敷料可能干扰酶的有效性，要避免使用。例如：众所周知，胶原酶的清创作用会受到重金属的干扰，因此要避免与银离子抗菌敷料一起使用[29, 30, 35]（参见第9章“伤口处理手段”，以获得更多敷料种类的信息）。要遵循具体厂商对于特定酶的使用指导。因为是处方药，还须将酶的使用情况记录在患者的用药记录中。

胶原酶来源于梭状芽孢杆菌，在降解胶原纤维和弹性纤维方面可能优于木瓜蛋白酶尿素，被认为是从伤口的底部向上发挥效应[33]。研究证实，胶原酶较其他清创产品更具选择性，因其能更有效地控制或减弱疼痛[29, 36]。胶原酶能够上调伤口角质形成细胞的迁移，刺激肉芽增生[37, 38]。Muller及其同事对24例压疮患者的研究发现，胶原酶清创比用水胶体敷料进行的自溶清创更快且更具有成本效益[39]。Riley 和 Herman[40] 的研究阐明了角质形成细胞在伤口愈合中发挥的新作用，以及伤口愈合受到包括酶在内的多种物质影响的机制。这项研究显示，胶原酶使角质形成细胞生长和迁移的速度翻倍；加入肝素结合表皮类生长因子（heparin-binding epidermal like growth factor），其速度可增加 5 倍[40]。在一项体外研究中，Mekkes 和他的同事们发现，使用胶原酶可加快愈合速度，而使用纤溶酶（脱氧核酸酶）则清创无效[41]。胶原酶能减少Ⅱ°烧伤伤口的瘢痕，这对于提高患者的生活质量有至关重要的意义[42]。

酶清创制剂的优化方法是争议的主要内容。研究也显示，木瓜蛋白尿素酶和胶原酶使用存在差异。然而，一项研究显示，就整体愈合率来说，两者并无明显差异，虽然木瓜蛋白尿素酶确实能更快地清除焦痂[43]。然而另一项研究发现，木瓜蛋白尿素酶将角质形成细胞的迁移降低了 50%[40]。

关于新的酶的研究仍在继续。Mekke 等报道，南极磷（Antarctic krill）是一种有效的清创制剂[44]，但 Bradle 及其同事做了一项系统综述，却没有找到酶制剂比其他清创方法更有效的证据支持[45]。

自溶清创

自溶清创利用机体内源性酶来缓慢去除伤口床的坏死组织。在潮湿的伤口，吞噬细胞和蛋白水解酶能软化并液化被巨噬细胞消化的坏死组织。自溶清创配合合适的敷料，能用于含有少量坏死组织的表浅伤口，也可用于大的、深的压疮[1, 2, 13, 16, 17, 19]。但这需要有足够的循环和营养作为潜在的要求[2]。

自溶清创可能比其他的清创方法耗时更长，但对患者及伤口来说它代表了一种比机械性清创更少压力的方法。这种清创方法禁用于感染伤口。自溶清创容易操作，其过程包括应用保湿敷料，如半封闭或封闭敷料，类型包括透明膜、水胶体、水凝胶及藻酸钙等类型的敷料[2]（见第 9 章，伤口治疗选择）。伤口液体在敷料下积聚，有助于坏死组织的裂解。这种方法对组织灌注充分的患者来说是无痛的。

有多项研究比较了水凝胶敷料和运用湿到干敷料进行机械清创的效用[46-48]。很多研究[46-48] 认为，用水凝胶进行自溶清创更具时间 - 成本效益，比用湿到干敷料愈合更快。有病例报道了一个发现，使用清洁的丙烯酸敷料能促进自溶清创，且还有能不用去除敷料就能观察伤口的额外优势[49]。Schimmelpfenning 和

实践要点

要告诉患者及家属，敷料下液体的积聚是清创过程的正常组成部分。变色（discolored）的伤口液体并不一定是伤口感染的征象。

Mollenhauer[49] 以及 Konig 等 [50] 发现，用湿性交互式敷料进行自溶清创，其效果等同于用胶原酶进行酶促清创。Smith 关于糖尿病足溃疡的 Cochrane 综述中总结认为，水凝胶比纱布更有效 [51]。

应对“伤口气味”，“渗出增加或伤口增大”，“伤口周围红斑”、“水肿”、“温暖”，或“疼痛加剧”等伤口的感染征象进行监测，一旦出现这些征象，应停止自溶清创。对免疫缺陷的患者应经常接受感染征象的评估。对严重感染伤口，自溶清创不能作为治疗选择。实际上，自溶清创可能引起更严重的感染，因此在上述情况下是禁用的。感染经过恰当的药物治疗后才能进行外科处理。

蛆虫治疗（生物或幼虫清创法）

在 20 世纪早期，蛆虫治疗十分盛行。由于让人“作呕”，以及在伤口治疗中应用抗菌剂等新模式的出现，蛆虫治疗不再流行。目前，在欧洲引领下，幼虫治疗在美国得以复苏 [52, 53]。这种清创是每 2～3 天将无菌医学绿蝇的蛆放入伤口 [54]（图 8-3 足跟伤口的蛆虫治疗，见彩图）。在应用这种特殊的应用技术时，怎样将蛆虫放入伤口是根据不同的伤口而有所不同的。有时将蛆虫直接放入伤口，使蛆虫可以在伤口周围蠕动（自由活动），有时将蛆虫置入小袋或像茶包样的布袋中 [55]。早期有证据支持，自由活动的蛆虫治疗比装入小袋或布包之后再放入伤口的蛆虫治疗，其清创效果更好，扩大了对清创的益处 [55]。

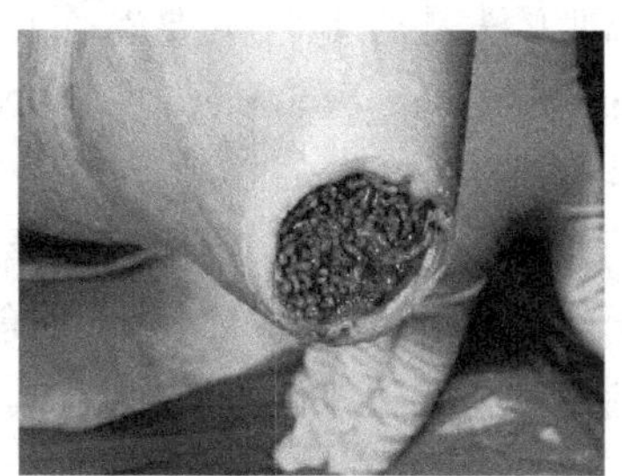

图 8-3 足跟伤口的蛆虫治疗

这些幼虫究竟是如何清创的？蛆虫清创的机制被认为与蛆分泌的酶有关。这些物质属于蛋白酶，可以降解坏死组织 [56]。蛆虫也消化细菌，使伤口能有效地抵抗细菌株 [57, 58]。最近一项前瞻性随机试验证实，把蛆虫放入培养了 48 小时的培养皿，可在 24 小时内完全裂解耐甲氧西林金黄色葡萄球菌（MRSA）和白色念珠菌 [59]。这个效果可以维持 5 天 [59]。蛆虫还通过刺激肉芽组织来促进愈合。

关于蛆虫治疗效果的前瞻性试验报道了其在清创及减小伤口大小方面的作用 [60, 61]。一些病例研究报道了蛆虫清创治疗的效果及选择性 [62, 63]。Mumcuoglu 报道 [64]，临床应用蛆虫不仅可以有效地清创（80%～85%），而且能预防截肢和细菌扩散。

蛆虫几乎能用于所有伤口。Richardson[65] 和 Thomas[66] 回顾了当前的最佳实践。当前蛆虫的应用还存在一些争议，主要是对一些有威胁生命或肢体的伤口、心理压力或“讨厌因素”、出血异常及深的管道型伤口 [52]。蛆虫应用的有些方面，文献还未明确报告。Sherman[67] 认为蛆虫不能用于有骨髓炎或与动脉功能不全相关的严重缺血伤口，但 Claxton 等却不同意这种观点 [52]。如果用得恰当，蛆虫治疗具有很好的成本效益，在其他资源有限的情况下有潜在帮助 [68]。在一个研究中显示，如果不考虑潜在的心理压力，患者及健康保健专业人员对蛆虫治疗都比较满意 [62]。

使用蛆虫疗法还需考虑该疗法引起的疼痛水平。关于蛆虫清创引起的疼痛水平，现有报道存在争议。有时，这种疼痛非常轻，甚至可以忽略不计 [69]；但一项报道显示，接受蛆虫治疗的表浅伤口患者中，有 25% 报道了治疗中有疼痛的增加 [56]。这些患者需要接受止痛药物以控制疼痛。在治疗中是否感到疼痛，是根据伤口类型的不同而有所不同的。在一项前瞻性研究中，Steenvorde 等 [70] 发现，糖尿病患者大多数合并神经病变（n = 21），清创没有增加他们的疼痛，但占 40%（n = 8）的非糖尿病患者，在蛆虫清创中都感到疼痛。

清创方法的选择

选择什么类型的清创方法是否非常重要？伤口、造口和失禁护理协会（Wound，Ostomy and Continence Nurses Society，WOCN）认为：“对压疮来说，没有哪种清创方法被证明是积极的 [9]。

由于不同清创方法的差异大，争议多，要正确选择清创方法是很有挑战的。回答以下问题可能有助于你为你的患者选择最好的清创方法 [1, 2, 12, 13, 16, 17, 71]。

但你的选择可能受到机构和卫生保健系统的限制。

你有多少时间去清创？

感染伤口需要立即引起重视，可能需要在全身使用抗生素治疗开始后进行外科手术清创。患者的临床病情以及你能够用于治疗的时间都会影响你的决定。

伤口特征是什么？

考虑伤口的大小、深度、位置、引流液的量（是否正在增加），感染是否有表现（程度）或缺乏，以及伤口的病因等。

如何选择需要的方法？

去除了坏死组织后，判断其是否有损伤健康组织的风险。

哪些方法是被允许的？

检查你所在的州的实践法规（译者注：在美国有些州如佐治亚州、田纳西州等法律规定允许经过培训获得资质的持证伤口造口失禁护士进行清创，而在有些州如印第安纳州、肯塔基州等则不允许）和所在机构是否允许采用你选择的清创方法。例如，采用手术刀交叉划开焦痂需要专门的训练并取得执照。

治疗环境有什么样的条件？

有些资源只能在医院中才能提供，在家庭中不能使用，甚至在长期照护机构都不一定有这些资源。

清创是否充分？

如何才能知道清创是否充分？评估伤口的组织：如果伤口表面大部分都覆盖了肉芽组织，没有坏死组织，则表明清创已足够。

Saap 和 Falanga[72] 发明了一种评估伤口清创是否充分的方法。清创外观指数（debridement performance index）可能有助于在不同清创方法间进行比较，并有利于预测伤口的预后信息[72]。

Falanga[73] 认为，慢性伤口需要持续的清创，因为这是伤口床准备的重要组成部分。过去，清创被认为是在对伤口进行可视评估基础上进行的单一事件。然而现在认为，频繁进行的、有限的、维持性清创（maintenance debridement）能保持较低的生物负荷，并刺激生长因子[13, 74-76]。维持性清创在将来可能面临挑战，因为美国基于能实施清创的地点以及清创频率，已经提出了报销方案的变化。

总结

清创是伤口床准备中的重要步骤。尽管外科手术清创是从伤口去除坏死组织最快捷的方法，但并不适用于所有的卫生保健机构的全部患者。选择清创的正确方法应基于患者个体，以及坏死性损害的程度。只有了解了清创的方法，才能帮助你进行伤口床准备，协助患者尽快愈合。

病例分享

AA 夫人，女性，55 岁，左侧脚趾疼痛。她有成人发病的 2 型非胰岛素依赖型糖尿病，并有神经病变；可触及足背动脉搏动；疼痛随穿鞋加重。

给该患者的最佳方法包括所有伤口床准备的标准步骤，并在处理局部伤口前，以患者为中心关注患者。DIME：清创（debridement），感染 / 持续的炎症（infection/persistent inflammation），湿度平衡（moisture balance），以及如果在所有伤口床准备步骤都进行后，伤口依旧没有按照期望的速度愈合，则需考虑进一步治疗的边缘效应（edge effect）。

要以患者为中心关注患者，如果在已经丧失保护性感觉的神经性足上出现疼痛，应提醒临床人员可能的深层结构感染（如骨髓炎），或夏科关节（Charcot joint）（由于多个小的病理性骨折所引起的急性炎症性骨结构）。

病例讨论

这个案例中，体格检查发现在第二趾有“角化帽”需要进行清创（图 8-4A）。进行外科清创前，对血液供应进行了评估。脉搏可扪及，提示局部血压≥80mmHg，认为足以提供愈合所需的压力。正如常见于神经性病变的患者，除去表面的胼胝后可见包套的趾甲在趾尖下面旋转，并伴有爪形畸形。去除趾甲和胼胝后，有一个深及骨骼的小溃疡（图 8-4B）。这高度提示可能发生骨髓炎。是否发生骨髓炎，可由指骨的 X 线显示趾骨侵蚀情况来确定。后续清创采用了藻酸钙敷料进行止血（图 8-4C）。使用这种类型的敷料，一方面，敷料中含有的钙离子有助于局部凝血；另一方面，钠离子与钙离子交换，可产生海藻酸钠水凝胶，有助于湿性交互式愈合，避免了炎性痂皮的形成。

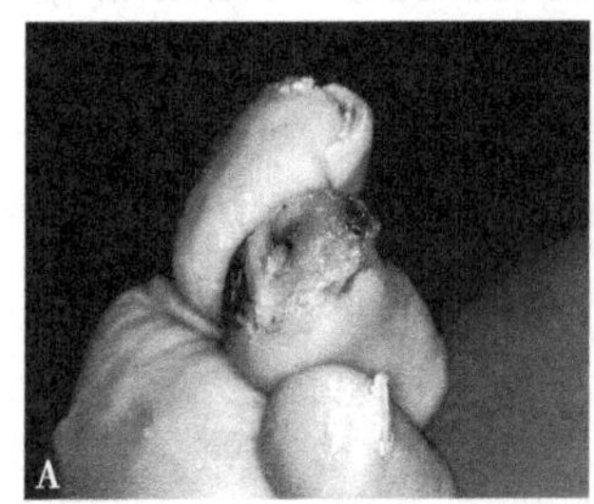

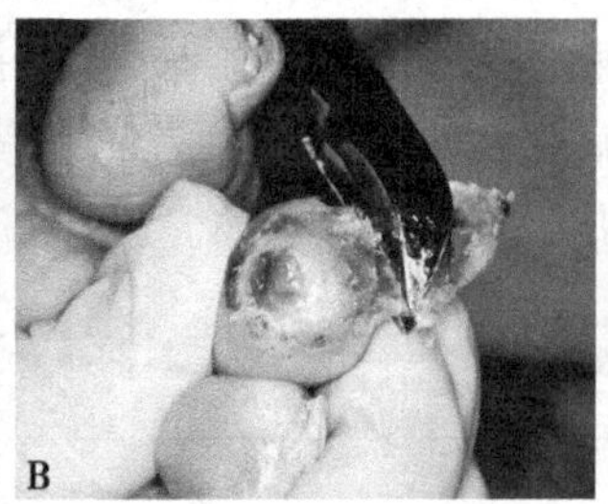

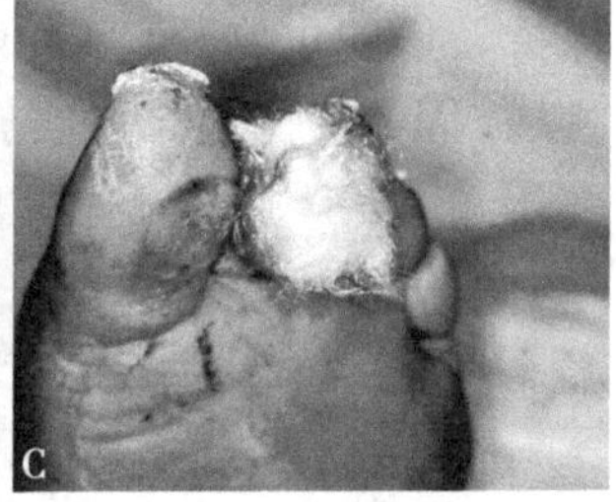

图 8-4 （A）左足第二趾角化帽；（B）当去除趾甲和胼胝时暴露的小溃疡可以探测到骨；（C）清创后使用藻酸钙敷料止血（参见彩图“患者情况梗概”）

本案例中涉及的治疗原则可用“VIPS”进行记忆：

血液供应（vascular supply）：能扪及的脉搏表示血液供应足以使伤口愈合（如果脉搏不可扪及，进行踝肱指数、足趾压力或经皮氧分压测量，有助于评估伤口是否可愈合）。

感染（infection）：骨髓炎的治疗需要口服克林霉素（clindamycin）3 个月（能较好地进入骨循环，对革兰阳性菌及厌氧菌有效），结合环丙沙星（对革兰阴性菌包括假单胞菌有效)，可同时治疗疼痛和骨髓炎。

压力(pressure)：患者鞋子的足趾空间不足引起胼胝，应订购深趾鞋(deep-toed shoes)并进行矫正术，以从根本上消除局部压力。

锐器外科清创(sharp surgical debridement)：推荐采用锐器外科清创，包括去除趾甲，暴露骨髓炎窦道。在胼胝有周期性改善(reforms)时，维持性清创(maintenance debridement)是必要的。

本案例显示，运用VIPS原则，控制疼痛(对乙酰氨基酚及可待因)，局部清创，在银离子藻酸盐敷料后使用藻酸钙敷料等，是进行患者整体护理的必要步骤。

自我测验

1. 以下关于清创的陈述，哪一项正确？
   A. 对伤口愈合来说并不是必要的
   B. 可去除碎片，提高细胞的运动能力
   C. 去除坏死组织，以提高伤口生物负荷
   D. 减少对湿性伤口愈合的需要

   答案：B。清创可去除碎片，细胞的活动能力可被提升。A选项是错误的，因为大多数伤口都需要清创才能愈合；C选项错在坏死组织能增加伤口的生物负荷；D选项错在伤口需要湿性愈合。

2. 对一个稳定的坏死组织的足跟，以下哪个征象表明有清创的必要？
   A. 有渗出物　　B. 有厚的、坚硬的焦痂
   C. 使用调节器紧急进行检查　　D. 有黄色的腐肉

   答案：A。渗出是感染的征象，提示需要清创。其他征象包括红斑、液体波动等。其他选项错误。

3. 以下哪种方法是机械性清创的例子？
   A. 胶原酶　　B. 蛆虫
   C. 薄膜敷料　　D. 脉冲灌洗

   答案：D。脉冲灌洗是一种机械清创方法。胶原酶属于酶清创，蛆虫分泌天然胶原酶，薄膜敷料是一种自溶清创方法。

4. 在Coumadin长期照护机构的住院医师，需要对其骶尾部的坏死性溃疡进行清创。以下清创方法中，最不适合采用的是？
   A. 外科手术清创　　B. 酶清创
   C. 机械清创　　D. 自溶清创

   答案：A。因为住院医师是在Coumadin，会出现出血，外科手术清创是最不适合的。同样，在长期照护机构可能也缺乏恰当的人员和设备。其他方法都是正确的。

5. 对一个有感染的巨大骶尾压力性溃疡的住院患者，应首先采用以下哪种清创方法？

A. 外科手术清创　　B. 酶清创

C. 机械清创　　D. 自溶清创

答案：A。时间非常重要，外科手术清创是处理感染性伤口最快捷的方法。因为患者住院治疗，院内有恰当的人员和设备。其他选择都是错误的。

（舒　勤　蒋琪霞　译）

参考文献

1. Sibbald, R.G, Orsted, H.L., Coutts, P.M., Keast, D.H. "Best Clinical Practices for Preparing the Wound Bed: Update 2006," in MacDonald, J.M., Geyer, M.J. (eds.), *Wound Management and Lymphedema*. Geneva: World Health Organization, 2010, pp. 35-61.
2. Kirshen, C., et al. "Debridement: A Vital Component of Wound Bed Preparation," *Advances in Skin & Wound Care* 19(9):506-17, quiz 518-19, November-December, 2006.
3. Schultz, G.S., et al. "Wound Bed Preparation: A Systematic Approach to Wound Management," *Wound Repair and Regeneration* 11(suppl 1): S1-S28, March 2003.
4. Ramasastry, S.S. "Chronic Problem Wounds," *Clinical Plastic Surgery* 25(3):367-96, July 1998.
5. Ayello, E.A., et al. "Skip the Knife: Debriding Wounds Without Surgery," *Nursing 2002* 32(9): 58-63, September 2002.
6. Wysocki, B. "Wound Fluids and the Pathogenesis of Chronic Wounds," *Journal of Wound, Ostomy and Continence Nursing* 23(6):283-90, November 1996.
7. Edlich, R.F., et al. "The Biology of Infections: Sutures, Tapes, and Bacteria," in Hunt, T.K. (ed.), *Wound Healing and Wound Infection: Theory and Surgical Practice*. New York: Appleton-Century-Crofts, 1980.
8. Bergstrom, N., Bennett, M.A., Carlson, C.E., et al. *Treatment of Pressure Ulcers. Clinical Practice Guideline, No. 15*, AHCPR Publication No. 95-0652. Rockville, MD: Agency for Health Care Policy and Research, December 1994.
9. Wound, Ostomy and Continence Nurses Society. *Guideline for Prevention and Management of Pressure Ulcers #2: WOCN Clinical Practice Guideline Series*, Mount Laurel, NJ, June 2010.
10. Brem, H., et al. "Protocol for Treatment of Diabetic Foot Ulcers," *American Journal of Surgery* 187(suppl 1):1S-10S, 2004.
11. Black, J., Baharestani, M., Black, S., et al. "An Overview of Tissue Types in Pressure Ulcers: A Consensus Panel Recommendation." *Ostomy Wound Management* 56(4)28-44, 2010.
12. National Pressure Ulcer Advisory Panel and European Pressure Ulcer Advisory Panel. *Prevention and Treatment of Pressure Ulcers: Clinical Practice Guideline*. Washington, DC: National Pressure Ulcer Advisory Panel, 2009.
13. Sibbald, R.G., et al. "Best Practice Recommendations for Preparing the Wound Bed: Update 2006," *Wound Care Canada* 4(1):15-29, 2006.
14. Keast, D.H., Parslow, N., Houghton, P.E., Norton, L., Fraser, C. *Best Practice Recommendations for the Prevention and Treatment of Pressure Ulcers: Update 2006*. Canadian Association of Wound Care. Available at *http://www.cawc.net/images/uploads/wcc/4-1- vol4no1-BP-PU.pdf*. Accessed January 20, 2010.
15. Beitz, J.M. "Wound Debridement: Therapeutic Options and Care Considerations," *Nursing Clinics of North America* 40(2):233-49, 2005.
16. Ayello, E.A, Cuddigan, J.E. "Debridement: Controlling the Necrotic/Cellular Burden," *Advances in Skin & Wound Care* 17(2):66-75; quiz 76-78, March 2004.
17. Ayello, E.A., Cuddigan, J.E. "Conquer Chronic Wounds with Wound Bed Preparation," *Nurse Practitioner* 29(3):8-25; quiz 26-27, 2004.
18. Centers for Medicare and Medicaid Services (CMS). "Tag F-314: Pressure Ulcers. Revised Guidance for Surveyors in Long Term Care." Issued Nov 12, 2004. Available at *http//cms.gov/transmittals/Downloads/R4SOM.pdf*. Accessed October 10, 2010.
19. Scott, R., and Loehne, H. "Five Questions and Answers About Pulsed Lavage," *Advances in Skin & Wound Care* 13(3, part I):133-34, May-June 2000.
20. Mosti, G., and Mattaliano, V. "The Debridement of Chronic Leg Ulcers by Means of a New, Fluidjet-based Device," *Wounds* 18(8):227-37, August 2006.

21. Leaper, D. Sharp techniques for wound debridement. World Wide Wounds. Available at *http://www.worldwidewounds.com/2002/december/Leaper/Sharp-Debridement.html.* Accessed July 17, 2006.
22. Williams, D., Enoch, S., Miller, D., et al. "Effect of Sharp Debridement Using Curette on Recalcitrant Nonhealing Venous Leg Ulcers: A Concurrently Controlled, Prospective Cohort Study," *Wound Repair and Regeneration* 13:131-37, March-April 2005.
23. Ashworth, J., and Chivers, M. "Conservative Sharp Debridement: The Professional and Legal Issues," *Professional Nurse* 17(10):585-88, June 2002.
24. Brem, H., et al. "Molecular Markers in Patients with Chronic Wounds to Guide Surgical Debridement," *Molecular Medicine* 13(1-2):30-39, 2007.
25. Tomic-Canic, M., Ayello, E.A., Stojadinovic, O, Golinko, M.S., Brem, H. "Using Gene Transcription Patterns (Bar Coding Scans) to Guide Wound Debridement and Healing," *Advances in Skin & Wound Care* 21(10):487-92, 2008.
26. Steed, D.L., et al. "Effect of Extensive Debridement and Treatment on the Healing of Diabetic Foot Ulcers. Diabetic Ulcer Study Group," *Journal of the American College of Surgeons* 183(1):61-64, July 1996.
27. Wright, J.B., and Shi, L. "Accuzyme Papain-Urea Debriding Ointment: A Historical Review," *Wounds* 15(4):2S-12S, April 2003.
28. Falanga, V., Brem, H. Ennis, W.J. et al., "Maintenance Debridement in the Treatment of Difficult-to-Heal Chronic Wounds. Recommendations of an Expert Panel." *Ostomy Wound Management* Supplement:2-15, June 2008.
29. Ramundo, J., Gray, M. "Collagenase for Enzymatic Debridement. A Systematic Review." *Journal of Wound, Ostomy & Continence Nursing* 36(6S):S4-S11, 2009.
30. Shi, L., Carson, D. "Collagenase Santyl Ointment. A Selective Agent for Wound Debridement." *Journal of Wound Ostomy & Continence Nursing* 36(6S):S12-S16, 2009.
31. Smith, R.G. "Enzymatic Debriding Agents: An Evaluation of the Medical Literature," *Ostomy Wound Management* 54(8):16-34, 2008.
32. Hebda, P.A., and Lo, C. "Biochemistry of Wound Healing: The Effects of Active Ingredients of Standard Debriding Agents–Papain and Collagenase–on Digestion of Native and Denatured Collagenous Substrates, Fibrin and Elastin," *Wounds* 13(5):190-94, 2001.
33. Hebda, P.A., et al. "Evaluation of Efficacy of Enzymatic Debriding Agents for Removal of Necrotic Tissue and Promotion of Healing in Porcine Skin Wounds," *Wounds* 10(3):83-96, 1998.
34. Falanga, V. "Wound Bed Preparation and the Role of Enzymes: A Case for Multiple Actions of Therapeutic Agents," *Wounds* 14(2):47-57, February 2002.
35. McCallon, S.K., Hurlow, J. "Clinical Applications for the Use of Enzymatic Debriding Ointment and Broad-spectrum Bacteriostatic Foam Dressing." *Journal of Wound, Ostomy & Continence Nursing* 36(6S):S17-S24, 2009.
36. Hansbrough, J.F., et al. "Wound Healing in Partial-Thickness Burn Wounds Treated with Collagenase Ointment versus Silver Sulfadiazine Cream," *Journal of Burn Care and Rehabilitation* 16(Pt 1):241-47, 1995.
37. Pilcher, B.K., Dumin, J.A., Sudbeck, B.D., et al. "The Activity of Collagenase-1 Is Required for Keratinocyte Migration on a Type I Collagen Matrix," *Journal of Cell Biology* 137:1445-57, 1997.
38. Burgos, A., Gimenez, J., Moreno, E., et al. "Collagenase Ointment Application at 24- versus 48-hour Intervals in the Treatment of Pressure Ulcers. A Randomized Multicentre Study," *Clinical Drug Investigation* 19:399-407, 2000.
39. Muller, E., van Leen, M.W., Bergmann, R. "Economic Evaluation of Collagenase-containing Ointment and Hydrocolloid Dressings in the Treatment of Pressure Ulcers," *Pharmacoeconomics* 19:1209-16, 2001.
40. Riley, K.N., and Herman, I.M. "Collagenase Promotes the Cellular Responses to Injury and Wound Healing In Vivo," *Journal of Burns and Wounds* 4:112-24, July 2005.
41. Mekkes, J.R., et al. "Quantitative and Objective Evaluation of Wound Debriding Properties of Collagenase and Fibrinolysin/Desoxyribonuclease in a Necrotic Ulcer Animal Model," *Archives of Dermatological Research* 290:152-57, 1998.
42. Frye, K.E., Luterman, A. "Decreased Incidence of Hypertrophic Burn Scar Formation with the Use of Collagenase, An Enzymatic Debriding Agent," *Wounds* 17(12):32-36, December 2005.
43. Alvarez, O.M., et al. "A Prospective, Randomized, Comparative Study of Collagenase and Papain-urea for Pressure Ulcer Debridement," *Wounds* 14:293-301, 2002.
44. Mekkes, J.R., et al. "Efficient Debridement of Necrotic Wounds Using Proteolytic Enzymes Derived from Antarctic Krill: A Double-blind, Placebo-controlled Study in a Standardized Animal Wound Model," *Wound Repair & Regeneration* 6(1):50-57, January 1998.
45. Bradley, M., et al. "The Debridement of Chronic Wounds: A Systematic Review," *Health Technology Assessment* 3(17 Pt 1):iii-iv, 1-78, 1999.
46. Mulder, G.D. "Cost-effective Managed Care: Gel versus Wet-to-dry for Debridement," *Ostomy Wound Management* 41(2):68-70, 72, 74 passim, March 1995.

47. Thomas, S., et al. "Clinical Experience with a New Hydrogel Dressing," *Journal of Wound Care* 5:132-33, 1996.
48. Trudgian, J. "Investigating the Use of Aquaform Hydrogel in Wound Management," *British Journal of Nursing* 9:943-48, 2000.
49. Schimmelpfenning, D., and Mollenhauer, S. "Use of a Clear Absorbent Acrylic Dressing for Debridement," *Journal of Wound Ostomy & Continence Nursing* 33(6):639-42, November/December 2006.
50. Konig, M., Vanscheidt, W., Augustin, M., Kapp, H. "Enzymatic versus Autolytic Debridement of Chronic Leg Ulcers: A Prospective Randomised Trial," *Journal of Wound Care* 14:320-23, July 2005.
51. Smith, J. "Debridement of Diabetic Foot Ulcers," *Cochrane Database of Systematic Reviews* (4):CD003556, 2002.
52. Claxton, M.J., et al. "5 Questions—and Answers—About Maggot Debridement Therapy," *Advances in Skin & Wound Care* 16:99-102, 2003.
53. Bolton, L.L. "Evidence Corner, Maggot Therapy," *Wounds* 18(9):A19-A22, September 2006.
54. Courtenay, M., et al. "Larva Therapy in Wound Management," *Journal of the Royal Society of Medicine* 93(2):72-74, 2000.
55. Steenvorde, P., et al. "Maggot Debridement Therapy: Free-range or Contained? An In Vivo Study," *Advances in Skin & Wound Care* 18:430-35, October 2005.
56. Chambers, L., et al. "Degradation of Extracellular Matrix Components by Defined Proteinases from the Greenbottle Larva *Lucilia sericata* Used for the Clinical Debridement of Non-healing Wounds," *British Journal of Dermatology* 148:14-23, 2003.
57. Wollina, U., et al. "Biosurgery in Wound Healing: The Renaissance of Maggot Therapy," *Journal of the European Academy of Dermatology and Venereology* 14:285-89, 2000.
58. Rayner, K. "Larval Therapy in Wound Debridement," *Professional Nurse* 14:329-33, February 1999.
59. Margolin, L., Gialanella, P. "Assessment of the Antimicrobial Properties of Maggots." *International Wound Journal* 7:202-4, 2010.
60. Sherman, R.A. "Maggot versus Conservative Debridement Therapy for the Treatment of Pressure Ulcers," *Wound Repair & Regeneration* 10:208-14, 2002.
61. Sherman, R.A. "Maggot Debridement Therapy for Treating Non-healing Wounds," *Wound Repair & Regeneration* 8:327, 2000.
62. Sherman, R.A., et al. "Maggot Debridement Therapy in Outpatients," *Archives of Physical Medicine and Rehabilitation* 82:1226-29, 2001.
63. Tanyuksel, M., et al. "Maggot Debridement Therapy in the Treatment of Chronic Wounds in a Military Hospital Setup in Turkey," *Dermatology* 10:115-18, 2005.
64. Mumcuoglu, K.Y. "Clinical Applications for Maggots in Wound Care," *American Journal of Clinical Dermatology* 2:219-27, 2001.
65. Richardson, M. "The Benefits of Larval Therapy in Wound Care," *Nursing Standard* 19(7):70, 72, 74 passim, 2004.
66. Thomas, S., Andrews, A., Jones, M. "The Use of Larval Therapy in Wound Management," *Journal of Wound Care* 7:521-24, 1998.
67. Sherman, R.A. "Maggot Therapy for Foot and Leg Wounds," *International Journal of Lower Extremity Wounds* 1:135-142, June 2002.
68. Wayman, J., et al. "The Cost Effectiveness of Larval Therapy in Venous Ulcers," *Journal of Tissue Viability* 10(3):91-94, 2000.
69. Kitching, M. "Patients' Perceptions and Experiences of Larval Therapy," *Journal of Wound Care* 13(1):25-29, 2004.
70. Steenvoorde, P., et al. "Determining Pain Levels in Patients Treated with Maggot Debridement Therapy," *Journal of Wound Care* 14:485-88, November 2005.
71. Mosher, B.A., et al. "Outcomes of Four Methods of Debridement Using a Decision Analysis Methodology," *Advances in Wound Care* 12(2):81-88, March 1999.
72. Saap, L.J., and Falanga, V. "Debridement Performance Index and Its Correlation with Complete Closure of Diabetic Foot Ulcers," *Wound Repair & Regeneration* 10:354-59, 2002.
73. Falanga, V. "Wound Bed Preparation and the Role of Enzymes: A Case for Multiple Actions of Therapeutic Agents," *Wounds* 14(2):47-57, March 2002.
74. Steed, D.L. "Debridement," *American Journal of Surgery* 187(5A):71S-74S Review, May 2004.
75. Vowden, K.R., and Vowden, P. "Wound Debridement, Part 1: Non-sharp Techniques," *Journal of Wound Care* 8:237-40, 1999.
76. Vowden, K.R., and Vowden, P. "Wound Debridement, Part 2: Sharp Techniques," *Journal of Wound Care* 8:291-94, June 1999.

第9章

伤口治疗方案

学习目标

1. 解释伤口湿性治疗。
2. 基于伤口特征的评估结果选择敷料。
3. 列出各类敷料的使用指征。
4. 陈述各类敷料的优点和缺点。
5. 按照伤口护理原则选择敷料。
6. 讨论伤口先进疗法的应用。

医务工作者面临的挑战

对伤口护理人员来说，这是一个激动人心又富有挑战的时代。随着伤口愈合新理念的出现，学者们提出很多新的伤口治疗方法。在伤口护理过程中，我们不能只关注患者局部的伤口，更要关注有伤口需要愈合的患者整体[1]。能够从大量不同的治疗方案中做出正确的选择，明确什么时候、如何应用这些疗法，在什么情况下可以结合使用不同的疗法以及什么时候转变疗法是一门艺术，也是一门科学。随着更多复杂产品的问世，恰当合理地使用这些产品，将产品的功效发挥到最大的要求也不断增加，我们只有更好地理解伤口环境，将患者作为一个整体给予最佳治疗，才能提升我们处理伤口的能力[2]。

要为有伤口的患者提供高质量护理，首先要对患者的伤口进行个体化的评估，然后制定一个持续性改进的护理计划，选择合适的产品并再次评估护理计划是否合理。伤口敷料的正确应用对护理人员来说是个挑战。伤口湿性愈合、湿性平衡敷料以及积极的伤口处理原则是支持伤口愈合过程所需的关键概念。当医护人员尝试让伤口愈合得更快时，产品生产者会不断为他们提供更多的治疗选择。据报道，目前有500多种伤口敷料可供不同年龄的伤口患者选择[3]。掌握大量的伤口敷料选择和各种产品的使用技术，明确各种产品的使用时机对于所有伤口护理人员来说是一个必须付出极大努力的任务。

伤口湿性愈合

21世纪伤口愈合理念发生了转变。近40年在伤口护理中的进展远多于过去2000年里发生的改变。伤口处理的变革主要归功于Winter博士在1960年的研究发现，Winter博士在动物实验中发现了伤口湿性愈合的重要性。Hinman和Maibach则在人类部分皮层缺失的伤口中证实了采用湿性愈合方法使人体愈合速度加快的结果。他们的研究结果为人们理解湿润与否在伤口愈合中的重要性奠定了基础。目前，伤口湿性愈合理念和湿性平衡敷料已经被全球大多数医务人员所接受并作为伤口处理的最佳实践。

我们现在理解伤口愈合需要一个湿性的环境。上皮细胞需要在潮湿状态下才能从伤口边缘移行穿过伤口表面、完成再上皮化过程。这个过程好像细胞的“跳蛙游戏”。在干燥的伤口中，这些细胞会积聚在伤口床下方，试图找到一个湿润的区域去“繁殖成熟”或者向前移动（参见图9-1开放性伤口的上皮细胞移行）。

湿性愈合的概念基于伤口的生理学和采用新型敷料替代过去传统敷料的愈合特征而形成，过去来自“自然”的覆盖物例如动物皮毛、棉布、油脂、牛奶、葡萄酒、泥土、树叶和其他混合物。现代伤口敷料能积极参与刺激细胞增殖并促使上皮细胞移行的过程。湿度平衡或保湿敷料也能作为“屏障”抵御细菌入侵和吸收过多的伤口渗液，营造有利于愈合的条件[5-8]。以前，伤口敷料的作用是通过形成一层阻隔细菌侵入的屏障使伤口免受二次感染并吸收伤口渗液。现代敷料最大的优势是保持伤口湿润，这与“传统纱布技术”的作用是相反的，应用传统的纱布处理伤口，伤口表面会形成一层坚硬的焦痂[9]。现代敷料可促进伤口快速愈合，形成细菌屏障，降低或消除疼痛，减少更换频率，促进伤口自溶性清创，如果使用合理还可以减少医疗费用。

尽管新型敷料具备很多优点，湿—干纱布依旧很受医师们的青睐，尤其是不熟悉现代新型敷料的外科医师[10]。Pieper和他的同事[11]调查了居家护理机构中的1638例伤口，结果发现所有伤口敷料类型中最常用的是干纱布（n=406）。不用敷料（也就是说，暴露伤口）是第二大常见的疗法（n=252），生理盐水纱布的使用排第三位（n=145）。现代保湿敷料在所有敷料中的应用比例低于25%。所以尽管有益的伤口湿性愈合理念已有了40年的发展史，但一些医师还是会坚持使用“老方法”。

Kim等[12]的研究表明生理盐水纱布发挥了渗透性敷料的作用。当水分从盐水纱布中蒸发，盐水纱布会变得高渗。因为身体希望通过重建等渗状态来维持机体内稳态，所以伤口中渗出的液体会流入纱布。除了水分外，伤口渗液中还包括血液和蛋白质。这些物质凝结后会在纱布表面形成一层隔水层，进而导

在湿性环境中，上皮细胞能够在伤口床表面移行，以闭合伤口，如图所示

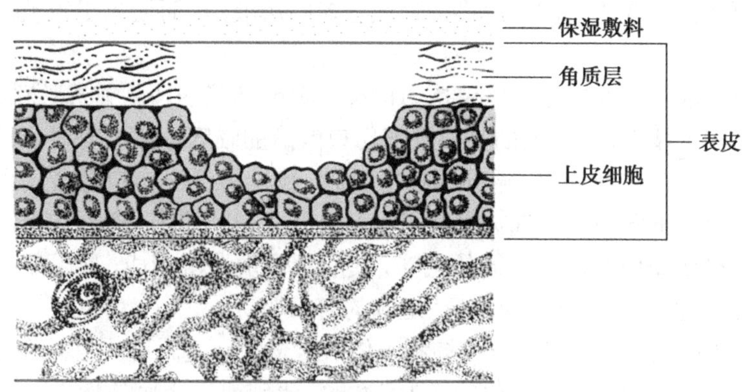

在干性环境中，上皮细胞聚集在伤口床下方，如图所示

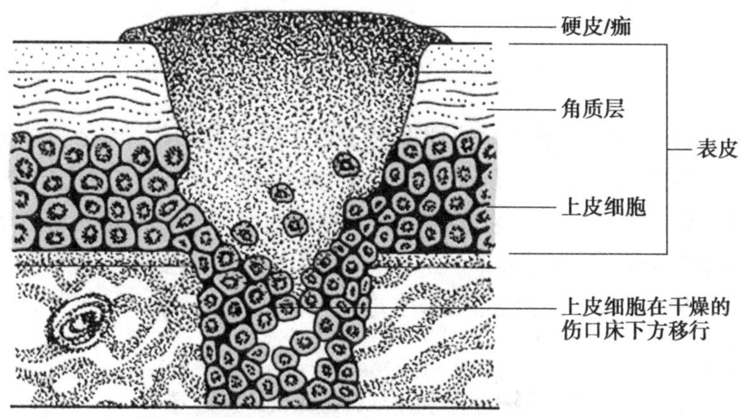

图9-1　开放性伤口的上皮细胞移行

致伤口渗液流出受阻；表面上看起来纱布是干燥的。移除由湿变干的纱布会再次损伤伤口，导致伤口疼痛并延迟伤口愈合[10]。

当变干的纱布粘在患者伤口上时，在移除敷料过程中，经常会听到患者抱怨疼痛。在“最佳临床实践原则”中提到要将与伤口敷料操作相关的疼痛降到最低。世界伤口愈合协会在一份共识文件中也提出医务人员在使用和移除敷料的过程中要将疼痛感和创伤降到最低[13]。

纱布不能有效地阻隔细菌。Lawrence[14]的一项体外研究表明，细菌可以透过64层纱布。一旦纱布变得潮湿，其阻隔细菌的能力会下降。与覆盖透明薄膜或者水胶体的伤口相比，覆盖纱布的伤口感染发生率更高[15, 16]。

保持伤口湿润可有效地促进伤口愈合。湿性平衡的环境促进细胞生长和胶原蛋白以健康的非细胞性基质形式增生[17]。适度湿性平衡对于伤口愈合来说

至关重要。伤口床过湿会损害愈合过程，损伤伤口周围皮肤并造成伤口周围浸渍。必须要使用合适的伤口敷料来管理过多的渗液，进而避免组织被破坏以及伤口床恶化[17]。

薄膜和水胶体敷料是可以保持伤口湿性愈合环境的两款首选敷料，要学习新产品的应用技术，更重要的是要理解伤口渗液的临床意义。有时候薄膜敷料下会有淡黄绿色渗液积聚，遇到这种情况时，我们需重温伤口愈合过程中正常的预期现象。不同的伤口气味也值得我们重新学习和思考，例如伤口渗液和不同敷料的材质作用会产生不同的气味，藻酸盐是由海藻制成，使用藻酸盐敷料治疗伤口时，伤口可能会闻起来像“退潮的海水”。

新一代湿性平衡敷料可以保持利于伤口愈合的环境。这些敷料可能具有密闭的、半密闭的、吸水的、水化的、自溶性的、清创或者止血的特点。在下一章节中会详细介绍不同类型敷料。

治疗决策

大量可得的产品用于伤口护理促进了患者的整体治疗，但是也增加了许多如何选择适合产品的困扰。理想的伤口干预措施应该以基本的伤口护理原则、细致的伤口评估和预期结果为依据。一个完整的伤口评估是影响所有治疗决策制定的关键性因素（参见第 6 章“伤口评估”）。伤口评估要基于科学的伤口护理原则（参见“护理原则：MEASURES 字母法”）。

伤口护理原则：MEASURES 字母法

M：伤口床的创伤最小化
E：消除死腔（隧道、窦道、潜行）
A：评估和管理渗液量
S：支持人体防御系统
U：使用无细胞毒性的伤口清洁剂
R：去除感染、组织碎片和坏死组织
E：保持伤口床温暖湿润
S：避免伤口周围组织受损以及细菌的侵入

伤口治疗决策的制定必须要以患者为中心。要考虑患者的预期目标和个人意见是什么？进行局部伤口护理首先要对局部伤口有一个完整的评估并全面收集患者整体相关资料。伤口评估参数有助于医务人员做出治疗决策以及选择合理的敷料[18]（参见“伤口护理决策”）。

实践要点

敷料选择 = 伤口评估 + 伤口护理原则

伤口护理决策程序

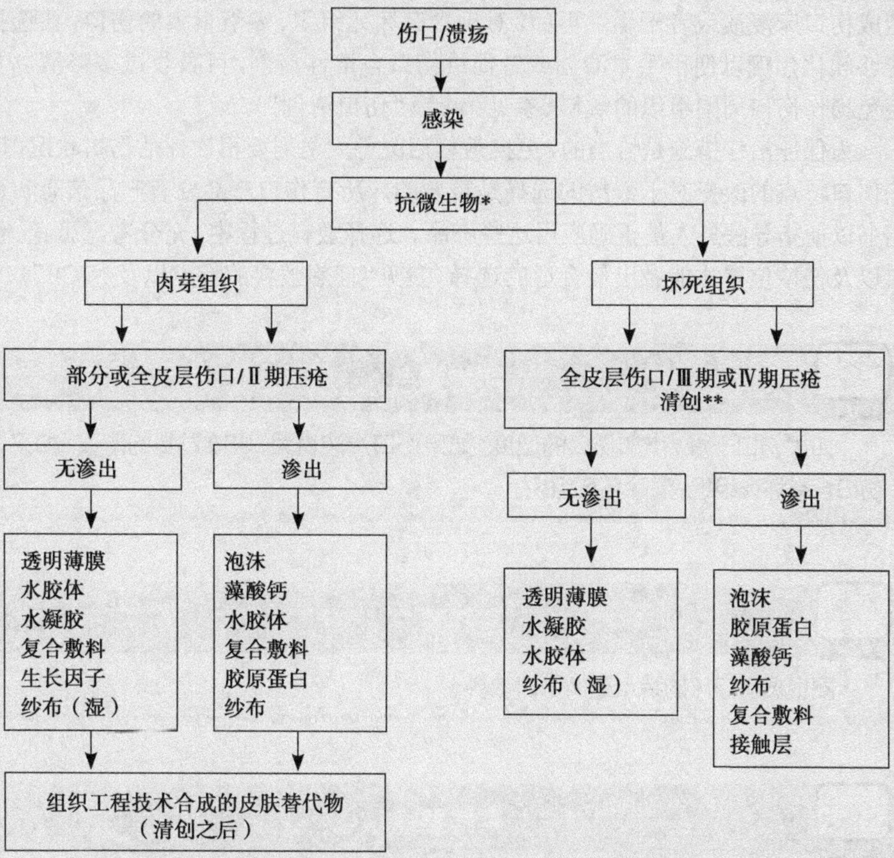

伤口/溃疡 → 感染 → 抗微生物*

抗微生物* → 肉芽组织 → 部分或全皮层伤口/Ⅱ期压疮

- 无渗出：透明薄膜、水胶体、水凝胶、复合敷料、生长因子、纱布（湿）
- 渗出：泡沫、藻酸钙、水胶体、复合敷料、胶原蛋白、纱布

→ 组织工程技术合成的皮肤替代物（清创之后）

抗微生物* → 坏死组织 → 全皮层伤口/Ⅲ期或Ⅳ期压疮 清创**

- 无渗出：透明薄膜、水凝胶、水胶体、纱布（湿）
- 渗出：泡沫、胶原蛋白、藻酸钙、纱布、复合敷料、接触层

图中并没有涵盖所有敷料。在使用敷料之前请阅读产品说明书；不同的产品使用方法可能不同

*抗微生物剂可能可以单独局部应用或者只是作为敷料的一部分使用

**清创方法包括锐性清创、机械性清创、自溶性清创、酶溶性清创—不同清创方法所用的清创产品不同

引自 Baranoski, S. McIntosh, A. and Galvan, L. Wound Care Essentials: Practice Principles Lecture, Clinical Symposium on Advances in Skin & Wound Care. San Antonio, TX. October 2009.

一旦完成全面的、个体化的伤口评估，就可以基于评估过程中收集到的数据和预期的治疗结果选择合适的敷料和治疗方法，然后实施治疗。

治疗目标可能是获得一个清洁的伤口、伤口愈合、保持伤口床清洁或将患者转介到其他医疗机构继续护理。医务人员应该根据伤口敷料的特征和功能选择符合伤口评估特征的敷料，随后形成的护理目标可表述为“在正确的时间应用正确的敷料治疗正确的伤口”。例如，一个肉芽生长、渗液量少的伤口要保持湿性平衡才有利于伤口愈合。选择敷料时要确保敷料能够保持伤口湿润而避免造成伤口床浸渍或者干燥。再如，对于含有坏死组织、渗液量大的伤口，要选择能够软化焦痂以便于手术清创或者促进伤口自溶性清创，可吸收过多渗液以及避免损伤伤口周围组织的敷料（参见第8章“伤口清创”）。

为保证治疗措施是恰当的，更换敷料后医务人员需要再次评估伤口状况，明确伤口特点的改变对于敷料的选择是重要的。所有伤口产品要有产品信息和说明书以便指导医务人员正确应用这些产品。选择敷料过程中，充分考虑患者、伤口以及伤口位置才能做出最合适的选择（参见“理想敷料的特点以及NICE”）。

实践要点

如果伤口干燥，增加伤口的湿度；如果伤口渗液量大，吸收过多的渗液；如果伤口含有坏死组织，清除坏死组织。

实践要点

要根据伤口床的特点更换伤口敷料。

实践要点

在使用伤口护理产品之前要阅读并理解产品包装上的说明。并不是所有的伤口敷料都以相同的方式发挥作用。

能直接与伤口床接触的敷料被认为是内层敷料。内层敷料可以分为以下三大类：可保持伤口足够湿润的敷料、可吸收过多渗液的敷料以及可增加伤口湿度的敷料[9]。二层敷料是指覆盖于内层敷料之上或者防止内层敷料移位的敷料。临床人员应该熟知哪种敷料放入伤口中是无害的以及哪些产品的应用是安

理想敷料的特点

结合以下特点为患者选择理想的敷料。

理想的敷料应该能够：

1. 保持伤口的湿性环境
2. 促进伤口自溶性清创
3. 根据需要能够舒适使用（例如填充各种腔道、潜行或者窦道以消除死腔）
4. 具备不同的尺寸和形状
5. 具有吸收性
6. 保温
7. 阻隔细菌
8. 减轻或消除伤口区域的疼痛感；无痛移除

可以结合以下因素评价敷料：

1. 敷料能够保持在位的天数
2. 更换或移除敷料的原因
3. 敷料的外观（污染程度和完整性）
4. 敷料使用容易
5. 敷料移除容易
6. 敷料维持容易
7. 教育照顾者使用敷料容易

引自 Seaman, S. "Dressing Selection in Chronic Wound Management," Journal of the American Podiatric Medical Association 92(1): 24-33, January 2002.

全的。临床上有几种敷料既可以被当成内层敷料也可以被当成二层敷料使用。需要再次强调的是，你要明确伤口的特点是什么？

选择敷料也要考虑患者的治疗结果。当有一种更具成本效益的产品足以治疗患者的伤口时，医务人员却经常还在使用昂贵而不适宜的敷料。患者的结果通常受医疗机构驱使。在急性病治疗医院中，患者总住院时间为 4～5 天，患者的伤口通常无法在住院期间愈合，但是患者会获得一个支持愈合的湿润、清洁的伤口床环境。家庭护理或长期护理机构的护理目标是基于患者的整体健康状况来促进伤口愈合或者使伤口不再继续恶化。伤口结果还与患者的重视度和患者被护理时间的长短有关。

临床人员需要铭记在心的是伤口护理的一个首要目标是预防伤口相关性感染的发生。感染是所有开放性伤口的常见并发症之一。开放性伤口被细菌定植，意味着开放性伤口的表面总是存在少量的细菌[20]。细菌严重定植的伤口可以使用抗生素或抗菌敷料进行处理，可以持续性释放多种物质，如银离子或卡蒂姆碘[21]。如果一个伤口对目前的疗法无反应，那么医务人员要考虑改用不同作用机制的产品[20]。回顾 NICE 模型中关于敷料选择的知识点可以帮助你更快做出医疗决策[17]（参见第 7 章“伤口生物负荷，更多关于伤口感染和生物负荷的信息”）。

在整个伤口愈合的过程中使用同一种敷料进行治疗是不合理的。所有经临床人员处理伤口至少需要每周评估一次，如果伤口出现显著的改变，要增加评估次数。然而，伤口评估间期可能会因伤口类型、伤口状态、医疗机构和规章制度而要求不同，要注意你所在机构的实践标准（参见第6章“伤口评估”）。

伤口评估是观察伤口局部和患者整体状况的一个积累过程，需要收集和评价相关资料。对于大多数患者来说，每周再评估一次可提供成功治疗和指导更换产品的依据，因为伤口特点发生改变，应用于该伤口的敷料也要改变。的确，随着伤口愈合阶段的进展，可能需要几种不同的敷料。

应该根据患者和医疗环境仔细选择适合的敷料，例如，一个深而有大量渗液的伤口需要使用吸收性能好的敷料如藻酸盐或泡沫。当伤口深度变浅、渗液量变少的时候，应该选用水凝胶、水胶体或薄膜类敷料。

实践要点

不要将用于覆盖静脉穿刺部位的、高湿度蒸发率的薄膜敷料应用于开放性伤口。

决策所用敷料的NICE© 模型

目前有几千种敷料可供选择，临床人员需要为特定的伤口选择适合的敷料。使用NICE模型，询问自己以下几个问题将有助于决策敷料选择：

1. N（Necrotic tissure）：坏死组织需要清创吗？（确保伤口具备愈合能力；如果不能愈合，保湿敷料和积极清创至组织出血的外科操作都是禁忌的）。

2. I（Infected or inflammation）：伤口是否感染或有炎症反应？（临床人员需要查找一种以上的症状或者体征才能诊断伤口感染）。

3. C（Characteristics）：特殊的伤口特征需要被考虑，例如部位？（如果伤口位于肛周，选用防水的粘性敷料会更好。）组织是否疼痛？

4. E（Exudate）：伤口是否有渗液？如果是，渗液的原因是什么？渗液量？渗液的颜色和稠度？

渗出可能提示伤口的病因没有得到有效的治疗（例如，由于静脉功能不良导致的水肿）；存在充血性心力衰竭（检查双侧肢体及膝关节上方受累情况）；白蛋白值低于正常（营养不良，肝脏疾病或肾脏疾病）；或者存在感染。需要使用吸收性敷料来吸收渗液从而保护伤口周围皮肤。记住，要通过回答NICE四个问题来选择正确的敷料。

决策所用敷料的NICE© 模型(续)

字母	关键信息须知	注意事项
N(坏死组织,腐肉,硬痂)	1. 由湿变干的敷料是一种非选择性的机械清创方法 2. 自溶性清创最好选用水凝胶、水胶体和藻酸盐敷料 3. 应用敷料促进自溶性清创时,要警惕伤口继发感染并在更换敷料时清除腐肉	1. 与锐器/手术清创比较,敷料是一种较为缓慢的清创方法 2. 要限制应用由湿变干的敷料进行清创 3. 有些敷料不能用于或要十分小心地用于有坏死组织的伤口;要检查产商生产的敷料是否存在使用禁忌证 4. 去除无活性组织是伤口床准备,促进愈合的关键步骤
I(感染/炎症反应)	1. 考虑使用抗微生物敷料(如银或碘敷料) 2. 感染伤口可能需要更加频繁地更换敷料	1. 不是所有敷料都可以应用于感染伤口 2. 要检查厂商生产的特定种类敷料是否与适应证相符合
C(伤口特征)	1. 根据伤口部位选择和再评估敷料,例如在难以固定部位使用相适应的敷料 2. 如果有失禁可使用防水敷料 3. 考虑患者的疼痛和选择能够促进患者舒适,减轻疼痛感的敷料	1. 当敷料被粪水污染时要及时更换 2. 不同的敷料可在同一部位保留的时间不同,要根据厂家的建议来决定更换敷料的频率 3. 避免使用会加重或者导致伤口疼痛的敷料并制定一套完整的疼痛管理策略
E(渗液)	1. 根据敷料湿度(无,轻度、中度、重度)评估伤口渗液量 2. 评估周围皮肤有无浸渍	1. 要保护伤口周围皮肤免受渗液损害;方法参照LOWE© 2. 查找渗液量过多的原因并进行纠正 3. 渗液量多可能伤口感染的一个指征

在伤口愈合过程中,当伤口被肉芽组织填充并出现上皮化,需要改变治疗计划。在选择敷料时需要考虑经济因素。治疗的总费用和有效性、耗材费、护理时间以及敷料更换的频率都会影响伤口护理的经济负担[22, 23](参见“护士在经济方面的考虑因素”)。

护士在经济方面的考虑因素

1. 在患者家中治疗慢性伤口时，经常会使用清洁而非无菌的敷料和手套（按照你所在机构的规章制度）。
2. 可以在家中制作生理盐水溶液，制作方法为在1L沸水中加入1茶勺盐。
3. 敷料需要密封而且不能放置于患者的床旁。
4. 应该考虑所选产品的费用和能够得到医疗报销的资源。
5. 考虑敷料更换的频率和所用材料的成本效益。
6. 可以使用造口袋或敷料处理瘘管。
7. 考虑每次更换敷料所需的护理时间。
8. 治疗总体效果也应该是值得考虑的经济因素。

引自 Baranoski, S. Wound Dressings: A Myraid of Challenging Decisions. Home Healthcare Nurse, 2005, 23(5): 307-317.[6]

“所有伤口都是类似的”观念也已经发生了改变，明确伤口病因是提供合理的护理的前提[21]。必须要根据伤口的特点，选择伤口护理产品并提供个体化的支持性护理，例如下肢静脉溃疡需要使用高吸收性的敷料以及辅助加压疗法。除了传统的“Unna 靴”外，目前可以使用的两层到四层的弹力绷带有很多种。而且，对于发生周围血管性溃疡或者有糖尿病神经病变史的患者使用多普勒（Doppler）检查踝肱指数和（或）足趾压力也是整体治疗的一部分。

根据伤口愈合生物学来选择治疗

加深对伤口愈合“细胞生物学”和技术学理解的一个实例是生长因子在伤口治疗中的应用。所有生长因子是由细胞分泌的蛋白质并且在伤口愈合过程中发挥着刺激细胞分化和调节细胞活性的作用[24]。目前可得的生长因子既可能来源于患者自身的血小板，也可能含在药物中，通过管道应用于某些伤口。关于生长因子的应用时机、用药剂量以及如何结合用药才能最好地促进伤口愈合的研究还在进行中。

用于慢性伤口治疗的组织工程皮肤培养或研究的另一种技术学方法为伤口处理提供了新理念。未来在伤口愈合中使用基因治疗的效果尚不得知。基因传导或微胶囊在先进伤口治疗中的使用正在研究中[24]。

湿性伤口愈合和敷料选择

伤口敷料的主要功能是提供适宜的环境来加强并促进伤口愈合。过去50年的研究使人们普遍接受了湿性伤口敷料能够为伤口创造一个加速愈合和较少形成瘢痕的理想环境的现象，Orland[25] 和 Winter[4] 的研究成果使湿性伤口敷料发展成为伤口治疗的一项临床干预方法。

George Winter 常被称为湿性伤口愈合之父。他的实验研究比较了暴露在空气中干燥和使用封闭性敷料对伤口动物模型上皮化过程的影响，这项试验被认为具有里程碑意义的研究[4, 26]。因为惧怕封闭疗法会增加伤口感染的发生率而延缓了湿性伤口愈合敷料的发展，然而，在 Winter 研究的16年后，首款湿性伤口愈合敷料 OpSite 被研发问世。持续性的研究、临床试验以及对伤口愈合的兴趣使很多公司关注于湿性愈合敷料的开发。对于医务人员来说，试图掌握快速增加的新产品和新技术是个挑战。

接下来的提纲介绍主要敷料的类别并提供关于敷料选择、用法以及使用时间的知识点。

透明薄膜敷料

透明薄膜敷料是薄的聚氨酯膜，因其可被“透视”的属性而得名。薄膜上涂有黏胶使其可以黏附于伤口边缘而对伤口无刺激（图9-2）。

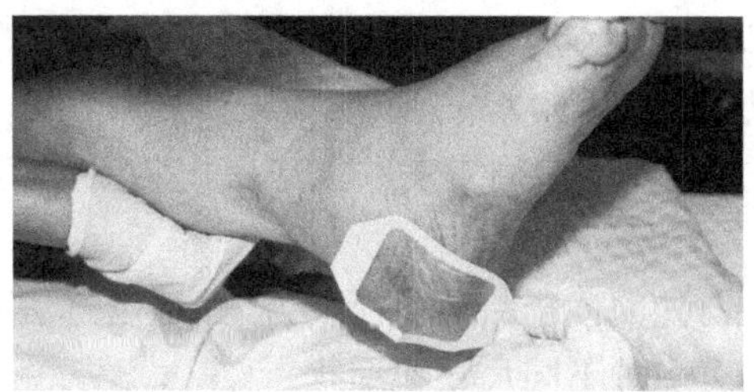

图9-2 透明薄膜敷料

透明薄膜敷料不具备吸水的能力但是会传输水蒸气并对气体具有半通透性。这些敷料就好比是人体外层的皮肤，可以保持伤口湿润，作用机制类似于水疱。透明薄膜覆盖区域可使上皮细胞在伤口表面迁移。渗液可能积聚在薄膜下方，积聚的渗液有时候看起来像脓液一样，从而让人误以为伤口发生了感染。渗液可有助于营造一个自溶性清创环境，从而使伤口表面更加清洁。当过多的渗液积聚或者从薄膜侧方漏出时，需要更换敷料。如果敷料没有及时更换，周围皮肤会发生浸渍。

透明薄膜敷料为伤口提供了保护屏障，阻隔外界的污染、液体以及细菌的侵入。透明薄膜还为伤口床增加了一层保护，从而使损害性创伤进一步最小化[17]。这类敷料可以保护伤口免受摩擦力损害、促进自溶性清创以及控制疼痛。薄膜敷料也可作为二层敷料使用。大多数薄膜敷料可保留在伤口上长达 7 天，这些敷料适用于无或者少量渗出的伤口[7-8, 17]。透明薄膜敷料可用于多种不同类型的伤口，例如Ⅰ期、Ⅱ期压疮，浅表伤口，轻度烧伤或者撕裂伤；缝合面，导管部位，供皮区以及浅表的真皮溃疡，也可用于保护皮肤免受摩擦力损害。透明薄膜也能用于中心静脉导管、经外周静脉插入的中心静脉导管的维护以及感染的伤口。此外，目前市面上一些新的透明薄膜还含有银离子。

实践要素

1. 将薄膜敷料粘贴于健康的皮肤，在老化或者脆弱的皮肤上使用需要十分小心。
2. 不建议将这些敷料应用于新生儿或者幼龄儿童。
3. 渗液多的伤口不要使用薄膜敷料。
4. 透明薄膜敷料可作为出色的二层敷料封闭固定内层敷料。
5. 不是所有的薄膜敷料都可用于感染伤口。
6. 当渗液到达敷料的边缘，敷料密闭性被破坏或者敷料黏性受损的时候要更换。
7. 移除薄膜敷料时，先掀起一个角，然后朝着伤口外缘将薄膜撕下来以破坏黏性屏障。
8. 移除薄膜的时候避免动作过于粗鲁。要轻柔地撕开薄膜一角，然后一只手按住皮肤，另一只手移除薄膜。
9. 粘贴敷料之前可在伤口周围皮肤上应用皮肤保护膜。皮肤保护膜可以防止敷料卷边。
10. 应用敷料之前先阅读包装说明，因为产品适用方法可能会改变。
11. 薄膜敷料具有多种不同尺寸和形状。

实践要点

透明薄膜和水胶体敷料可保持伤口湿润。

水胶体敷料

水胶体敷料引进于 1980 年，之后被持续用于伤口处理很多年。水蒸气和气体不能透过水胶体[27]。这些薄片状的敷料（图 9-3）是由黏胶、吸水性聚合物、果胶凝剂、羧甲基纤维素钠组成的不透明混合物。敷料中的亲水颗粒和伤口渗液相互反应会在伤口床上形成一层柔软的凝胶。据 Choucair 和 Phillips 报道[27]，有些水胶体敷料会为伤口提供酸性愈合环境，有些水胶体敷料可阻隔细菌或病毒的侵入。水胶体敷料半透明的外观便于医务人员观察敷料吸收渗液的饱和度以及敷料下方是否有渗液聚积。

水胶体敷料更换过程中可能会散发出明显的异味。如果伤口没有感染迹象，那么这种气味就是正常的。一些水胶体敷料还会残留在伤口床上。

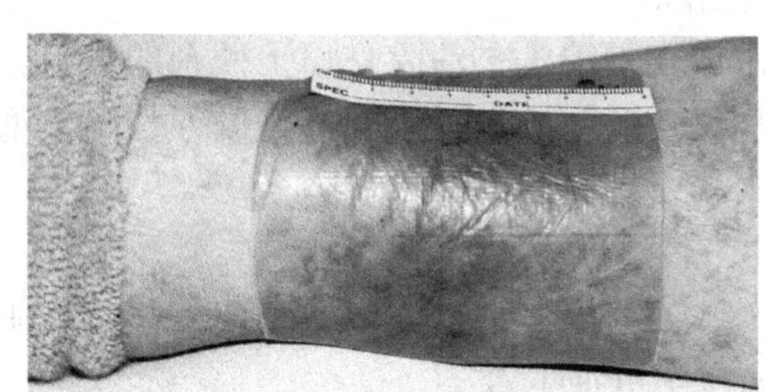

图9-3　水胶体敷料

水胶体敷料的形状可适用于大量伤口和人体不同部位。这类敷料有片状的、膏状的、粉状的，敷料的尺寸很多。不同水胶体产品的黏性和吸收性不同。因为大多数水胶体敷料具有黏性，在使用过程中要注意避免损伤脆弱的皮肤。正确的使用方法要求敷料大于伤口实际尺寸。为保证敷料能够稳固粘贴，黏着在伤口周围健康皮肤上的敷料要超过伤口边缘2.5cm。敷料更换要遵循按照厂家的建议。一般是3～7天更换一次以及根据渗液量来决定敷料更换频率。很多新的水胶体敷料增加了吸收性的材料，例如藻酸盐、胶原蛋白以及持续释放的银离子。

水胶体敷料适用于少量至中量渗出的伤口，包括擦伤，裂伤，压疮，真皮层伤口，肉芽伤口或含坏死组织伤口，可在压力绑带下使用。有些第二代水胶体敷料的吸收性更好，能够用于大量渗出的伤口。水胶体敷料不会快速吸收渗液，这种性能对于正处于渗液量由多变少阶段的伤口非常有价值[9]。水胶体敷料也可以保持伤口湿润，促进伤口自溶性清创。如果敷料更换不得当会导致肉芽过度增生（组织肉芽过长）以及伤口周围皮肤浸渍。水胶体敷料可用于保护高度危险区域（骶尾部、足跟部）以及避免手术伤口周围皮肤因频繁地撕除胶布而发生损伤，所以该敷料通常被作为一种预防性敷料使用。

实践要素

1. 每隔3～7天更换敷料，或在敷料吸收渗液达饱和或当渗液距离敷料边缘1英寸（2.5cm）时就要更换。

2. 不是所有水胶体敷料都可用于感染伤口，要查阅产品说明书。

3. 不建议将水胶体敷料应用于潜行、窦道或者瘘管内。

4. 水胶体敷料可以按照伤口区域特点进行裁剪，例如肘部或者足跟部的伤口。

5. 水胶体敷料既可以被用作一内层敷料，也可以被用作二层敷料，或者用于覆盖其他填充型敷料。

6. 移除敷料时先撕开一角，然后轻柔地将敷料从伤口上滚动式去除。注意不要用拉扯的方式去除。

7. 使用生理盐水或伤口清洁剂清除伤口上残余的敷料。

8. 可以在伤口周围皮肤上涂抹或者喷洒皮肤保护膜来增强敷料的黏性。

9. 使用纸胶布封边可以预防敷料发生卷边。

水凝胶敷料

水凝胶敷料的研发为临床人员提供了一种可靠的方法来湿化伤口，换一种说法就是为干燥的伤口床提供水分。

市面上销售的多种不同的水凝胶敷料含水量不同，有多种不同的包装。

水凝胶敷料有多种形态：不定型凝胶，三维片状凝胶或者浸在网状敷料当中（图 9-4）。它们独特的交错连接聚合结构中嵌入了水分，能够降低伤口床的温度 5℃左右[27]。这种湿性环境促进了伤口自溶性清创以及坏死组织的去除。

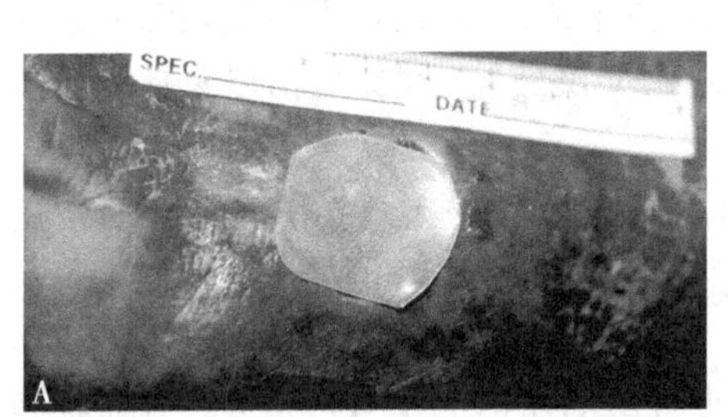

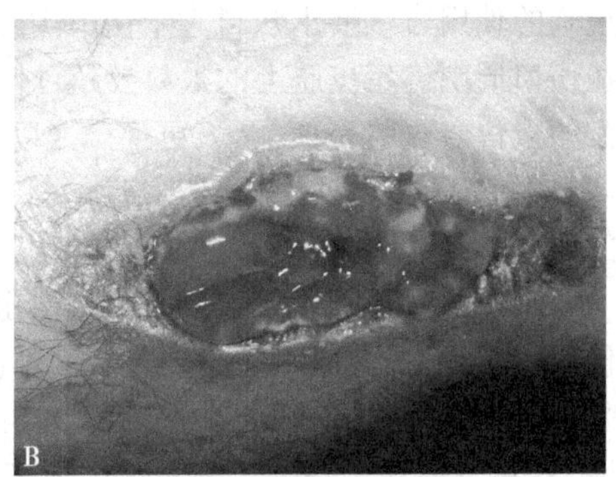

图 9-4　（A）水凝胶敷料；（B）不定型水凝胶敷料

水凝体敷料主要用于湿化干燥的伤口床，软化和松解腐肉以及坏死的伤口组织碎片。水凝胶敷料的吸水能力有限，因为这类敷料本身含水量较多。一些水凝胶敷料含有其他的配方成分，例如藻酸盐，胶原蛋白或淀粉，这些成分能够加强水凝胶敷料的吸水性，使其能够吸收少量到中等量的渗液。水凝胶敷料吸水能力因产品和凝胶种类的不同而不同，可用于多种类型的伤口，包括压疮，部分或全皮层伤口以及血管性溃疡。水凝胶敷料光滑和伤口凉爽的特性使其能够选择性地用于皮肤撕裂伤、擦伤、真皮伤口、供皮区以及放射性损伤。

浸渍是临床人员关心的一个问题，伤口周围皮肤需要加以保护以避免过多液体的刺激。因此，建议使用保护性屏障来预防浸渍。水凝胶敷料的一个优点是它可以配合局部用药或者抗菌药物使用。水凝胶敷料的包装有多种：片状凝胶、管状凝胶、喷剂以及浸在纱布垫或者棉条中的水凝胶，浸在纱布垫或者棉条中的水凝胶可用于治疗窦道和潜行。一些情况下要求配合使用二层敷料以确保水凝胶的疗效；一些水凝胶敷料新产品有黏边。也有一些水凝胶敷料含银离子的新产品可以在伤口上保留数天。含银的水凝胶敷料不能与生物酶一起使用，因为银会抑制生物酶的活性。

实践要素

1. 不要将水凝胶敷料用于渗液量多的伤口或直接接触皮肤。

2. 因为水凝胶敷料会蒸发水分，所以需要每天更换敷料。有些片状水凝胶敷料可持续使用数天。每天检查伤口以确保湿性愈合环境。

3. 应用皮肤保护膏、擦剂或喷剂保护伤口周围皮肤。

4. 观察伤口周围皮肤浸渍的范围。

泡沫敷料

泡沫敷料具有高吸收性，通常由聚氨酯作为底料，采用热压修饰技术制成伤口接触层[28]（图 9-5）。泡沫敷料对气体和水蒸气具有通透性，敷料的亲水特性使吸收的渗液进入泡沫层。

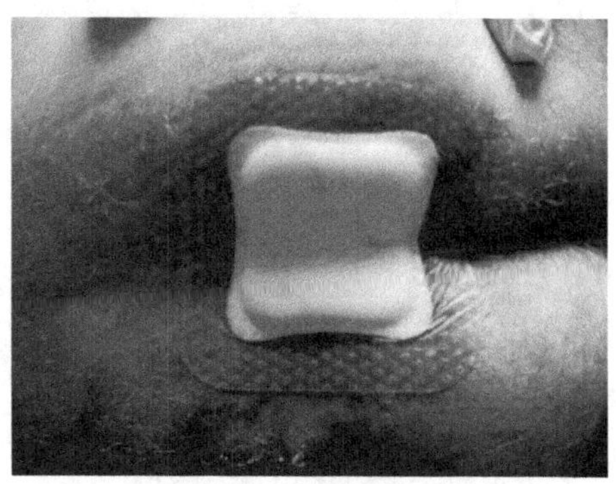

图 9-5　泡沫敷料

泡沫敷料是伤口护理最常应用的敷料之一，适用于中量到大量渗液的伤口，骨突处及易受摩擦部位的预防性保护性使用，部分或全皮层损伤的伤口，肉芽生长或含坏死组织的伤口床，皮肤撕裂伤，供皮区，弹力绷带下方，手术切口或真皮层伤口，结合其他的内层敷料使用以及由其他原因引起的伤口。如果每天更换，也可用于感染伤口[19]。第二代泡沫敷料含有控制性释放的银离子，这类敷料必须吸收渗液后才能释放出银离子。

泡沫敷料不能用于焦痂覆盖的伤口床，因为泡沫敷料会使伤口局部更加干燥。泡沫敷料可以与局部治疗和（或）酶解清创结合应用。泡沫产品具有多种不同的尺寸和形状，包括腔隙（枕头型）填充泡沫。有些泡沫敷料无黏边，所以需要使用胶布固定。然而，新的泡沫产品带有黏边，使用过程中要注意保护脆弱的皮肤。

实践要素

1. 不是所有泡沫敷料都被 FDA 批准用于感染伤口，使用前要查看说明书以确保安全。

2. 根据敷料所吸收的渗液量，泡沫敷料可在伤口上保留 3～7 天。

3. 去除这些敷料通常是无创的。

4. 泡沫敷料可裁剪使用使之适合于伤口大小。

5. 可在伤口周围皮肤上涂抹或者喷洒皮肤保护膜以避免浸渍的发生。

6. 无黏边泡沫敷料需要使用胶布或绷带进行固定。

7. 确保泡沫敷料正确的一面接触伤口床。

藻酸钙敷料

藻酸钙敷料为临床人员处理大量渗液的伤口提供了另一种选择（图 9-6）。藻酸盐敷料是一种具有吸水性、无黏性、可生物降解的无波纹纤维，源于棕色海藻，主要成分是藻酸钙盐、甘露醇酸和玻尿酸[27, 28]。

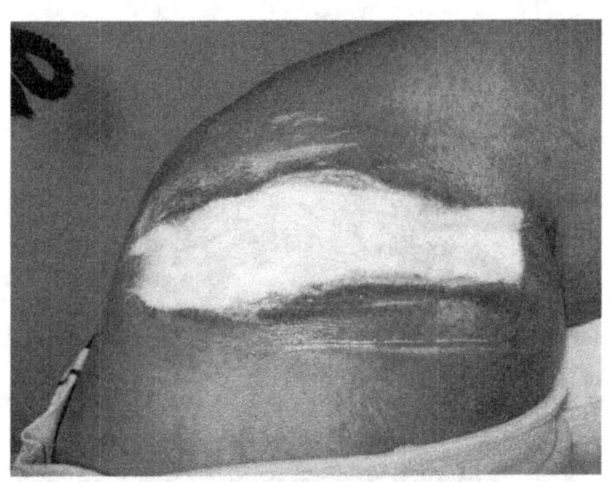

图 9-6　藻酸钙盐敷料

当藻酸钙敷料与富含钠离子的溶液如伤口渗液接触时，藻酸盐中的钙离子会和渗液中的钠离子交换，从而形成一层可溶性的藻酸钠盐凝胶，这种凝胶保持伤口床湿润并为伤口愈合创造理想的环境。藻酸钙敷料吸收的渗液量可达自身重量的 20 倍，不同的藻酸盐产品吸水量可能也会有不同。这类敷料极其适合用于治疗渗液量大的腔隙性伤口、压疮、血管性溃疡、手术切口、裂开伤口、隧道、窦道、供皮区、肌腱外露以及感染伤口。此外，这类敷料的止血和吸收特性有助于处理少量出血的伤口。藻酸钙敷料禁忌用于干燥伤口、焦痂覆盖伤口、植皮伤口或者Ⅲ度烧伤伤口。

现有的藻酸钙敷料有片状、垫状和条状，且有多种不同的尺寸。一些藻酸钙敷料新品含有可控释放的银离子。藻酸银敷料不能和酶类清创剂联合使用。藻酸钙敷料通常每天更换一次或者根据渗液量来决定更换的频率。这类敷料的缺点是如果敷料脱水变干，敷料将会黏连在伤口床上，建议使用合适的二层敷料来保持藻酸盐的凝胶状态[9]。切记，在伤口护理干预早期，由于伤口渗液量大而需要更频繁地更换敷料。当伤口渗液得到了控制时，更换敷料的频率可以减少。

实践要素

1. 藻酸钙敷料使用方便和可无创去除。
2. 这类敷料是潜行或者隧道引流伤口的最佳选择。
3. 藻酸钙盐敷料需要借助二层敷料进行固定。
4. 这类敷料可能会有纤维残留在伤口上，使用生理盐水冲洗能够去除。
5. 藻酸钙盐敷料可促进伤口自溶性清创。
6. 含银或不含银的藻酸盐敷料都可用于感染伤口。
7. 如果使用恰当，这类敷料有良好的成本效益。

实践要点

当控释银离子结合其他敷料（水凝胶、水胶体、泡沫等）使用时，为了释放出银离子，敷料必须用于湿润/有渗液的伤口。

复合敷料

通过将多种材料结合到一起可制成单层复合敷料。这些敷料具有多种功能，例如细菌屏障、吸水层、泡沫、水胶体或者水凝胶[28]。此外，此类敷料必须有黏边和半黏性或不黏性特性，顺应性非常好而且具有多种不同的尺寸和形状。

然而，不是所有复合敷料都能创造湿性环境，很多复合敷料需要使用二层敷料，它们也被称为岛状敷料。

实践要素

1. 当患者皮肤脆弱时，使用复合敷料时要注意避免损伤其皮肤。
2. 复合敷料使用简便。
3. 这些敷料可用于感染伤口和配合局部产品使用。
4. 这些产品可促进自溶性清创或机械性清创。
5. 根据伤口类型和厂家的建议决定更换敷料的频率。

6. 这些敷料可能会粘连伤口床，去除时要小心。

胶原蛋白敷料

胶原蛋白是人体的一种重要蛋白质，是伤口愈合和修复必不可少的物质。胶原蛋白敷料源于牛皮，既可以由100%的胶原组成，或者也可以与藻酸盐或者其他产品结合在一起，是一种具有高吸收性、亲水性、湿性伤口愈合敷料（图9-7）。

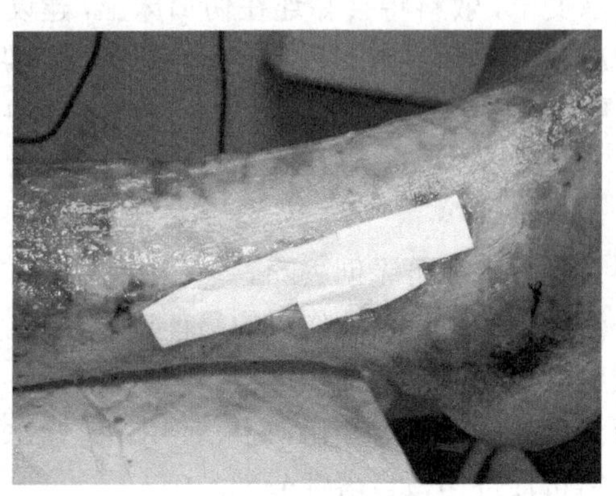

图9-7　胶原蛋白敷料

Seaman[19]认为，胶原蛋白粉、颗粒和垫片有助于治疗大量渗出的伤口。如果伤口渗出少量或中等量，可以使用胶原蛋白片状敷料。如果伤口干燥，可以使用胶原蛋白凝胶。胶原蛋白敷料适用于肉芽生长伤口或含坏死组织伤口以及部分或全皮层缺失的伤口[19]。这类敷料可能需配合其他局部敷料使用。

胶原蛋白敷料应每3～7天更换一次。如果伤口发生感染，建议每天更换。需要借助二层敷料进行固定。

实践要素

1. 当皮肤脆弱者使用胶原蛋白敷料时，如果需要使用黏性二层敷料固定，要小心黏性敷料损伤患者的皮肤。

2. 这类敷料禁忌用于对牛类产品过敏的患者。

3. 勿将这类敷料用于干燥的伤口以及Ⅲ度烧伤的伤口。

4. 胶原蛋白敷料容易去除。

5. 敷料包含的水凝胶成分能够预防敷料粘连于伤口床。

6. 胶原蛋白敷料可促进伤口湿润并可配合其他局部产品使用。

7. 如果用于感染伤口，胶原蛋白敷料需每天更换。

接触层敷料

接触层敷料是一种单层低黏性网状敷料，可用于伤口表面[28]。该类敷料可直接应用于伤口和充当伤口与二层敷料之间的保护性内层，主要目的是促使伤口渗液穿过接触层和进入二层敷料。这类产品通常和软膏、乳霜或其他局部产品如生长因子或者组织工程皮肤结合应用。不建议将接触层敷料用于干燥伤口以及Ⅲ度烧伤的伤口。使用之前检查包装说明书，明确这类敷料的适应证。接触层敷料具有多种不同的尺寸和形状，根据伤口的病因和渗液量决定敷料更换的频率。

实践要素

1. 不建议将接触层敷料应用于干燥伤口或者Ⅲ度烧伤伤口。
2. 接触层敷料使用方便并且需要借助二层敷料固定。
3. 在敷料更换过程中接触层敷料可以保护伤口床。

抗微生物敷料

抗微生物敷料是敷料中新增的一个类别。临床人员目前在处理感染伤口时有多种选择，这些新敷料不同于局部抗生素治疗，它们不仅可抵抗细菌发挥抗微生物作用，还可以为伤口创造湿润的愈合环境。敷料中的活性成分是银离子、卡地姆碘或者聚亚己基双胍（PHMB）（图9-8）。抗微生物敷料不能替代全身抗生素治疗；相反，它们只是治疗伤口感染的一个辅助措施。随着相关研究的持续开展以及新产品的研发，这类敷料的种类将会增多。抗微生物敷料有多种形式：透明敷料、纱布、岛状敷料、泡沫敷料、吸收性填充敷料。这种敷料中，有些类别可以在伤口上保留7天。

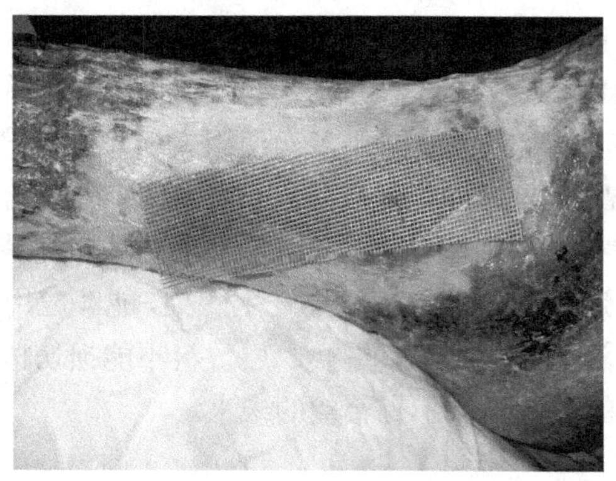

图9-8　银离子敷料

实践要素

1. 抗微生物敷料是治疗感染伤口的辅助措施。
2. 抗微生物活性不同，敷料更换的频率也不同。
3. 抗微生物敷料适用于严重细菌定植的伤口或者用于预防伤口感染。
4. 抗微生物敷料可在弹力绷带下使用以预防严重细菌定植的伤口发生感染。

高级疗法：组织工程皮肤替代物

技术学已经制成了新一代的皮肤替代材料，用于加快伤口愈合和提供与人体自然皮肤相符的所有特点。最初设计皮肤替代物的目的是用其代替自体移植，因为自体移植需要从人体另一部位取皮来覆盖伤口或者烧伤创面[9]。组织工程技术通过应用人体活细胞培育出具有功能的组织，例如皮肤替代物[19]。现有的皮肤替代物由表皮细胞、真皮细胞或两者在可生物降解的基质上培育[9]，包含表皮细胞和真皮细胞的产品被认为是双层皮肤替代物[9]。

有两种包含活细胞的生物工程产品在美国获批准使用。Apligraft® 和 Dermagraft® 都含有源自新生儿包皮的活细胞。一个单层包皮能够产生 200 000 个单位的产品[26]。Apligraft® 是一种双层的皮肤产品，由含人体成纤维细胞的Ⅰ型牛胶原蛋白构成的真皮替代层和人体角化细胞覆盖的表皮层组成。Apligraft® 不包含朗格汉斯细胞、黑色素细胞或内皮细胞，这可能是 Apligraft® 获批准在临床上使用的原因。Apligraft 仅包含人体成纤维细胞并且作为感染制剂被广泛地检测过。Dermagraft 是冷冻保存的源于人体成纤维细胞的真皮替代物，用于治疗全皮层缺失的糖尿病足溃疡[29, 30]。将 Dermagraft 置于溃疡创面时，网状材料会逐渐被吸收，人体新的细胞将开始生长并取代受损的皮肤[30]。不建议将 Dermagraft 用于感染伤口或者窦道，也不能用于对牛产品过敏的患者[30]。

多种组织工程技术合成的皮肤产品获批准被用于静脉溃疡、糖尿病溃疡以及烧伤伤口，未来会有更多的产品获得应用。皮肤替代物通常由医师通过手术应用。然而，在伤口愈合前可能需要多次使用。应用此类产品之前，要严格做好伤口床准备，包括伤口进行清创、保持湿度平衡和控制感染。

操作前要先进行伤口细菌培养，使用恰当的口服抗生素治疗，以及局部应用抗微生物敷料以避免植皮失败。如果发生感染，能够应用多种局部用药成功处理。要保护植皮部位免受损伤。更换二层敷料不能损伤植皮区。组织工程技术为接受伤口护理的患者提供了有希望的未来。

实践要素

1. 皮肤替代物只能应用于清洁的伤口床。

2. 观察有无感染的症状和体征出现。

3. 不要清除伤口边缘或者伤口中的黄色焦痂，因为去除的这种黄色焦痂有可能是生长因子和组织工程皮肤替代物所形成的，让医师和护士明白这一点很重要。

4. 不要让植皮部位与二层敷料黏附在一起。

实践要点

目前尚无皮肤替代物能完全代替正常无损伤的皮肤。

生物物理技术

不像急性伤口，慢性伤口不会在预期的时间内自发愈合。已有显示使用外源性能量能够促进细胞和组织反应。此部分讨论某些能量和设备。

目前大量的研究报道支持使用外源性能量能够促进慢性伤口愈合。这些设备的新术语是生物物理技术或能量。生物物理技术包括引起组织/细胞层面改变的物理治疗。这些媒介包括电、光、声波以及机械能，所有能源被用于促进急性伤口和慢性伤口的软组织再生[31]。生物物理媒介可以被分为三大类：机械能或动能，电或电磁能以及声能（参见生物物理媒介的类型与类别）。

临床人员在决定选用何种生物物理媒介治疗时，重要的是考虑这些干预是否有证据支持。此外，临床人员不仅要知道如何正确、安全地使用这些设备，而且还要识别使用这些设备，能够获得最期望的组织反应的伤口部位以获得最佳的愈合结果。这些能量传导的治疗应该由经过相关教育和培训、获得执业执照的专业人员指导和监督下进行，这些专业人员被认为有能力使用、选择、操作和

生物物理媒介的类型和类别

类别	生物物理媒介
机械能/动能	1. 真空状态/负压
	2. 大气压（高压氧和局部氧气）
	3. 动能（旋流，脉冲式冲洗）
电能/电磁能	1. 电刺激
	2. 电磁场
	3. 光疗：红外线、紫外线、凝聚光（激光）
	4. 单色光（发光二极管）
声能	1. 高频超声
	2. 低频超声

引自 Biophysical Agents in Pressure Ulcer Management，National Pressure Ulcer Advisory Panel and European Pressure Ulcer Advisory Panel. Prevention and Treatment of Pressure Ulcer：Clinical Practice Guideline. Washington. DC：National Pressure Ulcer Advisory Panel，2009：90-95.

监测生物物理治疗并确保其安全的[31]。不仅要了解和理解这些设备的使用适应证，而且还要了解禁忌证和注意事项，这些非常重要。

负压伤口治疗

负压伤口治疗（NPWT）于20世纪90年代初期始于欧洲，1997年开始在美国使用。这种生物物理技术可应用于多种类型的伤口（参见NPWT的适应证和禁忌证）。一般认为，NPWT适用于全皮层缺失的伤口如Ⅲ期和Ⅳ期压疮以及其他较深的需要促进肉芽生长和伤口收缩的伤口。有些NPWT系统可用于隧道、窦道和潜行的治疗。

NPWT的适应证和禁忌证

适应证	禁忌证
• 糖尿病足溃疡	• 重要器官暴露（暴露器官使用可吸收网片覆盖后治疗才可能继续）
• 压疮（Ⅲ、Ⅳ期）	• 未清创充分的伤口；肉芽组织不能在坏死组织上生长
• 静脉性溃疡	• 伤口内存在未经治疗的骨髓炎或者脓毒症
• 动脉性溃疡	• 未经治疗的凝血功能障碍者
• 全皮层烧伤	• 硬痂覆盖的坏死组织伤口
• 手术伤口（尤其是胸骨感染伤口）	• 恶性肿瘤伤口（负压治疗会促使肿瘤细胞生长）
• 创伤性伤口	• 对负压设备中的任何一部分过敏者
• 已探明的瘘管	
• 皮片移植和皮瓣移植区	

备注：不同厂商产品的适应证和禁忌证区别较小，请按照厂商建议使用负压治疗仪。

引自Agency for Healthcare Research and Quality. “Negative Pressure Wound Therapy Devices,” Available at: http//www.ahrq.gov/clinic/ta/negpresswtd/npwtd02.thm. Accessed September 2, 2010.

NPWT通过机械装置连接由敷料覆盖的塑料管道向伤口床提供了低于大气压的压力或负压（图9-9）。几种不同类型的敷料可用于传导负压，包括泡沫、湿纱布、含软聚硅酮的无波纹聚酯敷料[32-33]。这些敷料用透明薄膜覆盖密闭伤口和敷料并维持负压。有些厂家生产的含银和含抗生素的泡沫或纱布也用于负压治疗。当使用纱布时，需要先在伤口床上放置无黏性敷料，然后使用湿纱布覆盖在无黏性敷料上填充伤口。厂商建议首次治疗时48小时更换敷料，此后根据伤口对NPWT的反应每周更换2～3次[32-38]。

应用敷料后，负压吸引管从敷料中穿过，吸引管一端置于伤口中，另一端连接引流瓶，伤口中过多的渗液会通过管道被抽吸到引流瓶中。引流瓶连接负压泵，负压泵根据所治疗的伤口类型而提供持续性或间歇性负压。由泵产生的负压范围为 0～200mmHg[34-36]。

选用的敷料种类因治疗目的不同而有所改变。NPWT 被报道通过以下作用机制促进伤口愈合，具体包括：

1. 消除第三间隙的水肿，这有助于改善局部的营养和氧供。
2. 清除伤口渗液，伤口渗液是细菌定植的培养基。
3. 减少有害的炎症因子浓度，例如 MMPs（金属蛋白酶类），这种酶类常存在于慢性伤口中。
4. 促进伤口收缩。
5. 促进血管化形成。

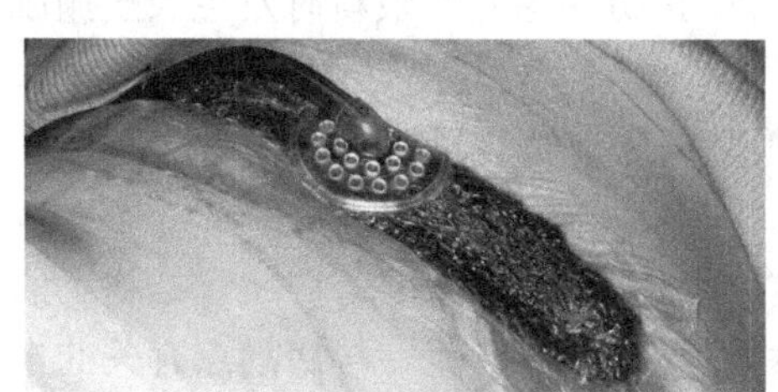
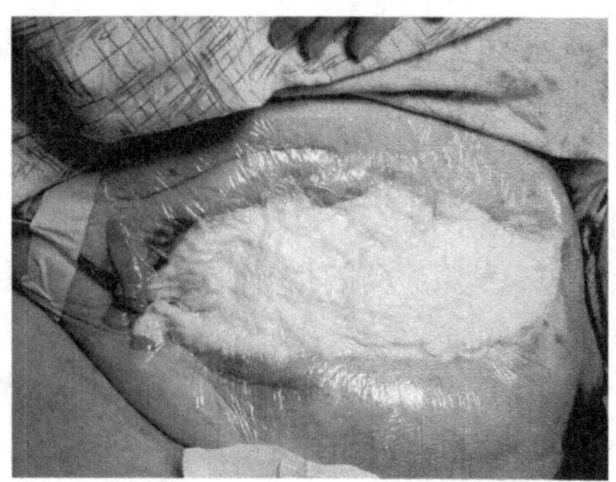

图 9-9　负压伤口治疗

关于负压伤口治疗促进伤口闭合的一种理论认为，负压通过对伤口床和组织细胞加压使伤口发生宏观和微观形变[39-42]。宏观形变是肉眼可见的应用负压后伤口立即收缩的生理反应[39]。此外，负压形成的机械力使细胞表面发生改变（也称之微观形变），可致细胞分泌的生长因子和细胞因子“上调”成纤维细胞的活力，增加细胞外基质的生成并促使细胞增生，最终导致肉芽组织生长[39-42]。数个 NPWT 研究报道负压会增加肉芽组织生长的速度[39-42]。

美国压疮顾问小组（NPUAP）认为，使用 NPWT 治疗压疮与其他的传统疗法相比，伤口的体积显著缩小，伤口愈合速度明显加快。

有学者建议使用 NPWT 进行伤口床准备，一旦肉芽组织生长良好，伤口就可以闭合[42]。当伤口被新生肉芽组织填充时，上皮细胞将更容易迁移[42]。

重要的是，在使用 NPWT 设备之前要尽可能地清除伤口中的坏死组织。伤口中坏死组织所占比例减少到一定数值时才能使用负压，这个比例大小与生产厂家、医疗机构以及临床人员的治疗方案有关。一般来说，最好将伤口床的坏死组织完全清除后再使用负压。

安全性是使用负压设备时必须考虑的因素。2009 年 11 月，FDA 首次发布了一项公共卫生安全警报[43]，警报中描述了与 NPWT 系统使用有关的死亡事件和严重并发症的发生情况。在过去 2 年的时间内，FDA 收到了与 NPWT 有关的 6 例死亡和 77 例损伤报告。这些意外事件都与 NPWT 导致患者出血有关，这些患者应用负压之前在进行抗凝治疗。

实践要点

NPWT 在下列情况下应谨慎使用：当有活动性出血时，当患者正在使用抗凝药物时，当伤口止血困难时，或当敷料放置部位邻近大血管时。

实践要素

1. 要按照厂商的指导来更换敷料。

2. 在伤口周围皮肤上应用皮肤保护膜，预防移除黏性敷料时发生表皮撕脱伤和水疱形成。

3. 参照厂商的指导说明书，明确更换敷料之前负压可以关闭多久。

电刺激

在 18 世纪和 19 世纪，当 Galvani[44-45] 和 Matteucci[46] 准备切断青蛙腿上的坐骨神经和肌肉组织的时候，他们在切割点发现了小电流。与切割点有关的电极现在被认为是损伤电极。1860 年，德国生理学家 Emil Du Bois Reymond[47] 在手指切口上测量到了直流电，当伤口愈合后电流就消失了。

电刺激（ES）用于加快慢性伤口愈合速度已有 30 年的历史了。NPUAP 推荐使用这种能量辅助治疗难愈合的Ⅲ期和Ⅳ期压疮，证据等级为 A 级。健康保健专业人员认为 ES 是成本效益最好的治疗手段之一，应用 ES 可有效促进组织修复并加快伤口愈合。不幸的是，由于临床人员缺乏 ES 知识，没有受过相关的教育和培训，ES 经常被忽略[48]。基于该领域内的研究，1999 年这种疗法的证据等级由 B 级上升到了 A 级[49]。2000 年，美国瘫痪退伍军人协会出版了一本题为“脊髓损伤后压疮的预防与治疗”的临床实践指南[50]，指南中提到 ES 应该是一项标准独立的治疗，而不是传统的辅助治疗。已被报道的 ES 与促进慢性伤口愈合和组织修复有关的作用包括增加血流量[51]，增加组织含氧量[52-53]，增加成纤维细胞增生和胶原降解[47]，增加血管化形成[54]，减轻伤口疼痛[55]，增加伤口韧性[56-57]，减少糖尿病患者周围神经痛[58]。

ES 可以被考虑用于治疗下肢动脉供血严重不足。ES 能以高压脉冲电流（HVPC）的形式传输到缺血的下肢，继而增加下肢经皮氧分压和血流灌注量，从而使患者面临截肢高风险的腿部溃疡得以愈合。

ES 在伤口愈合中的应用包括治疗性的外源性电流（外用），这些电流通过在伤口上或者伤口周围（图 9-10B～D）至少放置两个电极或者在患肢应用袜子或者手套电极，将电流直接传输入伤口组织（图 9-10A）。

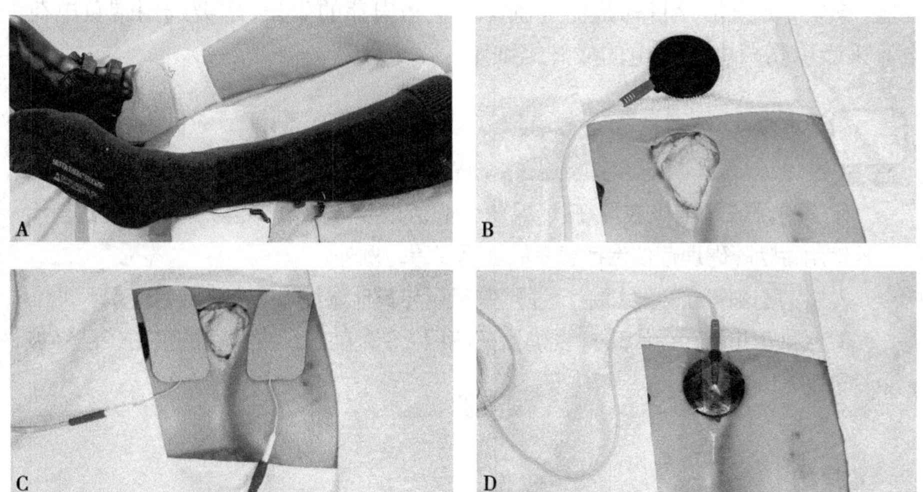

图 9-10 通过放置电极，应用电刺激法加快伤口愈合速度（B，C，D）**使用袜子电极**（A）

ES 使用电流将能量传递到组织，这种能量会引发一系列细胞反应过程，是对伤口愈合很重要的生理性反应，具体包括：

1. 刺激成纤维细胞增加胶原蛋白和 DAN 的合成。

2. 增加生长因子受体部位的数量。

3. 改变成纤维细胞迁移的方向，活化伤口区域的细胞，改善组织灌注并减轻水肿[59]。

电流可能以以下几种形式进行传递：低强度直流电，HVPC，经皮神经电刺激或者脉冲电磁能。然而，近十年来，HVPC 已成为最常用于伤口治疗的电流。

ES 由物理治疗师或者其他具有执照的卫生保健专业人员实施。这些专业人员必须接受过相关的教育和培训，懂得依据伤口特点，选择何时以及如何去应用和改变 ES 治疗参数（例如，ES 剂量，电极，电极放置部位）。Myer[60] 认为，HVPC 的波形是由成对的短周期脉冲伴随一个长的脉冲间歇期组成。这是一个脉冲波或者间断性的单相波形。治疗的周期通常是 45～60 分钟，每周 5～7 次。不管病因是什么，ES 可适用于所有类型的伤口。ES 禁忌用于伤口组织或周围有基底或者鳞状细胞癌，骨髓炎（如果患者对于抗生素的系统治疗无反应），碘或银离子残留的伤口，有电子植入物部位上方或者直接在颈动脉或心脏上方使用[48]。

关于如何在特定的伤口上使用 ES 的决策过程是依据伤口愈合阶段和临床人员希望达到的预期治疗目标而进行。ES 可将一定量的正电荷或者负电荷传输到组织。明确医务人员希望获得哪种治疗效果是重要的。例如，如果治疗感染是首要的目标，那么就要选择带正电荷的电流以吸引伤口中带负电的中性粒细胞；然而，如果治疗目标是促进血管增生和肉芽的生长，需要选用带负电荷的电流来吸引伤口中带正电的成纤维细胞。

实践要点

1. 不能把 ES 电极放置在颈动脉窦、心脏以及喉部肌肉组织附近。当语言治疗师使用吞咽障碍理疗仪治疗患者的吞咽障碍时例外。

2. ES 应该作为第一线治疗手段，并且可与其他湿性愈合疗法结合使用。

3. 当使用银产品治疗时，要确保在使用 ES 之前伤口中残留的银离子已经被冲洗干净。

光疗法

我们对光非常熟悉，光是一种电磁辐射波（electromagnetic radiation，EMR）。光有不同的颜色，从彩虹中可以看到不同光谱的颜色。每种颜色的光谱波长都不一样。可见光的光谱范围包括短光波长的紫外线或紫色光和长光波长的红色光。光谱末端的紫外线光子能量最高、光频也最高。而红光光子的能量最低，光频也最低，波长更长的红外线和波长更短的紫外线电磁波（EMR）是人类视力能见范围之外的光，又称不可见光（参见彩图“电磁波光谱”）。

几个世纪以来，人类已经知道太阳光具有对人类有益的功效。埃及、希腊、中国的著作中都提及了使用太阳光来治疗不同的疾病。目前，太阳光依旧被用来治疗某些特定的疾病。然而，大多数时间，光疗或光线疗法是指借助于多种医疗设备将特定波长的光应用于患者[61]。

光治疗设备

目前，当讨论光疗用于伤口治疗时，人们通常指的是用于促进组织再生的低强度激光或者冷激光，而不是用于手术切割的高强度激光。

用于伤口治疗的低强度激光

低强度激光治疗作为伤口治疗的辅助手段在欧洲和俄罗斯使用已有 30 年的历史，而在美国，激光治疗用于促进组织再生尚处于“婴儿期”。“激光”（Laser）是由“light amplification by stimulating emissions of radiation”这一词组中各主要词的首字母缩合词，指通过刺激辐射线发散而增强的光。低能量激光治疗（LLLT）或低强度激光治疗（LILT）也被称为冷激光治疗，生物合成光或单色红外光治疗。激光通常只有一种颜色（因此称为单色）并且是红外线领域的光谱（不可见）。多个研究证明，低能量激光治疗 LLLT 在伤口愈合的三个阶段：炎症期、增生期、塑形期都发挥着积极的作用。LLLT 预期的治疗结果是使伤口更快愈合。Dyson 和他的同事[62-69]认为 LLLT 能缩短炎症期，使增生期提前，并且使血管增生和伤口收缩的速度加快。

全球目前有超过 2000 篇经过同行审议的 LLLT 科研文章已被发表，特定的主题包括慢性伤口愈合，急性软组织损伤，带状疱疹，神经损伤和糖尿病周围神经病变后的再生以及减轻术后疼痛。也有大量研究报道了 LLLT 对于角质细胞、肥大细胞、巨噬细胞以及成纤维细胞的作用，这些都与伤口愈合过程有着严密的关系。

激光治疗通过一个集束二极管微波探测器（图 9-11），一个单极管微波探测器或者一个集束电极垫进行。文献和非正式文献报道大多数慢性伤口，包括糖尿病足神经病变性溃疡、静脉淤血、动脉缺血以及压疮对于这项治疗有较好的反应[70-80]。

实践要点

当直接应用 LLLT 治疗开放性伤口时，在伤口上贴一张透明薄膜，例如 Saran Wrap™，或者将电极放在塑料袋中以避免污染。

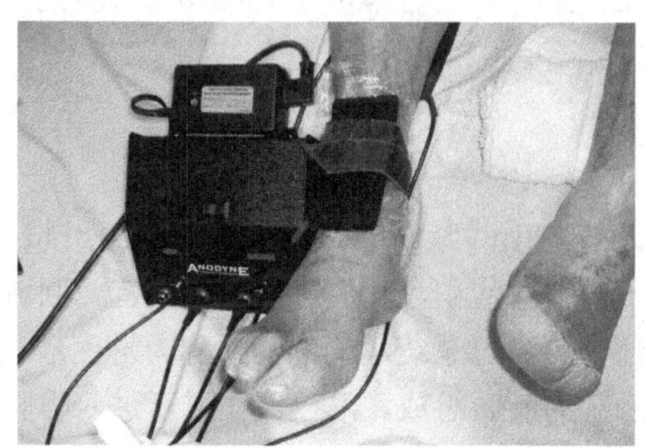

图 9-11　集束二极管微波探测器使用 LLLT 促进伤口愈合

紫外线

以自然光形式的紫外线（ultraviolet light，UV）被用来治疗大量的健康和皮肤问题已有数个世纪的历史，但近来更多采用人造的紫外线发生器。浅肤色的人群被阳光暴晒后常常可见色素沉着、红疹（有时是水疱），这种情况可以使用紫外线 A 和紫外线 B 进行治疗。紫外线 B 能通过诱导炎症反应，刺激肉芽组织增生，促进坏死组织降解和清除来辅助伤口愈合。

紫外线 C（波长 200～290nm）最常用于治疗慢性伤口，尤其是当有细菌感染的时候（图 9-12）。最近的研究报道紫外线 C 可以杀灭培养基中和动物组织中的细菌菌株，以及人体慢性溃疡感染的耐甲氧西林金黄色葡萄球菌[82-83]。对于慢性伤口患者，紫外线 C 治疗也可以减少伤口细菌数量并促进伤口愈合[84]。而且，体外试验显示，紫外线 C 可以破坏 100% 的抗生素耐药菌[85]。

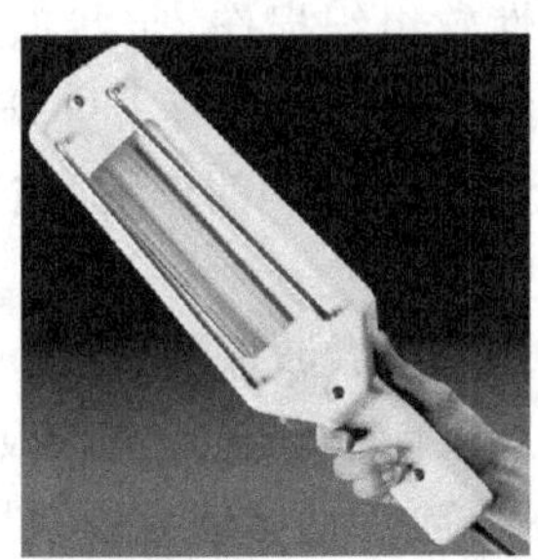

图 9-12　Dermawand 用于紫外线治疗

紫外线 C 使用要遵循以下几点建议：去除敷料，如果没有禁忌可给伤口清创，使用凡士林保护伤口周围皮肤，光源与伤口床的垂直距离保持 2.5cm。

实践要点

现代紫外线光疗设备通常配有距离尺，从而确保正确的治疗距离。

压力治疗

压力治疗是成功管理由静脉功能不良或淋巴水肿引起的水肿伤口的基础。压力治疗绷带被用于管理渗液积聚和促进静脉血液有效回流至下腔静脉以及淋巴液回流至血液循环。由淋巴系统运输的物质称为淋巴液，是由蛋白质、水、细胞碎片和源于消化系统的脂肪组成。淋巴液在重新进入静脉系统之前会被局部和中心淋巴结过滤[86]。

值得注意的是，静脉功能不良相关的水肿和淋巴水肿导致的水肿或液体积聚是不同的。富含蛋白质的淋巴液外观比静脉功能不良相关的水肿液更加“黏滞”或稠厚，因而需要不同的干预方法，包括使用绷带或者加压外套压力治疗时需要更高的压力（参见第 14 章“静脉疾病和淋巴水肿的管理”）。

目前有几种弹力绷带可用，这些绷带的用法都不相同。一些是以螺旋形的方式进行包扎，另一些是以图 9-12 中的方式包扎，还有一些是以上两种包扎方式的结合。绷带也可以按照弹性进行分类。短拉伸绷带比长拉伸绷带的伸展性更差。短拉伸绷带 / 缺乏弹性的压力治疗系统特别适用于管理淋巴液积聚患者和淋巴水肿合并静脉功能不良的患者[87]。“Unna 靴”是个短拉伸系统，包括含有浸润有氧化锌、炉甘石、明胶等几种物质的湿润层。这一层包裹到肢体上变干后会形成半坚固的模具，走动时会给患肢施加较高的压力。这能改善腓肠肌泵的功能以促进液体回流并减轻患肢的淋巴水肿。

实践要点

当使用 Unna 靴时，要先在伤口上应用非粘性敷料，以避免移除弹力绷带时造成组织损伤。

长拉伸绷带具有较大的弹性和伸展性。然而短拉伸绷带需要患者多走动或者要保证腓肠肌能够有效地发挥作用（走路是理想的方式），长拉伸绷带适用于不能活动或不能走动的人群[87]。临床人员要接受培训，从而安全熟练地应用弹力绷带并将厂家的使用说明铭记于心（图 9-13）。

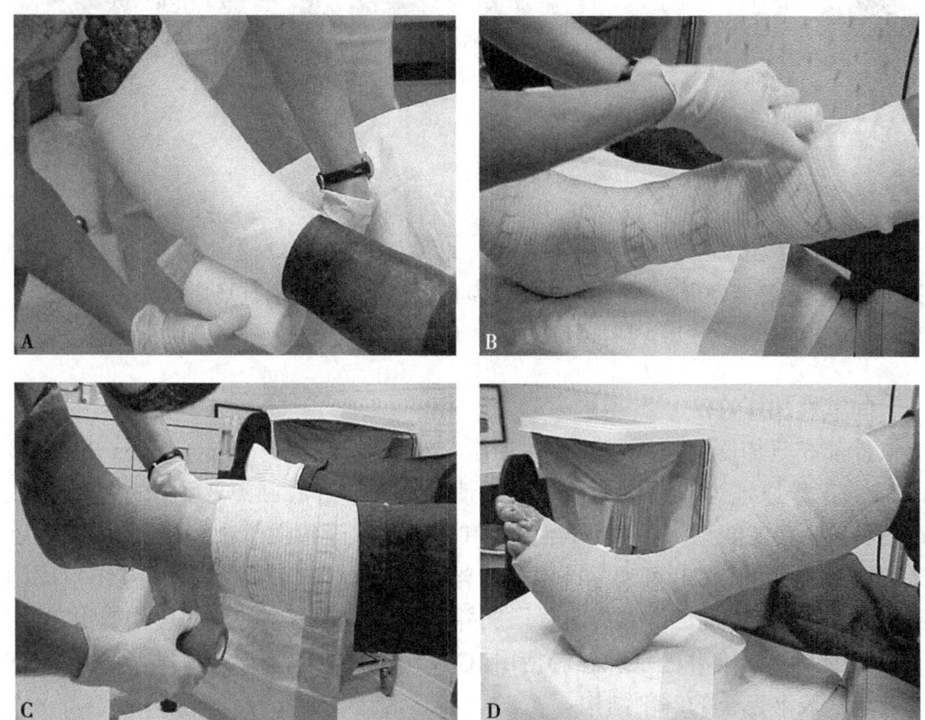

图 9-13 多层弹力绷带的使用。（A）在腿上防止吸收垫。（B）以螺旋缠绕的方式包裹一层舒适轻便的敷料。（C）以螺旋缠绕的方式包裹黏性绷带。（D）完成加压包扎

其他加压系统

一些加压系统不属于绷带系列，包括短拉伸系统组成的压力外套，使用后患者不能行走。人体活动过程中压力外套的制作材料不会发生变形。这个系统的产品常配有尼龙扣，尼龙扣能够使压力外套更顺应患肢的轮廓（图 9-14）。应用技术因产品的不同而有区别；在应用加压系统之前阅读产品使用说明对于医务人员来说是非常重要的。

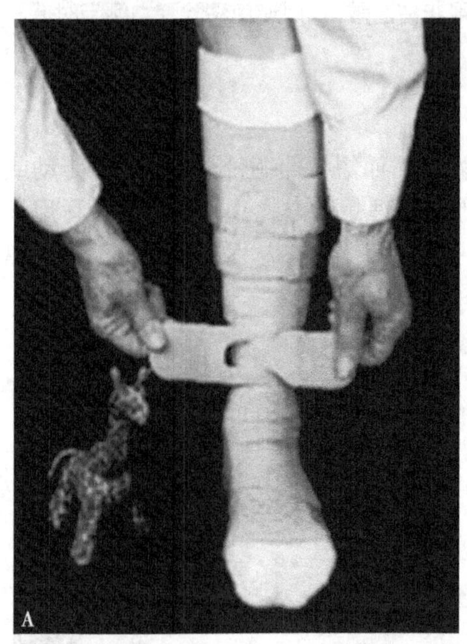

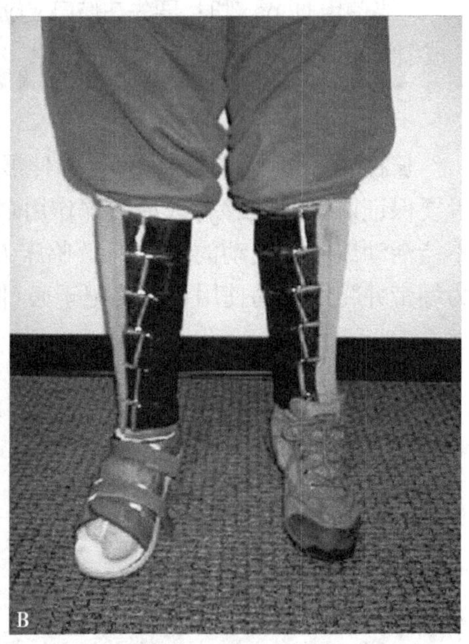

图 9-14 短距拉伸绷带，例如 CircAid（A）和 LegAssist（B），进行腓肠肌锻炼时不要松开。肌肉的力量会直接反作用于腿部并促进静脉血回流

间歇性加压疗法

外部充气加压疗法或称间歇性加压疗法（intermittent compression therapy，ICT）的工作原理为通过压迫浅表静脉使血液向深静脉回流达到治疗静脉性溃疡的目的。ICT 能预防血液、纤维蛋白和蛋白质从毛细血管中漏出。而且，通过改变血流动力学，ICT 可加强纤维蛋白溶解[88-90]。ICT 改善了伤口及伤口周围组织的血供，使得局部含氧血流量增加并且利于有毒有害的代谢废物排出[90]。

关于是否要给淋巴水肿患者使用 ICT 是有争议的，因为有些学者顾虑 ICT 会破坏浅表淋巴管的解剖结构。

应用 ICT 时最好让患者取仰卧位并且将其下肢抬高至心脏水平以上。治疗时间通常持续 45～60 分钟。

ICT 禁忌用于有急性下肢静脉血栓或者严重周围血管病变的患者。尽管充血性心力衰竭并不是完全禁忌使用 ICT 的禁忌证，但是不管给这类患者使用哪种类型的压力绷带，重要的是要严密观察并与患者保持沟通，以确保回心血量没有超过心脏的负荷能力[90]。

实践要点

1. 当存在轻度到中度周围动脉病变时，要小心使用加压疗法，应该施加低度压力(20mmHg)。

2. 如果患者存在静脉和动脉功能不良的混合病因时，要对该患者进行严密监测以确保不会压迫动脉。

在进行加压疗法之前评估血管和检测踝肱指数非常重要(参见第 14 章“静脉疾病和淋巴水肿的管理”)。

生长因子

生长因子（多肽）是人体自然生成的蛋白质，最初是在血小板和巨核细胞中被发现。正在研究的多种类型的生长因子有：上皮生长因子、血小板转化生长因子（PDGF）、转化生长因子，成纤维细胞生长因子等。生长因子的类型可以被分为两大类：由 DNA 重组技术合成的单一生长因子以及由人体血小板释放的多种生长因子[24]。

PDGF 是目前使用最广泛的生长因子，临床已经发现这种生长因子可有效地处理糖尿病溃疡和肉芽生长的伤口。贝卡普勒明凝胶是一种 PDGF 制剂，可用于治疗糖尿病伤口的处方类用药。

实践要点

贝卡普勒明凝胶必须冷藏。

另一种促进慢性伤口愈合的方法，特别是促进糖尿病溃疡愈合的方法是局部应用自体血小板浓缩液，例如富含血小板的血浆，其中含有多种生长因子。不像贝卡普勒明凝胶，富含血小板的血浆需要现用现配，而凝胶是由厂家制作，可保存在冰箱中备用。从患者身上采取的少量血液要与枸橼酸抗凝液混合，然后离心分离血清和血小板[91-92]。用专用的注射器收集浓缩的血小板并将其像凝胶一样应用到伤口床[91-92]。

尽管生长因子的研究还处于起步阶段，但是对于伤口患者来说这是非常有潜力的一项治疗。

高压氧治疗

大多数慢性伤口处于低氧状态，这就意味着这些伤口需要更多的氧气来完成愈合。高压氧治疗（hyperbaric oxygen therapy，HBOT）是指在高于正常大气压（海平面水平）甚至更大压力的作用下将氧气传输到组织。这要求将患者放置在含 100% 纯氧的氧舱中呼吸。氧舱中气压可以升高至正常大气压的 3 倍。人体中氧气的生理效应不同于物理治疗，但与药物的作用机制相似，应用过程中也存在使用过量（氧中毒）和其他副反应[7, 93-95]。

海底高压氧医疗协会（The Undersea and Hyperbaric Medical Society）签署了 HBOT 的使用协议并提出了针对以下情形和伤口的实践标准[93]：空气或气体栓塞，一氧化碳中毒，梭菌属感染的肌炎和肌坏死，挤压伤，筋膜室间综合征和其他急性创伤性缺血，减压病，促进某些类型伤口的愈合，缺血（贫血），颅内脓肿，软组织坏死感染，难愈性骨髓炎，延迟诊治的放射性损伤（软组织和骨坏死）和移植的皮瓣受损[94]。

治疗在单人氧舱或者多人氧舱中进行，单人氧舱仅能容纳 1 名患者，舱内含有 100% 纯氧。多人氧舱可容纳 2 名甚至更多的患者，多人氧舱中常混有空气，患者需要佩戴氧气面罩来吸收 100% 的纯氧（图 9-15）。

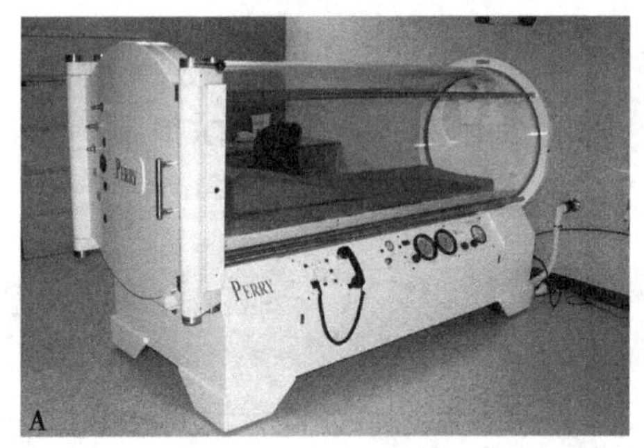

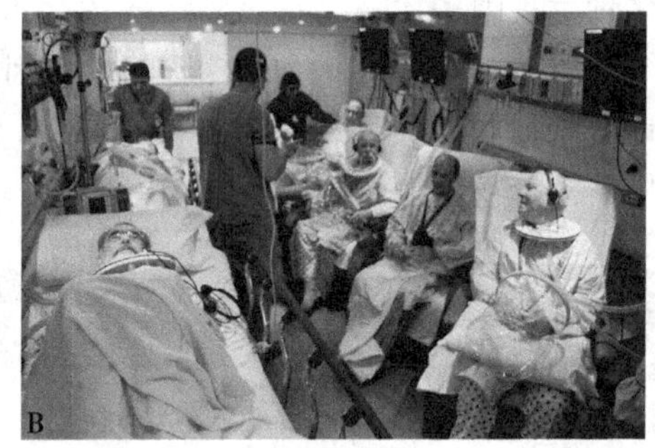

图 9-15　高压氧疗。（A）单人氧舱；（B）多人氧舱

研究显示加强缺氧组织的氧合非常关键，HBOT 就是通过这一机制来加快伤口愈合[95]。当患者在高于正常大气压 2～3 倍的压力下吸入氧气，溶解在血液中的氧气量会显著增加。之后会有更多的氧被运输到患处，从而缓解伤口的缺氧状态。尽管 HBOT 治疗仅需要 1～2 小时，局部和全身的反应会持续很久。下面罗列了部分人体反应，通过这些作用 HBOT 有效地促进了伤口愈合。

氧气的血管收缩作用

当血浆中供应的氧气量增加时，动脉和静脉都会发生收缩，从而减轻了水肿和充血程度。

缺血组织的高度氧合

慢性伤口经常缺氧。HBOT 增加了组织的血氧分压（PO_2）并间接地纠正了组织的缺氧状态[95]。在 HBOT 应用后和组织氧分压恢复至治疗前水平的较长的一段时间内，通过机体的一系列反应，伤口愈合速度会加快[95, 97-98]。

改善伤口代谢

PO_2 升高会直接加强成纤维细胞的繁殖，胶原蛋白的合成以及血管神经的合成与上皮化进程，从而促进伤口愈合[95, 99]。

生长因子水平上调

HBOT 可以上调细胞因子，包括 PDGF，这可能是 HBOT 加快血管增生的机制之一[100-101]。

抗菌作用

氧含量增加会加强白细胞的抗菌功能，包括需氧革兰阳性菌和革兰阴性细菌（金黄色葡萄球菌），不包括厌氧菌。中性粒细胞或多形核细胞（PMNs）需要氧来完成吞噬和抗菌。当氧张力低于 30mmHg，中性粒细胞或多形核细胞的抗菌能力会显著下降，患者将极易发生感染[101]。

HBOT 的应用必须由具有专业知识、受过专业培训的高压氧认证医师进行监管。HBOT 被认为能够改善和加快所有类型的慢性伤口的愈合速度，包括静脉和动脉性溃疡、烧伤、挤压伤、梭菌属感染的肌炎和肌坏死、室筋膜间隔综合征、难愈性骨髓炎、延迟诊治的放射性损伤（软组织和骨坏死）和移植的皮瓣受损[93]。经皮氧分压测量可用于预测高压氧治疗的有效性。大于 200mmHg 的氧舱和 HBOT 的有效性相关。

实践要素

1. 如果情况允许的话，患者应该进行血管重建。当完成血管重建，或者血管重建难以实现但损伤部位依旧保留一些血运，而组织持续处于低氧状态时可以使用 HBOT。

2. HBOT 是伤口护理中的一项辅助治疗。

3. 开始 HBOT 之前，需要考虑患者的依从性和承受能力。治疗需要每天进行，共进行 20～40 次，每次持续 90 分钟[93]。HBOT 开始之前，还要考虑治疗所需的花费和获得医疗保险部门的批准。

实践要点

HBOT 之前仔细监测糖尿病患者的血糖水平。当患者在 HBOT 氧舱中时，血糖水平会突然显著下降，这会影响患者的安全，患者在这种情况下，可能会出现低血糖并发症。

伤口护理和愈合中的超声波能量

超声波通过机械震动的形式传递能量，声波震动频率超过人耳的检测范围（>20kHz）。目前高频率超声波的频率范围为 1～10MHz，多用于胎儿成像和双向扫描，其中 1～3MHz 频率的超声波被用于治疗软组织损伤已经有 60 年以上的历史。此外，高频率的超声波还被用来加快伤口愈合。高频率的超声波设备通过将电传输到超声头中的晶体使晶体产生“震动”。然后，“震动”由超声头通过超声耦合介质传递到伤口中，使得组织震动并产生局部的热效应。

超声通过热效应和非热效应来影响组织。产生热效应的组织吸收能力增加，接受高频率震动，非热效应的组织主要受低频率波影响。

最近，低频率超声波（low-frequency ultrasound，LFU）作为伤口治疗的一种工具而被增加入伤口护理中。研究显示将 LFU 传输到伤口中可有效地清除坏死组织，消除伤口中的细菌菌株以及加快伤口愈合的过程[103]。

LFU 疗法通过空泡作用（在耦合介质和组织液中震动产生微米级的气泡）和声流（液体沿着声界移动）来促进伤口愈合。

空泡作用和声流在千赫超声波作用下比兆赫超声波作用下更容易产生，这两者为细胞膜活动能力改变提供了机械能量，因而也改变了细胞的活动能力。

LFU 产生微声流，也可能会产生一些空泡作用，这些会导致细胞微变形或者形成剪切力，进而通过使成纤维细胞“上调”来加快组织修复，成纤维细胞“上调”主要表现为细胞增殖，细胞更容易向伤口区域迁移以及细胞活力增加。伤口中纤维结缔组织合成增加。之后成纤维细胞进化为肌成纤维细胞来促进伤口收缩。

超声波所传导的机械能会被个体的蛋白分子吸收，理论上会造成蛋白的构相改变。超声波还能激活人体的信号传导通路，可能导致机体出现能够影响伤口修复的一系列细胞反应，包括白细胞黏附、生长因子和胶原蛋白形成、血管增生、巨核细胞敏感性增加、纤维蛋白生成增加以及一氧化氮水平增加。

LFU 能量传导至伤口目前有两种传导机制（接触和非接触式）。SonicOne（Misonix，Farmingdale，NY）和 Sonoca-180（Söring，Inc.，NorthRichland Hills，

TX）机器是声能接触传导设备，机器的超声探头能够直接接触伤口表面。SonicOne 的运作频率为 22.5kHz，以连续性或者脉冲的模式进行传导。通过震动和空泡效应使得声能传递至深部组织并破坏伤口床的细胞。连续地冲洗为空泡作用提供了作用媒介并冲走伤口中沉积的纤维素和细菌，但是保留了肉芽组织。Sonoca-180 的运作频率是 25kHz，以连续性模式进行传导，使得能量能够传递到疏松坏死组织和纤维蛋白层。使用冲洗溶液（0.9% 的盐水或者林格溶液）传递超声能量以及冲洗伤口。治疗过程中肉芽组织不会受损，因为这些细胞抗压的延展性更好。空泡作用过程中能杀灭细菌。

MIST 治疗系统（Celleration Inc.，Eden Prairie，MN）是以 40kHz 的频率运作，运作模式为连续性传导模式，这是一种非接触性的 LFU 设备，该设备通过刺激细胞生长，减少细菌数量，增加治疗部位的血流量以及温和的清创来促进伤口愈合。

Qoustic 伤口治疗系统（Arobella Medical，LLC，Minneapolis，MN）是以 35kHz 频率，连续性或者脉冲模式运作的一种接触式或者非接触式声波传导系统。该设备能够选择性、精细、轻柔地分离软组织和硬组织，最终从伤口中分离损伤的组织并保留健康组织[105]。这种技术是以低压、轻微甚至无痛的方式清洁伤口床以及促进肉芽组织生长（参见“低频超声波总结和规格比较”）。

多项临床试验评估了 LFU 治疗多种伤口，包括顽固性压疮、慢性下肢溃疡和足部溃疡，糖尿病足溃疡的安全性和有效性。

实践要点

不能在植入导电材疗、假肢、恶性肿瘤生长区域或妊娠妇女的背部、腹部使用超声波。

瘢痕处理

患者、临床人员和研究人员都较为关注瘢痕的出现，对瘢痕形成机制的认识已获得了进展。处理和最小化瘢痕的科学原则是：一支持（support，S）、控制炎症（controlled inflammation，C），充分水化（adequate hydration，A），胶原塑形 / 成熟（remodeling，R）——SCAR 成为瘢痕控制产品选择的基础（参见“SCAR 首字母缩合词瘢痕管理实践应用原则”）。

瘢痕控制不能通过单一的治疗实现，已证实多种因素相结合治疗会取得较好的疗效。控制瘢痕形成是伤口处理的重要部分。Widgerow 和他的同事[106-108]

描述了将含抗瘢痕活性元素（雷公藤萃取液、橄榄苦苷、二甲聚硅氧烷、鳞芹属紫麻）的霜/凝胶应用于微孔胶布表面来治疗瘢痕的一项专利。这种治疗方法可成功处理瘢痕的形成，在2分钟内，凝胶中的活性成分将通过胶布中的微孔被吸收到瘢痕组织中，饱和的胶布继续以密闭性敷料的形式发挥作用。胶布在患者洗澡的时候不必移除，只有当它和皮肤分离时才更换（通常是3～5天）。胶布表面的凝胶一天涂抹2次至瘢痕（白色）开始成熟。瘢痕一旦成熟（通常是6

低频超声波总结和规格比较

特征	SonicOne™	Sonoca-180™	MIST® 治疗系统	Qoustic™伤口治疗系统
频率	22.5kHz	20～80kHz	40kHz	35kHz
强度	变量：自动控制	变量：40%～80%	根据伤口面积设定	变量：10%～100%
模式	持续或脉冲式	持续	持续	持续或脉冲式
耦合	灭菌生理盐水蒸汽	灭菌生理盐水蒸汽	灭菌生理盐水蒸汽	灭菌生理盐水蒸汽
控制	足踏板	足踏板	手控按钮	
治疗时间	通常2～5min	通常2～5min	根据伤口大小设定时间（3～20cm）	通常2～5min
使用时是否接触伤口	接触，自动加压加热金属探头	接触，自动加压加热金属探头	不接触，0.5～1.5cm一次性装置	接触，刮匙型自动加压加热探头
作用指标和临床特征				
选择性清创	是	是	否	是
纤维蛋白溶解	是	是	是	是
抗菌	是	是	是	是
雾化作用	是	是	是	是
相关疼痛	有	有	无	无

周)，可以停止使用胶布，将凝胶直接涂抹到瘢痕上即可[108]。在一项辅助试验中[107]，评估了170例瘢痕(图9-16；参见彩图"瘢痕管理")，80%的病例瘢痕增生得到了有效预防。当瘢痕没有接受预防管理时，瘢痕增生和瘢痕扩大的发生率为60%和80%[109]。

瘢痕增生和瘢痕疙瘩经常难以区别。瘢痕疙瘩通常与遗传有关，当存在瘢痕疙瘩时，I型胶原蛋白会以类肿瘤的方式被生产，瘢痕组织的生长将失去控制(参见彩图"瘢痕管理")。典型的伤口史包括处理良好的非感染伤口，其面积进行性扩大，超过了伤口边界。这些瘢痕可能会使患者感到疼痛、敏感以及极

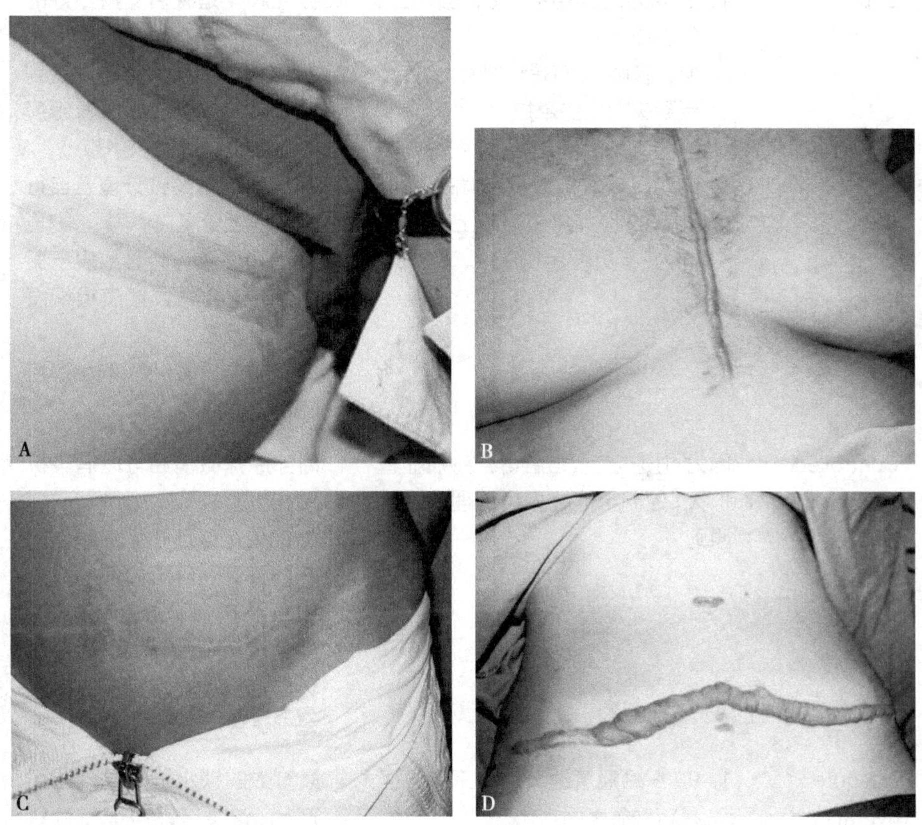

图9-16　(A)沿着瘢痕方向纵向使用胶带。可以使用有相同作用的白色或柔和色调的胶带。(B)胸骨柄区未经治疗的增生性瘢痕；有多个方向的力量对抗瘢痕产生作用。(C)成熟的经治疗的腹部瘢痕是平的、白色的和无反应的(需要注意大多数瘢痕的色素在某种程度上变浅是正常现象)。(D)瘢痕疙瘩，像肿瘤生长，无论皮肤破溃是否发生，都会超出瘢痕边界。其发病机制和治疗不同于那些增生性瘢痕(参见彩图"瘢痕管理")。引自Widgerow，A. D. "Scar Management：The Principles and Their Practical Application，" World Council of Enterostomal Therapists Journal，2011，31(1)：18-21.

度不舒适。治疗效果(通常放疗)是难以预测以及不能令人满意的。SCAR 处理原则并不适用于瘢痕疙瘩。瘢痕疙瘩和瘢痕增生的发生机制不同，它们的治疗产品也不同。

瘢痕管理实践应用原则——首字母缩写"SCAR"

原则	病理生理学	已证实的因素(实例)
Support(支持)	1. 矢向力的作用会增加胶原蛋白的生成 2. 所有瘢痕，尤其是长瘢痕，会持续受到矢向力的牵拉[106-107, 110-111]，需要支持治疗。例如，胸骨周围的伤口，颈、肩以及手臂的活动、乳房的压力会在瘢痕上形成矢向力(参见图 9-15B)	1. 微孔胶布是瘢痕支持最好的方式[107, 112-113] 2. 为了确保瘢痕会持续性受到力的支持，胶布要沿着瘢痕纵轴粘贴(参见图 9-15A) 3. 胶布可以粘贴数天直至自行从皮肤上分离 4. 人为撕除胶布会导致表皮撕脱伤，这会导致瘢痕组织发生炎症反应 5. 一些特定区域(脸)的小瘢痕无需处理
Controlled inflammation(控制炎症)	因为过度炎症反应会导致瘢痕显著扩大，控制炎症是瘢痕管理的公认原则	1. 局部涂抹橄榄油可以消炎抗菌[114-116] 2. 橄榄油可以活化蛋白酶体的功能并刺激纤维母细胞形成胶原蛋白[116]。蛋白酶体能够避免胶原蛋白凝集。蛋白酶体的活化和炎症反应的抑制是促进瘢痕成熟的两大优势
Adequte hydration(充足的水化)	1. 90% 瘢痕管理产品的工作原理是将瘢痕表面水化 2. 大部分油脂、乳液、霜因为具有水化能力，对瘢痕有益[117-119]。尽管这些产品的效果显著，由于它们只能影响瘢痕局部所以在临床上使用受限	1. 最有效的锁水屏障是硅酮类产品，这类产品可能是片状的，也可能是凝胶状[120-122] 2. 源于植物灌木须尾草的凝胶被认为是一种有效的水化剂；植物中萃取的糖蛋白量很大并能够保留在皮肤上使皮肤得到充足的水化[107, 110]

瘢痕管理实践应用原则——首字母缩写"SCAR"(续)

原则	病理生理学	已证实的因素
Remodelling/ maturation of collagen (重塑/胶原蛋白成熟)	1. 瘢痕成熟得越快，增生几率就越小 2. 胶原蛋白的成熟需历经若干阶段，在瘢痕化早期，Ⅲ型胶原蛋白大量出现 3. 随着瘢痕的不断成熟，Ⅲ型和Ⅰ型胶原蛋白的比例会恢复正常[1-3]，因此任何可促使胶原蛋白比例恢复正常的元素都是有益的。 4. 转化生长因子(TGF)-β是蛋白超家族中的一类，它能够促使纤维增生和刺激胶原蛋白形成，是导致过度瘢痕化的主要因素(TGF-β_1) 5. TGF-β存在很多亚型，大多数亚型具有促使纤维增生的功能，TGF-β_3是较为特殊的一类亚型，与TGF-β_1的作用相反，它能够抑制胶原蛋白的过度生成	1. 积雪草萃取物可以增加成熟胶原蛋白并促使胶原蛋白比例恢复正常[123-125]。 2. 积雪草的提纯物(三萜酸片段，积雪草苷)被证明能诱导真皮层纤维母细胞合成Ⅰ型胶原蛋白 3. 积雪草皂苷能够下调TGF-β_1和上调TGF-β_3的表达，分解Ⅰ型胶原蛋白，从而减少瘢痕增生[124] 4. 积雪草有效性试验选用鼠耳模型进行，鼠耳是唯一一个被一致证明会产生瘢痕的部位

引自Widegerow，A.D. "Scar Management: The Principles and Their Practical Application," *World Council of Enterostomal Therapists Journal*, 2011, 31(1): 18-21.

总结

合理治疗方法的选择要以患者为中心，以特定护理目标为驱动。对于敷料的重要特征和使用方法的简单概括在本章节参考文献下方列出(参见"伤口敷料类别")。

从大量敷料中选择合适的敷料是一个挑战。一些工具包如伤口产品表和辅助工具如MEASURES© 或NICE© 为医务人员提供了简化临床决策的模型。

伤口湿性愈合概念和与敷料选择有关的临床决策是做好伤口护理的基本要素。其他疗法，如ES、HBOT、超声等也是可促进伤口愈合的重要选择。通过使用有用的实践要点、表格、图片以及产品说明，医务人员可从能够获得的产品中做出选择。随着与伤口护理敷料和治疗形式相关技术的改善和研究的深入，未来我们将面临更多新的挑战和机会。

伤口敷料类型

要点一渗液量: ◇干燥◆少量◆◆中量◆◆◆大量

属性类别	成分	商品名称	
透明薄膜 ◇	多孔的聚氨酯膜，膜的一面具有黏性，有不同厚度该产品允许氧气透过以及水蒸气蒸发	3M Tegaderm 3M Tegaderm HP Bioclusive BlisterFilm CarraSmart Film ClearSite Comfeel Film Dermatel	
含银透明薄膜 ◇	银离子从薄膜载体中可控地释放	Arglaes	
水胶体 ◆ ◆◆	由明胶、果胶和羧甲基纤维素钠组成的密闭性或半密闭性敷料 阻隔细菌和其他污染物侵入伤口	3M Tegasorb 3M Tegasorb Thin Comfeel Plus Cutinova Hydro DermaFilm DuoDERM CGF DuoDERM Extra Thin & Paste DuoDERM Signal Exuderm LP Exuderm Odor Shield Exuderm Satin	Hydrocol MPM Excel Nu-DERM ProCol RepliCare RepliCare Thin Restore Restore CX Restore Plus SignaDRESS Sorbex Ultec Ultec Pro
银离子水胶体 ◆ ◆◆	持续释放银离子	Contreet	

适应证	优点	缺点
供皮区 一级敷料和二级敷料 部分皮层缺失 Ⅰ期和Ⅱ期压疮 浅表烧伤 周围静脉炎 擦伤	可观察伤口 隔水 对细菌不通透 舒适 促进伤口自溶性清创 预防 / 减少摩擦力 每 5～7 天更换一次或发生渗漏时更换 有多种不同的尺寸	无吸收性 可能会损伤脆弱的皮肤 不适用于渗液量大的伤口 容易导致伤口周围皮肤浸渍 Ⅲ度烧伤不宜用
术后切口 中心静脉管、CVP 管、PICC 管的固定 感染伤口 细菌高度定植的伤口	抗菌 其余优点同上	对银过敏患者不宜使用 会抑制酶促清创 其余缺点同上
Ⅱ期或Ⅲ期压疮 部分或全皮层伤口 配合弹力袜或弹力绷带使用 预防高危区域受摩擦力损害 用作二级敷料或者用于保护皮肤免受胶布损害 Ⅰ度和Ⅱ度烧伤	促进自溶性清创 自黏性 阻隔细菌和水分侵入 减轻伤口疼痛 保温 基于渗液量更换，最长可保留 3～7 天	禁忌用于肌肉、骨骼、肌腱 不建议用于渗液量大的伤口、瘘管或脆弱的皮肤 可能会难以剥离 禁忌用于Ⅲ度烧伤伤口
感染伤口 细菌高度定植的伤口	抗菌 可使用 7 天 其他优点同上	对银敏感的患者不适用 必须通过渗液来促进银离子释放 会抑制酶促清创 其他缺点同上

伤口敷料类型(续)

属性类别	成分	商品名称	
水凝胶 ◇ ◆	以水或甘油为基质成分;无黏性;含有80%～99%的水分;有多种尺寸和形状(凝胶状、片状、条状以及浸在纱布中)	3M Tegaderm Hydrogel Amerigel Aqua Flo AquaSite Aquasorb Biolex CarraDres Hypergel Iamin Hydrating Gel IntraSite Gel Normlgel Purilon Gel Restore Gel SAF-Gel	CarraSmart Carrasyn Gel Curafi l Gel Curagel Curasol Gel DermaGauze Elastro-Gel, Plus Elta FlexiGel Skintegrity SoloSite TenderWet Transigel Vigilon Woun'Dres Hydrogel Xcell
含银水凝胶 ◇ ◆	银离子可控释放	SilvaSorb Gel	
泡沫 ◆◆ ◆◆◆	亲水性聚氨酯泡沫或泡沫凝胶涂层,无黏性、可吸收性伤口敷料	3M Foam Allevyn Allevyn Cavity Biatain CarraSmart COPA COPA Island COPA Plus DermaFoam DermaLevin Flexzan Gentleheal LoProfi le Foam	Lyofoam Mepilex Mitrafl ex Optifoam Polyderm Polymem PolyWic Quadrifoam Sof-Foam Tielle Tielle Plus VigiFoam

适应证	优点	缺点
Ⅱ期、Ⅲ期、Ⅳ期的压疮 部分或全皮层缺失的伤口 去瘢术后伤口 放射性损伤 Ⅰ度、Ⅱ度烧伤 皮肤擦伤 供皮区 坏死伤口 皮肤溃疡 痛性伤口 皮肤撕裂伤	无黏性 可无创伤移除 可水化伤口床 降低伤口疼痛 可配合局部用药 可用于填充腔隙和窦道 可软化坏死组织 基于产品的不同形式，可在伤口中保留 24～72 小时	一些需要借助二级敷料固定 可能会造成伤口周围皮肤浸渍 不建议用于大量渗出的伤口 禁忌用于Ⅲ度烧伤
感染伤口 细菌高度定植的伤口	抗菌 可在伤口上保留 3 天 无黏性 可水化伤口床	对银敏感的患者不宜使用 不建议与局部药物合用 会抑制酶促清创 其他缺点同上
部分或全皮层伤口 Ⅱ期、Ⅲ期、Ⅳ期压疮 手术伤口 皮肤溃疡 在弹力袜、弹力绷带下使用 隧道或腔隙（查看包装说明书）	无黏性 可无创伤移除 顺应性好，易于移除 基于渗液量更换，一般可保留 3～5 天 该类产品可分为有粘边型和无黏边型，产品有不同的尺寸和形状	不建议用于渗液量少的伤口 不建议用于焦痂 可能需要借助二级敷料固定 如果不及时更换可能会造成伤口周围皮肤浸渍 禁忌用于Ⅲ度烧伤

伤口敷料类型(续)

属性类别	成分	商品名称	
银离子泡沫 ◆◆ ◆◆◆	银离子可控释放	Contreet Foam Polymem Silver Optifoam AG	
藻酸钙 ◆◆ ◆◆◆	无纺布纤维，源于褐色海藻的纤维样多聚糖；与渗液接触后会形成一层软的凝胶	3M Tegagen HI & HG Alginate Algicell Algiderm AlgiSite CarraGinate Carrasorb H Curasorb Dermaginate Kalginate Kaltostat Kaltostat Fortex	Maxorb Extra CMC Alginate Melgisobr NU-DERM Alginate Polymem Alginate Restore CalciCare SeaSorb Sorbsan
含银藻酸钙 ◆◆ ◆◆◆	可控制银离子的释放	Algidex Ag Alginate Maxorb Ag (Alginate & Hydrofiber) Silverce	
复合敷料 ◆ ◆◆ ◆◆◆	由两种以上产品结合而成的一种具有多种功能的敷料； 可能包括抗菌屏障，吸水层，泡沫层，水胶体或者水凝胶；敷料可能具有半黏性或者无黏性	3M Tegaderm Absorbent Pad Alldress CombiDERM CombiDERM ACD Comfortell CompDress Island	Covaderm Plus Covrsite DermaDress Epigard Stratasorb Telfa Island Viasorb
含银复合敷料 ◆ ◆◆ ◆◆◆	由透明薄膜和藻酸盐垫组成	Arglaes Island	

适应证	优点	缺点
感染伤口 细菌严重定植的伤口	抗菌 一些可持续使用7天 有与泡沫敷料相同的优点	对银离子过敏的患者不宜使用 必须通过渗液来促进银离子释放 会抑制酶促清创 有与泡沫敷料相同的缺点
部分或全皮层缺失的伤口 Ⅲ期、Ⅳ期压疮 真皮层溃疡/裂开伤口 术后出血伤口 窦道、隧道或腔隙 供皮区	可无创伤移除 可用于窦道和潜行 具有止血性能 每天或者隔天更换一次 有片状、条状或者其他形状	禁忌用于焦痂、Ⅲ度烧伤、手术植皮伤口以及大量出血的伤口 可能需要使用二级敷料固定 在敷料更换过程中可能会散发臭味
感染伤口 细菌严重定植的伤口	抗菌 每3天或者每天更换 有与藻酸钙相同的优点	对银离子过敏的患者不适宜使用 必须通过渗液促使银离子释放 会抑制酶促清创 有与藻酸钙相同的缺点
部分或全皮层缺失的伤口 可用作一级敷料或者二级敷料 Ⅰ期到Ⅳ期的压疮 真皮层溃疡 手术切口	顺应性好 具有多种尺寸和形状 易于应用和移除 大多数含黏边 基于伤口类型决定敷料更换的频率(查看产品说明书)	含黏边敷料可能无法用于脆弱的皮肤 一些敷料禁忌用于Ⅳ期压疮(查看产品说明书) 可能无法形成湿性愈合环境
感染伤口 细菌严重定植的伤口	抗菌 可在伤口保留5天 其他优点同复合敷料	对银离子过敏的患者不宜使用 必须通过渗液来促进银离子释放 会抑制酶促清创 其他缺点同复合敷料

伤口敷料类型(续)

属性类别	成分	商品名称
含酶清创敷料 ◇ ◆ ◆◆ ◆◆◆	可裂解胶原蛋白的胶原酶软膏	Collagenase/ Santyl Iruxol Mono Novuxol
胶原蛋白敷料 ◆ ◆◆ ◆◆◆	人体重要的蛋白质;源于猪、牛或者鸟类,可刺激细胞移行和组织的生长	Cellerate Rx Gel Cellerate Rx Powder ColActive Fibracol Kollagen-Medifil Particles / Gel/Pads Kollagen-SkinTemp Promogran Matrix Stimulen
含银胶原蛋白 ◆ ◆◆ ◆◆◆	当胶原蛋白和慢性伤口渗液中的金属蛋白酶结合后可释放银离子而抗菌	ColActive Ag Prisma Matrix
抗微生物治疗		
无黏性的抗微生物敷料可抵抗细菌或减轻伤口细菌负荷		
◆ ◆◆	卡地姆碘:立即释放或者可控释放	Iodofl ex Pad Iodosorb Gel
◆ ◆◆	银离子控释粉	Arglaes Powder
◆ ◆◆	盐酸聚六亚甲基胍双胍(PHMB)浸润的纱布	Kerlix AMD XCell AM
◆◆ ◆◆◆	亚甲蓝和结晶紫	Hydrofera Blue

适应证	优点	缺点
坏死伤口、压疮、真皮层溃疡、术后伤口的清创	不损害健康组织中的胶原蛋白 非锐性清创 敷料每天更换	受伤口清洗液、酸性溶液、重金属如银的影响
慢性难愈性伤口 部分或全皮层伤口 Ⅲ期压疮和部分Ⅳ期压疮（查看产品说明书） 真皮层溃疡 供皮区 手术伤口 感染伤口 细菌严重定植的伤口	吸收性 无黏性 可生物降解 可结合局部药物使用 每1～3天更换一次	禁忌用于Ⅲ度烧伤或对胶原蛋白及牛类制品过敏的患者 不建议用于含坏死组织的伤口 可能需要湿化
感染伤口 细菌严重定植的伤口	抗菌 可在伤口上使用7天 其他优点同胶原蛋白敷料	对于胶原蛋白和银离子过敏的患者不宜使用 会抑制酶促清创 其他缺点同胶原蛋白敷料
	降低伤口细菌负荷，减少感染风险	禁忌用于对敷料原料过敏的患者
感染伤口——任何类型（压疮、静脉溃疡、动脉溃疡、糖尿病溃疡或者手术伤口）		
部分皮层或全皮层缺失的伤口 慢性难愈性伤口		
抑制细菌和病毒的生长		

伤口敷料类型(续)

属性类别	成分	商品名称	
银离子接触层 ◆ ◆◆ ◆◆◆	一级无黏性敷料立即、持续释放银离子		
接触层 ◇ ◆ ◆◆ ◆◆◆	允许渗液通过的无黏性一级敷料		
伤口负压治疗 ◆◆ ◆◆◆	应用局部负压促进伤口愈合，非侵入性治疗		
高级伤口疗法			
皮肤替代物	通过生物工程技术或实验室培养的皮肤替代物	Apligraf DermaGraft GammaGraft	GraftJacket Orcel TransCyte
细胞外基质	源于猪小肠黏膜下层的细胞外基质	Oasis Wound Matrix	
自体血浆凝胶	从患者自体采取少量血，应用离心机分离血液：获取富含血小板的自体血浆凝胶	AutoloGel	

适应证	优点	缺点
感染伤口 部分或全皮层缺失的伤口 慢性难愈性伤口 弹力袜、弹力绷带下使用 皮瓣移植伤口	抑制病原微生物，尤其是耐药菌的生长 抗菌效能持续长达7天	对银离子过敏的患者不宜使用 需要二级敷料固定 在行MRI检查之前必须移除并清洗伤口 不建议结合局部药物使用 银离子氧化可能会使周围皮肤变黑 禁忌与酶清创剂联用
部分皮层或全皮层缺失的伤口 供皮区 皮瓣移植	可以配合局部用药 减少伤口床的创伤 预防外敷料粘连伤口床	需要使用二级敷料固定 渗液滞留可能会导致浸渍
中量至大量渗出的伤口 部分或全皮层缺失的伤口 静脉、动脉、糖尿病溃疡和裂开伤口 Ⅲ期、Ⅳ期压疮 手术切口 皮瓣移植伤口 急性创伤	减轻水肿 减少细菌繁殖 增加血供并促进肉芽生长 一般每48～72小时更换一次（不同的敷料和设备更换时间会有差别）	操作者需要接受培训 可能会黏附于一些伤口 不建议用于渗液量少或者焦痂覆盖的伤口 禁忌用于肿瘤伤口和未经治疗的骨髓炎
部分或全皮层缺失的伤口 静脉性溃疡和糖尿病溃疡 肉芽生长的伤口 慢性伤口	含生长因子 加快伤口愈合 无供皮区 减轻疼痛	伤口必须处于肉芽生长阶段才能植皮 要检查厂家关于假皮保存和寿命的说明
部分或全皮层缺失的伤口 糖尿病溃疡 Ⅱ度烧伤 受皮区	生物敷料 具有强度和伸展性	对猪或者牛类制品过敏的患者不宜使用
慢性难愈性伤口 大量渗出伤口 Ⅲ期、Ⅳ期压疮 动脉溃疡和静脉溃疡 糖尿病足溃疡 机械性清创伤口	终止伤口长时间处于炎症期 病人自体的生长因子、细胞因子、趋化因子可直接应用于伤口床	需要专用的设备，需要培训员工应用相应的设备， 每周多次应用

伤口敷料类型(续)

属性类别	成分	商品名称
混合伤口敷料	源自于新西兰的具有医疗效应的麦卢卡树蜜 有管状、片状或侵入藻酸盐敷料的种类可得	ManukaMed MediHoney
	氯化钠敷料 由含有氯化钠的柔软无纺布材料构成(黏胶纤维/聚酯)	Mesalt
◆	应用纳米修饰技术制成的可转换粉剂敷料 粉剂会和伤口渗液发生反应并保持伤口床湿润	Altrazeal
	秘鲁香脂、蓖麻油 USP/NF, 胰蛋白酶 USP	Allanderm-T Xenaderm Vasolex Ointment Optase
瘢痕护理产品	凝胶或片状自黏性硅酮敷料 密闭皮肤,水化瘢痕	Cica-Care Mepiform
血小板生长因子凝胶	通过生物工程技术生产的源于血小板的凝胶,开始呈泡沫状,之后转变为凝胶	Regranex

以上列举了各种类型的产品,但是并不能涵盖所有的产品;举了一些关于产品适应证、优点、缺点的例子并提了一些使用建议。

抗菌材料:可能局部应用或者只作为敷料的一部分存在。

手术、机械性,自溶性或者酶溶性清创方法。

适应证	优点	缺点
感染伤口 细菌严重定植伤口 含腐肉或坏死组织伤口 Ⅱ～Ⅳ期压疮 部分或全皮层缺失伤口 静脉性溃疡 糖尿病足溃疡	具备抗菌屏障，自溶性清创特性	过敏反应，一过性刺痛感
任何少量至大量渗出的感染伤口	促进清除渗液、腐肉和感染	不能用于干燥伤口或少量渗出伤口，不能直接用于暴露的肌腱和骨骼
部分或全皮层缺失伤口 手术伤口 烧伤 擦伤 供皮区 静脉性溃疡 压疮和糖尿病溃疡	粉将转变成湿润、有延展性的薄膜覆盖在伤口表面 仅可用于渗出伤口	不要和伤口表面的油性产品配合使用，尤其是大量油膏、药膏和其他相关疗法。 这些油剂会阻碍伤口得到适当的水化并且聚积在伤口床
压疮 裂开伤口 放射性损伤	秘鲁香脂可刺激毛细血管增生并抑制细菌生长 蓖麻油是一种组织润滑剂，可减轻伤口床疼痛 胰蛋白酶可用于清除焦痂和其他坏死组织 不需要使用二级敷料固定	不能直接应用于新鲜的血凝块 有暂时的刺痛感 每天两次 需要医嘱允许使用
瘢痕增生，瘢痕疙瘩以及需要预防瘢痕增生和瘢痕疙瘩形成的密闭伤口	可重复应用 持久耐用 具有通透性	禁忌用于开放伤口或感染伤口 禁忌在疥癣或针刺伤口中使用 需2～4个月才能看到效果
神经病变性伤口 糖尿病溃疡 肉芽伤口		不能用于感染伤口或含坏死组织的伤口 必须冷藏保存

自我测验

1. 伤口敷料应用的新理念是：

   A. 干纱布　　B. 伤口湿性愈合

   C. 暴露于空气中　　D. 由湿变干

   答案：B。A，C，D是伤口管理的旧理念。

2. 下列哪项不属于伤口湿性愈合敷料？

   A. 水凝胶敷料　　B. 藻酸钙盐敷料

   C. 纱布　　D. 泡沫敷料

   答案：C。纱布是干性疗法的一种形式。A，B，D是湿性治疗敷料。

3. 伤口敷料的选择要基于伤口的特点，在选择伤口敷料时下列哪项可以不考虑：

   A. 敷料的尺寸　　B. 护士的喜好

   C. 伤口床干燥/湿润　　D. 渗液量

   答案：B。护士的喜好不应该作为伤口敷料选择的考虑参数。A，C，D是合理的参数。

4. 透明薄膜敷料的缺点是：

   A. 无吸收能力　　B. 顺应性好

   C. 便于观察伤口　　D. 可阻隔细菌

   答案：A。透明薄膜不能吸收渗液。B，C，D都是透明薄膜的优点。

5. 首字母缩写“MEASURES”是一项使伤口护理原则记忆简单化的有用的工具。

   A. 正确　　B. 错误

   答案：A。

6. 下列哪一项是真皮替代物？

   A. OpSite　　B. Tegaderm

   C. Allevyn　　D. Apligraf

   答案：D。Apligraf是双层皮肤替代物。A，B，C是伤口湿性治疗的选择。

7. 下列哪种治疗方案不能用于合理治疗大量渗出的伤口？

   A. 负压疗法　　B. 泡沫敷料

   C. 藻酸钙盐敷料　　D. 水凝胶

   答案：D。水凝胶只能吸收少量渗液，所以这类敷料不适用于大量渗出的伤口。A，B，C都可用于大量渗出的伤口。

8. 在应用组织工程技术合成的皮肤之前，医务人员需要先评估：

   A. 伤口床的坏死组织是否被清除干净

B. 患者的免疫状态

C. 抗排斥反应的药物已经得到了管理

D. 患者的体重

答案：A。组织工程技术合成的皮肤只能应用于无坏死组织和感染的皮肤。B和C是不正确的，因为这种产品不会导致排斥反应。尽管患者的体重是整体护理需要关心的一部分，但在应用这种产品的时候没有必要进行评估。

9. 下列哪一项不是电刺激治疗的效应：

A. 增加血流量　　B. 减少组织氧化作用

C. 增加血管增生　　D. 减轻伤口疼痛感

答案：B。当应用电刺激疗法的时候组织氧化作用增强。A，C，D都是正确的。

10. 下列哪项不是高压氧疗的疗效之一：

A. 增加纤维母细胞复制　　B. 下调"生长因子"

C. 血管扩张　　D. 加强白细胞抗菌效能

答案：C。高压氧疗会造成动脉和静脉的收缩而不是扩张。A，B，D都是高压氧疗加快伤口愈合的机制。

（蒋梦笑　郑美春　蒋琪霞 译）

参考文献

1. Ayello, E.A. "20 Years of Wound Care: Where We Have Been, Where We Are Going," *Advances in Skin & Wound Care* 19(1):28-33, January-February 2006.
2. Queen, D. "A Personal Perspective," *International Wound Journal* (1):1, March 2006.
3. Krasner, D., Ed. *WoundSource 2010/11: The Kestrel Wound Product Sourcebook*, 13th ed. Hinesburg, VT: Kestrel Health Information; 2010/11.
4. Winter, G.D. "Formation of the Scab and the Rate of Epithelialization of Superficial Wounds in the Skin of Young Domestic Pigs," *Nature* 193:293-94, 1962.
5. Hinman, C.D., and Maibach, H.I. "Effect of Air Exposure and Occlusion on Experimental Human Skin Wounds," *Nature* 200:377, 1963.
6. Baranoski, S. "Wound Dressings: A Myriad of Challenging Decisions," *Home Healthcare Nurse* 23(5):307-17, May 2005.
7. Baranoski, S. "Wound & Skin Care: Choosing a wound dressing, Part 1," *Nursing 2008* 60-61, January 2008.
8. Baranoski, S. "Wound & Skin Care: Choosing a wound dressing, Part 2," *Nursing 2008* 14-15, February 2008.
9. Ovington, L. "Dressings and Skin Substitutes," in *Wound Healing Evidence-Based Management*, 4th ed. J. McCulloch, and L. Kloth, eds. Philadelphia: FA Davis, 183-86, 2010.
10. Armstrong, M.H., Price, P. "Wet to Dry Dressings: Fact and Fiction." Available at: *www.woundsresearch.com/article/2284*. Accessed August 17, 2010.
11. Pieper, B., et al. "Wound Prevalence, Types, and Treatments in Home Care," *Advances in Skin & Wound Care* 12(3):117-26, May-June 1999.
12. Kim, J.K., et al. "Normal Saline Wound Dressing—Is It Really Normal?" *British Journal of Plastic Surgery* 53(1):42-45, January 2000.
13. "Principles of Best Practice: Minimising Pain at Wound-Dressing-Related Procedures. A Consensus Document." Toronto, ON, Canada: WoundPedia, Inc., 2007.
14. Lawrence, J.C. "Dressings and Wound Infection," *American Journal of Surgery* 167(suppl 1A):1S-24S, January 1994.

15. Hutchinson, J.J. "Prevalence of Wound Infection under Occlusive Dressings: A Collective Survey of Reported Research," *Wounds* (1):123-33, 1989.
16. Hutchinson, J.J. "A Prospective Clinical Trial of Wound Dressings to Investigate the Rate of Infection under Occlusion," in Harding, K (ed.). *Proceedings of the First European Conference on Advances in Wound Management.* London: Macmillan, 1993.
17. Okan, D., Woo, K., Ayello, EA., Sibbald, RG. "The Role of Moisture Balance in Wound Healing," *Advances in Skin & Wound Care* 20:39-53, 2007.
18. Baranoski, S., McIntosh, A., Galvan, L. "Wound Care Essential: Practice Principles Lecture," Clinical Symposium on Advances in Skin & Wound Care, San Antonio, TX.; October 2009.
19. Seaman, S. "Dressing Selection in Chronic Wound Management," *Journal of the American Podiatric Medical Association* 92(1):24-33, January 2002.
20. Doughty, D.B. "Wound Care in Long Term Care: Focus on Infectious Complications," *Safe Practices in Patient Care*, 4(3):1,5-7, 2010.
21. Rodeheaver, G. "Wound Cleansing, Wound Irrigation, Wound Disinfection," in Krasner, D., Rodeheaver, G., Sibbals, RG., eds., *Chronic Wound Care*, 4th ed. Malvern, PA: HMP Communications, 2007.
22. San Miguel, L., Torra I Bou, JE., et.al. "Economics of Pressure Ulcer Care: Review of the Literature on Modern Versus Traditional Dressings," *Journal of Wound Care* 16(1):5-9, January 2007.
23. Payne, W.G., Posnett, J., et al. "A Prospective, Randomized Clinical Trial to Assess the Cost-Effectiveness of a Modern Foam Dressing versus a Traditional Saline Gauze Dressing in the Treatment of Stage II Pressure Ulcers," *Ostomy Wound Management* 55(2):50-55, February 2009.
24. Davidson, J. "Growth Factors and Extracellular Matrix in Wound Repair," in J, Mculloch, L. Kloth, eds., *Wound Healing Evidence-Based Management*, 4th ed. Philadelphia: FA Davis, pp 35-43, 2010.
25. Orland, G. "The Fine Structure of the Interrelationship of Cells in the Human Epidermis," *Journal of Biophysical and Biochemical Cytology* 4:529-35, 1958.
26. Eaglstein, W.H. "From Occlusive to Living Membranes," *Journal of Dermatology* 25(12):766-74, December 1998.
27. Choucair, M., and Phillips. "Wound Dressings," in Fitzpatrick, ed., *Dermatology in General Medicine.* New York: McGraw-Hill Book Co., pp 2954-58, 2000.
28. Hess, C.T. *Clinical Guide: Wound Care,* 6th ed. Philadelphia: Lippincott Williams & Wilkins, 2008.
29. Hess, C.T. (ed.). "Advanced BioHealing Will Offer Dermagraft, TransCyte," *Advances in Skin and Wound Care* 19(7):348, September 2006.
30. Dermagraft®. Available at *www.fda.gov/MedicalDevices/ProductsandMedicalProcedures/DeviceApprovalsandClearances/Recently-ApprovedDevices/ucm085085.htm*. Accessed January 3, 2011.
31. National Pressure Ulcer Advisory Panel and European Pressure Ulcer Advisory Panel. *Prevention and Treatment of Pressure Ulcers: Clinical Practice Guideline.* Washington, DC: National Pressure Ulcer Advisory Panel, Biophysical Agents in Pressure Ulcer Management, pp 90-95, 2009.
32. Agency for Healthcare Research and Quality. "Negative Pressure Wound Therapy Devices." Available at: *http://www.ahrq.gov/clinic/ta/negpresswtd/npwtd02.htm*. Accessed September 2, 2010.
33. Paul, J.C. "Vacuum Assisted Closure Therapy: A Must in Plastic Surgery," *Plastic Surgery Nursing* 25(2):61-5, April-June 2005.
34. Kilpadi, D.V., Stechmiller, J.K., Childress, B., et al. "Composition of Wound Fluid from Pressure Ulcers Treated with Negative Pressure Wound Therapy Using V.A.C.® Therapy in Home Health," *Wounds* 18(5), 2006.
35. Willy, C., ed. *The Theory and Practice of Vacuum Therapy. Scientific Basis, Indications for Use, Case Reports, Practical Advice.* Ulm, Germany: Lindqvist Book Publishing; 2006, p 405.
36. Borgquist, O., Ingemansson, R., Malmsjo, M. "Negative Pressure Wound Therapy Using Gauze and Foam: An In-detail Study of the Effects on the Wound Bed Including Macro and Microdeformation, Tissue Ingrowth and Wound Bed Histology." Department of Ophthalmology and Department of Cardiothoracic Surgery, Lund University Hospital, Lund, Sweden. Presented at the 24th Annual Clinical Symposium on Advances in Skin & Wound Care in San Antonio, TX, October 22–25, 2009.
37. Weed, T., Ratliff, C., Drake, D.B. "Quantifying Bacterial Bioburden During Negative Pressure Wound Therapy: Does the Wound VAC Enhance Bacterial Clearance?" *Annals of Plastic Surgery* 52(3):276-9, discussion 279-80, March 2004.
38. Moues, C.M., Vos, M.C., van den Bemd, G.J., Stijnen, T., Hovius, S.E. "Bacterial Load in Relation to Vacuum-assisted Closure Wound Therapy: A Prospective Randomized Trial," *Wound Repair and Regeneration* 12(1):11-7, Jan-Feb 2004.
39. Saxena, V., Hwang, C.W., Huang, S., Eichbaum, Q., Ingber, D., Orgill, D.P. "Vacuum-assisted Closure: Microdeformations of Wounds and Cell Proliferation," *Plastic and Reconstructive Surgery* 114(5):1086-96, discussion 1097, October 2004.
40. Scherer, S.S., Pietramaggiori, G., Mathews,

J.C., Prsa, M.J., Huang, S., Orgill, D.P. "The Mechanism of Action of the Vacuum-assisted Closure Device," *Plastic and Reconstructive Surgery* 122(3):786-97, September 2008.

41. MalmsjoM.,IngemanssonR.MartinR.Huddleston E. "Negative-pressure Wound Therapy using Gauze or Open Cell Polyurethane Foam: Similar Early Effects on Pressure Transduction and Tissue Contraction in an Experimental Porcine Wound Model," *Wound Repair and Regeneration* 17(2):200-205, Mar-Apr. 2009.
42. Morykwas, M.J., Faler, B.J., Pearce, D.J., Argenta, L.C. "Effects of Varying Levels of Subatmospheric Pressure on the Rate of Granulation Tissue Formation in Experimental Wounds in Swine," *Annals of Plastic Surgery* 47(5):547-51, November 2001.
43. U.S. Food and Drug Administration. "Negative Pressure Wound Therapy (NPWT) Systems: Preliminary Public Health Notification." Available at *http://www.fda.gov/Safety/MedWatch/SafetyInformation/SafetyAlertsforHumanMedical-Products/ucm190704.htm*. Accessed December 28, 2010.
44. Piccolino, M. "Animal Electricity and the Birth of Electrophysiology. The Legacy of Luigi Galvani," *Brain Research Bulletin* 46:381-407, 1998.
45. Piccolino, M. "Luigi Galvani's Path to Animal Electricity," *CR Biology* 329:303-318, 2006.
46. Moruzzi, G. "The Electrophysiological Work of Carlo Matteucci," *Brain Research Bulletin* 40:69-91, 1996.
47. Kloth, L., Zhao, M. "Endogenous and Exogenous Electrical Fields for Wound Healing," in McCulloch, J., and Kloth, L., eds., *Wound Healing Evidence-Based Management*, 4th ed. Philadelphia: FA Davis, 2010, pp 450-513.
48. Kloth, L.C. "5 Questions and Answers about Electrical Stimulation," *Advances in Skin & Wound Care* 14(3):156-58, May-June, 2001.
49. Ovington, L.G. "Dressing and Adjunctive Therapies: AHCPR Guidelines Revisited," *Ostomy Wound Management* 45(suppl 1a):94S-106S, 1999.
50. Garber, S.L., et al. "Pressure Ulcer Prevention and Treatment Following Spinal Cord Injury: A Clinical Practice Guideline for Health Care Professionals," *Consortium for Spinal Cord Medicine Clinical Practice Guidelines*. Washington DC: Paralyzed Veterans of America, 2000.
51. Junger, M., et al. "Treatment of Venous Ulcers with Low Frequency Pulsed Current (Dermapulse): Effects on Cutaneous Micro-circulation," *Der Hautartz* 18:879-903, 1997.
52. Gagnier, K.A., et al. "The Effects of Electrical Stimulation on Cutaneous Oxygen Supply in Paraplegics," *Physical Therapy* 68:835, 1988 .
53. Dodgen, P.W., et al. "The Effects of Electrical Stimulation on Cutaneous Oxygen Supply in Paraplegics," *Physical Therapy* 67:793, 1987.
54. Greenberg, J., et al. "The Effect of Electrical Stimulation (RPES) on Wound Healing and Angiogenesis in Second-degree Burns," Abstract # 44 in *Program and Abstracts of the 13th Annual Symposium on Advanced Wound Care,* Dallas, TX, April 1–4, 2000.
55. Kloth, L.C., McCulloch, J.M. *Wound Healing Alternatives in Management,* 3rd ed. Philadelphia: FA Davis, 2002, pp 271-315.
56. Brown, M., et al. "Electrical Stimulation Effects on Cutaneous Wound Healing in Rabbits," *Physical Therapy* 68:955, 1988.
57. Demir, H., et al. "A Comparative Study of the Effects of Electrical Stimulation and Laser Treatment on Experimental Wound Healing in Rats," *Journal of Rehabilitation Research & Development* 41(2):147-54, March 2004.
58. Kumar, D., and Marshall, H.J. "Diabetic Peripheral Neuropathy: Amelioration of Pain with Transcutaneous Electrostimulation," *Diabetes Care* 20:1702, 1997.
59. Houghton, P.E., and Campbell, K.E. "Therapeutic Modalities in the Treatment of Chronic Recalcitrant Wounds," In Krasner, D., et al., eds., *Chronic Wound Care: A Clinical Source Book for Healthcare Professionals,* 3rd ed. Wayne, PA: Health Management Publications, Inc., 2001, pp 455-468.
60. Myer, A. "The Role of Physical Therapy in Chronic Wound Care," in Krasner, D., et al., eds., *Chronic Wound Care: A Clinical Source Book for Healthcare Professionals,* 3rd ed. Wayne, PA: Health Management Publications, Inc., 2001.
61. Conner-Kerr, T. "Light Therapies," in McCulloch, J., and Kloth, L., eds., *Wound Healing Evidence-Based Management*, 4th ed. Philadelphia: FA Davis, 2010, pp 576-593.
62. Steinlechner, C., Dyson, M. "The Effect of Low Level Laser Therapy on the Proliferation of Keratinocytes," *Laser Therapy* 5(2):65, 1993.
63. Dyson, M., and Young, S. "Effect of Laser Therapy on Wound Contraction and Cellularity in Mice," *Lasers in Medical Science* 1:125, 1986.
64. Dyson, M. "Cellular and Subcellular Aspects of Low Level Laser Therapy," In Ohshiro, T., and Calderhead, R.G., eds., *Progress in Laser Therapy.* London: John Wiley & Sons, 1991, p. 221.
65. Bolton, P.A., et al. "Macrophage Responsiveness to Light Therapy. A Dose Response Study," *Laser Therapy* 2:101-106, 1990.
66. Bolton, P.A., et al. "The Effect of Polarised Light on the Release of Growth Factors from the U-937 Macrophage-like Cell Line," *Laser Therapy* 4: 33-42, 1992.
67. Cheetham, M.J., et al. "Histological Effects of

820 nm Laser Irradiation on the Healthy Growth Plate of the Rat," *Laser Therapy* 2:59, 1992.

68. Bolton, P.A., et al. "The Direct Effect of 860 nm Light on Cell Proliferation and on Succinic Dehydrogenase Activity of Human Fibroblasts in Vitro," *Laser Therapy* 7:55-60, 1995.
69. el Sayed, S.O., Dyson, M. "Effect of Laser Pulse Repetition Rate and Pulse Duration on Mast Cell Number and Degranulation," *Laser in Surgery and Medicine* 19(4):433-3, 1997.
70. Nicolopoulos, N., et al. "The Use of Laser Surgery in the Subtotal Meniscectomy and the Effect of Low-level Laser Therapy on the Healing Potential of Rabbit Meniscus: An Experimental Study," *Lasers in Medical Science* 1(2):109-15, 1996.
71. Crous, L.C., and Malherbe, C.P. "Laser and Ultraviolet Light Irradiation in the Treatment of Chronic Ulcers," *South African Journal of Physiotherapy* 44(3):73-77, 1988.
72. Franek, A., et al. "Does Low Output Laser Stimulation Enhance the Healing of Crural Ulceration? Some Critical Remarks," *Medical Engineering and Physics* 24(9):607-15, 2002.
73. Iusim, M., et al. "Evaluation of the Degree of Effectiveness of Biobeam Low Level Narrow Band Light on the Treatment of Skin Ulcers and Delayed Postoperative Wound Healing," *Orthopedics* 15(9):1023-26, 1992.
74. Lagan, K.M., et al. "Low-intensity Laser Therapy/Combined Phototherapy in the Management of Chronic Venous Ulceration: A Placebo-controlled Study," *Journal of Clinical Laser Medicine and Surgery* 20(3):109-16, 2002.
75. Lucas, C., et al. "The Effect of Low Level Laser Therapy (LLLT) on Stage III Decubitus Ulcers (pressure sores); A Prospective Randomised Single Blind, Multicentre Pilot Study," *Lasers in Medical Science* 15(2):94-100, 2000.
76. Lucas, C., et al. "Efficacy of Low-level Laser Therapy in the Management of Stage III Decubitus Ulcers: A Prospective, Observer-blinded Multicentre Randomised Clinical Trial," *Lasers in Medical Science* 18(2):72-77, 2003.
77. Lundeberg, T., and Malm, M. "Low-power HeNe Laser Treatment of Venous Leg Ulcers," *Annals of Plastic Surgery* 27(6):537-39, 1991.
78. Malm, M., and Lundeberg, T. "Effect of Low Power Gallium Arsenide Laser on Healing of Venous Ulcers," *Scandinavian Journal of Plastic Reconstructive Surgery and Hand Surgery* 25(3):249-51, 1991.
79. Nussbaum, E.L., et al. "Comparison of Ultrasound/Ultraviolet-C and Laser for Treatment of Pressure Ulcers in Patients with Spinal Cord Injury," *Physical Therapy* 74(9):812-23, 1994.
80. Kloth, L.C., and McCulloch, J.M. *Wound Healing Alternatives in Management*, 3rd ed. Philadelphia: FA Davis, 2002, pp. 326-339.
81. Conner-Kerr, T., et al: "UVC Reduces Antibiotic-resistant Bacteria in Vitro," *Ostomy Wound Management* 45:84, 1999.
82. Thai, T., et al. "Effect of Ultraviolet Light C on Bacterial Colonization in Chronic Wounds," *Ostomy Wound Management* 51(10):32-45, 2005.
83. Thai, T., et al. "Ultraviolet Light C in the Treatment of Chronic Wounds with MRSA: A Case Study," *Ostomy Wound Management* 48(11):52-60, 2002.
84. Conner-Kerr, T., et al. "The Effects of Ultraviolet Irradiation on Antibiotic-resistant Bacteria in Vitro," *Ostomy Wound Management* 44:508-11, 1998.
85. Kloth, L.C., and McCulloch, J.M. *Wound Healing Alternatives in Management,* 3rd ed. Philadelphia: FA Davis, 2002, p 335.
86. Hettrick, H. "Lymphedema Complicating Healing," in McCulloch, J.M. and Kloth, L.C., eds., *Wound Healing: Evidence-Based Management,* 4th Ed. Philadelphia: FA Davis, 2010, pp 279-91.
87. McCulloch, J.M. "Compression Therapy," in McCulloch, J.M. and Kloth, L.C., eds., *Wound Healing: Evidence-Based Management*, 4th Ed. Philadelphia: FA Davis, 594-601, 2010.
88. Dai, G.M.S., et al. "An In Vitro Cell Culture System to Study the Influence of External Pneumatic Compression on Endothelial Function," *Journal of Vascular Surgery* 32:977-87, 2000.
89. Kessler, C.M., et al. "Intermittent Pneumatic Compression in Chronic Venous Insufficiency Favorably Affects Fibrinolytic Potential and Platelet Activation," *Blood Coagulation and Fibrinolysis* 7:437, 1996.
90. Alpagut, U., Dayioglu, E. "Importance and Advantages of Intermittent External Pneumatic Compression Therapy in Venous Stasis Ulceration," *Angiology* 56(1), 2005.
91. Frykberg, R., Driver, V.R., et al. "Chronic Wounds Treated with a Physiologically Relevant Concentration of Platelet-rich Plasma Gel: A Prospective Case Series," *Ostomy Wound Management* 56(6):36-44, 2010.
92. McAleer, J.P., et al. "Use of Autologous Platelet Concentrate in a Nonhealing Lower Extremity Wound," *Advances in Skin & Wound Care* 19(7):354-62, September 2006.
93. Gray, M., Ratliff, C.R. "Is Hyperbaric Oxygen Therapy Effective for the Management of Chronic Wounds?" *Journal of Wound, Ostomy and Continence Nursing* 33:21-25, 2006.
94. Gottrup, F., et al. "The Dynamic Properties of Tissue Oxygen in Healing Flaps," *Surgery* 95(5):527-36, 1984.
95. Fife, C. "Hyperbaric Oxygen Therapy

Applications in Wound Care," In Sheffield, P., et al., eds., *Wound Care Practice*. Flagstaff, AZ: Best Publishing, 2004, p 664.

96. Wright, J. "Hyperbaric Oxygen Therapy for Wound Healing," *World Wide Wounds*, May 2001.
97. http://www.worldwidewounds.com/2001/april/Wright/HyperbaricOxygen.html.
98. Knighton, D., et al. "Regulation of Wound Healing Angiogenesis-effect of Oxygen Gradients and Inspired Oxygen Concentration," *Surgery* 90:262-70, 1981.
99. Bonomo, S.R., et al. "Hyperbaric Oxygen as a Signal Transducer: Upregulation of Platelet Derived Growth Factor-beta Receptor in the Presence of HBO2 and PDGF," *Undersea Hyperbaric Medicine* 25(4):211-16, 1998.
100. Wu, L., et al. "Effects of Oxygen on Wound Responses to Growth Factors: Kaposi's FGF, But not Basic FGF Stimulates Repair in Ischemic Wounds," *Growth Factors* 12(1):29-35, 1995.
101. Knighton, D.R., et al. "Oxygen as an Antibiotic. The Effect of Inspired Oxygen on Infection," *Archives in Surgery* 119(2):199-204, 1984.
102. Ennis, W.J., et al. "Ultrasound Therapy for Recalcitrant Diabetic Foot Ulcers: Results of a Randomized, Double-blind, Controlled, Multicenter Study," *Ostomy Wound Management* 51(8):24-26, 28-29, 32-39, August 2005
103. Stanisic, M.M., et al. "Wound Debridement with 25 kHz Ultrasound," *Advances in Skin & Wound Care* 18(9):484-90, November-December 2005.
104. Ennis, W.J., et al. "Evaluation of Clinical Effectiveness of MIST Ultrasound Therapy for the Healing of Chronic Wounds," *Advances in Skin & Wound Care* 19(8):437-46, October 2006.
105. Kloth, L.C., Niezgoda, J.A. "Ultrasound for Wound Debridement and Healing," in McCulloch, J.M. and Kloth, L.C., eds., *Wound Healing: Evidence-Based Management*, 4th Ed. Philadelphia: FA Davis, 2010, pp 545-75.
106. Widgerow, A.D., Chait, L.A., Stahls, R., Stahls, P. "New Innovations in Scar Management," *Aesthetic Plastic Surgery* 24:227-34, 2000.
107. Widgerow, A.D., Chait, L.A.C., Stahls, R., Stals, P., Candy, G. "Multimodality Scar Management Program," *Aesthetic Plastic Surgery* 33(4):533, 2009.
108. Widgerow, A.D. "Scar Management: The Principles and Their Practical Application," *World Council of Enterostomal Therapists Journal* 31(1):18-21, 2011.
109. Chan, K.Y., et al. "Silicone Gel in Prevention of Hypertrophic Scar Development in Median Sternotomy Wound," *Plastic and Reconstructive Surgery* 116:1013-20. 2005.
110. Elliot, D., Cory-Pearce, R., Rees, G.M. "The Behaviour of Presternal Scars in a Fair-skinned Population," *Annals of the Royal College of Surgery of England* 67:238, 1985.
111. Meyer, M., McGrouther, D.A. "A Study Relating Wound Tension to Scar Morphology in the Presternal Scar Using Langers Technique," *British Journal Plastic Surgery* 44:291, 1991.
112. Reiffel, R.S. "Prevention of Hypertrophic Scars by Long-term Paper Tape Application," *Plastic and Reconstructive Surgery* 96:1715, 1995.
113. Atkinson, J.A., et al. "A Randomized Controlled Trial to Determine the Efficacy of Paper Tape in Preventing Hypertrophic Scar Formation in Surgical Excisions That Travers Langers Skin Tension Lines," *Plastic & Reconstructive Surgery* 116(6):1648-54. November 2005.
114. Beauchamp, K., et al. "Phytochemistry: Ibuprofen-like Activity in Extra-virgin Olive Oil," *Nature* 437:45-46, September 2005.
115. de la Puerta, R., Martinez-Dominguez, E., et al. "Effect of Minor Components of Virgin Olive Oil on Topical Anti-inflammatory Assays," *Verlag der Zeitschrift für Naturforschung* 55(9-10):814, September-October, 2000.
116. Katsiki, M., Chondrogianni, N., Chinou, I., et al. "The Olive Constituent Oleuropein Exhibits Proteasome Stimulatory Properties In Vitro and Confers Life Span Extension of Human Embryonic Fibroblasts," *Rejuvenation Research* 10(2):157-72, 2007.
117. Sawada, Y., Sone, K. "Hydration and Occlusion Treatment for Hypertrophic Scars and Keloids," *British Journal of Plastic Surgery* 45:599, 1992.
118. Mustoe, T.A , et al. "International Clinical Recommendations on Scar Management" [Review]. *Plastic & Reconstructive Surgery* 110(2):560-71, August 2002.
119. Sawada, Y., Urushidate, S., Nihei, Y. "Hydration and Occlusive Treatment of a Sutured Wound," *Annals of Plastic Surgery* 41:508, 1998.
120. Niessen, F., et al. "The Use of Silicone Occlusive Sheet (Sil-K) and Silicone Occlusive Gel (Epiderm) in the Prevention of Hypertrophic Scar Formation," *Plastic & Reconstructive Surgery* 102(6):1962-72, 1998.
121. Mustoe, T.A. "Evolution of Silicone Therapy and Mechanism of Action in Scar Management," *Aesthetic Plastic Surgery* 32(3):82-92, March 2008.
122. Mustoe, T.A. "The Role of the Epidermis in the Control of Scarring: Evidence for Mechanism of Action for Silicone Gel," *Journal of Plastic, Reconstructive & Aesthetic Surgery* 61(10):1219-25, October 2008.
123. Maquart, F.X., Bellon, G., Gillery, P., Wegrowski, Y., Borel, J.P. "Stimulation of Collagen Synthesis in Fibroblast Cultures by a Triterpene Extracted from *Centella asiatica*," *Connective Tissue Research* 24(2):107-20, 1990.
124. Zhang T., Tian-zeng, L., Ying Bin, X.

"Asiaticoside on Hypertrophic Scars of Transforming Growth Factor-β mRNA and Matrix Metalloproteinase Expression," *Journal of Southern Medical University* 26(1), January, 2006.

125. Bonte, F., Dumas, M., Chaudagne, C., Meybeck, A. "Influence of Asiatic Acid, Madecassic Acid, and Asiaticoside on Human Collagen I Synthesis," *Planta Medica* 60(2):133, April 1994.

126. Ju-Lin, X., Shao-Hai, Q., Tian-Zeng, L., Bin, H., Jing-Ming, T., Ying-Bin, X., Xu-Sheng, L., Bin, S., Hui-Zhen, L.,Yong, H. "Effect of Asiaticoside on Hypertrophic Scar in the Rabbit Ear Model," *Journal of Cutaneous Pathology* 36(2):234-9, February 2009.

127. Saulis, A.S., Mogford, J.H., Mustoe, T.A. "Effect of Mederma on Hypertrophic Scarring in the Rabbit Ear Model," *Plastic and Reconstructive Surgery* 110(1):177-83, July 2002.

第10章

营养和伤口护理

学习目标

1. 描述识别营养问题/事宜的筛查过程。
2. 识别完成一次营养评估的相关参数。
3. 描述各营养素在伤口预防和愈合中的作用。
4. 定义营养支持治疗用于营养不良的作用。

营养在伤口预防和治疗中均起到关键作用。预防压疮的目标是筛查和识别有发生压疮危险的个体。对有压疮发生高度危险的或当前存在一个或多个伤口的个体均应进行营养评估，评估获得的资料可用于制订营养支持计划。应该以标准方案和资料回顾为依据去选择用于处理当前病情的营养干预措施，作为新的研究数据。

营养筛查

营养筛查是识别与已知的营养问题相关特征的过程。其目的是准确找出营养不良或有营养不良危险的个体，并根据发现的情况确定适当的干预措施。根据所选择的筛查方法，任何有资质的医务人员均可进行筛查，包括营养医师、注册营养技师、注册护士、内科医师或其他有资质的医疗专业人员。

目前有多种营养筛查工具，包括微型营养评价（Mini-Nutritional Assessment，MNA）、营养不良通用筛查工具（Malnutrition Universal Screening Tool，MUST）、营养不良筛查工具（Malnutrition Screening Tool，MST）和营养主观整体评估（Subjective Global Assessment，SGA）[1]。微型营养评价最近被缩减为一个6个项目的工具（简化版微型营养评价）[2]。在可用的筛查工具中，仅微型营养评价在老年人群和长期护理中得到了验证。简化营养食欲调查问卷能够检测老年人的食欲减退并预测之后6个月的体重减轻程度[3]。

使用营养评估工具一个概念上的问题是测量的结果是否反映真正的营养不良还是单纯患病的患者。根据定义，在提供充足营养素的情况下应能纠正营养不良，相反，因潜在炎性疾病而患有恶病质的患者采用营养干预措施明显无效[4]。一些公开的数据表明微型营养评价能够敏感反映出重新喂养所造成的营养状态变化[5]，但是需进一步研究以制定一种能够预测营养纠正疗效的营养评估工具。

在无任何已知疾病的情况下体重显著减轻使患者具有营养不良的危险。同样，患病状况和病情（包括营养不良）会增加发生压疮的危险并影响愈合过程。有营养不良危险和有发生压疮危险的人群具有一些常见的因素，包括：

1. 体重显著减轻：1 个月内减轻 5 磅（约 2.27kg）或以上，30 天内体重减轻 5%，或 180 天内体重减轻 10%；

2. 患病状况和病情：糖尿病、吸收不良、痴呆、慢性阻塞性肺疾病（chronic obstructive pulmonary disease，COPD）、癌症或肾脏疾病；

3. 不能移动和不能活动：臀部骨折、脊柱损伤、脑卒中；

4. 由于脑卒中、帕金森病和中枢性瘫痪导致的咀嚼和吞咽困难（吞咽障碍）；

5. 食欲减退、厌食症、食物和液体摄入不足；

6. 药物的不良反应。

糖尿病

糖尿病患者具有较高的并发症发生率，包括感染，这是既能形成伤口又能影响伤口愈合的并发症[6]。高血糖会损害白细胞的功能，导致炎症过程和感染消退的延长。对于糖尿病患者，糖化血红蛋白（glycosylated hemoglobin，HbA1c）检测是血糖水平的最佳指标，因为此指标反映了患者过去 3 个月的血糖控制情况。Marston 注意到不能有效地处理失控的 HbA1c 水平会妨碍糖尿病足溃疡的愈合[7]，但是这一点可能并不适用于压疮。

糖尿病患者的主要营养目标是改善血糖和血脂的代谢，控制血糖和血脂水平和提供适当的能量。不再使用术语“ADA 饮食”是因为美国糖尿病协会（American Diabetes Association，ADA）不推荐和支持任何单一饮食。目前美国糖尿病协会推行固定碳水化合物糖尿病膳食方案（consistent carbohydrate diabetes meal plan），将每天每餐和零食的碳水化合物综合考虑。该方案通常包括：能量的 50% 来自碳水化合物，20% 来自蛋白质，30% 来自脂肪，强调单不饱和与多不饱和脂肪酸类食物的摄取。固定碳水化合物方案在疗养院对 2 型糖尿病的治疗已获得成功[8]。

肾脏疾病

有肾脏疾病的患者常伴有多种疾病，例如糖尿病或心脏病。这些疾病使患者的饮食营养参数变得复杂。例如，肾脏病饮食限制能量、蛋白质、钾、磷、钠和液体的摄入，常导致饮食摄入不足，无法达到有伤口患者的营养需求。

肥胖、精神状态改变和功能受限

有伤口的肥胖患者应摄入充分的蛋白质和能量以达到伤口愈合的需要，而不能采用减肥的低能量饮食。

精神状态改变常常会限制患者独立进食的能力，或影响其对平衡饮食重要性的理解。老年性痴呆常导致体重减轻、吞咽困难、营养不良和压疮。如果患者无法在医护人员的协助下获取充足的营养，则可能导致无意识的体重减轻和营养不良，进而增加其发生压疮的危险。

不能移动会影响患者自行调配饮食或到餐馆就餐的能力，导致其饮食中缺乏适当的营养素。例如，臀部骨折和脊柱损伤限制活动，且臀部骨折常伴有剧烈疼痛，使患者难以专心调配和（或）进食健康饮食；功能受限，例如咀嚼或吞咽困难，影响患者摄入充足能量和液体的能力；听觉和视觉损害会影响患者交流的能力，常导致进食量减少。

压疮

负责管理长期护理机构的美国医疗保险和医疗补助服务中心（The Centers for Medicare and Medicaid Services，CMS）已将压疮、营养不足、非自愿体重减轻作为主要观察内容。处于压疮发生低度危险的患者被自动作为警示事件考虑。2004 年，美国医疗保险和医疗补助服务中心[9,10]修订了联邦标签 314（F-314）为检查员提供指南，作为影响美国专业护理机构《国家医疗人员认证手册》的一部分。该指南包含一部分关于营养不良和脱水的内容，指出“尽管采取了适当措施改善能量和营养摄取，患者仍有体重减轻且压疮难以愈合，可能说明患者处于多系统衰竭或处于终末状态或生命垂危状态，需另外评估患者的整体情况”。多学科之间应相互协作，就患者的预后和预期的临床病程制定营养目标（参见“压疮发生高度危险的定义”）。

营养评估

营养评估是一个获取数据、验证和解读数据以确定营养相关问题的实质和原因的系统过程，它是一个持续的过程，包括原始数据采集，继而对照具体的标准对患者状态进行不断地再评估和分析[11]。该评估利用患者的病史、体格检查、人体测量结果和实验室检查数据评估患者的营养状态。该评估还包括解读筛查过程中的数据以及审查其他专科的资料（如语言治疗、职业或物理治疗）。营养评估要在执行护理计划、干预措施、监视和评价之前完成。

压疮发生高度危险的定义

美国医疗保险和医疗费用补助服务中心确定了下列压疮发生的危险因素：

1. 移动能力受损/减退和躯体功能活动能力下降
2. 合并症，例如终末期肾病、甲状腺疾病或糖尿病
3. 服用影响伤口愈合的药物，例如类固醇激素
4. 灌注或局部血流受损，例如大动脉粥样硬化或下肢动脉供血不足
5. 患者拒绝某些护理或治疗
6. 认知受损
7. 尿失禁和大便失禁浸渍皮肤
8. 营养不足、营养不良和脱水
9. 有先前已经愈合的压疮

转载自 F Tag 314. "Procedures: 483.25(c): Pressure Sores." Federal Register, 2004, 56(187).

每天能量需求

估计患者的每天能量需求是评估过程的一部分，并且有助于制订适当的方案来预防和(或)治疗伤口。间接热量测定是估计能量消耗的金标准，并且将疾病、损伤和其他医学情况导致的应激进行量化处理[12]。但是，间接热量测定在急重症护理之外并未得到广泛的使用。Harris-Benedict 公式测量的是静息代谢率而非基础能量消耗，但是其在肥胖或严重营养不良的个体中的准确率存在争议。Mifflin-St.Jeor 公式适用于健康成人以及超重和肥胖的个体[13, 14]。活动和损伤因素加基础公式等于平均每天能量总需求。

作为营养评估的一部分，观察进食过程使医疗专业人员有机会确定患者是否存在需语言或作业治疗的咀嚼或吞咽问题。存在吞咽问题的个体难以充分摄入食物和液体，而摄入不充分则使其具有患压疮的危险。语言治疗师制定饮食结构并协助患者提出特殊摄食方法的需求，并由饮食服务部门来完成。例如，患者可能需要稠厚的液体来避免误吸。作业治疗师选定适当的自理进食设施帮助患者独立进食。同样，物理治疗期间通常导致能量和液体需求增加，营养师应计算这一增加量并安排在适当时间进行补充。

营养不良的体征

评估患者的皮肤状态，通过四肢皮肤的松弛程度检查皮下脂肪的损耗。观

察患者是否有精神倦怠、肌肉萎缩，以及在无心脏疾病或循环疾病的情况下是否有周围性水肿。毛发暗淡、干燥和稀疏表明可能存在蛋白 - 能量缺乏（更多体征[15]，见营养不良的体征）。

营养不良的体征

体征	可能原因
毛发	
暗淡、干燥、缺少自然光泽	蛋白 - 能量缺乏
	必需脂肪酸（EFA）缺乏
纤细、稀疏、弯曲减少、颜色改变、色素脱失、易脱落	锌缺乏
	其他营养素缺乏：锰、铜
眼	
眼周细小、黄色团块	高脂血症
双眼周围白色圆环	
眼睑睑缘炎，眼睑下“砂砾”	核黄素缺乏
结膜苍白	维生素 B_{12}、叶酸和（或）铁缺乏
夜盲、结膜干燥、角膜暗淡变软	维生素 A、锌缺乏
眼角发红和龟裂	烟酸缺乏
角膜周围细小血管环	全身营养较差
唇	
口唇发红和肿胀	烟酸、核黄素、铁和（或）维生素 B_6 缺乏
口角龟裂、口角瘢痕	烟酸、核黄素、铁和（或）维生素 B_6 缺乏
口唇疼痛、烧灼感、苍白	维生素 B_6 缺乏
齿龈	
松软、肿胀、易出血、发红	维生素 C 缺乏
牙龈炎	叶酸、维生素 B_{12} 缺乏
口腔	
唇干裂、口角瘢痕	核黄素、叶酸缺乏，维生素 B_6 缺乏
疼痛、烧灼感	核黄素缺乏
舌	
疼痛、肿胀、猩红、粗糙	叶酸、烟酸缺乏
舌疼痛、烧灼感，呈紫色	核黄素缺乏
舌乳头（小突起）消失	核黄素、维生素 B_{12}、维生素 B_6 缺乏
舌炎	铁、锌缺乏，维生素 B_6 缺乏

营养不良的体征（续）

体征	可能原因
味觉	
味觉减退	锌缺乏
牙齿	
灰褐色斑	氟化物摄入过多
脱落或萌出异常	全身营养较差
面部	
皮肤颜色脱失、颊部和双眼变暗、腮腺增大、鼻孔周围皮肤脱皮	蛋白-能量缺乏，尤其是烟酸、核黄素和维生素 B_6 缺乏
苍白	铁、叶酸、维生素 B_{12} 和维生素 C 缺乏
色素沉着	烟酸缺乏
颈部	
甲状腺肿大	碘缺乏
甲状腺功能减退症状	碘缺乏
指/趾甲	
脆性增加、条纹	蛋白质缺乏
反匙状	铁缺乏
皮肤	
伤口愈合缓慢	锌缺乏
银屑病	生物素缺乏
湿疹	核黄素缺乏
鳞屑	生物素缺乏、维生素 B_6 缺乏
出血导致的皮肤青紫	维生素 C 和（或）维生素 K 缺乏
干燥、马赛克、砂纸感，片状	维生素 A 过多或缺乏
肿胀并变暗	烟酸缺乏
皮下脂肪组织减少或双侧水肿	蛋白-能量缺乏
皮肤发黄	胡萝卜素缺乏或过多
皮肤潮红	烟酸
苍白	铁、叶酸缺乏
消化道	
厌食、胃肠胀气、腹泻	维生素 B_{12} 缺乏
肌肉系统	
无力	磷或钾缺乏

营养不良的体征(续)

体征	可能原因
外观萎缩	蛋白-能量缺乏
腓肠肌压痛、膝腱反射消失	维生素 B_1 缺乏
周围神经病变	叶酸、维生素 B_6、泛酸、磷、维生素 B_1 缺乏
肌肉震颤	镁或维生素 B_6 过多或缺乏
肌肉抽搐	氯减少、钠缺乏
肌肉疼痛	生物素缺乏
骨骼系统	
骨骼矿物质脱失	钙、磷、维生素D缺乏
小腿和膝关节骨骺扩大	维生素D缺乏
小腿弯曲	维生素D缺乏
神经系统	
倦怠	蛋白-能量缺乏
位置和振动觉缺失,跟腱反射、膝腱反射减退或消失、抑郁、注意力不集中、记忆缺失、谵妄	维生素 B_1、维生素 B_{12} 缺乏
癫痫、记忆力损害和行为障碍	镁和锌缺乏
周围神经病变、痴呆	维生素 B_6 缺乏

获准转载自 Physical Signs of Malnutrition: Pocket Resource for Nutrition Assessment. Chicago, IL: Dietetics in Health Care Communities, 2009: 65-69.

老年人由于活动减少、合并多种疾病、营养较差和肌肉萎缩，尤其容易发生压疮。普遍认为与皮肤破损有关的营养因素包括蛋白质缺乏(造成负氮平衡)、贫血(抑制红细胞的生成)和脱水(导致皮肤干燥、脆性增加)。

此外，免疫功能随年龄增大而减退，导致感染的危险增加。随年龄增加，皮肤对温度、疼痛和压力的感觉也减退，这影响了皮肤的弹性和愈合过程。

为指导营养评估和确定适当的治疗，目前已制定了一个用于预防压疮的营养指导公式(参见“压疮预防流程：营养指南”)。

药物可影响患者的营养状态且已被认为是导致体重减轻的一个原因[16]。药物可抑制或诱导某一营养素的代谢或增加某一营养素的排泄。用于镇静和平息焦虑的药物可能降低活动和活跃水平，使患者有发生压疮的危险。药物可增加或降低食欲，改变味觉或嗅觉，或导致胃部不适。放射治疗、化学治疗和肾脏透析可导致患者恶心和呕吐增加，并使患者活动减少，使患者处于危险之中。药物治疗可引发不良反应；例如，抗生素常引起恶心和胃部不适，使患者食物和液体摄入减少。能够影响营养素摄入或与营养素之间存在相互作用的药物非常多且复杂[17]。在这种情况下，咨询老年医学药理学家可能有所帮助。

人体测量因素

人体测量，也就是身体尺寸、体重和比例的测量，用于评估患者的营养状态。人体测量数据的变化可能是出现某种问题的信号，例如消瘦或水肿，反映营养过剩或缺乏。准确的身高和体重是必需的，因为这是确定能量和营养素需求的基础。对于改变真实体重的一些外在物品和其他器具应进行调整或标注。

实践要点

患者每次测量体重时应使用相同的称量工具，穿最少的衣物，在每天相同的时间进行测量。

体质指数（BMI）是一种体重和身高的比例，通过体重（kg）除以身高（m）的平方计算：

$$BMI=\frac{体重(kg)}{身高^2(m^2)} \quad 或 \quad BMI=\frac{体重(lb)}{身高^2(in^2)}\times 705$$

正常水合状态的人 BMI 超过 30 考虑为肥胖[18]。BMI 小于 19 对于成年人考虑为体重过轻，且患者可能存在营养不良的危险[19]。

外伤、手术、烧伤、骨折或伤口造成的应激使得愈合所需的营养素储备耗竭。如果不能提供充足的碳水化合物和脂肪，蛋白质储备将作为能源被使用。

理想的体重，有时称为推荐体重或期望体重，可采用专门的计算得出近似值。但是，测量营养不良严重性更可靠的指标是与日常体重比较的差异，即体重减少程度。

$$\frac{日常体重-当前体重}{日常体重}\times 100\%=体重减轻程度(\%)$$

例如，日常体重为 145 磅（约 65.77kg）的患者在 30 天内体重降至 137 磅（约 62.14kg），则其体重减轻了 5.5%。

在评价体重变化的严重性时，重要的是要确定影响体重的可能原因，如近期手术、利尿药治疗或其他新治疗。体重减轻，特别是在老年人中，会导致营养不良和死亡危险升高。30 天内体重减轻 5% 或 6 个月内减轻 10% 会增加死亡危险[20, 21]。

生化数据

评价生化检查结果是营养评估过程的一部分。然而尚没有一项检测是特别针对营养状态的（参见“用于筛查水合状态的实验室检查值”）。

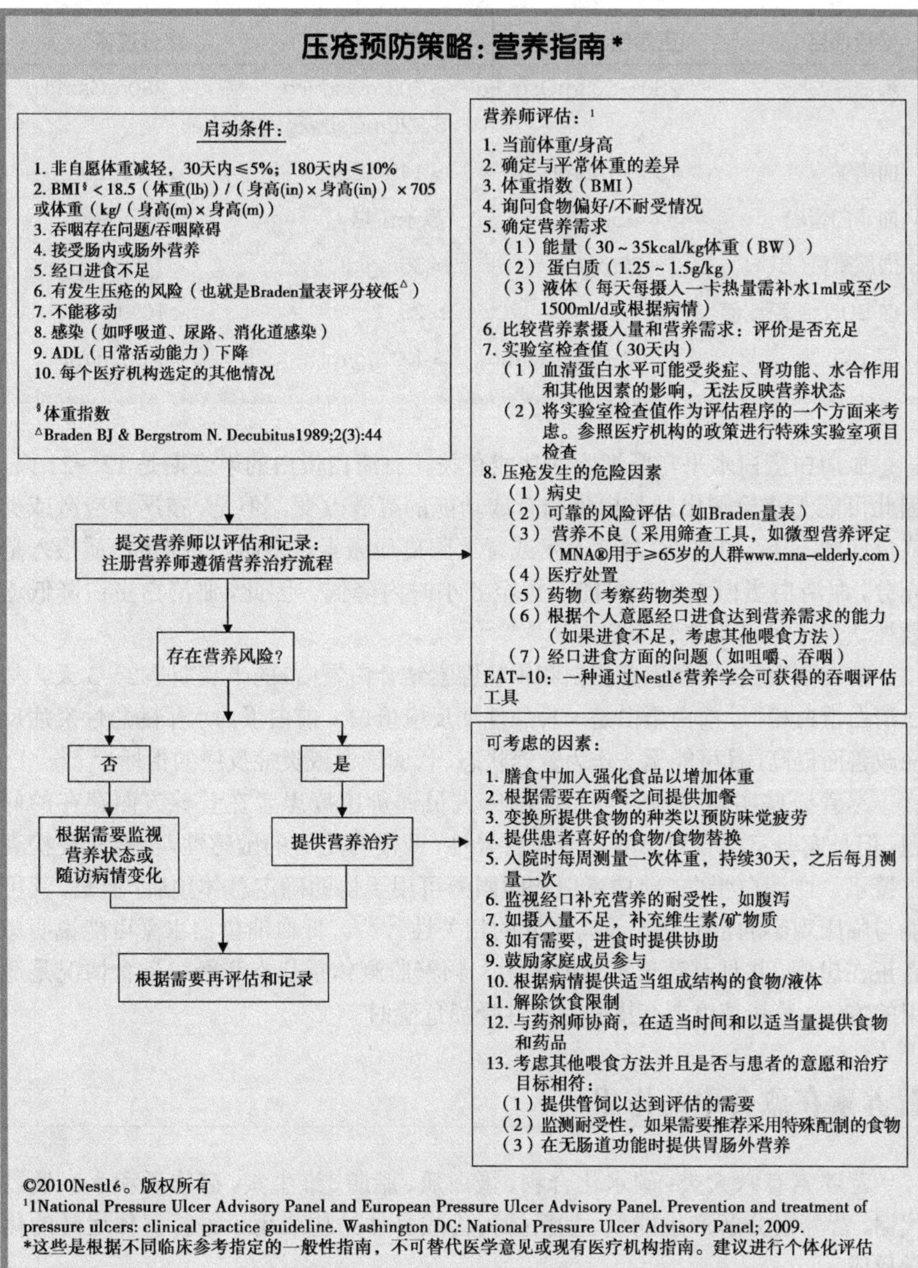

压疮预防策略：营养指南 *
启动条件：
1. 非自愿体重减轻，30天内≤5%；180天内≤10%
2. BMI§ < 18.5（体重(lb)）/（身高(in) × 身高(in)）× 705 或体重（kg/（身高(m) × 身高(m)）
3. 吞咽存在问题/吞咽障碍
4. 接受肠内或肠外营养
5. 经口进食不足
6. 有发生压疮的风险（也就是Braden量表评分较低△）
7. 不能移动
8. 感染（如呼吸道、尿路、消化道感染）
9. ADL（日常活动能力）下降
10. 每个医疗机构选定的其他情况
§体重指数
△Braden BJ & Bergstrom N. Decubitus1989;2(3):44
提交营养师以评估和记录：注册营养师遵循营养治疗流程
存在营养风险？
否
是
根据需要监视营养状态或随访病情变化
提供营养治疗
根据需要再评估和记录
营养师评估：1
1. 当前体重/身高
2. 确定与平常体重的差异
3. 体重指数（BMI）
4. 询问食物偏好/不耐受情况
5. 确定营养需求
（1）能量（30 ~ 35kcal/kg体重（BW））
（2）蛋白质（1.25 ~ 1.5g/kg）
（3）液体（每天每摄入一卡热量需补水1ml或至少1500ml/d或根据病情）
6. 比较营养素摄入量和营养需求：评价是否充足
7. 实验室检查值（30天内）
（1）血清蛋白水平可能受炎症、肾功能、水合作用和其他因素的影响，无法反映营养状态
（2）将实验室检查值作为评估程序的一个方面来考虑。参照医疗机构的政策进行特殊实验室项目检查
8. 压疮发生的危险因素
（1）病史
（2）可靠的风险评估（如Braden量表）
（3）营养不良（采用筛查工具，如微型营养评定（MNA®用于≥65岁的人群www.mna-elderly.com）
（4）医疗处置
（5）药物（考察药物类型）
（6）根据个人意愿经口进食达到营养需求的能力（如果进食不足，考虑其他喂食方法）
（7）经口进食方面的问题（如咀嚼、吞咽）
EAT-10：一种通过Nestlé营养学会可获得的吞咽评估工具
可考虑的因素：
1. 膳食中加入强化食品以增加体重
2. 根据需要在两餐之间提供加餐
3. 变换所提供食物的种类以预防味觉疲劳
4. 提供患者喜好的食物/食物替换
5. 入院时每周测量一次体重，持续30天，之后每月测量一次
6. 监视经口补充营养的耐受性，如腹泻
7. 如摄入量不足，补充维生素/矿物质
8. 如有需要，进食时提供协助
9. 鼓励家庭成员参与
10. 根据病情提供适当组成结构的食物/液体
11. 解除饮食限制
12. 与药剂师协商，在适当时间和以适当量提供食物和药品
13. 考虑其他喂食方法并且是否与患者的意愿和治疗目标相符：
（1）提供管饲以达到评估的需要
（2）监测耐受性，如果需要推荐采用特殊配制的食物
（3）在无肠道功能时提供胃肠外营养
©2010Nestlé。版权所有
1 1National Pressure Ulcer Advisory Panel and European Pressure Ulcer Advisory Panel. Prevention and treatment of pressure ulcers: clinical practice guideline. Washington DC: National Pressure Ulcer Advisory Panel; 2009.
*这些是根据不同临床参考指定的一般性指南，不可替代医学意见或现有医疗机构指南。建议进行个体化评估

蛋白质状态可通过氮平衡研究、血液内脏蛋白水平和免疫功能检查(如淋巴细胞总数)来评价。

筛查水合状态的有用实验室检查结果

检查项目	正常值	脱水	水分过多
渗透压	280～303mOsm/kg	>303mOsm/kg >320mOsm/kg(临界)	<280mOsm/kg
血清钠	135～145mEq/L	>145mEq/L	<130mEq/L
血清白蛋白	3.4～5.4g/dl	高于正常	低于正常
血尿素氮(BUN)	7～20mg/dl	>35mg/dl	<7mg/dl
血BUN/肌酐比值	10∶1	>25∶1	<10∶1
尿比重	1.002～1.028g/ml	>1.028g/ml	<1.002g/ml

血清白蛋白水平与肝细胞的功能有关。血清白蛋白的半衰期是12～21天，因此可能无法检测出肝脏白蛋白合成功能的显著改变。但是，在严重应激或炎症反应状态下，如感染、急症手术或肾上腺皮质激素过多时，即便蛋白质摄入量充分，血清白蛋白水平也可能在短至8小时内降低。因此，血清白蛋白降低逐渐被认为不足以反映营养状态[4，19，20，22，23]。

前白蛋白(转甲状腺素蛋白和甲状腺素结合白蛋白)的半衰期是2～3天。与血清白蛋白相似，前白蛋白是一种急性期反应蛋白。前白蛋白水平随急性炎症反应改善而提高，且可能无法作为营养状态、代谢应激或炎症反应的指标[22，23]。

尽管一些实验室检查可帮助临床人员评价压疮患者在营养方面存在的问题，但是实验室检查对患者不具有特异性，或没有足够的敏感性，需要重复检查去警示。血清白蛋白、前白蛋白和胆固醇可用于协助确定总体预后；但是，其可能与临床观察的营养状态没有良好的相关性[23-26]。低血清蛋白水平可能说明患者正在患病，并且有营养不良的危险。频繁监测体重状态和经口进食情况是适用的方法，尤其是患者有皮肤完整性受损危险时。

营养素在愈合中的作用

营养素有六大类：碳水化合物、蛋白质、脂肪、维生素、矿物质和水。通过代谢，营养素分解产生能量、重新排列构成身体结构或用于维持躯体运转的化学反应。

碳水化合物

碳水化合物提供能量和防止蛋白储备异生为糖原。碳水化合物应占个体总能量摄入的 50%～60%。碳水化合物补充不足会导致肌肉萎缩（躯体强制将蛋白质储备转化为能量使用）、皮下组织损耗和伤口愈合不良（参见“营养素的功能和来源”）。

营养素的功能和来源

营养素	功能	来源
热量	提供充足的能量、防止体重减轻、保存肌肉体质	碳水化合物、蛋白质和脂肪，其中碳水化合物和脂肪是主要来源
碳水化合物	释放能量、节省蛋白质	谷物、水果和蔬菜，制成复合碳水化合物是较好的来源
蛋白质	含伤口愈合所必需的氮。免疫系统的组成部分，构成皮肤、软骨和肌肉	肉类、鱼、禽类、豆类和奶制品；选择瘦肉和脱脂或低脂奶制品
脂肪	最浓缩的能量来源 运输脂溶性维生素 提供皮下隔热层和骨性突起部位的衬垫	肉类、蛋、奶制品和植物油
液体	矿物质和维生素，氨基酸和葡萄糖的溶剂 协助维持体温以及将养分运至细胞和将废物运离细胞	水、果汁和其他饮料；水果和蔬菜约含 95% 的水
维生素 C	水溶性、无热量的有机营养素，是胶原合成和铁吸收所必需的营养素	柑橘类水果和果汁、土豆、番茄、花椰菜
矿物质：锌和铜	无机、无热量营养素 锌是胶原合成、蛋白质代谢以及协助免疫功能的一个辅助因子 铜协助红细胞的形成并参与胶原连接素和红细胞生成素的功能	锌：肉类、肝脏、蛋和海产品 铜：坚果、干果、动物内脏、干豆、全谷粒

蛋白质和氨基酸

蛋白质是除碳、氢和氧之外唯一含氮的营养素；有些蛋白质也包含硫和磷。这些元素联合起来形成蛋白质的最小单元，氨基酸。蛋白质负责修复和合成多种酶，以参与促进伤口愈合、细胞增殖以及胶原和结缔组织的合成。蛋白质是免疫系统发挥功能所需抗体的一种成分；20%～25% 的热量应从蛋白质获取。

压疮患者的蛋白质需要量仍需进行论证，但公认的是应高于当前成人推荐量，即 0.8g/(kg•d)。年龄增长通常引起骨骼肌减少以及蛋白质新陈代谢下降，在 70 岁之前降至 20% 或更少。在 70 岁之前蛋白质组织占全身新陈代谢量的 30%。这一下降可能改变躯体对抗感染和促进伤口愈合的能力。研究支持应将健康老年人的蛋白质需求量增加至 1.0～1.2g/(kg•d)[27-29]，当前处于应激状态下的伤口患者蛋白质膳食摄入量推荐为 1.2～1.5g/(kg•d)[30]，很多患有慢性病的老年患者在这一水平无法维持氮平衡。蛋白质摄入量增加至 2.0g/(kg•d) 以上将不会增加蛋白质的合成和可能引起患者脱水[31]。

膳食蛋白质摄入和伤口愈合的这一关系引发了对特殊氨基酸的研究。当机体处于应激状态时，谷氨酰胺、半胱氨酸和精氨酸成为条件必需氨基酸，尽管谷氨酰胺可作为成纤维细胞和表皮细胞的能源，但其在伤口愈合方面并未表现出明显的作用[32]。

L- 精氨酸含有 32% 的氮，其作用是激活参与伤口愈合的胰岛素样生长因子。精氨酸在健康老年人中能够提高免疫功能和伤口胶原沉积[33]。在对养老院压疮患者实施经口补充氨基酸的耐受性和对免疫功能影响的研究中，作者的结论是药物剂量的精氨酸具有良好的耐受性，但是不能提高淋巴细胞增生或白细胞介素(IL)-2 的生成[34]。另一项研究评价了含精氨酸的高热量营养剂的使用情况，发现存在压疮的个体压疮愈合量表(Pressure Ulcer Scale for Healing, PUSH)的评分降低了，但这是一项为期 3 周的小样本干预性研究，没有计算完整的愈合率[35]。到目前为止，其他的系统回顾尚未发现证据建议单独使用精氨酸或与其他营养素联用以促进压疮愈合[36]。

一项随机、前瞻性多中心对照研究在 23 个长期护理机构评价了一种浓缩、强化的胶原蛋白水解物营养剂的使用情况。四个州中的 90 例Ⅱ、Ⅲ或Ⅳ期压疮患者参与了研究。患者被随机分组，接受常规护理加蛋白水解物营养剂或常规护理加安慰剂治疗，每天 3 次，共 8 周。常规护理指的是参与研究的患者继续接受其在进入研究前使用的营养剂或强化食品。在第 8 周前，治疗组中 PUSH 评分较对照组降低 50%，研究得出的结论是浓缩、强化的胶原蛋白水解物营养剂可能降低长期护理机构中压疮患者的 PUSH 评分，未来需要更多研究来确定精氨酸和谷氨酰胺强化的高蛋白质营养剂的疗效[37]。

脂肪和脂肪酸

脂肪是能量最浓缩的营养素，以甘油三酯的形式储存在脂肪组织中，提供备用能源。脂肪热量应占摄入总热量的20%～25%，瘦肉、禽类、鱼、低脂奶制品和植物油是脂肪的理想来源。

维生素

脂溶性维生素

脂溶性维生素A、维生素D、维生素E和维生素K储存在躯体的肝脏和脂肪组织中，由于躯体无法排泄过量的脂溶性维生素，因此存在过量中毒的危险。

实践要点

如患者正在补充营养剂，应观察是否有脂溶性维生素A、维生素D、维生素E和维生素K过量中毒的症状和体征。

维生素A参与表皮细胞的维护，也能促进成纤维细胞的细胞分化和胶原合成。维生素A缺乏并不常见，但可导致伤口愈合延迟和更容易感染。

维生素E是一种抗氧化剂，参与正常脂肪的代谢和胶原合成。维生素E缺乏在伤口愈合中无明显影响[38]，且通过降低肝脏视黄酯的水解速率而阻碍维生素A的吸收[39]。

水溶性维生素

水溶性维生素C和维生素B在伤口愈合中起到一定的作用。维生素C是胶原合成所必需的，胶原和成纤维细胞是构成新生伤口床的结构基础。维生素C缺乏使伤口愈合时间延长且对感染的抵抗力降低[40]，但是，无临床证据表明提供超过70～90mg/d膳食参考摄入量（dietary reference intake，DRI）的维生素C能够促进伤口愈合。一项多中心双盲研究，将88例压疮患者随机分组，两组分别给予10mg和500mg维生素C治疗，每天两次。研究未发现两组之间在伤口愈合或闭合速率方面有任何提高[41]，甚至超出治疗剂量的维生素C也未发现能够促进伤口的愈合[42]。

辅酶类（B族维生素）是糖、氨基酸和脂肪产生能量所必需的。吡多锌（维生素B_6）在维持细胞免疫和生成红细胞方面具有重要作用。硫胺素和核黄素是形成适当连接素和胶原生成所需要的，但是其在压疮中的作用尚未得到证实。

矿物质

矿物质也是患者康复所需要的。锌是胶原形成的一个辅助因子，也参与蛋白质代谢，从肝脏储存中释放维生素 A，在血液凝固中与血小板相互作用和辅助免疫功能。伤口引流或大量消化道液体丢失会迅速导致锌缺乏，而长期膳食摄入不足也会引起锌缺乏。锌在躯体内通过白蛋白进行转运，因此血浆白蛋白降低（例如在感染、脓毒症或创伤时）会导致锌吸收下降[43]。当前无临床证据支持补锌治疗（例如每天使用含超过 50mg 锌元素的 200～300mg 硫酸锌）。在一项压疮患者的小样本研究中，补锌 12 周的患者与未补锌的患者相比未发现对溃疡愈合有影响[44]。锌的膳食参考摄入量为 8～11mg，最大每天摄入量或摄入耐受上限（元素锌）为 40mg[45]。血清锌过高可抑制愈合，影响吞噬作用，且干扰铜代谢[46, 47]。

铜参与胶原连接素和红细胞生成；成年男性和女性的 DRI 为 900μg/d。

铁是血红蛋白的一个组成部分，参与胶原转运和氧运输。50～70 岁的成年男性和女性的每天需要量为 8mg/d。如果进食量不足，或是怀疑或确诊存在铁缺乏，通常推荐补充多种维生素和 100% 膳食参考摄入量的矿物质。对于有伤口的患者推荐使用的一些口服营养剂、肠内制剂和强化食品另外含有一些微量元素，在补充其他营养剂之前应考虑到这一点。

水

成人体重的 60% 是由水构成的。水在人体内分布于三个体液腔隙中（细胞内、间质内和脉管内）。水在人体中具有很多重要的作用，包括：

1. 协助伤口部位的水合和氧气弥散

2. 作为矿物质、维生素、氨基酸、糖和其他小分子的溶剂，并使其能够在细胞内外弥散

3. 给细胞运输养料并将废物从细胞排出

有正在引流的伤口、呕吐、恶心、体温升高或出汗增多的患者需额外的液体来补充丢失的液体[48]。卧于悬浮床上的患者每天应额外补充液体。正常伤口愈合需要组织氧合，Stotte 和 Hopf[49] 的资料表明，增加液体摄入可能增加低位组织的氧合水平。患者脱水表现为体重减轻（2%，轻度；5%，中度；8%，重度）、皮肤和黏膜干燥、脉率增快、静脉压降低、低体温、低血压和感觉改变。总液体需求量由食物和液体所含的水构成。食物数量占健康成人总液体摄入量的 19%～27%[50]。

有脱水危险的患者需要接受密切监视，例如每天测量体重（见脱水的体征）。48 小时内体重减轻 2kg 说明相应丧失了 2L 液体。老年患者的口渴感常有所下

降，应更频繁地提供液体。美国医学管理协会近期发布了脱水治疗的指南[48]。

脱水的体征

1. 充分的水合是所有患者所必需的，有伤口的患者更是如此。利用下列指南以预防脱水——并在脱水发生时能够对其认识和治疗

（1）如果患者可自行饮水，应在床旁常备饮用水或其他饮料以供患者轻松取用，并且应以患者容易握持的容器盛装

（2）如果患者无法自行饮水，应每 2 小时喂水一次

2. 如果怀疑有脱水，检查是否有以下情况：

（1）皮肤干燥

（2）嘴唇开裂

（3）口渴（老年患者中常不明显）

（4）皮肤充盈差（在老年患者中掐捏试验检查皮肤充盈度是脱水的一个可靠指标。如果采用这一试验，只能选择前额或胸骨部位的皮肤，且应轻柔地掐捏。如果水合良好，皮肤会在 2 秒内回复原位）

（5）发热

（6）食欲减退

（7）恶心

（8）头晕

（9）实验室检查结果（血清肌酐、血红蛋白、血尿素氮、钾、氯和渗透压升高。根据脱水的潜在原因，钠可升高、正常或降低）

（10）血压降低

（11）脉率升高

（12）便秘（近期腹泻可能是脱水的原因，而存在脱水时常合并便秘）

（13）尿液浓缩

营养干预措施

对于存在伤口（如压疮）的患者，营养不良的治疗是极为重要的。营养状态、营养不良、营养支持和营养摄入均是这一治疗的重点。2009 美国国家压疮顾问专家组 / 欧洲压疮顾问专家组（NPUAP/EPUAP）颁布的压疮预防和治疗指南提供了营养方面的建议，为医师对个体患者开展营养干预治疗提供了对策[30]（见用于压疮预防的营养）。在使用这些指南时应做出临床判断，因为其可能不适于所有情况。

营养状态是否影响压疮的发生率、进展和严重性？回顾一些流行病学研究支持这一观点[51]，包括发现患者在入院时营养不良会导致其有发生压疮的可能。在一项前瞻性研究中，入院时营养不良的高危患者发生压疮的比例（17%）两倍于营养充足的患者（9%）[52, 53]。在美国国家压疮长期护理研究（National Pressure

用于压疮预防的营养

对因急性或慢性疾病或手术后有营养不良危险和压疮危险的患者提供高蛋白复合口服营养剂和（或）在日常饮食之外的管饲。（证据等级 = A）

在日常进食之间加用口入营养补充（oral nutritional supplements，ONS）和（或）管饲（tube feeding，TF）以避免日常饮食期间正常食物和液体摄入减少。（证据等级 = C）

压疮愈合中营养的作用

1. 筛查和评估每例压疮患者入院时和每次病情变化时和（或）未观察到有压疮愈合趋势时的营养状态。（证据等级 = C）

（1）建议所有压疮患者接受营养医师的早期评估和针对营养问题的干预。（证据等级 = C）

（2）评估每例患者的体重状态以确定患者的既往体重与日常体重比较有无显著降低（30 天内变化≥5% 或 180 天内≥10%）。（证据等级 = C）

（3）评估患者的独立进食能力。（证据等级 = C）

（4）评估患者营养摄入是否充分（食物、液体、口服营养剂、肠内 / 肠外营养剂）。（证据等级 = C）

2. 提供充足的热量。（证据等级 = B）

（1）对处于应激状态的压疮患者提供的热量为每千克体重 30～35kcal。根据患者体重减轻、体重增加或肥胖程度调整患者的营养配方。体重过轻的患者或有明显非自愿体重减轻的患者可能需额外提供热量以阻止体重继续减轻和（或）恢复减轻的体重。（证据等级 = C）

（2）当饮食限制导致食物和液体摄入量不足时，修订和更改（解除）饮食限制。这应由营养医师或医学专业人员来实施。（证据等级 = C）

（3）根据需要，在餐间提供强化食品和（或）口服营养剂。（证据等级 = B）

（4）当经口摄入量不足时，考虑营养支持治疗（肠内或肠外营养）。营养支持必须与个体目标一致。（证据等级 = C）

3. 对压疮患者提供充足的蛋白质以达到正氮平衡。（证据等级 = B）

（1）在与治疗目标一致时向压疮患者提供 1.25～1.5g 蛋白质 /kg 体重，并在病情变化时再次评估。（证据等级 = C）

（2）评估肾脏功能以确保患者适合补充大量蛋白质。（证据等级 = C）

4. 提供和鼓励患者每天摄入充足的水分以治疗脱水。（证据等级 = C）

（1）监测患者是否有脱水的症状和体征：体重、皮肤充盈度、排尿量改变、血钠或计算的血浆渗透压升高。（证据等级 = C）

用于压疮预防的营养（续）

（2）为脱水、体温升高、呕吐、大量出汗、腹泻和伤口引流量较大的患者额外补充的液体。（证据等级 = C）

5. 提供充足的维生素和矿物质。（证据等级 = B）

（1）鼓励进食含有大量维生素和矿物质的平衡膳食。（证据等级 = B）

（2）在膳食摄入量较少或证实或怀疑有缺乏时，提供维生素和矿物质营养剂。（证据等级 = B）

引自：National Pressure Ulcer Advisory Panel and European Pressure Ulcer Advisory Panel, Prevention and treatment of pressure ulcers: clinical practice guidelines. Washington, DC: National Pressure Ulcer Advisory Panel, 2009.

Ulcer Long-Term Care Study，NPULS）中，对 2420 名有压疮危险的常住养老院人群进行为期 12 周的回顾性研究，结果发现 50% 的人体重减轻 5%，近期患压疮的居住者中体重减轻比例最高[54]。

对 95 所养老院的 1524 名常住人群的一项队列研究发现，在身体虚弱的居住者以及患有更严重的疾病、低体重指数、明显体重减轻和独立进食困难的居住者中压疮发生率更高[54, 55]，这表明压疮发生在病重的人群中。这一回顾性研究发现使用口服营养补充剂能够促进压疮的愈合[54, 55]。营养不良和体重减轻是这一疾病状态的反映，还是引起压疮的原因尚不清楚[56]。使用刺激食欲的药物（开胃药）能够增加患者体重，尤其是患癌症或获得性免疫缺陷的患者；使用氧雄龙（雄激素，同化激素类药）的临床研究显示相似的人群出现体重增加。尽管曾设想有伤口的营养不良患者体重增加会导致伤口愈合方面有更好的结局，但是目前尚无公开的研究验证这些药品对压疮或其他慢性伤口的价值[56]。

营养不足的作用

营养不足，或蛋白质 - 能量营养不良被定义为“由于供给身体组织的能量太少导致躯体瘦肉体质大量丧失和浪费，通过单纯补充营养素能够纠正[57]。”蛋白质 - 能量营养不良也与免疫功能的改变有关，包括对感染的易感性增加和疾病恢复延迟。

非自愿体重减轻和重度营养不良在老年人群中常见，且常无法说明原因。常见的原因可能是因心理、消化道、代谢和营养方面的多种因素导致的食欲减退[58]。

细胞因子诱导的恶病质而非单纯饥饿可能是压疮患者高热量饮食无效的原因。高热量饮食对所有人群均有肯定的效果，但是对终末期营养不良的患者无效。细胞因子诱导的恶病质对高热量饮食有显著的抵抗力[59,60]。

细胞因子介导的厌食症和体重减轻在压疮患者中常见(参见“细胞因子、营养不良和慢性伤口之间的关系”)。血清白细胞介素-1(IL-1)在压疮患者中升高[61],血清IL-1在压疮渗液中较高,但是在急性伤口渗液中较低[62]。IL-6、IL-2和IL-2R的循环血清浓度在脊柱损伤的患者中高于正常对照组,且在压疮患者中最高。在一项研究中发现,在压疮愈合最慢的患者中细胞因子浓度最高[63]。在其他研究中发现,压疮患者的IL-6血清浓度升高,但血清IL-1和肿瘤坏死因子浓度未见升高[64]。

细胞因子、营养不足和慢性伤口之间的关系

1. 促炎细胞因子
(1)抑制食欲
(2)促进或干扰伤口愈合
(3)增加压疮的发生率
2. 营养不足
(1)伤口愈合不良
(2)增加感染的危险
3. 慢性伤口
(1)细胞因子的来源
(2)合并营养不足增加
(3)血清细胞因子浓度增加

随着对伤口愈合复杂性认识的加深,目前形成了一种假设:对有营养不良危险的患者以营养补充剂的形式提供高热量饮食可纠正营养不良并预防压疮的发生。事实上,一项法国的研究[64]表明,补充营养可降低压疮的发生率。在这一研究中,对672例年龄超过65岁且处于重症急性期的患者随访了15天或直至其出院。在这15天中,营养干预组中压疮累计发生率为40%(118/295),对照组中为48%(181/377),这相当于发生压疮的相对危险(补充营养时)为0.83(95%*CI*,0.70～0.99)。两组患者中发生红斑的比例均为90%,因此两组之间在发生红斑方面未发现显著差异[65]。一项对1524名常住养老院患者的回顾性队列研究报告称,使用口服营养补充剂能够促进压疮愈合[54,55]。

提供营养支持

当患者通过正常进食无法满足其营养需求时可采用营养支持。营养支持的策略包括提供额外的加餐,在患者的饮食中添加强化食品或餐间零食,通过胃肠道置管喂食,或在胃肠道功能丧失时通过静脉系统提供营养素进行全胃肠外营养(参见图10-1“提供的加餐”)。

根据护理目标和是否与患者及其家属的意愿相一致,采用营养支持使患者处于正氮平衡状态(保持躯体组织内每天的蛋白质含量相同)。当患者的咀嚼、吞咽和通过正常胃肠道途径吸收营养素的能力不足时可进行肠内喂食（导管喂食），这种情况发生在患者存在脑卒中、帕金森综合征、癌症和吞咽困难或无法经口满足其营养需求时。大多数肠内喂食制剂具备全面的营养素，且根据特殊目的来设计的。

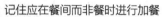

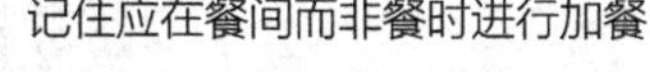

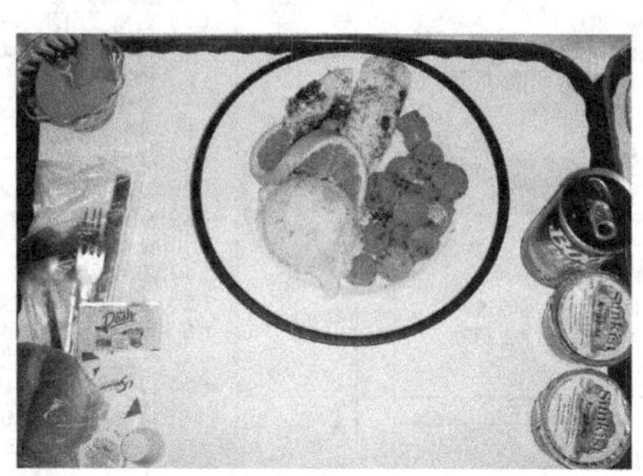

图 10-1 提供的加餐

图片使用已获得 Aline Holmes，RN，APNC，MSN，APRN，BC，CNAA，BC 的许可

胃肠外营养是不经过肠道，将营养液直接输入静脉。在肠内导管喂食存在禁忌、不足以维持营养状态或曾引起严重并发症的患者中必须使用这种喂食方式（见压疮治疗策略：营养指南）。

提供肠内喂食是否能预防压疮？已经发表的在压疮患者中使用导管喂食的研究报告尽管有限，但其中或许能告诉我们一些答案。在 49 例长期护理院的压疮患者中，接受肠内喂食 3 个月后，其压疮的数目或愈合无差异[66]。尽管在臀部骨折的患者中常有压疮发生，但在这一人群中采用随机临床试验未证实肠内营养能够成功预防压疮的发生[67]。喂食耐受性差可能是导致这一结果的原因。在另一项对 135 例严重认知障碍的长期护理患者的研究中，提供导管喂食不会提高患者生存率或对压疮的发生率有明显影响[68]。一项对高质量研究的 meta 分析发现，关于肠内和肠外营养对压疮的愈合和治疗无法得出任何确切的结论[69]。

促进营养摄入的方法

很多老年人存在慢性脱水，且很难确保经口摄入充足的液体（参见图 10-2“饮料消耗”）。

采用创造性的途径鼓励患者摄入每天所需的液体。例如，在炎热天气下提供冰镇饮料，或在寒冷天气下提供热汤。避免提供含咖啡因、酒精或含糖量高的饮料，因为这类饮料有脱水的作用，导致体液流失。

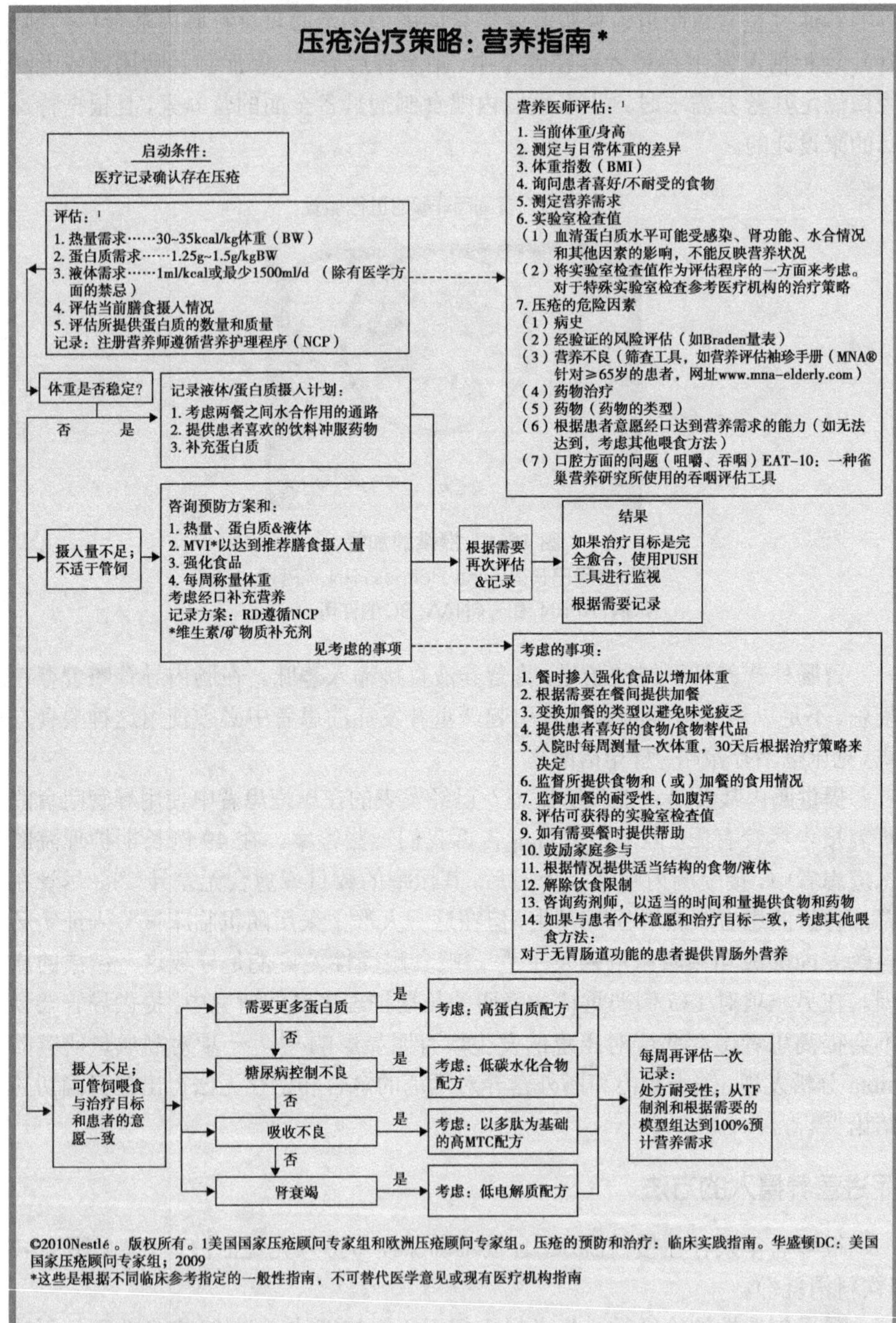
压疮治疗策略：营养指南*
启动条件：
医疗记录确认存在压疮
评估：[1]
1. 热量需求……30~35kcal/kg体重（BW）
2. 蛋白质需求……1.25g~1.5g/kgBW
3. 液体需求……1ml/kcal或最少1500ml/d （除有医学方面的禁忌）
4. 评估当前膳食摄入情况
5. 评估所提供蛋白质的数量和质量
记录：注册营养师遵循营养护理程序（NCP）
营养医师评估：[1]
1. 当前体重/身高
2. 测定与日常体重的差异
3. 体重指数（BMI）
4. 询问患者喜好/不耐受的食物
5. 测定营养需求
6. 实验室检查值
（1）血清蛋白质水平可能受感染、肾功能、水合情况和其他因素的影响，不能反映营养状况
（2）将实验室检查值作为评估程序的一方面来考虑。对于特殊实验室检查参考医疗机构的治疗策略
7. 压疮的危险因素
（1）病史
（2）经验证的风险评估（如Braden量表）
（3）营养不良（筛查工具，如营养评估袖珍手册（MNA®针对≥65岁的患者，网址www.mna-elderly.com）
（4）药物治疗
（5）药物（药物的类型）
（6）根据患者意愿经口达到营养需求的能力（如无法达到，考虑其他喂食方法）
（7）口腔方面的问题（咀嚼、吞咽）EAT-10：一种雀巢营养研究所使用的吞咽评估工具
体重是否稳定？
否
是
记录液体/蛋白质摄入计划：
1. 考虑两餐之间水合作用的通路
2. 提供患者喜欢的饮料冲服药物
3. 补充蛋白质
摄入量不足；不适于管饲
咨询预防方案和：
1. 热量、蛋白质&液体
2. MVI*以达到推荐膳食摄入量
3. 强化食品
4. 每周称量体重
考虑经口补充营养
记录方案：RD遵循NCP
*维生素/矿物质补充剂
见考虑的事项
根据需要再次评估&记录
结果
如果治疗目标是完全愈合，使用PUSH工具进行监视
根据需要记录
考虑的事项：
1. 餐时掺入强化食品以增加体重
2. 根据需要在餐间提供加餐
3. 变换加餐的类型以避免味觉疲乏
4. 提供患者喜好的食物/食物替代品
5. 入院时每周测量一次体重，30天后根据治疗策略来决定
6. 监督所提供食物和（或）加餐的食用情况
7. 监督加餐的耐受性，如腹泻
8. 评估可获得的实验室检查值
9. 如有需要餐时提供帮助
10. 鼓励家庭参与
11. 根据情况提供适当结构的食物/液体
12. 解除饮食限制
13. 咨询药剂师，以适当的时间和量提供食物和药物
14. 如果与患者个体意愿和治疗目标一致，考虑其他喂食方法：
对于无胃肠道功能的患者提供胃肠外营养
摄入不足；可管饲喂食与治疗目标和患者的意愿一致
需要更多蛋白质
是
考虑：高蛋白质配方
否
糖尿病控制不良
是
考虑：低碳水化合物配方
否
吸收不良
是
考虑：以多肽为基础的高MTC配方
否
肾衰竭
是
考虑：低电解质配方
每周再评估一次
记录：
处方耐受性；从TF制剂和根据需要的模型组达到100%预计营养需求
©2010Nestlé。版权所有。1美国国家压疮顾问专家组和欧洲压疮顾问专家组。压疮的预防和治疗：临床实践指南。华盛顿DC：美国国家压疮顾问专家组；2009
*这些是根据不同临床参考指定的一般性指南，不可替代医学意见或现有医疗机构指南

与其依赖于补充奶昔以增加热量和营养，不如考虑在患者进食的食物中增加奶粉，例如布丁或酸奶。提供少量多餐和零食，例如高热量零食、巧克力棒和其他高营养食品。根据患者的喜好也可进行个体化喂食，以提高其总体食物和营养素摄入量。为此，可与患者进行协商，每餐进食或饮用一部分或一定比例，作为回报给予其喜欢的但没有太多营养价值的食物。Wilson 及其同事[70]研究了加餐的时间，得出的结论是正餐之间加餐能够更好地吸收营养素，且对正餐的摄入影响较小。

找出患者不吃的原因是帮助其达到营养需求的第一步（参见图 10-3“不愿吃的食物”）。例如，是否存在精神或躯体方面的原因导致患者进食困难？找出妨碍患者进食的令其焦虑的事情。提供一个不良气味（降低患者食欲）较少的环境，增加食物的香味或其他诱人的气味，如肉桂。安静、轻松的进食环境和频繁的心理暗示对认知障碍的患者尤其有效。相似地，在评估患者躯体进食能力时，应考虑以下问题：

1. 患者进食需多长时间？疲劳或担心哽噎会导致患者进食缓慢。

2. 患者是否具备将食物送入口中的能力？患者能否用餐具进食？神经肌肉受损、疲乏或耐力下降可影响患者独立进食的能力。考虑使用辅助器具并向专业治疗师咨询。有些患者可能喜欢“手指状”食物。使用适当的餐具，观察患者是否有将食物送入口中的协调能力。

在这一托盘上的饮料是没有喝过的；注意咖啡、牛奶和果汁的盖子均未打开。送托盘的工人应将所有饮料开封并鼓励患者饮用，例如患有关节炎且身体虚弱的患者可能无法打开封闭的容器

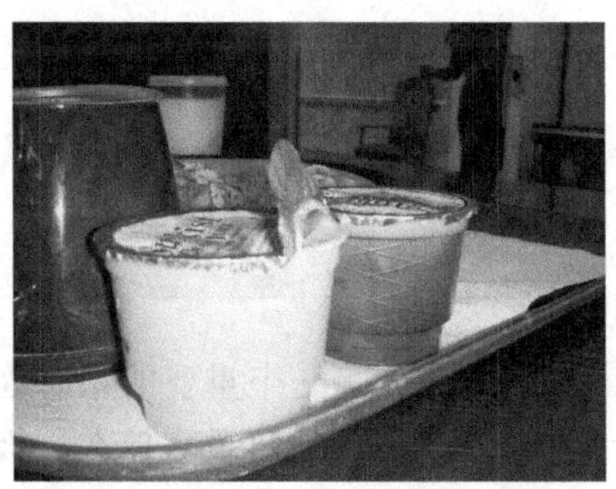

图 10-2　饮料消耗

图片使用已获得 Aline Holmes，RN，APNC，MSN，APRN，BC，CNAA，BC 的许可

患者吃了盘子中的主菜但剩下了面食和花椰菜。询问患者的食物喜好有助于避免向患者提供其不愿吃的食物

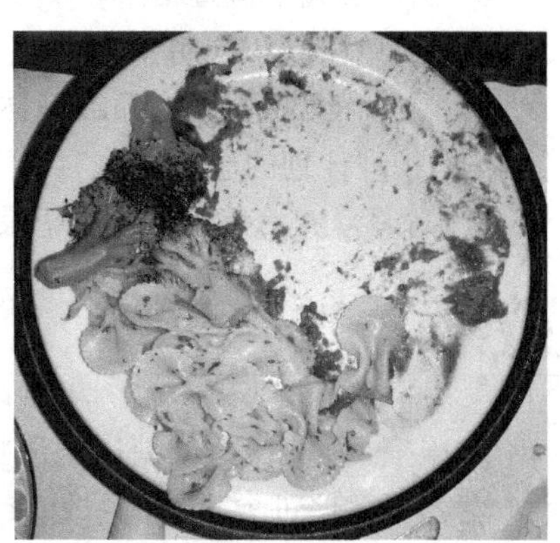

图 10-3　不愿吃的食物

图片使用已获得 Aline Holmes，RN，APNC，MSN，APRN，BC，CNAA，BC 的许可

3. 患者能否看到托盘中的食物？脑卒中、白内障、青光眼或糖尿病导致的视野改变可能改变患者看到托盘上全部或部分食物的能力。适当摆放食物，使患者能够看到并够得到。

4. 患者是否能咀嚼？检查患者口腔的情况。提供适当的口腔护理以提高味蕾的敏感度并刺激食欲。评估患者的口腔卫生，龋齿是否修补或是否使用义齿。

5. 患者是否能够吞咽？脑神经和其他神经病变可导致吞咽困难。评估患者是否有吞咽异常的表现。指导患者将食物直接送至口腔未受累的一侧。咨询言语治疗师关于吞咽困难的治疗和食物结构方面的建议会有所帮助。

6. 患者的饮食是否因饮食的限制而不诱人和令人没有食欲。饮食限制可导致食物和液体摄入减少。美国饮食协会的职责是通过个体化设置减少饮食限制来提高护理社区老年人的生活质量和营养状态。

病历中的文件记录

病历中记录的医学营养治疗应包括：

1. 与需求量相比，进食量的数量（提供饮食的%）和质量（食物的类型）
2. 进餐时的平均液体摄入量
3. 补充的液体量（盎司）或零食所占的比例
4. 进食的能力——辅助、监督或独立
5. 接受或拒绝饮食、正餐或加餐
6. 当前体重和体重增加或减少的比例
7. 影响营养状态的新情况，如引入稠厚的液体或出现新的诊断
8. 影响营养状态的新药物
9. 当前实验室检查结果
10. 伤口情况和分期
11. 当前的热量、蛋白质或液体需求
12. 护理计划的建议

（见每月营养治疗压疮进展记录）

总结

在压疮、慢性伤口或糖尿病溃疡的患者治疗中，营养是一个重要的考虑因素。营养不仅促进愈合，而且改善或稳定患者的生活质量。应将重点放在积极改善每例患者的营养上，对于有些患者通过在饮食中加餐和允许患者享用其喜欢的食物就能达到这一点。对于另外一些患者可能需要肠内或肠外营养支持。对压疮患者提供的营养支持的量和类型应与治疗目标和患者的意愿一致[73]。

每月营养治疗压疮进展记录

姓名:______________________　　性别:　☐男　☐女

目标体重__________磅　身高:________　年龄:________岁

饮食处方:　液体摄入: ________% 摄入量　________ml	饮食处方:　液体摄入: ________% 摄入量　________ml
加餐类型: 时间:________　________% 摄入量	加餐类型: 时间:________　________% 摄入量
强化食品:	强化食品:
管饲喂食: 充足:	管饲喂食: 充足:
喂食能力　完全不能自理☐ 能自理☐ 需一定协助☐ 仅需安置饮食☐ 自助设备☐　类型______	喂食能力　完全不能自理☐ 能自理☐ 需一定协助☐ 仅需安置饮食☐ 自助设备☐　类型______
营养需求 BEE__________　活动因素________ 损伤因素________　总热量________ 蛋白质______g/kg　总蛋白质________ 液体______ml/kg　总液体量______ml	营养需求 BEE__________　活动因素________ 损伤因素________　总热量________ 蛋白质______g/kg　总蛋白质________ 液体______ml/kg　总液体量______ml
当前体重________________(lb) 变化量__________% ☐30 天　☐90 天　☐180 天	当前体重________________(lb) 变化量__________% ☐30 天　☐90 天　☐180 天
压疮 分期: Ⅰ　Ⅱ　Ⅲ　Ⅳ　U　sDTI 部位:____________________ 大小:____________________ 渗出量: 少　中　多 压疮愈合量表(PUSH)评分:__________	压疮 分期: Ⅰ　Ⅱ　Ⅲ　Ⅳ　U　sDTI 部位:____________________ 大小:____________________ 渗出量: 少　中　多 压疮愈合量表(PUSH)评分:__________
建议:	建议:
注册营养师签字:________________	注册营养师签字:________________

病例分享

临床资料

MT是一名90岁的女性患者，因患有髋部骨折、Ⅱ期压疮、轻度痴呆、COPD和吞咽困难被收入长期护理机构。其当前正在接受物理治疗、作业和语言治疗，需要协助活动且就餐时需要监督。

MT在入住时的体重为44kg，身高为152cm，BMI为19。患者在入住长期护理机构前一同居住的女儿表示，MT在进食稀软食物期间体重保持稳定且有适当的食欲。但是，MT的女儿很少给她吃蔬菜或水果。MT的MNA营养筛查评分为8，说明其有营养不良的危险，因此将其交给注册营养师(RD)进行营养评估。

病例讨论

经注册营养师评估，MT的每天热量需求为1322～1543kcal，包括53g蛋白质。因为MT既往饮食缺乏水果和蔬菜，注册营养师要求其服用多种维生素和矿物质。由于MT的女儿表示其每天给母亲吃热麦片粥，因此其食谱包括强化热麦片粥以补充额外的热量和蛋白质。每周称量体重也是该患者治疗的一部分。每周跨专业伤口护理组对MT的病情进行评估。

经治疗科室2周的治疗后，MT变得精神更混乱且对护理产生抵触。其体重降至42kg，经口摄入热量不足1200kcal/d，压疮加重为Ⅲ期。语言治疗师确定MT具有较高的误吸危险，嘱其进食软质食物和增稠饮料。包括注册营养师在内的跨专业伤口护理组与MT及其女儿会面以决定新的治疗措施。

注册营养师向MT提供了多种加餐以确定其能接受的类型。MT身材娇小，调整其膳食方案，在正餐之间提供加餐食物，其在正餐时仍会感到饥饿。交替变换所提供加餐的类型以避免味觉疲劳。MT尝试了多种增稠饮料以确定其喜好。MT以调味的增稠饮料冲服药物以增加水合。根据减轻的体重和皮肤情况提高其热量和蛋白质的需求。其膳食最少提供1500kcal的热量和补充65g蛋白质。MT及其女儿同意搬入有恢复作用的餐厅，以便工作人员能暗示和鼓励其吃完每餐的食物和饮料。该小组确定MT对护理产生抵触是其在治疗中的疼痛导致的。针对其治疗期间镇痛药用药时间进行适当调整。继续每周测量患者一次体重。

跨专业组每周监测MT的总体情况。其食物和液体摄入量增加，体重逐渐增加，伤口开始愈合。

自我测验

1．身高68in（约172.7cm），体重188磅（约85.28kg）的患者的BIM为：

A．20.5　　B．28.7

C．27.1　　D．25.4

答案：B。体重（188磅）÷身高（$68in^2$）×705＝28.7

2．一名患有Ⅳ度压疮和食欲缺乏的体重125磅（约56.7kg）的患者每天推荐蛋白质需求量为：

A．57～118g　　B．68～107g

C．85～113g　　D．68～86g

答案：D。125÷2.2＝57kg×（1.2～1.5）＝68.4g～85.5g

3．下列哪项NPUAP/EPUAP营养治疗指南是不正确的？

A．评估总食物和液体摄入量是否充分

B．经口摄入不足时考虑营养支持（肠内/肠外）

C．每天两次提供锌元素和维生素C

D．每千克体重提供1.25～1.5g蛋白质

答案：C。除非证实或怀疑存在缺乏，不推荐补充锌元素

4．下列哪些氨基酸在应激期间为条件必需氨基酸？

A．精氨酸和谷氨酰胺　　B．丙氨酸和谷氨酰胺

C．缬氨酸和精氨酸　　D．赖氨酸和谷氨酸

答案：A。精氨酸和谷氨酰胺是条件必需氨基酸。

（任　为　蒋琪霞　译）

参考文献

1. Thomas, D.R. "Nutritional Assessment in Long Term Care," *Nutrition in Clinical Practice* 23:383-87, 2008.
2. Kaiser, M.J., Bauer, J.M., Ramsch, C., Uter, W., Guigoz, Y., Cederholm, T., et al. "Validation of the Mini Nutritional Assessment Short-Form (MNA-SF): A Practical Tool for Identification of Nutritional Status," *Journal of Nutrition, Health & Aging* 13(9):782-88, 2009.
3. Wilson, M.M., Thomas, D.R., Rubenstein, L.Z., et al. "Appetite Assessment: Simple Appetite Questionnaire Predicts Weight Loss in Community Settings," *American Journal of Clinical Nutrition* 82:1074-81, 2005.
4. Thomas D.R. "Loss of Sskeletal Muscle Mass in Aging: Examining the Relationship of Starvation, Sarcopenia and Cachexia," *Clinical Nutrition* 26(4):389-399, 2007.
5. Lauque, S., Arnaud-Battandier, F., Mansourian, R., et al. "Protein Energy Oral Supplementation in Malnourished Nursing Home Residents: A Controlled Trial," *Age Aging* 29:51-56, 2000.
6. Lioupis, M.D. "Effects of Diabetes Mellitus on Wound Healing: An Update," *Journal of Wound Care* 14(2):84-86, 2005.
7. Marston, W.A. "Risk Factors Associated with Healing Chronic Diabetic Foot Ulcers: The Importance of Hyperglycemia," *Ostomy/Wound Management* 52(3):26-39, 2006.
8. Tariq, S., et al. "The Use of a No-Concentrated-Sweets Diet in the Management of Type 2 Diabetes in the Nursing Home," *Journal of the American*

Dietetic Association 101(12):1463-66, December 2001.

9. F Tag 314. "Procedures: 483.25c: Pressure Sores. *Federal Register* 56(187); November 12, 2004.
10. Thomas, D.R. "The New F-tag 314: Prevention and Management of Pressure Ulcers," *Journal of the American Medical Directors Association* 7(8):523-31, 2006.
11. American Dietetic Association. *International Dietetics and Nutrition Terminology (IDNT) Reference Manual: Standardized Language for the Nutrition Care Process*, 3rd ed. Chicago, IL: Author, 2010.
12. Schoeller, D. "Making Indirect Calorimetry a Gold Standard for Predicting Energy Requirements for Institutionalized Patients," *Journal of the American Dietetic Association* 107(3):390-392, 2007.
13. Mifflin, S.T., St. Jeor, et al. "A New Predictive Equation for Resting Energy Expenditure in Healthy Individuals," *Journal of Clinical Nutrition* 51(2):241-47, 1990.
14. Frankenfield D.C., et al. "Comparison of Predictive Equations for Resting Metabolic Rate in Healthy Nonobese and Obese Adults: A Systematic Review," *Journal of the American Dietetic Association* 105:775-89, 2005.
15. *Physical Signs of Malnutrition. Pocket Resource for Nutrition Assessment.* Chicago, IL: Dietetics in Health Care Communities; 2009, pp 65-69.
16. Thomas, D.R. "Anorexia: Aetiology, Epidemiology, and Management in the Older People," *Drugs & Aging* 26:557-70, 2009.
17. Thomas, D.R. "Drug-Nutrient Interactions," *in* J.E. Morley and D.R. Thomas, eds. *Geriatric Nutrition*, Boca Raton, FL: CRC Press, Taylor and Francis Group; 2007, pp. 469-478.
18. Defining Overweight and Obesity. Available at: *http://www.cdc.gov/obesity/defining.html.* Accessed November 17, 2010.
19. Centers for Disease Control and Prevention. About BMI for Adults. Available at: *http://www.cdc.gov/healthyweight/assessing/bmi/adult_bmi/index.html.* Accessed June 5, 2010.
20. Thomas, D.R. "Unintended Weight Loss in Older Adults," *Aging Health* 4(2):191-200, 2008.
21. Sullivan, D.H., Johnson, L.E., Bopp, M.M., and Roberson, P.K. "Prognostic Significance of Monthly Weight Fluctuations Among Older Nursing Home Residents," *The Journals of Gerontology. Series A, Biological Sciences and Medical Sciences* 59(6):M633-39, 2004.
22. Myron Johnson, A., Merlini, G., Sheldon, J., and Ichihara, K. "Clinical Indications for Plasma Protein Assays: Transthyretin (Prealbumin) in Inflammation and Malnutrition," *Clinical Chemistry and Laboratory Medicine: CCLM/FESCC* 45(3):419-26, 2007.
23. Fuhrman, M.P., Charney, P., Mueller, C.M. "Hepatic Proteins and Nutrition Assessment," *Journal of the American Dietetic Association* 104(8):1258-64, August 2004.
24. Lim, S.H., Lee, J.S., Chae, S.H., Ahn, B.S., Chang, D.J., Shin, C.S. "Prealbumin Is Not a Sensitive Indicator of Nutrition and Prognosis in Critically Ill Patients," *Yonsei Medical Journal* 46(1):21-6, February 28, 2005.
25. Shenkin, A. "Serum Prealbumin: Is It a Marker of Nutritional Status or of Risk of Malnutrition," *Clinical Chemistry* 52(12):2281-5; December 2006.
26. Robinson, M.K., Trujillo, E.B., Mogensen, K.M., Rounds, J., McManus, K., Jacobs, D.O. "Improving Nutritional Screening of Hospitalized Patients: The Role of Prealbumin," *Journal of Parenteral and Enteral Nutrition* 28(4):281, July-August, 2004.
27. Chernoff. "Protein and Older Adults," *Journal of the American College of Nutrition* 23(90006): 601S, 2004.
28. Wolfe, R.R., and Miller, S.L. (2008). "The Recommended Dietary Allowance of Protein: A Misunderstood Concept," *Journal of the American Medical Association* 299(24):2891-93.
29. Campbell, W.W., Trappe, T.A., Wolfe, R.R., Evans, W.J. (2001). "The Recommended Dietary Allowance for Protein May Not Be Adequate for Older People to Maintain Skeletal Muscle," *The Journals of Gerontology. Series A, Biological Sciences and Medical Sciences* 56(6): M373-80.
30. National Pressure Ulcer Advisory Panel and European Pressure Ulcer Advisory Panel. *Prevention and Treatment of Pressure Ulcers: Clinical Practice Guidelines.* Washington, DC: National Pressure Ulcer Advisory Panel, 2009.
31. Long, C.L., et al. "A Physiologic Basis for the Provision of Fuel Mixtures in Normal and Stressed Patients," *Journal of Trauma* 30(9):1077-86, September 1990.
32. McCauley, R., et al. "Effects of Glutamine Infusion on Colonic Anastomotic Strength in the Rat," *Journal of Parenteral and Enteral Nutrition* 15(4):437-39, July-August 1991.
33. Barbul, A., et al. "Arginine Enhances Wound Healing and Lymphocyte Immune Response in Humans," *Surgery* 108(2):331-37, August 1990.
34. Langkamp-Henken, B., Herrlinger-Garcia, K.A., Stechmiller, J.K., Nickerson Troy, J.A., Lewis, B., and Moffatt, L. "Arginine Supplementation Is Well Tolerated but Does Not Enhance Mitogen-induced lymphocyte Proliferation in Elderly Nursing Home Residents with Pressure Ulcers," *Journal of Parentereral and Enteral Nutrition* 24(5), 280-287, 2000.
35. Desneves, K.J., Todorovic, B.E., Cassar, A., and Crowe, T.C. "Treatment with Supplementary Arginine, Vitamin C and Zinc in Patients with Pressure Ulcers: A Randomised Controlled Trial," *Clinical Nutrition* 24(6), 979-987, 2005.
36. Langer, G., Schloemer, G., Knerr, A., Kuss,

O., Behrens, J. "Nutritional Interventions for Preventing and Treating Pressure Ulcers," *The Cochrane Database of Systematic Reviews* 1, 2007.

37. Lee, S., et al. "Pressure Ulcer healing with a Concentrated, Fortified, Collagen Protein Hydrolysate Supplement: A Randomized Controlled Trial," *Advances in Skin and Wound Care* 19(2):92-96, March 2006.
38. Waldorf, H., and Fewkes, J. "Wound Healing," *Advances in Dermatology* 10:77-96, 1995.
39. Clark, S. "The Biochemistry of Antioxidants Revisited," *Nutrition in Clinical Practice* 17(1):5-17, February 2002.
40. Ronchetti, I.P., Quaglino, D., Bergamini, G. "Ascorbic Acid and Connective Tissue," *Subcellular Biochemistry, Volume 25: Ascorbic Acid: Biochemistry and Biomedical Cell Biology*. New York: Plenum Press, 1996.
41. ter Riet, G., et al. "Randomized Clinical Trial of Ascorbic Acid in the Treatment of Pressure Ulcers," *Journal of Clinical Epidemiology* 48(12):1453-60, December 1995.
42. Vilter, R.W. "Nutritional Aspects of Ascorbic Acid: Uses and Abuses," *West J Med* 1980; 133:485-492.
43. Cataldo, C.B., DeBruyne, L.K., and Whitney, E.N. *Nutrition and Diet Therapy, Principles and Practice*. Belmonth, CA: Wadsworth, 2003.
44. Norris, J.R., and Reynolds, R.E. "The Effect of Oral Zinc Sulfate Therapy on Decubitus Ulcers," *Journal of the American Geriatric Society* 19:793, 1971.
45. Institute of Medicine, National Academy of Sciences: *Dietary Reference Intakes: The Essential Guide to Nutrient Requirements*. Washington, DC: Author, 2006
46. Goode, P., and Allman, R. "The Prevention and Management of Pressure Ulcers," *Medical Clinics of North America* 73(6):1511-24, November 1989.
47. Thomas, D.R. "The Role of Nutrition in Prevention and Healing of Pressure Ulcers," *Clinics in Geriatric Medicine* 13(3):497-511, August 1997.
48. Thomas, D.R., Cote, T.R., Lawhorne, L., Levenson, S.A., Rubenstein, LZ., Smith, D.A, et al. "Understanding Clinical Dehydration and Its Treatment," *Journal of the American Medical Directors Association* 9(5), 292-301, 2008.
49. Stotts, N.A., Hopf, H. "The Link Between Tissue Oxygen and Hydration in Nursing Home Residents with Pressure Ulcers: Preliminary Data," *Journal of Wound, Ostomy & Continence Nursing* 30(4):184-190, July 2003.
50. Institute of Medicine, National Academy of Sciences. *Dietary Reference Intakes for Water, Potassium, Sodium, Chloride, and Sulfate*. Washington, DC: Author, 2004.
51. Thomas, D.R. "Improving Outcome of Pressure Ulcers with Nutritional Interventions: A Review of the Evidence," *Nutrition* 17(2):121-25, February 2001.
52. Thomas, D.R, et al. "Hospital Acquired Pressure Ulcers and Risk of Death," *Journal of the American Geriatric Society* 44(12):1435-40, December 1996.
53. Horn S.D., Bender, S.A., Ferguson, M.L., Smout, R.J., Bergstrom, N., Taler, G., Cook, A.S., Sharkey, S.S., Voss, A.C. "The National Pressure Ulcer Long-Term Care Study: Pressure Ulcer Development in Long-term Care Residents," *Journal of the American Geriatrics Society*. 52:359-67, 2004.
54. Bergstrom, N., Horn, S.D., Smout, R.J., Bender, S.A., Ferguson, M.L., Taler, G., et al. "The National Pressure Ulcer Long-Term Care Study: Outcomes of Pressure Ulcer Treatments in Long-term Care," *Journal of the American Geriatrics Society* 53:1721-29, 2005.
55. Thomas, D.R. "Does Pressure Cause Pressure Ulcers? An Inquiry into the Etiology of Pressure Ulcers." *Journal of the American Medical Directors Association* 2010. In press.
56. Demling, R.H., and DeSanti, L. "Oxandrolone, an Anabolic Steroid, Significantly Increases the Rate of Weight Gain in the Recovery Phase After Major Burns," *Journal of Trauma-Injury Infection & Critical Care* 43(1):47-51, July 1997.
57. ASPEN Board of Directors and the Clinical Guidelines Task Force. "Guidelines for the Use of Parenteral and Enteral Nutrition in Adult and Pediatric Patients," *Journal of Parenteral and Enteral Nutrition* 26:22SA-24SA, 2002.
58. Morley, J.E., and Thomas, D.R. "Anorexia and Aging: Pathophysiology," *Nutrition* 15(6):499-503, June 1999.
59. Souba, W.W. "Drug Therapy: Nutritional Support," *New England Journal of Medicine* 336(1):41-48, January 1997.
60. Atkinson, S., et al. "A Prospective, Randomized, Double-blind, Controlled Clinical Trial of Enteral Immunonutrition in the Critically Ill," *Critical Care Medicine* 26(7):1164-72, July 1998.
61. Matsuyama, N., et al. "The Possibility of Acute Inflammatory Reaction Affects the Development of Pressure Ulcers in Bedridden Elderly Patients," *Rinsho Byori-Japanese Journal of Clinical Pathology* 47(11):1039-45, November 1999.
62. Barone, E.J., et al. "Interleukin-1 and Collagenase Activity are Elevated in Chronic Wounds," *Plastic & Reconstructive Surgery* 102:1023-27, 1998.
63. Segal, J.L., et al. "Circulating Levels of IL-2R, ICAM-1, and IL-6 in Spinal Cord Injuries," *Archives of Physical Medicine & Rehabilitation* 78(1):44-47, January 1997.
64. Bonnefoy, M., et al. "Implication of Cytokines in the Aggravation of Malnutrition and Hypercatabolism in Elderly Patients with Severe Pressure Sores," *Age & Ageing* 24(1):37-42, January 1995.

65. Bourdel-Marchasson., I., et al. "A Multi-center Trial of the Effects of Oral Nutritional Supplementation in Critically Ill Older Inpatients, GAGE Group, Groupe Aquitain Geriatrique d"Evaluation," *Nutrition* 16(1):1-5, January 2000.
66. Henderson, C.T., et al. "Prolonged Tube Feeding in Long-term Care: Nutritional Status and Clinical Outcomes," *Journal of the American College of Clinical Nutrition* 11(3):309-25, June 1992.
67. Hartgrink, H.H., et al. "Pressure Sores and Tube Feeding in Patients with a Fracture of the Hip: A Randomized Clinical Trial," *Clinical Nutrition* 17(6):287-92, December 1998.
68. Mitchell, S.L., et al. "The Risk Factors and Impact on Survival of Feeding Tube Placement in Nursing Home Residents with Severe Cognitive Impairment," *Archives of Internal Medicine* 157(3):327-32, February 10, 1997.
69. Langer, G.,Knerr, A.,Kuss,O., Behrens, J., Schlömer, G.J. "Nutritional Interventions for Preventing and Treating Pressure Ulcers," *Cochrane Database of Systematic Reviews* 4:CD003216. DOI: 10.1002/14651858.CD003216, 2003.
70. Wilson, M.-M.G., Purushothaman, R., and Morley, J.E. "Effect of Liquid Dietary Supplements on Energy Intake in the Elderly," *The American Journal of Clinical Nutrition* 75(5), 944-47, 2002.
71. American Dietetic Association. *Position Paper with Companion Practice Paper of the American Dietetic Association: Individualized Nutrition Approaches for Older Adults in Health Care Communities. Journal of the American Dietetic Association* 1554-1562, October 2010.
72. Thomas, D.R., et al. "Nutritional Management in Long-term Care: Development of a Clinical Guideline. Council for Nutritional Strategies in Long-Term Care," *Journals of Gerontology Series A-Biological Sciences & Medical Sciences* 55(12):M725-34, December 2000.

第 11 章

压力再分布：坐位，更换体位和减压垫

学习目标

1. 理解组织机械性特点及其测量方法，机械力和软组织耐受性之间的关系。
2. 识别与维持组织完整性有关的减压垫特征。
3. 理解各类减压垫的分类、功能及局限性。
4. 概括为选择合适的减压垫（坐垫或卧式支座）和相关干预措施（更换体位）的评估过程。

预防皮肤破损

预防和治疗压疮需采取多种干预策略，管理皮肤及相关软组织所承受的压力是干预策略之一。一个综合性护理计划应包括个体卧床和坐位时的压力再分布策略。选择恰当的减压垫、足够的减压周期、保护特别脆弱的骨突部位如足跟，考虑特殊患者的需求等，都是护理计划的重要内容。

减压垫是指一种用于压力再分布的特殊装置，专门设计用于处理组织承受的压力、微环境和其他治疗功能。减压垫的类型包括床上减压装置（床垫、整合床系统、床垫替用品、床垫套）和坐垫[1]。除非特别指明为床垫或坐垫，本章中提到的术语“减压垫”均泛指这两类产品。针对患者的需求使用性能合适的减压垫对患者的健康和幸福具有深远的积极影响；相反，不合适的减压垫会有负面影响。合适的减压垫，提供合适的体位使之舒适，作为坐位系统的一部分在功能活动时控制姿势的同时能够重新分布体重和保护皮肤组织。这些作用可能会产生冲突，因此需要临床决策以尽量在保护作用与功能活动目标之间保持平衡。

理想情况下，应整合个体特征、病情、环境和个人喜好为选择理想的、个体化的减压垫和制订减压方案提供参考建议，但该领域至今没有强有力的证据去判断选择某种产品比另一种产品更适合于某些情况。目前有一些指导意见，但这不能代替好的临床决策和临床评估。现有的临床建议需要定期更新以反映能够获得的新的研究、技术和治疗策略。

在选择过程中必须了解产品的组成和内容。虽然描述减压垫技术的材料和组成可以增加知识，但也并不总是有教育意义。就选择一个产品而言，减压垫的功能或工作性能的信息是至关重要的，而组成不是了解的重点。Krouskop 和 van Rijswijk 的一项研究中[2]，在识别减压垫的 9 个关键特征时强调了工作性能参数（参见“减压垫工作性能参数”）。

减压垫工作性能参数

当为伤口患者评价减压垫特性时，必须考虑的 9 项参数：

1. 压力再分布
2. 湿度控制
3. 温度控制
4. 摩擦力控制（患者与产品之间）
5. 感染控制
6 易燃性
7. 预期使用寿命
8. 安全性
9. 产品声誉

经许可后改编自 Krouskop T, van Rijswijk L. Standardizing Performance-Based Criteria for Support Surfaces [J]. Ostomy/Wound Management, 1995, 41(1): 34-44.

虽然基于功能和性能分类的坐垫和减压垫至今还不可能获得，但是正在收集临床验证实验的必要资料。最重要的是，关于坐垫和床垫性能的标准性测试已得到开发，这些测试将作为工具提供给研究者和生产者，可以去区分以测量相关工作性能为基础的减压产品。这是一项全球性的工作，参与人员来自许多国家。在美国，该工作由北美康复工程学和辅助技术协会（RESNA）、轮椅和相关坐位标准委员会所领导[3]。床垫标准开发工作在 RESNA 批准后，由国家压疮专家顾问组（National Pressure Ulcer Advisory Panel's，NPUAP）减压垫标准计划（S3I）委员会领导[4]。国际标准化组织（ISO）协调并公布了坐垫和床垫在全球范围内的使用标准。在临床验证之前，Brienza 等[5]一项近期的研究表明，减压垫技术对预防压疮有积极作用。我们现在能做的最好的事情，就是根据这些减压装置所使用的技术和材料，以及根据这些技术对预防和治疗压疮的相关技术特点进行分组。

软组织生物力学

人类的软组织由各类宏观结构组成，包括皮肤、脂肪、肌肉、血管、神经、韧带和肌腱。皮肤和支持软组织的大分子组织的相对数量和排列是为了适应其特定功能和支配其生物力学的特性。

在多数结缔组织中，纤维母细胞分泌大分子物质组成细胞外基质，基质主要由两类大分子组成：

一类多糖链类被称之为黏多糖，通常以蛋白聚糖的形式与蛋白质形成共价链。纤维蛋白既是主要的结构蛋白（例如胶原蛋白和弹性蛋白），也是主要的黏合结构（例如纤维连接素白和层黏连蛋白）。

黏多糖和蛋白聚糖形成一个高度水化的、像凝胶状的“基础物质”（底物），蛋白质嵌入在其中。这种“基础物质”类似于胶水，填满胶原蛋白和弹性纤维的空隙，提供润滑和减震的作用。多糖凝胶可对抗作用于基质上的压力，同时胶原纤维联合弹性纤维能提供抗拉强度和韧性。

组织机械性特点

一般来说，软组织是一种非均质的、不能压缩的生物固体和生物流体的混合物[6]。由于软组织很大程度上不可压缩，因此其趋向于缓慢地从受压力较大的区域移动到受压力较小的区域。这种基础物质和组织液的缓慢运动为软组织时间依赖（黏弹性）行为所导致，可表现为四种现象：应力放松、蠕变现象、滞后作用和伪弹性[7]。

这些现象可形象地用应力 - 应变曲线表示，应力可以用 y 轴上的变形力表示，组织应变（变形）绘制为 x 轴。当软组织突然变形（拉紧）并且保持持续的张力时，介导入组织的相应压力会长时间持续减小，这种现象被认为是应力放松（参看应力放松现象）。另一种情况，蠕变描述了当压力持续不变时，组织随着时间延长不断变形的过程（参看蠕变现象）。在由像一个动态或交变压力床垫所产生的压力周期期间，已经证明在受压阶段所表现的应力 - 应变关系与恢复阶段或解除压力阶段的是不同的，这种作用被称为滞后作用。最后，伪弹性是指一段确定的重复性压力周期之后，与组织应力 - 应变关系相关的可重复性和可预测性的增加。

组织受压和压疮的形成

体重会压迫在骨突表面，例如肩胛骨、尾骶部、股骨大转子、坐骨结节和足跟，能引起这些部位皮肤表面和皮下软组织压力的明显集中。压力峰值及其周围的压力梯度可使软组织处于破溃的危险状态。然而，单独的高压力通常不足以引起压疮。研究已经清楚地证明，压力的危害与其大小和持续时间均相关。简单来说，组织在较短时间段内可承受较高的压力（参见“坐位时间指南”）。

最近的研究已超越了“组织坏死仅仅是外部压力所致缺血的结果”的假说。实际上，所有众所周知的压疮外源性危险因素（压力、剪切力、摩擦力、温度和湿度）都影响组织承受压力的能力。因此，最近的研究焦点在于组织受压时各种生理学、生物化学和生物力学的组织反应。

压力、剪切力、摩擦力如何最终引起压疮很复杂且并不完全清楚。从细胞水平看，三个最常被引用和描述外力导致组织损害的机制为：①组织变形而导致的缺血[8-10]；②紧随压力缓解后的再灌注损伤[11-13]；③过度变形导致的细胞机

应力放松现象

下图所示应力-应变曲线描述了应力放松现象。随着组织保持不变的加压（拉紧），结果组织内产生的力量（应力）随着时间延长而减小。应力放松的程度-即应力减小的量能够通过测量开始施压的时间和达到稳定状态的时间（不再继续下降）之间纵轴间的距离去确定。

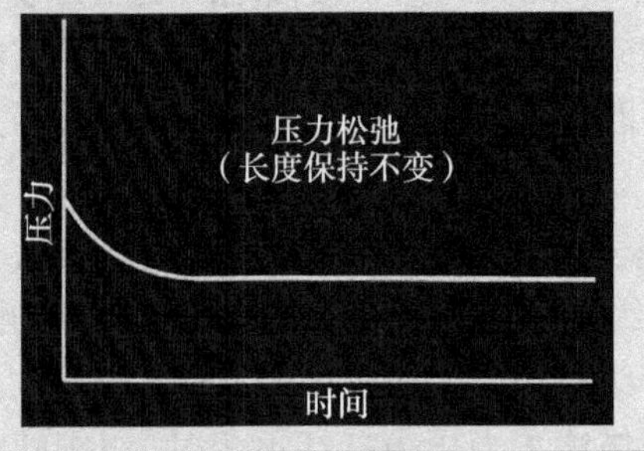

蠕变现象

蠕变反映了当引起变形的力保持不变时，组织抵抗随时间延长而变形的能力。此处蠕变现象表明，在没有任何附加施力时，组织随时间延长而不断进行的变形。如果蠕变为零，曲线将成为一条平直的线，表明变形随时间延长保持不变。

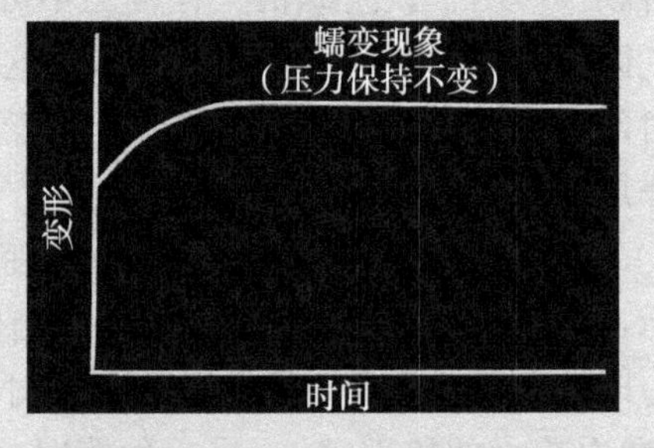

坐位时间指南

本图提供了基于局部承受的压力大小的坐位耐受性指南

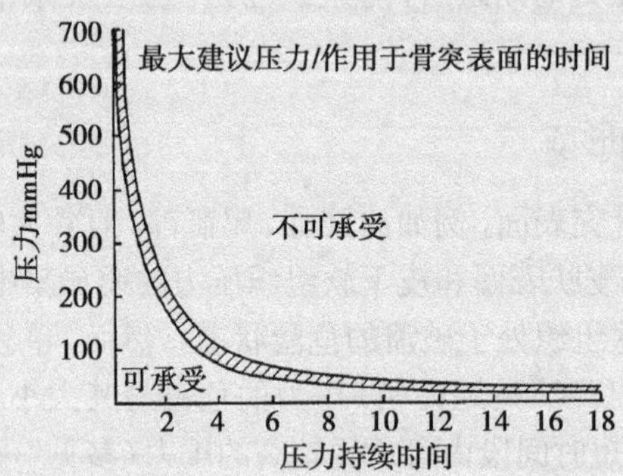

经允许后转载自 Reswick J, Rogers J. Experiences at Rancho Los Amigos Hospital with Devices and Techniques to Prevent Pressure Sores. Bedsore Biomechanics. London: University Park Press, 1976.

械性损害[14, 15]。而这些因素的结合可能更具意义。皮肤温度升高是另一个因素，其出现比以前所认为的更为重要[15]。

限制接触面压力作为组织损害的一个预测指标

组织接触面压力是指垂直作用于患者身体与减压垫之间每单位面积上的力[16]。该压力通过在患者皮肤和减压垫之间放置一个压力传感器进行非侵入性测量获得，这种测量方法被认为能提供组织测试部位或周边区域的近似压力值。单一传感器已被用于测量单一骨突部位的局部压力；多个传感器集成于一块垫子中，用于"绘制"整个身体区域与减压垫接触处的压力图。（参见彩图"坐位、体位改变和减压垫"）

接触面压力已被广泛地用作预测不同减压垫临床效果的一个工具，许多研究成果确立了形成压疮的接触面压力阈值。但是，研究者们还无法确定对不同人不同组织均会造成损害的一个特定阈值。这是因为组织的压力耐受性会根据组织成分、病情、部位、年龄、水合作用和新陈代谢状态的不同而变化。因此，当根据个体对接触面压力的相对反应可以帮助比较不同的减压垫时，而接触面压力不足以独立评价特定设备或不同设备的有效性。

衰老的临床影响

由于衰老软组织的形态学发生了明显的变化，包括含水量和弹性降低表现出的皮肤粗糙，鳞状皮肤伴有皱纹增加和皮肤松弛。干燥、无弹性的皮肤伴有较大、较多的不规则上皮细胞，导致屏障功能降低。这些变化反映出组织的生物力学特性并可能与组织受损的风险升高有关。

从显微镜水平上来看，30～90岁人真皮—上皮连接（网脊）的扁平处，其真皮乳头的高度减少了55%。随着血管层真皮和上皮间的空间增加，发生了多种功能性变化。有研究报告，该区域中可获得的养分转运减少，基底层内细胞数量减少和皮肤抗剪切能力下降。也有研究报告，在生命的30～80年期间表皮更新减少了30%～50%。这种修复率的减少被量化为胶原沉积的减少和伤口牵张强度的降低。随着年龄的增长，皮下脂肪的丢失会削弱我们抵御伤害的能力，这与骨突部位与减压垫之间的压力和剪切力有关。此外，感官知觉的降低使机械力，例如压力导致的受伤风险升高。同时，老年人皮肤更僵硬、弹性更小和更干燥的特性会导致组织更易撕裂和出血。

减压垫的特性

压疮的预防主要是通过控制组织受力而进行的。减压垫的设计，通过控制压力、剪切力以及摩擦的强度和持续时间而降低对组织的影响。并且，已经有人尝试通过消除潮湿和有效的散热而控制造成风险增加的物理因素。

压力再分布

压力再分布是减压垫分散人体接触区域上压力的能力（该术语取代之前的减压和降压垫术语[4]）。压力再分布降低了会引起组织过度变形和软组织损伤的压力和剪切力大小。压力（应力）指的是单位面积所承受的力，压力分布受到减压垫的机械和物理特性、人体组织的力学性质以及重量分布（体位）的影响。

沉入度

沉入度又称浸入度，指的是身体沉入减压垫的深度。降低骨突部位周围压力的基本策略是促使骨突部分沉入减压垫[4]。沉入使集中在骨突部位的压力向周围区域分散，包括向其他的骨突部位分散。例如，当一个人坐在一个相对较硬的垫子上时，他 / 她的很大一部分体重是由坐骨结节下的组织承受的。使用较软的减压垫，坐骨结节和臀部可以沉入更深，甚至可以达到股骨大转子水平。随着更深的沉入，体重的受力面积增大，从而降低了单位面积上承受的平均压力。此沉入度的定义，不区分减压垫压缩所致的沉入与减压垫液体成分的替换所致的沉入之间的差别。

沉入度取决于垫子的力的变形特性及其实体厚度。对于液体填充的减压垫来说，沉入度取决于减压垫的厚度和覆盖面的柔韧性。对于弹性和黏弹性的减压垫，沉入度取决于它们的硬度和厚度。请思考，一个多厚的坐垫厚度可以限制沉入度的潜能？如果坐垫的厚度为 1.5 英寸（相当于 3.8cm），而坐骨结节和股骨大转子之间的垂直距离是 2 英寸（5cm），那么该坐垫的沉入度就不足以解除坐骨结节所承受的压力。

包封

包封是减压垫在人体不规则部位的周围适应或塑形的能力[4]。良好的包封意味着减压垫适合人体而不引起压力的显著增加。不规则部位的例子，如衣服、床具或座套以及骨突部位。然而，表面张力在包封中发挥着重要作用。例如，一个液体填充的减压垫如水床，就不如水包封。含水的薄膜具有表面张力，它对接触面的不规则部分具有一种吊床式的效果。不能很好包封的减压垫则可能会引起较高的局部压力峰值，从而可能增加组织破裂的风险。

压力梯度

压力梯度，也称为压差，被定义为在一段距离上的压力变化。尽管在文献中不同的距离已经有报告，但是，压力梯度的表达最常见的是每平方厘米或平方英寸面积上毫米汞柱（mmHg）变化值。当横越减压垫表面的压力被描绘成压力图时，曲线的斜率就是压力梯度。因为处于破溃风险的皮肤和其他软组织由埋置结构元素的组织间液和基质混合物组成，所以相邻区域之间的压差会导致组织的液体元素从高压区域向低压区域缓慢地流动。这种流动类似于当人用手按压一桶湿沙的表面时所产生的运动。

有几位研究者提出假设，由压力梯度引起的组织间液流动是压疮形成的主要因素[17-19]。高压区域基质和组织间液的流动被认为会增加细胞间接触的可能性，引起细胞破裂[18, 19]。该理论与几位研究人员经典的实验结果一致，研究显示了施压持续时间和导致压疮形成的压力大小之间的关系[17, 20]。

压力梯度与压力密切相关，被沉入度和包封套以同样的方式影响。在某些情况下，没有高压也可能产生压力梯度，反之亦然。例如，减压垫的接触区域边缘一定表现出显著的压力梯度，这里，压力大小从减压区域之外的零值转变为减压区域的非零值。尽管存在这些显著的梯度，但是在边界区域，形成压疮的风险通常较低，这表明压力梯度只是在与高压结合时才是一个重要因素。需要进行进一步的研究来检验和探讨该假设。

降低剪切力和摩擦力

剪切力是在横向平面移动身体中作用力引起或趋向于引起人体两个相连内部组织在端面发生变形的一种行为或应力。术语剪切力通常指压力作用使皮肤紧贴于减压垫，而皮肤下面的骨性结构向与皮肤表面减压垫相切的方向移动。例如，当床头升高或降低时，尾骶部皮肤不沿着床的表面滑动，或床不能吸收水平方向变形而引起的剪切力，那么结果就是尾骶部和减压垫之间的软组织发生剪切。用工程学术语来说，所导致的软组织的剪切或变形被称为“剪切应变”。影响这种潜在有害情况的减压垫特性是表面的摩擦系数和表面水平变形的能力。一些减压垫技术能比其他技术更好地保护皮肤不受剪切力的影响。剪切力，作为压疮的一个形成因素，目前是国际讨论的一个课题。有一个项目组，正在研究剪切力的测量以及其量化对皮肤影响的方法[4]。

摩擦力是外部组织在相对于减压垫的平行方向上滑动的阻力，会导致外部组织损伤[4]。摩擦力指的是正切于接触面的作用力，与剪切力相反。例如，在翻身时在床单上拖拉患者，摩擦力可阻止人从表面滑落。在一个静态条件中（人不沿着表面滑动），摩擦力等于表面的剪切力（参看摩擦力和剪切力）。

最大摩擦力取决于减压垫的摩擦系数和压力大小。这就是为什么摩擦系数高的表面可能产生高剪切力的原因。摩擦和剪切是局部现象，受到皮肤湿度的影响。湿润或潮湿的皮肤通常具有较高的摩擦系数，正如以下讨论的，剪切力更容易损害组织。相反的是，摩擦力对阻止人从床面或轮椅垫直接滑落来说是必不可少的。若想达到最佳的压疮预防效果，应在减压垫的低风险区域施加必要的摩擦力以防止滑落，并降低骨突周围高风险区域的摩擦力。

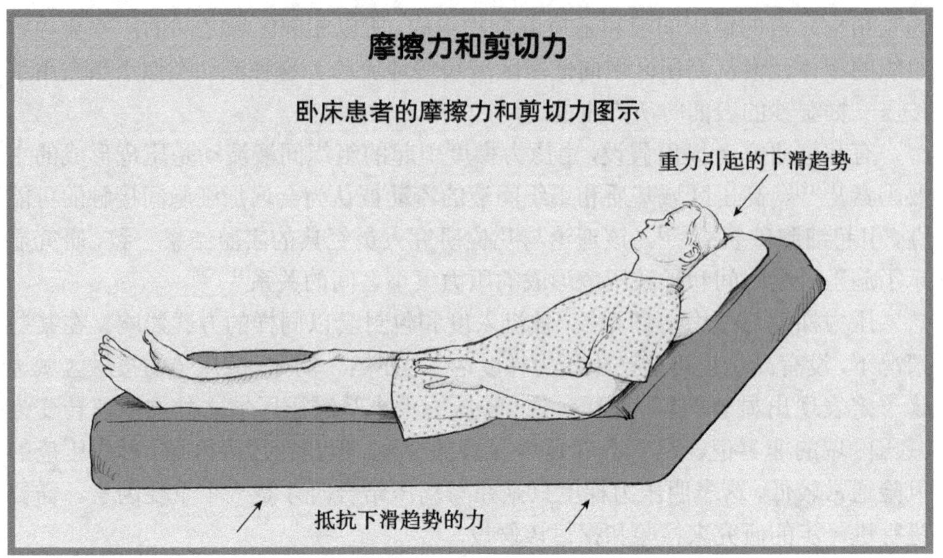

温度控制

温度是压疮形成的外在因素之一，迄今为止尚未探明其在压疮发生中的作用机制。然而，一些临床试验已经表明仅在表面重复施加压力就会引起皮肤温度升高至41℉或更高[21]。此外，已经有研究发现，皮肤温度峰值与施加压力的大小和持续时间成正比[21, 22]。研究的结论是温度伴随压力大小和持续时间的变化而变化[23, 24]。

此外，已经有人提出，环境温度每升高1.8℉就增加10%的组织代谢和耗氧量[25]。所以，组织缺乏抵抗力而已经面临形成压疮危险的患者，其需氧量可能已经增加，超过了他们的代谢能力。人们认为，在存在压力的情况下，局部缺血或压力放松后的再灌注，温度的上升都会增加组织损伤的可能性[26]。

也已经有人证明，温度上升引起血液灌注呈指数增长，并伴随着核心体温和局部皮肤温度升高[27, 28]。例如，在一项手术获得性压疮的研究中，压疮形成的独立最大预测因子就是在患者的身体下面使用了电热毯[29]。这些发现结果清楚地表明需要进行其他研究才能明确确定皮肤温度调节对压疮形成的影响。所以，当为患者选择合适的减压垫时，它的传热率也是其温度影响控制能力的一个衡量指标。

湿度控制

湿度是压疮形成的另一个关键的外源性因素。引起皮肤破溃的潮湿来源有汗液、尿液、粪便和瘘管或伤口引流。过度潮湿可能会引起皮肤浸渍[30]。伴随着轻度出汗可能会轻度增加摩擦力[31]或因为潮湿的碱性来源中和了皮肤正常的酸性外膜提供的保护而使细菌数量增加。

在湿度可控的环境中，对切开皮肤的张力试验已经证明了紧邻皮肤的湿度会增加有害作用。在 Wildnauer 等[32]进行的一项研究中，相对湿度从 10% 提高到 98%，皮肤的张力强度下降 75%。这种强度下降的皮肤更易受到剪切力的机械性损伤并很有可能擦伤[33-35]。

减压垫系统中的材质和成分

这里描述的是最常用于减压垫的成分和材质，它们可以单独使用，也可结合使用，包括泡沫、凝胶和凝胶垫、充水囊、黏性液体和弹性体。

泡沫

泡沫可以是弹性或黏弹性的，可以由开孔式和闭孔式细胞组成。开孔式细胞泡沫被定义为一种渗透结构物，其中的细胞之间无障碍，气体或液体可以通过泡沫。闭孔式细胞泡沫被定义为非渗透结构物，其中细胞之间有障碍，阻止气体或液体通过泡沫。

弹性泡沫

弹性泡沫是一种能根据施加受力而相应变形的多孔聚合材料[4]。所以，受力越大，引起的变形越大，反之亦然。如果在研究受力与变形特性时，将时间作为一个考虑因素，则其反应是黏弹性的，这一点将单独进行讨论。弹性泡沫制成的减压垫，其反应主要是弹性的。泡沫被认为具有“记忆”，因为它倾向于恢复到其本来的形状和厚度。

典型的泡沫产品由不同密度的泡沫层或胶体与泡沫的结合层组成。其他产品则具有一系列泡沫包覆的充气腔室，或是厚度为 4～10 英寸，带有柔软圆点的多密度闭孔式产品。对于这些种类的产品，泡沫的“记忆”不全是因为泡沫成分能恢复到它们无负载时的形状。几种坐垫产品都具有这种作用。由充液囊袋结合弹性泡沫制成的减压垫通过增添一个弹性外壳可以起到稳定体位在某一程度的作用程度，且可以通过在内面接触面使用液体或黏性液体填充层来改善封套。

一个弹性减压垫理想的特性就是能根据压缩力的大小而调节阻力[36, 37]。减压垫应该具有足够高的抗弹力，以完全支撑受力（防止压瘪）而不具有过高的反作用力（记忆），这样内面接触面的压力才能保持较低。长时间过度使用，泡沫会老化并失去弹性。性能下降导致较高的接触面压力。Krouskop 等[37]估计泡沫床垫在使用大约 3 年后就会完全丧失性能，压缩力被转移到支撑泡沫的底层结构。换句话说，床垫“压瘪”。

各种密度的泡沫可以结合使用或进行裁剪，来放松或适应骨性部位而改善压力分布，甚至降低剪切力。例如，多密度闭孔式且带有柔软圆点的泡沫产品可以提供一些剪切保护。很多减压垫都具有宽松的封套以减少摩擦。

泡沫的硬度和厚度限制了它沉入和包套的能力，柔软的泡沫其包封好于坚硬的泡沫但是必须要更厚，才能避免压瘪。柔软波状外形的泡沫坐垫可以改善它们的性能。为了使臀部与坐垫更好地切合在一起，需要预先对坐垫的外形进行修整，这样的坐垫才可以提高其接触面积和沉入度，从而降低了平均压力和压力峰值[38-40]（参看弹性泡沫坐垫）。

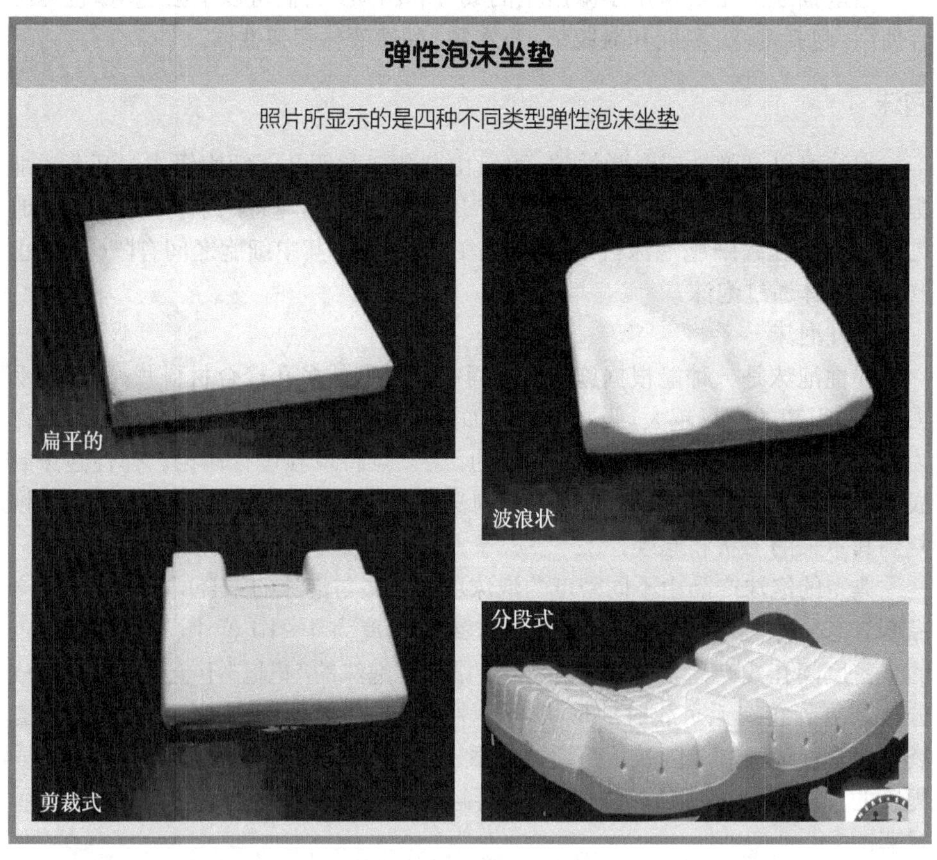

泡沫会提高皮肤温度，因为它的材质和包含的空气导热性能较差。带有多孔封套的泡沫产品，不会增加太多湿度，因为封套的开孔式结构具有散湿途径。患者活动也会增加传热率。已经有人提出，接触泡沫产品 1 小时后，皮肤表面的平均温度增加 6.1℉（3.4℃），湿度增加 10.4%[41]。

黏弹性泡沫

黏弹性泡沫是一种多孔聚合材料，这种材料符合施加压力和施压速度的比例[4]。黏弹性泡沫产品是由温度敏感性的黏弹性开孔式泡沫制成。在温度接近体温时，泡沫会变得更加柔软，与高弹泡沫相比，黏弹泡沫可以通过包封和浸入改善压力分布，使泡沫层更贴合人体。黏弹性泡沫就像一种自我修复垫，因为弹性反应随着时间而减少，甚至泡沫被压后也是如此。然而，当环境温度过低时，黏弹性泡沫不能达到令人满意的温度敏感性和时效性。黏弹性泡沫制品的性能差别很大，必须根据患者对座椅以及床垫应用的具体需要而进行选择。固态凝胶产品与黏弹性泡沫产品的反应类似，归为这一类。

有关报道，黏弹性泡沫引起的平均温度升高 5℉（2.7℃）。固态凝胶产品可以保持恒定的皮肤接触温度，或可以降低皮肤接触温度[41]（参见“黏弹性凝胶坐垫”）。

由于凝胶材料的比热（导热能力）较高，因此凝胶垫相比泡沫产品具有更高的热通量。然而，Stewart 等的研究[41]发现，2 小时后凝胶的热传导会下降。这表明凝胶的储热已满，从而需要更长期不间断的久坐——例如，大于 2 小时，其温度可能会上升。在 1 小时内，湿度也会提高 22.8%[41]。由于凝胶垫的不透气性，所以皮肤表面的相对湿度大幅增加。

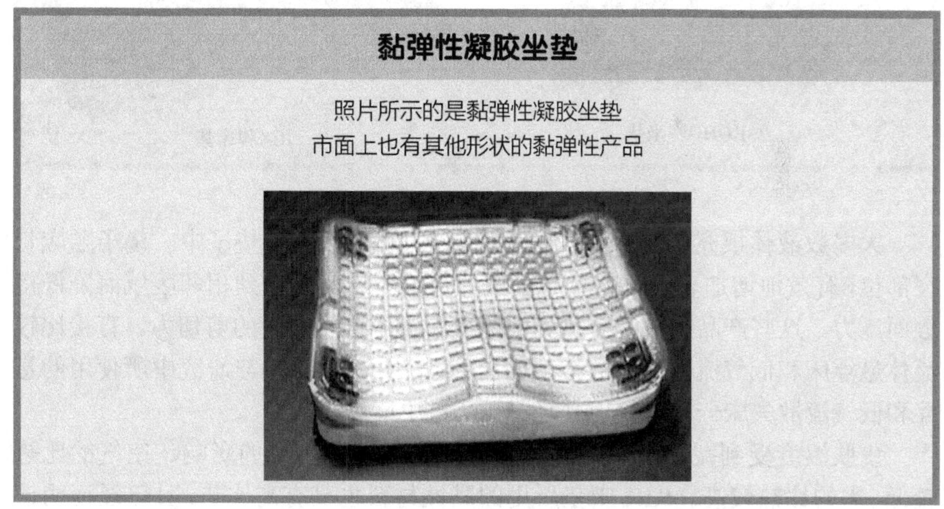

黏弹性凝胶坐垫

照片所示的是黏弹性凝胶坐垫
市面上也有其他形状的黏弹性产品

充水囊或室

液体填充产品可以由小或大的填充气体、液体或其他黏弹液体材料的腔室组成，如硅弹性体、硅胶或聚乙烯化合物。“液体”在腔室之间或单腔室内对活动产生反应而发生流动，无需电力供应。术语“低气流散失”有时用于描述内部相连互通的多腔室减压垫（参见“液体填充产品”）。

实践要点

请保持充气坐垫合适的充气量，以达到最佳的减压效果。充气不足会引起减压失效，充气过量会增加接触面压力。对于黏弹性液体填充垫，如坐垫，监测黏弹性材料的分布和如果发现黏弹性液体不在骨突部位需要手动复位非常重要。

液体填充产品

如图所示，液体填充产品有很多种类型

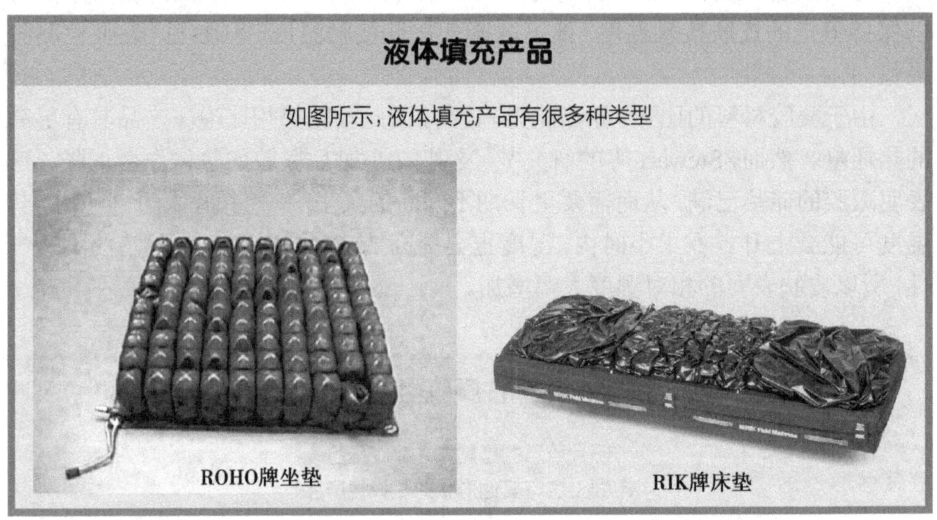

ROHO牌坐垫　　RIK牌床垫

大多数液体填充产品的沉入度都很高，身体可以陷入垫子中。垫子顺应骨突部位，有效地增加表面压力分布区域并通过将压力传递到相邻区域而降低接触面压力。这些产品能进行少量到中等变形而不产生较大的剪切力。直接比较流体悬浮床和低气流散失床的接触面压力，表明 RIK 床垫与研究中所使用的悬浮和低气流散失床一样有效地减轻了压力[31]。

皮肤温度受到减压垫所含液体材料比热（导热能力）的影响。空气的比热较低，水的比热较高。RIK 床垫所用的黏性材料也具有高比热，且已经证明该产品能降低皮肤温度[42]。

由于产品外罩所用的大量材料都属于液体填充类，所以难以概括这些产品的湿度控制特性。然而，已经有人指出，一些液体填充产品所用的橡胶和塑料，其隔热效果因出汗而增加了相对湿度[41]。

减压垫的特征

本节所介绍的特征，可以单独使用，也可以与其他特征相结合。它们包括悬浮、低气流散失、交替减压以及向两侧旋转翻身床。

空气悬浮床

通过空气压力压迫珠状物产生的类液态介质和沉入与包封的特性进行压力再分布达到减压功效是空气悬浮减压垫的特征[4]。这些床垫最初在 20 世纪 60 年代末研发供烧伤患者使用。这些产品是由聚酯纤维或戈尔特斯（Gore-Tex）床单围住诸如硅珠之类的颗粒状材料组成。粒状材料在受压空气流经时，表现出液体的特性。有一些产品型号，具有不同的流态化功能特点，可以根据患者的需求进行个性化定制。粪便和其他体液直接流经床单。为了防止沾染细菌，必须随时为床加压，且每个患者使用后，床单必须适当消毒，在单个患者长期使用时，每周至少消毒一次[43]。

空气悬浮床根据沉入原理，使用液体技术去降低压力，同时降低剪切力。空气悬浮床目前是减压垫中允许沉入度最高的产品。通过较深沉入床垫——几乎可以沉入身体的 2/3 而顺应骨突部位[44]。沉入通过增加表面压力分布区域而有效地降低了接触面压力。使用该技术而达到较大变形，可以将压力传递到相邻区域和其他的骨突部位，使包封和剪切力最小化。宽松但编织紧密的聚酯纤维或戈尔特斯（Gore-Tex）床单被用于减少表面张力。较低的表面张力能改善包封和降低剪切力。

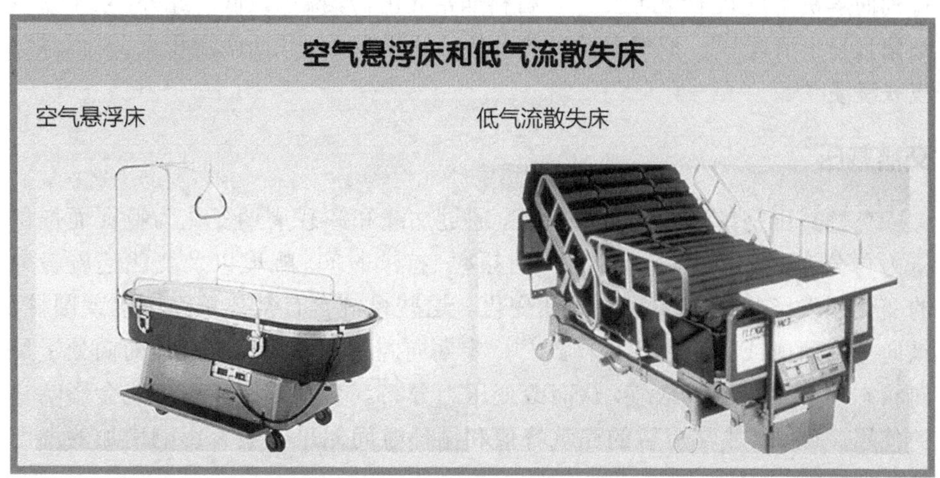

在这些产品中，受压空气通常加热到82.4～95℉（28～35℃），然而加热是有利还是有害，取决于患者的需求。例如，高温可能对多发性硬化患者有害，但是对疼痛患者有利。必须以降低组织的新陈代谢需求来权衡考虑有利效果。

空气悬浮系统的高度水蒸气通透性可以有效地管理体液，现已获知，在重度烧伤患者中，空气悬浮床可以引起脱水（参见“空气悬浮床和低气流散失床”）。

实践要点

空气悬浮床因为可以有效地控制体液而有利于烧伤患者康复。

低气流散失床

低气流散失是减压垫的一种特征，提供的气流有助于控制皮肤温度和湿度（微环境）[4]。低气流散失床使用一系列互通的充气垫或围隔，它们充气到特定压力，从而根据患者的身高、体重以及体重分布，充气到特定的压力去抵抗压力。使用气泵使气流通过床不断循环，补充表面气孔的气体流失。床垫的充气压力因患者的体重分布不同而不同，一些床具有头部、躯干、骨盆或足部单独调节功能[45]。与其他填充液体的减压垫一样，皮肤的温度受液体材料比热的影响。然而，连续气体流通和蒸发可以保持皮肤不会过热。

在低气流散失床中，患者躺在宽松的，铺有防水床单的垫子上。防水床单经过精心设计，可以使空气通过织物气孔，且通常是由高水蒸气通透性的特制尼龙或聚四氟乙烯织物制成。生产商已经通过改变床单的气孔数量、大小以及排列而解决了皮肤干燥问题[45]。材料非常光滑，摩擦系数低。此外，它不渗透细菌且易于清理[44]。低气流散失的设备已经证实可以预防潮湿积聚，从而预防皮肤浸渍[44]。

交替减压

交替减压是减压垫的一种特征，通过加载和卸载周期变化为特征而提供压力再分布，减压垫“行动区域”的频率、持续时间、幅度以及变化速度参数的变化引发了加载和卸载的周期变化。这些系统含有气体填充围隔或圆柱，纵向排列而成或呈其他各种样式[4]。定期向腔室注入空气或液体而向处于反向状态的腔室充气或放气，从而改变压力分布。交替减压频率可能会影响它的使用。例如，非常短暂的充气峰值和循环时间似乎会显著影响增加的淋巴循环[6, 45, 46]。

交替减压设备不是通过沉入和包封而增加压力分布面积，而是通过将身体重量转移到不同的接触区域而分布压力。在充气阶段，可能会增加该区域的接触面压力。

交替减压技术与所有其他液体填充减压垫具有同样影响接触面温度的可能性，所以必须谨慎地保持恰当的充气水平。交替减压垫的皮肤湿度控制和温度控制也取决于包封和支撑材料的特性（参见“交替减压整合垫”）。

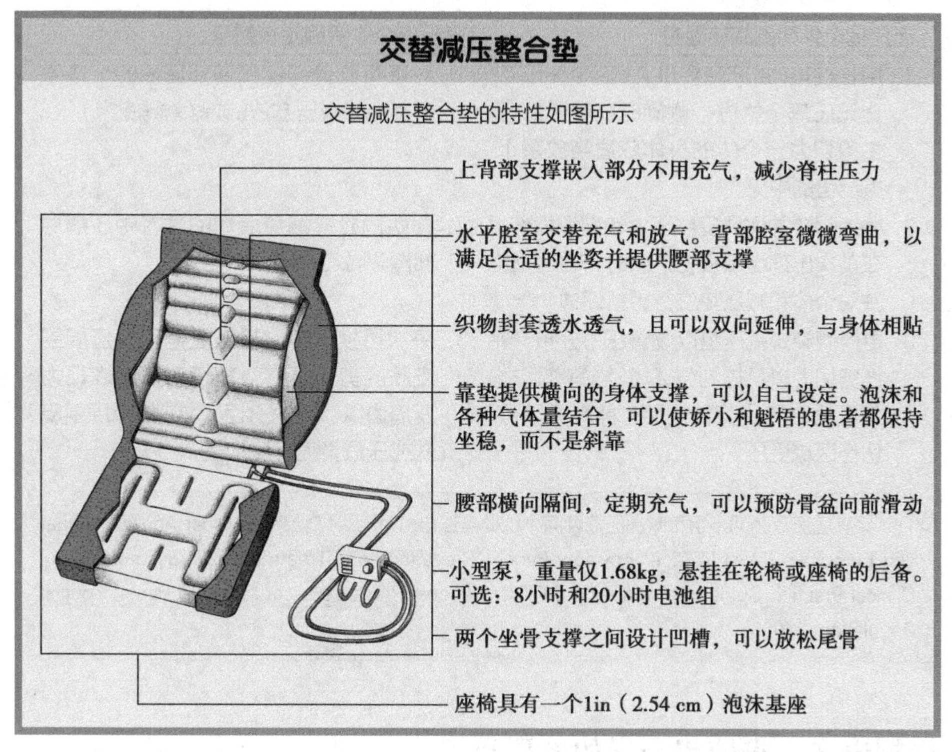
交替减压整合垫
交替减压整合垫的特性如图所示
上背部支撑嵌入部分不用充气，减少脊柱压力
水平腔室交替充气和放气。背部腔室微微弯曲，以满足合适的坐姿并提供腰部支撑
织物封套透水透气，且可以双向延伸，与身体相贴
靠垫提供横向的身体支撑，可以自己设定。泡沫和各种气体量结合，可以使娇小和魁梧的患者都保持坐稳，而不是斜靠
腰部横向隔间，定期充气，可以预防骨盆向前滑动
小型泵，重量仅1.68kg，悬挂在轮椅或座椅的后备。可选：8小时和20小时电池组
两个坐骨支撑之间设计凹槽，可以放松尾骨
座椅具有一个1in（2.54 cm）泡沫基座

两侧旋转翻身床

两侧旋转翻身床是某种减压垫可以按照有规律的方式以纵轴为中心移动患者的功能，以患者旋转的程度、持续时间以及频率为特点。尽管这些设备用于其他目的，例如肺部疾病治疗，已达几十年，但关于它们用于压疮治疗的研究所得结论相互矛盾[4]。两侧旋转翻身床可连续（即，按照一个自动设定的时间），也可手动操作（即，在某一既定位置旋转和锁定病床）[47]。这样，通过固定患者的体位而达到治疗的目的，所以，一边肺叶高于另一边可预防肺炎。但这种治疗不适用于子宫破裂或脊柱骨折、颅内压不稳定或长骨干骨折的患者。

美国压疮顾问小组（NPUAP）指出，“无论何时使用两侧旋转翻身功能，都存在剪切损伤风险。剪切力正切地拉紧皮肤(通过伸展)并阻断皮肤血流。除非个体得到恰当的体位固定和支撑,否则每一次旋转都会产生剪切力,而引起新的压疮或使已有的压疮恶化[1]”(参见两侧旋转翻身建议)。

两侧旋转翻身建议

(证据强度 = C)

无压疮个体两侧旋转翻身	有压疮个体两侧旋转翻身
1. 用长枕垫(生产商提供)固定个体以防止无压疮个体进行侧旋时在尾骶部产生剪切力。个体的身体应适当放置于减压垫的中央	1. 对患有骶骨部位和臀部压疮的个体考虑其他的减压方法(或避免侧旋床)
2. 继续翻转并评估皮肤压力和剪切损伤。在首次出现组织损伤迹象时,停止翻转并对个体和减压垫进行重新评估	2. 在两侧旋转翻身治疗的患者中压疮局部需要减压
3. 更换侧旋式减压垫以改善压力分布、降低剪切力以及控制微环境,当有剪切损伤证据时停止旋转。尽可能地免除剪切伤区域受压	3. 每次更换敷料时检查压疮和压疮周围皮肤的剪切损伤。剪切伤可以表现为压疮边缘、潜行恶化和(或)压疮周围皮肤或压疮炎症反应加重

经美国压疮顾问小组和欧洲压疮顾问小组批准选自:National Pressure Ulcer Advisory Panel and European Pressure Ulcer Advisory Panel. “Prevention and Treatment of Pressure Ulcers: Clinical Practice Guideline.” Washington, DC: National Pressure Ulcer Advisory Panel; Special Populations, 2009: 71.

根据患者需求使用合适的减压垫

尽管减压垫使用广泛,但是既没有操作标准也没有功能标准能检验其临床效果。实际上,人们不知道或不完全理解如那些像轮椅坐垫和用于保护皮肤、促进伤口愈合的平面减压垫这些常见产品的有效功能的基本知识。尽管如此,医务人员必须具有一些选择这些产品的基础知识,以便做出针对性的决策,下述关键提问可用于指导决策过程。

什么是患者的特殊加载管理需要?

不管身体处于什么体位,决定个性化保护措施的第一步就是进行全面的身体评估和功能评价。然后使用这些大量信息,评估患者形成压疮的风险。

全面身体检查和功能评价

患者评估将在本文其他章节进行介绍。然而，还有几方面与减压垫的选择密切相关。这些方面包括，评估患者进行特定床上活动的能力（在垫子上活动，上下床以及放置减压装置的能力），可得的翻身垫的数量，每天卧床或坐起的时间，翻身所需的装置或枕头数量，患者的体重和分布以及是否出现挛缩等。

轮椅坐垫的选择

为了选择轮椅坐垫，需要做相当广泛的评价，因为坐垫是整个坐位系统包括轮椅在内的一部分。实际上，如果轮椅不合适，没有任何坐垫能有效地预防压疮。所以，推荐由经过培训的坐位专家进行坐垫评估和选择。

坐位评估应包括椅垫检查，以确定脊柱、骨盆以及四肢功能性体位的限制和确定适合轮椅的恰当尺寸。也需要进行广泛的功能性检查去考虑个体在短期、中期和社区环境中坐位和移动能力的需要[48-50]。对脊髓损伤患者、老年人以及其他患有神经肌肉退行性变或疾病的人群来说，保持组织完好的策略可能极其复杂。例如，一个没有能力支持坐位的患者通过保持体位所需要的外部支持数量而被特征化：无需帮助、依赖帮助或仅借助外部支持物去支撑坐位[50]。这种能力对代偿性功能体位、体位改变能力以及用于间歇减压的方法具有重要意义。图 11-1，图 11-2 和图 11-3 示范了三种常见且有效的间歇减压策略。

专业床垫选择

选择专业床垫时，患者的体重以及体重的分布是重要的因素。实际上，每个床垫的床罩、替换物或整合床单位都有重量限制。对于较胖的患者，应该使用肥胖专用床。然而，对于接近生产商推荐的体重限度患者，应该检查体重分

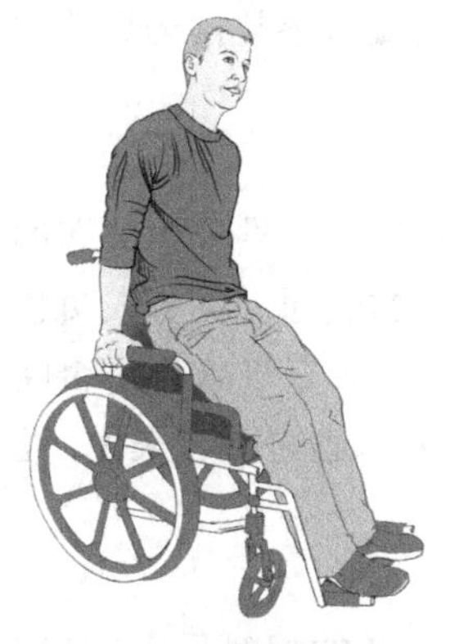

图 11-1　抬起身体减压可以完全解除臀部压力，但是要求足够的臂力和躯干控制

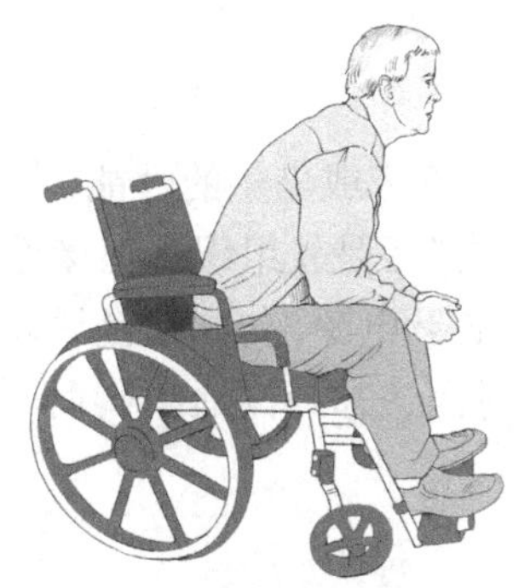

图 11-2　身体前倾可以减轻坐骨结节承受的重量

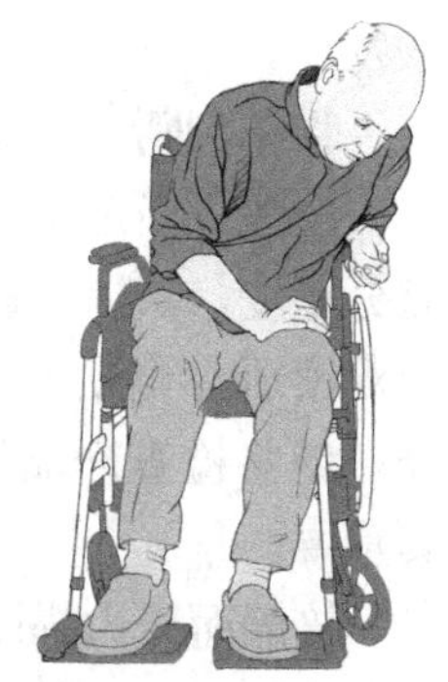

图 11-3　侧向一边减压可以释放对侧的压力，所以必须两个方向交替进行

布。例如，臀部较胖，但未超过生产商体重限制的患者，可能需要将患者放置于肥胖专用床，以达到有效的减压效果。挛缩患者可能体重分散不匀。例如，挛缩会将足跟拉向腹股沟，或增加身体其他部分之间的屈曲度，所用床垫无法满足其特殊的组织管理需求。

评估风险

预测压疮发生率的最常用风险评估量表是 Braden，Norton 和 Waterlow 量表。这些量表的敏感度和特异度因所用人群不同和患者身体的体位不同而不同[51-53]。例如，不同环境（护理院和监护病房）的 Braden 临界分值不同，在近期一项风险评估量表用于一般住院患者对比轮椅使用者的研究中，Waterlow 量表胜过 Braden 量表。目前正在研制专为轮椅使用者设计的风险评估量表[54-56]。

Bergstrom 和同事们[56]报告减压床垫的选择要基于压疮危险评估量表所评估确定的患者危险类型，目的是能产生有效且有成本效益的结果。为 Braden 压疮危险评估量表得分为≤9 分的大型三级医院患者提供一个第 2 组减压垫（低气流散失床垫）作为预防措施。得分 >9 分的，根据个体患者需要提供最适合的减压垫。结果表明，当按照压疮危险计分进行分类预防时，不仅压疮发生率和现患率下降 50% 以上，而且与床罩、床垫替代物以及低气流散失床有关的成本也下降了。

根据风险评估从一组备选的坐垫中选择轮椅坐垫的研究也得出了类似的结果。Krouskop 和同事们[57]描述了坐位诊所如何根据性别、接触面压力、生活方式和稳定性这些因素确定脊椎损伤患者的风险。这些患者中的 80%～90% 从三种备选坐垫中选择了坐垫，其余患者被提供了其他类型的坐垫。

评估风险时，不管预防压疮医嘱使用的是坐垫还是床垫，切记需要进行适当的随访。因为体位改变和使用或不必要使用预示较差的减压垫常常会导致皮肤发红。

临床判断

医务人员应懂得如何评价床或坐垫的性能，包括评估产品提供压力分布的充分程度，或患者是否“压瘪”还是软组织真正接近于坚硬的底面。医务人员也应观察所有电动产品是否缺乏电源，传感器是否功能不良，或充气软管是否断开。经常检查产品性能，对因认知或沟通障碍而不能表达不适的患者来说，尤其重要。

接触面压力描图

接触面压力描图——比较患者从一个减压垫换到另一个的相对反应，是辅助为特殊患者选择减压垫的有效临床工具。压力描图也可以用于确定轮椅改装以及其他体位改变装置的相对作用，或获得脊椎损伤患者的减压信息。例如，Henderson 和同事[58]使用压力描图系统来比较脊椎损伤坐位个体的三种减压方法。所研究的体位是向后靠 35°，向后靠 65° 和前倾坐姿。结果表明，坐骨结节压力减轻最多的体位是前倾坐姿，其次是向后靠 65° 坐姿[58]。观察压力分布描图显示的变化，可以让无感觉的患者观察到各种体重转移方法的效果和有意识地练习坐姿行为。

使用临床实践指南

临床实践指南，根据科学实证以及专家小组的专业判断，对保健专业人员如何提供优质护理提供了建议。根据史料记载，最常用的两部关于减压垫选择的临床实践指南参考是：

1.《健康保健政策和研究署的临床实践指南第 15 卷：压疮治疗》[59]

2.《脊髓医学协会临床实践指南：脊椎损伤后的压疮预防与治疗》[60]

最近出版的《NPUAP-EPUAP 指南：压疮的预防与治疗》是这些旧文件的更新版。

产品如何发挥作用和如何操作?

回答产品能起到什么作用以及如何操作，应该从多方面寻找答案。减压垫的信息来源有营销材料、临床对照试验以及实验室试验和临床研究得出的客观间接信息(接触面压力和其他生理反应)。

实验室检测

减压垫有何功能，已经利用实验室方法通过测量压疮临床有关信息而在很大程度上得到了确定。例如，Krouskop[61] 对泡沫床垫的研究，在独立实验室试验结果的基础上给出了下列特殊的推荐选择意见：

1. 厚度为 3～4 英寸(7.5～10cm)。

2. 每立方英尺(1 英尺 =0.3048m)1.3～1.6 磅(1 磅 =0.45kg)的密度作为产品中泡沫的数量指标。

3. 25% 的压痕负重变形度(ILD)相当于 30 磅负重(将泡沫压缩至其厚度 75% 所需的力的大小作为泡沫压缩性和顺应性指标)。

4. 2.5 及以上模量(60%～25% 压痕负重变形率)。

减压垫和坐垫标准

轮椅坐垫标准已经制定产生，而其他减压垫的标准正在制定中。发布国家或国际的减压垫标准的要求形成统一的测试方法去临床量化相关特征。简而言之，为了有效比较各产品，需要使用同样的测试在同样的条件下测量特性与性能。试验条件的构建应尽可能与临床相关参数接近。要求试验能在不同国家的各个实验室重复进行，也就是说，标准化的试验要使用模型而不是受试人进行试验。所以临床人员必须考虑试验结果只是相对测量的结果。

标准试验结果通常不包括取舍标准。就像总是有合理的理由，正如购买一辆发动机只能达到每加仑汽油 15 英里（1 英里 =1609m）行程的汽车，而不购买一辆燃油经济、发动机能达到每加仑汽油 25 英里行程的汽车一样，例如，购买压力分布较低但散湿能力较高的减压垫，而不购买压力分布较高但散湿能力较低的产品。标准试验的主要目的是描述它们不同的功能性质，允许对具有相似功能的产品进行性能比较。

市场上产品范围给临床人员及时了解新技术带来了沉重的负担，而患者、医务人员、供应商、制造商、第三方支付人以及研究人员均能从标准的术语、定义和试验方法中受益。医务人员能根据其患者的需要客观地配备坐垫或减压垫。供应商也能按照医务人员和患者理解的方式，清楚地介绍不同生产商的产品[32]。试验标准通过为新产品研发提供指导并有助于现有产品的再设计，而为生产商提供帮助。此外，标准提高了生产过程中的质量保证。最后，标准的潜在受益人是第三方支付人，因为坐垫和减压垫市场是一个买方市场，也就是说，买方的报销促进了市场。试验以及客观描述减压垫的有效系统将是向资金预算机构提供资金决策的客观方法。实际上，标准构成了经费预算机构分类以及分级产品而进行某些试验的基础。

坐垫标准

ISO 正在制定坐垫标准。在美国，RESNA 作为美国标准协会公认的标准制定组织而制定相关标准。四个相关工作组其中之一主要负责身体组织完整性管理并已经制定了试验方法，阐明了坐垫的关键性能特点，包括负荷变形和滞后、摩擦性质、侧面和正面硬度、抗滑阻力、碰撞减震、还原、负荷压型深度以及过载变形、溢水性以及生物相容性[34, 35]。正在制定其他的试验，衡量使用过程中的散热和散湿性以及性能稳定性（疲劳）[62]。所有这些试验都与临床相关，下文将详细介绍。并且，尽管试验是坐垫专用，但是所描述的结构与坐垫和水平卧位的减压垫都相关，能说明一些关键的概念。

负荷变形

床垫和坐垫所用材料通过压缩（泡沫和气体）、变形（凝胶和各种液体）或者张力（可填充材料和面料）而支撑身体。材料硬度影响材料如何变形以容纳身体。负荷变形试验通常是使用一个标准化的压头，模拟身体的某个部分，给某个坐垫或减压垫施加压力。减压垫的变形衡量为压头上重量的增加。

在临床上，材料可能过硬，也可能过软。材料过硬，身体不能沉入和导致较高的压力或不稳定性。材料过软，会被“压瘪”，导致支撑力较差和较高的压力。不同硬度等级的泡沫，使用压痕应力变形来衡量。很多产品使用泡沫与更柔软材料结合的方式，将软材料固定在较硬材料之上。这种结构就通过使用较硬的底层，只在上层变形，防止压瘪。

因为气体的量会影响减压垫或坐垫的硬度，所以使用气体的产品通常都是可调节的。太多空气会导致垫子过硬，而太少气体就会导致压瘪。除了体重之外，组织的量，组织的类型（张力不足的，正常的，张力过大的），以及个人的体位或体位都会影响减压垫的支撑硬度[63]。

摩擦特性

摩擦就是材料之间的关系，所以标准化的摩擦试验就是衡量一种材料对另一种材料的滑动力。对坐垫和减压垫来说，这些标准化试验侧重检验覆盖材料，例如织物和床上用品。

抵抗下滑

与摩擦试验不同，它主要测量覆盖材料，防滑阻力试验衡量整个系统，包括覆盖材料和所有支撑材料的影响。所有减压垫和坐垫的用户肯定需要过床或上下轮椅。对于不能完全转移的人们来说，需要某些材料和设计来帮助他们方便转移。然而，如果某种减压垫太易滑动，则它的稳定性就会受到限制。抗滑阻力的标准试验是将试验压头（压痕硬度计）放于人体或臀部的模型上，然后向前或侧方拉动，测量硬度计在表面滑动所需要的力即是抗滑阻力。

负重压痕深度和过载试验

该试验用标准化压头测量沉入坐垫表面的程度，在临床上，该试验提供坐垫的两种关键信息：坐垫的最初外形以及人坐上后可能发生的变形量。过载试验就是增加 33% 的重量并用压头测量增加的沉入度。已经“压瘪”的坐垫在增加的重量下不会进一步变形。减压垫应保持一个安全系数，在过载条件下也能进一步缓冲。某些功能性的活动和体位调整，例如倾斜和伸展，都会造成减压垫的过载状态。据了解，ISO 已经制定了轮椅坐垫的几种标准化试验。NPUAP S31 委员会[63]正在制定床垫标准。目前，关于术语和定义、沉入度以及散热和透湿性已经有了初步的美国国家标准。

产品功效

减压垫产品的功效通过两种方法进行测量：患者的使用效果和与类似产品的效果比较。有几篇文章对减压垫的研究进行了综述[64-67]。

大多数研究不是比较其功能分类，而是根据产品再分布压力的能力比较产品的等级。

考虑到接触面压力测量的限制，按照设备的接触面积平均分布压力的能力进行分类，可能比在某一特殊位置测量压力大小而判断重要性更有用[68]。然而，最常见的还是将某一产品与医院的“标准”床或床垫比较使用接触面压力。当综述这类文献时，要切记这种“标准”减压垫可能因研究的不同而不同。大多数研究也随患者群体不同（例如矫形科和神经病科患者）以及医疗环境不同（例如，急症护理、重症护理、长期护理或家庭护理）而异。所有三个独立变量（被比较的产品，受试人群和医疗环境）既影响研究的结果，也影响结果的解释。最后，当进行操作性能比较研究时，要谨记那些治疗研究中的受试者已经患有压疮，与预防研究有本质上的区别。

预防效果

通常来说，研究已经表明非电动的，持续保持低压力的减压垫（泡沫、空气、凝胶和这些材料的结合）比“标准的”医院床垫能更有效地预防压疮。难以去概括比较不同减压产品研究的结果，因为大多数关于各种持续减压产品在压疮预防中的比较性研究已经证明没有区别[69, 70]。

来自于更为复杂的减压技术，包括低气流散失和交替减压产品的的调查性研究的结论也相似。证据表明，低气流散失和交替减压均比“标准”床垫更有效果，但是低气流散失和交替减压垫性能的临床优势比较性研究，其结论是不一致的。此外，交替减压和持续低压产品的比较也没有得出确定性的差异。

由于证据是不确定的，所以临床人员必须仔细阅读原始研究，对某一特殊临床状况的结果进行归纳。当考虑一个产品的临床可用性时，人群、医疗环境以及产品的特点必须与个体的临床状况密切相符，且必须了解研究的局限性。例如，要考虑所设计的交替减压产品的微孔高度或填充袋厚度以及循环时间选择和频率都会明显影响产品的操作性能。人们没必要去归纳交替减压产品对比另一种减压产品的性能。同样，使用相同的减压垫在急症护理中减压研究结果或许不可能与家庭护理环境中的减压研究产生相似的结果。

关于特殊的坐垫和它们各自的作用证据尚缺乏。文献中针对设计坐垫用于降低坐位获得性压疮危险的临床功效也存在矛盾。大多数研究使用的是间接结果，如接触面压力或血流量。直接测量相关特殊类型坐垫减压效果的研究相对较少[33, 71-73]，但这些研究中也没有得出一种产品的效果是否优于另一种产品的明确结论。有一个医疗机构进行了两项目标人群为老年轮椅使用者的研究。第一项研究，使用了扁平泡沫坐垫与定制的与臀部轮廓相符的泡沫坐垫，结果发现两组压疮发生率无差异。随后的第 2 个研究发现，扁平泡沫坐垫的使用者与定制的符合臀部轮廓的黏弹液泡沫坐垫使用者比较发生了更多的压疮（41% 比 25%），但是统计学分析差异未达到显著水平。在一个老年用户的接触面压力和轮椅坐垫的跟踪研究中，Brienza 和同事们[73]发现形成坐位获得性压疮的使用者其接触面压力高于那些未形成压疮的使用者。但是在这些研究对象中，未发现接触面压力与坐垫类型之间的明确关系。

治疗效果

剖析减压垫在压疮治疗中的作用研究，研究对象和医疗环境的广泛差异增加了结果比较的复杂性。此外，已经有大量的治疗结果测量指标用于判断效果，例如压疮大小的相对缩小或实际缩小（面积或体积）、在特定时间期限内压疮愈合的百分比以及伤口愈合所用的时间。伤口状态也使用不同的操作定义，例如

“愈合”和“闭合”，同样，也使研究结果难以比较。更让人困惑的是，在医疗保险和医疗补助服务中心（CMS）居住者评估工具（Resident Assessment Instrument，RAI）手册 3.0 版的 M 部分的皮肤状态，术语“愈合”和“闭合”可以互用。[74]

总的来说，针对减压垫治疗压疮的研究取得的结果与预防研究得到的结论相似。研究显示，低气流散失床和悬浮床与“传统的”治疗 [75, 76] 和非电力驱动的泡沫减压垫 [65, 66] 相比能更有效地改善治疗结果。交替减压垫的研究结果与有些研究显示有治疗作用、有些研究显示无治疗作用的结果不一致。研究也显示在相似的产品之间，临床治疗未有显著差异。

患者的哪些其他需求必须满足？

当负载管理和产品功能作为考虑满足患者减压需求的关键因素时，也必须考虑其他压力再分布的选择，这些选择包括体位改变、足跟保护、足跟压力控制、鼓励行走、管理皮肤的微环境。

翻身与体位改变时间表

预防局部缺血所需的体位改变频率是不同且未知的，然而，定期改变体位被认为有助于通过减少暴露时间而防止压力的有害作用。通过体位改变的过程，体重被重新分布，压力被介导入新的受压区域。为了提供有效的减压效果，必须同时考虑压力和时间因素。例如，在 1961 年，Kosiak 根据健康受试者的接触面压力大小，建议每隔 1～2 小时改变一次体位 [77]。

翻身时间表已经从实证和试验角度被研究，Bliss[78] 研究了脊椎损伤病房的翻身时间表，发现对有些患者来说每 2 小时翻身一次已经足够，而有些需要更频繁的翻身，还有一些则需要较低频率的翻身。这些结果的两个重要方面是，有些患者 2 小时后出现发红，而很多患者不喜欢频繁翻身。

在 Knox 和同事们 [79] 进行的一项试验研究中，监测了卧床 60 分钟、90 分钟和 120 分钟的温度、压力以及发红等变量。一些受试者在每个间隔后都出现发红，从而研究人员认为 2 小时一次的翻身或许不够。

这种理论结果直接表明，负载的持续时间是保持组织完整性的方法。然而，上述试验只有一例患者在少于 2 小时翻身一次的时间表中出现发红，因此可以认为每 2 小时翻身一次的方案并不适合所有的临床实践。

尽管每 2 小时翻身一次一直是临床的传统做法，但是新的研究对这种长期以来的观念提出了质疑。近期两项随机对照试验的结果为使用黏弹性泡沫垫的患者提供了体位变化频率的证据，在不增加压疮发生率的情况下，可以延长至 2 小时以上。在一项对 838 名家庭护理患者使用黏弹性床垫基础上，每 4 小时翻身一次的研究中，DeFloor 等 [80] 报告减少了二期或更严重压疮的发生。Vanderwee 等 [81] 也研究了家庭护理患者（n＝235）使用黏弹性泡沫垫，将侧卧位 2 小时与仰卧位 4 小时作比较，结果发现每 2 小时翻身的患者压疮发生并未比 4 小时翻身组减少。

此外，关于翻身时间如何受到减压垫的影响尚不明了，所以，最好的方法就是反复评价每位患者，以确定最合适的翻身时间表。

体位改变

除了 NPUAP-EPUAP 指南关于体位改变的规定之外，也有关于体位改变以控制组织负荷的一些建议（参见第 11 章“预防压疮体位改变”）。

下列 8 种体位常用于在平面上改变卧床患者的体位：

1. 向右或向左侧 30° 的俯卧位。
2. 向右或向左侧 30° 的仰卧位。
3. 稍微放松右侧或左侧骶骨的仰卧位[68]。
4. 床头上升 30° 及以下，双脚并拢的仰卧位。
5. 床头上升 30° 及以下，靠床屈膝的仰卧位（参见本章“基本卧位”）。

在所有这些体位中，必须用枕头或其他装置垫高足跟。注意，使用枕头和毛巾隔开并保护骨突部位。其他的体位固定技巧，包括屈曲体位中并拢双脚和膝盖，以防止患者滑下床时产生剪切力。

也可以通过体位固定而实现重量的少量转移。例如，固定患者一侧的楔形泡沫或枕头，每 15 分钟可以轻轻地改变一下。60～90 分钟轮换，渐渐将它们拉出来，会使重量稍微发生转移。坐轮椅的患者也需要转移体重。如果可能，应该指导患者每 15 分钟转移自己的体重，并每小时改变体位。

足跟保护

由于足跟的曲率半径较小和皮肤与跟骨结构之间的皮下组织较薄，因此足跟的减压干预存在特别的挑战。接触面积小，导致足部承受的重量大，而且通常要承受下肢的部分重量[1, 82]。下肢大约占总体重的 1/6，所以即使只有小部分依赖足跟，也可能导致接触面压力较高，即使是在使用充气减压床垫的情况下。

现有临床实践指南建议使用枕头抬高足跟。然而，枕头不能防止足下垂，而且因为患者的活动，需要时间和精力将枕头固定，才能保持足跟适当的悬空。为了使足跟保护装置达到持续的足跟悬空，临床人员必须考虑装置的恰当固定和安放、患者的体位、是否存在其他设备，以及产品的性能特点等[1, 4, 82]。当抬高时，足跟的位置应完全脱离床面（参见第 11 章“足跟悬空”）。需要对腿的重量进行分配，避免对跟腱产生压力。膝盖应稍微弯曲，避免过度伸展[83]。

足跟减压保护的临床建议[83]：

1. 减压，减少摩擦和剪切力。
2. 隔开并保护踝部。
3. 抬高足跟。

用于预防压疮的体位改变

1. 应进行体位改变以减少压力在身体脆弱区域的持续时间和大小。（证据强度 = A）

2. 体位改变的频率取决于个体的组织耐受性，他 / 她的活动和移动能力，他 / 她的综合健康状况，整体治疗目标，所用减压垫，以及个体皮肤状况的评估结果。（证据强度 = C）

3. 如果个体可以承受，且她 / 他的病情允许，应使用 30° 倾斜侧卧体位（右侧、后背、左侧交替）或俯卧位进行体位改变。避免增加压力的体位，例如 90° 侧卧位或半坐卧位。（证据强度 = C）

4. 如果需要坐在床上，避免床头抬高和将压力和剪切力施加于尾骶部的下垂体位。（证据强度 = C）

5. 个体的体位应能保持他 / 她全方位的活动范围。（证据强度 = C）

6. 其他建议，参看 NPUAP/EPUAP 指南中压疮预防的体位改变章节。

经美国压疮顾问小组和欧洲压疮顾问小组批准选自：National Pressure Ulcer Advisory Panel and European Pressure Ulcer Advisory Panel. “Prevention and Treatment of Pressure Ulcers：Clinical Practice Guideline.” Washington，DC：National Pressure Ulcer Advisory Panel；Repositioning for prevention of pressure ulcers，2009：33-35.

（4）改变体位而不增加其他区域的压力。

（5）防止足下垂。

（6）提高患者舒适度。

（7）至少每天重新评估一次。

管理足跟压力的循证依据

尽管在过去的十年，已经完成的足跟保护装置研究相对较少，但是大多数已发表的研究已经检测了足跟护套、足跟敷料、枕头、充水的手套以及其他各种专用足跟产品的压力分布能力，使用接触面压力或压疮发生率作为主要的结果指标，这里我们将检测这些装置[84]。

与其他的减压垫一样，大多数足跟保护产品是由复合材料制成的，且包括多种样式，以达到最优的治疗功能。足跟减压垫的压力分布取决于足跟和减压垫表面的相对契合，足跟组织和装置的力学特性以及体重在身体部位（足跟）的分布。理想的压力分布是，一个人在无压力状态下软组织形状相对地不发生改变[85]。

在 Zernike 设计的一项临床“常见”足跟装置的疗效研究中，比较了预防性常规护理、水胶体敷料、椭圆形泡沫敷料、聚酯填充足跟靴和足下垂泡沫夹板对处于压疮发生危险状态的老年矫形患者的预防作用。在第二次研究中，处于危

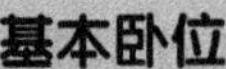

基本卧位

下图说明了患者在减压垫上采用的恰当体位。

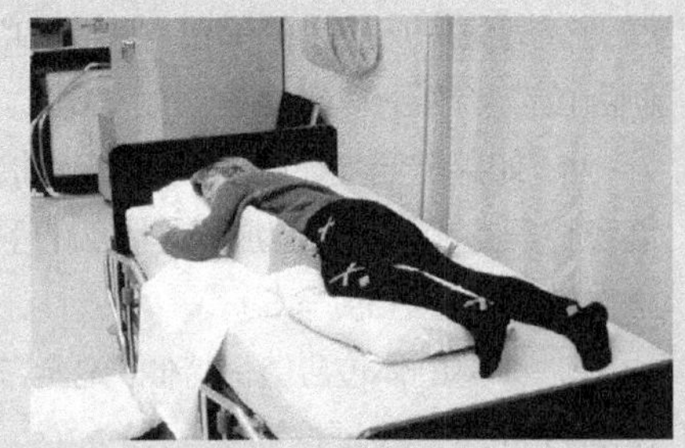

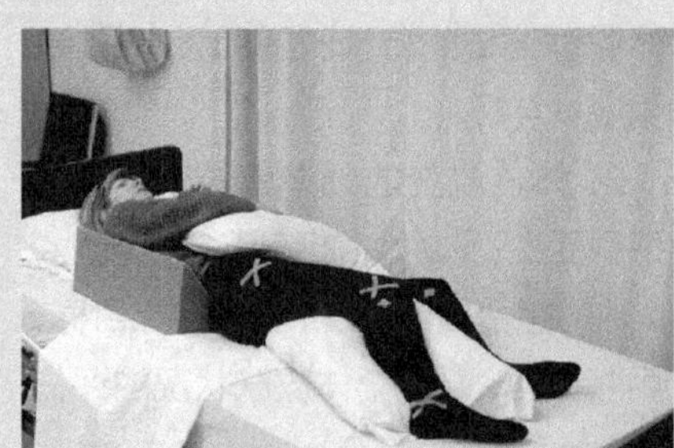

分别为 30° 旋转的俯卧和仰卧位

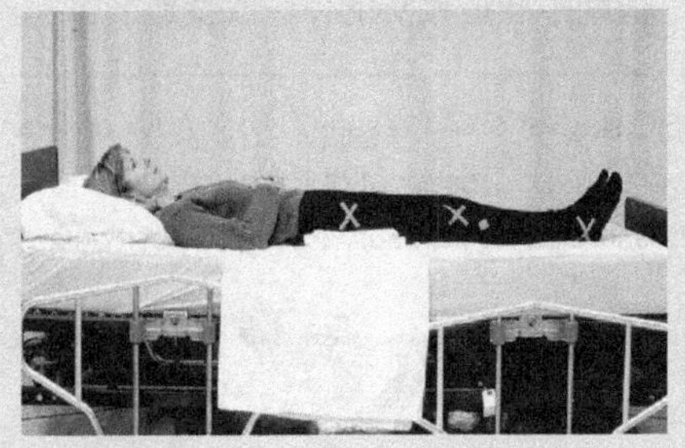

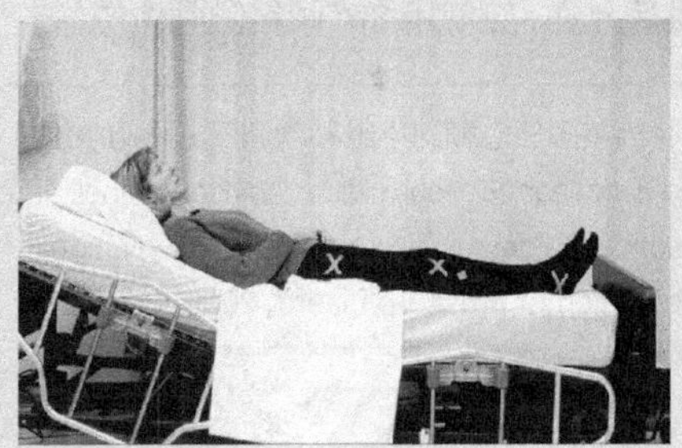

分别为床头抬高 30° 及以下，单侧尾骶部放松且脚部并拢体位

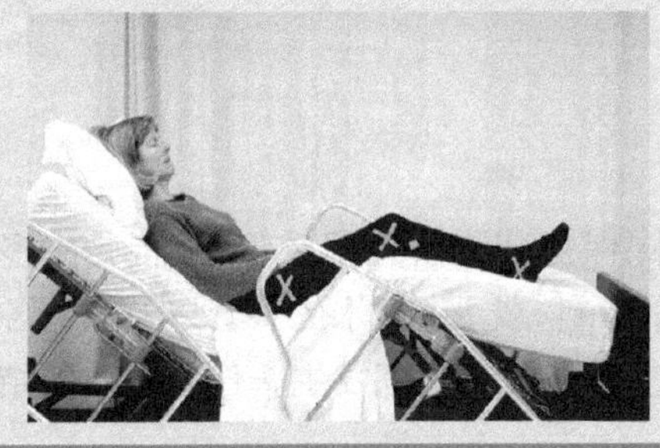

床头抬高 30°，膝盖靠床弯曲，防止尾骶部的剪切力

险状态的足跟发红重症患者使用 4 英寸 × 4 英寸（1 英寸 = 2.54cm）的纱布垫和一个吸收垫相结合用一个纱布卷固定，与分层泡沫靴（Lunax 靴，Bio-Sonics 公司）作比较 [86, 87]。尽管两项研究的统计分析有限，但已经证明，蛋篓形靴和分层泡沫靴能更有效地预防压疮。这些研究中的其他方法，既提高了压疮的发生率，也引起患者的不舒适，如足下垂夹板一样，尽管能有效地抬高足跟，但是太不舒适。值得注意的是，Zernike 的研究发现尽管进行日常护理（每 2～3 小时观察足跟，进行直接减压和患者足跟体位变化），但依然发生了足跟组织恶化 [88]。

然而，在一项类似的研究中，患者立即向护理人员报告足跟不适，后来同时在腿下使用枕头或浴巾抬高足跟以及 Spenco Silicore 缝合的足跟保护器，在 30 例髋关节置换患者中，压疮发生率为 0[89]。

悬空足跟

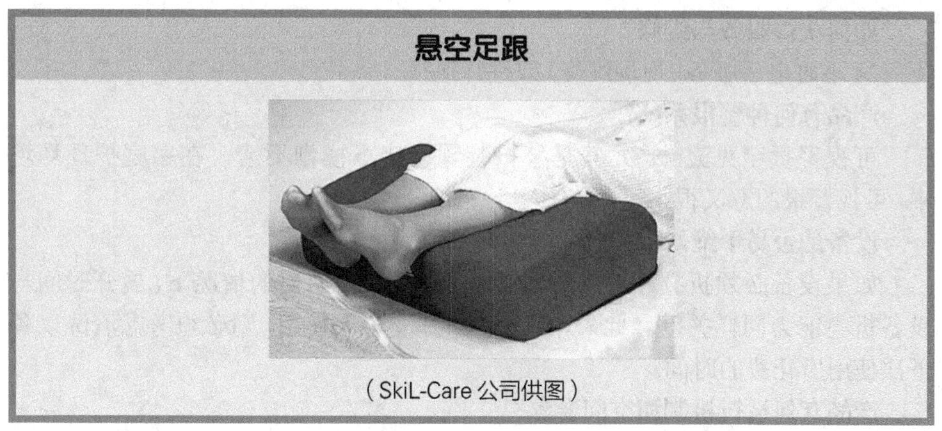

（SkiL-Care 公司供图）

Flemister[90] 也对 7 例压疮发生危险评估为中度和高度危险的患者，使用泡沫和聚酯足跟保护器后检测了足跟接触面压力。泡沫足跟保护垫只能较小地减少足跟接触面压力（1.3mmHg），而聚酯保护垫实际上导致了接触面压力的显著增加。

尽管一些足跟保护垫可以从市场上购买，但是它们的效果似乎也千差万别。已经进行的几项研究表明，尽管为患者选择合适的保护垫比较困难，但是仔细考虑患者的需求和产品的特性是能够做到的。

医疗环境中的可得资源是什么？

患者的需要可能随着他 / 她的病情进展而发生变化。适合急症护理的产品或许在患者的家庭护理中不能发挥作用。临床判断应该考虑治疗目标（方便患者上下床进行治疗或活动）、患者床上自我活动的能力、其他的并发症（足跟破溃、肺部并发症）和体重以及体重分布。

什么是实用性?

实用性问题关系到整个护理计划、负荷管理（预防与治疗）的目标、产品使用的复杂度，以及应由保健专业人员、家庭成员，还是患者进行操作。很多医院，长期护理机构以及家庭护理机构已经形成了产品选择指南，通常以解决方案或图表的形式表示 [5]。这些指南通常参考其他的出版指南，基于以前购买设备的可获得性。另一个常用的选择和购买决策方法就是基于临床环境试用的主观评价。这样，工作人员就有机会在各种情况下使用该设备，并判断它的性能。

产品使用的难易程度?

方便使用的产品通常顺应程度高。设计欠缺或组装困难都会引起患者及其家人放弃使用该设备或增加误用的可能性。使用说明必须清楚明确。例如,如果产品是电力驱动的,就应有备用电池在转运患者时使用。

如何获得服务与维修?

24 小时电话服务,现场维修,或进行退换。

产品有何种警报系统?

可视警报罕见充分,尤其是警报装置在床下模糊不清。在家庭护理环境中,可视警报的意义很小,除非有人一直在场。

设备是否易于维修?

如果设备必须折叠才能存放,那么在发生心搏骤停的情况下,展开时间与设备折叠能力同样关键。此外,如果产品并非个人使用,则必须考虑清洗以备下次使用所花费的时间。

产品有何运行机制和空间要求?

如果产品具有某种活动功能,当使用便盆和卫生护理时可以停下以方便进行吗?产品的尺寸适合家庭或其他使用环境吗?底板结构结实吗?能支撑床的重量吗?床能通过门口吗?

产品花费多少?

技术产生了一些创新的治疗产品,但是对患者、保险公司和医院来说,成本较高。预防相比其他任何治疗,比较经济。可用的技术(减压垫)如果由适当培训的人员恰当使用,可以成为解决方案。实际上,一项研究已经证实,受过培训的人员与未经过培训的人员比较,可以降低压疮的发生率。同一研究指出,在经过培训的人员监督下,护理的成本明显减少[91]。

减压垫的成本各不相同。第三方报销(联邦医疗保险可能划为保险范围)、租借与购买优劣以及成本效益问题都需要仔细评估。一些设备只供租赁。尽管报销在一些情况下是个问题,但是如果产品是在家庭护理背景下使用,成本由患者承担,那么操作成本就特别重要。

也应该考虑减压垫的计划使用天数。更多的患者在相对较长的期限内都是使用高科技减压垫。成本效益可以由产品相对于其效应的成本来衡量。当管理专用床垫和床的安置时,应不断评估和再评估,以保证患者的需求能够定期评估。

总结

对从事组织完整性管理的护理和其他健康保健专业人员来说,必须理解压疮病因的本质、影响压力再分布的因素和其他与使用特殊减压产品和足跟保护产品有关的物理因素。随着减压垫产品标准化试验方法的制定与使用，临床验证专用保护垫以及制定更多具体的临床实践指南将成为可能。在此之前根据患者的需要匹配产品还是一个具有挑战性的问题，还必须基于现有减压垫的性能特点。

实践要点

在购买减压垫时，应考虑这些因素：

1. 易用性
2. 设备的使用费用
3. 服务合同和辅助服务
4. 报警系统
5. 日常维护
6. 运行机制和空间需求

病例分享

临床资料

CM女士，35岁，患有$T_{11\sim14}$脊椎损伤。患者独居，全职工作且自己驾车。她来门诊时，右侧坐骨处有一个压疮未愈，且要求更换新坐垫。检查证实有一处压疮，伤口清洁且敷料在位良好。

体位评估表明左侧骨盆倾斜且骨盆略后斜。现用坐垫测量的接触面压力与其体位一致，左侧坐骨结节下压力较高，且右侧坐骨结节下，即存在压疮处压力较低。总之，压力情况认为可接受。随后的讨论表明CM女士每天12～14小时坐在轮椅上，且能使用挺身技巧完全释放压力。CM女士称，每天挺身两次。要求转移示范表明，技巧熟练，能充分使臀部离开轮椅，且坐下的时候，冲击力可接受。CM女士还称，她驾车的时候使用Jay轮椅垫。

临床决策是尝试增加减压频率，以及将减压方式由抬起身体改为前倾。通过使用前倾，CM女士能保持更长时期的减压。她的临床医师请她限制自己每天坐位不超过9小时，且每30分钟就减压一次。该建议允许CM女士在尽量减少坐位时间，继续工作。

当CM女士2周后复诊时，检查表明压疮表面只发生了一点变化。

在她说到自己平常的一天时，CM女士说："……然后我通常上楼去睡觉。"这句话引起了临床医生的询问，她的卧室是否在二楼，她如何上楼。CM女士答道："上下楼都是跌跌撞撞。"显然这是一个重大发现，因为很明显，患者以一种危险的方式重复在臀部造成压力。讨论了几种干预方法，包括上楼时使用保护垫以及改造家庭，安装一个楼梯升降机。

病例讨论

该病例突出了几个重要的问题。体位评估与接触面压力描图一致，表明骨盆倾斜的对侧是压疮的位置。这不是较低的位置通常受到较高压力的典型案例。体重转换技巧和转换频率已得到解决，但是它们并没有产生什么影响。尽管如此，这可能是一个在将来被证明有效的重要干预。最后，调查了CM所有“坐”的地方，发现了重要信息。因为高级轮椅的用户可以使用各种坐垫，所以临床人员不能假设坐垫或者轮椅是压疮形成的诱发因素。

自我测验

1. 一种主要用于肺部疾病治疗的减压垫功能，可以绕纵轴旋转，以患者翻身的程度、持续时间以及频率为特征的是：

   A. 低气流散失　　B. 变压

   C. 悬浮　　D. 侧旋

   答案：D。侧旋可以翻转患者，有助于肺功能，但是除非还有其他功能，比如低气流散失，否则它就不适合压疮预防。

2. 选择合适的减压垫取决于：

   A. 患者的临床状况　　B. 减压垫的特性

   C. 护理环境的特性　　D. 以上皆是

   答案：D。全是重要的考虑因素。一名在家庭的患者可能与在急症护理环境中患者具有不同的需求。

3. 减压垫的目的是：

   A. 降低压力　　B. 消除压力

   C. 再分布压力　　D. 减轻压力

   答案：C。减压垫进行压力再分布。

4. 减压垫能在人体的接触面上分布受力的能力是：

   A. 沉入　　B. 封套

   C. 压力梯度　　D. 压力再分布

   答案：D。这是NPUAP对压力再分布定义的修订。沉入是陷入减压垫的深度。封套是减压垫能顺应人体不规则部分的能力。压力梯度是压力随距离的变化。

（蒋琪霞　郑喜兰 译）

参考文献

1. National Pressure Ulcer Advisory Panel and European Pressure Ulcer Advisory Panel. "Prevention and Treatment of Pressure Ulcers: Clinical Practice Guideline." Washington, DC: National Pressure Ulcer Advisory Panel, 2009.
2. Krouskop, T., and van Rijswijk, L. "Standardizing Performance-Based Criteria for Support Surfaces," *Ostomy Wound Management* 41(1):34-44, January-February 1995.
3. Rehabilitation Engineering and Assistive Technology Association of North America (RESNA) Wheelchair and Related Seating Standards Committee. Available at *www.resna.org*. Accessed October 5, 2010.
4. National Pressure Ulcer Advisory Panel (NPUAP) Support Surface Standard Initiative Committee. "Terms and Definitions Related to Support Surfaces." January 2007. Available at: *http://www.npuap.org/NPUAP_S3I_TD.pdf*. Accessed December 10, 2010.
5. Brienza, D., Kelsey, S., Karg, P., et al. "A Randomized Clinical Trial on Preventing Pressure Ulcers with Wheelchair Seat Cushions," *Journal of the American Geriatrics Society* 58:2308–14, 2010. doi: 10.1111/j.1532-5415.2010.03168.x
6. Cochran, G. "Identification and Control of Biophysical Factors Responsible for Soft Tissue Breakdown," *RSA Progress Report,* 1979.
7. Silver-Thorn, M. "In Vivo Indentation of Lower Extremity Limb Soft Tissues," *IEEE Transactions on Rehabilitation Engineering* 7(3): 268-77, September 1999.
8. Salcido, R., Fisher, S.B., Donofrio, J.C., Bieschke, M., Knapp, C., Liang, R., et al. "An Animal Model and Computer-Controlled Surface Pressure Delivery System for the Production of Pressure Ulcers." *Journal of Rehabilitation Research and Development* 32(2):149-161, 1995.
9. Bader, D.L. "The Recovery Characteristics of Soft Tissues Following Repeated Loading," *Journal of Rehabilitation Research and Development* 27(2): 141-150, 1990.
10. Newson, T.P., & Rolfe, P. "Skin Surface PO2 and Blood Flow Measurements over the Ischial Tuberosity," *Archives of Physical Medicine and Rehabilitation* 63(11):553-56, 1982.
11. Peirce, S.M., Skalak, T.C., & Rodeheaver, G.T. "Ischemia-Reperfusion Injury in Chronic Pressure Ulcer Formaion: A Skin Model in the Rat," *Wound Repair and Regeneration* 8(1):68-76, 2000.
12. Tsuji, S., Ichioka, S., Sekiya, N., & Nakatsuka, T. "Analysis of Ischemia-Reperfusion Injury in a Microcirculatory Model of Pressure Ulcers," *Wound Repair and Regeneration* 13(2):209-15, 2005.
13. Bouten, C.V., Knight, M.M., Lee, D.A., & Bader, D.L. "Compressive Deformation and Damage of Muscle Cell Subpopulations in a Model System," *Annals of Biomedical Engineering* 29:153-63, 2001.
14. Breuls, R.G.M., Bouten, C.V., Oomens, C.W., Bader, D.L., & Baaijens, F.P. "Compression Induced Cell Damage in Engineered Muscle Tissue: An in Vitro Model to Study Pressure Ulcer Aetiology," *Annals of BiomedicalEngineering* 31:1357-64, 2003.
15. Sae-Sia, W., Wipke-Tevis, D.D., Williams, D.A. "Elevated Sacral Skin Temperature (T(s)): A Risk Factor for Pressure Ulcer Development in Hospitalized Neurologically Impaired THAI Patients," *Applied Nursing Research* 18(1):29-35, February 2005.
16. Agency for Health Care Policy and Research. "Pressure Ulcers in Adults: Prediction and Prevention. AHCPR Clinical Practice Guideline No. 3." Publication No. 92-0047. Rockville, MD: Author; 1992.
17. Reswick, J., and Rogers, J. *Experiences at Rancho Los Amigos Hospital with Devices and Techniques to Prevent Pressure Sores. Bedsore Biomechanics.* London: University Park Press; 1976.
18. Krouskop, T.A. "A Synthesis of the Factors That Contribute to Pressure Sore Formation," *Medical Hypotheses* 11(2):255-67, June 1983.
19. Reddy, N.G., et al. "Interstitial Fluid Flow as a Factor in Decubitus Ulcer Formation," *Journal of Biomechanics* 14(12):879-81, December 1981.
20. Daniel, R.D., et al. "Etiologic Factors in Pressure Sores: An Experimental Model," *Archives of Physical Medicine and Rehabilitation* 62(10):492-98, October 1981.
21. Vistnes, L. "Pressure Sores: Etiology and Prevention," *Bulletin of Prosthetic Research* 17: 123-25, 1980.
22. Verhonick, P.D., et al. "Thermography in the Study of Decubitus Ulcers," *Nursing Research* 21:233-37, May-June 1972.
23. Patel, S.C., et al. "Temperature Effects on Surface Pressure-Induced Changes in Rat Skin Perfusion: Implications in Pressure Ulcer Development," *Journal of Rehabilitation Research and Development* 36(3):189-201, May-June 1999.
24. Kokate, J.K., et al. "Temperature-Modulated Pressure Ulcers: A Porcine Model," *Archives ofhysical Medicine and Rehabilitation* 76(7):666-73, July 1995.
25. Brown, A., and Brengelmann, G. *Energy Metabolism. Physiology and Biophysics.* Philadelphia: W.B. Saunders Co.; 1965.
26. Fisher, S.T., et al. "Wheelchair Cushion Effect on Skin Temperature," *Archives of Physical*

Medicine and Rehabilitation 59(2):68-72, February 1978.

27. Johnson, J.M., and Park, M. "Reflex Control of Skin Blood Flow by Skin Temperature: Role of Core Temperature," *Journal of Applied Physiology* 47(6):1188-93, December 1979.
28. Johnson, J.M., et al. "Reflex Regulation of Sweat Rate by Skin Temperature in Exercising Humans," *Journal of Applied Physiology* 56(5): 1283-88, May 1984.
29. Aronovitch, S. "A Comparative Study of an Alternating Air Mattress for the Prevention of Pressure Ulcers in Surgical Patients," *Ostomy Wound Management* 45(3):34-44, March 1999.
30. Yarkony, G. "Pressure Ulcers: A Review," *Archives of Physical Medicine and Rehabilitation* 75(8): 908-17, August 1994.
31. Sulzberger, M., et al. "Studies on Blisters Produced by Friction: Results of Linear Rubbing and Twisting Techniques," *Journal of Investigational Dermatology* 47(5):456-65, November 1966.
32. Wildnauer, R.H., et al. "Stratum Corneum Biomechanical Properties: Influence of Relative Humidity on Normal and Extracted Human Stratum Corneum," *Journal of Investigational Dermatology* 56(1):72-78, January 1971.
33. Geyer, M.J., et al. "A Randomized Control Trial to Evaluate Pressure-Reducing Seat Cushion for Elderly Wheelchair Users," *Advances in Skin & Wound Care* 14(3):120-29, May-June 2001.
34. Cochran, G.V., and Palmieri, V. "Development of Test Methods for Evaluation of Wheelchair Cushions," *Bulletin of Prosthetics Research* 33:9-30, Spring 1980.
35. Sprigle, S.L., et al. "Development of Uniform Terminology and Procedures to Describe Wheelchair Cushion Characteristics," *Journal of Rehabilitation Research and Development* 38(4): 449-61, July-August 2001.
36. Noble, P.C., et al. "The Influence of Environmental Aging Upon the Load-Bearing Properties of Polyurethane Foams," *Journal of Rehabilitation Research and Development* 21(2):31-38, July 1984.
37. Krouskop, T., et al. "Evaluating the Long-Term Performance of a Foam-Core Hospital Replacement Mattress," *Journal of Wound, Ostomy and Continence Nursing* 21(6):241-46, November 1994.
38. Sprigle, S., et al. "Reduction of Sitting Pressures with Custom Contoured Cushions," *Journal of Rehabilitation Research and Development* 27(2): 135-40, Spring 1990.
39. Brienza, D.M., et al. "A System for the Analysis of Seat Support Surfaces Using Surface Shape Control and Simultaneous Measurement of Applied Pressures," *IEEE Transactions on Rehabilitation Engineering* 4(2):103-13, June 1996.
40. Brienza, D.M., and Karg, P.E. "Seat Cushion Optimization: A Comparison of Interface Pressure and Tissue Stiffness Characteristics for Spinal Cord Injured and Elderly Patients," *Archives of Physical Medicine and Rehabilitation* 79(4):388-94, April 1998.
41. Stewart, S., et al. "Wheelchair Cushion Effect on Skin Temperature, Heat Flux and Relative Humidity," *Archives of Physical Medicine and Rehabilitation* 61(5):229-33, May 1980.
42. Wells, J., and Karr, D. "Interface Pressure, Wound Healing and Satisfaction in the Evaluation of a Non-Powered Fluid Mattress," *Ostomy Wound Management* 44(2):38-54, February 1998.
43. Peltier, G., et al. "Controlled Air Suspension: An Advantage in Burn Care," *Journal of Burn Care Research* 8(6):558-60, November-December 1987.
44. Holzapfel, S. "Support Surfaces and their Use in the Prevention and Treatment of Pressure Ulcers," *Journal of Enterostomal Nursing* 20(6): 251-60, November-December 1993.
45. Weaver, V., and Jester, J. "A Clinical Tool: Updated Readings on Tissue Interface Pressure," *Ostomy Wound Management* 40(5):34-43, June 1994.
46. Gunther, R., and Brofeldt, B. "Increased Lymphatic Flow: Effect of a Pulsating Air Suspension Bed System," *Wounds: A Compendium of Clinical Research and Practice* 8(4):134-40, 1996.
47. Anderson, C., and Rappl, L. "Lateral Rotation Mattress for Wound Healing," *Ostomy Wound Management* 50(4): 50-4, 56, 58, April 2004.
48. Engstrom, B. Seating for Independence. *Ergonomic Seating and Propulsion Improves Performance.* Presentation, Pittsburgh, PA, August 1997.
49. Waugh, K. *Therapeutic Seating I: Principles and Assessment.* Pittsburgh, PA: RESNA, 1997.
50. Minkel, J. "Seating and Mobility Considerations for People with Spinal Cord Injuries," *Physical Therapy* 80(7):701-709, July 2000.
51. Braden, B.J., and Bergstrom, N. "Clinical Utility of the Braden Scale for Predicting Pressure Sore Risk," *Decubitus* 2(3):44-46, 50-51, August 1989.
52. Norton, D. "Norton Scale for Decubitus Prevention," [German] *Krankenpflege* 34(1):16, 1980.
53. Waterlow, J. "Pressure Sores: A Risk Assessment Card," *Nursing Times* 81(48):49-55, November 27-December 3, 1985.
54. Braden, B., and Bergstrom, N. "Predictive Validity of the Braden Scale for Pressure Sore Risk in a Nursing Home Population," *Research in Nursing and Health* 17(6):459-70, December 1994.
55. Anthony, D., et al. "An Evaluation of Current Risk Assessment Scales for Decubitus Ulcer in General Inpatients and Wheelchair Users," *Clinical Rehabilitation* 12(2):136-42, April 1998.
56. Bergstrom, N., et al. "Using a Research-Based Assessment Scale in Clinical Practice," *Nursing Clinics of North America* 30(3):539-50,

September 1995.

57. Krouskop, T.A., et al. "Custom Selection of Support Surfaces for Wheelchairs and Beds: One Size Doesn't Fit All," *Dermatology Nursing* 4(3):191-94, 204, June 1992.
58. Henderson, J.L., et al. "Efficacy of Three Measures to Relieve Pressure in Seated Persons with Spinal Cord Injury," *Archives of Physical Medicine and Rehabilitation* 75(5):535-39, May 1994.
59. Agency for Health Care Policy and Research. "Treatment of Pressure Ulcers," Publication No. 95-0652, 1994. Available at: *http://www.ncbi.nlm.nih.gov/books/NBK12202/*. Accessed December 10, 2010.
60. Consortium for Spinal Cord Medicine. *Pressure Ulcer Prevention and Treatment Following Spinal Cord Injury: A Clinical Practice Guideline for Health-Care Professionals.* Washington, DC: Paralyzed Veterans of America, 2000.
61. Krouskop, T. "Scientific Aspects of Pressure Relief." IAET Annual Conference, Washington, DC, 1989.
62. ISO/CD 16840-3: *Wheelchair Seating-Part 3: Postural Support Devices.* Committee Draft, International Organization for Standardization, June 2002.
63. National Pressure Ulcer Advisory Panel. *NPUAP's Research tab, Support Surface Standards Initiative (S3I).* April 2003. Available at *www.npuap.org.* Accessed December 30, 2010.
64. Whittemore, R. "Pressure-Reduction Support Surfaces: A Review of the Literature," *Journal of Wound, Ostomy and Continence Nursing* 25(1):6-25, January 1998.
65. Cullum, N. "Evaluation of Studies of Treatment or Prevention Interventions. Part 2: Applying the Results of Studies to Your Patients," *Evidence-Based Nursing* 4(1):7-8, January 2001.
66. Cullum, N., et al. "Beds, Mattresses, and Cushions for Pressure Sore Prevention and Treatment," *Nursing Times* 97(19):41, May 10-16, 2001.
67. Thomas, D.R. "Issues and Dilemmas in the Prevention and Treatment of Pressure Ulcers: A Review," *Journals of Gerontology, Series A, Biological Sciences and Medical Sciences* 56(6):328-40, 2001.
68. Rithalia, S.V., and Kenney, L. "Mattresses and Beds: Reducing and Relieving Pressure," *Nursing Times* 96(36 Suppl):9-10, September 7, 2000.
69. Cullum, N., et al. "Preventing and Treating Pressure Sores," *Quality in Health Care* 4(4): 289-297, December 1995.
70. Lazzara, D.J., and Buschmann, M.T. "Prevention of Pressure Ulcers in Elderly Nursing Home Residents: Are Special Support Surfaces the Answer?" *Decubitus* 4(4):42-48, November 1991.
71. Lim, R., et al. "Clinical Trial of Foam Cushions in the Prevention of Decubitus Ulcers in Elderly Patients," *Journal of Rehabilitation Research and Development* 25(2):19-26, Spring 1988.
72. Conine, T., et al. "Pressure Ulcer Prophylaxis in Elderly Patients Using Polyurethane Foam or Jay Wheelchair Cushions," *International Journal of Rehabilitation Research* 17(2):123-37, June 1994.
73. Brienza, D.M., et al. "The Relationship Between Pressure Ulcer Incidence and Buttock-Seat Cushion Interface Pressure in At-Risk Elderly Wheelchair Users," *Archives of Physical Medicine and Rehabilitation* 82(4):529-33, April 2001.
74. Centers for Medicare and Medicaid Services. "Nursing Home Quality Initiative: MDS 3.0 for Nursing Homes and Swing Bed Providers." Available at *http://www.cms.hhs.gov/Nursinghomequalityinits/25_NHQIMDS30.asp*. Accessed December 10, 2010.
75. Allen, V. et al. "Air-Fluidized Beds and Their Ability to Distribute Interface Pressures Generated Between the Subject and the Bed Surface," *Physiological Measurement* 14(3):359-64, August 1993.
76. Munro, B.H., et al. "Pressure Ulcers: One Bed or Another?" *Geriatric Nursing* 10(4):190-92, July-August 1989.
77. Kosiak, M. "Etiology of Decubitus Ulcers," *Archives of Physical Medicine and Rehabilitation* 42(1):19-28, January 1961.
78. Bliss, M.R. "Pressure Sore Management and Prevention," in Brocklehurst, J.C., et al., eds., *Textbook of Geriatric Medicine and Gerontology,* 4th ed. London: Churchill Livingstone, 1992.
79. Knox, D.M., et al. "Effects of Different Turn Intervals on Skin of Healthy Older Adults," *Advances in Wound Care* 7(1):48-56, January 1994.
80. Defloor, T., Grydonck, M., De Bacquer, D. "The Effect of Various Combinations of Turning and Pressure Reducing Devices on the Incidence of Pressure Ulcers," *International Journal of Nursing Studies* 4(3):422-50, 2005.
81. Vanderwee, K., Grypdonck, M.H., De, B.D., Defloor, T. "Effectiveness of Turning with Unequal Time Intervals on the Incidence of Pressure Ulcer Lesions," *Journal of Advanced Nursing* 57(1):59-68, 2007.
82. Wound, Ostomy and Continence Nurses Society (WOCN). *Guideline for Prevention and Management of Pressure Ulcers.* Glenview, IL: Author, 2003.
83. Cuddigan, J.E., Ayello, E.A., Black, J. "Saving Heels in Critically Ill Patients," *World Council of Enterostomal Therapists Journal* 28(2):16-24, 2008.
84. Abu-Own, A., et al. "Effects of Compression and Type of Bed Surface on the Microcirculation of the Heel," *European Journal of Vascular and Endovascular Surgery* 9(3):327-34, April 1995.
85. Petrie, L.A., and Hummel, R.S. III. "A Study of Interface Pressure for Pressure Reduction and Relief Mattresses," *Journal of Enterostomal Therapy* 17(5):212-16, September-October 1990.

86. Zernike, W. "Preventing Heel Pressure Sores: A Comparison of Heel Pressure Relieving Devices," *Journal of Clinical Nursing* 3(6):375-80, November 1994.
87. Zernike, W. "Heel Pressure Relieving Devices: How Effective Are They?" *Australian Journal of Advanced Nursing* 14(4):12-19, June-August 1997.
88. Cheneworth, C.C., et al. "Portrait of Practice: Healing Heel Ulcers," *Advances in Wound Care* 7(2):44-48, March 1994.
89. Cheney, A.M. "Portrait of Practice: A Successful Approach to Preventing Heel Pressure Ulcers After Surgery," *Decubitus* 6(4):39-40, July 1993.
90. Flemister, B.G. "A Pilot Study of Interface Pressure with Heel Protectors Used for Pressure Reduction," *Journal of Enterostomal Nursing* 18(5):158-61, September-October 1991.
91. Moody, B., et al. "Impact of Staff Education on Pressure Sore Development in Elderly Hospitalized Patients," *Archives of Internal Medicine* 148(10):2241-243, October 1988.

第12章

疼痛管理与伤口

学习目标

1. 定义和识别伤口相关性疼痛的内容。
2. 描述不同类型慢性伤口相关性疼痛的相同点与差异性。
3. 运用两种可靠的工具评估慢性伤口相关性疼痛。
4. 评估伤口相关性疼痛治疗方法的优点和缺点。

疼痛的定义和病因学

疼痛有一种空白的性质
它无法回忆
何时开始
或在某一天何时消失

——艾米莉·狄金森

作为临床医务人员，我们有一种倾向去识别某些伤口的类型及其疼痛的特殊类型和程度。然而，疼痛是患者陈述的而非医务人员认为的。我们作为医务人员的职责就是准确地评估患者的疼痛和有效治疗，无须判断或怀疑患者描述的疼痛。疼痛常常对患者比医务人员更重要。研究显示，疼痛对许多患者来说是最应优先诊治的症状，而对医务人员来说仅排在第三或第四位。

文献报道有几种疼痛定义，1979年国际疼痛研究协会（International Association for the Study of Pain，IASP）[1]和卫生保健研究与质量署（Agency for Healthcare Research and Quality，AHRQ），以前称为健康保健政策和研究署[2]将疼痛定义为：一种不愉快的感觉和情感体验，伴有现存的或潜在的组织损伤或用术语描述的损伤[1,2]。

另一个常用的疼痛定义是McCaffery及其同事等[3,4]对疼痛的定义："不管经历者所描述的内容和无论何时出现，一个人说感到痛，这就是痛。"该定义包含主观因素，并且承认患者对她或他个人承受的疼痛是最佳判断者。疼痛领域的专家也已经承认，患者对疼痛的主诉，包含疼痛的特征和强度，是最可靠的评估。“患者是他或她自己疼痛的最佳判断者，也是疼痛评估和管理的基础”这一理念得到了管理机构诸如联合委员会[5]，以前称健康保健组织联合委员会，以及美国疼痛协会 American Pain Society，APS）[6]之类的专业组织的认可。

实践要点

不管经历者所描述的内容和无论何时出现，一个人说感到痛，这就是痛。疼痛的真实病因尚不清楚，仍需更多的研究去了解个体患者疼痛的真实原因。

疼痛分类

在伤口相关性疼痛中，疼痛可以是伤害性疼痛，神经性疼痛，或两者常常同时存在。伤害性疼痛主要是完整的神经系统受到伤害性刺激后，主要传入神经元持续激活而引起。神经性疼痛主要由神经系统的原发性损害或功能障碍激发引起[7]。

伤害性疼痛分为躯体痛和内脏痛。躯体痛主要是骨骼、皮肤、肌肉和连接组织的疼痛。躯体痛程度剧烈而持续，多为跳痛且通常比较局限。压疮相关性疼痛是躯体痛。内脏痛通常发生在内脏，或是空腔脏器的梗阻，如小肠梗阻。内脏痛不容易局限，通常被描述为压榨样疼痛。躯体痛和内脏痛对非阿片类镇痛药和阿片类镇痛药都比较敏感。

神经性疼痛主要是由周围神经和中枢神经系统的感觉传导功能异常造成的，疼痛的性质为烧灼样痛、刺痛、跳痛或电击样感觉。糖尿病神经性足部溃疡和带状疱疹是神经性疼痛的典型例子。神经性疼痛对辅助用药如三环类抗抑郁药和抗惊厥药比较敏感。三环类抗抑郁药的药物机制是拮抗去甲肾上腺素，三环类抗抑郁药如阿米替林、去甲替林和去郁敏治疗神经性疼痛效果较好。阿米替林是第一代的三环类抗抑郁药，具有拮抗去甲肾上腺素、组胺、五羟色胺和肾上腺素能的效果。去甲替林是第二代三环类抗抑郁药，低剂量去甲替林具有高效拮抗去甲肾上腺素能活性作用，引起复视、口干和尿潴留等副作用的概率较低。去郁敏与去甲肾上腺素的药理作用一样，且困倦等副作用的发生率低。如果神经性疼痛的患者对正常剂量的三环类抗抑郁药不能耐受，就考虑增添加巴喷丁及加巴喷丁类衍生物如普瑞巴林。研究证明[8]，加巴喷丁对神经性疼痛有效。普瑞巴林对治疗疱疹后神经性疼痛[9]和糖尿病性神经性疼痛[10]有效。不管是加巴喷丁还是普瑞巴林，应用到肾脏疾病的患者时都应调整剂量。

疼痛可以分为急性疼痛或持续性疼痛（慢性疼痛）。急性疼痛的特点是有清楚的发病时间、明显的病因和持续时间短，急性疼痛通常与急性创伤伴随发生，当创伤愈合后疼痛消失。慢性疼痛是由慢性伤口或慢性疾病如癌症引起的。如果慢性疼痛持续时间超过 3 个月，患者常常伴随有其他器官的功能障碍或心理障碍，慢性疼痛的性质和强度常常变化。

美国老年协会[11]倾向于用持续性疼痛替代慢性疼痛，以避免用慢性这个词带来的消极刻板印象。美国老年协会指出，“不幸的是，对于很多老年患者来说，慢性疼痛已经被贴上与负面形象、长期精神问题、治疗无效、装病、求医问药行为等刻板印象一样的标签。持续性疼痛有助于促进患者和医务人员选择有效的治疗疼痛的方法[11]。”

持续性疼痛和急性创伤相关性疼痛可以同时发生。类似地，伤害性疼痛与神经性疼痛也可同时发生。创伤性疼痛通常同时具有伤害性疼痛与神经性疼痛的特点。创伤性疼痛常常与炎症混合发生，炎症的产生主要是由于手术、感染、创伤或其他情况导致的局部组织损伤。炎症的特点是红、肿、热、痛，炎症常引起创伤部位对疼痛的敏感性增加[12-14]。引起炎症的原因解除后，通常这种疼痛就会消失。缺血性改变也常常被认为是切口疼痛的病因[12]。所有的疼痛都能造成器官功能的丧失或心理障碍，引起患者生活质量的改变和精神、社会、情绪和体力的下降。疼痛不仅能使患者衰弱，也使患者遭受精神痛苦。

实践要点

将短语“患者抱怨疼痛”修改为“患者报告疼痛”有助于医务人员和家属用更积极和客观的态度了解患者对疼痛的感受。用持续性疼痛代替慢性疼痛。

持续性（慢性）疼痛体验

Krasner[15-17]将慢性伤口的疼痛定义为慢性伤口的疼痛体验。根据这个模型，疼痛分为三类：非周期性疼痛、周期性疼痛和慢性疼痛。非周期性的或伴随疼痛被定义为单次发作的疼痛，例如，可能发生于伤口清创后的疼痛。周期性疼痛或称反复发作性疼痛，是反复治疗引起的结果，如更换敷料、翻身或更换体位。慢性或持续性疼痛通常持续存在，不受患者或伤口的影响。例如，即使患者静静躺在床上，局部伤口没有接受任何处理，患者仍会感到伤口搏动样疼痛（跳痛）（参照下文实践要点：非周期性伤口疼痛的干预措施和周期性伤口疼痛的干预措施）。

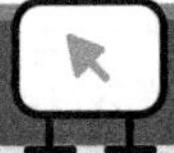

实践要点

非周期性伤口疼痛的干预措施

1. 针对潜在的有痛操作，要识别和形成一套疼痛治疗计划。
2. 局部用药或局部使用麻醉剂。
3. 对于较大较深的溃疡，考虑在手术室全身麻醉下清创而不能在床旁清创。
4. 操作前和后使用阿片类镇痛药或非固醇类抗炎药。
5. 操作前、中、后要评估和再评估患者的疼痛。
6. 避免使用由湿到干的敷料。
7. 考虑替代手术/锐器清创的方法，如透明敷料、水凝胶敷料、水胶体敷料、高渗盐水溶液或酶溶解剂[14]。

疼痛和伤口类型

患者所经历的疼痛类型很大程度取决于伤口出现的类型。疼痛可以发生于急性伤口和慢性伤口患者，与伤口或伤口原因可能相关或不相关。医务人员应该判断患者的疼痛是全身性的还是局部性的，是否与伤口直接相关。局部性疼痛常常与伤口原因有关。局限性疼痛可能与局部伤口操作、治疗方法或感染有关[18]。Gardner 和 Frantz 认为，加剧的伤口相关性疼痛是伤口感染的潜在症状。本章节讨论不同的伤口类型伴随的不同疼痛类型。

压疮相关性疼痛

尽管已经发表的压疮相关性疼痛的研究文献较少，但是压疮部位的疼痛被压疮专家所支持和临床医务人员所报告。美国压疮顾问小组在 1989 年举行的第一次大会上提出："压疮是引起可以想象的疼痛、痛苦、功能丧失，甚至死亡的严重伤口[19]。"

1994 年 Van Rijswijk 和 Braden[20] 在卫生保健政策与研究署的压疮治疗指南颁布后重新评估了该指南[21]，再次肯定了压疮评估中关注疼痛的重要性。基于研究中有证据证明保湿敷料能降低压疮相关性疼痛，Van Rijswijk 和 Braden[20] 建议应该修改卫生保健政策与研究署 1994 版的压疮治疗指南中关于疼痛和压疮的内容。

压疮患者的疼痛原因尚不明确。Pieper[22] 引用 Rook[23] 的研究认为，压疮相关性疼痛的常见原因来自于"损伤组织有毒化学物质的释放，组织浅部损伤伴随神经末梢的损害，伤害性神经末梢的增生、感染、敷料更换和清创。"在Ⅲ期和Ⅳ期压疮中，压疮相关性疼痛主要来自于深部组织损伤或剪切力引起的缺血性坏死。浅表的Ⅱ期压疮相关性疼痛主要与潮湿、摩擦和剪切力引起皮肤表面疼痛有关。

实践要点

周期性伤口疼痛的干预措施

1. 每天在患者疲劳感不明显的时候实施干预措施。
2. 更换敷料前30～60分钟应用麻醉剂。
3. 更换敷料前、中、后都要评估患者的疼痛。
4. 涡流清洗伤口前30～60分钟应用镇痛剂。
5. 如果患者的敷料已经干燥，在移除敷料前要彻底地浸湿敷料，特别是边缘部位。
6. 观察伤口是否有局部感染的迹象。
7. 轻柔和彻底地清洗或冲洗伤口以去除碎片，减少细菌数量，这些可以污染伤口引起感染，感染将会增加伤口部位的炎症反应和疼痛。
8. 避免使用细胞毒性的局部制剂。
9. 避免用力包扎伤口（松松地填充敷料而不是填塞敷料）。
10. 避免伤口床和伤口边缘干燥。
11. 用密封剂、药膏和湿性保护膜保护伤口周围的皮肤。
12. 减少每天更换敷料的数量。
13. 选择减轻疼痛敷料包括湿度平衡敷料，和避免使用强黏性敷料。
14. 避免在脆弱的皮肤上使用胶带。
15. 需要时用夹板固定伤口或限制伤口区域移动。
16. 在床上或轮椅上使用减压装置。
17. 必要时使用镇痛剂有利于为患者变换体位。
18. 在转运患者、协助翻身或抬起患者时要避免对脆弱皮肤造成创伤（剪切力和皮肤撕裂伤）。

根据Szors和Bourguignon的研究[24]，压疮相关性疼痛不仅与压疮的分期有关，还与评估疼痛时是否更换敷料有关。在该研究中，88%的研究对象报告在更换敷料时有疼痛，84%的研究对象在休息时有疼痛。患者报告疼痛的强度从感到疼痛到剧痛。75%的研究对象报告疼痛强度为轻微、不舒服或痛苦，18%的研究对象报告疼痛强度比较剧烈。医务人员需要应用强效的镇痛药控制患者的持续性疼痛和长期疼痛，并且必须要定时应用强效镇痛药以减轻更换敷料引起的疼痛。另外，医务人员需要选择一些能够减轻疼痛的方法，如适当的冲洗、清创和适合的敷料。

实践要点

持续性(慢性)伤口疼痛的干预措施

1. 采用表中所列出的所有周期性或非周期性伤口疼痛的护理措施。

2. 控制水肿。

3. 控制感染。

4. 在患者休息时监测伤口疼痛(选择不更换敷料的时间)。

5. 控制疼痛有利于伤口愈合和患者改变体位。

6. 根据疼痛的强度有规律按时间给予止痛剂,包括阿片类镇痛药、患者自控用药和外用药,如2% 利多卡因凝胶。

7. 注意非伤口相关性疼痛:

(1)联合发病的疼痛综合征,如痉挛和糖尿病。

(2)医源性设备植入,如中心静脉导管、静脉穿刺点、导尿管、喂食管、抽血气或其他器械或操作。

8. 解决疼痛引起的情感问题或患者的精神痛苦:

(1)对患者来说伤口代表什么?

(2)疼痛意味着什么? 疼痛与功能丧失有关吗?

(3)伤口改变了患者的躯体形象吗?

(4)难以缓解改变了患者的精神状态或行为吗?

动脉溃疡相关性疼痛

与外周血管疾病有关的疼痛可能由间歇性跛行或进展性疾病伴发的静息痛所致,静息痛在夜间腿部抬高时更明显。间歇性跛行引起的疼痛通常由强体力活动或锻炼后组织缺血缺氧造成,疼痛性质为压榨样、灼烧性疼痛,主要是因为用力时组织血流量不足以满足组织代谢的需要。治疗间歇性跛行引起的疼痛的最重要措施是戒烟、循序渐进的锻炼、减肥和控制血管危险因素。

夜间痛可能有与静息痛相同的症状,但通常先于静息痛而发生。尽管没有活动,但当血流不足以满足肢体的组织代谢需要时就会产生静息痛。静息痛常被描述为烧灼样疼痛或肢体抬高时重力不再能促进局部血流的区域麻木加重。这种类型的疼痛比较强烈且固定不变,镇痛药不容易控制。静息痛有时通过停止活动或运动和将患肢置于悬垂或下垂位能够缓解。

静脉溃疡相关性疼痛

导致静脉溃疡相关性疼痛的原因主要有以下几类:

1. 毛细血管渗出过多造成的水肿。

2. 组织纤维化后的感染：急性或亚急性脂肪皮肤硬化症。

3. 细菌性损害：

(1) 表层组织细菌数量增加。

(2) 深部和周围组织的蜂窝织炎。

静脉炎症：深部或浅部静脉炎。

静脉溃疡相关性疼痛的范围比较广泛。患者可能主诉轻微的疼痛、隐隐疼痛或深部肌肉的刺痛。继发于水肿后的疼痛比较剧烈，常常在站立、坐下或腿部交叉时加重。静脉溃疡相关性疼痛的原因常常是回心血流的减少或阻断造成的。功能受损的浅部静脉、交通支静脉和深部静脉引起血液回流不畅，血液淤积导致水肿和疼痛。为了减轻疼痛，应鼓励患者在坐位时抬高肢体和穿弹力袜。弹力袜的选择要根据个体化的测量结果而定。为了保证弹力袜的有效性，应在早晨穿弹力袜时将腿部抬高。其他预防静脉溃疡相关性水肿的措施包括避免久坐、减肥和戒烟。

深部血栓形成导致腿部肿胀、疼痛、感染或浅部静脉炎的发生。患者可能报告大隐静脉和小隐静脉部发红和疼痛。浅部伤口床的细菌感染会导致伤口愈合延迟和局部疼痛。医务人员应该参照 NERDS 记忆法协助判断伤口是否合并细菌感染——伤口不愈合，渗出增多，发红，肉芽组织较脆，表面有新的碎屑或腐肉，难闻的气味（参见第 7 章“伤口生物负荷和感染”；参见彩图“NERDS©”；参见彩图“STONES©”）。

如果静脉疾病已经存在一段时间，则静脉通透性增加，纤维蛋白会外渗到真皮层（纤维化）。另外，如果是血红蛋白渗入组织就会引起组织着色，通常被称为含铁血红素和色素过度沉着。在纤维化的基础上可有急性或慢性感染，导致脂肪皮肤硬化病相关性疼痛。

神经性溃疡相关性疼痛

神经病变是糖尿病最常见的并发症。疼痛的强度取决于神经病变的严重程度。不像刺激依赖性疼痛，神经性疼痛多是自发性的。患者可能抱怨疼痛影响了生活特别是睡眠。患者入睡后，患者有如坐针毡样感觉。疼痛的性质为烧灼痛、针刺样和跳痛，通常伴随皮肤对无害性刺激和瘙痒的敏感性增加。只有应用镇痛药才能真正有效地达到止痛的目的。医务人员应仔细评估这类疼痛并实施有效的治疗措施。如果患者主诉在从未出现疼痛的神经病变的肢体上出现剧烈疼痛，极有可能伴随有感染或夏科关节病（Charcot joint）。

糖尿病患者通常在 10～15 年之后丧失保护性感觉。尽管腿部或足部有牵涉性痛，但保护性感觉的丧失使患者在不用镇痛药的情况下也能忍受手术清创。对于足部溃疡的患者来说，医务人员要注意是否有骨髓炎的存在。如果患者的足部柔软、肿胀、皮温高且没有溃疡，那么患者很有可能发生了夏科关节病，偶尔可见骨髓炎和夏科关节病同时存在的情况。

实践要点

区分疼痛来自于神经病变还是周围血管疾病非常重要。因为糖尿病患者发生周围神经性疾病的概率较高。无痛的足部发生疼痛通常提示深部组织破坏，极有可能发生骨髓炎、夏科关节病或两者同时出现。

了解伤口疼痛

医务人员对伤口疼痛的了解主要来自于关于其他疾病的文献[26]。越来越多的医务人员认识到疼痛是罹患各种各样伤口患者最主要的问题[26]（参见“实践要点：关于疼痛：我们已知的与未知的”）。一些关于更换敷料过程引起伤口疼痛的共识和文件可以帮助医务人员正确管理此类疼痛。

国际指南

欧洲伤口处理协会（European Wound Management Association，EWMA）已经发布了一份关于伤口疼痛的立场文件，该文件的标题是“更换敷料引起的伤口疼痛”。这份文件分为三部分：

1. 以国际视角理解伤口疼痛和创伤。
2. 关于疼痛的理论[29]。
3. 更换伤口敷料时的疼痛：管理疼痛的指导原则[30]。

在文件的第一部分，Moffat 及其同事[27]调查了来自美国和 10 个东欧及西欧国家的 3918 名医务人员，调查结果表明，在更换敷料时预防疼痛排在第二位考虑，而预防创伤是更换敷料时首要考虑的问题[27]。与其他类型的伤口疼痛相比，腿部溃疡导致的疼痛排在最严重之列，更换敷料引起的疼痛也最严重[23]。

关于欧洲伤口管理协会文件的复印版本可以在网上下载到，且该文件已经被翻译成荷兰语、英语、法语、德语、意大利语和西班牙语（参见“实践要点：欧洲伤口管理协会为管理伤口疼痛提供环境”）。

另一个关于伤口疼痛的国际共识是由世界伤口愈合联盟[31]发起的，共识的题目是“最佳实践原则：降低更换敷料时操作相关性疼痛”，其中列出了疼痛管理过程中遇到的挑战和误区，这些可以促进更换敷料时的临床实践（参见“实践要点：打破伤口护理的误区”）。文件里面也包含一些护理计划和治疗干预措施的内容（参见“实践要点：世界伤口愈合联盟操作过程中伤口相关性疼痛的干预措施”）。

第三个国际性文件（不是共识）阐述了与烧伤相关性疼痛的处理。文件的题目是“烧伤患者更换敷料时的疼痛管理”，该文件可以在 *World Wide Wounds* 杂志[32]的电子版中找到。

实践要点

关于疼痛：我们已知的与未知的

McCaffery 和 Robinson[4] 的报道主要是基于护士对其掌握的疼痛知识自评的结果。

1. 必须依靠观察到的生命体征改变去验证患者报告的疼痛强度：错误（88.4% 回答正确）。

2. 疼痛强度应由医务人员而非患者评价：错误（99.1% 回答正确）。

3. 尽管有中度到重度的疼痛，患者也有可能睡着：正确（90.6% 回答正确）。

4. 肌内注射哌替啶适合治疗长期疼痛：错误（85.6% 回答正确）。

5. 治疗慢性疼痛的镇痛药按需用药比定时用药更有效：错误（92.7% 回答正确）。

6. 如果用其他方法让患者分心，则患者感受到的疼痛比他报告的要轻：错误（94.7% 回答正确）。

7. 在实施疼痛治疗方法之前，应鼓励患者尽可能忍受疼痛：错误（98.4% 回答正确）。

8. 应用一种或多种阿片类镇痛药物时，至少 10% 的患者会发生呼吸抑制（呼吸每分钟 7 次以下）：错误（60.5% 回答正确，根据 McCaffery 和 Robinson 的研究，医务人员过高估计了呼吸抑制的发生率，呼吸抑制的发生率通常少于 1%）。

9. 维柯丁（5mg 双氢可待因酮和 500mg 对乙酰氨基酚）的镇痛效果是哌替啶（75mg，IM）的一半：错误（48.3% 回答正确）。

10. 如果疼痛用安慰剂就可以缓解，则患者的疼痛不是真的：错误（86.1% 回答正确）。

11. 超过一定剂量后，再增加镇痛药如吗啡的用药量不会增加疼痛的缓解：错误（57.2% 回答正确）。

12. 异丙嗪增加阿片类镇痛药的效果：错误（35.1% 回答正确）。

13. 按照以下原则适用阿片类镇痛药时，患者发生药物上瘾的几率有多大？

（1）接受阿片类药物 1～3 天，则发生率低于 1%（82.8% 回答正确）。

（2）接受阿片类药物 3～6 个月：则发生率低于 1%（26.7% 回答正确）。

欧洲伤口管理协会建议为管理伤口疼痛提供环境[27-30]

准备，计划，预防

1. 选择一个合适的无压力环境，关闭门窗，关掉手机等。
2. 用通俗易懂的语言告知患者将要做的事情和采取的方法。
3. 评估是否有必要请熟练的或不熟练的助手协助传递物品。
4. 为患者翻身时要小心，尽量降低不舒适感和不必要的接触与暴露。
5. 避免长时间暴露伤口（例如，等待专家建议）。
6. 避免对伤口任何不必要的刺激，处理伤口要轻柔，注意任何轻微地触摸都能造成伤口疼痛。
7. 仔细全面检查患者，经常口头询问和利用疼痛工具提供实时反馈。
8. 考虑预防性应用镇痛药。

打破伤口护理的误区

在其国际共识中[31]，世界伤口愈合联盟列出了几项关于伤口相关性疼痛的误区：

1. 误区：湿到干敷料依然是伤口护理的金标准。
   事实：黏性纱布可干扰愈合中的组织，引起强烈的疼痛。
2. 误区：透明敷贴是治疗和降低皮肤撕脱伤相关性疼痛和其他急性小伤口的最好方法。
   事实：透明敷贴的误用是导致皮肤撕脱伤的常见原因。
3. 误区：应用纸质胶带是所有敷料中引起疼痛最少的方法。
   事实：伤口周围皮肤神经敏感性增加会导致移除胶带时的疼痛。
4. 误区：更换敷料时，快速移除敷料比缓慢移除敷料引起的疼痛少。
   事实：这种方法有潜在的引起组织损伤和创伤性疼痛的危险。
5. 误区：在伤口周围应用皮肤保护剂可以降低疼痛和创伤的风险。
   事实：皮肤保护剂仅仅在局部形成一层保护层而不会保护深层组织。
6. 误区：有糖尿病足部伤口的患者感受不到疼痛。
   事实：可能是周围神经感觉降低，但是这部分区域的敏感性也有可能增加。
7. 误区：疼痛主要来自于伤口，周围组织和神经不会对疼痛产生影响。
   事实：脊髓对疼痛刺激的反应可以增加周围组织的感觉异常。
8. 误区：治疗疼痛的最有效方法是在更换敷料前30～60分钟口服镇痛药。
   事实：口服镇痛药可以缓解疼痛，但并不是治疗疼痛的唯一方法。在评价和调整镇痛方法时一定要进行全面的疼痛评估。

世界伤口愈合联盟操作过程中伤口相关性疼痛干预措施

以下列出的是世界伤口愈合联盟推荐的操作过程中伤口相关性疼痛的干预措施，有助于医务人员对伤口相关性疼痛进行治疗。

1. 注意目前的疼痛状态。
2. 了解并尽可能地避免引起疼痛的原因。
3. 了解并使用镇痛药（当时间容许且没有禁忌证时）。
4. 避免对伤口进行不必要的操作。
5. 与患者一起探讨简单的分散注意力方法，如数数、深呼吸和听音乐。
6. 当患者对疼痛不能忍受时要重新考虑管理方法，并注意记录副作用。
7. 观察伤口和周围组织是否有感染、坏死和浸渍的征象。
8. 任何产品应用于伤口前需要考虑产品的温度。
9. 避免敷料、绷带和胶带固定过紧造成过度的压力
10. 使用某种敷料或技术时要按照生产厂商的说明。
11. 操作结束后，评估干预措施、所用敷料/绷带的舒适性。

伤口会随着时间发生变化，因此持续的评估和调整干预措施非常重要。疼痛干预的非药物方法，如催眠或治疗性触摸，需要经过训练的人员或者是专业人员实施。

关于疼痛的研究：压疮

护理措施

有时针对患者压疮实施的一些护理措施并不包括疼痛管理。Hollingworth[26]认为，护士在更换敷料后对疼痛的评估、管理和记录不足。类似地，Krasner[33]在对42名一般护士和高级注册护士进行的质性访谈中得出如下结论：护士面对压疮相关性疼痛主要有三种行为：熟练地护理、否定疼痛和面对疼痛的挑战。

1. 熟练地护理

(1) 学习疼痛的知识。

(2) 关注疼痛的管理。

(3) 承认患者的疼痛并给予同情。

2. 否定疼痛

(1) 假设疼痛不存在。

(2) 不听患者的哭诉。

(3) 避免失败。

3. 面对疼痛的挑战

(1) 应对挫折。

（2）和患者共同面对。

Krasner[16, 17, 33] 建议医务人员运用以上信息为压疮相关性疼痛的患者提供以患者为中心的护理。

患者的疼痛感受

关于压疮相关性疼痛的文献较少（只检索到 4 篇量性研究和 5 篇质性研究），对疼痛的感知差异主要是因患者所处的语境和心理因素（以患者为中心）不同造成的。Woo[34] 检查了 96 例患者，主要目的是想了解在更换敷料时患者的焦虑情绪和预想疼痛是否会影响疼痛的强度。研究结果发现，焦虑与患者感受到的疼痛强度有直接的关系。当患者高度焦虑时，环境和躯体的信号变化引起患者的注意，患者感知觉能力增加，对疼痛的耐受性降低。Woo 认为，某些个体如果与他人相处过程中感受不到安全，就会更容易焦虑和体验到剧烈的疼痛 [34]。

第一个根据压疮分期量化疼痛的学者是 Dallam 和他的同事 [14]。他们研究了住院患者压疮相关性疼痛的强度和模式，研究对象来自不同的民族，66% 为白人（非西班牙裔），其余的研究对象为黑人（非西班牙裔）、西班牙人和亚洲人。在纳入的 132 例研究对象中，44 例（33.3%）的患者完成了问卷，88 例（66.7%）没有完成问卷（由于语言或认知障碍）。用视觉模拟量表和面部表情量表两个量表测量患者的疼痛感受（参照下面章节关于疼痛评估工具的描写），作者发现这两个量表之间有较高的一致性。面部表情量表更适合应用于认知障碍或英语为第二语言的患者。

该研究的比较重要的结论如下 [14]：

1. 大多数压疮患者都体验到疼痛（68% 的应答者回答说体验到某种类型的疼痛）。

2. 大多数患者没有接受镇痛药物治疗；只有 2%（n = 3）在疼痛评估后 4 个小时得到镇痛药治疗。

3. 那些对量表没有应答的患者仍有可能体验到疼痛。

4. 压疮分期高的患者体感受到更多的疼痛。

一些操作如手术清创或更换湿到干敷料都有可能增加患者的疼痛。尽管目前并没有最有效的控制疼痛的措施，但研究证实，使用充气床垫而不是医院的普通床垫，在患者伤口表面覆盖凝胶敷料能有效地降低患者所经历的疼痛 [14]。研究还指出，一般的患者有能力区分压疮相关性疼痛、一般性疼痛和其他部位的疼痛如静脉注射部位和导管处的疼痛，一些认知功能障碍的患者能够感知疼痛的存在并能回答疼痛量表的问题。

Dallam[14], Szors 和 Bourguinon[24] 的研究均发现，很多患者正在经受未治疗或治疗不足的压疮相关性疼痛。Dallam 等预测，只有 2% 的压疮相关疼痛患者接受了镇痛药治疗。4年之后，Szors和Bourguinon[24]发现镇痛药的使用情况几乎没有进步：仅有6%的压疮相关疼痛患者使用了处方类镇痛药处理疼痛。

这两个研究都反映出医务人员需重视压疮相关性疼痛。因为132例患者中只有44例患者能回答疼痛量表的问题。Dallam等[14]建议，尽管患者没有报告疼痛，医务人员应假设压疮相关性疼痛的存在。两个研究都建议需要更多的研究探索压疮相关性疼痛的干预措施。

Franks和Collier[35]比较了英国家庭护理院中有压疮（n = 75）和没有压疮（n = 100）患者的感受，有趣的是，他们发现没有压疮的患者比压疮患者体验到更多的疼痛。作者认为，可能压疮相关性疼痛并不是如前假设的那样是影响患者的主要问题，又或者接受家庭护理的患者对控制疼痛的措施更敏感。另一个解释是有压疮的家庭护理患者并没有和医院患者一样的并发症。

Ayello等[36]对128例慢性伤口患者进行了疼痛的量性研究发现，超过1/2（54%）的静脉溃疡患者感到疼痛，几乎达到1/3（30%）的糖尿病溃疡患者感受到疼痛，和1/4（25%）的压疮患者有疼痛感受。

Langemo及其同事[37]发表了一篇关于压疮患者中疼痛的质性现象学研究，他们共研究了8例成年患者（4例研究时还存在压疮，4例压疮已经愈合）。识别了七个主题：

1. 压疮的感知原因。
2. 对生活的影响和改变。
3. 对心理精神的影响。
4. 与压疮相关的极度疼痛
5. 对知识和理解的需要。
6. 对相关治疗的需要和反应。
7. 悲伤的心路历程。

第四个主题与压疮相关的极度疼痛又可以分为三个分主题：疼痛的强度、疼痛持续时间和镇痛药的使用。患者经常使用烧灼样、针刺样描述疼痛的性质。还有一例患有Ⅱ期压疮的女性患者回答说："我感觉像是有个人拿着一把刀狠狠地插进伤口里。"一位男患者回答说："压疮非常痛苦，不管你怎么坐屁股都会疼痛[37]。"

研究对象也对疼痛持续时间做了描述，如"大部分时间，就算我静静地躺着还是感觉疼痛。"即使压疮愈合后疼痛依旧值得关注，就像一位患者描述的那样："尽管那里已经没有伤口了，但有时这个部位还会疼痛。"一些人也表达了他们对镇痛药上瘾的担忧。一例臀部有Ⅳ期压疮的患者说："我感到一直疼，只好用吗啡和其他类型的镇痛药控制疼痛"。

另一项针对10例患者的质性研究共识别了22个主题，与医务人员的交流不足和缺乏疼痛治疗措施是患者抱怨最多的两个问题[38]。有些患者把压力、紧张和焦虑的原因归为缺乏与医务人员的沟通交流[38]。

欧洲压疮专家咨询组资助 Hopkins 等[39]对老年压疮患者进行了一项质性现象学研究，结果发现无休止性疼痛是识别的三个主题之一。调查的 8 例患者年龄都在 65 岁以上，且患有Ⅲ期、Ⅳ期压疮时间超过一个月。Langemo 等[37]在该研究的基础上进行了进一步的质性研究，研究对象排除了患有脊髓损伤的患者，无休止性疼痛主题下又分为三个分主题：持续性存在疼痛、保持静止、设备相关性疼痛和治疗性疼痛。对有些患者来说，静静地躺着可以降低疼痛。例如，“我不敢动，一动就会感觉所有事情变得更糟糕，所以我只好静静地躺着”。对有些患者来说，使用减压装置包括更换敷料都会导致疼痛加剧。只有一名患者描述了疼痛的性质：“感觉像是有人向足跟部施加压力，然后伤口就猛然裂开[39]。”

关于慢性伤口的研究[40,41]和本章主要强调了充分的疼痛评估和治疗的重要性。

疼痛评估

美国疼痛协会提倡将疼痛定为人体第五大生命体征[6]。但是医务人员在评估患者压疮时并没有将评估疼痛作为护理常规[14]。Dallam 等[14]认为，医务人员应该在压疮评估、更换敷料和患者休息时增加疼痛的评估。同时提醒医务人员如果患者对疼痛评估没有反应或没有主述疼痛并不代表患者没有疼痛。尽管关于患者疼痛体验和压疮患者疼痛感受的研究较少[14,37,38,40-42]，但是医务人员对慢性伤口相关性疼痛的记载存在差异。医务人员只评估和记录了 63% 的静脉溃疡患者、53% 的糖尿病足部溃疡患者和 45% 的压疮患者的疼痛[36]。

有两个压疮评估指南将疼痛作为压疮评估的一部分。健康保健研究与质量署压疮治疗指南中包含专门的压疮相关性疼痛评估，不管患者是否存在疼痛，在该指南中要求有一个空间用来检查患者是否有疼痛。Ayello's[43,44]的 ASSESSMENT 记忆法要求医务人员将患者的疼痛感受用定量的方法表示出来，包括是否存在疼痛、疼痛发生时间（例如，是持续性还是间断性）、患者是否正在接受镇痛治疗。医务人员可以根据以下提示评估患者的疼痛：没有疼痛，或任何时候触摸患者都有疼痛，或只有在实施压疮护理时才有疼痛[43,44]。

疼痛评估的关键要素

PQRST 记忆法用具体问题询问患者的疼痛感受，是一种非常有用的评估患者疼痛感受的工具[14]（参照实践要点：疼痛评估的关键要素）。

疼痛评估的关键要素

使用PQRST记忆法评估患者的疼痛感受

P＝疼痛缓解／加重的因素

1. 什么因素使疼痛加重？

2. 什么因素使疼痛缓解？

Q＝疼痛的性质

1. 你正在经历什么样的疼痛？

2. 你可能会将疼痛描述为：

（1）持续剧痛、疼痛使人痛苦、触痛、跳痛（刺激性疼痛）。

（2）烧灼样痛、叮咬样痛、刺痛、刺伤痛（神经病变性痛）。

（3）或者同时存在两种感觉。

3. 疼痛是否伴随其他症状，如发热、寒战、恶心或呕吐？

R＝疼痛的部位和辐射区域

1. 疼痛在哪个部位？

2. 疼痛保持在同一个部位还是会游走？

S＝疼痛的强度

1. 你会描述你的疼痛为：无痛、轻度疼痛、中度疼痛、重度疼痛还是剧烈疼痛？

2. 选择0到10之间的任何一个数字代表你的疼痛，0表示无痛，10代表难以想象的疼痛。

3. 你会如何评估你疼痛最强时、最轻时和现在的疼痛强度？

T＝不同时间的疼痛变化

1. 在一天的某个时间点疼痛会加重或缓解吗？

2. 疼痛何时停止何时开始？

3. 疼痛是持续性的还是暂时的，疼痛会在你移动时产生吗？

完整的疼痛评估能使医务人员尽快实施减轻疼痛的措施并能评估措施的效果（参照实践要点：额外的疼痛评估要素）。美国疼痛管理护理协会就特殊人群的疼痛评估提出了一些临床实践建议，该特殊人群是医务人员不认为需进行疼痛评估的患者，包括晚期痴呆患者、婴儿和尚不会说话的幼儿、插管患者或无意识患者[45]。哈特福德老年护理研究所已经出版了一系列名为“尝试一下”的疼痛评估文件。这张单页文件（从前到后）简要总结了对老年患者和痴呆患者进行疼痛评估时的注意事项[46]。

额外的疼痛评估要素

额外的疼痛评估要素

在最初的疼痛评估基础上增加以下疼痛评估内容：

1. 详细的病史包括：

（1）药物使用史。

（2）治疗史。

（3）以往的手术史或受伤史。

（4）对生活质量和日常生活的影响。

2. 体格检查，当患者主诉疼痛时要有加强身体系统（例如肌肉骨骼系统和神经系统）检查。

3. 心理社会评估，包括评估家庭抑郁和慢性疼痛病史。

4. 适当的诊断性检查可以辨别疼痛的原因和能区分出致病因素和可治疗性因素。

完整的疼痛评估能使医务人员尽快实施减轻疼痛的措施并能评估措施的效果。

实践要点

疼痛是第五大生命体征。

疼痛强度量表

疼痛强度量表使用语言、视觉或数字描述患者目前体验到的疼痛。评估疼痛强度的金标准是自我报告和使用标准的疼痛强度评估工具[47,48]。疼痛强度量表是单维度、定量的疼痛评估工具，主要是评估患者的疼痛感受，通过最大限度地减少误差来提高描述疼痛感受的准确性[48]。

国际医疗卫生机构认证联合委员会（Joint Commission）建议所有的医疗机构都应该使用疼痛评估工具评估患者的疼痛感受和评价疼痛治疗后的效果[5]。目前，临床上应用最广泛的疼痛评估工具是数字评分法和和面部表情评分法[49]。另一个比较常用的疼痛评估工具是视觉模拟评分法（visual analog scale，VAS）。视觉模拟评分法是一条 0～10cm 的直线量尺，直线的一端表示“无痛”，另一端代表“剧痛”[2]。使用时由患者将疼痛感受标记在直线上，从线左端至患者所画竖线之间的距离即为该患者主观上体验到的疼痛强度，通常用来描述患者当前或过去 24 小时内体验到的疼痛强度。

数字化疼痛强度量表

数字化疼痛强度量表是评价成人和大于7岁儿童疼痛的金标准[2,49]。视觉模拟评分法是一条0～10cm的直线量尺，在直线的一端表示"无痛"，另一端代表"剧痛"。在直线上标有0～10共11个数字（参照数字化疼痛强度量表）。由患者自己选择不同分值来量化疼痛程度，评分越高则表示体验到的疼痛强度越大。0表示没有疼痛，5表示中等强度的疼痛，10代表剧痛[2]。有时患者可以口头表示疼痛强度[2,49]。然而，视觉模拟评分法使疼痛评估更具有可比性以及可评估听力受损患者的疼痛强度。另外，该疼痛评估工具已经被翻译成多种语言[7]。

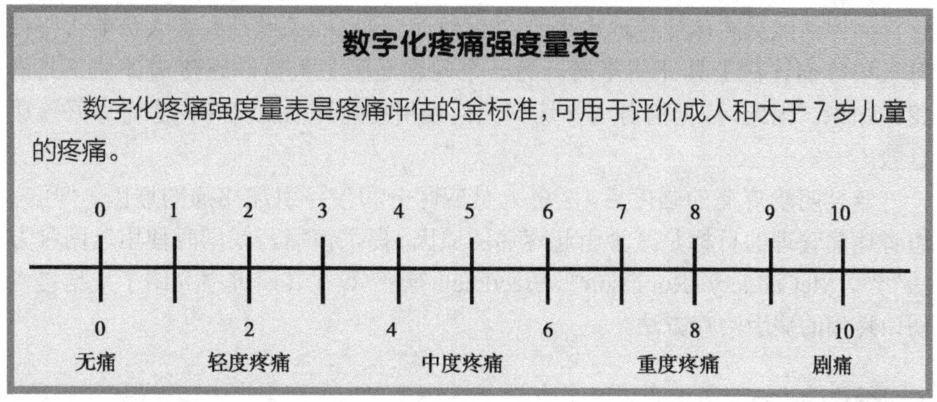

数字化疼痛强度量表有助于医务人员充分评估和治疗疼痛，也可以帮助医务人员根据患者反应选择合适的疼痛治疗药物[19,49,50]。量表也有助于确定患者是否对治疗措施有反应，如果重复评估疼痛数值呈现下降趋势则表明治疗有效。

面部表情疼痛评估量表

面部表情疼痛评估量表[51]采用6种面部表情来表达疼痛，这6种表情从微笑（无痛）到悲伤和哭泣（剧痛），第一个表情用数字0表示，代表无痛；第二个表情，用数字1表示，代表有一点疼痛；以此类推。最后一个表情代表剧痛。评估时告知患者选择一个最能反映此刻疼痛感受的表情（见面部表情疼痛评估量表）。与其他疼痛评估工具相比，面部表情疼痛评估量表更适合应用于儿童患者[49]。当儿童患者不能很好地理解"疼痛"的含义时，可选用"受伤"来代替。在老年患者建议使用"痛苦"代替疼痛，因为有些老年患者性格较隐忍，拒绝承认疼痛。尽管在一项针对老年患者的研究中证明，面部表情疼痛评估量表和数字化疼痛评估量表具有很高的相关性（$r=92$；$P<0.5$）[52]，但是目前并没有研究列出面部表情疼痛评估量表的信度和效度检验结果。面部表情疼痛评估量表已经用于认知力障碍的患者和英语为非母语的患者。视觉模拟疼痛评估量表和面部表情疼痛评估量表的一致性已经在各类人群中得到验证。首次疼痛评估完成后，应定

时重新评估患者的疼痛强度。在使用疼痛药物治疗和非药物治疗后应重新评估患者的疼痛强度，以确保已经最大限度地缓解了患者的疼痛。

疼痛管理

准确而持续的疼痛评估是成功管理疼痛的基础[7,47]。但是有证据证明医务人员对疼痛评估的依从性较低。76% 的肿瘤科医务人员表示，疼痛评估率低是制约疼痛管理的首要障碍。Donovan 等[53]的研究发现，58% 的患者有剧痛，医务人员仅对不到 50% 的患者进行过疼痛评估和记录疼痛评估结果。对患者进行疼痛评估能提高疼痛管理水平[52,54]。然而，问题的关键是医务人员能否坚持每天用疼痛评估工具评估疼痛。另一个问题是医务人员缺乏疼痛评估工具的相关知识。因此，应向医务人员培训如何使用疼痛评估工具和向患者做好健康宣教。

一旦明确疼痛的强度后，医务人员应区分和治疗引起疼痛的原因。“压疮患者疼痛管理的目标是减少引起疼痛的原因、提供镇痛药或同时使用这两种方法”[20]。McCaddery、Robinson[4]、Freedman 等[55]等在其研究中介绍了根据慢性伤口疼痛的病因治疗方法。

面部表情疼痛评估量表

面部表情疼痛评估量表适用于 3 岁及以上患儿、认知力障碍患者和英语为非母语的患者。该评估工具有时并不适合某些文化或性别的患者，因为并不是所有的患者有 10 分疼痛就会哭。

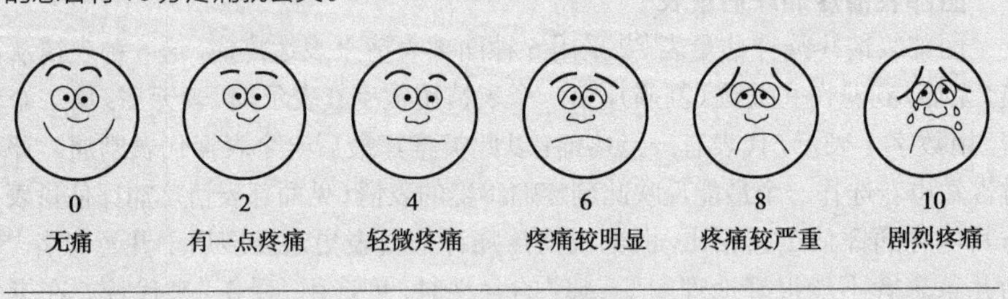

摘自 Hockenberry-Eaton M, Wilson D. Wong’s Essentials of Pediatric Nursing, 8th ed. St. Louis: Mosby, 2009. © Mosby, Inc. Reprinted with permission.

更换敷料、清创、伤口水肿、感染和更换体位是一些能引起伤口相关性疼痛的因素。一旦引起疼痛的因素明确后应采取有针对性的措施进行干预。例如，如果疼痛是由于更换敷料引起的，可以在更换敷料之前应用镇痛药或换成另外一种敷料。根据 Bergstron 等[21]的研究，"除了选择合适的镇痛药之外，其他方法也可以有效地减轻患者的疼痛，如物理治疗可有效地缓解肌肉痉挛和关节挛缩，选择痛苦小的伤口清创方法和清洗方法，学会正确地安置体位、更换卧位的方法和适配工具都可以有效地缓解疼痛。"但是目前仍需更多的研究探索治疗压疮相关性疼痛的最好方法。医务人员可以根据压疮发生的原因、以患者为中心的护理问题、局部伤口护理原则选择合适的护理措施减轻患者疼痛。

实践要点

疼痛管理应包括以下干预措施：

1. 治疗病因。
2. 解决以患者为中心的护理问题。
3. 做好患者的健康教育。
4. 提高生活质量和日常生活活动能力。
5. 减轻由于不合适的局部伤口护理如清洗、清创和应用潮湿的交互式敷料引起的疼痛。
6. 对于临终患者要提供镇痛方法。
7. 选择副作用最小的镇痛方法。
8. 减轻患者对医务人员和家属的依赖。

镇痛药

WHO[56]推荐的三阶梯镇痛原则已经广泛地应用于癌症患者的疼痛治疗[8]。WHO 建议医务人员根据患者的疼痛强度（从 0 至 10）选择镇痛药物，首先从非阿片类镇痛药开始逐渐过渡到更高级别的镇痛药。例如，对一位疼痛强度是 1～3 分（轻微疼痛）的患者应使用非阿片类药物，联合或不联合辅助药物。对于疼痛强度为 4～6 分（中等强度）的患者应使用低剂量的阿片类药物或阿片类药物缓释剂，联合或不联合辅助药物。如果阿片类药物的使用剂量与患者的耐受水平不一致的时候，该药物对患者来说可能有效也可能有害。在适当的时候可以用阿片类药物缓释剂（立即持续地释放）和低剂量的阿片类药物替代弱阿片类药物。如果患者的疼痛强度评分是 7～10 分（重度疼痛），可以考虑使用强阿片类药物，联合或不联合辅助药物。阿片类镇痛药通过作用于中枢神经系统改变患者对疼痛的感知。非阿片类镇痛药作用于外周神经系统，主要是阻断神经冲动的传导。联合使用辅助类镇痛药和阿片类镇痛药还可以降低阿片类药物的使用剂量。

第一步：非阿片类镇痛药药物

对乙酰氨基酚或非甾体类抗炎药可以作为一线的治疗用药。患者应常规使用而不是需要时使用，这样不仅可以提高药物的药效还可以保持稳定的血药浓

WHO 阶梯

WHO 制定的三阶梯疼痛管理是用于癌症患者的疼痛管理，目前该原则也可作为轻度到重度伤口疼痛患者的镇痛指南。

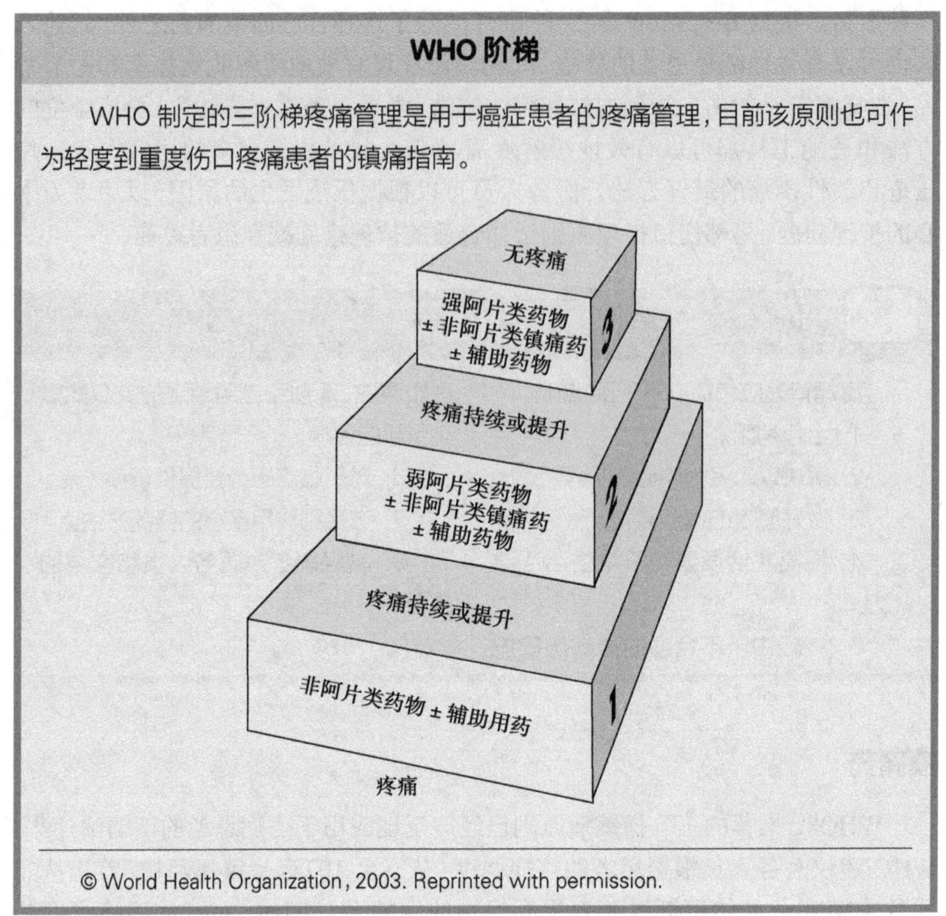

度。如果一类非甾体类抗炎药不起效，可以尝试另外一类（参照实践要点：非阿片类镇痛药举例）。

非甾体类抗炎药可以分为以下几类：

1. 水杨酸类：阿司匹林，二氟尼柳，三柳胆镁，双水杨酯。
2. 丙酸类：萘普生，布洛芬，非诺洛芬，酪洛芬，氟比洛芬，舒洛芬。
3. 乙酸类：吲哚美辛，甲苯酸吡啶乙酸，舒林酸，双氯芬酸。
4. 昔康类：吡罗昔康

医务人员一定要牢记，非甾体类抗炎药能增加老年患者胃肠出血、肾功能降低和充血性心力衰竭加重等副作用，因此年龄 >65 岁的老年患者使用非甾体类抗炎药时要一定要谨慎。对于抗凝治疗的患者也应避免使用非甾体类抗炎药。在所有的非甾体类抗炎药包括凝胶和片剂的说明书中，都有一个黑框的警示说明，警示如下：

非甾体类抗炎药可能增加心血管血栓事件、心肌梗死和脑梗死的危险性，有些副作用甚至是致命的。用药时间延长可增加这些事件的风险。患有心血管疾病或有心血管疾病危险因素的患者更容易发生以上危险事件。

对于不能耐受非甾体类抗炎药副作用的患者可以考虑使用低剂量的阿片类药物如羟考酮（5mg），这样更安全。

辅助药物

药物分类	药物名称	适应证
三环类抗抑郁药	阿米替林 去郁敏 去甲替林	1. 多种目的 2. 任何慢性疼痛 3. 轻度镇静作用 4. 神经性疼痛
抗惊厥药	卡马西平，氯硝西泮，加巴喷丁，普瑞巴林，丙戊酸	烧伤，神经性疼痛，刀刺样疼痛
全身性麻醉剂	利多卡因 美西律	烧伤
局部麻醉剂	辣椒素 丙胺卡因乳剂 利多卡因 1% 利多卡因 4% 利多卡因 5% 利多卡因贴片	1. 敷料更换前在伤口周围完整皮肤上使用麻醉剂 2. 更换负压辅助闭合敷料前（通过管道用 50mmHg 压力徐徐滴入液体，夹闭管道 15～20 分钟） 3. 更换敷料前浸湿纱布 15～20 分钟 4. 疱疹后神经痛，躯干痛

中度到重度的伤口应用辅助药物后有可能引起全身性吸收并导致中毒反应。如果患者服用Ⅰ类抗心律失常药如妥卡因或美西律，则不应使用利多卡因辅助药

三环类抗抑郁药如阿米替尼、丙米嗪、去甲替尼和去郁敏可以缓解精神疾病和疱疹后神经痛，但是冠心病患者禁忌使用这些药物（尽管患有冠心病的患者可以在指导下每晚睡前服用 10～30mg）[8]。羟嗪具有镇痛、止吐、轻度镇静和抗组胺的疗效，可以诱导慢性疼痛患者入睡，联合其他神经性镇痛药可以治疗伤害性疼痛。糖尿病伴有神经性痛的患者或外周神经病变引起疼痛的患者可以考虑使用抗癫痫药如加巴喷丁、普瑞巴林[9-10]、苯妥英钠、卡马西平、丙戊酸钠和氯硝西泮[8]。氯硝西泮虽然在药理作用上归为苯二氮䓬类药物而非抗癫痫药，但是却具有抗癫痫、松弛肌肉和抗焦虑的特点。

非阿片类镇痛药举例

1. 对乙酰氨基酚（扑热息痛）
2. 阿司匹林
3. 曲马多
4. 非甾体抗炎药

（1）塞来昔布
（2）布洛芬
（3）酮咯酸
（4）水杨酸

曲马多没有归为阿片类镇痛药，由于曲马多作用于中枢，可以引起阿片类药物的副作用，包括上瘾或撤药反应。对于用肾损伤或肝脏疾病的患者一定要调整药物的使用剂量。曲马多也可以降低癫痫的发作阈值

阿片类药物的药效强度从轻度到强烈不等，并且有不同的服药方式。服药方式有口服、经口腔黏膜、直肠给药、经皮给药、皮下给药、静脉给药和肌内注射[57, 58]。需要长期给药时建议选择口服给药。然而，对于需要预防性给药或清创后疼痛的患者，可以选择静脉用药，因为静脉用药能够更好地控制疼痛，并且可快速达到有效浓度。当口服或静脉给药时应有规范的使用程序以避免进展性疼痛的发生。当患者使用缓释剂时如果发生进展性疼痛，应联合使用长效的阿片类镇痛药和短效类镇痛药以降低进展性疼痛。进展性疼痛虽然是自发性的，但常常发生在患者活动时，如更换敷料、维护管道和活动度增加时。当定时给予患者阿片类镇痛药控制进展性疼痛时，医务人员需要评估“镇痛空隙”或“剂末失效”造成的疼痛。典型的例子就是当患者用一个救援剂量的镇痛要每 6 个小时使用一次旨在控制进展性疼痛，但是由于药物的性质，只能产生 4 个小时的镇痛效果。调整用药间隔至 4 小时一次可纠正这个问题。需要注意的是，大约 15% 的长期服用阿片类镇痛药的患者需要每 8 个小时用药一次，而不是每 12 个小时使用一次（参见“实践要点：循证实践”）。

便秘是使用阿片类药物的一个常见副作用。通过使用粪便软化剂、泻药、增加纤维和水的摄入可以很好地治疗这一副作用。但最好的方法是在其发生之前预防便秘的发生。

阿片类镇痛药的另一个常见的副作用是镇静、恶心、呕吐、瘙痒、尿潴留、感觉和运动功能丧失。很多医务人员对疼痛治疗主要是因为害怕呼吸抑制。虽然在使用阿片类镇痛药时会发生呼吸抑制，但是如果剂量合适并定时监测患者生命体征就不易发生此副作用。

晚期疾病患者和有合并症的患者如虚弱、慢性阻塞性肺疾病、充血性心力衰竭、睡眠呼吸暂停、肾和肝脏疾病是呼吸抑制的高危人群。这些患者使用阿片类镇痛药时要从低剂量开始，在监测生命体征特别是患者呼吸频率、节律和

意识状态的情况下可以逐步增加剂量，这样可以有效地降低呼吸抑制的发生。

不建议将哌替啶应用于持续性（慢性）疼痛的患者。哌替啶的副作用主要是去甲哌替啶的蓄积。反复使用哌替啶可以导致体内去甲哌替啶的蓄积，引起中枢神经系统兴奋性增加和毒性反应。中枢神经毒性反应会产生抽搐、麻木、痉挛和幻觉[2]，也可能导致患者昏迷或死亡。根据美国疼痛协会的研究结果[8]，“口服哌替啶产生的镇痛效果只有静脉用药的1/4，但是与静脉用药产生同样的毒性代谢产物”。美国疼痛协会认为，肾功能受损的患者更容易发生去甲哌替啶的蓄积。

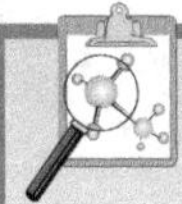

循证实践

避免药物成瘾：阿片类药物治疗的4A

照顾者趋向于少用阿片类镇痛药，因为担心药物成瘾。照顾者的教育非常重要，尤其是家庭护理机构中，照顾者是决定何时给患者使用止痛药的人。对阿片类药物的成瘾值得关注，但是对药物成瘾的担心被夸大了。研究显示，应用阿片类药物控制急性疼痛的成瘾发生率大约为1%，使用阿片类药物的时间和剂量与成瘾风险没有相关性[23]。

既然药物成瘾的发生率低，就存在滥用药物的风险。因此，医务人员应经常评估患者是否有药物滥用的风险。患者有非阿片类替代药物滥用史，包括酒精和烟草成瘾、精神紊乱者，有发生药物滥用的风险[58]。药物成瘾的一个指标就是，患者要求增加药物，但是用于非镇痛原因。当患者应用阿片类镇痛药时，评估和记录阿片类药物应用的4A问题对医务人员来说是非常重要的：

1. 镇痛药 Analgesia（患者的疼痛评分是否正在下降？）
2. 日常生活活动 Activities of daily living（患者的功能性活动能力、体位改变改善吗？）
3. 副作用 Adverse effects（患者有精神状态改变吗？如意识模糊，或其他作用，如镇静作用，徐徐移动等？）
4. 异常行为 Aberrant behaviors（患者是否有丢处方、丢药片的行为？）

第二步：阿片类镇痛药用于轻度至中度疼痛患者

如果第一阶段的镇痛效果不明显，可以考虑使用阿片类镇痛药联合非甾体类抗炎药、对乙酰氨基酚、低剂量阿片类药物如5mg盐酸三氢可待因（氧可酮）（参见“实践要点：阿片类镇痛药联合应用实例”）。盐酸丙氧酚和盐酸丙氧酚结合类药物是第二阶段优先选择的镇痛药，但是应避免在老年患者当中使用。因为丙氧酚的代谢产物去甲丙氧酚可以导致中枢神经系统和心脏毒性。可待因可引起重度便秘、恶性和呕吐[50, 59]。

阿片类镇痛药联合应用实例

1. 对乙酰氨基酚（扑热息痛）与可待因
2. 氢可酮（盐酸二氢可待因酮）与对乙酰氨基酚
3. 氢可酮（盐酸二氢可待因酮）与布洛芬
4. 氧可酮（盐酸三氢可待因）与对乙酰氨基酚
5. 氧可酮（盐酸三氢可待因）与布洛芬
6. 盐酸丙氧酚与对乙酰氨基酚

注意：为了降低肝毒性，对乙酰氨基酚的最大剂量推荐如下：
短期（<10d）：4000mg/d
长期：2500mg/d

阿片类药物举例：吗啡和吗啡类似物

1. 吗啡
2. 美沙酮
3. 芬太尼
4. 氢吗啡酮
5. 左啡诺
6. 盐酸三氢可待因（氧可酮）

第二步：阿片类镇痛药用于中度至重度疼痛患者

当第一步和第二步中的方法无效时可选择吗啡或吗啡类似物（参照实践要点：使用阿片类镇痛药的注意事项）。基于吗啡比哌替啶有效、可选择多种用药方式和容易测量血药浓度等原因，因此吗啡是慢性疼痛患者最常选择的镇痛药。其副作用可预测且可治疗。恶心和便秘等副作用可以分别选择止吐药和通便药治疗。其他副作用通常是与剂量相关的，可以通过调整剂量来降低该副作用[7]。如果调整药物剂量后患者仍不能耐受其副作用，或出现严重的副作用如药疹或精神状况，则不宜再继续使用该药物，可以通过疼痛管理选择其他合适的镇痛方案。

吗啡不适合应用于有肾脏疾病的患者（肾小球滤过率<30ml/min），主要是因为非透析性的代谢产物累积会导致神经毒性[60]。患有肝脏疾病的患者对该药更敏感，因为受损的肝脏需要更多的时间代谢和清除此药的代谢产物。哮喘患者使用吗啡时会增加喘息症状，因此在哮喘患者使用吗啡时应做好严格的监测。任何患者每天使用的麻醉药物剂量超过相当于120mg吗啡量时，都应该咨询专门的疼痛管理师[57]。

尽管研究有限，但有些研究者正在探讨局部应用阿片类镇痛药治疗疼痛性皮肤溃疡的效果，Twillman 及其同事[61] 报告了 9 名由各种病情引起的开放性皮肤溃疡局部使用吗啡凝胶敷料后皮肤溃疡部位的疼痛减轻，其中 8 名患者报道效果显著，认为需要进一步研究以了解更多局部使用吗啡的疗效。

非药物治疗

治疗伤口相关性疼痛需要将药物治疗和非药物治疗相结合。非药物治疗通常包括音乐、按摩和放松技巧的使用。更换敷料和清创引起的疼痛可以通过让患者喊"暂停"来降低。非药物治疗方法如物理治疗、帮助患者更换卧位、提供减压装置和在局部伤口使用减轻疼痛的敷料可以在药物治疗前使用或联合药物治疗来减轻疼痛。

实践要点

使用阿片类镇痛药的注意事项：

1. 芬太尼

（1）芬太尼经口腔黏膜给药 10 分钟起效，这对更换敷料有效，但是这一用法没有临床试验证明。FDA 建议该药只用于癌症引起的疼痛，经口腔黏膜给药只用于对阿片类药物耐受者（患者阿片类镇痛药的使用剂量相当于每天应用 60mg 吗啡，使用时间≥1 周）。

（2）对于初次使用阿片类镇痛药的患者来说，芬太尼应从最低剂量开始使用（从未用过阿片类镇痛药），对这些患者应仔细监测病情。对虚弱的患者来说，即使是最低剂量也能引起镇静或其他未知的副作用。

（3）为了达到最大效应，首次用药需要 18～24 小时。如果需要尽快地控制疼痛，可在首次用药后增加短效阿片类镇痛药，直到首次用药达到最大效应后再停用短效阿片类镇痛药。如果使用长效剂量仍不能控制进展性疼痛，可弥补性应用短效阿片类镇痛药。

2. 对于进展性疼痛要使用短效制剂（使用每天用量的 10%～15%）。

3. 不要等到便秘发生时再采取措施，早期应用粪便软化剂和泻药以避免这一常见副作用的发生。

4. 逐渐减少或停止阿片类镇痛药，每 2～3 天减量 25%，如果患者有疼痛或反跳症状，说明减药太快。

物理和行为治疗

物理治疗联合药物治疗是治疗疼痛的有效方法。应教会患者和家属如何按摩和主动全关节运动的方法。其他的方法包括：

实践要点

撤药和戒断阿片类镇痛药后的症状：

1. 心动过速
2. 高血压
3. 失眠
4. 多汗
5. 汗毛竖起
6. 瞳孔扩大
7. 恶心和腹泻
8. 腹痛
9. 躯体疼痛
10. 对疼痛的敏感性增加
11. 打呵欠
12. 流鼻涕
13. 焦虑

出现以上症状可能提示患者阿片类镇痛药减药太快，不一定是患者对该药上瘾。

1. 患有周围血管疾病的患者通过走路可以促进下肢侧支循环的建立。
2. 使用经皮神经电刺激治疗可减轻疼痛，特别是急性或慢性伤口引起的疼痛。因为电刺激可以抑制细胞的疼痛传导。
3. 热敷或冷敷袋可缓解疼痛区域的肌肉痉挛。
4. 伸展练习可减轻肢体挛缩。
5. 运动联合按摩可减轻肌肉痉挛。

局部疼痛管理

使用合适的敷料和更换技巧可帮助患者缓解更换敷料引起的疼痛。Moffatt 等[28]研究强调了更换敷料时降低疼痛的重要性。该研究的所有应答者认为，纱布敷料引起的疼痛最严重，而使用水凝胶、亲水纤维、藻酸盐和软聚硅酮敷料引起的疼痛相对来说较轻。

在伤口处理用药时，应仔细选择产品以免除患者的疼痛感觉（见第 9 章“伤口处理方案”）。对那些尽管仔细选择了产品还是有不舒适的患者，应该在敷料更换前给予止痛药物。

湿性伤口敷料较湿 - 干敷料能够放置在伤口上的时间更长，如此，减少了更换敷料的频度，而且可以减少与更换敷料有关的疼痛机会。

下列措施可以简化更换敷料过程并有助于管理患者的疼痛。

治疗引起疼痛或促使疼痛加重的原因

1. 提供减压装置为患者减轻压力。
2. 时刻保持足跟处于悬空位。
3. 控制水肿以避免伤口血流减少，伤口血流减少可导致额外的疼痛。
4. 去除或减少其他导致疼痛的因素。

处理以患者为中心的有关事宜

1. 医务人员需时刻谨记镇痛药是治疗中度到重度疼痛的金标准。按时给药可以控制疼痛。

2. 指导患者及其家属疼痛管理的必要性，消除其对阿片类药物上瘾的顾虑。

3. 解释疼痛管理对伤口愈合的作用。

4. 在更换敷料之前要向患者介绍更换敷料的步骤。

5. 如果适当，允许患者选择更换敷料的时间。

6. 在更换敷料或清创前后评估疼痛并应用镇痛药。

7. 允许患者及家属参与到更换敷料的过程中。

8. 教会患者在更换敷料过程中分散注意力，如谈话、看电视和视频。

9. 如果在更换敷料过程中出现疼痛，患者及家属可以要求暂停休息。

10. 确保患者有足够的休息和睡眠，缺乏休息和睡眠会降低患者的疼痛阈值，降低其精神状态和提高对疼痛的反应。

11. 教会患者使用解忧数珠、观赏石块、豆袋游戏、轻敲、按摩、轻拍等方法代替抓挠。

12. 教会患者在遇到潜在引起疼痛的情境时，使用放松技巧和视觉想象。

13. 需要时重新评估疼痛管理计划。运用疼痛评分评价镇痛药或其他疼痛缓解方法的效果并做好记录。这些有助于帮助医务人员判断疼痛管理措施是否有效。

14. 处理其他因素，例如，功能丧失、缺乏自理日常生活的能力和自我想象改变，这些有助于患者处理好可能引起疼痛的问题。

冲洗和清创

1. 使用温的生理盐水或细胞毒性低的伤口冲洗剂（细胞毒性溶液如聚维酮碘和过氧化氢不仅阻碍伤口的愈合，还可引起烧伤，增加患者痛苦）。

2. 使用湿性愈合方法促进自溶清创，自溶清创是手术清创或其他锐器清创的替代治疗，可以降低锐利清创引起的疼痛。

3. 更换敷料要及时，伤口皮肤周围或敷料上的过多渗出物可增加患者的疼痛。

实践要点

由湿到干敷料能使伤口干燥，在移掉该类敷料时能引起疼痛（移除伤口表面的组织会导致出血、损伤、疼痛和伤口愈合缓慢）。要使用保湿敷料替代此类敷料，以便促进伤口的愈合环境和患者舒适。

4. 在伤口周围的皮肤应用皮肤保护剂、自动成膜的液体状丙烯酸酯（皮肤保护液体敷料）、药膏（凡士林和氧化锌），以预防表皮脱落、损伤、浸渍、皮肤炎等阻碍伤口愈合、增加伤口面积和患者不舒适的因素。在老年患者或皮肤脆弱的患者要避免使用黏性胶带。

疼痛管理中的替代疗法

可以使用许多自然控制疼痛的方法和治疗，以缓解疼痛、压力和焦虑。这些方法开阔了人们的视野，改变了态度和生活质量。替代疗法联合镇痛药可以改善镇痛药的有益效果。

1. **大笑** 大笑可以加深呼吸、降低血压和改善心情。

2. **针灸** 将细针应用于身体的特殊部位可以减低或消除疼痛，针灸已经有2500多年的应用历史。

3. **环境** 保持房间温度适宜、避免强光刺激、保持房间安静有助于降低疼痛。

4. **分散注意力** 玩牌、看电视、拜访朋友、喂养宠物和记录感受都是一些分散注意力的方法。

5. **音乐** 音乐能增加脑血流供应和提高精力，反过来增加内啡肽的合成（一种类似吗啡物质），可以降低和清除疼痛、焦虑。

6. **磁疗** 磁疗可以通过改变细胞和身体的化学变化来降低疼痛。应用磁疗的历史可以追溯到古埃及和古希腊，在运动员当中非常流行，已有研究报道使用磁疗可控制疼痛。

7. **辣椒素** 辣椒素是一种在辣椒中发现的化学混合物，辣椒素是降低神经性疼痛缓解剂中的主要物质，通过在局部产生烧灼样感觉替代疼痛感觉。

总结

源于患者完成的有效度的疼痛评估量表的疼痛计分，可作为评估和治疗伤口相关性疼痛的依据。该量表能是临床人员准确评估患者的疼痛，从而促进有效的治疗方法，去帮助减轻伤口相关性疼痛。疼痛对患者是有害的，因为疼痛会消耗患者的体力和精力，降低生活自理能力，降低个人的自我价值感，影响爱人、朋友之间的相互关系，阻止伤口愈合。总体来说，会降低患者的生活质量及其死亡过程中的死亡质量。作为健康保健人员，我们有责任为患者选择恰当的控制疼痛治疗方法去充分减轻患者的疼痛。

病例分享

临床资料

CB夫人是一位54岁的女性患者，因为右腿溃疡伴有严重疼痛而住院治疗。患者报告在持续注入吗啡15mg后疼痛评分为10/10，不用药物疼痛评分为12/10。疼痛超出了伤口部位，更换敷料时加重（“即使休息时，可怕的疼痛和烧灼样感觉使我不能呼吸”）。

右腿溃疡开始于几个月前，刚开始是深紫色、烧灼样疼痛和痒的皮肤改变，逐渐进展为更大、更深、更疼的溃疡，以至于影响CB夫人的翻身活动能力和日常生活自理能力受到限制。体格检查，发现在右腿内侧有5cm×5cm×5cm的触痛性溃疡，12点到1点方向有大于伤口面积10%的区域全层皮肤缺失，暴露纤维组织。剩余的90%伤口面积由黑色、皮革样、恶臭焦痂组成，伴有血清血性渗出物。

CB夫人独居，有一位家庭护理助理员，每天工作8小时，每周7天。她有30年的吸烟史，每天吸烟一包，鼻内滥用海洛因，她参加了一项美沙酮维持项目。她否认最近有静脉毒品滥用、使用酒精和自杀倾向。她有不依从药物治疗的记录。CB夫人由于肾脏疾病目前正在透析治疗。由于患有AIDS，目前正在接受抗反转录病毒药物治疗。有肉状瘤病、贫血等并发症。镇痛药用药史如下：

1. 氧可酮一天一次，疼痛不缓解。
2. 曲马多400mg/d（最大剂量），疼痛不缓解。
3. 对乙酰氨基酚联合可待因，过去疼痛能够缓解。
4. 氧可酮5mg联合对乙酰氨基酚325mg每4小时一次，疼痛缓解，没有副作用。

CB夫人有一处不愈合的、疼痛的、深部组织坏死的溃疡。

病例讨论

首次疼痛评估和治疗原理

CB夫人应停止使用吗啡和可卡因，因为其不溶性代谢产物可在患有肾脏疾病的患者中累积，吗啡也可引起呼吸抑制和神经毒性。类似的，CB夫人应避免使用NSAIDs，因为NSAIDs可加重肾脏疾病。

推荐的治疗措施是对乙酰氨基酚4小时一次，如果患者不需要的话有可能拒绝服用该药物。如果疼痛评分继续保持在5/10或更高，则药物剂量可加倍，依旧4小时一次。患者仍有可能拒绝服用。如果患者处于镇静当中，应停止用药。

如果想要减轻烧灼样感觉，可于睡前应用三环类抑郁药（阿米替林、去甲替林、去郁敏）10～30mg或睡前加巴喷丁100mg，加巴喷丁的用药方法如下：先每天1次，每次100mg，连续3天，接着每天2次，每次100mg，连续3天，然后每天2次，每次200mg。直到每天2次，每次300mg的最大剂量（肾脏病患者的用药量应根据肾小球滤过率计算）。适当应用泻药可预防便秘，乳果糖每天15～30ml；如果肠道没有蠕动，增加多库酯钠，每天3次，每次100mg，睡前服用番泻叶两片和双醋苯啶10mg。

后续的疼痛评估和治疗

每4小时口服两片对乙酰氨基酚（每天对乙酰氨基酚的最大使用剂量为60mg）可达到较好的疼痛控制且没有副作用的目的。更换敷料前额外增加两片对乙酰氨基酚，同样镇痛效果好没有副作用。阿片类镇痛药诱导性便秘可用通过双醋苯啶、番泻叶、多库酯钠控制。

伤口的病因需用病理活检确诊。如血管钙化和香豆素诱导性坏死患者有伤口，则不应采用手术清创方法，直到病因纠正（肾脏和代谢改善，不再继续使用香豆素）。

最好的局部护理方法是保守治疗，避免应用含生理盐水的有湿到干敷料和黏性强的敷料，因为会增加更换敷料时的疼痛。冲洗可选用生理盐水。如果不能选择手术清创，可选择含酶软膏、藻酸钙敷料和水凝胶敷料促进伤口自溶清创。

自我测验

1. 以下哪项最符合疼痛的定义，疼痛是：

   A. 通过患者的血压和脉搏得出的客观结果

   B. 不能入睡患者的不适

   C. 伤口护理引起的物理后果

   D. 不管患者说什么

   答案：D。McCaffery的疼痛定义为：不管患者说什么[7]。答案A不正确，因为研究已经证实，突然的疼痛可能提高生命体征，但仅仅会持续一小段时间[7]。答案B不正确，尽管患者有中度到重度的疼痛，患者依旧可以入睡[7]。答案C不正确，尽管伤口护理会导致疼痛，但不是疼痛的定义。

2. 以下哪项最能反映数字疼痛量表？

   A. 一条10cm的线，线的一端为无痛，线的另一端为剧痛

   B. 一系列面部表情，从笑脸到皱眉

   C. 一条彩虹，彩虹颜色从绿色到红色

   D. 帮助医务人员选择镇痛药的决策树

   答案：A。数字疼痛量表是一条10cm的线，线的一端为无痛，线的另一端

为剧痛。答案B指的是面部表情评分法，答案C不是描述疼痛评估量表，答案D是指WHO的三阶梯镇痛原则。

3. 根据WHO三阶梯镇痛法，为了缓解轻微的疼痛，应首先选用哪种镇痛药？

A. 不用 B. 非阿片类镇痛药±辅助用药

C. 阿片类镇痛药±辅助用药 D. 阿片类镇痛药

答案：B。非阿片类镇痛药是推荐的用于治疗轻微疼痛的药物，如果有神经性疼痛或疼痛感受性疼痛的话，可以考虑选择添加辅助用药。答案A不正确，因为药物是WHO推荐的镇痛梯度。答案C和D都不正确，因为都是第二步的一部分。

（刘延锦 董小方 蒋琪霞 译）

参考文献

1. "Pain Terms. A List with Definitions and Notes on Usage Recommended by the IASP Subcommittee on Taxonomy," *Pain* 6(3):249-252, June 1979.
2. Acute Pain Management Guideline Panel. *Acute Pain Management: Operative or Medical Procedures and Trauma, Clinical Practice Guideline,* No.3. Rockville, Md.: AHCPR, 1992.
3. McCaffery, M., and Beebe, A. *Pain: Clinical Manual for Nursing Practice*. St. Louis, Mo.: Mosby–Year Book, Inc., 1989.
4. McCaffery, M., and Robinson, E.S. "Your Patient Is in Pain, Here's How You Respond," *Nursing* 32(10):36-45, October 2002.
5. Dahl, J.L., and Gordon, D.B. "Joint Commission Pain Standards: A Progress Report," *APS Bulletin* 12(6), 2002.
6. American Pain Society. (1995). Pain: The Fifth Vital Sign. Retrieved October 12, 2010, from *www.ampainsoc.org/advocacy/fifth.htm*.
7. McCaffery, M., and Passero, C. *Pain: Clinical Manual,* 2nd ed. St. Louis, Mo.: Mosby–Year Book, Inc.1999.
8. American Pain Society. *Principles of Analgesic Use in the Treatment of Acute Pain and Cancer Pain,* 6th ed. Glenview, Ill.: Author, 2008.
9. Lesser, H., et al. "Pregabalin Relieves Symptoms of Painful Diabetic Neuropathy: a randomized controlled trial," *Neurology* 63(11):2104-10, December 14, 2004.
10. Dworkin, R.H., et al. "Pregabalin for the Treatment of Postherpetic Neuralgia: a Randomized, Placebo-controlled Trial," *Neurology* 60(8):1274-83, April 2003.
11. American Geriatric Society. "The Management of Persistent Pain in Older Persons," *AGS Panel on Persistent Pain in Older Persons* 50(6 Suppl):S205-S224, June 2002.
12. Arroyo-Novoa, C.M., Figueroa-Ramos, M.I., Miaskowski, C., et al, "Acute Wound Pain: Gaining a Better Understanding," *Advances in Skin & Wound Care* 322(8):373-80, 2009.
13. Polomano, R. C., "Neurophysiology of Pain," in Core *Curriculum for Pain Management Nursing,* 2nd ed. Edited by St. Marie, B. Philadelphia: WB Saunders Company, 2002.
14. Dallam, L., et al. "Pressure Ulcer Pain: Assessment and Quantification," *Journal of Wound, Ostomy, and Continence Nursing* 22(5):211-17, September 1995.
15. Krasner, D. "The Chronic Wound Pain Experience: A Conceptual Model," *Ostomy/Wound Management* 41(3):20-29, April 1995.
16. Krasner, D. "Caring for the Person Experiencing Chronic Wound Pain," *in Chronic Wound Care: A Clinical Source Book for Healthcare Professionals,* 3rd ed. Edited by Krasner, D.L. Wayne, Pa.: HMP Communications, 2001.
17. Krasner, D. "Managing Wound Pain in Patients with Vacuum-Assisted Closure Devices," *Ostomy/Wound Management* 48(5):38-43, May 2002.
18. Gardner, S.E., Frantz, R.A., Doebbeling, B.N. The validity of the clinical signs and symptoms used to identify localized chronic wound infection. *Wound Repair Regen* 9:178-86, 2001.
19. National Pressure Ulcer Advisory Panel. "Pressure Ulcer Prevalence, Cost, and Risk Assessment: Consensus Development Conference Statement," *Decubitus* 2(2):24-28, May 1989.
20. Van Rijswijk, L., and Braden, B.J. "Pressure Ulcer Patient and Wound Assessment: An AHCPR Clinical Practice Guideline Update," *Ostomy/Wound Management* 45(1A Suppl):56S-67S, January 1999.

21. Bergstrom, N., et al. *Pressure Ulcer Treatment: Clinical Practice Guideline #15*. Rockville, Md.: AHCPR, 1994.
22. Pieper, B. "Mechanical Forces: Pressure, Shear and Friction," *in Acute and Chronic Wounds: Nursing Management,* 2nd ed. Edited by Bryant, R.A. St. Louis, Mo.: Mosby–Year Book, Inc., 2000.
23. Rook, J.L. "Wound Care Pain Management," *Advances in Wound Care* 9(6):24-31, November-December 1996.
24. Szors, J.K., and Bourguignon, C. "Description of Pressure Ulcer Pain at Rest and Dressing Change," *Journal of Wound, Ostomy, and Continence Nurses* 26(3):115-20, May 1999.
25. Sibbald, R.G., Woo, K, Ayello, E.A. "Increased Bacterial Burden and Infection: The Story of NERDS and STONES," *Advances in Skin and Wound Care* 19(8): 447-462, 2006.
26. Hollingworth, H. "Nurse's Assessment and Management of Pain at Wound Dressing Changes," *Journal of Wound Care* 4(2):77-83, February 1995.
27. European Wound Management Association. *EWMA Position Document: Pain at Wound Dressing Changes, London,* UK: MEP Ltd., 2002.
28. Moffatt, C.J., Franks, P.J., Hollinworth, H. "Understanding Wound Pain and Trauma: An International Perspective," *in EWMA Position Document: Pain at Wound Dressing Changes* (pp 2-7). London, UK: MEP Ltd., 2002.
29. Wulf, H, and Baron, R. "The Theory of Pain," *in EWMA Position Document: Pain at Wound Dressing Changes* (pp 8-11). London, UK: MEP Ltd., 2002.
30. Briggs, M., Torra I Bou, J.E. "Pain at Wound Dressing Changes: a Guide to Management," *in EWMA Position Document: Pain at Wound Dressing Changes* (pp 12-17). London, UK: MEP Ltd., 2002.
31. Briggs, M., Ferris, F.D., et al. *Principles of Best Practice: A World Union of Wound Healing Societies' Initiative. Minimizing pain at wound dressing-related procedures: A consensus document.* London, UK: MEP Ltd., 2004.
32. Latarjet, J. "The Management of Pain Associated with Dressing Changes in Patients with Burns," *World Wide Wounds* (Electronic journal), November 2002.
33. Krasner, D. "Using a Gentler Hand: Reflections on Patients with Pressure Ulcers Who Experience Pain," *Ostomy/Wound Management* 42(3):20-29, April 1996.
34. Woo K. *Wound-Related Pain and Attachment in the Older Adults.* Saarbrucken, Germany: Lambert Academic Publishing, 2002.
35. Franks, P.J., and Collier, M.E. "Quality of Life: The Cost to the Individual," *in The Prevention of Pressure Ulcers*. Edited by Morrison, M.J. St. Louis, Mo.: Mosby–Year Book, Inc., 2001.
36. Ayello, E.A., et al. "Is Pressure Ulcer Pain Documented? Paper presented at the Clinical Symposium on Advances in Skin and Wound Care, Las Vegas, NV; 2006.
37. Langemo, D.K., et al. "The Lived Experience of Having a Pressure Ulcer: A Qualitative Analysis," *Advances in Skin & Wound Care* 13(5):225-35, September-October 2000.
38. Rastinehad, D. "Pressure Ulcer Pain," *Journal of Wound Ostomy and Continence Nursing* 33(3):252-57, May/June 2006.
39. Hopkins, A., et al. "Patient Stories of Living with a Pressure Ulcer," *Journal of Advanced Nursing* 56(4):1-9, April 2006.
40. Roth, R.S., Lowery, J.C., Hamill, J.B. "Assessing Persistent Pain and Its Relation to Affective Distress, Depressive Symptoms, and Pain Catastrophizing in Patients with Chronic Wounds: A Pilot Study," *American Journal of Physical Medicine & Rehabilitation* 83(11):827-34, November 2004.
41. Shukla, D., Tripathi, A.K., et al. "Pain in Acute and Chronic Wounds: A Descriptive Study," *Ostomy Wound Management* 51(11):47-51, November 2005.
42. Fox, C. "Living With a Pressure Ulcer: A Descriptive Study of Patients' Experiences," *British Journal of Community Nursing* 7:10-22, July 2002.
43. Ayello, E.A. "Teaching the Assessment of Patients with Pressure Ulcers," *Decubitus* 5(4):53-54, July 1992.
44. Ayello, E.A. "A Pressure Ulcer ASSESSMENT Tool," *Advances in Skin & Wound Care* 13(5):247, September-October 2000.
45. Herr, K., et al. "Pain Assessment in the Nonverbal Patient: Position Statement with Clinical Practice Recommendations," *Pain Management Nursing* 7(2):44-52, June 2006.
46. Hartford Institute for Geriatric Nursing. Try This. Retrieved Oct 31, 2010 from www.hartfordign.org.
47. Fink, R., and Gates, R. "Pain Assessment," in *Textbook of Palliative Nursing*. Edited by Ferrell, B.R., and Coyle, N. New York: Oxford University Press, 2001.
48. Keele, K.D. "The Pain Chart," *The Lancet* 48(2):6-8, February 1948.
49. Wong, D.L., and Baker, C.M. "Pain in Children: Comparison of Assessment Scales," *Pediatric Nursing* 14(1):9-17, January-February 1988.
50. Flaherty, S.A. "Pain Measurement Tools for Clinical Practice and Research," *Journal of the American Association of Nurse Anesthetists* 64(2):133-140, April 1996.
51. Hockenberry-Eaton, M., and Wilson, D. *Wong's Essentials of Pediatric Nursing*, 8th ed. St. Louis: Mosby, 2009.
52. Simon, W., and Malabar, R. "Assessing Pain in

Elderly Patients Who Can't Respond Verbally," *Journal of Advanced Nursing* 22(4):663-669, October 1995.

53. Donovan, M., et al. "Incidence and Characteristics of Pain in a Sample of Medical-Surgical Patients," *Pain* 30(1):69-78, July 1987.
54. Faires, J.E., et al. "Systematic Pain Records and Their Impact on Pain Control: A Pilot Study," *Cancer Nursing* 12(6):306-13, December 1991.
55. Freedman, G., et al. "Practical Treatment of Pain in Patients with Chronic Wounds: Pathogenesis-guided Management," *The American Journal of Surgery* 188(suppl):31S-35S, July 2004.
56. World Health Organization. *Cancer Pain Relief*, 2nd ed., Geneva: Author, 1996.
57. Washington State Agency Medical Directors Group. *Interagency Guideline on Opioid Dosing for Chronic Non-cancer Pain: An Educational Pilot to Improve Care and Safety with Opioid Treatment.* Olympia, Wash.: Author, 2010.
58. Edlund, M.J., et al. "Risk Factors for Clinically Recognized Opioid Abuse and Dependency among Veterans using Opioids for Non-cancer Pain," *Pain* 129(3):355-362. June 2007.
59. Derby, S., and O'Mahony, S. "Elderly Patients," *in Textbook of Palliative Nursing*. Edited by Ferrell, B.R., and Coyles, N. New York: Oxford University Press, 2001.
60. Osborne R, et al. "The Pharmacokinetics of Morphine and Morphine Glucuronides in Kidney Failure," *Clinical Pharmacology & Therapeutics* 54:158-67, 1993.
61. Twillman, R.K., et al. "Treatment of Painful Skin Ulcer with Topical Opioids," *Journal of Pain and Symptom Management* 17(4):288-92, April 1999.

第二部分

伤口分类和处理策略

第 13 章

压　　疮

学习目标

1. 讨论压疮作为全球性健康保健问题的重要性。
2. 描述压疮发生的原因。
3. 解释如何运用压疮评估工具。
4. 讨论预防压疮的策略。
5. 定义压疮分期系统。
6. 讨论治疗压疮患者的策略。
7. 陈述如何确定压疮现患率和发生率。

压疮作为一个医疗保健问题

压疮是一个全球性的健康保健问题，需要多学科团队的共同治疗和管理[1-2]。所有临床医务人员都有责任预防和治疗压疮。

几个世纪以来，压疮曾被称为褥疮、席疮、压力性溃疡。术语压疮由于最接近其对病因学的描述而被推荐使用。2009 年，美国压疮专家咨询组 / 欧洲压疮专家咨询组（NPUAP/EPUAP）将压疮定义为：由于压力、剪切力和（或）摩擦力而导致皮肤和（或）皮下组织的局限性损伤，常发生在骨隆突处。有很多相关因素与压疮的发生和发展有关，但其所起的作用还有待进一步验证[1]。压疮通常发生在骨隆突处（如骶骨、尾骨、臀部、足跟），其分期是根据观察到的组织缺损程度而定[1]。仅仅依靠组织损伤的深度而不是组织的类型进行分期可能会误导那些缺乏皮下脂肪的部位，例如耳郭，尽管压疮已经延伸到皮下组织全层，但看起来较表浅[1]（参见“国际 NPUAP/EPUAP 压疮分类系统”，也可见彩图“压疮”）。

目前，压疮的现患率和发生率是真正令人困惑的，因为并不是所有的医院都能够如实报告压疮的发生，因此现阶段得出的数据充其量都是推测的。然而，我们知道，这些数据已经足够引起美国及其他国家健康保健机构的警觉。1989 年，美国联邦政府高度关注压疮，任命了一个专家组主管负责形成健康保健政策与研究署（Agency for Health Care Policy and Research，AHCPR）的指南[3, 4]。此

美国压疮专家咨询组/欧洲压疮专家咨询组的压疮分期系统

1. Ⅰ期压疮：不褪色的红斑

（1）皮肤完整，出现压之不褪色的红斑，通常在骨隆突处等易受压部位。肤色较深的患者可没有明显压红，颜色可能与周围皮肤不同。

（2）与周围组织相比，该部位可能出现疼痛、硬肿或松软，皮肤温度升高或降低。对肤色较深的患者来讲，很难诊断Ⅰ期压疮，可归为危险人群。

2. Ⅱ期压疮：部分皮层组织缺损

表皮和部分真皮缺损，表现为浅表开放的粉红色创面，也可表现为完整的或开放/破溃的血清性水疱，周围无坏死组织的溃疡，甚至较干燥。此期压疮应与皮肤撕脱伤、胶带撕脱损伤、会阴部皮炎、失禁性皮炎、皮肤浸渍及表皮脱落相鉴别。

3. Ⅲ期压疮：全层皮肤缺损

（1）全层皮肤组织缺损，可见皮下脂肪，但骨骼、肌腱或肌肉尚未暴露。有腐肉但不影响判断组织缺损的深度，可能存在潜行和窦道。

（2）此期压疮的深度因解剖位置的差异而各有不同，鼻梁、耳郭、枕部和踝部缺乏皮下组织，可能较表浅。相反，脂肪多的部位，溃疡可能已经侵犯到深部组织。看不到骨骼/肌腱。

4. Ⅳ期压疮：全层组织缺损

（1）全层皮肤组织缺损，伴有骨骼、肌腱或肌肉外露。伤口床可部分覆盖腐肉或焦痂，常伴有潜行和窦道。

（2）此期压疮深度取决于其解剖位置，鼻梁、耳郭、枕部和足踝因缺乏皮下组织，溃疡会比较表浅。此期压疮可深及支持组织，如筋膜、肌腱、关节囊，严重时可导致骨髓炎，可以探及外露的骨骼或肌腱。

5. 不可分期压疮：无法确定其实际深度

（1）缺损涉及组织全层，但溃疡完全被创面的坏死组织（黄色、棕褐色、灰色、绿色或棕色）或焦痂（棕褐色、棕色或黑色）所覆盖。

（2）须彻底清除坏死组织或焦痂，暴露出创面基底后确定其实际深度和分期。足跟部固定的焦痂（干燥、附着紧密、完整且无红肿或波动性）相当于机体的天然屏障，不应去除。

6. 可疑深部组织损伤期压疮

（1）由于压力或剪切力造成皮下软组织损伤，在完整但不褪色的皮肤上出现局部紫色或黑紫色，或形成充血性水疱，与周围组织相比，该区域的组织可先出现疼痛、硬结、糜烂、松软、潮湿、皮肤温度升高或降低。

（2）此期压疮发生于肤色较深的个体时难以鉴别。可在基底部形成水疱，也可进一步发展成薄的焦痂，即使接受最佳治疗，也可能会迅速发展成深层组织的溃疡。

后，其他一些组织如美国伤口造口失禁护理协会（Wound，Ostomy & Continence Nurses Society，WOCN）[5]、安大略省注册护士协会（Registered Nurses' Association of Ontario，RNAO）[6] 和伤口愈合协会（Wound Healing Society，WHS）[7] 也发布了关于压疮的临床实践指南。

美国的长期护理机构已经被要求针对压疮必须强制执行联邦政府 314 号标签（F-Tag）规定 [8]（译者注：314 号标签规定指的如果医疗机构内发生压疮，必须按照美国医疗保险补偿服务中心颁布的"可以避免压疮和难以避免压疮的定义标准"进行鉴定，一旦被鉴定为所发生的压疮是可以避免的，则所有治疗护理压疮的相关费用都要由医院负担，政府不给予医疗保险补偿）。另外，健康保健研究与质量署（Agency for Healthcare Research and Quality，AHRQ，前身为 AHCPR）在其 2008 年统计报告中指出，尽管 1993—2006 年住院患者的总数仅仅增加了 15%，但是住院期间被发现的压疮增加了近 80%[9]。鉴于 AHCPR 对压疮的关注持续增加，所有的医疗机构都应将预防压疮提上日程。

目前关于所有医疗机构中压疮的医疗花费还不太确切。根据美国医疗保险和医疗补助服务中心的推断，住院患者平均的压疮花费为 43 180 美元 [9]。根据已经公布的数据，不同的医疗机构、长期护理院和家庭护理院在压疮的治疗费用上存在差异。但是可以肯定的是，压疮确实给医疗机构、患者和家庭带来经济负担。压疮不仅浪费了医疗机构宝贵的时间和财力，还影响医疗机构的声誉。

压疮的治疗应有据可循。然而目前尚缺乏高质量的随机对照研究结果指导预防压疮的临床实践。例如，NPUAP/EPUAP 发布的临床实践指南中，有 7 个推荐证据为 A 级的压疮预防意见，关于治疗的仅有 1 个推荐证据为 A 级的意见 [1]。医务人员在选择治疗措施的时候经常采用"利己原则"的态度。医务人员应该花费更多的时间和精力投入到科学研究中，这样才会有更多的证据指导临床决策，提高医疗护理质量。

压疮的病因学

压疮是怎么产生的呢？这是一个有趣且具有挑战性的问题。通过文献回顾总结了几类压疮发生的原因。早期的文献主要集中在压疮发生模型上，该模型认为压疮的发生是由于压力作用于毛细血管使其闭合，组织血流中断，从而导致组织的缺血、损伤、恶化和死亡。最近的多项研究应用 MRI 技术记录到细胞在压力作用下发生的畸变和损伤。剪切力可以损伤深部组织和导致微环境（潮湿和温度）改变，这些都会降低组织对压力的耐受性 [10]。

NPUAP/EPUAP 发布的临床实践指南中指出，压疮是由机体内部组织对外部机械负荷的反应 [1]。压力梯度可以很好地解释压力导致组织坏死的原因 [1, 4, 11-14]。

实践要点

肌肉是受到压力后最先死亡的组织。查阅能够导致患者发生压疮的各种内部的和外部的因素。

（参见“压力梯度”）外部的压力通过表皮由外而内传到骨骼，同时表皮也受到来自骨骼的反作用力。因此，当软组织包括皮肤和深部组织（脂肪组织、结缔组织和肌肉）受到压力作用时会变形，导致压力在组织内传递[1]。

不同的组织对压力的耐受性存在差异。皮肤的血液供应主要来自深层的肌肉。肌肉对压力的敏感性要高于皮肤[1, 15]。组织的耐受性也会随着内外环境的变化而变化。影响皮肤和支持组织对压力耐受性的外部因素主要有潮湿、摩擦和刺激，内部因素主要有年龄、脊髓损伤、营养和应用固醇类激素。这些因素通过影响胶原蛋白的形成与降解从而改变组织对压力的耐受性[16]。其他一些内部因素通过影响组织灌注从而影响组织对压力的耐受性，这些因素包括机体的血压水平、是否进行了体外循环手术、血清蛋白含量、是否吸烟、血红蛋白含量和血细胞比容、是否患有血管疾病和糖尿病、应用血管活性药物和体温升高等[16]。

对压疮危险因素的最新综述结果能够帮助我们了解增加压力的强度 / 持续时间和内外因素在影响组织对压力耐受性上的相互作用[1]。活动受限的患者容易发生压疮（例如难愈合压疮）。卧床患者、限制在轮椅上活动的患者或者不能

压力梯度

右图V形压力梯度显示的是：减压垫产生的向上的力与骨隆突处产生的向下的力之间的相互作用。顶部压力最大，依次向两边递减。

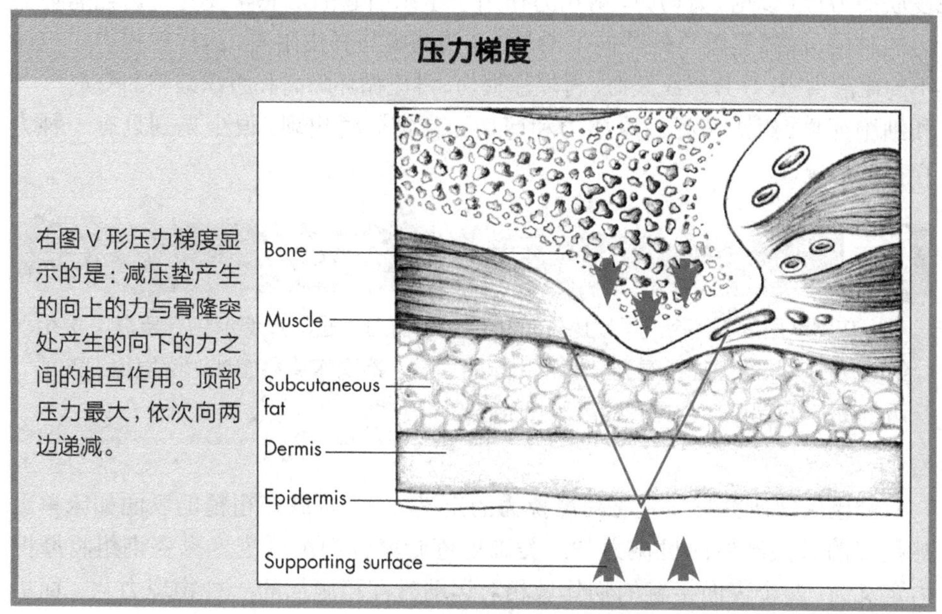

翻身的患者都应视为压疮高危人群。流行病学研究显示，制动是压疮的独立危险因素，感知觉的变化会进一步削弱机体的活动能力。

一旦增加压力强度和持续时间的因素存在，就会加速压疮的形成。根据流行病学的研究结果，影响组织耐受力的内外部因素主要分为以下几类：①营养不良（营养物质特别是蛋白质的摄入不足、体重减轻、低蛋白血症）；②皮肤潮湿（如尿或粪便失禁、出汗多、伤口渗出液）；③高龄；④影响血流灌注和氧合的因素（如低血压、血流动力不足、周围血管病、糖尿病、血管加压药、补充氧气）；⑤摩擦力和剪切力；⑥身体状态不佳；⑦体温升高[1]。

实践要点

感知觉障碍的患者是发生压疮的高危人群。

摩擦力和剪切力会导致压疮产生。摩擦力引起的组织损伤看起来像是皮肤浅层的受损。剪切力往往能够作用到深部组织。摩擦力和剪切力是两个独立的危险因素，但是经常协同导致组织缺血和溃疡的形成。

剪切力是指施加于物体表面，引起相反方向的进行性平行滑动力量。剪切力取决于施加于物体的压力、接触物体间的摩擦系数和摩擦面积[4]。美国压疮专家咨询组在其临床实践指南中对剪切应力和剪切应变的定义做了规定[1]。可以将剪切应力和剪切应变想象为向一个方向牵拉骨盆骨骼，向另一个方向牵拉皮肤的力量（参见“剪切力，剪切力作用于组织引起的形态学变化”）。当有剪切力的时候，深部筋膜与骨骼向下滑动，而浅筋膜与真皮附着，这样就损害了皮肤下的血液供应，导致组织缺血、再灌注损伤、淋巴循环障碍和组织细胞的变形[17, 18]和细胞死亡、组织坏死。摩擦力和剪切力常常同时出现，很少见到只有一种力存在的情况。

实践要点

在皮肤层面看不到剪切力引起的损伤，剪切力引起的损伤产生在皮肤下层组织里。在皮肤层面往往看到摩擦力引起的损伤。抬高床头会增加对深层组织的剪切力损伤，且是临床常见到的骶骨部压疮的原因。

健康保健研究与质量署对摩擦力的定义为：当皮肤在粗糙的表面如床单上被拉拽的时候产生的机械力[4]。美国压疮专家咨询组压疮专家咨询组将摩擦力定义为：两个表面接触的物体做相对运动时互相施加的一种物理力[1]。简单

剪切力

剪切力是与局部组织平行而非垂直的机械力。在右边的插图中，身体由于重力的作用会顺着床的坡度向下滑，骨骼和深筋膜也会顺着皮肤滑动，而真皮和浅筋膜保持不动，剪切力引起组织的相对移位。剪切力持续存在会扭曲血管，阻断血流。

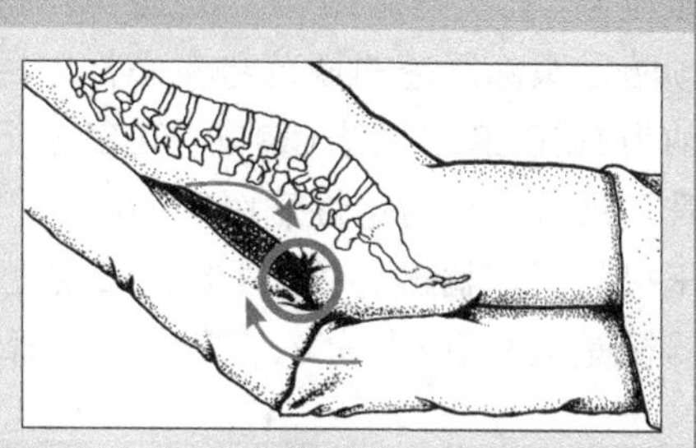

剪切力对组织的作用

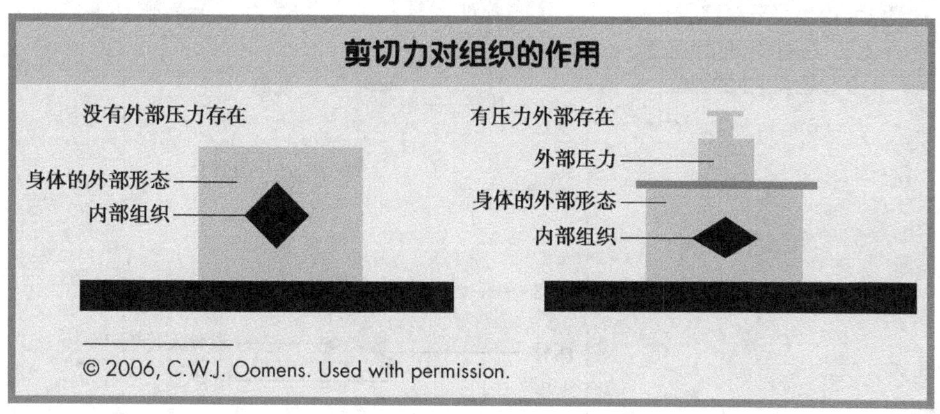

来说，摩擦力是当一个物体在另一个物体表面移动时产生的机械力。摩擦力导致的皮肤损伤看起来像是擦伤和表浅的裂伤。然而，摩擦力并不是导致压疮发生、发展的主要因素，摩擦力能够引起皮肤表皮的损伤或脱落，为进一步的深度组织损伤提供条件。摩擦系数的改变能够增加皮肤对外部平面如床的粘附性，然后摩擦力联合剪切力就可以导致压疮的产生，组织受到摩擦力后会更容易发生压疮[19]。三种机械力（压力、摩擦力和剪切力）联合作用导致组织损伤。其他容易受到摩擦力威胁从而发生压疮的人群有：老年患者、被动痉挛运动的患者以及使用接触患者皮肤的器具如支架等。[11]。

引起压疮的确切原因尚不明确[20]。关于压疮发生的理论仍需继续深入研究。本书所讲的内容或许正确，但是关于压疮的深入研究可以为许多未知的问题提供答案。

多数压疮发生于身体低垂部位的骨隆突处，如骶骨、尾骨、坐骨结节、大转子、足跟、髂骨和内外踝[11, 12]（参见“压疮发生部位”）。发生于以下部位的压疮往往被忽略，如枕部（特别是婴幼儿患者，参见第22章“新生儿和儿童压疮”）肘部、肩胛骨和耳郭（特别是使用鼻导管的患者）。

几项国家级的调查研究指出，在急性病医院中，压疮发生的最常见部位是骶尾部，其次是足跟[21]。足跟部压疮的发生率在过去的十年间逐年递增，建立预防足跟部压疮的规范势在必行。足跟压疮高危个体的预防原则可以简单地归纳为 HEELS 记忆法（参见“HEELS 记忆法”）。医疗器械引起的压疮正在逐年上升。最近一项对急性病医院 86 932 例患者的调查结果显示，9.1% 的已经确诊的压疮与医疗器械有关，耳郭是最常受累的部位（20%）[21]。导致压疮发生的医疗器械是吸氧管（耳郭）、气管插管（嘴和嘴唇）、持续正压通气、面罩（鼻梁、脸）、

压疮发生部位

右图显示的是压疮最常发生的部位

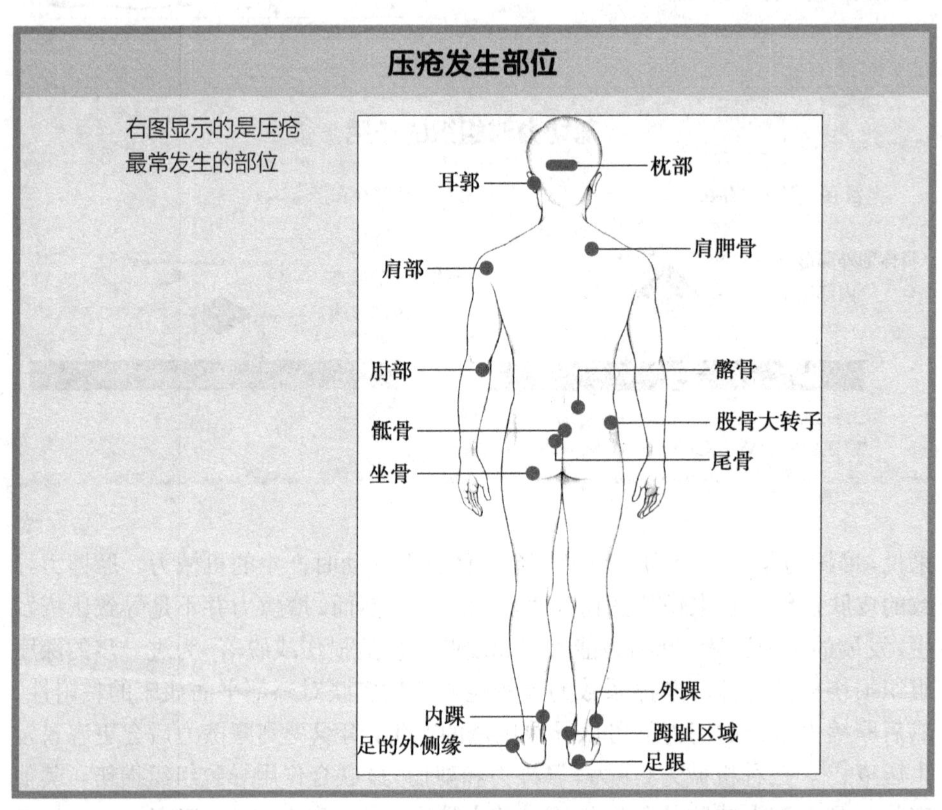

HEELS 记忆法

H：活动足部或腿部

E：评估足跟和感知觉

E：评估足跟滑脱的风险

L：限制摩擦力

S：如果需要用装置抬高足部

Cuddigan J, Ayello EA, Black J. Saving Heels in Critically Ill Patients. World Council of Enterostomal Therapists Journal, 2008, 28(2): 16-24.

夹板和颈圈(用于脖子和头部)、背带、足部支架、预防静脉血栓的DVT泵软管和压缩设备(下肢),任何管道在压力作用下都能引起组织损伤,尤其是水肿患者,水肿患者是压疮高危人群。

实践要点

仔细观察患者的骶骨、尾骨和足跟,因为这些是最容易发生压疮的部位。

压疮预防

预防压疮非常重要。预防压疮应包括以下几点:识别压疮高危人群,保持皮肤完整性,治疗引起压疮的潜在原因,减少组织受压,重视患者整体状况,告知患者及家属压疮的基本知识。

危险因素和危险评估

危险评估的目的是为了筛选出:

1. 处于危险状态的患者。
2. 危险程度。
3. 危险类型。

识别处于压疮发生危险状态的个体能够使医务人员做出何时开始实施预防压疮措施的决策。最有效地使用资源很重要,因为压疮发生的危险程度可以指导预防措施的实施频度和计算实施预防措施的成本。

在特殊医疗环境中危险评估由法规来规范的,例如用于家庭护理的"结果和评估信息套餐"(Outcome and Assessment Information Set,OASIS-C)指南建议,对所有家庭护理的患者使用结构化的方法去评估压疮危险[24]。MDS.3.0描述了几种评估方法,用于确定长期护理机构居住者的压疮风险,包括一个正式的评估工具、医务人员实施的临床评估、对已经存在的I期或以上压疮的评估、骨隆突处的焦痂或者不可移除的敷料或设备的评估[25-28]。

国际上有很多有效的压疮危险评估工具,如Norton量表[29],Gosnell量表[30],Braden量表[31]和Waterlow量表[32]。决定使用哪种评估工具非常具有挑战性。在做决策的过程中,首先应该查阅每个量表的信度(一致性)和效度(准确性)。危险评估量表的信度经常用术语评分者间信度来衡量。Ayello和Braden[33]研究显示,测量风险评估工具评分者间信度的最常用方法是同意的百分比,从中看不同的评分者评估同一个患者所得出相同得分的一致性百分率。效度或称准确性，主要是指风险评估工具准确预测患者是否发生压疮的能力。

预测效度取决于评估工具的敏感性和特异性。敏感性是指实际发生压疮的个体占处于压疮危险状态人数的百分比。如果一个工具能够准确识别真阳性而减少假阴性，那么该工具具有较好的敏感性。特异性是指未发生压疮的人数占未处于压疮发生危险状态总人数的百分比。如果一个工具能够识别真阴性而降低假阳性，那么该工具则具有好的特异性[33, 34]。由于有大量的临床研究证明其信度和效度，NPUAP/EPUAP 认为 Norton 量表[29]、Braden 量表[31]和 Waterlow 量表[32]适合进行压疮风险评估。一项比较了四个危险评估量表的研究发现，Gosnell 量表[30]是最适合神经科和整形科患者应用的压疮危险评估工具[35]。

Braden 量表

Braden 量表是美国应用最广泛的压疮评估工具，该量表在其他国家和世界范围内也被广泛地应用[36-38]。Braden 量表是 Barbara Braden 和 Nancy Bergstrom 在 1987 年研制的，可以从这个网站下载到该工具：http://www.bradenscale.com/images/bradenscale.pdf[38]。该量表包含 6 个分量表：感知、潮湿、移动能力、活动能力、营养和摩擦力与剪切力[31, 38]（参见“Braden 量表”）。Braden 量表是根据压疮发生的两大主要病因——压力的持续时间、强度和组织对压力的耐受性研制的。感知、移动能力和活动能力主要是预测患者对压力的耐受性。营养、潮湿、摩擦力 / 剪切力主要是识别临床实践中能够改变组织对压力耐受性的因素[33]。

每个分量表使用一组数字范围计分，1 分是最低得分，感知、潮湿、活动能力、移动能力和营养分量表的评分在 1～4 分，摩擦力 / 剪切力分量表的得分在 1～3 分。用不同大小的数值代表某危险因素的大小。量表总分为各分量表得分之和，6 分是最低得分，23 分是最高得分。得分越低，表示患者发生压疮的危险越大。最初临界值设定为 16 分[31]，但后续研究显示，在老年患者[39]、肤色深的患者和西班牙裔患者中[40, 41]，压疮危险的临界值应为 18 分。Braden 和 Bergstrom 建议根据数字大小进行压疮危险分级：15～18 分为低度危险，13～14 分为中度危险，10～12 分为高度危险，9 分或 9 分以下为极高度危险。在临床实践中，许多临床医务人员只用两种分类方法：有压疮危险的患者和没有压疮危险的患者。

对护士来说，准确使用压疮危险评估工具非常重要。最近一项研究显示，在线教育更有助于提高新护士运用 Braden 量表的能力，其效果优于资历丰富的护士[42]。护士擅长识别有极高危、高危和低危压疮的患者，识别有压疮发生中度危险患者的正确率最低[43]。护士在对评分为 13～18 分的患者采取何种预防措施上不易达成一致意见[42]。压疮风险评估对采取正确的压疮预防措施非常重要。医务人员在进行压疮风险评估时应使用评判性思维，因为并不是所有的压疮风险因素都能用数字衡量的。

Braden 量表：预测压疮危险

项目	评分			
感知 机体对压力所引起不适感的反应能力	1 完全受限 对疼痛刺激没有反应（没有呻吟、退缩或抓握）或者身体大部分对疼痛的感觉受限	2 非常受限 只对疼痛刺激有反应，能通过呻吟、烦躁等方式表达身体不适。或者身体一半以上的部位对疼痛不适感感觉障碍	3 轻度受限 对语言指令有反应，但不是所有时间都能用语言表达不适感。或者身体的一到两个肢体对疼痛或不适感感觉障碍	4 没有改变 对语言指令反应正常，没有对疼痛或不适感的感觉缺失
潮湿 皮肤暴露于潮湿中的程度	1 持久潮湿 皮肤几乎持续因汗液、尿液而保持潮湿状态。每当移动患者或给患者翻身时就可发现患者的皮肤是湿的	2 经常潮湿 皮肤经常但不总是处于潮湿状态，床单每班次至少换一次	3 偶尔潮湿 每天大概需要额外换一次床单	4 很少潮湿 皮肤通常是干燥的，只需按常规换床单即可
活动能力 躯体活动的程度	1 卧床 限制在床上	2 局限于椅子活动 行走能力严重受限或没有行走能力。不能承受自身的体重，必须由椅子或轮椅辅助	3 可偶尔步行 白天在帮助或无需帮助下偶尔可走路，但距离很短。每天大部分时间在床上或椅子上度过	4 经常步行 每天至少 2 次室外行走，白天醒着的时候至少每 2 小时在室内行走一次
移动能力 改变和控制体位的能力	1 完全受限 没有帮助的情况下不能轻微地改变身体或四肢的位置	2 非常受限 偶尔能轻微地移动身体或四肢，但不能独立完成经常的或明显的体位改变	3 轻度受限 能经常独立进行轻微地改变身体或四肢位置活动	4 不受限 没有帮助下能大幅度、经常地改变体位

Braden 量表：预测压疮危险（续）

项目	评分			
营养 通常摄入食物的方式 NPO：禁食 IV：静脉入 TPN：肠外营养	1 非常差 从来不能吃完一餐饭，很少能摄入所给食物的 1/3。每天能摄入 2 份或以下的蛋白量（肉或者乳制品），很少摄入液体，没有摄入流质饮食。或禁食或清流质或静脉输入大于 5 天	2 可能不足 很少吃完一餐饭，通常只能摄入所给食物量的 1/2。每天蛋白质摄入量是 3 份肉或乳制品。偶尔能摄入规定食物量。或者可摄入略低于理想量的流质或者管饲	3 营养摄入适当 可摄入供给量的一半以上。每天 4 份蛋白量（肉或者乳制品），偶尔拒绝肉类，通常能吃完所供食物。或者管饲或 TPN 能能满足绝大部分营养所需	4 营养摄入良好 每餐能摄入绝大部分食物从来不拒绝食物，通常吃 4 份或以上肉类和乳制品，两餐之间偶尔加餐。不需额外营养补充
剪切力和摩擦力	1 有问题 移动时需要中到大量的帮助，不可能做到完全抬起而不碰到床单，在床上或椅子上经常下滑。需要大部分帮助下重新摆放体位。痉挛、挛缩或躁动不安几乎导致持续摩擦	2 有潜在问题 躯体移动乏力，或者需要一些帮助，在移动过程中，可能有滑动或某些程度的抵触床单、椅子、约束带或其他设施。在床上或椅子上可保持相对好的位置，偶尔会滑落下来	3 无明显问题 能独立在床上或椅子上移动，并且有足够的肌肉力量在移动时完全抬起身体。在床上和椅子上总是保持良好的位置	

一旦计算出 Braden 量表的得分，就可以决定患者的压疮风险等级和采用何种预防措施。Braden 网站上可以获得根据压疮风险等级推荐预防措施的内容[38]。但是，对于任何一个患者来说，需根据她或他的特殊危险因素和需求制订个体化的护理计划（参见“根据 Braden 评分制订干预措施”）。关于何时评估患者的

根据 Braden 评分制订干预措施

处于低度危险：15～18 分。建议预防方案为经常翻身，最大限度地提高患者的活动程度，并注意保护足跟。如果患者只能在床上或椅子上活动，要使用减压垫，并注意管理潮湿、营养、摩擦力和剪切力。如果存在其他的主要危险因素（高龄、发热、蛋白摄入不足、舒张压低于 60mmHg 或血流动力学不稳定），会进展为中度危险。

处于中度危险：13～14 分。建议预防方案为经常翻身，最大限度地提高患者的活动程度，并注意保护足跟。提供减压垫，提供楔形泡沫垫用于 30° 斜侧卧位。并注意管理潮湿、营养、摩擦力和剪切力。如果存在其他的主要危险因素，会进展为高度危险。

高度危险：10～12 分。推荐措施为增加翻身频度，实施翻身时用小的体位变换。促进最大限度地移动，并注意保护足跟。要使用减压垫，提供楔形泡沫垫用于 30° 斜侧卧位。并注意管理潮湿、营养、摩擦力和剪切力。如果存在其他的主要危险因素，会进展为极高度危险。

极高度危险：9 分及以下。证据强度采用高度危险患者的预防措施。另外，如果患者有难治性疼痛、翻身时疼痛加重或其他危险因素（如活动受限、营养不良），则考虑使用减压垫。在制订翻身计划时使用低空气流失床垫是极其重要的。

管理潮湿：用商业生产的防潮屏障和使用吸湿垫或尿布吸收和控制潮湿，尽可能地处理引起潮湿的原因，使用便盆或尿壶，翻身时喝一杯水。

管理营养：咨询营养师以尽快补充营养纠正摄入不足。如果需要的话增加蛋白质和能量的摄入。增加维生素 A、维生素 C、维生素 E 的供给。

管理摩擦力和剪切力：抬高床头时不能超过 30°，如果有指征要使用斜方形支架。使用提升床单去移动患者，如果患者暴露于摩擦力中，注意保护患者的肘部、足跟、尾骶部和枕部。

其他的一般护理原则：不要按摩发红的骨隆突处，不要使用环形装置。保持清洁卫生和避免皮肤干燥。

资料经许可，摘自 Ayello EA, Braden B. How and Why to Do a Pressure Ulcer Risk Assessment. Advances in Skin & Wound Carel, 2002, 5(3): 125-132.

压疮风险和何时再评估是需要去面对的问题，这是护理的两个方面都非常重要。NPUAP/EPUAP 的临床实践指南建议，应该在入院时和入院后定期评估患者的压疮风险，特别是患者病情变化时[1]（参见“压疮风险评估建议”）。但是，指南并没有明确规定评估间隔时间，评估间隔时间应根据患者对压疮风险评估工具的敏感性而定[1]。Bergstrom 和 Braden[39, 44] 的研究指出，80% 的压疮发生在患者入院 2 周内，96% 的压疮发生在患者入院 3 周内[33, 34, 44]。下面的内容将重点介绍压疮风险评估的间隔时间。

压疮风险评估建议

1. 在所有医疗机构内建立压疮风险评估制度。（证据强度 = C）

2. 培训所有的医务人员如何得到准确且可靠的压疮风险评估。（证据强度 = B）

3. 记录所有的风险评估结果。（证据强度 = C）

压疮风险评估实践

4. 使用结构化方法去评估风险以识别处于压疮发生危险的人群。（证据强度 = C）

5. 使用结构化方法去评估风险包含评估活动能力和移动能力。（证据强度 = C）

6. 使用结构化方法去评估风险包括全面的皮肤评估以评价任何皮肤问题和皮肤的完整性。（证据强度 = C）

（1）皮肤完整性受损的个体应视为处于压疮发生危险状态。（证据强度 = C）

7. 通过使用临床判断形成关键危险因素的知识所提炼获得的结构化方法去评估风险。（证据强度 = C）

8. 考虑以下影响因素会使个体处于压疮发生危险状态：

（1）营养指标

（2）影响组织灌注和氧合的因素

（3）皮肤潮湿

（4）高龄

9. 考虑下列潜在因素对处于压疮发生危险个体的影响

（1）剪切和摩擦力（Braden 量表的一个分量表）

（2）感知觉（Braden 量表的一个分量表）

（3）一般健康状况

（4）体温

10. 在患者入院时进行结构化的压疮风险评估，根据患者病情轻重的需要调整评估频率，患者有病情变化时随时评估。（证据强度 = C）

11. 当确认患者有压疮发生危险时应制订和实施预防措施。（证据强度 = C）

National Pressure Ulcer Advisory Panel and European Pressure Ulcer Advisory Panel. Prevention and Treatment of Pressure Ulcers: Clinical Practice Guideline. Washington, DC: National Pressure Ulcer Advisory Panel, 2009.

急性病治疗医院

尽管大多数指南都同意应该在入院时完成风险评估，但对何时应该完成再评估还没有达成一致。NPUAP/EPUAP 的临床实践指南建议，应该定期和根据患者的病情实施再评估。尽管指南推荐要经常评估危重症患者皮肤的剪切力损伤，但并没有指南给出“经常”的定义。美国伤口造口失禁护理协会建议，定期评估的时间表要根据患者的病情变化有明显变化时，如手术或健康状况下降。美国健康促进研究所（Institute for Health Improvement，IHI）建议每 24 小时要重新评估患者的压疮风险。世界伤口愈合联盟建议对于重症监护室的患者要每天评估压疮风险，对于普通内科 / 外科的患者要每两天评估一次。

长期护理院

在入院时进行首次压疮风险评估，然后在入院第一个 4 周内每周评估一次，4 周之后要每个月或者每季度评估一次，当患者病情变化时随时评估[39]。压疮危险评估现在要求在最小数据集（minimum data set，MDS）3.0 版本皮肤状况框架下进行评估[25-28]。在 MDS 工具的 M0100 部分，临床人员能够使用以下任何一个标准去确定压疮风险：

（1）M0100A：Ⅰ期及以上压疮，骨隆突处有结痂或有不能移除的敷料或医疗设备。

（2）M0100B：正式的评估工具（如 Braden 量表、Norton 量表或其他）[25-28]。

（3）M0100C：对患者实施全面的临床评估，评估内容包含正式压疮风险评估工具以外的内容[25-28]。

有一些方法能够确定压疮发生的危险，医务人员必须检查 M0150 和 M0100 部分中的“是”或“否”去确定居住者是否处于压疮发生的危险[25-28]。有关 MDS3.0 皮肤状况部分更详细的内容可以参见美国医疗保险和医疗补助服务中心的网站[25, 26]或其他文献[27, 28]。

家庭护理

护理计划需要去解决家庭护理患者的压疮风险。对于家庭护理机构来说 Braden 量表可在网上[38]和文献[36]中获得。需要使用危险评估工具来补充临床判断，因为有相同危险计分的患者可能有不同的实际危险。M1300，即 OASIS-C 的压疮评估部分，能识别家庭护理机构医务人员是否既评价临床危险因素也使

实践要点

美国医疗保险和医疗补助服务中心规定不管是长期护理院还是家庭护理机构都必须要进行压疮风险评估，但是不要求使用标准化的压疮风险评估工具（如 Braden 量表，Norton 量表）[24-26]。

用标准化工具去评估患者压疮发生的风险。美国医疗保险和医疗补助服务中心既不要求使用标准化的评估工具，也不批准特殊的评估工具[24]。M1302部分关注的问题是患者是否处于压疮发生的危险？问题的答案为是或否。护士在每次家庭访视时应该重新评估患者的压疮风险。

预防压疮的患者护理

压疮预防最好使用多学科方法共同完成[31,33,47,48]。目前已经有一些预防压疮的方案和指南[1,2,4-6,47-50]，大多数推荐使用整体护理的方法预防压疮。任何好的预防项目都要从评估皮肤开始。在急性病治疗医院和长期护理院中，应每天评估皮肤和记录，每次家庭访视时也应评估皮肤状况并记录。在日常生活活动中要注意预防皮肤损伤。护士应该根据患者的年龄、皮肤纹理、皮肤干燥或油脂太多等情况为患者制订个性化的洗澡时间表，建议使用不引起皮肤干燥的产品去清洁皮肤。一项研究发现，通过教育医务人员使用沐浴露和皮肤保护剂护理患者皮肤，有效降低了Ⅰ期和Ⅱ期压疮的发生率[51]。在另一项由Carr和Benoit支持的研究中，通过教育没有执业证的工作人员如何使用皮肤保护剂和实施综合干预患者的洗澡卫生及失禁管理项目，压疮发生率从研究开始时的7.14%降到研究结束时为0。当清洗皮肤时要避免过度擦洗和热水。洗澡后使用不含酒精的保湿剂。另外，告知患者并不是所有的人都需要每天洗澡，老年人使用润肤露有许多益处。

对于失禁的患者来说，保湿保护剂和软膏应该作为一种治疗措施。污染的皮肤应该即刻清洗和使用皮肤保护产品。如果使用容器，要遵从正确的使用方法。应该明确失禁的原因和采取适当的方法去解决失禁的原因。

应该保护皮肤避免受到损伤，在骨隆突出处使用敷料，如透明薄膜、水胶体、泡沫、弹力绷带和网眼纱布绷带作为保护垫。在一项对外科创伤重症监护病房中的93例处于压疮发生高度危险的患者的研究中，使用了集束化干预，包括预防性应用含软硅胶敷料，结果压疮零发生[53]。尽管文献综述认为，有一种按摩可能对压疮危险患者有益[54]，但是，大部分的临床指南不建议对发红的骨隆突处实施按摩，因为这些按摩能够加重组织的损伤[1,2,4]。使用枕头、楔形物或其他抬高肢体的设备垫在足跟下方，保持足跟离开床面（参见“HEELS记忆法”）。在小腿下垫折叠的毯子可以使足跟悬空，能完全解除卧床患者的足跟部压力。当抬高腿部时要将膝关节弯曲以防压力损伤跟腱[1]。预防矫形外科患者足跟部压疮的最佳实践已有文献报告[56]。

在翻身或者变换体位时不要用力拽拉患者。应用合适的工具，如翻身床单或者机械性提升装置避免摩擦力损害皮肤。为卧床患者使用30°侧卧位，如果患者的病情没有禁忌证，保持床头抬高30°以下，以避免患者受到剪切力的损伤。

实践要点

要保持患者的足跟抬离床垫！

营养因素在压疮发生中的作用存在争议。NPUAP/EPUAP 推荐以下几种证据强度为 A 级的意见：对于有营养风险和急慢性病或下列手术所致的压疮危险人群，除了常规的饮食外，要使用高蛋白混合营养的口入补充剂和（或）管饲饮食[1]。Bergstrom 和 Braden 在一项大型的前瞻性队列研究中发现，那些护理院发生压疮的居住者有明显的低蛋白摄入。医务人员要确保患者的热量、蛋白质、维生素和微量元素满足需求。营养师的意见对帮助患者得到必须营养素非常有帮助。

物理和职业治疗师是压疮治疗团队中重要的组成部分，他们的主要职责是最大限度地调动患者的活动能力。他们在选择合适的轮椅、评估椅子角度和姿势调整方面的专业作用不能被忽视。只能在椅子上活动的患者应该每小时变化体位，每 15 分钟小幅度地抬起身体。尽管大部分医务人员认为对于卧床患者每 2 小时翻身一次是标准护理，但是适合所有患者的翻身间隔时间尚未得到研究的确认。2 小时的翻身间隔对于有些患者来说可能太长，但对于有些患者如姑息治疗的患者来说则不需要，因为频繁翻身可能带来更多的疼痛，弊多于利。因为目前尚无标准的翻身间隔时间或频度，因此医务人员应针对每一位患者的具体情况制订个体化的翻身时间表。NPUAP/EPUAP 最新指南指出，可以根据所使用的减压垫的类型决定翻身频率，但这与健康保健研究与质量署早期推荐的每 2 小时翻身一次的建议相反[3,4]。来自 Defloor[57] 和 Vanderwee[58] 研究的新的证据发现，对使用黏弹性减压垫的患者每 4 小时翻身一次可有效地降低压疮发生率。

实践要点

在制订翻身间隔时间表时应考虑患者的状况和使用的减压垫类型[1]。

需要使用合适的减压装置和减压垫。Rastinehad 报告，使用减压垫可以降低处于危险状态的肿瘤患者的压疮发生率[59]，但是不应该使用“环形或圈状”类减压装置。加拿大的一项初步研究形成了一种选择减压垫的模型[60]。在美国压疮专家咨询组的网站（www.npuap.org）上综述了与减压垫有关的物理概念的最新定义，此定义由 NPUAP 减压垫标准制定小组制定[61]（参见第 11 章，压力再分布：坐位，体位改变，减压垫）。

在预防压疮的过程中持续监测和记录尤其重要。在一项探索性研究中，Horn 等[62]发现，在全美七所长期护理机构中建立多学科团队和为持证助理护士重新设计文书记录程序，使要求文件记录的机构减少了文字记录，七所长期护理机构中压疮发生率总体降低 33%[62]。

Milen 等[63]在一所 108 张床位的长期急性病治疗医院（long-term acute care hospital，LTACH）中通过将颁布的临床实践指南与医院的护理计划相结合，降低了医院获得性压疮，现患率从 41% 降为 4.2%。他们建立了伤口护理小组，改良了文字记录方法，以及对全体工作人员进行教育。他们也回顾了医院的伤口护理产品，修改了电子记录。所有这些努力改善了护理结果[63]。

向健康保健团队的所有成员包括患者和家属交流预防计划是非常有必要的。使用由伤口护理产品公司设计的预防手册以及健康保健研究与质量署的指南来补充口头健康教育。健康保健研究与质量署[64]已经有西班牙语版的患者压疮预防指南。

压疮分期

全面的压疮评估包括很多参数，其中之一是压疮分期（参见第 6 章“伤口评估”）。一旦压疮的病因学明确后，就需要选择正确的分期系统对压疮进行分期。例如，动脉和静脉溃疡是根据其特征描述的。糖尿病溃疡或神经病变性溃疡是根据美国糖尿病协会、瓦格纳用于血管性伤口的分级系统或圣安东尼奥糖尿病伤口分期系统描述的。美国压疮专家咨询组制定的压疮分期系统是专门用于压疮分期的。美国压疮专家咨询组第一次共识会议[65]的成果之一就是在 Shea 压疮分期系统[66]和国际造口师协会（现称为伤口造口失禁护理协会，WOCN）的压疮分期系统[67]基础上制定出压疮分期系统。美国压疮专家咨询组曾在 2007 年 2 月修改过此压疮分期系统。最新版的压疮分期系统包含了压疮的六种分类，该压疮分期系统也包含 2009 年在 NPUAP/EPUAP 制定的国际压疮实践指南中[67]。

压疮分期是一个描述组织损伤程度的分类系统，它给从业者相互交流提供了一种共用语言。压疮分期系统只能用于描述压疮而不能用于其他类型的皮肤损伤或伤口。美国压疮专家咨询组指出，黏膜压疮不能用该组织研制的那套压疮分期系统去分期[69]。黏膜压疮为黏膜部位发生的压力性溃疡，该部位曾有过使用医疗器械的病史[69]。压疮分期评估仅仅是全面评估压疮的一部分，全面评估压疮还需要评估危险因素，例如压疮周围皮肤的状况和感染表现等（参见第 6 章“伤口评估”）。

自从入院时压疮（present on admission，POA）指标在急性病医院实施以来，护士是否仍需继续对压疮进行分期一直存有困惑。美国压疮专家咨询组发表立场申明[70]以及美国护士协会在文献中重申，对压疮分期纳入注册护士临床实践范围之内[71, 72]。

美国压疮专家咨询组的压疮分期定义分类

“压疮分期是根据可见组织缺失的数量进行分类”[1]。坏死溃疡不能用数字表示其分期，因为需要看到伤口基底所累及的组织水平才能确定分期。因此，坏死溃疡被归类为难以分期压疮。当坏死组织去除后才能对坏死伤口进行数字分期（参见第8章“伤口清创”）。

下面我们将重点描述NPUAP/EPUAP联合编写的压疮分期系统（参见“NPUAP/EPUAP的压疮分期系统”，见彩图）。

Ⅰ期压疮

Ⅰ期压疮的原始定义为“皮肤完整的压之不褪色的红斑，通常为皮肤溃疡的早期损伤”[65]。考虑到人类皮肤颜色的差异，仅仅依靠皮肤颜色来判断Ⅰ期压疮对临床医务人员来说是个很大的挑战。1997年，美国压疮专家咨询组提供了一个更具有文化敏感性的定义，增加了除颜色之外的其他判断标准。美国压疮专家咨询组将Ⅰ期压疮定义修改为“皮肤完整伴有骨隆突处压之不褪色的局限性红斑”。在较深色的皮肤色素沉着处，可能看不到皮肤变白，其颜色可能与周围皮肤不同（参见彩图）。

皮肤颜色较深患者的Ⅰ期压疮现患率最低[73, 74]。Lyder及其同事所实施的几个研究指出，在深色皮肤人群中压疮发生率较高[40, 41]。Sprigle等[75]的研究发现，85%的患有Ⅰ期压疮的患者局部皮肤变冷或发热。

压疮分期的概念

判断分期的能力

准确地判断压疮分期对医务人员来说是个很大的挑战。研究指出，护士最难区分Ⅲ期压疮[76-79]。医务人员可以通过参加一些测试来判断其压疮分期的能力，如参加欧洲压疮专家咨询组网站上（www.epuap.org）组织的压疮分期能力测试ePUCLAS2考试[80]，该考试有英语和其他语言版本。或者美国护理质量数据库网站上的教育模块中的小测验[81]。

愈合中压疮分期——反向分期的争议

压疮分期仅仅适合用于描述压疮组织（伤口的）最大深度。一些医务人员错误地将压疮分期系统用于反向描述压疮的改善（译者注：如原有的Ⅲ期压疮通过治疗变浅缩小了，有人将其描述为Ⅲ期转变为Ⅱ期压疮，此称为反向分期）[82]。在MDS2.0发挥作用之前，长期护理机构就被强制性使用这种反向分期描述[83]。自从MDS3.0在2010年10月1日实施以后就不再有此情况发生了[25-28]。用美国压疮专家咨询组的压疮分期系统描述压疮的愈合状态是不准确的也是不应该的。当Ⅳ期压疮逐渐愈合变浅，在再上皮化形成之前，组织修复并不能替代已经失去的肌肉、皮下脂肪和真皮，事实上，伤口被肉芽组织所填充。因此，压疮的愈合不会是从Ⅳ期到Ⅲ期，从Ⅱ期到Ⅰ期这种反向分期。在美国压疮专家咨询组关于反向分期的立场申明中可以找到为什么不能用反向分期表示愈合中的压疮的更多信息[16, 84]。有了 MDS3.0 系统后，美国医疗保险和医疗补助服务中心不再用反向分期表示压疮的愈合，并且已经开始禁止应用反向分期[25-28]。

可疑深部组织损伤

医务人员经常对可疑深部组织损伤的概念表现为紫色、最常出现于足跟部[85]存有争议。这类伤口典型表现为灰暗、松散或变色区域出现紫色瘀斑（参见彩图）。有时可疑深部组织损伤表现为手术后几天出现的尾骶部变色，易被误诊为烧伤[86]。通常这类损伤从完整的皮肤快速恶化为深部的开放性伤口。目前已经可以在 MDS3.0 的 M0300G 部分看到可疑深部组织损伤的编码[25-28]。

什么是可疑深部组织损伤？这种类型的压疮能预防吗？如果能，应该如何预防？什么是最好的治疗方法？医务人员已经找到关于这个特殊类型压疮的一些指南。据 Baharestani 报告，36% 的可疑深部组织损伤病例可得到较好的处理，90% 的可疑深部组织损伤患者有贫血[88]。在初始阶段，可疑深部组织损伤仅仅表现为擦伤，随着时间的进展，即使得到最好的治疗也会发展成Ⅲ期或Ⅳ期压疮（参见“NPUAP/EPUAP 的压疮分期系统”）。

早期探测可疑深部组织损伤

压疮分期系统仅仅依靠肉眼观察到的组织颜色变化来判断分期。新技术的发展可使组织颜色变化前诊断压疮成为可能。一项研究报告，在长期住院患者应用诊断性超声技术来帮助诊断压疮发生前变化[89]。

压疮的治疗

可以避免的压疮

在 2010 年的国际专家共识会议上，美国压疮专家咨询组对可以避免压疮的定义进行了修订，之后该定义开始在全球多家医疗机构使用[90]。该定义的修改参照了美国医疗保险和医疗补助服务中心为长期护理机构制定的难以避免压疮的定义[8]。

尽管关于是否所有的压疮都可避免这一问题的争论还在继续（图 13-1）[90, 91]，但是现有几个指南可用于医务人员制订压疮治疗计划[1-7, 47-50]。临床指南为建立压疮循证管理提供了基础。

实践要点

难以避免压疮指的是尽管医务人员在实施一系列措施后个体仍发生了压疮，这些措施包括：已经评价了个体的临床状况和压疮危险因素；定义和实施了与个体的需求、目标和已经确认的标准实践相一致的干预措施；监测和评价干预措施的影响因素；如有必要修改了干预方法[90]。

伤口床准备模型已经用于预防和治疗压疮（参见“运用伤口床准备模式治疗和预防压疮”）[92]。如果导致压疮发生的根本原因不能有效地解决，压疮就不会愈合。一般评估应包括识别和有效地处理患者的原发疾病、健康问题（如尿失禁）、营养状况、患者关心的问题（如疼痛程度）[93]和心理社会健康。只有这些主要问题有效地解决了，压疮才有可能愈合。

压疮的综合性局部处理包括清洗、控制感染、清创、能提供湿性愈合环境的敷料（如果是可愈合的伤口）、营养支持和压力再分布（体位改变和使用减压垫）（参见第 11 章“压力再分布：坐位，体位改变，减压垫”）。对于顽固的压疮应考虑使用辅助治疗手段，具体的内容将在以后的章节叙述。

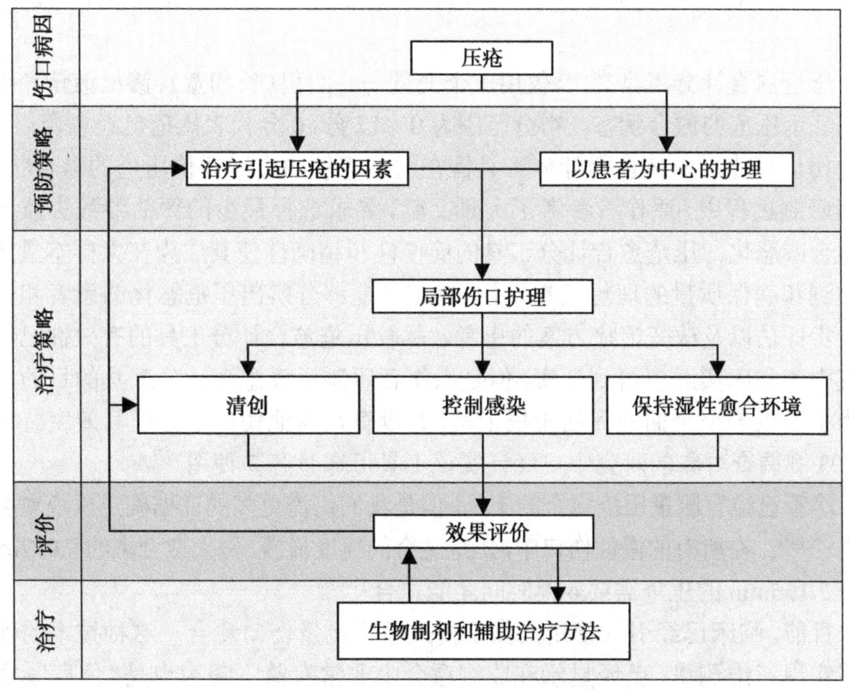

图 13-1 使用伤口床准备模型预防和治疗压疮

实践要点

难以分期压疮是指那些覆盖有坏死组织（腐肉和焦痂）的压疮，由于无法看到其实际深度，只有在彻底清除坏死组织后才能确定其实际深度和分期。

监测愈合

因为用压疮的反向分期去检测压疮的愈合是不合适的，所以已经有几个工具形成和可以去评估压疮的愈合。

测量压疮愈合的工具

有两个应用最广泛的工具去测量压疮的愈合，一个是压疮状态评估工具（Pressure Sore Status Tool，PSST）[94]和另一个是压疮愈合计分量表（Pressure Ulcer Scale for Healing，PUSH）[95]。压疮状态评估工具包括13个变量，提供了压疮状态的数字指标（愈合或恶化），计分范围从1（表示组织健康）到65，表示伤口恶化。压疮状态评估工具的计分变量包括伤口大小（长×宽）、深度、边缘、潜行、坏死组织类型、坏死组织数量、渗出液的量、伤口周围皮肤颜色、外围组织的水肿程度、周围组织的硬化度、肉芽组织和上皮化组成。压疮状态评价工具能够全面评估压疮的愈合情况，目前正在尝试将该工具评价应用于其他伤口类型。

压疮愈合计分工具[95,96]仅用三个变量——面积（长和宽）、渗出液量和组织外观表示压疮的愈合状态。得分范围为0～17分，0分代表压疮已经愈合，17分代表伤口恶化。压疮愈合计分工具旨在用最简便的方法评价压疮的愈合状态，在其研制过程中，原作者参考了大量文献，寻求选择最少的评估参数去监测压疮愈合或恶化。压疮愈合计分工具的简便性和精确性使其成为在大样本量患者中监测和确保质量的理想工具，并且该工具能够分辨出压疮恶化的患者和需要进一步评估以及改变治疗方案的患者。尽管压疮愈合计分工具的有效性已经在研究中和临床实践中得到证实，但是原作者研制压疮愈合计分工具的目的并不是为了提供一个全面的评估压疮工具，并没有在其他伤口中验证其效度。一项对103例调查对象的研究中已经证实该工具可靠且容易使用[97]。

尽管已经有测量压疮愈合的工具，但是我们仍需更多的证据确定压疮愈合的速度[98-101]。在所有的慢性伤口中，压疮愈合的速度最慢，每天愈合率约0.077mm，一个2.156mm的压疮需要4周时间才能愈合[100]。

目前，临床已经引入使用高频手提式超声测量伤口愈合。这种技术的使用能够实现三维测量，已经显示在监测愈合中非常有益。超声也是“色盲”，意味着，它能探测深色皮肤中的Ⅰ期压疮。

NPUAP 的 PUSH 压疮愈合计分工具

患者名字: 住院号:

压疮部位: 日期:

指导语

本量表主要是从三个方面（伤口面积、渗出液量和伤口床的组织类型）来观察和测量压疮的愈合情况，量表的总得分为各个维度的得分之和。总得分可以作为比较压疮愈合或恶化的评价指标。

伤口长度×宽度	0 0cm²	1 <0.3cm²	2 0.3～0.6cm²	3 0.7～1.0cm²	4 1.1～2.0cm²	5 2.1～3.0cm²	
		6 3.1～4.0cm²	7 4.1～8.0cm²	8 8.1～12.0cm²	9 12.1～24.0cm²	10 >24.0cm²	得分
渗出量	0 干燥无渗液	1 <5ml 为少量	2 5～10ml 为中量	3 >10ml 大量			得分
伤口床组织类型	0 闭合	1 上皮组织生长	2 肉芽生长	3 有腐肉	4 有坏死组织		得分
							总得分

伤口面积：用尺子测量伤口的长和宽，长和宽的乘积可以得到伤口的大概面积，面积以平方厘米（cm^2）表示。面积的估算不能简单用猜的方式。确保每次评估的时候都用尺子测量伤口的长和宽，并用同样的方法计算伤口面积。

渗出液：在移除敷料后或安放任何类型的敷料之前对渗出液量进行评估。评估结果用无、少量、中量和大量。

伤口床的组织类型：

这个变量指的是在伤口床里是什么类型的组织。只要有坏死组织存在都记为4分，当伤口床里有腐肉但无坏死组织时评为3分，当伤口床清洁有肉芽组织时记为2分，伤口表浅并有上皮组织生长时为1分，伤口已经闭合为0分。

4——坏死组织（焦痂）：黑色、棕色或褐色的坏死组织紧紧地覆盖在伤口床或溃疡边缘上，这些坏死组织比周围组织要硬或软。

3——腐肉：黄白色的腐烂组织紧紧地粘附在伤口床底部，成串或团块状且有黏性。

NPUAP的PUSH压疮愈合计分工具(续)

2——肉芽组织：粉色或牛肉红色组织，湿润有光泽的组织，有肉芽颗粒。

1——上皮组织：对于浅表的压疮，新鲜的粉红有光泽的上皮组织从伤口床边缘出现，或以皮岛的形式出现压疮的表面。

0——闭合：伤口完全被上皮组织(新皮肤)覆盖。

NPUAP/EPUAP临床实践指南中证据强度为A级的意见

1. 预防

(1)针对手术后急性或慢性疾病所致的营养风险和压疮风险的个体，应该在其常规饮食外添加高蛋白质混合口入营养补充剂或管饲。(推荐意见=A)

(2)应该实施翻身去降低易患压疮部位的压力持续时间和强度。(推荐意见=A)

(3)翻身频率受个体多种因素(推荐意见=C)和所用减压垫的影响(推荐意见=A)。

(4)制订翻身频率的时候要参照患者使用的减压垫类型。(推荐意见=A)

(5)对所用评估为处于压疮发生危险的个体，使用高质量的泡沫床垫优于医院普通的泡沫床垫。(推荐意见=A)

(6)并没有证据证明使用一个高质量泡沫床垫的效果优于一个替代性高质量泡沫床垫。(推荐意见=A)

(7)使用交替式减压床垫与替代性床垫在降低压疮发生率上具有同样的功效。(推荐意见=A)

2. 治疗

在治疗顽固性Ⅱ期、Ⅲ期、Ⅳ期压疮时，可以考虑使用直接接触性电刺激以促进伤口的愈合。(推荐证据A级)

National Pressure Ulcer Advisory Panel and European Pressure Ulcer Advisory Panel. Prevention and Treatment of Pressure Ulcers: Clinical Practice Guideline. Washington, DC: National Pressure Ulcer Advisory Panel, 2009.

局部伤口治疗的原则

在明确压疮的原因和提出以患者为中心的护理问题后，根据伤口床准备模型治疗压疮时需要明确伤口的预后(伤口为可愈合、维持现状或不可愈合伤口)，并选择合适的局部伤口治疗原则(清创、控制感染、在关注伤口边缘前维持湿度平衡)(参见“NPUAP/EPUAP 临床实践指南中推荐强度为 A 级的意见”)。

清洗

清洗压疮去除失活组织和减少细菌数量通常是被推荐的局部伤口治疗原则。NPUAP/EPUAP 的临床指南也建议清洗压疮周围的皮肤[1]。当压疮中有大量细菌存在时，就会延迟愈合[104]。在清洗时要注意选择不会对压疮组织造成损伤的清洗方法[1,105]。生理盐水是最常被推荐使用的清洗液，因为生理盐水对健康组织来说没有细胞毒性[1,4]。尽管一些新上市的伤口清洗液中的活性成分对健康的肉芽组织没有毒性，但是其中插入的载体可能对肉芽组织有毒性。

Hellewell 等[106]的研究发现，抗菌清洗剂对肉芽组织毒性最大。一项体外研究显示，用生理盐水和 20% 泊洛沙姆 188 配成相对毒性指标在 0～100 000 的液体对成纤维细胞的毒性最小，而 Dial 抗菌皂和乳白色液体凝胶对成纤维细胞的毒性最大。对角质细胞毒性最小的是比洛克西、20% 泊洛沙姆 188 溶液和 Techni-Care，而毒性最大的是过氧化氢、改良的达金溶液(Dakin 液)和 10% 聚维酮碘[107]。

在使用机械方法清洗伤口的时候，必须提供足够的压力才能将组织碎片去除又不损伤伤口床[1]。清洗伤口的压力应保持在 4～15 磅 / 平方英寸(1.8～6.8kg/cm^2)范围内[108]。使用 35ml 的针筒配上 19 号的针头能够提供 8 磅 / 平方英寸(3.6kg/cm^2)的压力[1]，有证据证实该压力是去除细菌的最适宜压力[109]。值得注意的是，压力大于 15 磅 / 平方英寸(6.8kg/cm^2)时可能对伤口床造成损伤，且容易将细菌冲进组织中[110]。最新的技术如以电池为动力的一次性冲洗装置能够替代注射器和针头系统，提供压力使伤口组织碎片松动。

清创术

坏死的失活组织能够促进病原微生物的生长和阻碍伤口愈合[111]。因此，清创是压疮局部处理的重要环节。目前尚没有最佳的清创方法，清创方法的选择应充分考虑清创目的、有无感染、坏死组织的量、患者和机构的经济状况等。

清创的方法有很多，如手术清创、自溶清创、酶学清创、机械清创、生物清创和超声清创(参见第 8 章“伤口清创”)。然而，手术清创(或者锐器清创)被认为是最好的清创方法，因为这两种方法能够清除坏死组织[112]。并且，手术清创相对较快还可以在床边完成。当怀疑压疮发生蜂窝织炎或脓毒症时，手术清创就显得尤为重要[113]。自溶清创是使用半密闭或密闭的敷料(如水凝胶敷料和水胶体敷料)，利用自身的酶消化坏死组织。与锐器清创相比，自溶清创花费的时间要长一些。在清创过程中要密切观察患者感染的症状和体征。酶学清创主要是运用蛋白水解酶去除坏死组织。在美国已经不再使用木瓜蛋白酶和胰蛋白酶进行酶解清创，只能使用胶原蛋白酶。机械清创的原理是使用由湿到干纱布敷料粘附在坏死组织上，当移去纱布敷料时，坏死组织和伤口中的碎片也随之脱落。这种方法的不足之处就在于移去坏死组织的同时，肉芽组织也随之脱落，这将延缓伤口的愈合[112]。

压力再分布的产品(减压产品)

在考虑重新分布患者受到的压力时应充分考虑减压垫的类型(参见第11章“压力再分布：坐位，体位改变，减压垫”)。美国压疮专家咨询组对减压垫的定义作了介绍[61]。美国医疗保险和医疗补助服务中心根据报销比例的不同将减压垫分为三类。

第一类主要非电力驱动的静态设备，包括气垫床、海绵床垫、凝胶床垫和充水床垫。这些设备能够重新分布压力，降低剪切力，相对来说更便宜。如使用海绵床垫时，海绵床垫能够承受0.6kg/cm^{2}的压力，且厚度大于7.5cm。

第二类设备需要使用电或者泵发动，包括交替压力减压垫，低气流散失减压垫。交替压力减压垫有很多优点，如携带方便，重新分布压力，降低剪切力且价格适中。有些床垫的不足之处在于不散热。低气流散失系统床垫的优点是减压，水分潴留少，散热好。

第三类设备也需使用电或者泵发动，只有空气悬浮床一种类型，该空气悬浮床由电驱动，硅胶外套，这类设备经常被推荐用于压疮高度危险患者或皮瓣移植手术的患者。也常常用于不愈合的全层压疮或躯干有数处全层压疮患者。这类工具的优点就是能够减压、散热、保温和降低剪切力。但是患者在空气悬浮床上的移动能力受限，这是该类工具的弊端。

关于减压垫的分类及在预防和治疗压疮中的作用研究尚少。因此，应根据患者压疮危险因素选择合适的减压垫类型。NPUAP/EPUAP临床实践指南建议，患者翻身时压疮不应直接与减压垫接触，应该根据减压垫的性质、患者反应和临床目标为患者量身制订翻身计划。

敷料

使用伤口湿性治疗的敷料是处理可愈合的压疮的主要内容(参见第9章“伤口治疗方法”)。保守估计，当前可供压疮治疗选择的敷料有成千上万种。敷料可以分为以下几类：纱布敷料、不粘连纱布敷料、透明敷料、水胶体敷料、泡沫敷料、海藻酸盐敷料、水凝胶敷料、胶原蛋白酶、抗微生物敷料、合成敷料和复合性敷料。根据伤口床特性选择合适的敷料至关重要。指导原则是保持可愈合伤口的湿性环境。

尽管非粘连纱布比普通纱布贵，但使用非粘连纱布可以减少更换敷料的频率、提高伤口愈合速率和降低感染等优点，长远来看，使用非粘连纱布有更好的成本效益[114-117]。需要注意的是，湿到干纱布敷料是清创的一种类型，不能用于肉芽组织生长良好的压疮。美国医疗保险和医疗补助服务中心特别指出，湿到干纱布敷料只能用于长期护理患者[8]。

没有哪一种敷料能够治愈所有的压疮。因此，在选用敷料时一定要仔细评估压疮、患者需求和环境因素（从更换敷料频率到增加依从性）（参见第 9 章“伤口治疗方法”）。

营养

营养对保持机体处于正氮平衡十分重要[1]，从而促进伤口愈合。医务人员应该评估并筛查患者的营养状况，包括体重、体重变化史（体重是否有明显的变化）、营养素和水分摄入是否充足[1]。向营养不良的压疮患者提供蛋白质是非常有必要的（30～35cal/kg）[1]。要定期检查患者的肾功能，确保患者的肾脏能够承受增加的蛋白负荷[1]。尽管使用含有微量元素和维生素的配方膳食受到质疑[118-121]，但是 NPUAP/EPUAP 建议，当营养物质摄入不足时应考虑使用维生素和微量元素补充剂[1]（推荐证据＝B）。当患者经口进食不能满足机体能量需求时要考虑肠内或肠外营养支持[1]。

控制感染

所有的压疮都是需氧菌和厌氧菌定植的培养基，因此压疮不是无菌伤口（参见第 7 章“伤口生物负荷和感染”）。当要判断压疮感染类型的时候，要避免从压疮表面提取培养标本。我们通常在处理压疮的时候使用清洁技术。如果怀疑压疮发生了感染（应该采取独立穿刺活检），大多数专家评估根据引流液的量、气味和检查伤口周围组织来判断是否发生了蜂窝织炎。但是需要注意的是，有些压疮感染并无感染的典型症状和体征，更多的是，它们表现得像是不愈合的压疮。

如果压疮感染得不到有效的控制，压疮就不会愈合。在压疮局部应用磺胺嘧啶银或口服抗生素 1～2 周或许对控制感染有用。对于不愈合的或感染伤口短期应用 1% 聚维酮碘可能有益。但是显然我们需要大量的研究来证实，在压疮中局部应用抗生素能够降低细菌数量。当怀疑有全身性的感染时才考虑全身应用抗生素。

辅助疗法

辅助疗法的使用是在压疮处理领域增长速度最快的一种方法。辅助治疗方法包括电刺激、高压氧治疗、热辐射、生长因子和皮肤替代物。除了电刺激外，几乎不存在有价值的参考文献证实辅助疗法对促进压疮愈合的作用。NPUAP/EPUAP 临床实践指南中推荐的唯一的 A 级推荐证据就是电刺激疗法。电刺激可以促进一系列的细胞反应，如增加胶原纤维、中性粒细胞、巨噬细胞的数量；增加胶原蛋白的合成和 DNA 的合成；增加特殊的生长因子的受体部位等[122]。Ⅲ和Ⅳ期压疮对其他治疗方法没有反应，但对电刺激反应最好。尽管有许多证据证实电刺激是一种有效地促进压疮愈合的方法，但是促进压疮愈合的最佳电流仍然不清楚。有文献建议 300～500uA/s 的电流量能产生积极作用[123]。因此，依据压疮的性质（如分期、深度、引流液的量）制订个体化的电流量是今后研究需要关注的方向。

高压氧治疗被认为通过刺激成纤维细胞的生长、胶原蛋白合成、上皮生长和控制感染来促进压疮愈合[124]。但是随机对照实验并没有发现高压氧治疗与压疮愈合之间的相关性关系。有限的研究认为，局部高压氧治疗仅仅是提高了真皮表面的氧浓度，并没有提高其他组织的氧浓度[125]。NPUAP/EPUAP 的结论是：并没有证据能够证明高压氧治疗或局部氧治疗能治愈压疮[1]。

生长因子和皮肤替代物是正在兴起的治疗压疮新方法。细胞生长因子的使用（例如人血小板转化因子 BB）、成纤维细胞生长因子和皮肤替代物的作用是近年来研究的热点问题。截至目前只用一篇应用人血小板转化因子 BB 的多中心随机对照研究[126]，在该研究中，45 例患者被随机分到第一治疗组（300μg/ml 人血小板转化因子 BB）、第二治疗组（100μg/ml 人血小板转化因子 BB）和第三治疗组（空白对照组），经过 4 周的治疗后，三组压疮面积分别减少了 40%、71% 和 17%。这些结果说明生长因子对压疮的愈合具有非常重要的作用。然而，以后的研究需要针对其他特定的生长因子。由于缺乏足够的证据证明生长因子对促进压疮愈合的作用，因此 NPUAP/EPUAP 在压疮临床实践指南中没有推荐将生长因子作为常规的压疮治疗方法[1]。

压疮现患率和发生率

有人说“能够被测量的就能被管理”。为了提高压疮护理的质量，首先需要准确地计算发生压疮的患者。计算发生压疮的患者前，需要密切关注压疮的现患率和发生率。现患率是指某一特定环境所调研的总人数中压疮新老病例所占比例。发生率是指某一特定环境所调研的总人数中压疮新病例所占的比例。

在 1989 年的第一次共识会议中，美国压疮专家咨询组报道了美国压疮的现患率和发生率引起了对压疮问题的关注[65]。该专家组确立了国家的目标：到 2000 年，将压疮的发生率降低 50%[65]。在接下来的 10 年里，美国压疮专家咨询组致力于一个积极的项目即通过教育、研究和公共政策等一系列活动来改善压疮实践。

在 20 世纪末，美国压疮专家咨询组通过一项名为“压疮挑战 2000 项目”的活动来评价 10 年来的一系列活动是否达到了预期目标。这项耗时 2 年的项目检索了从 1999 年 1 月 1 日到 2000 年 12 月 31 日发表在 Pubmed 上关于压疮发生率和现患率的文献，结果共检索到 300 多篇研究文献。这些关于压疮发生率和现患率的数据分析主要从医疗机构和特定人群两个角度阐述，例如脊髓损伤患者、老年人、婴儿和幼儿、臀部骨折患者、有色人种患者和接受终末期姑息治疗或临终关怀的患者[127]。

研究资料的呈现以NPUAP的曲线图详细描述了项目指标的结果，这些文献提示了从1990年到2000年，压疮发生率指标有广泛的差异（急性病医院：0.4%～38%；长期护理院：2.2%～23.9%；家庭护理院：0～17%）[127]。从1990年到2000年间压疮现患率指标为：急性病医院为10%～18%[1, 127]，长期护理院为2.3%～28%[1, 127]，家庭护理院为0～29%[127]。压疮发生率的不同主要是因为研究方法的不同和研究人群的差异造成的[127, 128]。但是在过去的10年间，预防和治疗压疮的方法有了很大的进步，包括基于循证的临床实践指南的形成、标准化的风险评估、预防和治疗技术的改良[127, 128]。美国压疮专家咨询组估计在急性病治疗医院中，压疮的现患率约为15%，发生率为7%[127, 128]。这些预测是根据1990—2000年的几项大型研究得出的，但是我们在解释这些因方法学造成的结果差异时还应慎重。

2009年，美国压疮发生率和现患率大型横断面调查揭示，全美压疮的现患率为12.3%，医院获得性压疮现患率为5.0%[21]（参见“美国不同医疗机构压疮现患率的比较”）。

大部分的压疮，不针对特别的环境，都是部分皮层的损伤（Ⅰ和Ⅱ期），且多位于骶尾部。足跟是第二位最常见的部位。截止到2009年，可疑深部组织损伤的比例增长了3倍，发生率达到9%[129]。足跟（41%）、尾骶部（19%）和臀部（13%），占到所有可疑深部组织损伤的73%。这些压疮的常见发生部位的排序有所不同，最常见的部位还是尾骶部、足跟等[129]。

现患率和发生率的定义和计算公式

对压疮现患率和发生率的定义和计算公式目前尚未达成共识，这阻碍了我们对其的理解。对定义和计算公式标准化将有利于我们对以后调查数据的比较。美国压疮专家咨询组建议采用一致性的压疮现患率和发生率定义及计算公式[127, 130]。

美国压疮专家咨询组建议现患率为“特定时间点横断面调查获得的病例数量，或指某特定时间点压疮病例数与该时间点病例总数之比值。在统计现患率时不管压疮发生的时间都应计算在内[127, 130]。现患率的标准计算公式为：

$$\text{压疮点现患率} = \frac{\text{某一时点压疮总人数}}{\text{该时点总人数}} \times 100\%$$

$$\text{压疮的期间现患率} = \frac{\text{某一期间特定人群中压疮总病例数}}{\text{该期间总人数}} \times 100\%$$

美国不同医疗机构压疮现患率

	2006	2009
美国所有医疗机构		
总的现患率	13.5%	12.3%
医院获得性压疮现患率	6.2%	5.0%
急性病治疗医院		
总的现患率	13.3%	11.9%
医院获得性压疮现患率	6.4%	5.0%
长期急症护理院		
总的现患率	32.9%	29.3%
医院获得性压疮现患率	9.0%	3.8%
长期护理院		
总的现患率	12.1%	11.8%
医院获得性压疮现患率	5.6%	5.2%
康复机构		
总的现患率	16.3%	19.0%
医院获得性压疮现患率	4.0%	4.7%

摘自：Van Gilder C，Amlung S，Harrison P，Meye S. Results of the 2008-2009 International Pressure Ulcer Prevalence ™ Survey and a 3-year，Acute Care，Unit-specific Analysis. Ostomy Wound Management，2009，55(11)：39-45.

美国压疮专家咨询组建议使用以下发生率定义，发生率为有几种计算发生率的公式已经在使用。美国压疮专家咨询组建议累积发生率定义为某一固定人群在一定时期内压疮新发生例数与观察开始时总人数之比。发生率计算公式如下：

$$\text{压疮累积发生率}=\frac{\text{某时期内某人群中压疮新病例数}}{\text{同期内该人群总数}}\times 100\%$$

使用该计算公式存在一个问题，即不包含在研究人群界定后入院患者发生的压疮。因此，由该计算公式得出的发生率不能真实反映该研究机构新发生的压疮例数。

另外一个计算现患率的方法就是将研究人群界定为变化的人口数。这样的话，研究对象进入队列的时间可能先后不一。发生率将为每 1000 住院日新发生的压疮例数，也称为发生率密度。压疮的发生率密度计算公式如下：

$$压疮的发生率密度=\frac{某时期内某人群中压疮新病例数\times 1000}{未发生压疮病人的总住院天数}$$

需要注意的是，单独使用美国压疮专家咨询组推荐的计算公式并不能保证计算发生率和现患率时不发生错误（参见“计算压疮现患率和发生率的误区”）。

计算压疮现患率和发生率的误区

在计算医疗机构的压疮现患率和发生率时要确保避免以下误区。

1. 在研究开始严格定义纳入的总人数，并且贯穿研究始终。
2. 计算发生压疮的患者总例数而不是压疮的总个数。
3. 只把压疮纳入进来，不包含其他类型的伤口。
4. 在计算时候要定义压疮的分期并且要准确评估压疮分期。

经许可，摘自 Ayello，EA，et al. “Methods for Determining Pressure Ulcer Prevalence and Incidence，” in Pressure Ulcers in America：Prevalence，Incidence，and Implications for the Future，edited by Cuddigan，J.，et al. Reston，VA：National Pressure Ulcer Advisory Panel，2001.

能力和教育课程

掌握准确最新的压疮预防和治疗知识对医务人员来说非常重要。例如，两个研究发现临床人员对压疮知识的掌握程度较低[133，134]。另外的研究发现，一些护士认为她们的基本知识不足以满足护理伤口的需要[76-79]。压疮的高发生率被认为与医务人员压疮知识掌握不足有关[132，135-137]。目前已经有一些组织通过增加医务人员压疮知识的举措达到预防压疮的目的。这些举措包括俄亥俄州（IHI）[45]和新泽西州医院协会的无压疮工程[138]。

医院压疮的发生率随着医务人员压疮知识的增加而降低[138]。美国健康保健研究与质量署目前正在进行一项领先研究，该研究尝试使用压疮工具包帮助医院减少压疮的发生率[139]。通过护士是否获得压疮资格证书可有效地判断其对压疮知识的掌握程度。在一项研究中，不管护士从美国伤口造口失禁护理协会、还是美国伤口处理学会或者国家伤口护理联盟中的哪家机构获得压疮管理证书，她们在标准化的47个问题的压疮知识测试中都能获得较高的分数。

研究证实，增加预防压疮的临床实践和举办减少压疮发生率的活动都能降低压疮的发生[141，142]。例如，自从引进了加拿大伤口管理学会的压疮知晓项目后，加拿大医院压疮的发生率分别降低57%和71%[143]。Horn和同事的研究显示，将护士记录表格的数量从6.2张减少到2.8张来节约护士的时间后，7家医疗机构的压疮发生率降低了 33%[62]。鉴于关注辅助诊断科室如介入室、肾脏血透室和实验室的患者压疮的研究较少，Messer[144] 强调对这些地方应加强压疮预防知识的教育。美国压疮专家咨询组已经更新了其提高注册护士预防压疮能力的课程（参见“美国压疮专家咨询组的护士能力提升课程：压疮的预防”）。

尽管许多专家认为并不是所有的压疮都可以预防，但是积累关于压疮的知识非常重要。研究已经证实，实施关于压疮的教育能够降低压疮发生率和加快压疮的处理 [149]。不同种类的继续教育项目、研讨会、国家级会议和公司赞助的网上学习项目都可以促进医务人员压疮知识的积累。就像 Maklebust 等 [43] 描述的那样，依靠互联网的 Braden 压疮风险互动测试盒和基于 ePUCLAS2 压疮分期测试 [80] 的网上课程是可用资源中的两个代表。哈特福德学院的老年护理学教材中有“尝试这些”系列的单页常用资料，其中一个是关于 Braden 量表 [150]。在美国国家数据库的护理质量指标中专门提供了四个网上板块用于医务人员学习压疮知识，这些知识涉及压疮的方方面面，医务人员不仅可以学到这些知识，还可以通过参加互动测试来检验知识的掌握程度 [81]。了解了这些增加压疮知识的途径后，医务人员在预防或治疗压疮过程中面临的最大挑战就是如何将这些知识运用到临床实践中。

美国压疮专家咨询组的护士能力提升课程：压疮预防

1. 识别导致压疮发生的原因。
2. 在入院时进行结构化的压疮风险评估，并根据患者的病情需求和机构的要求定期进行再评估。
3. 不管在任何的医疗机构，全面的皮肤评估是压疮风险评估的一部分。
4. 制订并实施个体化的皮肤护理计划。
5. 在预防和治疗时要将患者安置在合适的位置。
6. 根据患者的危险因素和特征选择合适的减压装置。
7. 为患者制订并实施营养干预措施以预防压疮。
8. 准确记录压疮风险评估结果、皮肤评估和预防措施。
9. 根据患者的压疮风险评估制订措施时要注意批判性思维。
10. 根据评估结果向其他医务人员提供信息。

Pieper B, Ratliff C. National Pressure Ulcer Advisory Panel Registered Nurse Competencybased Curriculum: Pressure Ulcer Prevention. Available at http://www.npuap.org/NPUAP%20RN%20Curr%20landscape%5B1%5D.pdf. Accessed January 14, 2011.

总结

压疮是世界范围内的难题。压力的持续时间和强度以及组织的耐受性是压疮发生的主要因素。结合临床实践指南为预防压疮提供了证据。选择可靠的压疮风险评估工具是制订压疮干预措施的基础，干预措施的制订必须依赖压疮的分级和危险因素的类型。在制订压疮护理计划时需要综合考虑清创、湿性愈合环境、清洗和减压方法。在治疗压疮时需要多学科团队的参与，包括患者及其家庭成员的健康教育、医务人员的教育。根据美国压疮专家咨询组提供的标准计算公式可以比较不同医疗机构发生率和现患率间的差异。医务人员可利用许多有用的资源增加压疮知识，降低压疮发生率和提高压疮治疗效果。

病例分享

临床资料

VP 太太是一个 79 岁的、右髋关节骨折的女性，实施了切开复位加内固定手术，由于住院期间不遵医嘱定期下床活动，并发了Ⅱ期压疮和肺炎。目前在女儿家接受家庭医疗保健服务。她在住院期间饮食摄入不足，以至于在 4 周时间里体重减轻了 5 磅，每餐只吃平时饭量的一半。因为臀部疼痛的缘故，VP 太太非常不情愿下床活动，大部分时间都是躺在只用一个简单床垫的床上。由于走到卫生间比较困难，VP 太太会穿成人纸尿裤，因此会阴部的皮肤比较潮湿，且末端皮肤比较苍白、菲薄和干燥。

病例讨论

VP 太太有几个压疮危险因素，如高龄、摄入不足、体重减轻、活动限制和会阴部皮肤潮湿。护理计划应包含咨询营养师以增加饮食中蛋白质的摄入，如在其喜欢的饮食如咖啡、汤和布丁中加入蛋白质补充剂。

向其推荐有资质的伤口和失禁管理护士，以帮助其解决尿失禁、压疮和皮肤问题。教会其女儿不再使用纸尿裤而使用其他方法控制失禁，因为潮湿的皮肤容易受损。VP 太太不能活动，要在其床上和椅子上使用床垫和椅垫。教会其女儿经常协助其翻身，包括使用枕头和减压垫以促进组织愈合，降低深层组织的进一步损伤。将护理措施列入计划表之内以利于家属和患者执行。在压疮处放置合适的伤口敷料以促进Ⅱ期压疮的愈合。采用物理治疗师的意见以增加活动度和肌肉力量。

自我测验

1. 压疮是由以下哪项因素引起的损伤？

A. 失禁　　B. 持续压力

C. 热力　　D. 糖尿病

答案：B。在压疮的发生过程中，持续压力是组织坏死的因素。持续压力和糖尿病是患者的特征，可增加患者发生压疮的风险，单纯的失禁和糖尿病并不会引起压疮。热力引起烧伤而非压疮。

2. 如果将患者从床上移到担架上时拉拽患者，以下哪项力会导致压疮的发展？

A. 电刺激　　B. 剪切力

C. 摩擦力　　D. 浸渍因素

答案：C。如果将患者从床上移到担架上时拉拽患者会产生摩擦力。电刺激是一种治疗压疮促进其愈合的辅助方法。剪切力是由于相邻组织间移位引起的。浸渍不是有拉拽患者引起的力。

3. 一患者骶骨处发生 2cm×3cm 的压疮，皮肤缺损达到皮下组织层且有窦道形成，骨骼不可见。在伤口角落处可见少量腐烂组织，如果采用美国压疮专家咨询组分级系统，该压疮属于几期压疮？

A. Ⅰ期　　B. Ⅱ期

C. Ⅲ期　　D. Ⅳ期

答案：C。该压疮组织缺损达到皮下组织层，在美国压疮专家咨询组最新修订的分级系统中，Ⅲ期压疮可累及全层皮肤，有腐烂组织和窦道形成，但是看不见肌肉和骨骼组织。该压疮不是Ⅰ期压疮，因为表皮不再完整。压疮不是Ⅱ期，因为压疮组织缺损要深入表皮和部分真皮的缺损，已经深达皮下组织层。同样也不是Ⅳ期，因为看不到肌肉和骨骼组织。

4. 应用 Braden 量表评分时，哪项分数提示具有深色皮肤的老年男人患者有压疮风险？

A. 23　　B. 21

C. 19　　D. 17

答案：D。对于具有深色皮肤的老年男人患者来说，评分 18 分为有压疮风险的临界值。对于 Braden 量表来说，分数等于或低于该临界值提示患者有压疮风险。答案 A、B、C 都是错误的，因为分数大于 18 分。

5. 以下哪个选项是预防压疮的措施？

A. 每隔 5 小时翻身一次

B. 每天用肥皂和热水清洗皮肤

C. 鼓励只能在轮椅上活动的患者每小时活动一下以减轻压力

D. 每千克体重补充水分 10ml 以限制入水量

答案:C。对于只能在椅子上活动的患者来说，最好 1 小时翻身一次。答案 A 不正确，患者的翻身间隔时间至今仍没有定论，但是应根据患者的情况个体化选择。根据患者状况至少应该每隔 2～4 小时翻身一次。答案 B 不正确，因为不用使用热水而应该是温水清洗皮肤，也不能使用肥皂，因为肥皂可使皮肤干燥。案 D 不正确，因为患者没有必要限制水的摄入量。

6. 以下哪项参数不是 PUSH 量表的一部分?

A. 深度　　B. 渗出液

C. 组织类型　　D. 长 × 宽

答案:A。深度不是 PUSH 量表的评价压疮愈合的参数。渗出液、组织类型和长 × 宽是评价压疮愈合的参数。

7. 最新的美国急症护理院的压疮现患率为多少?

A. 20%　　B. 15%

C. 7%　　D. 0.8%

答案:B。根据美国压疮专家咨询组的数据，在过去的十年间，急症护理院的压疮现患率大概为 10%～18%。发生率大概为 7%，0.8% 是健康人群 2010 年制订的目标。

（刘延锦　蒋琪霞　董小方 译）

参考文献

1. National Pressure Ulcer Advisory Panel and European Pressure Ulcer Advisory Panel. "Prevention and Treatment of Pressure Ulcers: Clinical Practice Guideline." Washington, DC: National Pressure Ulcer Advisory Panel, 2009.
2. Bolton, L. "Pressure Ulcers," in Macdonald, J.M., Geyer, M.J., eds. *Wound and Lymphedema Management* (pp 95-101). Geneva: World Health Organization, 2010.
3. Panel on the Prediction and Prevention of Pressure Ulcers in Adults. "Pressure Ulcers in Adults: Prediction and Prevention." Clinical Practice Guideline No. 3. AHCPR Publication No. 92-0047. Rockville, MD: Agency for Health Care Policy and Research, 1992.
4. Bergstrom, N., et al. "Treatment of Pressure Ulcers in Adults." Clinical Practice Guideline Number 15. Rockville, MD: Public Health Service, U.S. Department of Health and Human Services; Agency for Health Care Policy and Research publication 95-0652, December 1994.
5. Wound, Ostomy and Continence Nurses Society. "Guideline for Prevention and Management of Pressure Ulcers." *WOCN Clinical Practice Guideline Series 2*. Mount Laurel, NJ, June 1, 2010.
6. Registered Nurses' Association of Ontario. "Best Practice Guidelines for Risk Assessment and the Prevention of Pressure Ulcers." Toronto, ON: Author, 2005.
7. Whitney, J., Phillips, L., Aslam, R., et al. "Guidelines for the Treatment of Pressure Ulcers," *Wound Repair and Regeneration* 14:663-79, 2006.
8. CMS Manual System. "State Operations, Provider Certification, Transmittal 4. Guidance to Surveyors for Long Term Care Facilities." Publication 100-07. November 12, 2004. Available at www.cms.hhs.gov/manuals/pm_trans/R4SOM.pdf. Accessed January 14, 2011.
9. Russo, C.A., Steiner, C. Spector, W. "Hospitalizations Related to Pressure Ulcers Among Adults 18 Years and Older, 2006, Healthcare Cost and Utilization Project." Agency for Healthcare Research and Quality, Rockville, MD. December 2008. Available at

http://www.hcup-us.ahrq.gov/reports/statbriefs/sb3.pdf. Accessed January 4, 2011.

10. "Pressure Ulcer Prevention: Pressure, Shear, Friction and Microclimate in Context. A Consensus Document." London: Wounds International, 2010. Available at http://www.woundsinternational.com/article.php?issueid=0&contentid=127&articleid=8925&page=1. Accessed January 4, 2011.
11. Maklebust, J., and Sieggreen, M. *Pressure Ulcers: Guidelines for Prevention and Management,* 3rd ed. Philadelphia: Lippincott Williams & Wilkins, 2001.
12. Gefen, A. "Reswick and Rogers Pressure-time Curve for Pressure Ulcer Risk. Part 2." *Nursing Standard (Royal College of Nursing Great Britain)* 23(46):40-44, 2009.
13. Linder-Ganz, E., Engelberg, S., Scheinowitz, M., and Gefen, A. "Pressure-time Cell Death Threshold for Albino Rat Skeletal Muscles as Related to Pressure Sore Biomechanics," *Journal of Biomechanics* 39(14), 2725-32, 2006.
14. Stekelenburg, A., Oomens, C.W.J., Strijkers, G.J., Nicolay, K., and Bader, D.L. "Compression-induced Deep Tissue Injury Examined with Magnetic Resonance Imaging and Histology," *Journal of Applied Physiology* 100(6):1946, 2006.
15. Parish, L.C., et al. *The Decubitus Ulcers.* New York: Masson Publishing, 1983.
16. Dyson, M., and Lyder, C. "Wound Management-physical Modalities," in: Morison, M., ed. *The Prevention and Treatment of Pressure Ulcers.* Edinburgh: Harcourt Brace/Mosby International, 2001.
17. Kottner, J., Balzer, K., Dassen, T., Heinze, A. "Pressure Ulcers: A Critical Review of Definitions and Classifications," *Ostomy Wound Management* 55(9):22-29, 2009.
18. Gefen, A. "Deep Tissue Injury from a Bioengineering Point of View," *Ostomy Wound Management* 55(4):26-36, 2009.
19. Dinsdale, S.M. "Decubitus Ulcers: Role or Pressure and Friction in Causation," *Archives of Physical Medicine and Rehabilitation* 55(4):147-52, April 1974.
20. Maklebust, J. "Pressure Ulcers: The Great Insult," *Nursing Clinics of North America* 40(2):365-89, 2005.
21. Van Gilder, C., Amlung, S., Harrison, P., Meyer, S. "Results of the 2008-2009 International Pressure Ulcer Prevalence™ Survey and a 3-year, Acute Care, Unit-specific Analysis," *Ostomy Wound Management* 55(11):39-45, 2009.
22. Cuddigan, J., Ayello, E.A., Black, J. "Saving Heels in Critically Ill Patients," *WCET Journal* 28(2):16-24, 2008.
23. Black, J.M., Cuddigan, J.E., Walko, M.A., Didier, L.A., Lander, M.J. Kelpe, M.L. "Medical Device Related Pressure Ulcers in Hospitalized Patients," *International Wound Journal* 7(5)358-65, October 2010.
24. Centers for Medicare and Medicaid Services. "Home Health Quality Initiatives: OASIS-C." Available at *www1.cms.gov/HomeHealthQualityInits/06_OASISC.asp*. Accessed January 3, 2011.
25. Centers for Medicare and Medicaid Services. "Home Health Quality Initiatives MDS 3.0 Overview." Available at http://www.cms.hhs.gov/NursingHomeQualityInits/01_Overview.asp#TopOfPage. Accessed January 4, 2011.
26. Centers for Medicare and Medicaid Services. "Home Health Quality Initiatives MDS 3.0 for Nursing Hones and Swing Bed Providers." RAI Manual Version 3.0 and MDS Forms are downloadable at http://www.cms.hhs.gov/Nursinghomequalityinits/25_NHQIMDS30.asp. Accessed January 4, 2011.
27. Levine, J.M., Roberson, S., Ayello, E.A. "Essentials of MDS 3.0, Section M, Skin Conditions," *Advances in Skin & Wound Care* 23(6):273-84; quiz 285-6, 2010.
28. Ayello, E.A., Levine, J.M., Roberson, S. "CMS Updates on MDS 3.0 Section M: Skin Conditions—Change in Coding of Blister Pressure Ulcers," *Advances in Skin & Wound Care*. 2010:23(9):394, 396-7.
29. Norton, D., et al. *An Investigation of Geriatric Nursing Problems in Hospital.* London: National Corporation for the Care of Old People, 1962.
30. Gosnell, D.J. "An Assessment Tool to Identify Pressure Sores," *Nursing Research* 22(1):55-59, January-February 1973.
31. Bergstrom, N., et al. "The Braden Scale for Predicting Pressure Sore Risk©," *Nursing Research* 36(4):205-10, July-August 1987.
32. Waterlow, J. "Pressure Sores: A Risk Assessment Card," *Nursing Times* 81(48):49-55, November 27-December 3, 1985.
33. Ayello, E.A., and Braden, B. "How and Why to do Pressure Ulcer Risk Assessment," *Advances in Skin & Wound Care* 15(3):125-32, May-June 2002.
34. Ayello, E.A., and Braden, B. "Why Is Pressure Ulcer Risk Assessment So Important?" *Nursing* 31(11):75-79, November 2001.
35. Jalali, R., and Rezaie, M. "Predicting Pressure Ulcer Risk: Comparing the Predictive Validity of 4 Scales," *Advances in Skin & Wound Care* 18(2):92-97, 2005.
36. Braden, B. "Translating the Braden Scale for Predicting Pressure Sore Risk©: The Challenge Continues," *WCET Journal* 30(2):29-33, 2010.
37. Braden, B. "Translating the Braden Scale for Predicting Pressure Sore Risk©. Brazilian Portugese," *WCET Journal* 30(3):43, 2010.
38. "Braden Scale for Predicting Pressure Sore Risk." Available at *www.bradenscale.com*. Accessed January 20, 2011.
39. Bergstrom, N., and Braden, B. "A Prospective Study of Pressure Sore Risk Among

Institutionalized Elderly," *Journal of the American Geriatric Society* 40(8):747-58, August 1992.

40. Lyder, C.H., et al. "Validating the Braden Scale for the Prediction of Pressure Ulcer Risk in Blacks and Latino/Hispanic Elders: A Pilot Study," *Ostomy Wound Management* 44(suppl 3A): 42S-49S, March 1998.
41. Lyder, C.H., et al. "The Braden Scale for Pressure Ulcer Risk: Evaluating the Predictive Validity in Black and Latino/Hispanic Elders," *Applied Nursing Research* 12(2):60-68, May 1999.
42. Maklebust, J., and Magnan, M.A. "A Quasi-experimental Study to Assess the Effect of Technology-assisted Training on Correct Endorsement of Pressure Ulcer Preventive Interventions," *Ostomy Wound Management* 55(2):32-42, 2009.
43. Maklebust, J., Sieggreen, M.Y., Sidor, D., Gerlach, M.A., Bauer, C. Anderson, C. "Computer-based Testing of the Braden Scale for Predicting Pressure Sore Risk," *Ostomy Wound Management* 51(4):40-52, 2005.
44. Bergstrom, N., et al. "Predicting Pressure Ulcer Risk: A Multisite Study of the Predictive Validity of the Braden Scale," *Nursing Research* 47(5):261-69, September-October 1998.
45. The Institute for Healthcare Improvement. "Medical-surgicalCareResources."Availableathttp://www.ihi.org/IHI/Topics/MedicalSurgicalCare/Medical-SurgicalCareGeneral/Resources. Accessed January 4, 2011.
46. World Union of Wound Healing Societies. "WoundPedia Pressure Ulcer Risk Assessment." Available at http://woundpedia.com/index.php?page=stream&topic=3&docID=369&docLocation=woundpedia. Accessed January 3, 2011.
47. Brem, H., and Lyder, C. "Protocol for the Successful Treatment of Pressure Ulcers," *American Journal of Surgery* 188:1A (Suppl to July), 9S-17S, 2004.
48. Baranoski, S. "Raising Awareness of Pressure Ulcer Prevention and Treatment," *Advances in Skin & Wound Care* 19(7):398-405, 2006.
49. Paralyzed Veterans of America. "Pressure Ulcer Prevention and Treatment Following Spinal Cord Injury: A Clinical Practice Guideline for Health-Care Professionals," Washington, DC, 2000. Available at http://www.pva.org/site/c.ajIRK9NJLcJ2E/b.6357755/apps/s/content.asp?ct=8825403. Accessed January 4, 2011.
50. Keast, D.H., Parslow, N., Hughton, P.E., Norton, L., Fraser, C. "Best Practice Recommendations for the Prevention and Treatment of Pressure Ulcers: Update 2006," *Wound Care Canada* 4(1):R19-R29, 2006.
51. Thompson, P., Langemo, D., Anderson, J., Hanson, D., Hunter, S. "Skin Care Protocols for Pressure Ulcers and Incontinence in Long-term Care: A Quasi-experimental Study," *Advances in Skin & Wound Care* 18(8):422-9, 2005.
52. Carr, D., Benoit, R. "The Role of Interventional Patient Hygiene in Improving Clinical and Economic Outcomes," *Advances in Skin & Wound Care* 22(2):74-8, 2009.
53. Brindle, C.T. "Outliers to the Braden Scale: Identifying High-risk ICU Patients and the Results of Prophylactic Dressing Use." *World Council of Enterostomal Therapists Journal* 30(1):11-18, 2010.
54. Duimel-Peeters, I.G.P., Halfens, R.J.G., Berger, M.P.F., Snoeckx, L.H. "The Effects of Massage as a Method to Prevent Pressure Ulcers: A Review of the Literature," *Ostomy Wound Management* 51(4):70-80, 2005.
55. Langemo, D., Thompson, P., Hunter, S., Hanson, D., Anderson, J. "Heel Pressure Ulcers: Stand Guard," *Advances in Skin & Wound Care* 21(6)282-92, quiz 293-5: 2008.
56. Campbell, K. E., Woodbury, M.G., Houghton, P.E. "Implementation of Best Practice in the Prevention of Heel Pressure Ulcers in the Acute Orthopedic Population," *International Wound Journal* 7(1):28-40,2010
57. Defloor, T., Grypdonck, M., De Bacquer, D. "The Effect of Various Combinations of Turning and Pressure Reducing Devices on the Incidence of Pressure Ulcers," *International Journal of Nursing Studies* 42(1):37-46, 2005.
58. Vanderwee, K., Grypdonck, M.H., De Bacquer, D., Defloor, T. "Effectiveness of Turning with Unequal Time Intervals on the Incidence of Pressure Ulcer Lesions," *Journal of Advanced Nursing* 57(1):59-68, 2007.
59. Rastinehad, D. "Effectiveness of a Pressure Ulcer Prevention Program in an At-risk Oncology Population," *World Council of Enterostomal Therapists Journal* 28(3):12-16, 2008.
60. Norton, L., Coutts, P., Sibbald, R.G. "A Model for Support Surface Selection as Part of Pressure Ulcer Prevention and Management: A Preliminary Study," *World Council of Enterostomal Therapists Journal* 28(3):25-29, 2008.
61. National Pressure Ulcer Adviosry Panel. "Support Surface Standards Initiative (S3I)." Available at http://www.npuap.org. Accessed May 27, 2010.
62. Horn, S.D., Sharkey, S.S., Hudak, S., Gassaway, J., James, R., Spector, W. "Pressure Ulcer Prevention in Long Term Care Facilities: A Pilot Study Implementing Standardized Nurse Aide Documentation and Feedback Reports," *Advances in Skin & Wound Care* 23(3):120-31, 2010.
63. Milne, C.T., Trigilia, D., Houle, T.L., DeLong, S., Rosenblum, D. "Reducing PU Prevalence Rates in the LTC Setting," *Ostomy Wound Management* 55(4):50-59, 2009.

64. "Preventing Pressure Ulcers: A Patient's Guide," Volume 3 AHCPR PUB. NO.92-0048, May 1992. Available at http://www.ncbi.nlm.nih.gov/books/NBK12258/. Last accessed January 4, 2011.
65. National Pressure Ulcer Advisory Panel. "Pressure Ulcers Prevalence, Cost, and Risk Assessment: Consensus Development Conference Statement," *Decubitus* 2(2):24-28, May 1989.
66. Shea, J.D. "Pressure Sores: Classification and Management," *Clinical Orthopaedics and Related Research* 112:89-100, October 1975.
67. International Association of Enterostomal Therapy (IAET). "Dermal Wounds: Pressure Sores. Philosophy of the IAET," *Journal of Enterostomal Therapy* 15(1):9-15, January-February 1988.
68. National Pressure Ulcer Advisory Panel. "Pressure Ulcer Stages Revised by NPUAP." February 2007. Available at www.npuap.org/pr2.htm. Accessed January 5, 2011.
69. National Pressure Ulcer Advisory Panel. "Mucosal Pressure Ulcers. An NPUAP Position Statement." Available at http://www.npuap.org/Mucosal_Pressure_Ulcer_Position_Statement_final.pdf. Accessed January 5, 2011.
70. National Pressure Ulcer Advisory Panel. "National Pressure Ulcer Advisory Panel Position Paper on Staging Pressure Ulcers." Available at http://www.npuap.org/NPUAP_position_on_staging%20final%5B1%5D.pdf. Accessed January 5, 2011.
71. Lyder, C.H., Krasner, D.L., Ayello, E.A. "Clarification from the American Nurses Association on the Nurse's Role in Pressure Ulcer Staging," *Advances in Skin & Wound Care* 23(1):8-10, 2010.
72. Patton, R.M. "Is Diagnosis of Pressure Ulcers Within an RN's Scope of Practice?" *American Nurse Today* 5(1):20, 2010.
73. Ayello, E.A., and Lyder, C.H. "Pressure Ulcers in Persons of Color: Race and Ethnicity," in Cuddigan, J., et al., eds. *Pressure Ulcers in America: Prevalence, Incidence, and Implications for the Future.* Reston, VA: National Pressure Ulcer Advisory Panel, 2001.
74. Van Gilder, C., MacFarlane, G.D., Meyer, S. "Results of Nine International Pressure Ulcer Prevalence Surveys: 1989 to 2005," *Ostomy Wound Management* 54(2):40-54, 2008.
75. Sprigle, S., et al. "Clinical Skin Temperature Measurement to Predict Incipient Pressure Ulcers," *Advances in Skin & Wound Care* 14(3):133-37, May-June 2001.
76. Ayello, E.A., Baranoski, S., Salati, D.S. "Best Practices in Wound Care Prevention and Treatment," *Nursing Management* 37(9): 42-48, 2006.
77. Zulkowski, K. Ayello, E.A. "Urban and Rural Nurses' Knowledge of Pressure Ulcers in the USA," *World Council of Enterostomal Therapists Journal* 25(3):24-30, 2005.
78. Ayello, E.A., Baranoski, S., Salati, D.S. "A Survey of Nurses' Wound Care Knowledge," *Advances in Skin & Wound Care* 18(5):268-75, 2005.
79. Ayello, E.A., Baranoski, S., Salati, D.S. "Wound Care Survey Report," *Nursing2005* 35(6):36-45, 2005.
80. European Pressure Ulcer Advisory Panel. "ePUCLAS2. Pressure Ulcer Classification." Available at http://www.puclas.ugent.be/puclas/e/. Accessed January 5, 2011.
81. National Database of Nursing Quality Indicators. "Pressure Ulcer Training." Available at https://www.nursingquality.org/ndnqipressureulcertraining/default.aspx. Accessed January 5, 2011.
82. Maklebust, J. "Policy Implications of Using Reverse Staging to Monitor Pressure Ulcer Status," *Advances in Wound Care* 10(5):32-35, 1997.
83. Roberson, S., Ayello, E.A., Levine, J. "Clarification of Pressure Ulcer Staging in Long-term Care under MDS 2.0." *Advances in Skin & Wound Care* 23(5):206-10, 2010.
84. National Pressure Ulcer Advisory Panel. "NPUAP Statement on Reverse Staging of Pressure Ulcers." Available at http://www.npuap.org/archive/positn2.htm. Accessed January 5, 2011.
85. Aydin, A.K., Karadağ, A. "Assessment of Nurses' Knowledge and Practice in Prevention and Management of Deep Tissue Injury and Stage I Pressure Ulcer," *Journal of Wound, Ostomy and Continence Nursing* 37(5):487-94, 2010.
86. Stewart T.P., Magnano, S.J. "Burns or Pressure Ulcers in the Surgical Patient?" *Decubitus* 1(1):36-40, 1988.
87. Gefen, A. "Deep Tissue Injury from a Bioengineering Point of View," *Ostomy Wound Management* 55(4):26-36, 2009.
88. Black, J. "Deep Tissue Injury: An Evolving Science," *Ostomy Wound Management* 55(2):4, 2009.
89. Quintavalle, P.R., Lyder, C.H., Mertz, P.J., Phillips-Jones, C., Dyson, M. "Use of High-resolution, High-frequency Diagnostic Ultrasound to Investigate the Pathogenesis of Pressure Ulcer Development," *Advances in Skin & Wound Care* 19(9):498-505, 2006.
90. National Pressure Ulcer Advisory Panel. "Not All Pressure Ulcers Are Avoidable [Press Release]." Available at http://www.npuap.org/A_UA%20Press%20Release.pdf. Accessed January 5, 2011.
91. Langemo, D.K., Brown, G. "Skin Fails Too: Acute, Chronic, and End-stage Skin Failure," *Advances in Skin & Wound Care* 19(4):206-11, 2006.
92. CAWC Institute for Wound Management and Prevention. *Level 1 Workbook: Putting Knowledge into Practice – Knowledge Learning.* Toronto, Canada: Canadian Association of Wound Care,

2010.
93. Pieper, B., Langemo, D., Cuddigan, J. "Pressure Ulcer Pain: A Systematic Literature Review and National Pressure Ulcer Advisory Panel White Paper." *Ostomy Wound Management* 55(2):16-31, 2009.
94. Bates-Jensen, B.M. "The Pressure Sore Status Tool a Few Thousand Assessments Later," *Advances in Wound Care* 10(5):65-73, September-October 1997.
95. NPUAP PUSH Task Force. "Pressure Ulcer Scale for Healing: Derivation and Validation of the PUSH Tool," *Advances in Wound Care* 10(5):96, September-October 1997.
96. National Pressure Ulcer Advisory Panel. "Pressure Ulcer Scale for Healing (PUSH) Version 3.0." Available at http://www.npuap.org/PDF/push3.pdf. Accessed January 5, 2011.
97. Berlowitz, D.R., Ratliff, C., Cuddigan, J., Rodeheaver, G.T., and the National Pressure Ulcer Advisory Panel. "The PUSH Tool: A Survey to Determine Its Perceived Usefulness," *Advances in Skin & Wound Care* 18(9):480-83, 2005.
98. Wallenstein, S., and Brem, H. "Statistical Analysis of Wound-healing Rates for Pressure Ulcers," *The American Journal of Surgery* 188(1A) (Suppl):73S-78S, July 2004.
99. Jessup, R.L. "What Is the Best Method for Assessing the Rate of Wound Healing? A Comparison of 3 Mathematical Formulas," *Advances in Skin & Wound Care* 19(3):138, 140-142, 145-146, 2006.
100. Schubert, V., Zander, M. "Analysis of the Measurement of Four Wound Variables in Elderly Patients with Pressure Ulcers," *Advances in Wound Care* 9(4):29-36, 1996.
101. Xakellis, G., and Frantz, R.A. "Pressure Ulcer Healing: What Is It? What Influences It? How Is It Measured?" *Advances in Wound Care* 10(5):20-26, 1997.
102. Dyson, M., Lyder, C. "Wound Management Physical Modalities," in Morison, M, ed., *The Prevention and Treatment of Pressure Ulcers*. Edinburgh: Harcourt Brace/Mosby International, 2001.
103. Sibbald, R.G., Woo, K.Y., Ayello, E.A. "Healing Chronic Wounds: DIM Before DIME Can Help," *Ostomy Wound Management* 12(Suppl), April 2009.
104. Robson, M.C., and Heggers, J.P. "Bacterial Quantification of Open Wounds," *Military Medicine* 134(1):19-24, February 1969.
105. Barr, J.E. "Principles of Wound Cleansing," *Ostomy Wound Management* 41(Suppl 7A):15S-22S, August 1995.
106. Hellewell, T.B., et al. "A Cytotoxicity Evaluation of Antimicrobial Wound Cleansers," *Wounds* 9(1):15-20, 1997.
107. Wilson, J.R., Mills, J.G., Prather, I.D., Dimitrijevich, S.D. "A Toxicity Index of Skin and Wound Cleansers Used on in Vitro Fibroblasts and Keratinocytes," *Advances in Skin & Wound Care* 18(7):373-78, 2005.
108. Rodeheaver, G.T., et al. "Wound Cleansing by High Pressure Irrigation," *Surgery, Gynecology and Obstetrics* 141(3):357-62, September 1975.
109. Stevenson, T.R., et al. "Cleansing the Traumatic Wound by High Pressure Syringe Irrigation," *Journal of the American College of Emergency Physicians* 5(1):17-21, January 1976.
110. Bhaskar, S.N., et al. "Effect of Water Lavage on Infected Wounds in the Rat," *Journal of Periodontology* 40(11):671-72, November 1969.
111. Yarkony, G.M. "Pressure Ulcers: Medical Management," in *Spinal Cord Injury Medical Management and Rehabilitation*. Gaithersburg, MD: Aspen, 1994.
112. Dolychuck, K.N. "Debridement," in Krasner, D., et al., eds. *Chronic Wound Care: A Clinical Source Book for Health Care Professionals*, 3rd ed. Wayne, PA: HMP Communications, 2001.
113. Galpin, J.E., et al. "Sepsis Associated with Decubitus Ulcers," *American Journal of Medicine* 61(3):346-50, September 1976.
114. Kim, Y.C., et al. "Efficacy of Hydrocolloid Occlusive Dressing Technique in Decubitus Ulcer Treatment: A Comparative Study," *Yonsei Medical Journal* 37(3):181-85, June 1996.
115. Bolton, L.L., et al. "Quality Wound Care Equals Cost-effective Wound Care: A Clinical Model," *Advances in Wound Care* 10(4):33-38, July-August 1997.
116. Saydak, S. "A Pilot of Two Methods for the Treatment of Pressure Ulcers," *Journal of Enterostomal Therapy* 7(3):139-42, May-June 1990.
117. Lyder, C.H. "Examining the Cost-effectiveness of Two Methods for Healing Stage II Pressure Ulcers in Long-term Care." Unpublished data, 2010.
118. ter Riet, G., et al. "Randomized Clinical Trial of Ascorbic Acid in the Treatment of Pressure Ulcers," *Journal of Clinical Epidemiology* 48(12):1452-60, December 1995.
119. Rackett, S.C., et al. "The Role of Dietary Manipulation in the Prevention and Treatment of Cutaneous Disorders," *Journal of the American Academy of Dermatology* 29(3):447-53, September 1993.
120. Waldorf, H., Fewkes, J. "Wound Healing," *Advances in Dermatology* 10:77-81, 1995.
121. Erlich, H.P., Hunt, T.K. "Effects of Cortisone and Vitamin A on Wound Healing," *Annals of Surgery* 167(3):324-28, March 1968.
122. Kloth, L.C., McCulloch, J. "Promotion of Wound Healing with Electrical Stimulation," *Advances in*

Wound Care 9(5):42-45, September-October 1996.

123. Gardner, S.E., et al. "Effect of Electrical Stimulation on Chronic Wound Healing: A Meta-analysis," *Wound Repair and Regeneration* 7(6):495-503, November-December 1999.
124. Courville, S. "Hyperbaric Oxygen Therapy: It's Role in Healing Problem Wounds," *Canadian Association of Enterostomal Journal* 17(4):7-11, 1998.
125. Gruber, R. P., et al. "Skin Permeability of Oxygen and Hyperbaric Oxygen," *Archives of Surgery* 101(1):69-70, July 1970.
126. Mustoe, T.A., et al. "A Phase II Study to Evaluate Recombinant Platelet-derived Growth Factor-BB in the Treatment of Stage 3 and 4 Pressure Ulcers," *Archives of Surgery* 129(2):213-19, February 1994.
127. Cuddigan, J., Ayello, E.A. and Sussman, C. (Eds.) *Pressure Ulcers in America: Prevalence, Incidence, and Implications for the Future*. Reston, VA: National Pressure Ulcer Advisory Panel, 2001.
128. Ayello, E.A., et al. "Methods for Determining Pressure Ulcer Prevalence and Incidence," in Cuddigan, J., et al., eds. *Pressure Ulcers in America: Prevalence, Incidence, and Implications for the Future*. Reston, VA: National Pressure Ulcer Advisory Panel, 2001.
129. VanGilder, C, MacFarlane, G.D. Harrison, P., Lachenbruch C., Meyer, S. "The Demographics of Suspected Deep Tissue Injury in the United States: An Analysis of the International Pressure Ulcer Prevalence Survey 2006-200," *Advances in Skin & Wound Care* 23(6):254-61, 2010.
130. National Pressure Ulcer Advisory Panel (NPUAP) Board of Directors. "An Executive Summary of the NPUAP Monograph Pressure Ulcers in America: Prevalence, Incidence and Implications for the Future," *Advances in Skin & Wound Care* 14(4):208-15, July-August 2001.
131. Armitage, P., and Berry, G. *Statistical Methods in Medical Research*. Cambridge, MA: Blackwell Scientific, 1987.
132. Springett, J., Cowell, J., Heanet, M. "Using Care Pathways in Pressure Area Management: A Pilot Study," *Journal of Wound Care* 8(5):227-30, 1999.
133. Odierna, E., and Zeleznik, J. "Pressure Ulcer Education: A Pilot Study of the Knowledge and Clinical Confidence of Geriatric Fellows," *Advances in Skin & Wound Care* 16:26-30, 2003.
134. Garcia, A.D., Perkins, C., Click, C., Bergstrom, N., Taffet, G. "Pressure Ulcer Education in Primary Care Residencies," in Ayello, E.A., Baranoski, S. (eds.), Research Forum: Examining the problem of pressure ulcers. *Advances in Skin & Wound Care* 18(4 Suppl):193-4, 2005.
135. Boxer, E., and Maynard, C. "The Management of Chronic Wounds: Factors That Affect Nurses' Decision Making," *Journal of Wound Care* 8(8):409-412, 1999.
136. Lamond, D., and Farnell, S. "The Treatment of Pressure Sores: A Comparison of Novice and Expert Nurses' Knowledge, Information Use and Decision Accuracy," *Journal of Advanced Nursing* 27:280-6, 1998.
137. Maylor, M., and Torrance, C. "Pressure Sore Survey Part 2: Nurses Knowledge," *Journal of Wound Care* 8(2):49-52, 1999.
138. Ayello, E.A., Zulkowski, K., Holmes, A.M., Edelstein, T. "A Collaborative Statewide Across Care Setting Initiative Reduces Pressure Ulcers," *Advances in Skin & Wound Care*. In review, 2011.
139. Agency for Healthcare Research and Quality. "Preventing Pressure Ulcers in Hospitals: A Toolkit for Improving of Quality Care." Developed by the Boston University Research Team. Available at http://www.ahrg.gov/research/etc/pressureulcertoolkit. Accessed April 22, 2011.
140. Zulkowski, K., Ayello, E.A., Wexler, S. "Certification and Education: Do They Affect Pressure Ulcer Knowledge in Nursing?" *Advances in Skin & Wound Care* 20(1):34-8, 2007.
141. Lyder, C.H., and Ayello, E.A. "An Annual Checkup—One Year after the Implementation of the CMS Present on Admission and Pressure Ulcers." *Advances in Skin & Wound Care* 22(10):476-84; quiz 485-6, 2009.
142. Armstrong, D.G., Ayello, E.A., Capitulo, K.L., et al. "New Opportunities to Improve Pressure Ulcer Prevention and Treatment: Implications of the CMS Inpatient Hospital Care Present on Admission Indicators/Hospital-Acquired Conditions Policy—A Consensus Paper from the International Expert Wound Care Advisory Panel," *Advances in Skin & Wound Care* 21(10): 469-77, 2008.
143. Orsted, H.L., Rosenthal, S., Woodbury, M.G. "Pressure Ulcer Awareness and Prevention Program. A Quality Improvement Program Through the Canadian Association of Wound Care." *Journal of Wound Ostomy & Continence Nursing* 36(2):178-83, 2009.
144. Messer, M.S. "Pressure Ulcer Risk in Ancillary Services Patients," *Journal of Wound Ostomy & Continence Nursing* 37(2):153-58, 2010.
145. Pieper, B., and Ratliff, C. "National Pressure Ulcer Advisory Panel Registered Nurse Competency-based Curriculum: Pressure Ulcer Prevention." Available at http://www.npuap.org/NPUAP%20RN%20Curr%20landscape%5B1%5D.pdf. Accessed January 14, 2011.
146. Ayello, E.A., and Frantz, R.A. "A Competency-based Pressure Ucer Curriculum for Registered Nurses in America. Part I, Pressure Ulcer Prevention," *World Council of Enterostomal*

Therapists Journal 25(1):8-12, 2005.

147. Ayello, E.A., and Frantz, R.A. "A Competency-based Pressure Ulcer Curriculum for Registered Nurses in America. Part 2, Pressure Ulcer Treatment," *World Council of Enterostomal Therapists Journal* 25(2):8-14, 2005.
148. Brandeis, G.H., Berlowitz, D.R., Katz, P. "Are Pressure Ulcers Preventable? A Survey of Experts," *Advances in Skin & Wound Care* 14:244, 2001.
149. Carasa, M., and Polycarpe, M. "Caring for the Chronically Critically Ill Patient: Establishing a Wound Healing Program in a Respiratory Care Unit," *The American Journal of Surgery* 188(1A Suppl):18S-21S, July 2004.
150. Ayello, E.A., for the Hartford Institute for Geriatric Nursing. "Try This Series: Predicting Pressure Ulcer Risk." Available at http://consultgerirn.org/uploads/File/trythis/try_this_5.pdf. Accessed January 5, 2011.

第14章

静脉性疾病和淋巴水肿的处理

学习目标

1. 描述静脉系统的解剖学和生理学。
2. 描述下肢静脉性溃疡的病理生理学。
3. 解释静脉性水肿形成的生理机制。
4. 描述静脉疾病的分类系统。
5. 陈述静脉评估中的体征和症状。
6. 讨论静脉疾病患者的实验室检查。
7. 描述静脉性溃疡患者的伤口护理内容。
8. 描述静脉性溃疡患者的手术治疗。
9. 识别静脉疾病患者的健康教育需求。
10. 描述淋巴水肿的流行性病学。
11. 解释淋巴水肿的生理过程。
12. 描述淋巴水肿的预防和适当的处理方法。

静脉性疾病

外周血管疾病是一个常用于描述动脉疾病的术语，实际它包括了动脉、静脉和淋巴系统疾病。腿部溃疡患者可能合并有动脉、静脉和淋巴系统疾病。本章分为两部分：①静脉性溃疡的发病机制和处理方法。②淋巴系统疾病引起的伤口处理。

全球10%～35%的人口患有静脉疾病，据估计，有1%～22%的60岁以上的人群患有下肢溃疡[2-5]。一项让溃疡患者自我报告的研究发现[6]，大部分溃疡患者对此问题存在低估现象，不寻求医疗帮助而自我处理。多数患者的腿部溃疡由某种类型的周围血管疾病引起，慢性静脉疾病是第七大最常见的慢性疾病，在腿部溃疡发病原因中占95%[1, 7-9]。美国社区健康调查显示[9]，5%的成年人有腿部皮肤改变，超过50万人患有静脉性溃疡，因静脉性溃疡相关并发症而每年丧失200万个工作日。尽管慢性伤口对患者造成了生理、心理和经济的多重影响，但难以测量这些因素对患者生活质量的影响[10]。由于静脉性溃疡患者的就医率低和 1/3 的患者医疗记录中无溃疡病因的文字记载，因此很难获得关于腿部溃疡准确的病因信息。

静脉解剖和生理

静脉系统

静脉系统始于毛细血管后段，汇聚并形成小静脉，从外周血管向中心部位再次汇聚成较大的静脉丛。静脉系统与动脉系统在许多方面有相似之处，但比动脉系统具有更大的解剖变异性。腿部与胫骨和腓骨动脉并行的静脉通常伴有大量成对交叉连接的分支，在某些患者腿部能形成类似网状结构的静脉系统。这些分支沿各自的动脉上升形成腘静脉，腘静脉是下肢血管中直径最粗的静脉，腘静脉向头部方向延伸注入股静脉。股静脉分股浅静脉和股深静脉，股浅静脉注入股深静脉，共同形成了股静脉。容易混淆的是，病变的静脉实际上是腿部深静脉，股深静脉是大腿的深层引流系统（见深、浅静脉系统）。

双重静脉系统

下肢有双重静脉系统，除上述的深静脉系统，还有就是以隐静脉为主体的浅静脉系统。隐静脉游走于下肢中部，大隐静脉起自足部静脉网内侧，沿下肢内侧上行，在上行过程中可形成多个分支。在到达膝盖水平时，其分支走行离皮肤表面更深。大隐静脉在卵圆窝处注入股总静脉。小隐静脉行于小腿背侧，穿于腓肠肌之中在腘窝处注入腘静脉。股静脉上升至腹股沟韧带后侧，与髂外静脉一同注入髂静脉，成为髂总静脉。髂总静脉行于主动脉右侧在脐水平处注入下腔静脉。肾静脉排入下腔静脉。更多的头侧静脉和肝静脉连接至下腔静脉，然后注入右心室。

隐静脉系统是通过无数个交通静脉连接到深静脉系统。交通静脉分流的血液从皮下组织和大隐静脉系统汇入腿部的深静脉。交通静脉起源于它们交叉穿过腿部的浅筋膜，其位置会适时变化。连接隐静脉系统与深静脉系统的交通静脉最低高度恰好在内踝上方。

静脉瓣膜解剖

单向静脉瓣膜存在于深静脉和浅静脉系统以及交通静脉。这些瓣膜位于静脉分支部位。大隐静脉中有 6～8 个瓣膜。除少数情况外，大多数大隐静脉的瓣膜位于注入股静脉的卵圆窝处。静脉瓣的单向开放使下肢静脉血流方向从远

深静脉和浅静脉系统

该图描述下肢的深静脉和浅静脉系统

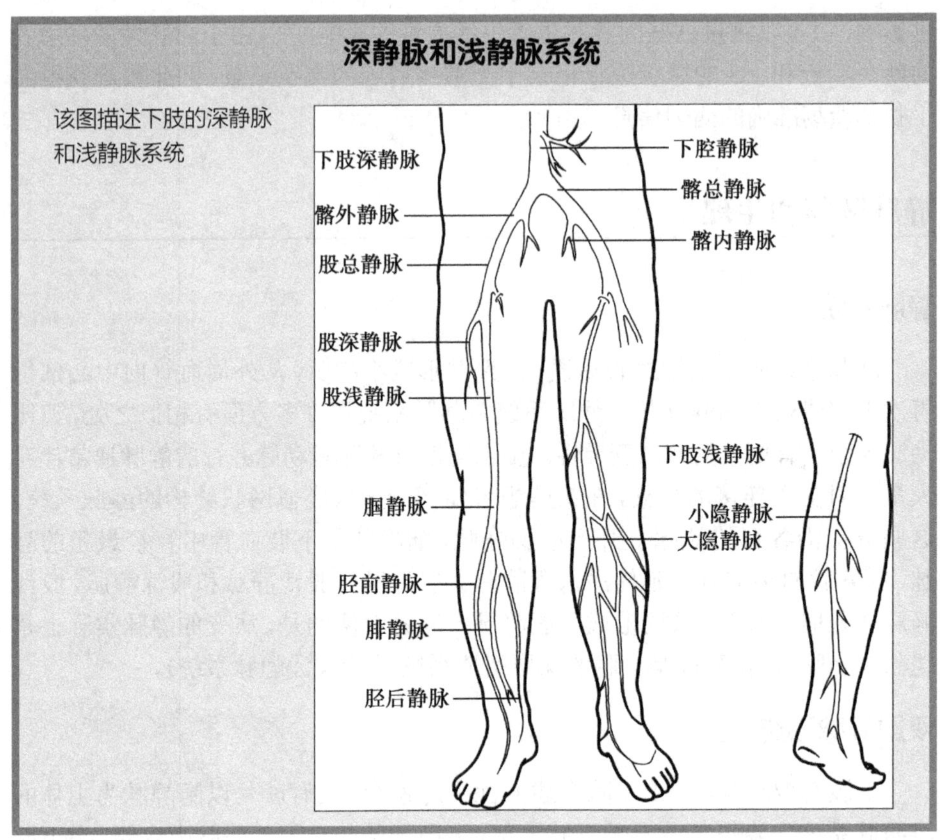

心端向近心端回流。穿支（又称穿孔）静脉瓣膜主要将小隐静脉和大隐静脉系统的血液定向分流至深静脉。

瓣膜解剖特点是每个瓣膜的横断面上都有一个含瓣膜窦的双叶结构。这些窦腔的存在表示静脉壁能够进行正常的扩张活动，从而协助瓣膜关闭，引导静脉血回流至瓣膜窦，瓣叶与皮肤表面平行，两个瓣叶闭合，瓣膜的有效闭合促使血液回流至所需静脉。静脉瓣膜功能的丧失会导致不同程度的静脉功能不全。多种疾病状态下也会引起瓣膜功能受损，例如过度扩张的静脉段可能导致瓣膜无法闭合，引起瓣膜功能丧失的疾病状态包括：①先天性瓣膜缺失；②深静脉血栓；③静脉扩张；④静脉炎；⑤瓣膜闭锁；⑥静脉怒张；⑦静脉高压。

静脉壁结构

静脉壁解剖结构类似于动脉壁，不同之处在于静脉壁更薄。静脉的最外层是外膜，中间层与动脉有很大不同，静脉中间层包括弹性纤维和肌纤维，但明显少于动脉的中间层。静脉可以收缩并根据深静脉血流调节收缩程度。内膜层是结构精致的单层，含有大量的内皮细胞。

相对薄弱的静脉中间层在静脉压力升高时会使静脉缺乏顺应性，在静脉压力低时，静脉系统顺应性良好，但是一旦达到动脉压水平，静脉壁会扩张和僵硬。浅静脉和深静脉均能产生收缩功能，越是外周静脉越容易收缩，此反应受到交感肾上腺素能的控制。外周静脉对交感神经驱动比中心静脉更敏感。静脉松弛和扩张的能力使静脉系统能容纳 75% 的全身血液容量。

实践要点

静止不动的下肢可能发生静脉血流淤滞而导致意识丧失——那些必须长时间站立的年轻士兵并不知道的一种命运。

虽然单向静脉瓣和动脉压能促使静脉血液向上流动，但静脉血的回流主要依赖于“肌肉泵”作用。在仰卧位时足背静脉压力接近中心静脉压，而采用直立姿势时，足背静脉压力可达到 100mmHg。由于腿部肌肉间隔有较硬的筋膜包裹，使肌肉收缩时压力可达到 200mmHg，间隔内的压力显著增加，由此推动下肢深静脉血流向上流动（回流）。当静脉瓣膜完整时血流不能倒流，单向穿支瓣膜可以防止血液反流至隐静脉系统。

静脉性溃疡的病理生理学

静脉性溃疡

静脉性溃疡是皮肤和皮下组织的慢性损害，通常发生于下肢穿支静脉分布的胫前和足踝区。静脉性溃疡以前称为“静脉淤滞性溃疡”，因其形成被认为是由于血液淤滞在静脉内所致。最近的文献表明，静脉压增高比静脉淤滞更能引起溃疡和伤口不愈合[12]。慢性静脉高压可以导致皮肤水肿而使皮肤很难恢复完整性，必须控制皮肤水肿才能使溃疡愈合。

静脉性溃疡也可能由深静脉血栓（deep vein thrombosis，DVT）引起，未确诊的 DVT 可能在溃疡发生前数年就存在（见静脉造影）。长期以来人们一直认为，下肢 DVT 形成的自然病程最终会发展成为腿部溃疡[13]。

有症状和无症状的血栓可以因内膜瘢痕和深静脉瓣膜闭锁不全而导致长期的并发症。当静脉瓣膜顺应性下降时，血液在心脏舒张期回流至末梢血管。随着穿支静脉瓣膜功能丧失，静脉腔内出现高压，肌肉主动收缩期间压力可高达 200mmHg，导致大小隐静脉系统的扩张。大隐静脉扩张和已经受损恶化的瓣膜

静脉造影

该静脉造影显示，患者左静脉瓣膜完整（B），右静脉瓣膜（A）显示出血管闭塞，可能是由未确诊的深静脉血栓造成

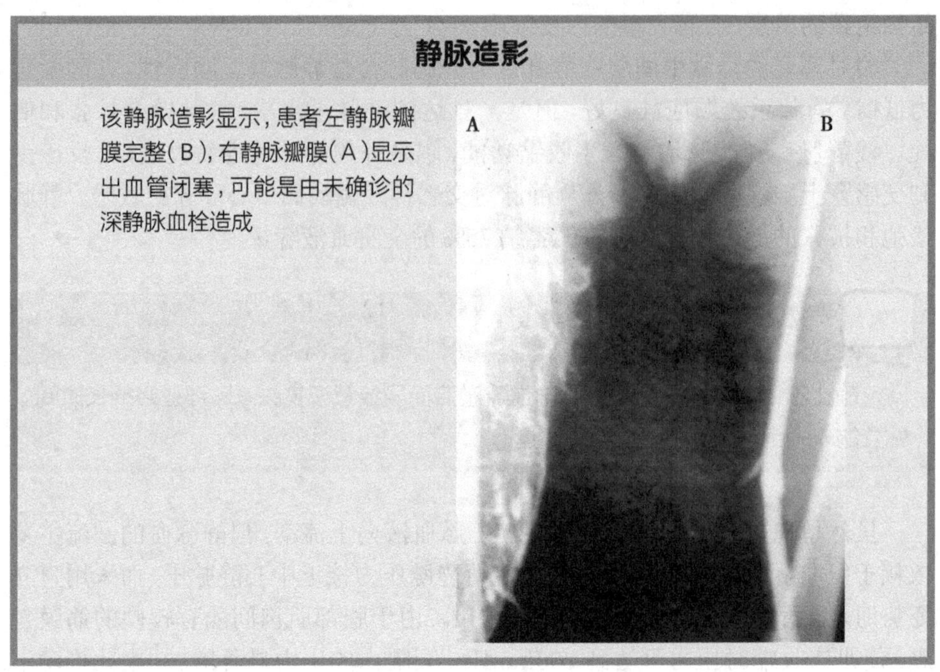

功能会引发级联效应（即瀑布效应），毛细血管内血流量扩增使血管内压力随之升高。

静脉性溃疡的特点

静脉高压引起浅静脉扩张，造成静脉壁损伤和液体渗入组织间隙，从而出现静脉功能不全所致的水肿。随着时间的推移，这些受损静脉会发生红血细胞渗漏，红细胞分解后，其中的含铁血黄素进入组织，皮肤会形成一种“内部文身”的表现，即使在深色皮肤上也能发现明显的褐色色素沉着（见含铁血黄素沉积）。由于皮肤失去正常纹理，变得有些发亮，随后逐渐硬化，在该区域表现出一种皮肤绷紧的外观。

足踝部受地心引力影响静脉内压力最高，是发生水肿和红细胞渗入皮下组织的重点部位，从而产生了慢性静脉淤滞、皮下组织色素过度沉着和袜套样分布的肿胀的病理性特征[14, 15]，长期站立性静脉功能不全的特点被称之为“脂性硬皮病”。这些区域易于出现继发性溃疡或感染，通常表现为极度瘙痒和表皮脱落，有可能加重皮肤损伤。内源性或外源性因素都可能导致皮炎，严重的过敏反应可能使伤口复杂化。皮肤可表现为瘙痒、红斑、渗液或干燥、鳞屑（参见“基底部伴有肉芽组织的静脉性溃疡”，也见彩图“静脉性溃疡”）。化学或机械因素可以引发腿部溃疡周围出现接触性皮炎[16]。

静脉高压症的另一个后遗症是肌肉组织兴奋性增高，很多静脉功能不全的

含铁血黄素沉积

图中可在患者右下肢观察到含铁血黄素沉积引起的色素沉着

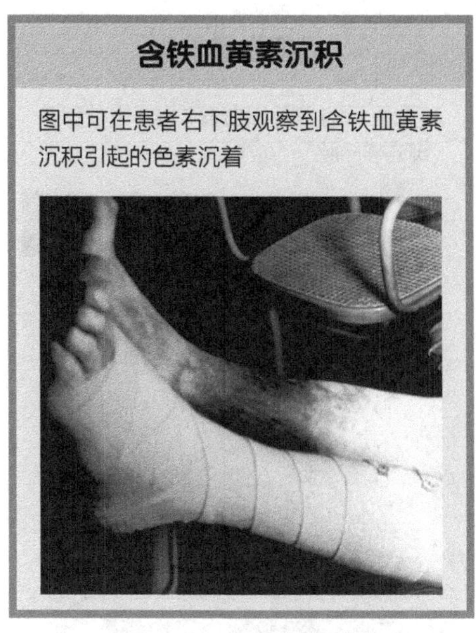

伴有基底部肉芽组织的静脉性溃疡

这里显示的静脉性溃疡具有不规则边缘，肉芽组织基底的周围有纤维化组织

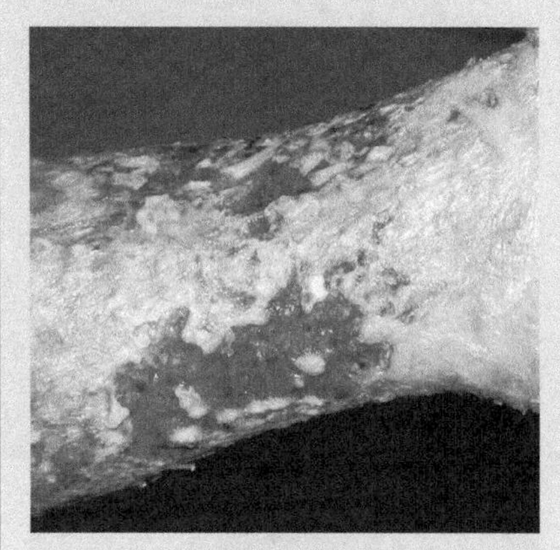

患者，即便症状较轻，都报告夜间曾有腿部痉挛现象，因肌肉细胞液扩张（可发生去极化）而引起各种肌肉群的强直收缩所致。静脉功能不全时常见皮下组织中静脉扩张而导致静脉曲张（参见“静脉曲张”）和毛细血管扩张的外观，通常被称为“蜘蛛样静脉”，这是更小的皮下毛细血管网扩张的结果（参见“毛细血管扩张”）。

在某些情况下，大隐静脉及其分支过度扩张可引发静脉动脉瘤。该部位异常的静脉血管壁使血流进一步淤积可导致血栓性静脉炎，如此恶化了下肢的静脉血回流并加重已有的病症。血栓形成粘附至静脉壁，即便血管再通，瓣膜依然会闭锁不全。为了代偿减少的静脉回流，周围的侧支血管扩张，这是通常在踝关节发生慢性水肿的原因。静脉压增高阻碍了毛细血管血流，减少毛细血管传输到其他组织间可用的氧气，并且蛋白质和红细胞漏入组织间隙，持续累积会最终导致组织损伤，瘢痕形成和溃疡发生。

正常大隐静脉中的内皮细胞在去甲肾上腺素的作用下能够发生收缩而促进血管收缩。而在静脉曲张情况下，去甲肾上腺素促使血管内皮细胞收缩的功能下降。内皮损伤被认为可能引起静脉扩张和继发静脉曲张的一个原因[17]。

下肢静脉性溃疡还与行走时的静脉压力升高有关。Nicolaides[21]从220例静脉疾病患者中获得行走时静脉压（ambulatory venous pressure，AVP），发现AVP低于30mmHg的患者未发生腿部溃疡，而AVP大于90mmHg的患者溃疡发生率高达100%。溃疡的发生率与浅静脉或深静脉疾病无相关关系。

静脉曲张

注意这里显示的是患者双下肢曲张的静脉表现

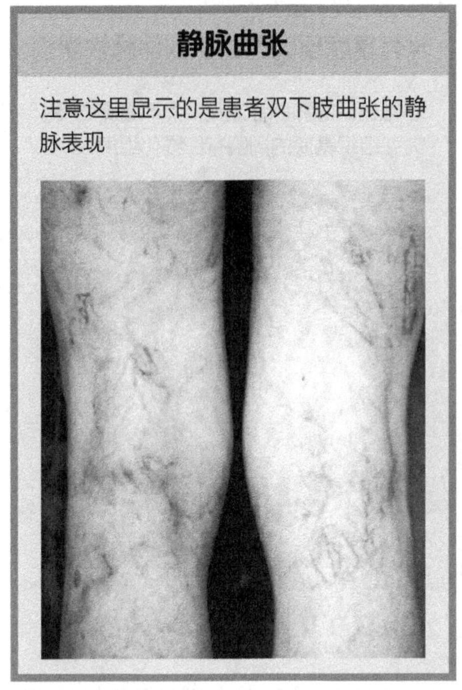

毛细血管扩张

下图显示的是毛细血管扩张，也被称为"蜘蛛样静脉"

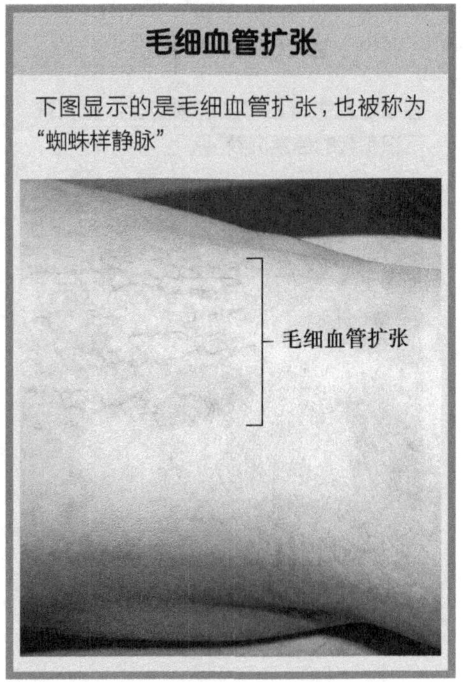

循证实践

Nicolaides 的研究认为，对患有腿部不愈合的静脉性溃疡患者应测量其行走时静脉压（AVP），以判断患者能否通过静脉瓣膜移植术降低 AVP 至 30mmHg 以下。

静脉性溃疡的发病机制

有一些理论支持静脉高压是导致溃疡的发病机制。1917 年，Homans 提出，皮肤中血流淤滞于扩张的静脉可能引起组织缺氧和细胞死亡，从而导致溃疡。1929 年，Blalock[19] 发现淤滞的静脉中血氧含量高于正常，认为是动静脉分流引起了静脉高压。然而在 1972 年，一项使用放射性大分子凝聚物所进行的研究反驳了动静脉分流的假设[20]。

现行的两个假说，"纤维蛋白环"和"白细胞抑制"的理论，能更接近尝试解释静脉性溃疡的形成。"纤维蛋白环"理论认为，持续静脉高血压引起皮肤毛细血管床扩张，使血浆渗出漏入周围组织，纤维蛋白沉淀入毛细血管周围空隙形成纤维蛋白环，它能损害氧气、营养物质和生长因子的运输，最终导致组织炎症和纤维化[21]。随后的研究表明，毛细血管周围纤维蛋白的存在并不影响下肢溃疡的愈合[22]。

“白细胞抑制”理论指出，嗜中性粒细胞聚集在毛细血管中导致脂性硬皮病。静脉压升高被认为降低了毛细血管灌注压和血流速率。低毛细血管血流速率促使白细胞粘附于细胞壁，内皮细胞和白细胞相互作用，释放出蛋白水解酶、氧自由基和脂质类物质，然后白细胞被激活，损害血管壁，增加毛细血管的通透性，并允许较大的分子如纤维蛋白原通过毛细血管[23, 24]。

Falanga 和 Eaglstein 提出引起静脉性溃疡的“抑制假说”[25]。该假说认为泄漏出的纤维蛋白和其他大分子物质绑定或抑制了维持正常组织和愈合所需的生长因子和其他物质成分[25]。

静脉疾病分类

慢性静脉功能不全已被定义为由静脉瓣膜关闭不全伴或不伴有相关的表浅静脉系统或深静脉系统或深浅静脉系统的血液回流阻塞[26]。慢性静脉功能不全可导致静脉炎后综合征，表现为静脉曲张和静脉性溃疡。

1994 年，美国静脉论坛基于临床、病因、解剖、病理生理（clinical，etiologic，anatomic，and pathophysiologic，CEAP）数据开发了一个描述性系统，确定了对慢性静脉疾病进行分类的关键要素[27]。该 CEAP 系统提供了一种客观分类方法以明确影响因素之间的关系，改善对静脉疾病的沟通交流（见 CEAP 分类系统）。该系统基于慢性静脉疾病的客观体征分为七大类[28]，2004 年，该系统进行了改进，增加 C_0 至临床部分代表无肉眼可见的静脉疾病体征及触诊体征，并且还增加了亚分类[27, 28, 29]。

增加 C_4 以更好地定义静脉疾病不同的严重程度：

C_{4A}：色素沉着或湿疹；

C_{4B}：脂性硬皮病或组织苍白萎缩。

2000 年，美国静脉论坛另开发出一种评估工具，称为静脉临床严重程度评分（Venous Clinical Severity Score，VCSS），以补充 CEAP 分类系统[30]。该评估工具在 2010 年进行了修订和更新[31]。为了提供更多有关慢性静脉严重疾病的详细资料，VCSS 工具包括六个条目——疼痛、静脉曲张、静脉水肿、皮肤色素沉着、炎症和硬结。计分 0（不存在），1（轻度），2（中度），3（重度）。此外，还有描述溃疡的四个条目：活动性溃疡数量（0，1，2，或 3 个或更多），活动性溃疡的持续时间（无 / 有，<3 个月，>3 个月但是小于 1 年，1 年未愈合），活动性溃疡大小（无 / 有，直径 <2cm，直径 2～6cm，直径 >6cm）和压力疗法（未使用，间断使用，大多数时间使用，完全依从）。该评分系统是 CEAP 分类系统的 C 或临床部分的一个完善。它是动态的，随着溃疡愈合或静脉疾病的治疗而发生改变。两种工具的结合提供了一种方法，此方法可采用主观和客观术语有效地交流腿部溃疡的信息。VCSS 和 CEAP 工具有望提高临床医师跟踪静脉性溃疡治疗效果的能力。

CEAP 分类系统

慢性静脉疾病的 CEAP 分类系统由四部分组成：

- 临床分类
- 病原学分类
- 解剖学分类
- 病理生理分类

临床分类（C_0～C_6）

分类	描述
0	无静脉疾病体征
1	毛细血管扩张或网状静脉
2	静脉曲张
3	水肿
4	皮肤改变
5	愈合的溃疡
6	活动性溃疡

病原学分类（E_C，E_P，E_S）

- 先天性（E_C）
- 原发性（E_P）——病因不明
- 继发性（E_S）——病因已知

解剖结构分类由 A_S，A_D，A_P 分类和 1～18 节段组成

- 浅静脉 A_S
- 深静脉 A_D
- 穿支静脉 A_P

节段	分类
1	浅静脉（A_S），毛细管扩张/网状静脉，大隐静脉
2	• 膝盖之上
3	• 膝盖之下
4	• 小隐静脉
5	• 非隐静脉/深静脉（A_D）
6	下腔静脉
7	• 共有
8	• 内侧
9	• 外侧
10	骨盆性腺，阔韧带，股静脉
11	• 共有静脉
12	• 深静脉
13	• 浅静脉
14	• 腘静脉
15	腿部静脉：胫前静脉，胫后静脉，腓静脉（成对）
16	肌肉静脉：腓肠肌静脉，比目鱼肌静脉，其他穿支静脉（A_P）
17	大腿
18	腓肠肌

病理生理分类（P_R，P_O）

- 反流（P_R）
- 阻塞（P_O）
- 反流和阻塞（P_R，P_O）

已获得 Kistner RL 和 Eklof B 的知情同意. Clinical Presentation and Classification of Chronic Venous Disease, in Gloviczki P, Bergan JJ, eds. Atlas of Endoscopic Perforator Vein Surgery. New York: Springer-Verlag, 1998.

静脉性溃疡的诊断

详细的病史询问和全面的体格检查可获得静脉疾病和溃疡的病因。主要的血管疾病史包括清晰详细的主诉，既往治疗血管的病史及其他相关疾病，当前和以前服用的药物和危险因素。下肢静脉疾病的体征和症状，包括疼痛、组织缺失、外观改变和感觉异常。在评估静脉和淋巴疾病时动脉系统的评估同样非常重要，由于使用压力疗法治疗静脉和淋巴性溃疡时，足够的动脉血流灌注是必不可少的，因此在治疗之前有必要纠正动脉问题。无创性血管实验室检查用来识别动脉血管病变的部位。

体格检查

体格检查从皮肤检查开始，为治疗干预提供了依据。体格检查应注意静脉疾病的皮肤改变包括色素沉着、皮炎、脂性硬皮病或苍白萎缩，即在既往的溃疡部位出现特征性白色斑片状瘢痕。因为皮肤的颜色可表明静脉充血，应该注意观察每个足趾的颜色，并与另一只足趾的颜色相比较。静脉功能不全时，皮肤会呈现出灰褐色。慢性静脉功能不全则可能导致皮肤萎缩，在先前溃疡的部位形成瘢痕，或出现有渗液流出的水疱或干燥有鳞屑的痂皮。

应通过触诊判断皮肤的温度变化，静脉曲张的皮肤通常比周围皮肤温暖，患者足部或腿部存在溃疡时应检查是否出现神经性病变，神经病变是糖尿病患者常见的一种结果。

水肿常见于下肢静脉疾病通过两腿之间腓肠肌周径的差异可以观察早期水肿，并通过测量数据来确认水肿的程度。水肿长期存在会导致组织纤维化发生，纤维化表现为在触诊后皮肤和皮下组织很难复原。

静脉性溃疡体征和症状

患者可能报告与静脉疾病有关的渐进性发作的不适，然而，在初期常无自觉症状。多数患者常描述难以名状的痛苦胜于特定的疼痛。有些术语用于描述腿部的感觉，包括下坠感、肿胀、紧绷、疼痛或沉重感，这些症状在腿抬高时可以缓解。静脉功能不全伴有急性 DVT（DVT）可以描述为尖锐的、剧烈的、深部的、令人非常痛苦的疼痛。静脉曲张部位偶尔会产生牵拉痛、针刺样痛和刺激痛。在严重静脉功能不全的情况下会出现跛行，患者可能会主诉足部水肿，导致难以穿鞋[32, 7]。

静脉性溃疡通常比较湿润并且有黄色纤维膜状物质覆盖其表面。这种纤维组织不是感染的迹象，也不干扰伤口愈合。溃疡边缘伴有坚硬的纤维化组织和周围皮肤硬结而使伤口形状多为不规则，由于血管内红细胞破坏和含铁血黄素沉积于周围皮肤呈铁锈色改变。瘢痕组织可表明先前溃疡愈合的部位，由于瘢痕组织限制了水肿皮肤的扩张和皮肤的正常弹性，也阻止血管运送氧气至皮肤，因此会延缓伤口愈合。脂性硬皮病这个术语主要用于描述皮肤及皮下组织的慢性炎症和纤维化，这可能与弥漫性炎症性痛性皮肤水肿有关[33, 34]。

静脉检查

虽然一个有经验的临床医师可以根据病史和体格检查对血管问题做出判断，但实验室检查有助于提高诊断的准确性。实验室检查可以确认是否存在动脉和静脉疾病、病变位置及严重程度。血管研究所获得的信息可以预测动脉功能不全引发的溃疡能否愈合[7]。实验室检查有助于区分引起溃疡难愈合的因素。

无创性血管检测分为直接显示血管图像和间接检测远端病变血管的变化表现，这些检测包括多普勒超声、静脉彩色多普勒超声、踝肱指数（ankle brachial Index，ABI）、经皮氧分压气（transcutaneous pressure of oxygen，$TCPO_2$）、节段性收缩压和体积描记法。

医师在身体检查时可以通过使用多普勒超声对静脉做简单的评估。通过手动按压下肢，静脉内血流增强，多普勒超声能够探听到压迫部位远端静脉血流的信号。这是一种主观测试，其可靠性取决于临床医师的判断。非侵入性血管检测方法的引入为提高静脉疾病诊断的准确性提供了很多解剖和生理的信息。静脉光电容积扫描仪（PPG）和静脉双向成像[35]，两种检测方法最常用于评估静脉功能不全的严重程度。

多普勒超声

在多普勒超声中，一个发射探头发出的信号被一个物体反射至接收探头，如果该信号到达一个移动物体例如血细胞，将被转换成能够检测和反射的一种声音，这样能区分静脉和动脉血流模式。

静脉彩色多普勒超声

静脉彩色多普勒超声（静脉双向多普勒超声）通过探寻肌肉收缩或人工挤压增强血流后 0.5 秒以上的彩色血流图像来评价静脉丛不同的节段。静脉双向多普勒超声的另一个优点是，它可以高度精确地识别血栓形成的部位。缺点是耗费时间长，一般每完整评价一条腿需要 1～2 小时。

肢体体积描记法

肢体体积描记法（plethysmography）可记录肢体体积的变化，有几种类型的体积描记法可供选择：

①空气体积描记法，它采用了气体袖套作为节段性容积传感器。

②应变仪体积描记法，它采用一根充满水银的带有精细孔径的硅橡胶管缠绕肢体进行研究。

③电阻抗体积描记法，其测量电流通过身体段通道的电阻阻抗的相对变化。

④光电容积扫描仪（PPG）描记，其测量光衰减的程度，用于量化分析血流存在的比例，但不是实际的容积变化数量[7,36]。

空气体积描记和光电容积扫描仪描记是慢性静脉疾病较常用的检测方法。光电容积扫描仪是由一个红外线发光二极管和一个装有光电传感器的探头组成，该探头用于要检测的皮肤区域进行探测。静脉光电容积扫描仪描记的优点在于它能快速全面评估静脉的再充盈时间。局限性是它只能评价腿部依赖其鳄鱼式探头所能探测到的部分[7]。

静脉性溃疡的治疗

治疗目标：提供一个有利于新组织生长的环境；保护伤口；防止进一步的组织损害。

局部和全身治疗同时进行，溃疡治疗前要考虑其发病原因，因为每个溃疡的发病原因不同，用一种方法治疗是不恰当的或有害的，不同类型的溃疡要采用不同的方法，对混合性溃疡要咨询血管专家的意见。

伤口感染

感染的腿部溃疡、蜂窝织炎和骨髓炎要采用适当的全身静脉或口服抗生素治疗。局部抗生素不适合所有类型的下肢溃疡[37]。慢性伤口细菌定植多来自周围皮肤寄植的菌丛，不应使用抗生素治疗。严格和适度频率的伤口清洗有助于去除溃疡表面的细菌，新近研究证明[38]，含银敷料可有效地管理伤口细菌和保持伤口表面清洁以促进伤口愈合。

如果现存的感染对抗生素治疗无效时，应该考虑取不愈合溃疡周围的炎性组织做组织活检、定量培养。如果怀疑有肿瘤，应该取病损部位组织行病理检查（参见“第7章，伤口生物负荷和感染”）。

实践要点

由于骨扫描价格高，在有炎症反应时可能存在假阳性结果，因此骨扫描仅仅用于怀疑有骨感染、脓肿、液体积聚引流不畅时。

皮肤和伤口护理

伤口清洁、无坏死组织及其碎片是伤口愈合的必要条件。伤口清洗和清创是伤口护理的初始步骤。许多工业生产的伤口清洁剂和消毒剂产品含有毒性，已有证据显示[39-42]聚维酮碘、过氧化氢和0.25%醋酸可干扰成纤维细胞形成和上皮生长。有一些研究认为[43]，可以在伤口中使用杀菌剂，但应该限制使用时间。每个护理人员应该清楚地理解伤口处理的目标和能够达到目标的时间。

循证要点

清洗伤口的优点应多于损害新组织生长的风险[43]。

最安全的伤口清洁剂是生理盐水。清洗伤口的压力足以能够去除组织碎片，但又能足够预防损坏新组织生长。该压力控制在4～15psi的这一目标范围[44]。35ml注射器使用19号针头或19号标准血管导管所能产生的冲洗压力大约为8psi。生理盐水冲洗瓶上加有Baxter帽（巴克斯特帽）（一种圆锥形冲洗帽），此方法价格低廉且能产生足够的压力（图14-1）。在家庭处理的腿部溃疡通常用自来水进行冲洗。

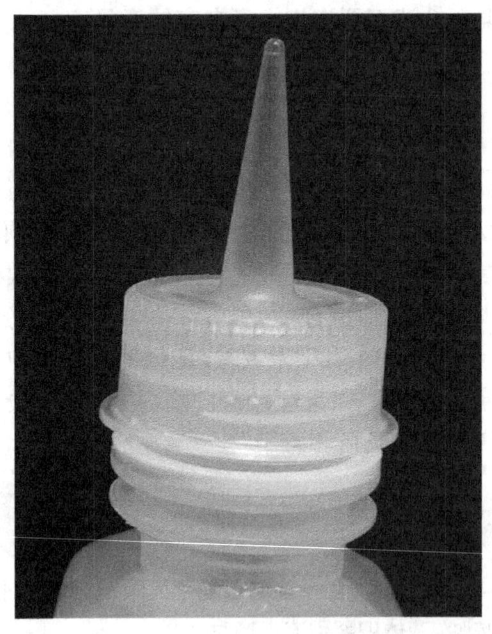

图 14-1　Baxter Cap

使用水疗或涡流有助于动脉和静脉腿部溃疡的清洗和清创[45]。临床研究发现，涡流冲洗配合大量灌洗比单独使用涡流更能有效地降低静脉性溃疡伤口中的细菌负荷。这表明严格冲洗是伤口清洁的一个重要因素。如果水流和所依赖的体位增加了腿部水肿，则禁忌使用涡流冲洗。目前没有研究支持或反驳涡流作为清洁静脉性溃疡的标准建议。

根据伤口床情况和伤口愈合目标选择特定的伤口敷料。许多新型敷料的设计旨在支持伤口湿性愈合（参见“第 9 章，伤口的治疗方案”）。由于动脉和静脉疾病患者的皮肤很脆弱，容易受损，因此，应非常小心地使用胶带及黏性产品。为了不伤害皮肤，可使用安全性高的敷料。一项关于腿部溃疡敷料的循证综述发现，敷料材质所发挥的压力治疗不影响伤口愈合率[47,48]。其他研究未发现使用含银敷料或蜂蜜敷料的优势[49,50]。

实践要点

血管性腿部溃疡敷料固定的优选材料是纱布卷，或其他成品材料（如网状或管状纱布），这些产品不需使用粘附剂就可固定在位，粘附剂可能会损害脆弱的皮肤。

压力治疗

静脉高压和伤口应该同时处理。伤口护理和水肿管理取决于患者是否能够制动。保守性治疗、间歇抬高患肢、压力绷带和间歇性充气加压可以控制水肿[51]。研究已经证明[52]，湿性伤口愈合结合压力治疗改善了静脉性溃疡的伤口愈合率。压力治疗是静脉性溃疡治疗中的关键[53]。建议患者任何时候应将双腿抬高至高于心脏水平，当患者腿部抬高不活动时，例如睡眠期间不要求使用压力治疗敷料，可代之以采用频繁更换湿润的纱布敷料。

压力治疗是对患肢施加压力的方法。压力的测量单位是 mmHg，可通过绷带、弹力袜和（或）间歇充气加压泵提供适宜的压力。压力数值取决于诊断、合并症以及患者的能力或是否愿意接受治疗的意愿。以下是建议的标准压力分类[54]：轻度（<20mmHg）、中度（21～40mmHg）和强度（41～60mmHg）及非常强（≥61mmHg）。推荐使用 30～40mmHg 的压力强度以抵消毛细管充盈压。对于老人或体弱的个人，无法穿戴弹力袜，可以将压力降至 20～30mmHg。许多因素影响绷带的压力，包括绷带本身、腓肠肌肉泵和足部泵功能、腿的形状以及使用绷带者的技能。

能够走动的静脉疾病患者最好使用适度和硬度适宜的敷料，如 Unna（U 形靴），或多层压力绷带包扎。多层压力绷带比单层压力绷带更有效：四层敷料加短拉伸绷带比糊状敷料外加一个外部支持层，如U形靴）具有较高的愈合率。随着伤口湿性愈合的发现[55]，压力治疗结合水胶体、泡沫敷料和封闭敷料，可以促进肉芽组织生长，减轻撕揭敷料所引起的疼痛，促进自溶清创。一项研究发现[56]，使用泡沫敷料外加U形靴伤口愈合速度比单纯使用U形靴快两倍。

绷带由不同材料组成，包括弹性和非弹性材料或两者兼有。硬性绷带由多层弹性或无弹性的材料组成。这种类型绷带能保持硬度，在运动时保持高压力，从而降低静脉高压。

弹性绷带伸展性较好，可延伸至自身面积的两倍。由于这些敷料能够绷得过紧，因此不建议用作压力治疗的内层敷料或称一级敷料[57]。

非弹性绷带包括非拉伸绷带，短拉伸绷带和锌糊绷带。非弹性绷带可使静息压下降24小时以上，但是在腿部肌肉运动时的工作压力降低较少。

压力绷带从足趾上方（露出足趾）开始捆绑，到距离腘窝两指宽结束。通常先在伤口区域覆盖纱布卷或纱布垫敷料，然后在敷料上覆盖弹性绷带。如果腿是畸形的，需要填充敷料使腿部对称，有利于绷带更好地贴合。骨突部位要放置衬垫以减少发生压疮的可能性。内外踝凹形区域可能需要额外填充棉垫以确保该部位能够承受相应的压力。压力绷带包扎技术应不断练习以预防与加压包扎相关的并发症，例如压力无效、压疮、绷带滑脱和肢体变形等[57]（图14-2）。

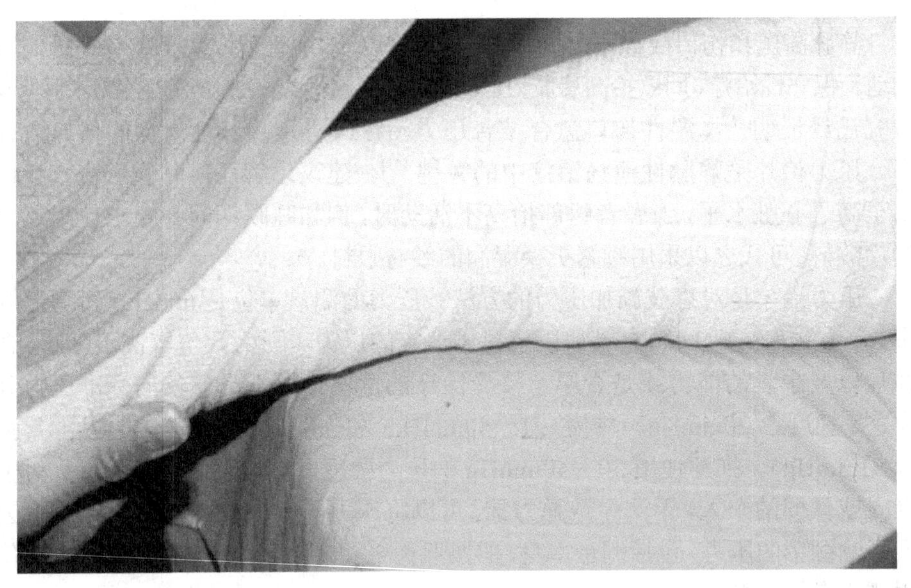

图14-2 加压包扎

该图片描述使用四层压力绷带包扎后的下肢

压力治疗的并发症包括疼痛、压力引起的皮肤和皮下组织受损，腓肠肌萎缩和皮肤问题。干预措施包括仔细评估，以确定疼痛的原因，避免敷料引发的过度压力，鼓励运动，避免可能会引起皮肤过敏或刺激的外用产品[57]。

弹力袜通过减少静脉反流和改善腓肠肌肉射血能力降低行走时的静脉压力[58]。穿弹力袜对静脉性溃疡的防治有直接的益处。

然而在多数情况下，患者不愿意使用压力绷带和弹力袜是因为患者主诉弹力袜穿戴困难，穿上后紧绷感引起不适。应该向患者强调长期压力治疗的重要性，指导患者每 3～6 个月更换一次弹力袜，最好购买两对弹力袜，交替更换。

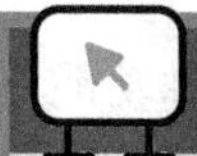

实践要点

长期压力治疗是腿部静脉性溃疡治疗中至关重要的一部分。

气动压力泵（pneumatic compression pump，PCP）可用于减少下肢水肿。多项研究发现[59-62]，使用气动压力泵可提高静脉性溃疡愈合率，但并非所有的第三方付款人都同意使用这些泵进行治疗。另一项研究发现[63]，每天 4 小时使用气动压力泵结合弹力袜可提高溃疡愈合率。还有另一项研究[64]，使用间歇充气压力治疗每周两次，每次 1 小时，结合传统敷料可促进溃疡愈合率。间歇充气压力治疗有益于不能移动、不能忍受压力绷带、有动脉供血不足或者有水肿问题的患者使用。

治疗评估

如果静脉性溃疡没有显示愈合的迹象，应该评估患者是否有其他合并症，如糖尿病、心力衰竭、动脉供血不足、静脉反流或静脉血栓形成、伤口表面纤维化、浅表细菌定植或感染都可能减缓溃疡愈合[65, 66]。

锻炼

渐进式锻炼可以用来改善患者异常的腓肠肌泵功能。有研究者指出[64]，改善肌肉功能的结构式锻炼计划，对静脉疾病患者有非常积极的效果[67]。有效去除腿部水肿可逆转许多相关的合并症，特别是皮肤的变化。通过使用适当的弹力袜或替代产品达到和维持消除水肿效果。当患者存在手部功能障碍，或者因肥胖、失明、关节炎等原因无法看到或触及他们的足趾时，穿脱此类弹力袜可能会成为一个问题，有一些辅助方法和技术训练有助于解决此问题，还有其他的方法如背带式打底裤和足靴式设备可用于降低穿脱功能障碍带来的负担[40]。治疗师可以非常有创意地组合或分层使用不同的压力绷带产品，以获得适宜的压力治疗水平。患者的依从性是预防水肿复发的关键。

手术治疗静脉性溃疡

手术治疗静脉性溃疡的目的是纠正静脉高压。早期患者可有静脉反流但无功能不全的症状，当静脉反流非常严重时，静脉功能不全会导致患者的皮肤静脉高压和皮肤外观发生变化。手术旨在纠正深静脉系统的功能不全，手术方式包括静脉瓣膜移植、直接修补静脉瓣以及静脉 - 静脉的分流术。采用静脉 - 静脉分流、血管内介入治疗或者两种方法联合可以解决肢体外部血流的堵塞，静脉曲张、浅静脉功能不全则一般需要采用切除手术，通常的治疗方法是根据静脉的大小行切除、结扎、注射，或最近的新方法静脉腔内消融术。

手术治疗静脉功能不全仍远远落后于动脉闭塞性疾病的治疗。静脉功能不全可分为两大类：静脉反流和静脉流出障碍。这两种疾病最终的结果是静脉高压和继发性导致皮肤损伤，最终形成静脉性溃疡。外部的压力治疗在静脉功能不全中一直是一种好的治疗方法。压力疗法是许多静脉性溃疡患者要求选用的治疗。压力疗法不仅可以治疗不同阶段的静脉功能不全，而且还能预防不良后遗症的发生发展。在某些患者中，单独使用压力治疗是不够的，通常还需要手术治疗。

静脉流出障碍通常是 DVT 的结果，其他的原因包括手术切除流出血管所引发的阻塞、肿瘤阻碍静脉回流、放射治疗诱发的纤维化、先天性静脉闭锁、注射诱导的静脉破损（非法或其他方式）、制动引发的肥胖和感染。当病变累及近端和远端正常血管节段时，堵塞可引发级联效应，导致静脉功能不全。在某些患者中，静脉流出阻塞是引发相关症状的原因。在这些患者中，通过气囊血管成形术、硬化狭窄段植入支架、解除静脉流出阻塞、分流受阻区域血流从而降低静脉高压。或者如果发生急性 DVT，可采用静脉血栓切除术或机械性血栓清除术。

髂静脉梗阻的血管腔内治疗现在可能作为一种常规的基础治疗。使用血管内超声（intravascular ultrasound，IVUS）是评价梗阻静脉的形态特征和治疗方法效果的理想方法[68]。虽然 3 个月时的早期再梗阻发生率大约为 35%，但 5 年内几乎有 60% 的患者无溃疡复发[69]。早期治疗失败最常见的原因包括早期血栓形成和支架内狭窄。

在欧洲通过开放静脉切除血栓术解决由 DVT 引起的阻塞已经有多年，但这项技术在美国从未被使用。经皮机械性清除血栓术是目前关注的焦点。目前热门的两个设备是网格状药物分散系统和血栓切除手术导管（Bacchus，Santa Clara，CA）[70, 71]，和血管射流装置（Possis Medical，Minneapolis，MN）[72, 73]。每个装置结合溶栓治疗发挥破坏和抽吸血凝块的独特作用。网格状装置捕获两个气囊之间的血栓，血栓溶解剂和振荡导丝将其液化，一旦血凝块被液化，就从两个气囊之间被吸出。血管射流装置使用溶栓剂高速喷射到血栓碎片上，然后快速吸除血栓碎片进入导管。两种方法均有效，网格状装置捕获血栓速度较快，血管射流装置对血管内膜作用较温和。是否这些设备具有良好的远期效果仍在争论中，患者治疗后还需服用华法林抗凝。

需要静脉分流的患者最好使用自体静脉。阻塞部位决定静脉旁路的近端和远端血管的吻合部位。例如，髂股静脉血栓患者的血管再通失败或只有部分再通，患肢症状明显，可以通过股骨 - 股旁分离术将患肢近端血管分流至对侧腿的远端部分。隐静脉系统常用于此分流，但相对于动脉分流术，静脉瓣的方向不可改变，保证其能预防静脉血回流。同样，也可以将患肢的近端静脉分流至远端的髂静脉[74]。

在静脉血流受阻的患者中，静脉功能不全或静脉高压由大隐静脉闭塞而引发，可通过部分大隐静脉高位结扎和剥离来缓解静脉高压，通常在膝盖水平处剥离受损的大隐静脉段。但是如果是由深静脉系统导致的反流或静脉高压，剥离大隐静脉则无助于缓解反流或静脉高压。由于去除了一部分下肢静脉的流出通道，可能对机体造成损害。在实施纠正静脉功能不全手术之前应详细了解患者静脉的有关信息，以下三项测试可用来评估反流：上升段 / 下降段的静脉造影；双向成像；连续放置止血带进行静脉光电容积扫描仪成像（PPG）。

在配备齐全的血管实验室或有经验的放射科都能完成上述三项测试。静脉光电容积扫描仪扫描成像可以确定静脉回流是否累及深静脉或浅静脉系统，它能有效地评估下肢的静脉回流，并有助于评估穿支静脉的失功能状态。静脉双向成像能识别出深静脉和浅静脉系统发生回流的节段，对受累肢体给出更详细的解剖评估，两者都需要评估患者的静脉疾病。在下行静脉造影中，通过对比观察瓣膜闭锁不全引发的回流来检测近心端静脉系统独立的静脉瓣节段。静脉造影和静脉双重成像也可以判断静脉系统内狭窄的部位。静脉是否能准确双向成像取决于执行此操作的技师的能力，在这些领域中，有些实验室比其他实验室更加专业。尽管如此，在评价患者的静脉疾病时，双向成像已经替代了静脉造影。不过如果计划要做静脉分流手术和（或）瓣膜手术，那么静脉造影仍然有用。

当瓣膜闭锁不全引起深静脉瓣膜功能不全时，并不知道需要多少数量能发挥正常功能的静脉瓣膜和在深静脉系统的何处静脉瓣膜又能恢复正常。此领域的研究还在进行中，越来越多的研究关注静脉功能不全[75]。

现有三种技术可用于手术矫正瓣膜关闭不全引起的静脉功能不全：人工静脉瓣膜插入；从上肢或腋下截取一段静脉进行自体静脉瓣移植；直接的瓣膜成形术。

从上肢或腋窝的截取一段瓣膜完好的静脉行自体瓣膜移植这种手术方式已经被认可。一段静脉被切除，在血供最丰富的部位插入一个移植瓣膜，然后将此静脉移植进入患肢的静脉系统，保持静脉瓣原有的向心单向开放功能，手术后常用肝素和华法林抗凝治疗。

约75%的淤滞性溃疡在瓣膜移植后的12个月痊愈。然而，在移植后第二年患者的瓣膜会有大量的退化，仅仅只有40%的四肢保持愈合状态[76]。第二年后呈现稳定的结果，没有出现进一步恶化，但是数量较少。

有各种方法可以从身体其他部位截取瓣膜，甚至用瓣膜功能完好的一段深静脉置换残缺的另一段深静脉。但是Ko等[76]发现，这种方法的整体效果与置换静脉瓣膜相似。

瓣膜直接成形术是另一种矫正瓣膜闭锁不全的技术，该操作的要点是通过缝合两个相近的不能完全闭合的瓣叶实施瓣膜成形。从内部直接缝合瓣膜尖部，也从外部加固关闭不全的静脉瓣窦。在扩张的瓣膜周围均等放置一个"腰带"状物以减少扩张和使瓣膜以更正常的方式在恰当的位置发挥作用。通常采用修复材料实施这种缝袖筒技术。同样，由于扩张而恶化的移植瓣膜也可采用此技术进行再次修复[83]。

一种外部瓣膜修复技术称之为Psathakis（硅橡胶悬吊术）已发展成熟[84]。此操作将一根硅橡胶围绕腘静脉悬吊，然后系在两条股二头肌的头端。当走动时，伴随肌肉收缩，吊带会使腘静脉瓣膜闭合。此手术的问题是随着时间的推移，吊带会与静脉和周围组织紧密粘附，逐渐丧失原有的功能。

最近有两本关于新式瓣膜结构和静脉瓣膜修补的出版物，重点介绍了恢复深静脉功能的各种技术及其治疗结果[79, 80]。由于这些技术是具有挑战性的操作，因此在临床上没有得到普遍推广。如果治疗成功，溃疡愈合率将超过88%。

如果患者体内没有合适的静脉瓣膜节段，或者手术条件不足，人工瓣膜的出现给这些患者带来希望。目前，钛合金组成的双叶静脉人工瓣膜可适用于此类患者。所有手术治疗都需要联合恰当的压力治疗，弹力袜的使用和保养方法在本章其他部分已有描述。

由于穿支静脉关闭不全所致的腿部溃疡复发患者可从林顿瓣膜中受益（图14-3）。此操作需要抬高溃疡处的皮肤和筋膜，然后用结扎线横切闭锁不全穿孔静脉所营养的区域。手术后适当使用压力绷带以减少局部静脉高压。此手术的相关合并症包括切口部位组织形成腐肉和肉芽生长过度，导致伤口愈合周期延长。这种现象被认为是踝部组织的慢性疾病状态所致。

通过内镜（SEPS）引导将闭锁不全的穿孔静脉进行筋膜下结扎术是林顿技术一个显著的进步。使用腹腔镜胆囊切除术相关的设备，内镜从膝状体内侧区域通过进入筋膜腔，常常将二氧化碳吹入腔内而使筋膜抬高，然后在内镜下将穿支静脉结扎切除。技术进步体现在腔镜直径范围的缩小（5～10mm）、高分辨率相机和液晶显示屏以及单步电灼术和切断术，使这一操作变得更容易实施。

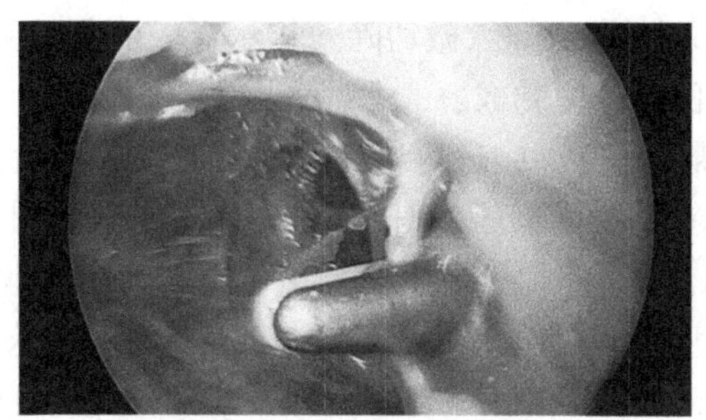

图 14-3　闭锁不全的静脉

更小直径参数的内镜容易探视到踝部周围的穿孔静脉。整个手术过程通常不到 1 小时，部分患者可在门诊进行。结扎穿孔静脉可消除与静脉血回流有关的静脉高压[79]。在 Tenbrook 等报告的 meta 分析中，通过 SEPS 治疗静脉性溃疡，辅以或者不辅以静脉消融术，患者的治愈率可高达 88%[81, 82]。

彩色多普勒超声引导下的泡沫硬化治疗成为新的研究热点，关注的焦点是通过硬化穿孔静脉可获得同样的治疗效果[83, 84]。虽然这种技术在欧洲广泛使用，但尚未在美国批准使用[85]。因此，还需要进一步研究以确定此治疗对伤口愈合的整体效益。

使用静脉腔内消融术现在美国广泛使用，它取代了传统的静脉剥离术。在大多数地方，静脉腔内消融术是一种门诊患者可以在诊室中实施的手术方式。该手术包括超声引导下在隐静脉远端插入细小或粗大的导管，导管头端位置距离隐静脉 - 股静脉结合部 2cm。手术区域的静脉周围采用利多卡因稀释缓冲溶液（通常为 300～500ml）进行局部阻滞麻醉，相当于以热传导的方式传递能量，此能量能破坏静脉壁和静脉内凝固的血液。这种能量传导可以以激光的形式，静脉腔内激光治疗 endovenous laser therapy，EVLT）或射频（radiofrequency，RF）的形式。两种形式都有各自的优越性。如果治疗成功，最终的结果是血栓和静脉壁的破坏得到控制从而预防静脉血反流。一项美国数据显示[87]，最初血管闭塞成功率高达 99.6%，4 年时下降至 86%～89%。现有的两种类型设备，可以在超声引导下直接去除关闭不全的穿孔静脉，然而这些设备都不容易使用，很难成为主要的治疗手段。

RF 和 EVLT 操作时间短，一般 1 小时内即可完成。患者通常感觉良好，在手术过程中耐受性较高。患者不需要住院，也无须大范围麻醉。静脉腔内消融术是一种已被广泛地用于最大限度去除无症状静脉曲张的方法，恰当使用时此操作能够纠正独立的隐静脉反流性疾病。虽然该手术并发症发生率较低，但它有两个主要缺点不能忽视：通常留下静脉的远端部分和需要再次静脉插管。这是开放式静脉剥离手术所没有的缺点。有些治疗中心根据需要将静脉腔内消融术与远端局部静脉剥离术或静脉微切除术相结合。依据适用患者数量的多少，上述操作都可以在门诊诊室完成。

另一方面，在某些患者中，也可以使用刃厚皮片移植治疗静脉健康的淤滞性溃疡。但患者潜在的静脉问题没有解决之前，不应该采用植皮手术。对持续性静脉高压引起的溃疡，即使患者依从使用了压力治疗，刃厚皮片移植手术还是会失败。其他治疗方法包括使用人类生物工程制造的皮肤替代品。这些被趋向于用作人类生长刺激剂的载体，提供一种支架使患者自身的皮肤能够自发性再生，或通过使用一个延迟性的薄植皮片去刺激皮肤生长。皮肤替代品价格相对较低，但在使用前需要解决潜在的静脉问题和伤口床准备。尽管皮肤替代品能加速伤口愈合，但溃疡复发率也很高[88]。

现代静脉手术的发展为静脉疾病患者选择治疗方案开辟了更为广阔的路径。随着血管外科领域的不断成熟，成功的治疗案例将不断涌现[89]。手术不再仅限于U形靴和静脉剥离术。

总结

慢性静脉功能不全是一种永久性状态，正因如此，应给予患者更多关于疾病进展和干预原理的信息，他们获得的信息越多，越有可能有效地管理疾病。鼓励患者多做一些促进静脉回流的活动。抬高下肢应该作为一种日常活动，外部的压力治疗也应该成为生活所需。患者必须了解这个事实的重要性，必须保护皮肤，避免受伤。由于水肿的原因，一个小伤口可能会迅速发展成为大溃疡，最终可能需要花费几年时间去修复愈合。所以小伤口或淤伤应该立即就医。教会患者腿部锻炼以增加肌肉泵的活性。鼓励患者在长时间站立或坐位期间多做这种锻炼。当坐位时，应该抬高双腿。

成功地管理静脉性溃疡需要患者全身心的配合。危险因素和溃疡处理取决于患者的日常活动，而且，患者必须尽可能地获得更多信息以积极参与治疗。了解静脉性溃疡病理生理和发病机制对处理溃疡非常重要。静脉重建起步于初期阶段，其结果减少了静脉炎综合征的后遗症。静脉性溃疡一直需要外部加压治疗，以穿戴弹力袜的形式为多见。当水肿减轻时，与淋巴水肿相关的溃疡也会好转。有各种伤口护理产品可用于腿部溃疡，但尚无研究表明一种产品比另一种更有效。需要根据患者的经济状况去选择合适的敷料和治疗手段，但研究证明新的治疗方法比老的治疗手段的益处有些许增加。尽管手术治疗静脉性溃疡的技术和效果不如治疗动脉闭塞性疾病，但是，有些操作能够直接纠正深静脉系统的功能不全，这些手术有静脉瓣膜移植、静脉瓣膜修补以及静脉 - 静脉分流术。

病例分享

临床资料

MC女士，82岁，因静脉功能不全导致左踝内侧有多发浅表性溃疡，有些溃疡已自发愈合，但最近在一个伤口中心要求患者接受压力治疗。现存的溃疡愈合缓慢已超过8个月，渗出大量渗液，浸渍MC女士裂开的皮肤（图14-4A）。最近她搬去和她的女儿同住，但还是很独立。尽管MC女士身体瘦小，但营养充足，每天坚持抬高腿部。过去她一直穿着压力适当的弹力袜。她被转诊至血管外科检查评价。

尽管MC女士未描述有跛行或静息痛，但她的左腿未扪及足背动脉搏动。她有长期的少量吸烟史，除了高血压和目前左腿溃疡外，其他健康状况良好。她接受了动脉和静脉血管实验室检查，包括动脉多普勒超声、静脉PPG和为了检测反流的静脉双重成像。她的双腿踝肱指数（ABI）>0.95，呈三相型波形。双腿静脉充盈时间明显异常，左腿12秒和右腿15秒。止血带结扎显示在双腿大隐静脉（GSV）功能不全。静脉双重成像未发现DVT，左股骨近端静脉和整个左侧大隐静脉回流>0.5秒。右侧大隐静脉也显示有静脉回流。因此，建议患者接受左大隐静脉腔内消融术。

病例讨论

MC女士左侧大隐静脉功能不全最有可能是她静脉性溃疡复发和慢性组织反应及皮肤变化的原因。尽管有左腿股静脉反流，但大隐静脉功能不全是她皮肤静脉高压的主要原因。采用大隐静脉消融术后，一旦愈合，就要穿适当的弹力袜支持。预计她的症状将得到改善，溃疡将会愈合。由于她年龄已高，既不想住院也不想使用全身麻醉，采用适当的放射频率进行静脉腔内消融对患者是适宜的选择。这种在诊室可实施的操作仅仅需要局部阻滞麻醉。

在超声引导下，将射频光纤（图14-4B）从小腿腓肠肌远端进入，然后穿过大隐静脉，放置在大约距离股总静脉结合部2cm处（图14-4C），围绕静脉周围实施阻滞麻醉（图14-4D）。几个热循环后立即抽回光纤，一旦手术完成，立刻使用30～40mmHg高于大腿的弹力袜实施压力治疗。术后最初72小时应持续穿戴弹力袜，此后7天，除了睡眠时不穿外，其余时间都要穿弹力袜。患者复诊应检查彩色多普勒超声，评估消融和DVT去除的效果。

现在MC女士伤口愈合良好，愈合时间在手术后2个月。手术后她一直坚持双腿穿戴高达膝部的30～40mmmHg弹力袜。右腿仍无症状。

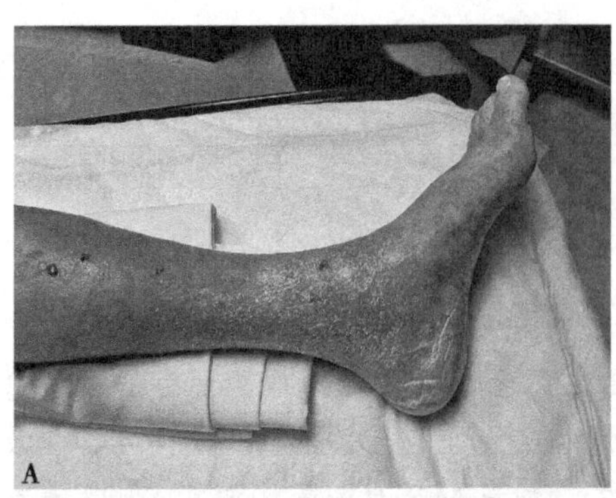

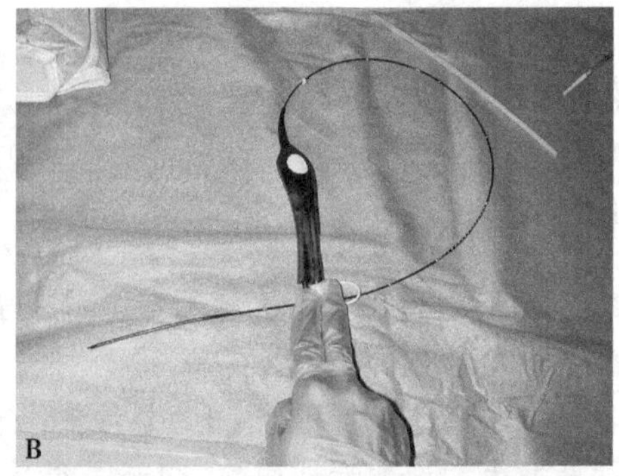

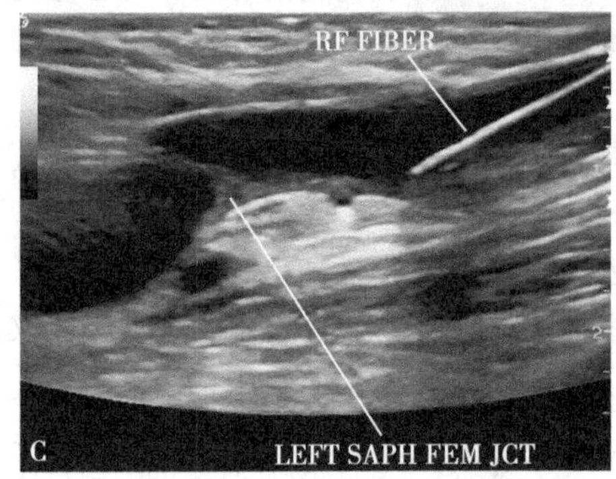

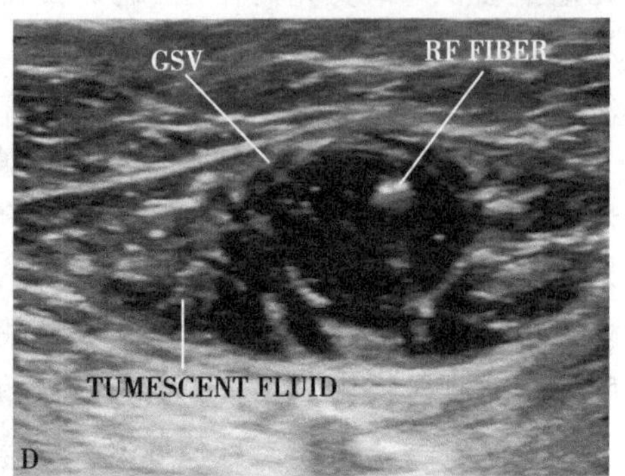

图 14-4　(A)左踝内侧多处浅表性复发性溃疡导致的皮肤浸渍。(B)射频光纤。(C)将光纤放置在大约距离股总静脉结合部 2cm 处。(D)在大隐静脉周围注入麻醉药

淋巴水肿

水肿(肿胀)是间隙液容量增加导致的结果，它代表了毛细血管滤过和淋巴引流之间的不平衡。淋巴水肿代表无效的淋巴引流 [1]。本节探讨淋巴水肿的流行病学研究、发病机制、临床表现和处理。

淋巴水肿的流行病学

Logan[2] 和 Williams[3] 等曾经指出，由于有很多因素影响淋巴水肿的现患率和发生率，因此难以确定淋巴水肿的流行病学。更重要的是，淋巴水肿缺乏有效度和一致性的定义，这使得有些情况下缺乏良好的诊断标准，在量化水肿的严重程度和相关的皮肤和组织变化方面存在诸多挑战，例如，下肢慢性水肿(可能是心力衰竭或静脉瓣膜功能不全引起)可能与淋巴水肿相似。在这种情况下，毛细血管通透性增加，所滤出的过度低蛋白和低黏度组织间液积聚到皮下

组织，而正常的淋巴系统不能超负荷运转，从而导致淋巴水肿。

真正的“原发性淋巴水肿”由淋巴系统的先天性或发育缺陷导致，通常严重影响到一侧肢体，这种情况曾一度被认为是罕见的。相反，更常见的是“继发性淋巴水肿”，西方国家主要由淋巴结清扫术或放射性治疗癌症引起，发展中国家主要是寄生虫感染所致。然而，创伤、慢性炎症或感染以及其他外科手术也可以加剧淋巴水肿形成。最近有证据表明，继发性淋巴水肿是原发性淋巴水肿的一种亚临床形式。手术或外伤后患者的淋巴系统功能可能处于临界状态或开始有轻微的改变，继而发展到功能丧失。

如果不进行治疗，部分患者的淋巴水肿可通过几个阶段的进展而发生象皮病，极度影响身体外观和患者心理。虽然淋巴水肿能够采用维持性方案和心理支持终身控制（手动淋巴引流，压力绷带治疗，皮肤护理和运动），但是治愈是不可能的，因为损坏的淋巴系统无法修复。

在全球范围内，由丝虫病导致（由蚊子携带感染的线虫班氏丝虫）的淋巴水肿影响了近 1.19 亿人的生活，占世界人口的 2%[4]。主要分布在世界热带地区，如印度、非洲、海地和马来西亚。本章不讨论丝虫病性淋巴水肿。

在西方国家，上肢淋巴水肿多由于并发症引起，最常见的是乳腺癌治疗，通常与手术清扫淋巴结和放射治疗相关。已经识别的乳腺癌相关性淋巴水肿危险因素包括放射性治疗、广泛的腋窝淋巴结清扫、腋窝淋巴结清扫结合放射性治疗、肥胖、外科伤口感染、肿瘤分期和手术范围[3, 5-7]。尽管过去的几十年中手术方式已经大为改进，但继发性淋巴水肿的发病率仍保持在 30% 左右，也有监测数据反映继发性淋巴水肿已有改善，下肢与癌症相关的淋巴水肿患病率已较低。研究证明，下肢淋巴水肿的发生率取决于癌症的部位，例如，腹股沟或髂腹股沟淋巴结切除术引起的淋巴水肿发生率分别是 40% 和 55%，但Ⅲ期黑素瘤盆腔及其淋巴结清扫术后淋巴水肿的发病率是 6%～11%[8-10]。此类淋巴水肿发生的危险因素包括肿瘤部位和其他类似于乳腺癌相关性淋巴水肿已经识别的危险因素。

尽管现在的临床医师明白乳腺癌治疗和淋巴水肿之间的关系，但是他们没有意识到慢性炎症和溃疡对淋巴系统的潜在损害[11-14]。慢性静脉疾病、创伤、反复感染和关节炎都可能导致下肢淋巴水肿，而许多临床医师还没有认识到这些情况可能成为致病条件[2, 11, 15]。肥胖是一个日益增长的危险因素，尽管机制仍不清楚，但很可能是病态肥胖增加了静脉功能不全的发生，运动能力下降，血容量负荷加重等。临床医师可能无法区分淋巴水肿和脂肪水肿，脂肪水肿是指脂肪的异常分布状态，典型地分布在双下肢和臀部。不幸的是，如果不能识别淋巴功能不全，可能导致治疗无效而增加发病率。

英国的一项研究使用慢性水肿 / 淋巴水肿更广泛性的操作定义和设置特定

的临床识别标准来解决上述一些流行病学的问题 [12, 16]。这些标准包括水肿至少存在 3 个月以上、对整夜抬高双腿或使用利尿剂很少或没有反应、出现皮肤变化（主要是皮肤增厚，角化过度和乳头状瘤病）。排除可以引起水肿的全身性疾病，例如充血性心力衰竭、低蛋白血症和肾病综合征。研究对象仅包括已确诊的淋巴水肿患者，或正在接受治疗的患者，健康保健人员。研究人员根据淋巴水肿广泛性操作定义，也纳入了有混合因素的淋巴水肿、有争议的慢性水肿，他们认为淋巴功能不全可以表现为某种形式慢性水肿，因为功能良好的淋巴系统应该能够代偿淋巴引流增加而导致的毛细管过滤增加 [12, 16]。

该研究报告了一个粗略的患病率为 0.13%，随着年龄增长，65 岁以上者患病率为 0.54%，85 岁以上者患病率为 1.0%[17]，基于现有人口估计，这些数据转换为数值相当于英国有 10 万例慢性水肿 / 淋巴水肿患者，美国则是 395 000 例，但是不能确定是否所有患者在研究期间均接受了治疗，因此患病率的估计可能是保守的。挪威的一项研究显示，慢性水肿患病率约为 0.144%，这与英国的研究结果相一致 [18]。英国的调查结果还着重说明了病情对患者生活的影响。例如，几乎 1/3 的研究对象在前一年遭受急性感染，并有 1/4 的患者要求住院治疗。80% 的患者需要请病假，9% 的患者需要改变工作状态。而且既往文献报道中淋巴水肿无痛，但 50% 患者表示经历了与水肿有关的疼痛或不适。研究还反映在有良好效度的 SF-36 问卷调研中，许多条目得分较低，提示生活质量较差 [17]。总而言之，由于有明显的合并症和腿部溃疡频繁出现，慢性水肿 / 淋巴水肿似乎是一个常常不能识别的疾病。

淋巴系统

与下肢血管系统相比，对淋巴系统的了解及其胚胎发育相对较少。淋巴管被分为三类：初始毛细淋巴管、集合淋巴管和淋巴结。

初始毛细淋巴管起源于皮肤的表层，无瓣膜。这些毛细淋巴管引流入深部皮肤和皮下系统，该处可以观察到有瓣膜的淋巴管（前集合管），淋巴管沿腿部上升至腘窝和腹股沟的淋巴结。通常情况下，膝盖以上的淋巴系统走向与较大静脉平行，瓣膜功能与静脉瓣膜相似。淋巴系统经腹股沟韧带水平以上的回肠淋巴结引流，最终汇入主动脉周围的淋巴结、乳糜池和胸导管，沿胸部右侧的胸主动脉上升并汇入略高于颈静脉锁骨交界处的左颈静脉。胸导管被认为是淋巴系统的主要终点，部分患者有一个右侧淋巴导管的分支最终汇入右颈静脉系统。

由于淋巴液流动较少淋巴管明显小于大动脉或大静脉，管径只有其 1/7～1/10。就淋巴管解剖而言，外膜层较薄，主要包含一些弹性蛋白纤维和平滑肌，平滑肌收缩时可推进淋巴向头侧流动。内膜层由单层的内皮细胞组成。

淋巴液流动

淋巴液流动是三个因素共同作用的结果：毛细管血压、渗透压和组织间隙液体压力（静水压）。淋巴管壁固有的收缩能力，再加上腓肠肌泵的功能产生吸引力，如此可使淋巴液以静脉系统相同的方式，从远端流向主要的淋巴管。此外，深呼吸动作，可创造一个腹腔正压力和胸腔负压，也增加了淋巴液向头侧流动。

由于毛细管细胞壁有"渗漏"作用，含有蛋白质的无细胞组织间液和白血细胞积聚于组织间隙中，因此淋巴系统提供了组织间液一种引流方式以及白细胞返回血管的机制。为了淋巴循环不受损害，需要一个具有完整的功能结构的正常淋巴系统。当淋巴系统任何部位发生破裂或损伤，组织液不再能充分引流从而发生淋巴水肿。

淋巴系统被认为是一个单向的运输系统，以预防身体沉浸于它自身的液体中。然而，除了要保持组织间液的平衡（容量和压力）外，淋巴系统还执行其他关键功能。由淋巴管和淋巴器官组成了树状分层网状结构，包括脾脏、胸腺、扁桃体、骨髓和众多的淋巴结，淋巴系统在淋巴结处通过巨噬细胞和淋巴细胞过滤淋巴液。淋巴器官和淋巴结也为淋巴细胞的成熟和运输提供了场所，这对免疫作用至关重要。淋巴细胞包括与先天免疫系统有关的自然杀伤细胞，而 T 细胞和 B 细胞都与获得性免疫应答相关[12, 19-21]。此外，淋巴系统具有吸收某些种类脂肪的作用。因此，当淋巴系统部分受损时，局部的炎症或感染反应因干扰了细胞因子（生长因子）而受到干扰或破坏，细胞循环也受到干扰。换句话说，慢性水肿可以让原本四肢淋巴水肿发展到脂肪堆积，这样肿胀的肢体看起来确实"胖"。但本章仅限讨论下肢淋巴循环的结构和机制。

淋巴系统的解剖结构与静脉系统结构相似，所不同的是淋巴系统具有淋巴结和较薄的管壁，比相对应的静脉有更多的瓣膜。虽然关于淋巴系统的胚胎结构知之甚少，但与静脉系统的并行生长，都始发于淋巴囊（例如，颈静脉的、髂部的、腹膜后的淋巴囊和乳糜池囊）。最近有研究证实了淋巴系统静脉性的起源，酪氨酸激酶，一种早期出现在特定的静脉和淋巴管内皮细胞中，最终独立表达于淋巴管内皮细胞中[11, 22, 23]。

下肢淋巴解剖

淋巴系统是由小的、非收缩性初级淋巴管，也称为淋巴毛细管组成，其功能是吸收组织间隙的液体，连接逐渐增大有收缩功能的集合淋巴管。淋巴毛细管起始部为盲管，只有单层细胞厚度，细胞以轻度重叠的形状排列类似于屋顶上叠盖的瓦片，通过锚状细丝连接到周围组织。组织间压力迫使细胞周期性分离，如此使淋巴液进入但无法逃出细胞壁，然后闭合后重叠模式。此过程类似于一个单向瓣膜系统[20, 24, 25]。前集合管连接的毛细管具有毛细管状壁和瓣膜，汇合进入较大的收缩性淋巴管称为集合淋巴管或淋巴干，其具有瓣膜和在瓣膜间的部分管道称为淋巴管。这些实体的功能是通过由起搏细胞发起或通过交感神经激活调节管壁的平滑肌收缩，推动淋巴液向前流动[24, 25]。

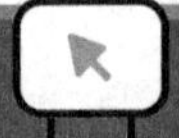

实践要点

淋巴管平滑肌收缩依赖于钙离子的流入。而且，常用于治疗高血压的钙通道阻断剂可以对淋巴收缩产生负作用，引起外周水肿[12]。

与静脉系统类似，深筋膜将淋巴系统划分为深层/筋膜下层和表浅/筋膜上层淋巴网与穿孔静脉连接。浅表毛细血管起源于皮肤，引流入皮下集合管，集合管逐渐增大成束状。浅表淋巴系统引流皮肤和皮下组织的淋巴液，同时通过集合管排空皮肤组织间液形成局部解剖的带状结构，被称之为“皮纹线”，其中的淋巴管自由流通。与来自淋巴管丛的所有集合管相关的皮纹线被淋巴液划分出了特定的区域，在该区域内只有少数淋巴管流通[26]。

实践要点

在不同区域维系或连接毛细淋巴管之间的流动为“手动淋巴引流”提供了解剖基础，“手动淋巴引流”是淋巴干预治疗的重要内容，是一项特殊的手动技术，专门设计用于促进淋巴液引流和从充血水肿区域去除过多的组织间液。

肌肉、骨骼和关节由深部筋膜下集合管引流。然而，尽管筋膜下集合管与其伴行的静脉和动脉享有相同的血管周围鞘结构，但是，淋巴液是从深部流向浅表淋巴系统，而静脉系统的血流恰好相反，浅表静脉通过穿支静脉汇入深静脉[27]。

下肢淋巴流动

从毛细血管中渗漏出的血浆与组织间隙其他物质混合（形成淋巴前液），以一种被动的方式加上淋巴管逆流的节律性收缩、淋巴管附近肌肉收缩、动脉搏动、呼吸形成的负压吸引和手动淋巴引流进入毛细淋巴管和前集合管，淋巴液按序流入更靠近中心的集合管称之为淋巴干。淋巴干管壁的扩张可刺激淋巴管收缩，以每分钟6～10次搏动的速率为淋巴液提供直接的推进力。本质上说，淋巴管功能类似于按线状排列的微型心脏[11]，能产生像心脏一样的肌肉收缩力和随时间变化的反应[11, 19, 27]。正常情况下，当淋巴前液滤出量增加时，淋巴管收缩频率加快以确保容量增加，淋巴液流动也随之有序增加。换言之，健康的淋巴管就如健康的心脏一样，当有更多液体存在时能更加努力工作。

实践要点

训练或被动运动导致组织间液压力的交替变化，如此转化为改善毛细淋巴管的充盈能力。此作用可以部分代偿集合管受损的收缩功能。使用压力绷带或其他形式的外部加压可增强运动的作用（肌肉收缩），从而增加淋巴液流动。

淋巴液通过传入的方式被推进腿部集合管，通过 7～15 条淋巴干及一条由大隐静脉伴随的媒介通路汇集淋巴液，汇入腘窝和腹股沟淋巴结[11, 12]。淋巴液从腹股沟淋巴结沿头部方向，先汇入髂部的淋巴结，再从主动脉周围淋巴结和淋巴干进入乳糜池，最后汇入胸导管。胸导管位于胸骨右侧，沿着胸主动脉注入略高于锁骨颈静脉结合部位的左颈静脉。部分人会有额外的右淋巴管，这样淋巴液最终汇入右颈静脉系统。

头部淋巴液流入身体的中心区域主要依靠呼吸和局部动脉搏动辅助。虽然胸导管在传统意义上被认为是淋巴回流至静脉系统的主要通道，但是其他的引流方式也存在，例如肌肉间隔中和身体末梢的淋巴 - 静脉通路。然而这些通道一般在淋巴引流中不发挥作用，只有在淋巴管或淋巴结出现慢性阻塞时才能发挥引流作用[28]。

实践要点

运动、深呼吸和手动淋巴引流是治疗慢性水肿 / 淋巴水肿必不可少的组成部分，因为它们都能促进淋巴回流。

组织水肿

静脉疾病中水肿的病理生理学

无论水肿的病原学是什么，导致淋巴水肿的直接原因总是毛细管滤出和淋巴液引流之间的不平衡，因此了解与组织间液平衡相关的压力是有帮助的。用斯塔林方程可以容易说明毛细管的过滤，它描述了液体如何流过半透膜。液体从一个毛细管内部流向组织间隙的净流动被称为毛细管滤过率，它由毛细管和组织间隙静水压力之间的差异、毛细管和组织间隙渗透压之间的差值所决定（渗透压是源于水的吸引力到大分子重力的统一体。恰好能阻止渗透发生的施加于溶液液面上方的额外压强）。

净滤出率也受毛细管壁对水和小分子蛋白渗透性的影响，小分子蛋白能够发挥渗透压作用。正常情况下，斯塔林方程能准确地预测净滤过率和组织间隙的容量，保留一段时间再去除。换句话说，组织中液体量保持稳定，否则将会导致体液潴留在组织间隙。多年来，人们认为在毛细管滤液的再吸收主要由静脉毛细血管完成的，但最近从 12 种组织研究的证据表明淋巴系统在滤液再吸收过程中起主要作用[12, 29, 30]。换句话说，淋巴管负责把大部分液体输送回到心脏。淋巴系统将运输 2～4L 约含 240 个蛋白质的淋巴液返回至循环系统，因此我们认为如果没有淋巴系统，心血管系统将很快发生瘫痪，更不用说蛋白缺乏引起的生命危险。

滤出液增加导致的水肿

水肿的最常见形式，被称为高容量性淋巴功能不全，发生于毛细管滤过率超过淋巴引流能力持续较长一段时间。这种情况类似于市政排水系统，虽然它仍在工作，但大雨超过其承受能力时就会发生洪水。在这个例子中，高液体容量超过了淋巴系统的承受能力。一般情况下，静脉高压、心力衰竭或液体容量负荷超载可导致毛细血管渗透压升高，其结果是毛细血管滤出液增加。而血浆渗透压的下降是毛细管压力增加的另一个原因。换言之，液体离开血管进入组织间隙是因为组织间的渗透压高于血管内渗透压。由肾病综合征或肝脏衰竭所致的低白蛋白血症可以出现这种滤出液增加的情况。此外，毛细血管通透性增加可导致水和小分子蛋白的渗出增加。炎症可导致毛细血管通透性增加，它也可以促进血流加快，从而进一步增加毛细管渗透压和毛细管滤过率。因此，静脉疾病至少与高容量淋巴不全两个潜在的原因（增加毛细管压力和间质性炎症）相关联，一旦淋巴系统功能恶化就可能发生淋巴水肿[21]。

淋巴回流减少引起的水肿

当淋巴系统存在严重的力学衰竭不能适应和调节毛细血管滤过的正常负荷容量时，就会发生淋巴水肿，这种情况也被称为低容量性淋巴功能不全。这种情况类似于市政排水管被堵塞，即使少量降雨积聚后也会暴发洪水。当毛细淋巴管和前集合管无法吸收毛细血管滤过液时，或者失去阻止淋巴液逆流的功能或不能传导正常负载容量的滤过液时，淋巴系统将会发生功能衰竭。

限制水肿形成的机制

由于静脉疾病引起毛细血管高压和增加毛细血管滤过，必定会导致水肿。不过，有几种限制水肿形成的机制学说，这些机制形成了用于治疗的生理学基础，包括：皮肤和软组织的硬度增加导致组织间压力的增加；组织间渗透压降低；淋巴流动增加；患肢通过静脉 - 动脉反射而致体位性血管收缩；腓肠肌泵的激活作用。

增加组织间隙液体压力

组织抵抗肿胀的能力直接与组织顺应性相关——一种与硬度相反的性质。由于组织间液容量少量增加可引起组织间压力大幅度上升，如此能抵抗毛细血管过滤压，因此含有胶原或其他细胞外基质的肌肉或纤维组织有抵抗肿胀的能力。相反，由于顺应性组织（如眼睑的皮肤）具有弹性特质，在组织间压力升高至足以对抗液体滤出之前，它即可容纳非常高容量的液体。

患肢中静脉 - 动脉反射产生的血管收缩也能通过降低毛细血管压力去减少组织间液滤过。

降低组织间渗透压

当毛细血管滤过率增加时，局部组织间蛋白质浓度降低，尤其是当淋巴前液去除率不增加，而血浆蛋白浓度增加时。这种联合作用趋向于降低组织间渗透压和增加毛细血管渗透压，其结果是进一步增加抵抗毛细血管滤过率的效果。这种反馈机制对于防止肺水肿和外周水肿极为重要。

实践要点

腿部使用压力绷带或非顺应性弹力袜增加组织硬度，提高组织间压力，降低毛细血管滤过率，从而减少水肿形成和防止其复发。短拉伸弹力绷带可在肌肉收缩时升高组织间隙压力，加快静脉和淋巴液流动。相反，在肌肉放松时组织间压力降低，促使淋巴管充盈。

增加淋巴液流动

毛细血管滤过增加是静脉疾病引起静脉压力升高的结果，除了前面提到的渗透压抵抗滤过作用，大量滤液进入毛细淋巴管能更有力地刺激淋巴管向头侧方向收缩，因此淋巴运输速率增加以适应这种容量负荷。这种应对淋巴液负荷量增加而动态增强相关运输功能的能力，被称为“淋巴系统安全阀功能”，是防止水肿形成的重要机制。限制水肿形成的其他因素包括通过主动或被动运动诱导毛细血管和组织中局部压力的改变，手动淋巴引流，在更靠近中心组织中动脉搏动和呼吸运动也可引起组织和毛细血管局部压力的变化。腓肠肌肌肉泵的启动不仅能降低静脉压力，而且能促进淋巴液流动。

当静脉疾病不伴有水肿，意味着前面提到的机制有满意的代偿。另一方面，静脉疾病伴有水肿则表明，既存在代偿机制不足，也存在毛细血管滤过率大大地超过了抵抗其产生的压力。在后一种情况下，炎症很可能是最重要的促成因素，炎症可沿血管周围穿孔鞘进展或在间隔物之间扩散[11, 27, 31]。

实践要点

压力绷带和弹力袜可对抗足部和腓肠肌肌肉收缩产生的压力，增强运动时泵的作用。高输出量的静脉血导致静脉毛细血管压力和滤过的降低。散步和其他节律性运动可使组织内压力产生间歇性变化，可增加毛细淋巴管充盈和淋巴管收缩而增加淋巴液流动[30, 31]。

静脉疾病中的淋巴系统衰竭

在静脉疾病的早期阶段，淋巴液流动加快，但在疾病后期伴有脂性硬皮病和（或）静脉性溃疡出现时，淋巴液流动减慢。肥胖患者有许多因素可导致下肢淋巴水肿，包括毛细血管滤过增加，活动减少所致的腓肠肌肌肉泵功能下降和长时间的依赖性（特别是在患有睡眠呼吸暂停不能仰卧睡眠的患者中），当然也可能有易患肥胖和淋巴水肿的遗传因素。

许多理论早就解释了静脉性溃疡的形成，同样，也有几种解释慢性静脉疾病中淋巴水肿形成的理论，其中最具有代表性的观点认为遗传缺陷引起的继发性淋巴水肿患者从出生时便获得了淋巴水肿的亚临床表现，其他的患者也可能由各种原因引起的长时期淋巴管较少或损坏。在一项关于静脉性溃疡的研究中，光学和电子显微镜证实，溃疡伤口基底的浅表纤维组织和炎症细胞层以及有血液流动的毛细血管层均不含有淋巴管[32]。另外，只有很少的毛细淋巴管出现在从溃疡肉芽组织到较深部的胶原瘢痕层的过渡区域[32]。观察结果表明受累区域的淋巴液重吸收和淋巴液流动大大地降低。荧光微淋巴造影研究也观察到浅表淋巴网大大地减少并伴有其他淋巴管扩张，以及渗透性增加[33-36]。在血栓后综合征，淋巴管造影显示筋膜下淋巴液引流明显受损，采用同样的技术证实在伴有静脉性溃疡的下肢，其淋巴功能比没有溃疡的下肢有所降低[38, 39]。从理论上推测，以静脉内发生血栓和静脉炎相同的方式形成淋巴管栓塞或淋巴管炎，尽管可能是一个非常缓慢的过程，但可以导致淋巴功能的丧失。此外，淋巴管失去收缩能力而丧失功能，是否与瓣膜功能不全和淋巴液反流有关尚不清楚。目前正在研发的近红外荧光成像技术，它采用荧光团，如吲哚花青绿，比放射性示踪剂敏感得多，可能有助于验证这些理论。目前该技术被用于乳腺癌患者的淋巴成像，可在手术中指导淋巴清扫以及实时功能成像[40]。

在静脉疾病的后期阶段，组织纤维化和硬度增加可以减轻水肿或防止水肿复发且容易被检测。有些争论在于现阶段是否应该被称为慢性淋巴功能不全，而不是淋巴水肿[41,42]。然而，在 2003 年国际淋巴学协会的共识文件中将淋巴水肿定义为淋巴功能不全和淋巴运输紊乱的外部（或内部）临床表现[21]，因此静脉疾病后期的淋巴功能衰竭应该包括在此定义内。

病理学从广义上将淋巴水肿定义为阻塞性淋巴水肿和非阻塞性淋巴水肿。阻塞性病理学改变可由淋巴管周围炎的任何病因所引起，而非阻塞性病理学改变由淋巴管炎病变、原发性胸导管病变、淋巴结阻塞、先天性缺陷或淋巴栓塞所致。

在美国，肿瘤是引起淋巴结梗阻最常见的原因，但原发性胸导管疾病可以是先天性的或外科手术造成。淋巴管内膜炎通常是多种有毒制剂反复损伤淋巴管内膜的结果，而淋巴管扩张是淋巴通道的真正萎缩，而不是进行性病变。先天因素通常会导致非阻塞性病变，引起不发育或发育不全。非阻塞性病变最常见的一种表现类型是 Meige 病，在淋巴水肿的所有病例中大约占 3%。Meige 病主要影响女性，发病年龄不等，常见在青春期发作[43]。

实践要点

米尔罗伊病是原发性淋巴水肿最罕见的形式，出生后即存在。初始可能为单侧下肢淋巴水肿，但也可以累及双下肢。

淋巴管栓塞是非闭塞性疾病有时遇到的另一种表现形式。尽管抗凝剂使用无效，但是苯并吡喃酮类药物如香豆素（不要与香豆混淆）还是能够通过刺激巨噬细胞活性、增加淋巴液中蛋白质的降解而减少水肿形成[44,45]。

淋巴水肿分类

淋巴水肿最古老的分类分为三类：先天性淋巴水肿、早发性淋巴水肿和迟发性淋巴水肿。先天性淋巴水肿在出生时或出生后不久就可诊断，而早发性淋巴水肿从出生到 35 岁之间被确诊，但大多数情况下都在青春期发作。迟发性淋巴水肿多于 35 岁之后发病。当今使用的分类系统主要分为原发性淋巴水肿和继发性淋巴水肿。

原发性淋巴水肿既可描述为增生性的 / 再生不良行的 / 再生障碍性的淋巴水肿，也可描述为阻塞 / 非阻塞淋巴水肿。阻塞性病理改变通常根据解剖部位来描述，分成远端闭塞和骨盆闭塞。例如，大约有 10% 的患者患原发性增生性淋巴水肿，归类为双侧增生，有时合并淋巴结肿大（类似于静脉曲张的无瓣膜淋巴导管）。双侧增生的特征是脚的两侧出现毛细血管瘤。阻塞性淋巴水肿通常存在于乳糜池或胸导管水平，检查时可观察到瓣膜。患者腿部水肿较轻或没有，但存在乳糜液反流。

有一系列原因可导致继发性阻塞性淋巴水肿，包括肿瘤、外科手术、创伤或感染，感染源可以是细菌或丝虫。在发展中国家，淋巴管阻塞的最常见原因是由班氏丝虫引起的丝虫感染。如上所讨论的，随着成像技术的发展，我们对继发性淋巴水肿的理解正在发生改变。

伤口治疗临床人员面临最常见的难题是区分静脉疾病 / 其他类型的水肿和淋巴功能紊乱，因为静脉疾病也可能引起淋巴水肿。区别这些疾病是非常重要的，因为治疗方法有很大不同。许多病理学过程可能与淋巴水肿相似，需要去排除，以便做出明确诊断，包括动静脉畸形、脂肪水肿（脂肪在腿部组织中的异常积聚）、绀红皮病（四肢暴露于冷空气中出现继发性发蓝变色）、人为水肿和巨大畸形。

淋巴水肿的鉴别诊断

淋巴水肿的特点

正确区分淋巴水肿和其他形式的外周性水肿非常重要，以便能够提供恰当的治疗（参见彩图“淋巴水肿”）。询问临床病史，身体检查和简单的测试常常有助于区分，在某些情况下需要借助成像技术加以证实。例如，利尿剂能增加水和钠的排泄，从而降低外周血容量、静脉毛细管压和滤过压。因此，利尿剂能改善渗透性水肿，但长期使用对淋巴引流无效 [11]。类似地，整夜抬高双腿能改善 90% 的以滤过为基础的水肿，因为较高的静脉压会伴随出现较高的毛细血管滤过率，但只观察到 10%～20% 的淋巴水肿得到改善 [12]。因此，在这两种情况下相对无反应的可能表明是淋巴水肿。

起病症状也可能提供进一步的线索，淋巴水肿与其他原因引起的水肿比较，有更加缓慢的起病周期。伴有裂缝的特征性皮肤增厚和其他软组织的变化（如角化过度或乳头状瘤）继发于慢性淋巴系统阻塞，也就是淋巴水肿。在淋巴水肿初期会有凹陷性水肿，随着病情发展凹陷性水肿逐渐消失，在长时间压迫后它仍可以发生，以适应皮肤纤维化和皮肤增厚的改变。另一标志就是 Kaposi-Stemmer 征，受试者无法捏起第二足趾根部皮肤的皱褶，即可诊断为阳性，表明有淋巴水肿，能够预测淋巴功能不全 [26]。最后，患肢近端肿胀感增加，对侧肢体和身体躯干对压力疗法（绷带、衣服或间歇充气加压）有反应时，表明有慢性淋巴功能不全。遗憾的是，并非所有的临床医师在水肿发作时能观察到这一征象。持续不恰当的压力治疗可能导致患肢近端的淋巴系统损伤进一步加重。此问题在静

复合型去除充血疗法

2 周复合型去除充血疗法在超过 10 年淋巴水肿患者身上的效果如下

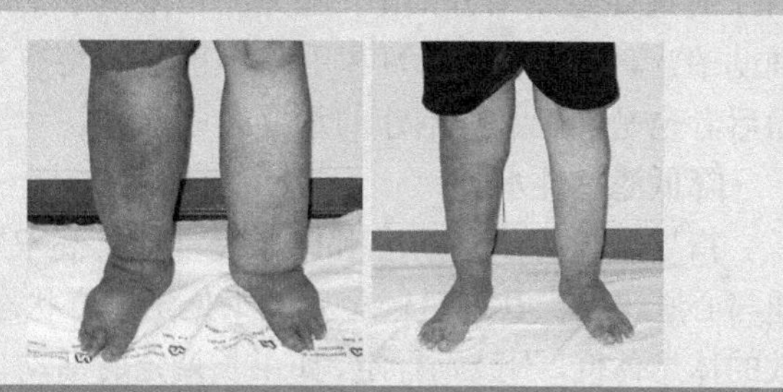

脉疾病后期的患者中不常见，这些患者腿部充血已经缓解，但在大腿、臀部和生殖器部位有淋巴水肿，这时候应将患者转诊给有资质的淋巴水肿治疗师，因为恰当的治疗要求联合采用多种去除充血疗法，包括手工淋巴引流和可能需要治疗淋巴干和（或）对侧肢体的淋巴（图 14-5）。在 www.lymphnet.org 可以获取北美淋巴学协会由州认证的淋巴治疗师名单。

治疗方法

改善淋巴引流是所有淋巴水肿治疗的目标，因为水肿是由毛细血管滤过率增加超过正常淋巴系统的代谢或原发性淋巴系统功能障碍引起。淋巴水肿的治疗方法与静脉疾病相似，在静脉疾病后期检测淋巴功能不全很重要，否则，不当的治疗将进一步损害淋巴系统。除了治疗措施，预防水肿恶化也很关键，其中包括细致的皮肤和伤口护理，降低毛细血管滤过性水肿，使用压力疗法增加淋巴液流动，运动和（或）手动淋巴引流。

皮肤和伤口护理

在淋巴功能不全的情况下，免疫应答降低加上组织间隙液体中的高蛋白质成分，为细菌生长创造了理想的条件，增加了感染的危险，特别是蜂窝织炎。这种感染可能是反复发作的，也可能不伴有皮肤溃疡出现[17]。特别是皮肤纤维变性引起的变化，如皲裂、角化过度、乳头状瘤病和皮肤表面组织碎屑和痂皮增加了细菌或真菌定殖或入侵的可能性。进而增加了与伤口引流较多相关的水肿。这意味着临床医师需要去识别皮肤浸渍的危险，需要更加频繁地更换敷料，选择更有吸收性的敷料和合适的绷带。由于足趾和足部直到膝盖下的压力绷带包扎常常需要逐渐加压，因此足趾和足前掌特别脆弱，易受损。因为腿形和尺寸大小的不同，使得腿部包扎需要做出复杂的努力，所以一般选用多层短拉伸绷带和填充材料。在肥胖的患者中，需要使用一些其他的技术，比如维可牢（一种尼龙搭扣的商标名称）约束装置［例如，FarrowWrap（法罗围巾），Farrow Medical Innovations（法罗医疗创新项目），Bryan，TX，or CircAid T3，CircAid 医疗产品，

San Diego，CA]可能更适合。还要对患者进行功能锻炼方面的健康教育，这是治疗的重要组成部分，由于压力绷带限制了活动可能需要其他器械加以辅助。辅助治疗，如深呼吸练习和手动淋巴引流将有益于有淋巴水肿的静脉性溃疡，而后者也是淋巴水肿治疗的重要组成部分。

降低滤过性水肿

指导坐轮椅活动的患者白天经常性抬高双腿，夜间患者仰卧时必须抬高双腿与心脏平行。其他时候患者躯干处于直立状态，抬高下肢特别有效。此外，有效的休息体位，不鼓励行走，如果长期定时活动也可能更有效。利尿剂只能适用于心力衰竭或肾病综合征引起的水钠潴留，但最终会降低静脉血容量和滤过率，减缓淋巴液流动。因此，长期使用利尿剂治疗淋巴水肿可能无效，甚至有害。

总结

当毛细血管滤过和淋巴液引流之间不平衡时会出现淋巴水肿。在美国，淋巴水肿最常出现于损伤或阻塞，如癌症治疗，与重度静脉功能不全和（或）肥胖症相关的健康问题。淋巴水肿不可能治愈，但压力治疗可以有效地改善和控制症状，控制病情发展，包括皮肤变化、四肢畸形和蜂窝织炎。

病例分享

临床资料

A女士，56岁的白人，病态肥胖和长期静脉功能不全继发淋巴水肿10年余，左下肢伴有反复发作的蜂窝织炎，反复发作的感染导致淋巴水肿加重和溃疡扩大，左腿有弥散的环形皮肤破溃且有大量引流液（图14-5A）。她能够在右下肢穿弹力袜，但左下肢因畸形和尺寸不合适而无法穿戴弹力袜。她的丈夫同样有病态肥胖，由于双下肢在床上接触她的感染部位，继发了与她相同病原菌的蜂窝织炎（14-5B）。

病例讨论

患者和她的丈夫同时接受了静脉注射加口服抗生素治疗，局部使用了短拉伸的淋巴水肿压力绷带，绷带下使用了抗微生物产品和高吸收性敷料，每天更换一次直到溃疡闭合（14-5C）。最后患者腿部使用了半硬度的维可牢（一种尼龙搭扣的商标名称）约束装置（14-5D），同时也为该患者提供了充气式压力装置（淋巴水肿泵）每天1小时，希望长期控制她的淋巴水肿，预防性口服抗生素1年。

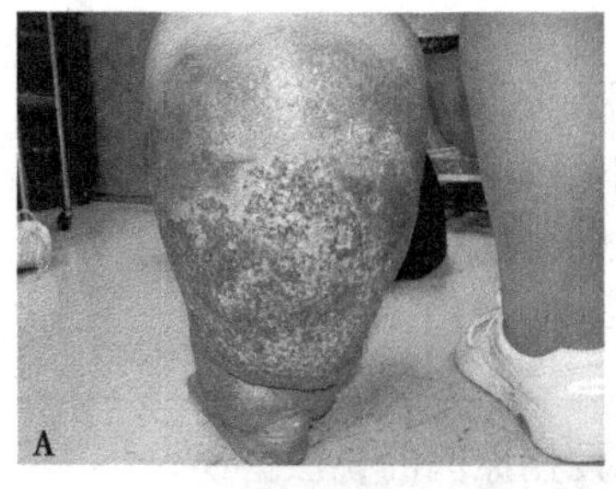

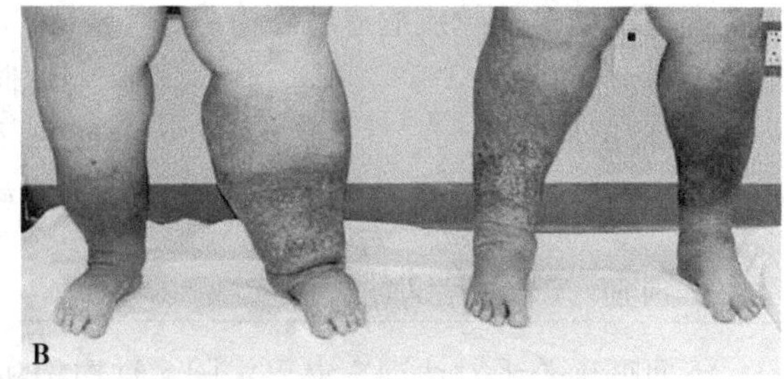

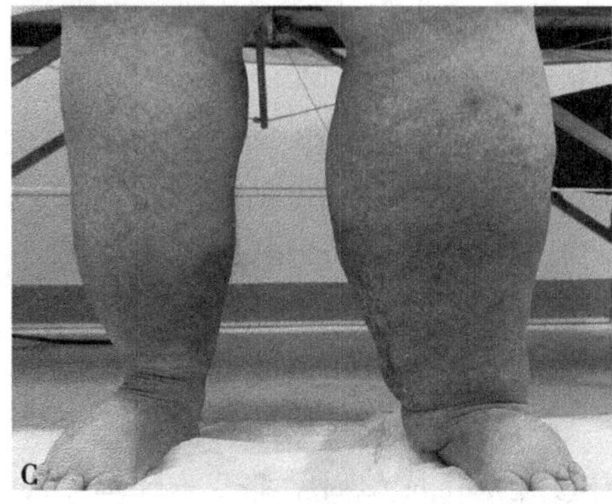

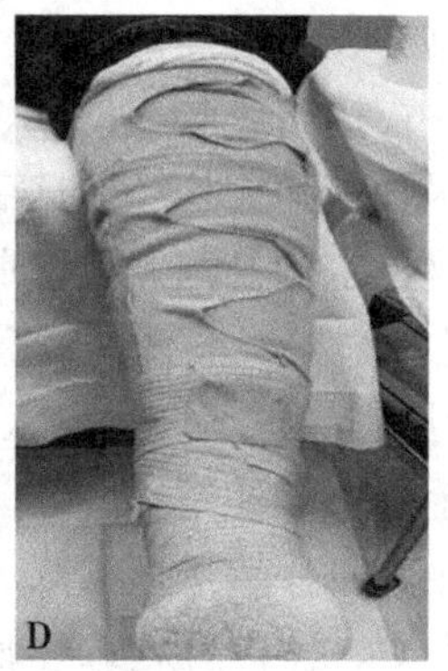

图14-5　(A)左腿淋巴水肿的肥胖患者的弥漫性皮肤破损区域；(B)患者的丈夫也可见因蜂窝织炎所致的皮肤破溃；(C)抗菌治疗后的溃疡；(D)使用半硬度维可牢尼龙搭扣绷带去控制淋巴水肿。(图片由C. Fife, MD提供，参见彩图“患者情况梗概”)

自我测验——静脉性溃疡

1. 静脉性溃疡的发病原因：

   A. 静脉淤滞　　　　B. 静脉高压

   C. 静脉血栓　　　　D. 静脉曲张

   答案：B。静脉淤滞被认为是通过血液淤积于静脉内而引起静脉性溃疡，但最新文献报告静脉高压可以引起静脉壁和皮下组织压力增高而引发溃疡。

2. 踝肱指数(ABI)是判断下肢血流灌注是否减少的一项指标：

   A. 是　　　　B. 否

   答案：A。下肢的血液灌注通过ABI指数间接测量。

3. 下肢静脉性溃疡治疗最重要的组成部分：

   A. 伤口湿性愈合　　　　B. 抗生素

   C. 压力疗法　　　　D. 血管重建

   答案：C。压力疗法可有效地管理静脉性和淋巴水肿性伤口。

4. 哪项运动对静脉疾病患者最有害：

A. 疼痛时走路　　B. 睡眠时双腿交叉

C. 使用尼古丁　　D. 不能自己自测静脉搏动

答案：C。尼古丁能收缩血管导致动脉粥样硬化和静脉疾病。

自我测验——淋巴水肿

1. 下面哪项关于发达国家淋巴水肿流行病学和发病原因的说法错误？

A. 常并发于肿瘤治疗

B. 整夜抬高患肢，使用大剂量利尿剂改善水肿

C. 尽管水肿症状经治疗后可缓解，但不能治愈

D. 淋巴水肿易与先天性脂肪沉积紊乱并发的脂肪水肿相混淆

答案：B。整夜抬高患肢和大剂量使用利尿剂对淋巴水肿无效。

2. 哪种原因导致下肢淋巴水肿？

A. 毛细血管滤过率降低　　B. 间隙内液体压降低

C. 血管胶体渗透压下降　　D. 毛细血管超滤液降低

答案：C。任何引起血管胶体渗透压下降的因素都可导致血管内液体渗入组织间质内，从而引发水肿。

3. 下肢淋巴水肿护理措施不包括：

A. 使用短拉伸压力绷带和合适的压力装置

B. 手动淋巴引流

C. 常规使用利尿剂

D. 运动

答案：C。利尿剂能引起脱水，升高组织间胶体渗透压，从而引起水肿。

（蒋琪霞　徐元玲 译）

参考文献

Venous Disease

1. Young, J.R. "Differential Diagnosis of Leg Ulcers," *Cardiovascular Clinics* 13(2):171-93, 1983.
2. Cornwall, J.V., et al. "Leg Ulcers: Epidemiology and Aetiology," *British Journal of Surgery* 73(9):693, September 1986.
3. Coon, W.W., et al. "Venous Thromboembolism and Other Venous Disease in the Tecumseh Community Health Study," *Circulation* 48(4): 839-46, October 1973.
4. Dewolfe, V.G. "The Prevention and Management of Chronic Venous Insufficiency," *Practical Cardiology* 6:197-202, 1980.
5. Callam, M.J., et al. "Chronic Ulcers of the Leg: Clinical History," *British Medical Journal* (Clinical Research Edition) 294(6584):1389-91, May 30, 1987.
6. Nelzen,O.,etal."ThePrevalenceofChronicLower-limb Ulceration has been Underestimated: Results of a Validated Population Questionnaire," *British Journal of Surgery* 83(2):255-58, February 1996.
7. Rutherford, R.B. "The Vascular Consultation" in *Vascular Surgery,* Vol. 1, 4th ed. Philadelphia: WB Saunders, 1995.
8. Moore, W.S. (ed). *Vascular Surgery: A Comprehensive Review*, Philadelphia: WB Saunders, 1991.
9. Browse, N.L., et al. *Diseases of the Veins: Pathology,*

Diagnosis, and Treatment. London: Edward Arnold, 1988.

10. Phillips, T.J., and Dover, J.S. "Leg Ulcers," *Journal of the American Academy of Dermatology* 25(6 Pt 1):965-89, December 1991.
11. Levick, J. "Revision of the Starling Principle: New Views of Tissue Fluid Balance," *Journal of Physiology* 557(3):704, 2004.
12. Browse, N.L., and Burnand, K.G. "The Cause of Venous Ulceration," *Lancet* 2(8292):243-45, July 31, 1982.
13. Dodd, H., and Cockett, F. "The Postthrombotic Syndrome and Venous Ulceration," in Dodd, H., and Cockett, F. (eds.), *The Pathology and Surgery of the Veins of the Lower Limbs*. New York: Churchill Livingstone, 1976.
14. Burnand, K., et al. "Venous Lipodermatosclerosis: Treatment with Fibrinolytic Enhancement and Elastic Compression," *British Medical Journal* 280(6206):7-11, January 5, 1980.
15. Nicolaides, A., et al. "Chronic Deep Venous Insufficiency," in Haimovici, H., et al. eds., *Haimovici's Vascular Surgery*, 4th ed. Oxford: Blackwell Science, 1996.
16. Powell, S. "Contact Dermatitis in Patients with Chronic Leg Ulcers," *Journal of Tissue Viability* 6(4):103-106, October 1996.
17. Owens, J.C. "Management of Postphlebitic Syndrome," *British Journal of Surgery* 68:807-96, 1981.
18. Nicolaides, A.N., et al. "The Relation of Venous Ulceration with Ambulatory Venous Pressure Measurements," *Journal of Vascular Surgery* 17(2):414-19, February 1993.
19. Blalock, A. "Oxygen Content of Blood in Patients with Varicose Veins," *Archives of Surgery* 19: 898-905, 1929.
20. Lindemayr, W., et al. "Arteriovenous Shunts in Primary Varicosis? A Critical Essay," *Vascular Surgery* 6(1):9-13, January-February 1972.
21. Burnand, K.G., et al. "Peripapillary Fibrin in the Ulcer-bearing Skin of the Leg: The Cause of Lipodermatosclerosis and Venous Ulceration," *British Medical Journal* (Clinical Research Edition) 285(6):1071-72, November-December 1982.
22. Falanga, V., et al. "Pericapillary Fibrin Cuffs in Venous Ulceration: Persistence with Treatment and During Ulcer Healing," *Journal of Dermatology, Surgery, & Oncology* 18(5):409-14, May 1992.
23. Coleridge Smith, P.D., et al. "Causes of Venous Ulceration," *British Journal of Hospital Medicine* (Clinical Research Edition) 296(6638):1726-27, June 18, 1988.
24. Sarin, S., et al. "Disease Mechanisms in Venous Ulceration," *British Journal of Hospital Medicine* 45(5):303-5, May 1991.
25. Falanga, V., and Eaglstein, W.H. "The 'Trap' Hypothesis of Venous Ulceration," *Lancet* 341(8851):1006-08, April 17, 1993.
26. Porter, J.M., et al. "Reporting Standards in Venous Disease," *Journal of Vascular Surgery* 8(2):172-81, August 1988.
27. Ad Hoc Committee of the American Venous Forum. "Classification and Grading of Chronic Venous Disease in the Lower Limbs: A Consensus Statement," in Gloviczki, P. and Yao, J.S.T. (eds.), *Handbook of Venous Disorders: Guidelines of the American Venous Forum*. London: Chapman & Hall, 1996.
28. Kistner, R.L., et al. "Diagnosis of Chronic Venous Disease of the Lower Extremities: The CEAP Classification," *Mayo Clinic Proceedings* 71(4): 338-45, April 1996.
29. Eklof, B., Rutherford, R.B., Bergan, J.J., et al. "Revision of the CEAP Classification for Chronic Venous Disorders: Consensus Statement." Presented at the Sixteenth Annual Meeting of the American Venous Forum, Orlando, Florida, February 26-29, 2004.
30. Rutherford, R.B., Padberg, F.T., Jr., Comerota, A.J., Kissner, R.I., Meissner, M.H., Moneta, G.I., American Venous Forum's Ad Hoc Committee on Venous Outcomes Assessment. "Venous Severity Scoring: An Adjunct to Venous Outcome Assessment," *Journal of Vascular Surgery* 31: 1307-12, 2000.
31. Vasquez, M.A., Rabe, E., McLafferty, R.B., Shortell, C.K., Marston, W.A., Gillespie, D., Meissner, M.H., Rutherford, R.B. "Revision of the Venous Clinical Severity Score: Venous Outcomes Consensus Statement: Special Communication of the American Venous Forum Ad Hoc Outcomes Working Group," *Journal of Vascular Surgery* 52(5):1387-96, 2010.
32. Fahey, V.A., and White, S.A. "Physical Assessment of the Vascular System," in Fahey, V.A. (eds.), *Vascular Nursing*. Philadelphia: WB Saunders, 1994.
33. Douglas, W.S., and Simpson, N.B. "Guidelines for the Management of Chronic Venous Leg Ulceration: Report of a Multidisciplinary Workshop," *British Journal of Dermatology* 132(3):446-52, March 1995.
34. Lane, K., Worsley, D., McKenzie, D. "Exercise and the Lymphatic System: Implications for Breast-Cancer Survivors," *Sports Medicine* 35(6):461-471, 2005.
35. Belcaro, G., et al. "Noninvasive Tests in Venous Insufficiency," *Journal of Cardiovascular Surgery* 34(1):3-11, February 1993.
36. Nicolaides, A.N., and Miles, C. "Photoplethysmography in the Assessment of Venous Insufficiency," *Journal of Vascular Surgery* 5(3):405-12, March 1987.
37. Burton, C., "Venous Ulcers," *American Journal of Surgery* 167(1A Suppl):S37-S41, January 1994.

38. Jones, S.A., Bowler, P.G., Walker, M., Parsons, D. "Controlling Wound Bioburden with a Novel Silver Containing Hydrofiber Dressing," *Wound Repair and Regeneration* 12:288-94, 2004.
39. Lineaweaver, W., et al. "Topical Antimicrobial Toxicity," *Archives of Surgery* 120(3):267-70, March 1985.
40. Lineaweaver, W., et al. "Cellular and Bacteriologic Toxicities of Topical Antimicrobials," *Plastic & Reconstructive Surgery* 75(3):94-96, March 1985.
41. Cooper, M., et al. "The Cytotoxic Effects of Commonly Used Topical Antimicrobial Agents on Human Fibroblasts and Keratinocytes," *Journal of Trauma* 31(6):775-84, June 1991.
42. McCauley, R.L., et al. "In Vitro Toxicity of Topical Antimicrobial Agents to Human Fibroblasts," *Journal of Surgical Research* 46(3):267-74, March 1989.
43. Maklebust, J. "Using Wound Care Products to Promote a Healing Environment," *Critical Care Nursing Clinics of North America* 8(2):141-58, June 1996.
44. Maklebust, J., and Sieggreen, M. *Pressure Ulcers: Guidelines for Prevention and Management*, 3rd ed., Springhouse, PA: Springhouse Corp., 2001.
45. Niederhuber, S.S., et al. "Reduction of Skin Bacterial Load with Use of Therapeutic Whirlpool," *Physical Therapy* 55(5):482-86, May 1975.
46. Bohannon, R.W. "Whirlpool versus Whirlpool and Rinse for Removal of Bacteria from a Venous Stasis Ulcer," *Physical Therapy* 62(3):304-308, March 1982.
47. O'Meara, S., Cullum, N.A., Nelson, F.A. "Compression for Venous Leg Ulcers," *Cochrane Database of Systematic Reviews* 1:CD000265, 2009.
48. Palfryman, S.S.J., Nelson, E.A., Lochiel, R., Michaels, J.A. "Dressings for Healing Venous Leg Ulcers," *Cochrane Database of Systematic Reviews* 3:CD001103, 2006.
49. Michaels, J., Palfreyman, S., Shackley, P. "Randomized Controlled Trial and Cost Effectiveness Analysis of Silver-donating Antimicrobial Dressings for Venous Leg Ulcers (VULCAN Trial)," *British Journal of Surgery* 96:1147 -56, 2009.
50. Jull, A., Walker, N., Parag, V., Molan, P., Rogers, A. "Randomized Clinical Trial of Honey-impregnated Dressings for Venous Leg Ulcers," *British Journal of Surgery* 95:175-82, 2008.
51. Goldman, M.P., et al. "Diagnosis and Treatment of Varicose Veins: A Review," *Journal of the American Academy of Dermatology* 31(3 PH): 393-416, September 1994.
52. Cordts, P.R., et al. "A Prospective, Randomized Trial of Unna's Boot versus Duoderm CGF Hydroactive Dressing plus Compression in the Management of Venous Leg Ulcers," *Journal of Vascular Surgery* 15(3):480-86, March 1992.
53. Mayberry, J.C., et al. "Nonoperative Treatment of Venous Stasis Ulcer," in Bergan, J.J., and Yao, J.S.T. (eds.), *Venous Disorders*. Philadelphia: WB Saunders, 1991.
54. Partsch, H. Clark, M., Mosti, G., et al. "Classification of Compression Bandages: Practical Aspects," *Dermatology Surgery* 34:600-9., 2008.
55. Winter, G.D. "Formation of a Scab and the Rate of Epithelialization of Superficial Wounds in the Skin of a Pig," *Nature* 193:293-94, 1962.
56. Loiterman, D.A., and Byers, P.H. "Effect of a Hydrocellular Polyurethane Dressing on Chronic Venous Ulcer Healing," *Wounds* 3(5):178-81, September-October 1991.
57. World Union of Wound Healing societies (WUWHS). *Principles of Best Practice: Compression in Venous Leg Ulcers. A Consensus Document.* London: MEP Ltd, 2008.
58. Noyes, L.D., et al. "Hemodynamic Assessment of High Compression Hosiery in Chronic Venous Disease," *Surgery* 102(5):813-15, November 1987.
59. Pekanmaki, K., et al. "Intermittent Pneumatic Compression Treatment for Postthrombotic Leg Ulcers," *Clinical & Experimental Dermatology* 12(5):350-53, September 1987.
60. Scurr, J.H., et al. "Regimen for Improved Effectiveness of Intermittent Pneumatic Compression in Deep Venous Thrombosis Prophylaxis," *Surgery* 102(5):816-20, November 1987.
61. Mulder, G., et al. "Study of Sequential Compression Therapy in the Treatment of Nonhealing Chronic Venous Ulcers," *Wounds* 2:111-15, 1990.
62. Allsup, D.J. "Use of the Intermittent Pneumatic Compression Device in Venous Ulcer Disease," *Journal of Vascular Nursing* 12(4):106-11, December 1994.
63. Smith, P.C., et al. "Sequential Gradient Pneumatic Compression Enhances Venous Ulcer Healing: A Randomized Trial," *Surgery* 108(5):871-75, November 1990.
64. Mirand, F., Perez, M., Castigloni, M., et al. "Effect of Sequential Intermittent Pneumatic Compression on Both Leg Lymphedema Volume and on Lymph Transport as Semi-quantitatively Evaluated by Lymphoscintigraphy," *Lymphology* 34:135-41, 2001.
65. Margolis, D.J., Berlin, J.A., Strom, B.L. "Risk Factors Associated with the Failure of a Venous Leg Ulcer to Heal," *Archives of Dermatology* 135(8):920-26, 1999.
66. Chaby, G., Viseux, V., Ramelet, A.A., et al. "Refractory Venous Leg Ulcers: A Study of Risk Factors," *Dermatologic Surgery* 32(4): 512-19, 2006.
67. Szuba, A., Cooke, J., Yousuf, S., Rockson, S.

"Decongestive Lymphatic Therapy for Patients with Cancer-Related or Primary Lymphedema," *The American Journal of Medicine* 109(4):296-300, September 2000.

68. Neglén, P., Raju, S. "Intravascular Ultrasound Scan Evaluation of the Obstructed Vein," *Journal of Vascular Surgery* 35:694-700, 2002.
69. Neglén, P., Hollis, K.C., Olivier, J., Raju, S. "Stenting of the Venous Outflow in Chronic Venous Disease: Long-term Stent-related Outcome, Clinical, and Hemodynamic Result," *Journal of Vascular Surgery* 46:979-90, 2007.
70. Kasirajan, K., Ramaiah, V.G., Diethrich, E.B. "The Trellis Thrombectomy System in the Treatment of Acute Limb Ischemia," *Journal of Endovascular Therapy* 10:317-21, 2003.
71. Tsetis, D.K., Katsamouris, A.N., Androulakakis, Z., et al: "Use of the Trellis Peripheral Infusion System for Enhancement of rt-PA Thrombolysis in Acute Lower Limb Ischemia," *Cardiovascular and Interventional Radiology* 26:572-75, 2003.
72. Kasirajan, K., et al. "Percutaneous AngioJet thrombectomy in the Management of Extensive Deep Venous Thrombosis," *Journal of Vascular and Interventional Radiology* 12:179-85, 2001.
73. Kim, H.S., et al. "Adjunctive Percutaneous Mechanical Thrombectomy for Lower-extremity Deep Vein Thrombosis: Clinical and Economic Outcomes," *Journal of Vascular and Interventional Radiology* 17:1099-110, 2006.
74. Gloviczki, P., Pairolero, P.C., Toomey, B.J., Bower, T.C., Rooke, T.W., Stanson, A.W., Hallett, J.W., Jr., Cherry, K.J., Jr. "Reconstruction of Large Veins for Nonmalignant Venous Occlusive Disease," *Journal of Vascular Surgery* 16:750-61, 1992.
75. Kistner, R.L. "Valve Reconstruction for Primary Valve Insufficiency," in Bergan, J.J., and Kistner, R.L. (eds.), *Atlas of Venous Surgery*. Philadelphia: WB Saunders, 1992.
76. Ko, D., Lerner, R., Klose, G., Cosimi, A. "Effective Treatment of Lymphedema of the Extremities," *Archives of Surgery* 133:452-458, April 1998.
77. Raju, S. "Axillary Vein Transfer for Postphlebitic Syndrome," in Bergan, J.J., and Kistner, R.L. (eds.), *Atlas of Venous Surgery*. Philadelphia: WB Saunders, 1992.
78. Kistner, R.L. "Transposition Techniques," in Bergan, J.J., and Kistner, R.L. (eds.), *Atlas of Venous Surgery*. Philadelphia: WB Saunders, 1992.
79. Maleti, O., Lugli, M. "Neovalve Construction in Postthrombotic Syndrome," *Journal of Vascular Surgery* 43:794-99, 2006.
80. Tripathi, R., Sienarine, K., Abbas, M., Durrani, N. "Deep Venous Valve Reconstruction for Non-healing Leg Ulcers: Techniques and Results," *Australian and New Zealand Journal of Surgery* 74:34-9, 2004.
81. Gloviczki, P., Bergan, J., (eds.). *Atlas of Endoscopic Perforator Vein Surgery*. London: Springer-Verlag, 1998.
82. Tenbrook, J.A., Jr., Iafrati, M.D., O'Donnell, T.F., Jr., et al: "Systematic Review of Outcomes after Surgical Management of Venous Disease Incorporating Subfascial Endoscopic Perforator Surgery," *Journal of Vascular Surgery* 39:583-89, 2004.
83. Breu, F.X., and Guggenbichler, S. "European Consensus Meeting on Foam Sclerotherapy," *Dermatologic Surgery* 30(5):709-17, May 2003.
84. Frullini, A., Cavezzi, A. "Sclerosing Foam in the Treatment of Varicose Veins and Telangiectasia: History and Analysis of Safety and Complications," *Dermatologic Surgery* 28:11-15, 2002.
85. Scurr, J.H. "Alternative Procedures in Deep Venous Insufficiency," in Bergan, J.J., and Kistner, R.L. (eds.), *Atlas of Venous Surgery*. Philadelphia: WB Saunders, 1992.
86. Proebstle, T.M., Vago, B., Alm, J., Göckeritz, O., Lebard, C., Pichot, O. "Treatment of the Incompetent Great Saphenous Vein by Endovenous Radiofrequency Powered Segmental Thermal Ablation: First Clinical Experience," *Journal of Vascular Surgery* 47:151-56, 2008.
87. Proebstle, T.M., Lehr, H.A., Kargl, A., Espinola-Klein, C., Rother, W., Bethge, S., Knop, J. "Endovenous Treatment of the Greater Saphenous Vein with a 940 nm Diode Laser: Thrombotic Occlusion after Endoluminal Thermal Damage by Laser Generated Steam Bubbles," *Journal of Vascular Surgery* 35:729-36, 2002.
88. Falanga, V., Sabolinski, M. "A Bilayered Living Skin Construct (APLIGRAF) Accelerates Complete Closure of Hard-to-heal Venous Ulcers," *Wound Repair and Regeneration* 7:201-17, 1999.
89. Lawrence, P.F., Chandra, A., Wu, M., Rigberg, D., DeRubertis, B., Gelabert, H., Jimenez, J.C., Carter, V. "Classification of Proximal Endovenous Closure Levels and Treatment Algorithm," *Journal of Vascular Surgery* 52:388-93, 2010.

Lymphedema

1. Mortimer, P. "The Pathophysiology of Lymphedema," American Cancer Society Lymphedema Workshop. *Cancer* 83(12 Suppl American): 2798-802,1998.
2. Logan, V. "Incidence and Prevalence of Lymphoedema: A Literature Review," *Journal of Clinical Nursing* 4:213-19, 1995.
3. Williams, A., Franks, P., Moffat, C. "Lymphoedema: Estimating the Size of the Problem," *Palliative Medicine* 19:300-13, 2005.
4. Bundy, M., Grenfell, B. "Reassessing the Global Prevalence and Distribution of Lymphatic Filariasis," *Parasitology* 112(Pt 4):409-28, 1996.

5. Armer, J. "The Problem of Post-Breast Cancer Lymphedema: Impact and Measurement Issues," *Cancer Investigation* 23(1):76-83, 2005.
6. Petrek, J., Senie, R., Peters, M., Rosen, P. "Lymphedema in a Cohort of Breast Carcinoma Survivors 20 Years after Diagnosis," *Cancer* 92(6):1368-77, 2001.
7. Geller, B., Vacek, P., O'Brien, P., Secker-Walker, R. "Factors Associated with Arm Swelling After Breast Cancer Surgery," *Journal of Women's Health (Larchmt)* 12:921-930, 2003.
8. Okeke, A., Bates, D., Gillatt, D. "Lymphoedema in Urological Cancer," *European Urology* 45(1):18-25, 2004.
9. Shaw, J., Rumball, E. "Complications and Local Recurrence Following Lymphadenectomy," *British Journal of Surgery* 77:760-64, 1990.
10. James, J. "Lymphedema Following Ilio-Inguinal Lymph Node Dissection," *Scandinavian Journal of Plastic and Reconstructive Surgery* 16:167-71, 1982.
11. Mortimer, P. "Implications of the Lymphatic System in CVI-Associated Edema," *Angiology* 51(1):3-7, 2000.
12. Mortimer, P., Levick, R. "Chronic Peripheral Oedema: The Critical Role of the Lymphatic System," *Clinical Medicine* 4(5):448-53, 2004.
13. Duran, W., Pappas, P., Schmid-Schonbein, G. "Microcirculatory Inflammation in Chronic Venous Insufficiency: Current Status and Future Directions," *Microcirculation* 7(6 [Pt 2]):S49-58, 2000.
14. Tiwari, A., Cheng, K., Button, M., Myint, F., Hamilton, G. "Differential Diagnosis, Investigation, and Current Treatment of Lower Limb Lymphedema," *Archives of Surgery* 138(2): 152-61, 2003.
15. Olszewski, W., Pazdur, J., Kubasiewicz, E., Zaleska, M., Cooke, C., Miller, N. "Lymph Draining From Foot Joints in Rheumatoid Arthritis Provides Insight into Local Cytokine and Chemokine Production and Transport to Lymph Nodes," *Arthritis & Rheumatism* 44(3): 541-49, 2001.
16. Topham, E., Mortimer, P. "Chronic Lower Limb Oedema," *Clinical Medicine* 2(1):28-31, 2002.
17. Moffat, C., Franks, P., Doherty, D., Williams, A., Badger, C. "Lymphoedema: An Underestimated Health Problem," *Quarterly Journal of Medicine* 96:731-738, 2003.
18. Petlund, C. *Prevalence and Incidence of Chronic Lymphoedema in a Western European Country,* in Nishi, M., Uchina, S., Yabuki, S. (eds.), *Progress in Lymphology,* Vol XII. Amsterdam: Elsevier Science Publishers BV, 1990, pp 391–94.
19. Lane, K., Worsley, D., McKenzie, D. "Exercise and the Lymphatic System: Implications for Breast-Cancer Survivors," *Sports Medicine* 35(6): 461-71, 2005.
20. Guyton, A., Hall, T. *Textbook of Medical Physiology*. Philadelphia: WB Saunders, 1999.
21. International Society of Lymphology. "The Diagnosis and Treatment of Peripheral Lymphoedema. Consensus Document of the International Society of Lymphology Executive Committee," *Lymphology* 36:84-91, 2003.
22. Kaipainen, A., Korhonen, J., Mustonen, T., et al. "Expression of the FMS-like Tyrosine Kinase 4 Gene Becomes Restricted to Lymphatic Endothelium During Development," *Proceeding of the National Academy of Science USA* 92(8): 3566-70, 1995.
23. Saharinen, P., Tammela, T., Karkkainen, M., Alitalo, K. "Lymphatic Vasculature: Development, Molecular Regulation and Role in Tumor Metastasis and Inflammation," *Trends in Immunology* 25(7):387-95, 2004.
24. Schmid-Schonbein, G. "Microlymphatics and Lymph Flow," *Physiological Reviews* 70(4): 987-1028, 1990.
25. Schmid-Schonbein, G. "Mechanisms Causing Initial Lymphatics to Expand and Compress to Promote Lymph Flow," *Archives of Histology and Cytology* 53(Suppl):107-14, 1990.
26. Foeldi, M., Foeldi, E., Kubik, S. *Textbook of Lymphology: for Physicians and Lymphedema Therapists*, 5th ed. Munich: Urban & Fischer Verlag, 2003.
27. Foldi, E., Foldi, M., Clodius, L. "The Lymphedema Chaos: A Lancet," *Annals of Plastic Surgery* 22(6):505-15, 1989.
28. Threefoot, S. "The Clinical Significance of Lymphaticovenous Communications," *Annals of Internal Medicine* 72(6):957-58, 1970.
29. Adamson, R., et al. "Oncotic Pressures Opposing Filtration Across Non-fenestrated Rat Microvessels." *Journal of Physiology* 557:889-907, 2004.
30. Levick, J. "Revision of the Starling Principle: New Views of Tissue Fluid Balance," *Journal of Physiology* 557(3):704, 2004.
31. Macdonald, J. "Wound Healing and Lymphedema: A New Look At an Old Problem," *Ostomy Wound Management* 47(4):52-7, 2001.
32. Eliska, O., Eliskova, M. "Morphology of Lymphatics in Human Venous Crural Ulcers with Lipodermatosclerosis," *Lymphology* 34:111-23, 2001.
33. Bollinger, A., Isenring, G., Franzeck, U. "Lymphatic Microangiopathy: A Complication of Severe Chronic Venous Incompetence," *Lymphology* 15:60-65, 1982.
34. Bollinger, A., Leu, A., Hoffmann, U., Franzeck, U. "Microvascular Changes in Venous Disease: An Update," *Angiology* 48(1):27-31, 1997.
35. Leu, A., Leu, H-J., Franzeck, U., Bollinger, A.

"Microvascular Changes in Chronic Venous Insufficiency — A Review," *Cardiovascular Surgery* 3(3):237-45, 1995.

36. Junger, M., Steins, A., Hahn, M., Hafner, H.M. "Microcirculatory Dysfunction in Chronic Venous Insufficiency (CVI)," *Microcirculation* 7(6 Pt 2): S3-12, 2000.
37. Franzeck, U., Haselbach, P., Speiser, D., Bollinger, A. "Microangiopathy of Cutaneous Blood and Lymphatic Capillaries in Chronic Venous Insufficiency (CVI)," *Yale Journal of Biology and Medicine* 66:37-46, 1993.
38. Brautigam, P. "The Importance of the Subfascial Lymphatics in the Diagnosis of Lower Limb Edema: Investigations with Semiquantitative Lymphoscintigraphy," *Angiology* 44:464-70, 1993.
39. Bull, R., Ansell, G., Stanton, A.W., Levick, J.R., Mortimer, P.S. "Normal Cutaneous Microcirculation in Gaiter Zone (Ulcer-susceptible Skin) Versus Nearby Regions in Healthy Young Adults," *International Journal of Microcirculation, Clinical and Experimental* 15(2):65-74, 1995.
40. Rasmussen, J.C., Tan, I.C., Marshall, M.V., Fife, C.E., Sevick-Muraca, E.M. "Lymphatic Imaging in Humans with Near-infrared Fluorescence," *Current Opinion in Biotechnology* 20(1):74-82, 2009.
41. Bernas, M., Witte, M. "Consensus and Dissent on the ISL Consensus Document on the Diagnosis and Treatment of Peripheral Lymphedema," *Lymphology* 37:165-67, 2004.
42. Foldi, M. "Remarks Concerning the Consensus Document of the ISL 'The Diagnosis and Treatment of Peripheral Lymphedema,'" *Lymphology* 37: 168-73, 2004.
43. Fahey, V.A., White, S.A. "Physical Assessment of the Vascular System," in Fahey, V.A. (ed.), *Vascular Nursing*. Philadelphia: WB Saunders, 1994.
44. Douglas, W.S., and Simpson, N.B. "Guidelines for the Management of Chronic Venous Leg Ulceration: Report of a Multidisciplinary Workshop," *British Journal of Dermatology* 132(3):446-52, 1995.
45. Belcaro, G., Labropoulos, N., Christopoulos, D., et al. "Noninvasive Tests in Venous Insufficiency," *Journal of Cardiovascular Surgery (Torino)* 34(1): 3-11, 1993.
46. Fife, C.E., Maus, E.A., Carter, M.J. "Lipedema: A Frequently Misdiagnosed & Misunderstood Fatty Deposition Syndrome," *Advances in Skin & Wound Care* 23(2):81-92, Quiz 93-94, 2010.
47. Macdonald, J.M., Ryan, T.J. *Lymphoedema and the Chronic Wound: The Role of Compression and Other Interventions.* Geneva, Switzerland: World Health Organization, 2010, pp. 63-83.

第15章

动脉性溃疡

学习目标

1. 识别下肢动脉系统的结构和解释其功能。
2. 评估下肢动脉疾病及溃疡的症状和体征。
3. 针对下肢动脉疾病选择适宜的实验室血管诊断性检查项目。
4. 评价下肢动脉疾病的内科和外科治疗方法。
5. 为患者设计适宜的预防健康教育方案并促进其适当改变生活方式。

动脉性溃疡的范围

外周血管疾病通常是指腿部的动脉问题。有些作者也将静脉及淋巴系统的疾病定义为外周血管疾病，因此读者在讨论此问题时应关注它们之间的区别。

腿部和足部溃疡可能由多个不同的病因所致，包括动脉、静脉、淋巴系统疾病，伴有创伤、感染、炎症性疾病和恶性肿瘤。本章节主要描述腿部的动脉疾病，包括动脉的解剖学、生理学及下肢动脉溃疡的检查及治疗。

8%～10% 罹患腿部和足部溃疡的患者存在原发性动脉功能不足的问题[1]。据统计，超过 60 岁的人群中 1%～22% 的人会发生血管末梢皮肤溃疡[2-5]。一项引用患者自我报告的研究发现，下肢血管溃疡的问题被低估了，相当多的患者表示他们自己照顾自己的溃疡而没有咨询医务人员的意见[6]。腿部溃疡的主要病因为慢性静脉疾病，而足部溃疡则多由动脉性疾病所引起[1, 7-9]。尽管普遍认为，慢性伤口会对患者的生理、经济和精神产生影响，然而如何来测量其对生活质量的影响是个难题[10]。此外，获得腿部溃疡准确的病因学信息也非常困难，因为约 1/3 的医疗文件中缺乏溃疡病因的文书记录。

血管的解剖和生理学

血管包括动脉、静脉和淋巴系统。血管性溃疡可由多种原因引起并发生于这些系统中的任意一个。基于本章节的学习目标，现仅对动脉系统进行阐述。

动脉系统

充足的下肢动脉灌注基于良好的心脏功能。血液从左心室泵出，通过胸主动脉向下，然后进入肋间动脉，肋间动脉源于降主动脉，是负责腿部血流灌注的首要血管。当发生远端动脉阻塞时，这些分支血管将因成为唯一的灌注血管而变得更加重要。主动脉始于胸腔并向下进入腹腔，动脉腔径随着动脉不断分支而逐渐减小。当末端分支动脉进入肾脏时其腔径会出现急剧缩小。

腰椎动脉通常来自于腹腔内各椎体两旁成对的动脉。在发生末端血管阻塞或严重的髂主动脉阻塞性疾病时，腰椎动脉会成为下肢重要的侧支通路。在平脐水平，腹主动脉分支成髂总动脉，进而又分支成髂内、髂外两支动脉。髂内动脉主要负责灌注低位乙状结肠及直肠，此外，此动脉通过臀肌及阴部的分支可作为腿部的旁系通路进行灌注。髂外动脉在腹股沟韧带水平处成为股动脉，在该部位触诊可扪及明显的动脉搏动。

股动脉的走向

股总动脉通常分为两支，浅表的股浅动脉及深部的股深动脉。股深动脉为灌注下腿部的唯一的、最重要的交通血管。其在肌肉间穿行，当股浅动脉发生阻塞时可允许腘动脉重构。股浅动脉穿出内收肌裂孔后即变为腘动脉，内收肌裂孔亦被称为收肌管（Hunter's canal）（参见“动脉系统”）。

伴有外周血管阻塞性疾病的患者，其腿部的股浅动脉最容易发生阻塞，而该动脉堵塞很少造成患者下肢明显缺血的发生。在膝关节以下，腘动脉分支成胫腓干和胫前动脉。胫前动脉通过腘窝继续前行穿过连接胫骨和腓骨的骨间膜，随后沿胫骨前肌下行至足部。胫腓干则在一定的距离分支成腓动脉和胫后动脉。

腓动脉在深部肌群中向下穿行至踝部，而胫后动脉则在较浅的筋膜层中下降至足部。腓动脉提供了许多重要的分支血管以灌注局部肌肉。腓动脉阻塞时患者常出现末梢肢体外周血管阻塞性疾病的严重表现。

胫动脉的走向

胫前和胫后动脉继续前行至足部，胫前动脉走行为足背动脉时可被触及其搏动，而胫后动脉沿着内踝后方下行，在此水平的动脉搏动亦可被触及。胫后动脉同时为供应足弓的深浅血管提供灌注。来自足弓的分支血管为足跟、足底提供动脉灌注，然后分支血管灌注至足趾。

足背动脉由胫前动脉下行而成，在足背处可被触及，最终与足弓相连通，在足部形成完整的循环。尽管腓动脉在踝关节水平以上走行已经终止，但其仍然通过中间及横向的分支沟通胫前和胫后动脉的最远端部分。对血管阻塞性疾病的患者而言，此分支为足弓另一条重要的交通血管并可用于维持血管再生。因

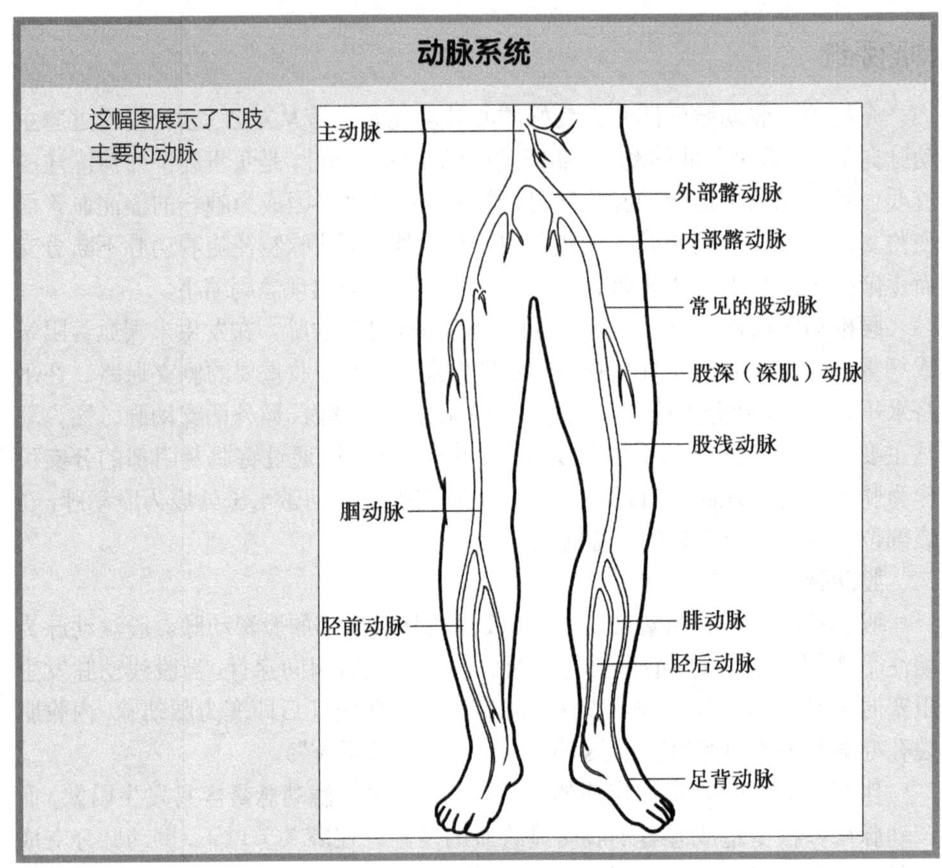

应用现代化的技术已能成功地将血管搭桥至更远端的血管，故血管外科可通过搭桥手术连接任何一条已有命名的血管。

动脉壁的结构

动脉壁通常由三层结构组成。外膜层，即动脉外膜，由一层疏松的结缔组织构成，为血管壁提供中等强度的支撑力量。中膜层，或中间层，含有弹性纤维和肌层纤维以维持血管壁的强度、弹性及收缩性。内膜层，为最里层，是血管的内皮层里衬，仅数层细胞的厚度。动脉树由中央向外周逐层下降，越往下血管收缩功能越明显。股总动脉以下的血管具有快速收缩或舒张的倾向，可对组织灌注产生直接影响。胫腓血管则能通过收缩或舒张以快速适应灌注量的变化。

当发生动脉粥样硬化性疾病，血管腔表面积缩小时，动脉能增加自身大小来维持恒定的剪切力。然而，一旦血管阻塞超过其直径的 50%，动脉进一步舒张的功能随即丧失，任何动脉硬化积聚物的增加都会阻碍动脉灌注。在相应狭

动脉壁

从图中可看到血管的分层，斑块和血栓的形成明显减少了通过血管的血流

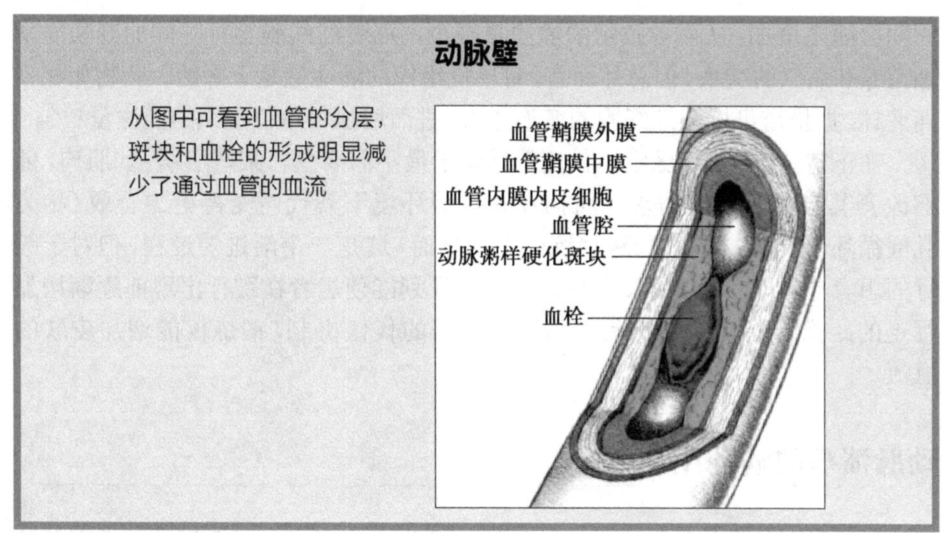

窄的区域血流会进一步减少，为了与管腔内血流的减少相适应，动脉管径也随之减小。随着动脉壁的硬化，动脉顺应性逐渐降低，最终将发生钙化性动脉粥样硬化（参见“动脉壁”）。

动脉灌注

血液会通过依次逐渐缩小的动脉管道最终到达微小动脉水平段。在前毛细血管床的血流（流变学因素）起着非常重要的灌注作用。血液为非牛顿触变性流体，即其黏度与其剪切速率成反比。剪切速率可与血流速度相等，血流越慢越容易形成涡流，血黏度则越高。当剪切速率恒定时，决定全血黏度最首要的因素为血细胞比容。随着红细胞聚集的增加，血黏度显著增加而血流速度则明显降低。

脱水或红细胞增多症是能引起全血黏度增加的两种疾病，这两种疾病可引起前毛细血管床产生淤泥样沉积并使组织灌注量减少。许多患有动脉阻塞性疾病的老年患者，即使只是中度脱水也可发生肢端血液灌注不良。单纯性水合作用能降低红细胞的容量，改善血液灌注。另一方面，血液黏稠度增加，如多发性骨髓瘤，可能需要通过血浆置换以移除异常凝集的蛋白质。然而，在“正常”的粥样硬化患者中，红细胞聚集的数量是通过血液黏稠度最重要的决定因素—血细胞比容来测量。

当血液进入毛细血管床时，毛细血管的直径会变得与红细胞相接近，约 8μm。红细胞相继通过毛细血管，并通过其可变形性在组织灌注中发挥了重要作用。当红细胞膜出现相对硬化的情况时，红细胞从前毛细血管移动至后毛细血管的

时间会随之增加，从而导致组织灌注量减少。尽管红细胞穿行时间的延长能增加营养和氧气的交换，但总体而言，每单位组织的灌注量是下降的。药物如配妥西菲林，据报道可增强红细胞的变形能力，进而增加每单位组织的灌注量[7,8]。

在正常情况下，动脉组织供应量远超于最小需要量。某些组织，如肌肉，能够改变其自身的代谢需求。肌肉在缺氧的环境下其代谢变得更加有效（称为乳酸循环），比如接受过长跑训练的人。然而，这是一个渐进的过程，但对于跛行的患者非常有用。定期、有规律的训练计划能使患者在跛行出现前逐渐增加行走的距离。而皮肤则不具有与肌肉相同的代偿机制，锻炼仅能增加皮肤的血流。

动脉溃疡的病理生理学

不同类型的血管性溃疡具有不同的病理生理特点。动脉溃疡是一类因动脉血流不足或缺血引起的愈合受阻的伤口。贫血导致的低氧可进一步加重缺血的程度。多种因素可导致动脉溃疡的发生。伴有动脉受损的下肢，可能血流量较少仅能够维持组织活性。处于缺血状态的末梢肢体，外伤或感染常常可促发溃疡的发生。

外伤性溃疡的位置因病因的不同而不同，但此类伤口通常发生在足部或胫前动脉分布区。创伤性溃疡可由急性物理性损伤如钝性外伤（例如，撞到家具或较重的物体跌落至足部）所致，或因急性或慢性压力作用（例如穿着不合适的鞋子所产生的持续性压力）所致。其他一些情形也可导致组织破溃，包括过热、化学物品、局部的血栓或栓子形成，这些因素均可通过损伤动脉血流而减少细胞营养。无论病因如何，一旦出现缺血，则会阻碍伤口的愈合。尽管某些伤口愈合的过程中可出现缺血的表现，但随着伤口愈合的进展，动脉血流通常会随之改善。动脉供血不足时，由于动脉血流减少而导致组织缺氧，损伤修复往往需要高于基线水平的耗氧量和更多的组织营养，最终可导致坏疽或组织坏死（参见“足前部缺血”）。

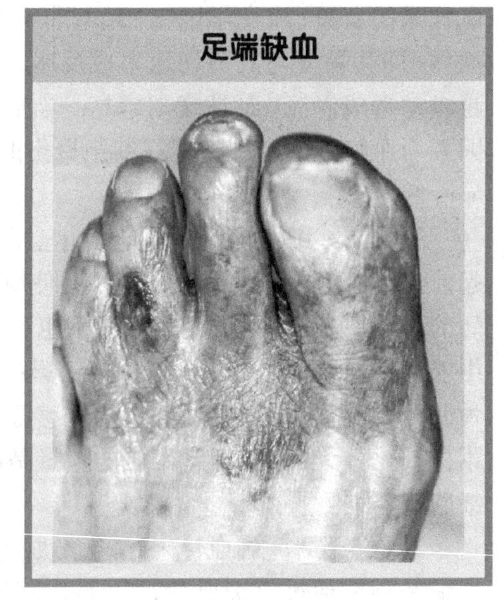

血管性溃疡的诊断

血管性疾病和溃疡的病因可通过患者既往史及其体格检查结果来推断。重点要关注血管病史，包括清晰的现病史描述、既往血管药物治疗史及相关病情、目前及既往所服用的药物和危险因素。下肢血管性疾病的症状和体征包括疼痛、组织缺损、外观或感知觉的改变。要求使用非侵入性血管检查去识别血管病变的部位。

首先要询问患者有无过敏史。当患者明确存在对某药物的过敏史，而该药物可能在血管造影时使用以进行染色时，要对此问题予以高度的重视。第二个问题要询问患者的服药情况及职业[11]。

询问患者既往史时，一个重要的问题是要记住“ABCDEs”，“ABCDEs”涵盖了所有会导致动脉血管性疾病的危险因素：

A. 糖化血红蛋白（A1C）水平是患者个人或家族糖尿病史或动脉疾病史的一个参考指标。对于男性、吸烟或存在其他危险因素的患者来说，动脉疾病通常比糖尿病的发病年龄更早。

B. 血压（Blood pressure）：检查血压是否升高，如果是，询问患者是否服药。

C. 胆固醇（Cholesterol）：胆固醇升高是危险因素之一，服用他汀类降胆固醇制剂可以降低此风险。

D. 饮食（Diet）与肥胖：体重增加，尤其当体质指数超过 25 时，罹患心血管和外周血管疾病以及糖尿病的风险增加。

E. 锻炼（Exercise）：定期、规律锻炼，能降低罹患外周血管疾病的风险，能增加机体对受损循环的耐受性。总体而言，腿部伴有间歇痛或卧床时亦有疼痛提示患者存在严重的缺血症状；爬数层楼或步行少于 50m 的距离即出现疼痛或跛行（小腿肌肉搏动样疼痛）提示疾病严重程度为中等；行走至两个街区的距离后出现症状提示疾病严重程度为轻度。

S. 吸烟（Smoking）：一支香烟可降低一小时内循环量的 30%。患者吸烟累积的包 - 年量越大，患病风险则越高。应询问患者每天吸烟量及吸烟的年数（例如：吸烟 30 年，每天半包，为 15 包 - 年）。

其他风险包括高水平的同型半胱氨酸和甲状腺水平低下。如果患者出现外周血管病变的表现，这类患者通常已存在冠状动脉疾病并伴有卒中史[12]。

体格检查

皮肤检查为体格检查的重要部分，包括检查远端肢体皮肤是否有紧绷或发亮、萎缩等血管性疾病的表现。由于皮肤的颜色可反映动脉灌注的情况，因此必须仔细检查每一个脚趾，并与其他脚趾及对侧肢体的情况比较。动脉功能不全导致的组织缺血最先表现为局部苍白，进而呈现斑驳样网状表现（网状青斑），随后出现暗紫色改变，最后变成黑色（参见彩图，动脉溃疡）。抬高足部45°可引起缺血的肢体变苍白，将缺血的足部调整至下垂体位后，足部随即变为暗红色或红润的颜色。此颜色改变即表示缺血组织的充血反应。远端肢体缺血可能出现毛发脱落，甲床失去原有的光泽并且变厚。应仔细鉴别缺血性指甲的改变与真菌感染或牛皮癣样的改变。

触诊

触诊皮肤的温度改变，缺血肢端皮肤变凉或发冷，这些温度变化与动脉病变有关。毛细血管充盈时间可通过以下过程来判定：首先，以拇指按压皮肤（足背或趾垫）阻断局部血液灌注以促使按压局部出现颜色变白，然后，解除压力，观察毛细血管的充盈及颜色的恢复时间，将此作为动脉 - 皮肤灌注的指标。进行此项检查时需将足部稍微抬高。正常的毛细血管充盈时间从苍白到恢复正常的皮肤颜色少于3秒。若触诊脉搏感受脉搏跳动的速率、节律性、强度及均衡性。最直观的检查结果即为脉搏存在与否。当触诊足背动脉搏动时更需注意，将肌腱收缩误认为动脉搏动是较为常见的错误。目前还未对动脉搏动分级系统达成普遍的共识。根据国际外周动脉疾病管理大会达成的共识[13]，脉搏可分为0级（缺失），1级（减弱的）和2级（正常）。美国心脏协会指南将边界性脉搏增加为3级。为了确保医学用语的一致性，脉搏分级必须与当地的政策相符合。高水平的观察者可通过感知局部变化来判断动脉搏动存在与否。有的临床医师会报告动脉搏动检查结果为2+或3+，这样的表达方式可能会引起混淆。当仅报告动脉搏动存在与否时，问题会更清晰化，也便于更好地沟通。然而，仅表面的评估指标显然并非总能准确地反映病情。一项研究发现，对足背动脉或胫后动脉搏动存在与否的判别，两位观察者同意第三位观察者结果的几率仅为50%[14]。该研究还报道，试验人群中4%～12%先天性足背动脉缺失，0.24%～12.8%为胫后动脉缺失。其他对脉搏的描述方式，如“弱的”、“边界性的”亦可被采纳。

尽管足部动脉的搏动在静息状态下可能存在，但也可能在运动状态下会消失。伴有跛行但仍存在清晰的、可辨别的动脉搏动患者应在血管实验室接受运

实践要点

记录动脉搏动的最佳方式为使用规范的描述语，如存在或缺如，而非数值评定，如2+或3+。使用一定的修饰语，如弱的或边界性的，以进一步描述和明确脉搏检查的结果。

动试验。临床人员常常有意漏检难以分辨的腘动脉搏动，尤其当足背动脉及胫后动脉搏动较强时。尽管良好的足动脉搏动提示足部有良好的血液灌注，然而若发现边界性的腘动脉搏动则可能提示有腘动脉瘤。腘动脉瘤可能成为腿部下段血栓的来源并导致组织坏死或失去肢体。

皮肤感觉检查

应检查患者的足部或腿部的溃疡是否存在神经病变。神经病变在糖尿病患者中非常常见，但也有一些其他的原因与丧失保护性感知觉有关，例如，在缺血的肢体，神经病变通常会掩盖因外伤或压力导致的伤口。缺乏痛觉和对损伤的感知觉会阻碍糖尿病患者尽早寻求适当的治疗。通过尼龙丝轻触可评价感觉神经是否病变，检查皮肤是否干燥也可作为自主神经检查的一部分，另外，还可通过诱发反应来检查运动神经。您可通过助记符 SAM（感觉 Sensory，自主 Autonomic 和运动 Motor）来协助记忆神经病变的检查。对明显的神经病变的客观性评估最好选用 5.07 Semmes-Weinstein 塞姆斯 - 韦恩斯坦的单丝尼龙[15]。进行此项检查时，应让患者闭眼，然后判断患者在何时能感受到单丝的存在。检查区域包括足底第一、第三和第五足趾；第一、第三、第五跖骨头；双侧足底中段区域；足跟底；最后是足背部。检查时，将尼龙丝置于检查的部位直到轻微弯曲，然后再转至下个位置。记录患者报告的阴性部位的数量，如果超过四个阴性部位，则提示患者存在神经病变的表现，即丧失保护性感觉（参见第 16 章，糖尿病足溃疡，临床关键点：使用尼龙丝评估保护性感觉）。

实践要点

运用助记符 SAM 评估神经病变

Sensory：感觉

Autonomic：自主

Motor：运动

动脉缺血的症状和体征

跛行性疼痛

动脉供血不足常见于主诉疼痛的患者[16]，疼痛多由于动脉粥样硬化性改变而阻断血流灌注相应组织所引起[17]。跛行性疼痛在运动时出现，休息时则缓解。跛行常出现在肌群远端至狭窄或闭塞的动脉区域。尽管小腿为跛行最常发生的区域，但其他部位如臀部、大腿或足部亦可出现，并可反复发生。跛行患者常主诉有肌肉的压迫感、疼痛或无力感。初始跛行距离是指患者行走至跛行开始出现的距离。患者行走直至停下的距离称为绝对跛行距离。患者被迫停止行走直至疼痛消退的时间称为恢复时间。

静息疼痛

患有腿部溃疡和组织灌注不良的患者通常会因为溃疡部位及远端肢体严重的、可能持续存在的锐性疼痛而寻求治疗。休息时出现疼痛代表组织灌注不足，是肢体存活受威胁或严重肢端缺血的表现，此种疼痛也称为静息痛。此类患者可能会描述伴有足部远端横跨跖骨区域疼痛而在夜间行走，为了缓解疼痛，患者常需要下床和放低足部，通过局部流体静压的增大促使血流增加以改善组织灌注，严重者则需要走动才能缓解疼痛。如果肢体处于下垂体位时，通过来自侧支血管的少量血流灌注可以缓解缺血性疼痛。有静息痛的患者开始入睡时可能采用腿部下垂体位，因此可能发生因长时间下垂而导致的腿部慢性水肿抬高水肿的肢体会进一步加剧静息痛，需判别水肿是由于静脉功能不全还是其他原因引起。

实践要点

静息痛代表终末期动脉功能不全，通常需要进行血管再植治疗[18-19]。

神经痛

感觉神经广泛病变的患者，如糖尿病患者——即使有严重的缺血性溃疡也可能不伴有疼痛感，另一方面，此类患者也可能存在因神经病变所引起的感觉过敏表现，如无法忍受袜子的轻微刺激。典型的神经病变性溃疡常生在足底部，周围组织在长期局部压力的作用下会演化为胼胝。患者常常描述伴有火烧感、针刺感、射击感及刺痛（神经痛），而非与急性外周血管疾病相关的特征性疼痛：侵蚀性、疼痛性的、搏动性和触痛性疼痛（刺激物造成的伤害性疼痛）。

当获取患者的既往史时，应注意患者既往是否因血管疾病而行动脉手术，包括冠状动脉疾病和脑血管疾病。血管疾病并非仅限于某一器官，可发生于人体所有的系统，60% 患有外周血管疾病的患者最终会罹患冠状动脉疾病，40% 的患者会罹患脑血管疾病。应记录患者所服用的药物，尤其是收缩血管的药物。尼古丁可加重缺血症状，有症状性血管疾病的患者若为戒烟使用烟草、含

实践要点

收集病史时，要明确患者所能行走的最大距离。行走距离越短说明患者动脉粥样硬化越严重。行走距离的变短也可能提示患者动脉粥样硬化逐渐加重。

尼古丁的口香糖或尼古丁贴剂会进一步加重症状。

坏疽

与动脉疾病相关的另一个表现为坏疽。缺血的组织最初呈苍白色，进而变蓝灰色，而后为紫色，最后变为黑色，坏疽最终可变为黑色、坚硬的干尸状。坚硬的组织无痛感，但在坏死组织与存活的缺血组织分界线之间可能存在明显的痛感。坏疽可能仅表现为小的皮肤损伤或蔓延至整个肢端，这取决于动脉损伤的位置。若仅有小块的皮肤受影响，并且这块皮肤质地变干，自然脱落后会形成溃疡。大范围的坏疽可能需要清创、皮肤移植或截肢。在血管再植前尽可能不考虑截肢。

蓝色足趾综合征

检查还可以发现溃疡的其他表现，可能表现为小范围的黑色或深紫色斑点、足趾远端圆形区域的改变或在足趾甲床周围出现局限性的梗死灶（见蓝色足趾综合征）。发生在这些区域的溃疡通常是由于动脉硬化或近端动脉的动脉粥样斑块碎片栓子导致的组织缺血。动脉性溃疡也可在足趾间发生，最初可表现为皮肤表面细小的、湿润的、浸渍的斑块，逐步发展进入足部的骨结构，这种情况也可能因为不合适的鞋袜所产生的压力引起。

伤口特征

典型的动脉溃疡边界清楚，呈灰白色或干黄色基底。基底部可包含暴露的肌腱、筋膜、脂肪组织、肌肉、骨或关节结构。与身体其他部位的皮肤相比，溃疡周围的组织颜色苍白，或当腿部处于下垂位置时，颜色可变红。慢性缺血的皮肤会变薄、发亮。抬高足部可使皮肤变苍白。缺血肢体下垂所呈现的红色或红润被称为下垂性发红或反应性充血（见下垂性发红）。即使在有色人群中，将缺血的肢体与对侧灌注良好的肢体比较，颜色的改变仍非常明显。

蓝色足趾综合征

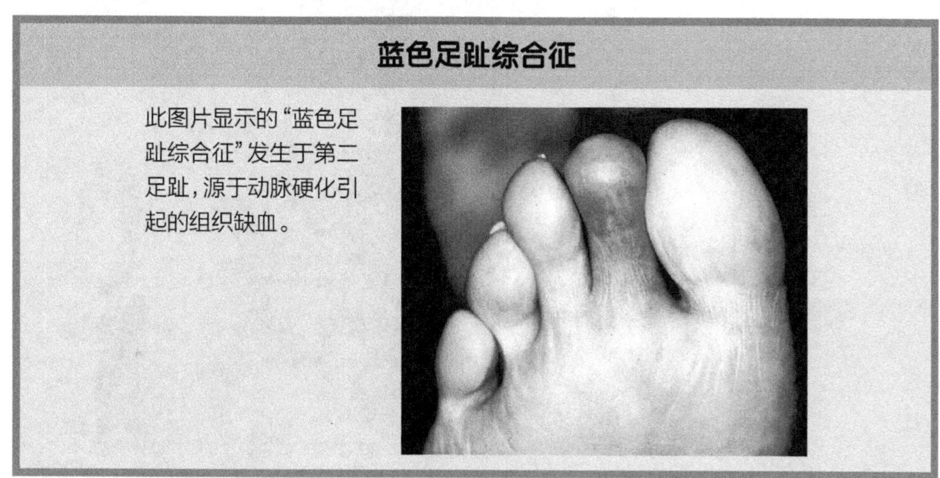

此图片显示的“蓝色足趾综合征”发生于第二足趾，源于动脉硬化引起的组织缺血。

在外周血管疾病中，动脉压力为最可靠的物理检查指标之一[20]。然而，下肢血压监测并未作为常规身体检查的部分内容。在首次检查时，必须测量双侧肱动脉血压以判别双侧压力是否存在差异。两侧压力高者通常为正确的压力值。当在评估下肢灌注时，此压力值常用于确定踝 - 肱指数。

血管检查

尽管一位有经验的血管科医师能根据患者的病史及体格检查结果做出血管疾病的诊断，但血管实验室检查有助于精确诊断。通过血管实验室检查能确认动脉病变的表现、部位以及严重程度。当病因为动脉功能不全时，通过血管检查获取的信息可以预测溃疡愈合的潜在能力（可愈性溃疡）[7]。此外，实验室检查能区分导致溃疡不愈合的因素。

无创性血管检查可分为血管成像的直接检查和证明远端病变血管的间接检查，这些检查包括节段性动脉多普勒压力测定、动脉造影、踝 - 肱指数（ankle-brachial index，ABI）、经皮氧分压（transcutaneous pressure of oxygen，$TcPO_2$）测定和足趾压力测定。

下垂性发红

皮肤缺血的患者将足部抬高可引起皮肤苍白（Beurger 征）。当下垂时，缺血的肢体呈红色或红润，如图显示的是患者的右腿。此表现称为下垂性红润或反应性充血（Goldflam 征）。

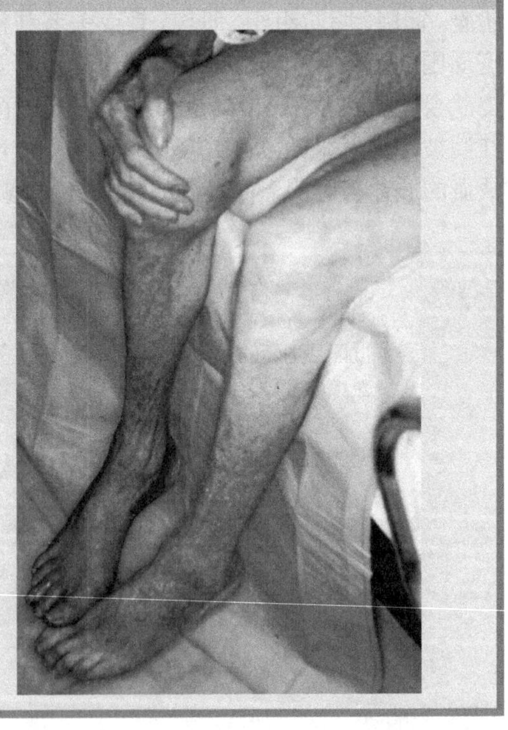

手提式多普勒超声

多普勒超声可通过发射探头传送信号并将信号从物体表面反射至接收探头。若信号遇到移动的物体如血细胞，可探测到频率的变化并反射为声音（多普勒原理），然后动脉血流形态的可听信号就能够被确定。手提式多普勒常常用于检测足背或踝部（足背动脉和胫后动脉）的可听信号。放置血压计袖带围绕于腓肠肌下段，袖带充气直至可听信号消失，此时袖带缓慢放气，当信号恢复时的压力读数为收缩压值。

动脉造影

动脉造影为一项有创检查，通过描绘动脉管腔的轮廓用于识别动脉系统的手术损伤（图 15-6）。动脉造影手术适应证包括失能性跛行、静息痛、不愈合的溃疡和坏疽。动脉造影只有在需要行分流手术或扩张手术时进行。患者病重不适宜手术或拒绝手术治疗时不可进行此项检查。

图 15-6　动脉造影

下图的动脉造影显示髂动脉狭窄

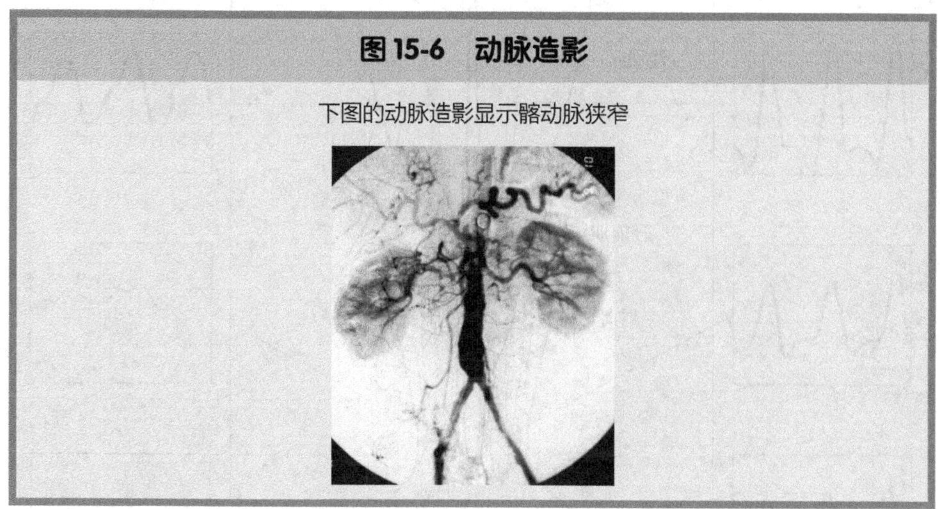

动脉多普勒超声检查

始于心脏的动脉波传导容易用多普勒超声听诊外周动脉进行测量。根据所记录的多普勒变化，证明正常的外周动脉中脉搏搏动的三个阶段表现为正常的三相信号。第一个波形是血流向前及动脉扩张的表现。第二个波形（阶段）是动脉松弛和随后的血流回流的表现。第三个波或多普勒信号的第三相部分被认为是舒张期主动脉瓣凸出的表现。另有一些学者怀疑，第三相是动脉壁顺应性、弹性回弹的表现。

当动脉失去顺应性时，三相动脉信号的第三阶段首先消失，随后消失的是三相多普勒信号的第二阶段。当听诊区域靠近不断加重的闭塞性病变部位，正常的、尖锐的第一个波则变为扁平和宽大。检测严重的动脉疾病时，多普勒信号甚至可变成单相、低振幅波。能够导致前行的多普勒血流前行的是最小收缩压，此数值可用于踝 - 肱指数（ABI）的计算，用于测量腿部动脉灌注的情况（图 15-7）。

图 15-7 动脉波形变化

这里列举了几张动脉波形变化图

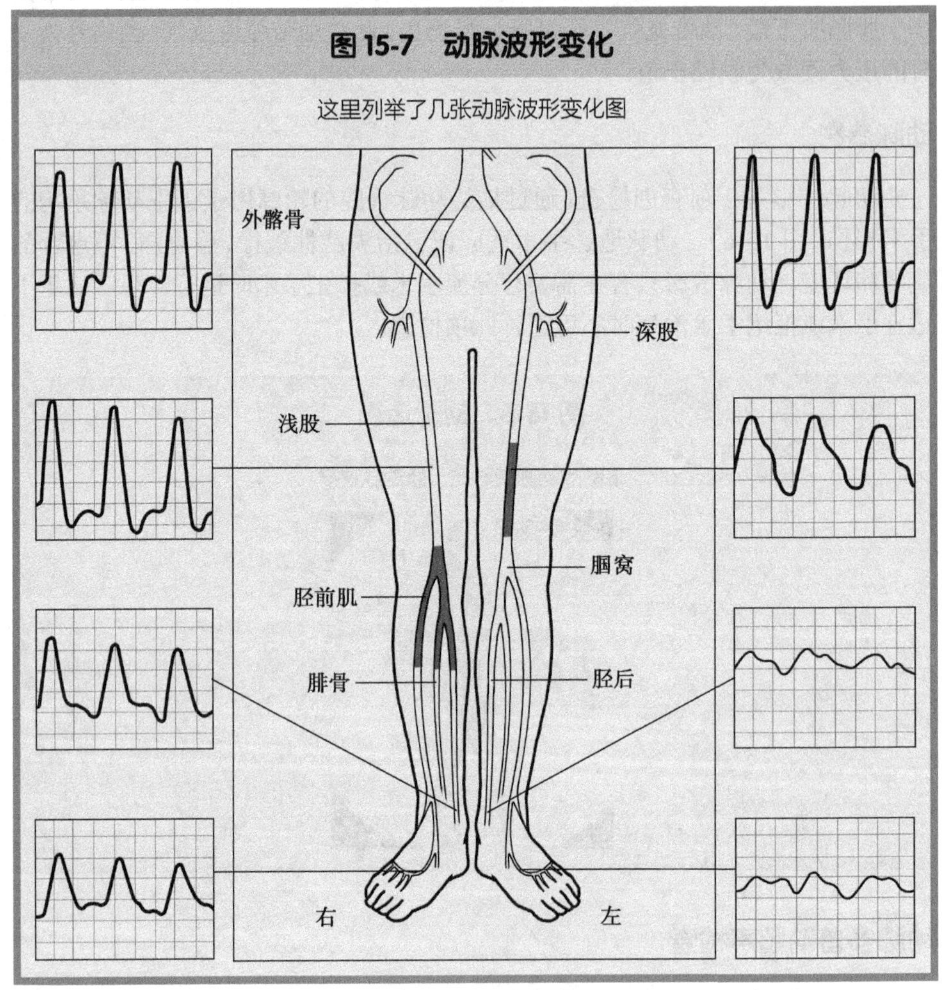

踝 - 肱指数

动脉疾病的其他检查包括踝 - 肱指数（ABI）、节段性动脉压力与波形、彩色多普勒超声和跛行运动试验（exercise treadmill for claudication）。ABI 只能间接测量局部组织灌注情况——多普勒测量获得的踝动脉收缩压 / 肱动脉收缩压之比值，即ABI比值，反映了末梢肢体灌注损失的程度。假设腿部较高收缩压为80mmHg，手臂较高收缩压为100mmHg，则踝-肱压力比值（指数）为80/100mmHg或0.8。

大部分人群中，处于仰卧位时的静息踝动脉收缩压大于或等于肱动脉收缩压，ABI≥1。跛行的患者，处于仰卧位时，ABI比值可能为正常，但在运动中或运动后，ABI比值则会下降。处在静息状态且伴有疼痛的患者，其ABI比值可低于0.5。有静息痛的患者即使在运动状态下其ABI指数通常也不会下降，原因是动脉已经处于最大程度的扩张状态。灌注不足可刺激局部组织释放导致血管扩张的因子。当侧支循环无法提供组织额外所需的灌注量，静息痛即会出现。伴有缺血性组织缺损的患者，其灌注图与静息痛更为一致（参见“获取踝-肱指数”）。

获取踝-肱指数

为了获取踝-肱指数，需要血压计和多普勒设备。操作程序如下：

1. 多普勒测量双侧肱动脉压力需要患者采取仰卧位。双侧获得的较高的多普勒压力作为计算踝-肱指数中的肱动脉压力。

2. 血压计袖带置于腿部足踝上方。多普勒探头以45°角倾斜置于足背动脉或胫后动脉的位置。

3. 袖带随着充气膨胀直至多普勒信号消失。多普勒探头在动脉表面移动，袖带缓慢放气直到多普勒信号重现。该数值即记录为踝动脉的收缩压。双侧腿部踝动脉收缩压数值较高的一个作为计算踝-肱指数中的踝动脉压力。

4. 踝动脉高压÷肱动脉收缩高压，该比值即为ABI。

ABI说明

ABI	说明
1.0～1.2	正常
0.75～0.90	中等病变
0.50～0.75	严重病变
<0.5	静息痛或坏疽
不可信（>1.2）	糖尿病

节段性压力

自20世纪50年代开始，节段性压力已被用于明确动脉损伤的位置[21]。节段性压力测量的位置分别在大腿水平、膝盖以上、小腿中段和踝部，测量完成后将这几个部位的压力数值相比较，同时将每个部位的数值与对侧下肢相应部位的压力数值作比较。动脉损伤可引起约20mmHg梯度压力差。若跛行患者的肢体无此压力梯度的存在，则需要活动后再重新测量。

能通过触诊感知动脉搏动提示足部动脉血流压力至少达80mmHg或以上。随着动脉内膜的钙化，起源于腿部较大动脉的动脉压力可能出现异常升高。若ABI大于1.2，结果则不可信。可使用其他辅助的血管实验室检查，进一步明确诊断，如足趾压力检测或经皮氧分压检查。

足趾压力

严重动脉硬化的患者（糖尿病、慢性肾衰竭、高龄），胫动脉呈环形钙化，导致血管可收缩性变差。足趾压力检测部位为蹞趾，蹞趾处的血管非常小，钙化斑无法呈圆环状完全附着血管壁，使得此处血管的收缩仍存在。足趾压力在50mmHg及以上，即使为糖尿病患者，达到此压力水平也足以使伤口愈合。足的压力在20～30mmHg提示存在一定程度的动脉受损，伤口愈合较为困难。若局部皮肤仍然完整，压力低于30mmHg时血供仍相对足够，但一旦损伤出现，皮肤的保护屏障被破坏，血管的供应会远低于组织修复所需。

循证实践依据

不正常的高血压读数常见于糖尿病患者，读数的升高由于动脉血管的中层硬化导致动脉壁的无法收缩引起[19]。当血管无法收缩时，需要测量足趾的压力更为准确。

血管性溃疡的治疗

血管性溃疡的治疗应遵循“伤口床准备”的原则如下[22-23]：

1. 病因治疗：咨询血管专家意见以决定选择分流、支架植入或扩张手术治疗。
2. 以患者为中心的关注点：疼痛、生活质量、日常生活活动能力。
3. 伤口局部治疗。

（1）可愈性的伤口：清创、维持湿度平衡和细菌平衡。

（2）维持性伤口：由于患者存在局部或系统性因素导致伤口不能愈合，因此处理可能需要更加保守。

（3）难愈性伤口：需要保守性清创，减少潮湿及细菌数量。

处理可愈性伤口时，清除腐肉或失活组织可有助于营造一个清洁的伤口环境。清创的种类包括外科锐器清创（清创后局部出血）或使用敷料（通常为藻酸盐、水凝胶或水胶体）进行机械、酶类或自溶性清创。

维持性伤口——由于患者存在一些阻碍伤口愈合因素，使一个能够愈合的伤口很难愈合，如吸烟、治疗方法不一致、过度肥胖或控制不良的糖尿病。这种情况下需要采用保守性的、浅表组织的清创（清创后无出血），通过伤口护理维持伤口湿度平衡和细菌负荷平衡。若伤口局部无足够的血液供应去促进愈合，那么应保持伤口表面或坏死性组织干燥并使之与周围组织相区分。可清除最靠近坏死组织和有活性组织交界处软化的腐肉，但应保证坏死帽的完整。最好使用抗菌制剂达到减少潮湿和细菌负荷的目的，如聚维酮碘或氯己定，这些产品在组织可接受其毒性的范围内降低细菌的数量。这两种制剂均有广谱抗菌活性，并具有持续的残余效应及较小的组织毒性。其他制剂如次氯酸钠、季铵盐制剂、多种苯胺染料（如结晶紫）则具有更强的细胞毒性及有限的抗菌作用[23]。

伤口感染

应牢记所有的慢性溃疡伤口均含有细菌（即污染伤口）。当细菌附着于组织并繁殖时，会出现细菌定植现象和导致组织损害而延迟愈合（如严重定植，细菌负荷增加，隐性感染及浅表感染）。细菌严重定植的患者不具有深部组织感染的所有典型体征和症状。采用棉拭子细菌检查有助于识别耐药菌的种类及明确感染的诊断，可为抗菌治疗提供指导。伤口床的浅表部分应仔细检查是否存在细菌感染的多种征象。伤口床的关键特征可借助助记符 NNERDS 来帮助记忆[24]（参见第 7 章“NERDS 和 STONES、伤口生物负荷和感染“。参见彩图部分 NERDS）。

严重细菌定植的可愈合伤口，局部治疗包括使用多种新型的含银敷料或卡蒂姆碘。血供不足的伤口可考虑使用聚维酮碘或氯己定以支持愈合。

深部组织感染则需要全身性使用抗微生物制剂。存在慢性伤口的患者，除了 STONES 所描述的特征外，典型的症状如伤口发热、变软、肿胀或发红亦可

实践要点

1. 临床棉拭子细菌培养可确诊浅表或深部组织感染以帮助治疗决策。

2. 糖尿病、神经病变、足部溃疡的患者，足部 X 线常会报告骨髓炎假阴性结果，需要采用其他标准，如骨探查可用于确诊[25]。

3. 骨扫描的作用相对有限，由于其价格高，并且当存在炎症时可能给出假阳性结果，磁共振检查可能更有助于诊断。

作为深部组织感染的补充症状[24]（参见第7章“NERDS和STONES，伤口生物负荷和感染”。参见彩图部分STONES）。若出现渗液和臭味，则需要根据其他标准确定是浅表感染还是深部感染。

伤口清洗

一个清洁伤口，不含坏死组织和伤口碎片，必然会愈合。大部分伤口清洗产品均含有一定程度的细胞毒性，但其含有的表面活性物质常常有一定作用。聚维酮碘、氯己定、过氧化氢和0.25%的醋酸均已被证实能阻碍伤口成纤维细胞形成和上皮生长[26-29]。选择性使用这些制剂，尤其是聚维酮碘和氯己定，应该用于那些不具备愈合能力的伤口，或短时间用于细菌数量较多的伤口，比其产生的细胞毒性更为重要。

最安全的伤口清洗液为0.9%的生理盐水或清水，清洗伤口时应该以足够的压力去除坏死组织，但也要注意操作温和以免损伤新生的组织。达到此目标的最佳压力范围为4～15psi[31]，一个19号的针头或19号的血管导管配合一个35ml的注射器可产生约8psi的压力。生理盐水冲洗瓶上的百特帽能产生足够的压力并且价格相对经济。水治疗或涡流清创已被用于辅助动脉溃疡伤口的清洗和清创[32]。研究认为有力的冲洗是清洁伤口重要的因素（关于伤口清洁的更多信息，详见第7章“伤口的生物负荷和感染”）。

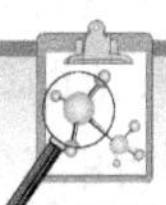

循证实践

伤口清洗的优点是防止破坏新的组织生长。

实践要点

纱布绷带或商用产品（如网状或管状纱布）是下肢血管溃疡较为理想的辅助用品，可不用易损伤脆弱皮肤的黏性敷料，而保持敷料在位[30]。

根据伤口床的情况和伤口治疗的目标为特殊伤口选择敷料，许多新型敷料被设计用于支持伤口湿性愈合（参见第9章，伤口治疗之选择）。由于动脉或静脉性疾病患者的皮肤较为脆弱和容易受损，因此需非常小心地使用胶带和黏性敷料。建议采用不损伤皮肤的安全使用敷料的方法。在现有的黏性产品中，软聚硅酮类敷料在更换过程中较少引起局部损伤。在可选择的情况下，应首选使用较为安全的不含黏性的产品。

动脉溃疡治疗

动脉溃疡治疗包括增加局部血供，将下肢摆放至下垂位置可借助重力作用来增加局部血流。使用一些设备如具有保护作用的脚支架时应谨慎，因为脚支架坚硬的木材或金属部件会增加损伤无知觉足的机会。由于局部血供不足，难以满足新的手术伤口愈合的需要，因此缺血部位的失活组织不可进行清创。动脉血供不足的溃疡必须保持干燥——相反，血供充足的溃疡伤口则应采用湿性伤口愈合原理。若伤口床出现干痂、腐肉或坏疽组织，潮湿则会提供细菌生长的培养基。这些组织，若保持干燥，可暂时保留直至与周围组织出现分界或适合清创。对有充足血供期望愈合的溃疡伤口，必须选择符合伤口湿性愈合原理的敷料。这些敷料包括水胶体、薄膜敷料、泡沫。如果无其他湿性敷料可用，也可使用潮湿的生理盐水纱布。周围完整的组织则应进行保护，避免溃疡周围健康组织发生浸渍。

动脉重建对大部分患者而言可作为改善局部循环的治疗选择之一。下肢动脉溃疡的治疗要求在其他治疗开始之前恢复动脉血流。因此，在血管成形术或手术治疗前，患者首先要进行无创性血管检查、动脉造影（计算机断层扫描动脉造影、磁共振动脉造影、数字减影动脉成像）。同时，血管检查还能确定溃疡伤口的局部治疗方法。一般情况下，动脉溃疡的伤口床较为干燥，在血液灌注的最远端可有几处边界规则、覆盖有干痂或坏疽的点状溃疡——多见于趾端或波及整个脚趾。在动脉灌注量恢复前，这些组织都必须保持干燥，因为潮湿的坏疽组织能为细菌生长提供媒介（图15-8）。

图15-8　保持坏疽的干燥

坏疽组织在足够的动脉血供恢复前必须保持干燥。下图中，坏死的脚趾暴露于空气中，在各脚趾之间用酒精纱布隔开促进干燥。

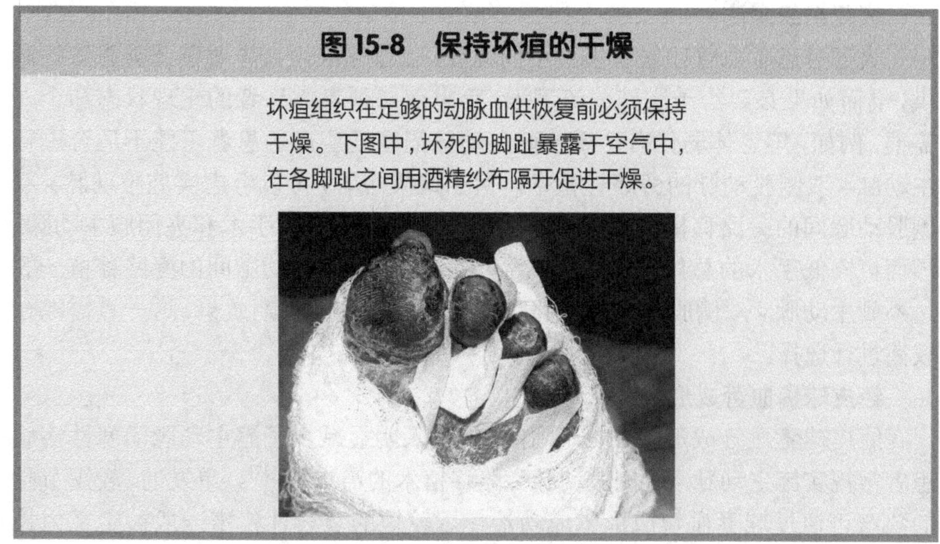

动脉溃疡的外科治疗

当患者存在失能性跛行、静息痛、难愈性溃疡或进展性坏疽及感染难以控制时应该考虑外科治疗。对动脉性溃疡而言，外科治疗的目的时恢复组织的血液灌注。旁路移植术可通过使用自体静脉，或当自体血管不可用时选择假体血管原位植入或异位移植而实施手术操作。尽管血管内扩张并不比外科手术存在优势，但当患者既往病情状况不适宜进行血管重建时，应根据患者的血管能力考虑伤口愈合和挽救肢体的目的是否可行而实施血管内扩张术。除了髂总动脉外，经皮球囊血管成形术和支架植入、经皮血管腔内斑块旋切术（经皮血管腔内动脉粥样硬化斑块去除）[34]，和动脉硬化性损伤激光消融术均被证实远期效果较差。然而，这些微创的治疗技术对处于高度危险中的患者非常有用，得到了广泛应用。

大面积皮肤缺失的溃疡可能需要植皮以闭合缺损。最近发表的下肢严重缺血中的旁路分流以及血管成形术（BASIL）试验[36]将旁路手术与血管成形术进行比较，结果显示旁路手术比血管成形术更具优势。并且，那些接受旁路手术的患者从一开始就比接受血管成形术的患者恢复得更好。然而，这种优势在术后 2 年则已无明显差异。BASIL 试验也显示[36]，在旁路手术时使用自体静脉的效果优于假体血管。遗憾的是，试验并无将临床上更为常用的混合性技术即联合旁路手术和血管内介入技术纳入研究。该试验也强化了长期以来在挽救患者肢体方面，选择积极的治疗措施通常对患者更有利这一概念。

治疗动脉灌注不足导致的溃疡主要根据血管闭塞的程度，动脉灌注不足的外科手术一般可分为以下三个方面：主动脉 - 髂动脉旁路（分流）术、股动脉 - 腘动脉旁路（分流）术、远端旁路术。

恢复组织灌注

大部分患者血管闭塞有多种不同程度，治疗标准为首先改善此类患者的血供，继而如果必要给予实施分流手术，手术前必须考虑患者的生理状态和个人需要，例如，年老体弱伴有严重的髂主动脉闭塞性疾病的患者可能不适合进行主动脉 - 双侧股动脉的旁路移植术。对于此类患者，可以考虑实施腋动脉 - 双侧股动脉间的旁路移植。此类手术无需开腹进行腹腔内手术和夹闭腹主动脉，因而可降低手术的总体死亡率。然而，腋动脉 - 双侧股动脉间的旁路移植一般达不到主动脉 - 双侧股动脉的旁路移植术所能达到的远期效果，这一点需综合权衡进行选择。

经皮球囊血管成形术

经皮球囊血管成形术，伴 / 不伴支架植入明显减少了髂主动脉闭塞性疾病患者常规实施主动脉 - 双侧股动脉旁路移植术的需求量[37]。单发的、较短节段的狭窄可通过球囊血管成形术成功治疗。较短的节段性狭窄一般被定义为长度短于 10cm，以短于 5cm 多见的动脉狭窄。近年来随着支架技术的发展，动脉粥样硬化斑块导致的血管急性闭塞的发生率已明显降低。只有在髂主动脉中，动脉移植并支架植入技术才能获得较为理想的远期通畅率 [38]。金属裸支架尽管长期效果较好，但由于存在支架内再狭窄的风险而应用受限。采用移植材料（通常为聚四氟乙烯（PTFE）既可覆盖金属支架的一边也可完全覆盖整个支架）所形成的护套型支架，可解决支架内再狭窄的问题。伴有 / 不伴有支架植入的球囊血管成形术比手术干预更有优势。然而，此操作在高度危险人群治疗中仍保持一定的空间。

外周动脉疾病管理的（TASCII）指南中 [13] 指出，在执行有创外科手术前，应优先考虑通过血管内扩张手术进行动脉再造。当动脉狭窄和闭塞程度为 TASC A 级或 B 级损伤时，可考虑进行经皮腔内球囊血管成形术和（或）支架植入。TASC C 级或 D 级损伤由于损伤的长度更长、范围更广，通常需要进行血管移植手术。新的血管手术技术包括了开放性手术和血管内扩张手术的联合治疗 [13]。

股动脉 - 腘动脉旁路（分流）术

股动脉 - 腘动脉旁路（分流）术为股动脉、腘动脉疾病的标准治疗方法。髂主动脉移植所需的血管段为合成材料，与此不同的是，股动脉 - 腘动脉节段既可使用假体血管，也可选择自体静脉血管。股动脉 - 腘动脉节段移植的通畅率取决于移植血管的选择和远端血管闭塞程度。膝关节以上水平的股动脉 - 腘动脉手术，尽管自体静脉血管的远期通畅率较优，但自体静脉血管与假体血管间的通畅率无显著差异。而在膝关节以下水平，假体血管的通畅率则显著差于自体静脉血管 [40]。膝关节以下水平的股动脉 - 腘动脉手术，应尽可能选择自体静脉血管进行移植（参见“移植通畅率”）。

发生在膝关节位置的动脉硬化性疾病可能被忽略，膝关节以下的股动脉 - 腘动脉旁路（分流）术使用自体静脉血管的通畅率高于膝关节以上的手术。基于此原因，多数血管外科医师倾向于选择腘动脉以避免远期通畅率的降低。

远端旁路（分流）手术

胫腓干以下的远端旁路，要求使用自体静脉血管进行移植，可考虑用于伴有组织缺损的患者，要求恢复缺血区域脉冲式动脉灌注时。尽管有些争议，但是不管是异位静脉血管移植还是原位移植均可被实施。在大型系列研究中对比这两种技术的手术效果，结果显示血管通畅率几乎相等 [40]。原位移植通常适用于考虑采用的近端与远端静脉血管大小有悬殊的患者，如大隐静脉。与异位移植相比，原位移植的技术要求更高和需要更长的手术时间。一些血管外科医师提倡，远端旁路移植使用假体血管时，可建立可控性的动静脉瘘以保持血管长期通畅。然而，BASIL 试验则不同意此观点（参见“动脉溃疡的外科治疗章节”）。

小腿跛行的患者需要改善腓肠肌肉的血液灌注。跛行可出现在臀部、大腿

移植血管通畅率

下表列出存活的患者在移植术后的1、2、3、4年的血管通畅百分率。

移植的类型	1年	2年	3年	4年
膝以上股动脉-腘动脉旁路(分流)术				
异位大隐静脉	84%	82%	73%	69%
聚四氟乙烯(PTEE)	79%	74%	66%	60%
膝以下股动脉-腘动脉旁路(分流)术				
异位大隐静脉	84%	79%	78%	77%
聚四氟乙烯(PTEE)	68%	61%	44%	40%
保存肢体				
异位大隐静脉	90%	88%	86%	75%
聚四氟乙烯(PTEE)	94%	84%	83%	
腘动脉下旁路移植				
异位大隐静脉	84%	80%	78%	76%
聚四氟乙烯(PTEE)	46%	32%	21%	
保存肢体				
异位大隐静脉	85%	83%	82%	82%
聚四氟乙烯(PTEE)	68%	60%	56%	48%
足踝及踝以下移植术				
异位大隐静脉	85%	81%	76%	
原位血管移植	92%	82%	72%	
保存足部	93%	87%	84%	

或小腿部的某个独立的肌间隔内。相关症状的肌肉群灌注决定了移植后血管的流量。患有髂主动脉浅表股动脉腘动脉联合病变的患者，通过某些形式的髂主动脉旁路移植能改善深支系统的血流而改善90%的跛行。基于此原因，应避免选择常规的联合主动脉-腘动脉和股动脉—腘动脉旁路分流术。跛行导致活动受限并伴有独孤立的浅表股动脉疾病患者，通常需要进行股动脉—腘动脉旁路分流术。

伴有组织缺失的患者通常需要恢复脉冲式动脉血流以促进缺损的愈合。若损伤位于足部，可考虑采用任何方式的旁路移植来恢复受影响区域的脉冲式动脉血流。伴有组织缺损、坏疽样边缘的区域在血管移植的基础上，必须结合清创以促进组织活性。然而，某些干性坏疽的患者，一旦恢复足够的血液灌注，缺血坏死的肢端可能会自行脱落。一些临床医师认可在焦痂发生分离之前使坏疽性焦痂自动离断，能促使焦痂下正常的上皮组织覆盖。然而，若发生组织缺损的区域包含足趾，在未发生感染时则推荐采用一期闭合的截肢方式。截肢需要联合血管旁路移植技术，或在确保适当的情况下，分数天完成此项技术的治疗。

动脉重建伴原位移植可用于下肢膝以下部位的血管重建。原位移植是将血管置于其原有的位置，而后与狭窄动脉段以上或以下的动脉系统吻合，随后血管瓣膜发生溶解。此项技术允许外科医师对下肢靠近足部的远端小动脉进行重建。重建后的血管较原来的血管更靠近体表。外科医师使用锐器在对坏死的溃疡进行清创时，应格外小心以避免损伤组织下的血管。自溶性清创是更安全的清创替代方法。

药物治疗

动脉性疾病的药物治疗包括使用抗血小板药，如阿司匹林或氯吡格雷，这些药物能阻断腺苷三磷酸（ATP）的合成。氯吡格雷的功效在对照性研究中已被证实略微优于阿司匹林[41]。此外，西洛他唑[42-44]不仅可用于抑制血小板凝集，并且可作为血管扩张药提高患者的运动能力。然而，此药不可用于心力衰竭患者。根据患者情况建立患者能够耐受的运动计划项目非常重要。

测量愈合

当测量伤口愈合的参数缺乏标准时，计算伤口的愈合率（愈合速度）就成了难题。跟踪伤口直至其完全愈合是一个可行的方法，但当治疗方法需要调整时，此方法则不能令人满意。愈合率可通过溃疡区域的百分比、溃疡区域周长的变化或愈合区域的百分比的变化来描述。然而，大的溃疡伤口往往具有更大的周长和表面积。使用这些测量方法将会得到大面积溃疡的愈合率高于小面积溃疡的错误结果。例如，若将溃疡愈合的百分比作为测量指标，则小面积溃疡将表现出快于大面积溃疡的愈合速度。

其他方法则是使用电影胶片追踪溃疡的变化并进行动态测量。通过电脑程序可自动计算溃疡的面积和周长。总体而言，伤口愈合的轨迹基本如下，若伤口在四周内愈合 20%～40%，在 12 周内完全愈合则提示伤口维持着同样的愈合速度[45-47]。

此外，仍有一些患者的溃疡无法按预期的速度愈合。当组织损害进行性加重难以保存肢体，外科手术风险太大或缺血肢体直接影响生活质量时，则应考虑截肢。

患者的教育

患者由于不明白疾病的本质，往往会忽略或错误地运用各种预防的措施。

患者的教育内容包括溃疡的原因和治疗原则。治疗过程应该考虑以患者为中心，积极提示患者伤口愈合情况的各种变化。患者及其家属的教育内容则包括评估患者及其家属的需要及患者动脉溃疡伤口的复杂性和病因。教育的手段有多样，可根据每个患者及其家庭的实际情况选择最合适的针对性的措施。

危险因素

能增加动脉硬化风险的因素包括吸烟、糖尿病、高脂血症和高血压[48]。73%～90%罹患动脉硬化性疾病的患者具有吸烟史。超过30%的动脉疾病患者报告伴有糖尿病[49]，而16%～58%的糖尿病患者伴有动脉疾病[50-52]。高血压患者中29%～39%伴有动脉硬化，而31%～57%动脉硬化的患者患有高脂血症[48]。修正危险因素以降低进一步损伤的可能性是血管性溃疡治疗的一部分。

患者能自行通过改变体位和减少损伤部位血流的活动缓解症状。在手术或经皮干预技术恢复血流后，患者必须继续保持有利的行为以保持血管的健康并减小危险因素（见患者教育：教导患者有关动脉溃疡）。

健康教育

教育动脉溃疡患者：

1. 通过触诊脉搏来检查动脉和旁路移植血管的通畅性
2. 识别旁路移植失败的症状和体征以及报告的内容
3. 避免使用任何形式的尼古丁，包括二手烟
4. 开始或维持有规律的锻炼
5. 如果患有糖尿病，要管理好血糖
6. 控制高脂血症
7. 管理高血压
8. 如果有指征，需要减轻体重（减肥）
9. 进行足部护理
10. 管理溃疡伤口

戒烟

对动脉功能不全的患者而言，戒烟非常关键。已经证实烟草和缺血存在直接的联系。与非吸烟者相比，吸烟者发生跛行的风险增高9倍之多[53]。然而，大多数患者并无意识到吸烟与血管性疾病间的联系。一项调查发现，仅37%伴有外周血管疾病的患者明白吸烟与血管疾病强烈相关[43]。必须对患者强调吸烟

对血管系统的负性作用。必要时，必须将患者转介戒烟专家。教育患者 ABCDE 助记符协助记忆动脉疾病的危险因素[11]。

总结

成功管理动脉溃疡需要患者全面保证履行义务，危险因素和溃疡管理同样依赖患者的活动能力，患者需要了解尽可能多的信息以参与到治疗过程中。明白外周血管血液供应及满足组织充足的氧合作用需求对腿部、足部动脉溃疡的处理至关重要。

动脉重建是动脉疾病治疗标志性的发展。总体而言，干性的动脉溃疡或那些伴有混合性、稳定的干痂应保持干燥直到组织血流量增加。在选择合适的敷料和治疗方法时应充分考虑经济因素。研究发现，在治愈率上，新的治疗方法略优于以往的方法；然而，某些现代伤口敷料常常能提高患者的生活质量并减轻疼痛。

病例分享

临床资料

DA 女士，一位 59 岁的黑人妇女，因有足部疼痛，双侧大蹈趾皮肤呈深紫 - 蓝色于急诊求诊。其疾病史包括糖尿病、吸烟、脑卒中、外周血管疾病，血脂异常和高血压。既往手术史最明显的为一年前接受心脏心导管手术。目前服用药物包括波利维 75mg，每天一次，每晚服用瑞舒伐他汀 10mg，阿司匹林 81mg/d，按需服用止痛药，璜琥辛酯钠 100mg，每天两次，加巴喷丁 300mg，每天三次，潘妥洛克 40mg/d，依那普利 10mg/d。无药物过敏史。

DA 女士每天吸烟量为半包，无嗜酒或服用其他禁用的药物。由于脑卒中导致轻度左侧肢体偏瘫，目前居住于辅助生活区。

体格检查中，发现 DA 女士比实际年龄看起来更老。她体型偏瘦，尽管她能够伸直双腿但多数时间喜欢弯曲双腿躺在床上。她身高 165.1cm，体重 46.5kg。体温 37.6℃，血压 177～190/50～88mmHg，心率 86 次 / 分。触诊时主诉足部有痛感，局部皮肤发冷。

病例讨论

非侵入性的血管检查显示，右下肢的 ABI 为 0.2。DA 女士遂被送至医院，得到了血管外科的会诊。

动脉造影显示其患有严重的血管疾病。DA 女士接受了主动脉 - 双侧股动脉开放性旁路移植术和腘动脉选择性球囊血管成形术和腓动脉支架植入至右侧腘动脉(图 15-1)相结合的治疗。结果显示良好：无足部动脉搏动，但足部仍然温暖，超声信号仍存在。进而接受右侧跖骨截肢。由于局部软组织感染，该伤口处于开放状态。DA 女士右侧的 ABI 上升至 0.96，但可能是患有糖尿病导致的假性升高。手术后开始，足部开放性的伤口进行负压伤口治疗，敷料选择多孔海绵覆盖于伤口，每三天更换一次。

手术后患者右侧足部的疼痛较前缓解，但左足疼痛更为加重。右侧的坏疽进一步扩展至足底，X 线结果显示骨髓炎的骨改变。左侧的 ABI 为 0.43，肱动脉压力为 191mmHg，胫后动脉压力为 83mmHg，足背动脉压力为 62mmHg，足趾动脉压力 23mmHg。踝动脉的波形显示为单相，趾动脉明显下降。诊断为严重的左侧股动脉 - 胫动脉闭塞性疾病。

DA 女士随后安排接受股动脉 - 胫动脉球囊造影及支架植入术。完整的动脉造影结果显示血管可显影。足部接受清创清除坏死组织，伤口局部继续保持开放并接受负压治疗。

住院两月后，DA 女士疼痛消失。伤口最终通过收缩逐渐缩小愈合而不需要植皮。在住院期间，护理人员和肺科工作人员与 DA 女士共同合作，进行戒烟计划，当 DA 女士出院时已成功戒烟。

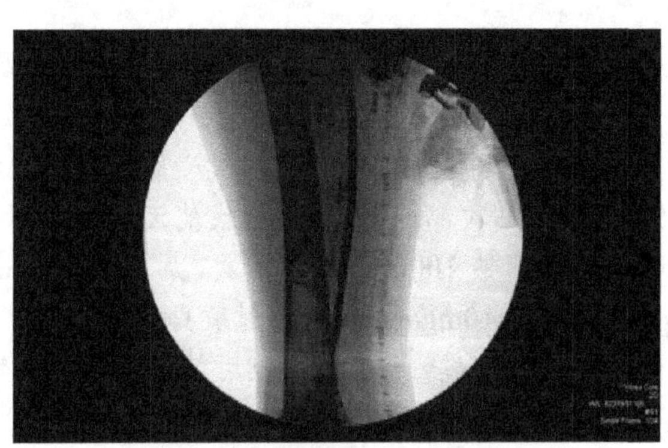

图 15-1　腘动脉球囊血管成形术

自我测验

1. 以下哪个不是动脉溃疡形成的危险因素？

A. 吸烟　　B. 高脂血症

C. 糖尿病　　D. 静脉曲张性溃疡

E. 高血压

答案：D。下肢静脉曲张性溃疡为静脉功能不全的早期表现。静脉疾病的表现并非为动脉疾病形成的一个明确的危险因素。吸烟、高脂血症、糖尿病和高血压均为危险因素。

2. 动脉溃疡的患者缺乏足够的血供促进愈合，伤口的局部护理应包括：

A. 积极的伤口局部清创至组织出血
B. 银离子敷料促进湿性平衡
C. 局部抗菌剂如聚维酮碘和氯己定
D. 湿性平衡敷料如水凝胶

答案：C。对于伤口缺乏愈合能力的患者，抗生素联合降低潮湿的制剂，如聚维酮碘和氯己定，是必需的治疗方案。其他的治疗包括保守清创，清除痂皮，保持干燥，抗生素进而在干燥的环境中发挥作用。对于银离子，要在伤口床中发挥作用，需要在潮湿的环境中转化成游离状态的银离子，然而这对缺乏愈合能力的伤口是禁忌的。

3. 以下哪项最有可能是动脉溃疡所伴发的？

A. 脂性硬皮病　　B. 血流减少
C. 全身性高血压　　D. 糖尿病

答案：B。动脉溃疡从定义上讲，总是伴有动脉功能不全或血流减少（100%）。脂性硬皮病和水肿则多数与静脉溃疡相伴发。糖尿病存在约30%的几率、高血压29%～39%的几率与动脉溃疡相伴发，并且在临床中较为少见但亦不可忽视。

4. 踝肱指数（ABI）为下肢灌注不足的预测因素。

A. 正确　　B. 错误

答案：A。下肢灌注不足可通过ABI指数间接测量。

5. 动脉溃疡的外科治疗最常见的方法包括？

A. 移植　　B. 瓣膜成形术
C. 旁路移植　　D. 静脉切除术

答案：C。动脉溃疡伴发动脉功能不全，通过旁路移植将动脉循环中的血液引流至缺血的组织。其他选择均非正确的。

（罗宝嘉　蒋琪霞 译）

参考文献

1. Young, J.R. "Differential Diagnosis of Leg Ulcers," *Cardiovascular Clinics* 13(2):171-93, 1983.
2. Cornwall, J.V., et al. "Leg Ulcers: Epidemiology and Aetiology," *British Journal of Surgery* 73(9):693, September 1986.
3. Coon, W.W., et al. "Venous Thromboembolism and Other Venous Disease in the Tecumseh Community Health Study," *Circulation* 48(4):

839-46, October 1973.

4. Dewolfe, V.G. "The Prevention and Management of Chronic Venous Insufficiency," *Practical Cardiology* 6:197-202, 1980.
5. Callam, M.J., et al. "Chronic Ulcers of the Leg: Clinical History," *British Medical Journal* (Clinical Research Edition) 294(6584):1389-91, May 30, 1987.
6. Nelzen, O., et al. "The Prevalence of Chronic Lower-limb Ulceration Has Been Underestimated: Results of a Validated Population Questionnaire," *British Journal of Surgery* 83(2):255-58, February 1996.
7. Rutherford, R.B. "The Vascular Consultation," in *Vascular Surgery,* Vol. 1, 4th ed. Philadelphia: WB Saunders, 1995.
8. Moore, W.S. (ed.). *Vascular Surgery: A Comprehensive Review.* Philadelphia: WB Saunders, 1991.
9. Browse, N.L., et al. *Diseases of the Veins: Pathology, Diagnosis, and Treatment*. London: Edward Arnold, 1988.
10. Phillips, T.J., and Dover, J.S. "Leg Ulcers," *Journal of the American Academy of Dermatology* 25(6 Pt 1): 965-89, December 1991.
11. Sibbald, R.G, and Ayello, E.A. "Assessing Arterial Disease History Using ABCDE's Mnemonic," Presented at School of Nursing, Wenzhou University Wound Care Symposium, Wenzhou, China, November 2009.
12. Aronow, W.S. "Management of Peripheral Arterial Disease," *Cardiology in Review* 13(2):61-68, March-April 2005.
13. Norgren, L., Hiatt, W.R., Dormandy, J.A., Nehler, M.R., Harris, K.A., Fowkes, F.G. "Inter-Society Consensus for the Management of Peripheral Arterial Disease (TASC II)," *Journal of Vascular Surgery* 45(Suppl S):S5-67, 2007.
14. Lubdbrook, J., et al. "Significance of Absent Ankle Pulse," *British Medical Journal* 1:1724, 1962.
15. Mayfield, J.A., Sugarman, J.R. "The Use of the Semmes-Weinstein Monofilament and Other Threshold Tests for Preventing Foot Ulceration and Amputation in Persons with Diabetes," *Journal of Family Practice* 49(11 Suppl):S17-S29, November 2000.
16. Taylor, L.M., and Porter, J.M. "Natural History and Nonoperative Treatment of Chronic Lower Extremity Ischemia," in Moore, W.S., ed. *Vascular Surgery: A Comprehensive Review*. Philadelphia: WB Saunders, 1993.
17. Blank, C.A., and Irwin, G.H. "Peripheral Vascular Disorders: Assessment and Intervention," *Nursing Clinics of North America* 25(4):777-94, December 1990.
18. Fahey, V.A., and White, S.A. "Physical Assessment of the Vascular System," in Fahey, V.A., ed. *Vascular Nursing*. Philadelphia: WB Saunders, 1994.
19. Baker, J.D. "Assessment of Peripheral Arterial Occlusive Disease," *Critical Care Nursing Clinics of North America* 3(3):493-98, September 1991.
20. Brantigan, C.O. "Peripheral Vascular Disease: A Comparison between the Vascular Laboratory and the Arteriogram in Diagnosis and Management," *Colorado Medicine* 77(9): 320-27, September 1980.
21. Winsor, T. "Influence of Arterial Disease on the Systolic Blood Pressure Gradients of the Extremity," *American Journal of Medical Science* 220, 1950.
22. Sibbald, R.G, et al. "Preparing the Wound Bed 2003: Focus on Infection and Inflammation," *Ostomy Wound Management* 49(11): 24-51, November 2003.
23. Sibbald, R.G, et al. "Best Practice Recommendations for Preparing the Wound Bed: Update 2006," *Wound Care Canada* 4(1):R6-R18, 2006.
24. Sibbald, R.G., et al. "Increased Bacterial Burden and Infection: The Story of NERDS and STONES," *Advances in Skin & Wound Care* 19(8): 462-63, October 2006.
25. Grayson, M.L., et al. "Probing to Bone in Infected Pedal Ulcers. A Clinical Sign of Underlying Osteomyelitis in Diabetic Patients," *Journal of the American Medical Association* 273(9):721-23, March 1, 1995.
26. Lineaweaver, W., et al. "Topical Antimicrobial Toxicity," *Archives of Surgery* 120(3): 267-70, March 1985.
27. Lineaweaver, W., et al. "Cellular and Bacteriologic Toxicities of Topical Antimicrobials," *Plastic & Reconstructive Surgery* 75(3):94-96, March 1985.
28. Cooper, M., et al. "The Cytotoxic Effects of Commonly Used Topical Antimicrobial Agents on Human Fibroblasts and Keratinocytes," *Journal of Trauma* 31(6):775-84, June 1991.
29. McCauley, R.L., et al. "In Vitro Toxicity of Topical Antimicrobial Agents to Human Fibroblasts," *Journal of Surgical Research* 46(3):267-74, March 1989.
30. Maklebust, J. "Using Wound Care Products to Promote a Healing Environment," *Critical Care Nursing Clinics of North America* 8(2):141-58, June 1996.
31. Maklebust, J., and Sieggreen, M. *Pressure Ulcers: Guidelines for Prevention and Management*, 3rd ed., Springhouse, PA: Springhouse Corp., 2001.
32. Niederhuber, S.S., et al. "Reduction of Skin Bacterial Load with Use of Therapeutic Whirlpool," *Physical Therapy* 55(5):482-86, May 1975.
33. Husni, E.A. "Skin Ulcers Secondary to Arterial and Venous Disease," in Lee, B.Y., ed. *Chronic Ulcers of the Skin*. New York: McGraw Hill, 1985.
34. Ramaiah, V., Gammon, R., Kiesz, S., et al:

"Midterm Outcomes from the TALON Registry: Treating Peripherals with SilverHawk: Outcomes Collection," *Journal of Endovascular Therapy* 13:592-602, 2006.

35. Laird, J.R., Zeller, T., Gray, B.H., et al: "Limb Salvage Following Laser-assisted Angioplasty for Critical Limb Ischemia: Results of the LACI Multicenter Trial," *Journal of Endovascular Therapy* 13:1-11, 2006.
36. Bradbury, A., et al. "Final Results of the BASIL Trial (Bypass Verses Angioplasty in Severe Ischaemia of the Leg)," *Journal of Vascular Surgery* 51(10S), May 2010.
37. Mousa, A.Y., Beauford, R.B., Flores, L., Faries, P.L., Patel, P., Fogler, R. "Endovascular Treatment of Iliac Occlusive Disease: Review and Update," *Vascular* 15(1):5-11, 2007.
38. Schurmann, K., Mahnken, A., Meyer, J., et al: "Long-term Results 10 Years After Iliac Arterial Stent Placement," *Radiology* 224:731-38, 2002.
39. Kedora, J., Hohmann, S., Garrett, W., et al: "Randomized Comparison of Percutaneous Viabahn Stent Grafts vs Prosthetic Femoral-popliteal Bypass in the Treatment of Superficial Femoral Arterial Occlusive Disease," *Journal of Vascular Surgery* 45:10-16, 2007.
40. Dalman, R.L. "Long-term Results of Bypass Procedures," in Porter, J.M. and Taylor, L.M. (eds.), *Basic Data Underlying Clinical Decision Making in Vascular Surgery. Annals of Vascular Surgery* 141-43, 1995.
41. CAPRIE Steering Committee. "A Randomised, Blinded, Trial of Clopidogrel versus Aspirin in Patients at Risk of Ischaemic Events," *Lancet* 348:1329-39, 1996.
42. Hughson, W.G., et al. "Intermittent Claudication: Prevalence and Risk Factors," *British Medical Journal* 1(6124):1377-79, May 27, 1978.
43. Clyne, C.A., et al. "Smoking, Ignorance, and Peripheral Vascular Disease," *Archives of Surgery* 117(8):1062, August 1982.
44. Cavezzi-Marconi, P. "Manual Lymphatic Drainage," in Cavezzi, A., and Michelini, S. (eds.), *Phlebolymphoedema: From Diagnosis to Therapy.* Bologna, Italy: Edizioni PR, PR Communications, 1998.
45. Falanga, V., et al. "Initial Rate of Healing Predicts Complete Healing of Venous Ulcers," *Archives of Dermatology* 133(10):1231-34, October 1997.
46. Margolis, D.J., et al. "The Accuracy of Venous Leg Ulcer Prognostic Models in a Wound Care System," *Wound Repair and Regeneration* 12(2):163-68, March-April 2004.
47. Margolis, D.J., and Kantor, J. "A Multicentre Study of Percentage Change in Venous Leg Ulcer Area as a Prognostic Index of Healing at 24 Weeks," *British Journal of Dermatology* 142(5):960-64, May 2000.
48. Barnes, R.W. "The Arterial System," in Sabiston, D.C., ed. *Essentials of Surgery*. Philadelphia: WB Saunders, 1987.
49. Coffman, J.D. "Principles of Conservative Treatment of Occlusive Arterial Disease," in Spittell, J.A., ed. *Clinical Vascular Disease.* Philadelphia: FA Davis, 1983.
50. Kilo, C. "Vascular Complications of Diabetes," *Cardiovascular Reviews & Reports* 8(6):18-23, June 1987.
51. Levin, M.E., and Sicard, G.A. "Evaluating and Treating Diabetic Peripheral Vascular Disease: Part 1," *Clinical Diabetes* 62-70, May-June 1987.
52. Dowdell, H.R. "Diabetes and Vascular Disease: A Common Association," *AACN Clinical Issues* 6(4):526-35, November 1995.
53. Hughson, W.G., et al. "Intermittent Claudication: Prevalence and Risk Factors," *British Medical Journal* 1(6124):1377-79, May 27, 1978.

第16章

糖尿病足溃疡

学习目标

1. 说明糖尿病患者中足溃疡的重要性。
2. 列出糖尿病患者预防足溃疡的措施。
3. 描述糖尿病患者的伤口特点和评估参数。
4. 列出可供糖尿病足溃疡患者选择的减压措施。
5. 讨论糖尿病患者使用影像诊断的基本原理。

糖尿病：一个日益增长的问题

糖尿病是一个显著的全球性健康问题。美国糖尿病协会（American Diabetes Association，ADA）将糖尿病定义为"一种体内不能产生或恰当使用胰岛素的疾病"。糖尿病发病率在过去10年中增加了48%以上，其中30岁的患者增加了70%。然而，在2080万患有糖尿病的美国人中（占人口的7%），仅有1460万人被确诊，剩余1/3，或者说620万人并不知道自己患有糖尿病。黑人、西班牙人、本土美国人和亚裔美国人的糖尿病患病率最高[1]。

在美国，5%～10%的糖尿病患者为Ⅰ型糖尿病，它是一种自身免疫功能失调引起胰腺β细胞被破坏，需要胰岛素治疗来防止危及生命的并发症的糖尿病类型。Ⅰ型糖尿病的特点是突然起病，出现高血糖相关的临床体征和症状，很有可能发展为酮症酸中毒。尽管临床发病可能很突然，但其病理生理损害却是一个缓慢的、渐进的过程[1]。90%～95%的糖尿病患者（1970万）为Ⅱ型糖尿病，成为美国最常见的一种疾病类型[2]，还有很多未被诊断的患者[3]。事实上，近30%的Ⅱ型糖尿病患者不知道自己已患病[3]。未能诊断的患者人群其发病率和死亡率不断进展，在高血糖发病前已存在严重的胰岛素抵抗很多年。Ⅱ型糖尿病患者由于体内不能产生足够的胰岛素或无法恰当使用胰岛素而致胰岛素相对缺乏。此外，由于代谢综合征的特定继发性遗传学原因正在被快速识别，因此通常见于老年人的Ⅱ型糖尿病现在正趋于年轻化[1]。

糖尿病是美国下肢截肢人群最常见的独立危险因素，足部问题是糖尿病患者住院治疗最常见的并发症之一，因足部并发症住院的时间占糖尿病患者总住院日的 20%～25%[4, 8, 9]。美国每年大约有 12 万例患者由于非外伤性的原因而接受下肢截肢，其中 45%～83% 为糖尿病患者[7, 10, 11]。糖尿病患者下肢截肢的风险是非糖尿病患者的 15～46 倍[4, 5, 7, 10]。第一次截肢后，再次截肢或对侧肢体截肢的风险也升高：9%～17% 的患者在同年可能接受第二次截肢[4, 12]，25%～68% 的患者在 3～5 年内可能会有对侧下肢截肢[4, 13, 14]。下肢截肢患者的 5 年生存率为 41%～70%[10, 14]。

糖尿病是 75%～83% 的黑人、西班牙裔美国人和本土美国人截肢的一个主要因素[4, 7, 15]。西班牙裔美国人和黑人的下肢截肢率分别是非西班牙裔白人的 1.5 倍和 2.1 倍（见美国糖尿病协会联系方式）。

美国糖尿病协会联系方式

美国糖尿病协会[1]为糖尿病患者及其家人提供很多信息，同样也为卫生保健专业人员提供信息。他们可获取糖尿病相关的通用信息，以及关于运动、营养和每天饮食计划的建议。美国糖尿病协会联系方式：亚历山大 Beauregard 街 1701 号，VA223111-800- 糖尿病，网址：www.diabetes.org

足部溃疡的病因及危险因素

在预防和治疗糖尿病足中，应该考虑有大量的局部和全身性危险因素与足溃疡和截肢有关。最强、最容易被识别的危险因素可能是既往曾经发生过溃疡或截肢，这提示瘢痕形成或生物力学异常可能导致溃疡复发。足溃疡的病理学基础通常是不可逆的，大多数影响糖尿病足的病程随着时间增加将持续恶化。在足溃疡发展过程中，已经识别的三个主要的损害途径或机制，包括由穿着不合适的鞋所引起的伤口（与长期或持续压力有关的低压力性损害），溃疡发生在负重区（足底反复存在的中等压力和剪切力），和由穿刺伤口或其他创伤性事件引起的穿透性损伤（单一直接压力引起的高压力性损害）[16]（参见彩图“糖尿病足溃疡”）。

近年来，有些研究认为，在一般人群和糖尿病患者中截肢率正在下降。Rayman 等[17]对一所较大的地区综合医院人群进行了为期 3 年的前瞻性研究，该研究显示，对糖尿病足干预已经显现出积极的效果。Rayman 等报告，普通人群的截肢率从 9.6/10 万人口下降到 7.1/10 万人口，糖尿病患者的截肢率则从每 3.48/1000 名患者下降到 2.61/1000 名患者[17]。

神经病变

糖尿病影响感觉、运动和自主神经功能。在感觉神经病变的患者中，疼痛—提醒身体采取行动和寻求医疗护理的主要自然警报系统缺失，感觉神经病变导致患者不能感觉到足部受到的伤害，这种现象通常被称作保护性感觉缺失（loss of protective sensation，LOPS）[18]。保护性感觉缺失表明患者有一定程度的感觉丧失，患者因不能识别伤害而可能受到损伤。

运动神经病变导致足部内在肌肉的失用、肌肉失衡、足部结构畸形，如爪形趾和跖趾关节半脱位以及关节活动受限。自主神经病变引起血液分流[19]和汗腺、油脂腺功能丧失，引起干燥和鳞状皮肤，容易导致皮肤皲裂。这些神经病变的综合作用导致足部结构畸形和生物力学异常，皮肤干燥和水分不足，以及无疼痛反应和反复损伤。

神经病变是下肢并发症最常见的危险因素[7,18]。有足溃疡发生但无感觉神经病变的患者[20]很少见。几种筛选方法可用于识别感觉神经病变，包括全身临床检查，使用振动感觉阈值测量仪来测量振动感觉阈值（vibration perception threshold，VPT）和使用单丝尼龙丝进行压力评估[18,21,22]。尽管这些方法是非侵入性的，且有良好的识别患者感觉缺失的灵敏性和特异性[23]，但是在使用此设备前应该考虑不同品牌尼龙丝存在相当大的差异性问题[24]，因此应该从供应商购买有校准工具的单丝尼龙丝。Booth 和 Young 发现，有些品牌的单丝尼龙设计的压力是 10g，但事实上，在 8g 时即被压弯[24]。此外，单丝在反复测试后其材料的特性会被磨损。Young 及其同事[25]发现，500 次循环测试后（相当于在 25 例患者的每个脚上测试 10 个部位的数量），尼龙丝测试的压力平均降低了 1.2g，单丝尼龙丝磨损的结果可能导致无危险的患者却被诊断为保护性感觉缺失（参见“实践要点：使用单丝尼龙评估保护性感觉”）。

全身临床检查可能是诊断神经病变和识别高度危险患者的一种有效方法[26]。Abbott 等使用一种改良版的神经病变评分法来评估一组大样本量糖尿病患者的感觉神经功能（n=9710）[26]。该评估使用 128Hz 音叉评价患者的振动觉（图 16-1）、针刺痛、温度觉和跟腱深反射。深部腱反射如果正常计 0 分，如果需要加强计 1 分，如果不存在计 2 分。其他的测试正常计 0 分，异常计 1 分。每个脚都需要评分，最高分为 10 分。Abbott 表明，神经病变功能评分较高（>6 分）与足溃疡发病率增高有关。

振动感觉阈测试（VPT）是一种定量评价方法，能测量较大的有髓鞘的神经功能，振动感觉阈测试出现操作者之间的偏差少于单丝尼龙检测，无需替代可持续提供精确的结果。振动感觉阈测量仪是一种便携式手提装置，带有一个橡胶头可用在骨突处，如内侧第一跖骨头或大踇趾尖。该装置包含一个线性刻度能显示所施加的电压，范围从 0～100V。操作者慢慢地增加振幅从低到高，直到患者感觉到振动。足部不能感受 25V 以上电压者是保护性感觉缺失的指征，表示存在溃疡和截肢的危险。

实践要点

不是所有的尼龙丝都有相同的质量或保持不变，确保在评估患者时使用一个校准过的仪器。

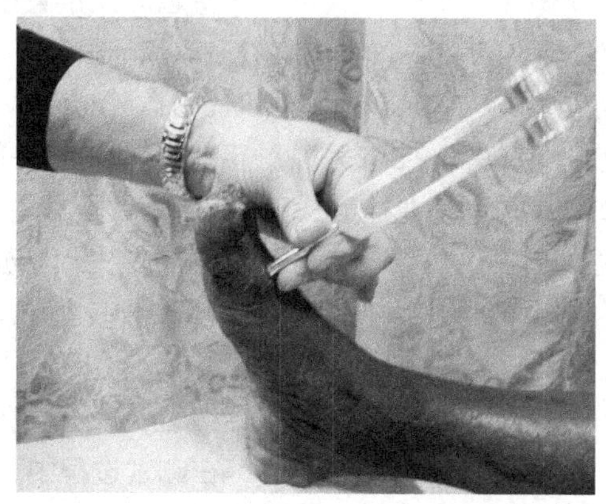

图 16-1 使用 128Hz 音叉测试振动觉

糖尿病患者伴外周动脉疾病（peripheral arterial disease，PAD）的特征是膝以下血管出现多个中小动脉闭塞性斑块[19]。外周动脉疾病使糖尿病患者足部溃疡、感染和截肢的危险增高[7,27]。以下几个理论可能解释了糖尿病患者微血管的改变。一个理论提出，微血管压力和血流量增加直接损伤血管内皮细胞，使血管外基质蛋白释放，导致微血管硬化和毛细血管基底膜增厚。毛细血管脆性增加也导致少量出血，这可能是糖尿病患者的感染可通过组织层传播的原因[19,28]。除了对血管的直接作用外，还有一种额外的通过自主神经系统介导的对微血管的间接作用。LoGerfo 及其团队[29,30]认为没有微循环阻塞过程，相反，他们认为发生了一些其他的间接的生理异常现象。微血管血流量的改变是糖尿病自主神经病变的并发症，它导致血液向远离皮肤的方向分流，使患者容易发生溃疡和影响愈合过程[31]。

在糖尿病溃疡形成和愈合过程中，似乎任何一个涉及的微血管理论都必须包括糖基化和局部炎症的直接作用，以及自主神经功能障碍导致的微血管血流动力学改变所产生的间接作用。

评价血管状态应包括间歇性跛行症状、缺血性静息痛表现和外周血管手

实践要点

使用单丝尼龙评估保护性感觉

Semmes-Weinstein 10g(5.07log)的单丝尼龙通常用来评估糖尿病患者的保护性感觉，你可以从以下公司预定Semmes-Weinstein单丝尼龙：

- 专业的糖尿病足治疗中心：1-800-543-9055
- 北海岸医疗公司：408-283-1900
- 感觉测试系统：1-888-289-9293
- 施乐辉康复部：1-800-558-8633

使用10g(5.07log)单丝尼龙检测每只脚的10个部位，见下图：

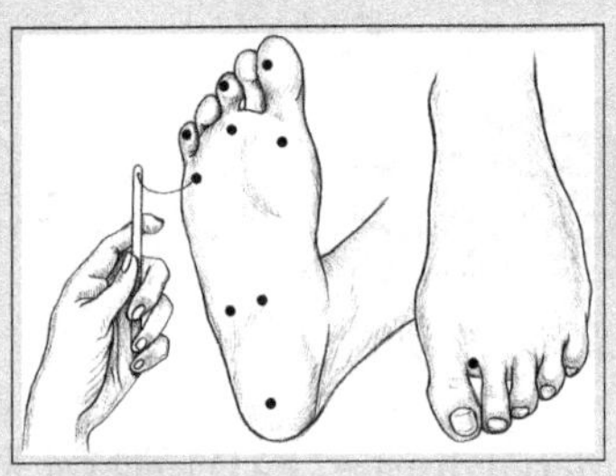

- 足底面的第一、三、五足趾
- 足底面的第一、三、五跖骨头
- 足底中部内侧和外侧
- 足跟
- 足中部的背侧

测试方法

患者取仰卧位或坐位，脱掉鞋和袜子，将腿撑起。测试人员先用单丝尼龙接触患者的上臂或手以证明患者能够感受的感觉。然后将单丝尼龙放在足部，询问患者感受，每次感受到了尼龙丝则让他回答："是"。

将患者足部置于中立位，脚趾伸直，并嘱其闭眼。当感觉到脚上有尼龙丝时，嘱患者说"是"。使尼龙丝垂直接触患者的脚，并按住第一个部位，增加压力直到尼龙丝线弯成C形，确保尼龙丝不会在皮肤上滑动，保持1秒左右。在足部筛查表上记录患者的反应，用"φφ"表示阳性反应，"–"表示阴性反应。然后移动至下一个部位。

在测试过程中，10个部位随机测试，且变换两次测试的间隔时间，这样可以避免患者猜出正确的反应。如果患者的测试部位有瘢痕、胼胝或坏死组织，则用尼龙丝测试异常部位的周围，而非直接测试这些部位。

如果患者脚上任何一个部位都感觉不到单丝尼龙丝则表示有保护性感觉缺失。关键要指导已经丧失保护性感觉的患者检查和保护自己的脚。

资料来源：Sloan HL, Abel, RJ. Getting in Touch with Impaired Foot Sensitivity," Nursing 28(11): 50-51, November 1998; Armstrong DG, et al. Choosing a Practical Screening Instrument to Identify Patients at Risk for Diabetic Foot Ulceration, Archives of Internal Medicine, 1998, 158(3): 289-292.

术的全面病史；缺血的临床体征，如皮肤温度、下垂性的发红、苍白、脱毛和皮肤发亮以及下肢脉搏的临床评估[32]。根据美国心脏病学院（American College of Cardiology，ACC）/ 美国医院协会（American Hospital Association，AHA）处理外周动脉疾病患者的指南[33]，医师应使用双侧静息踝肱指数（ankle-brachial indices，ABIs）对患者进行筛查，以诊断外周动脉疾病。70 岁或以上怀疑有下肢外周动脉疾病的老年人可伴劳力性腿痛或难愈伤口。如果一个 50 岁以上且有吸烟或糖尿病史的患者也应该怀疑有外周动脉疾病。此外，如因踝部收缩压过高而致踝肱指数不准确时，应使用趾肱指数。当踝肱指数大于 1.3，则认为动脉不能有效收缩。当准备血管介入时，节段压力测量在定位下肢外周动脉疾病的部位中非常有用。

近年来，皮肤灌注压激光多普勒评估已用于作为一种客观评估外周动脉疾病的严重程度及预测伤口愈合的方法[34]。Castronuovo 等[35]评价了皮肤灌注压是否可以用来鉴别那些伴有严重下肢缺血、需要血管重建或截肢的足溃疡患者，他们的伤口是通过局部伤口护理愈合还是通过微小截肢愈合。他们得出的结论是，皮肤灌注压测定在判断严重肢体缺血对侵入性治疗无反应的患者大约有 80% 的准确率。

皮肤和指甲检查

皮肤和指甲评估对于识别濒临损伤的细微迹象至关重要，包括高压区域、裂缝、浸渍或皮肤上的裂纹。患者教育是护理的一个重要方面。应指导所有患者如何进行皮肤自检作为一项常规预防措施（见患者教育：皮肤护理教学技术）胼胝颜色变化或胼胝下出血是溃疡前期损伤的一个征象。同样，指甲变形和增厚通常是导致甲床异常压力的原因，可致甲下溃疡。糖尿病患者常见的指甲疾病包括甲癣和嵌甲[32]。在没有糖尿病的人群中，这些通常是个小问题，但对于糖尿病患者，它们却可以导致蜂窝织炎、骨髓炎、神经病变以及血管损伤。

肌肉骨骼检查

在神经病变患者中，溃疡通常由足底反复受压和剪切力引起，或来自鞋的压力从顶部或侧面压迫足部而引起；然而，异常的压力值或能引起病理改变的压力值尚未明确[7, 36-38]。糖尿病改变患者的生物力学，形成足部结构和功能的畸形。运动神经病变被认为是导致脚内在肌萎缩和无力的原因，这就导致了所谓的“内源性足萎缩”，被描述为足的微小肌肉（内在肌）的消耗（趾短屈肌、跗短屈肌、趾短伸肌、跗短伸肌、蚓状肌、骨间肌、跗展肌）。

当受到鞋头的刺激或由脂肪垫缺失而引起跖骨头下压力增加，畸形的足趾可能形成跖骨溃疡（图 16-2）。较小足趾的感染和背侧半脱位导致爪形趾畸形和跖趾关节跖屈力变强[19, 36, 39]。当足趾变形、跖趾关节脱臼，跖骨头逐渐被趋向足底部，增加了足趾末梢和背侧以及跖趾关节下方区域的压力和摩擦力，这

患者教育

皮肤护理技巧

教育糖尿病患者遵循以下自我护理要点:

1. 保持糖尿病处于良好的控制状态。高血糖者往往皮肤较干，抵御有害细菌的能力较差，这两点增加了感染的风险。

2. 保持皮肤清洁和干爽。皮肤皱褶处使用滑石粉，如腋窝和腹股沟。

3. 盆浴和淋浴避免水温过高。如果皮肤干燥，不要使用泡沫浴。可使用保湿肥皂，如 Dove 或 Basis，可能有帮助。洗浴后，使用含油保湿润肤乳，如 Lubriderm 或 Alpha-Keri。不要把护肤乳液放在脚趾之间——过分湿润容易会促使真菌生长。

4. 预防皮肤干燥，滋润皮肤，防止皲裂。

5. 避免抓挠干燥或发痒的皮肤，因为容易撕裂皮肤，发生感染。

6. 立即治疗切割伤口。用肥皂和水清洗微小的切口。不要用红汞抗菌剂、酒精、碘去清洁皮肤，因为这些制剂刺激性太大。在医师指导下使用抗生素霜或软膏。微小的切口可以用无菌纱布覆盖，但如果是较大的切口、烧伤或感染需要立即看医师。

7. 在寒冷、干燥的几个月，保持家庭环境湿润。在这种天气尽可能减少沐浴。

8. 使用温和的洗发水和无味肥皂。不要使用女性卫生喷雾剂。

9. 如果自己不能解决的皮肤问题需要寻求皮肤科医师治疗。

10. 做好足部自我护理。需要每天检查是否有挤压伤和切割伤。穿宽松合脚的平底鞋，穿之前检查鞋内是否有异物。

些都是保护性感觉缺失的表现，将会导致溃疡的发生(图 16-3)[19, 36, 40]。踝关节和跖趾关节活动受限与涉及胃 - 比目鱼肌 - 足跟跟腱的复合体和关节周围软组织糖基化反应有关。踝关节、距下关节和跖趾关节活动受限与前足高压力有关。患者经常出现运动神经病变足 - 足弓抬高、足部肌肉功能丧失，是形成“糖尿病爪形足”的主要原因。然而，这不是先天性畸形而是由于足内侧外展，蹖趾肌腹萎缩引起。

感染

软组织和骨的感染在糖尿病足溃疡中很常见。大多数糖尿病足溃疡患者(56%)因足溃疡期间的软组织感染而接受治疗，其中约 20% 的患者将发展为软组织下的骨感染[41]。

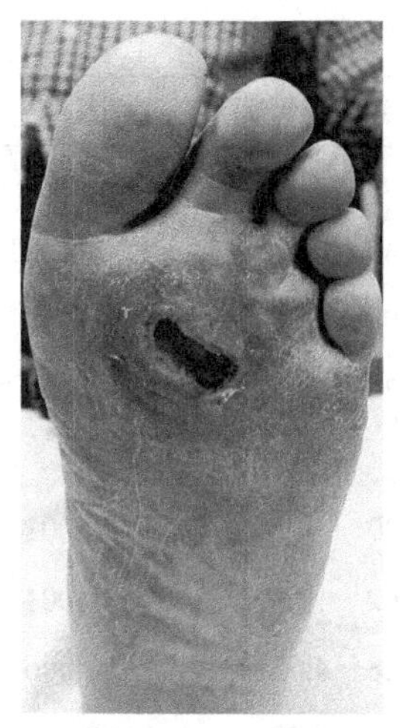

图 16-2　趾骨溃疡

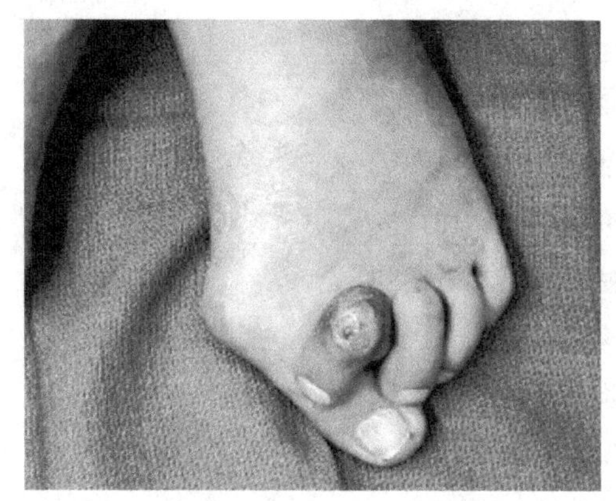

图 16-3　足趾畸形溃疡

由于足部感染的常见表现可能减弱或缺失[2]，因此识别糖尿病患者中的足部感染要求有很高的敏感性。高血糖损害白细胞功能，包括细胞吞噬功能和杀伤作用[19]。糖尿病患者也可能出现炎症反应低下，尤其是存在严重的软组织和骨感染时。然而，对于无临床感染症状的伤口，不鼓励进行频繁的伤口组织培养和浅表擦拭取样培养，因为无助于伤口感染的诊断。所有开放的伤口中都有正常菌群，常规擦拭取样培养常会显示几种细菌定植于伤口[42, 43]。因此，在细菌培养前应彻底清创和清洁伤口，从伤口基底获取组织样本送培养。在有感染症状和体征时应有医嘱进行需氧菌和厌氧菌培养（参见第 7 章"伤口生物负载和感染"）。

伤口的深度是软组织和骨感染最强的预测指标。与表浅伤口相比，延伸到骨的伤口其软组织感染风险增高 23.08 倍，骨感染风险增高 6.71 倍（表 16-1）。

危险分级

评价危险因素和危险分级是根据患者需求确定治疗优先次序的重要依据[44-46]。很多医务人员要么从未评估足部问题，要么习惯性地认为每个糖尿病患者都存在足部问题的"危险"。这通常会导致对患者不进行预防性处理，而对于低风险患者却提供不必要的服务。为了帮助个体评估危险因素，国际糖尿病足工作组讨论制定的危险分级系统[46, 47]，提供了有效度的条目去分级处于溃疡和截肢风险的患者。下肢检查的主要项目应该有助于患者的危险分级，以确定患者所需要的预防性处理的频率和强度（表 16-2）。

表 16-1 软组织和骨感染的危险因素

	相关危险	95% 置信区间	P 值
软组织感染的危险因素			
伤口累及骨	23.08	8.47～62.92	0.0001
既往有溃疡史	2.15	1.07～4.32	0.03
研究期间有复发的 / 多发的伤口	1.92	1.20～3.06	0.007
骨感染的危险因素			
溃疡深及骨	6.71	2.27～19.85	0.001
溃疡持续 30 天以上	4.66	1.62～13.37	0.004
复发性足溃疡	2.41	1.28～4.53	0.006
创伤性溃疡	2.36	1.12～4.98	0.02
外周血管疾病	1.93	1.02～3.56	0.04

改编自 Lavery LA，Armstrong DG，Wunderlich RP，Mohler MJ，Wendel CS，Lipsky BA. Risk Factors for Foot Infections in Individuals with Diabetes，" Diabetes Care，2006，29（6）：1288；Lavery LA，Peters EJ，Armstrong DG，Wendel CS，Murdoch DP，Lipsky BA. Risk Factors for Developing Osteomyelitis in Patients with Diabetic Foot Wounds. Diabetes Research in Clinical Practice，2009，83（3）：347-352.

表 16-2 Lavery-Peters 糖尿病足危险分类

类别	危险因素	溃疡发生率	截肢发生率	预防和治疗
1	无神经病变 无外周血管疾病 无溃疡史	2%	0.04%	每年重新评估 1 次
2	神经病变 ± 畸形 无外周血管疾病 无溃疡或截肢史	3.4%	0.05%	每 6 个月足部治疗 1 次 穿尺码合适的鞋和鞋垫
3	外周血管疾病无溃疡或截肢史	13.8%	3.7%	每 2～3 个月接受足部治疗 1 次 穿合脚的专业治疗鞋和鞋垫 患者教育
4	既往有溃疡或截肢史	31.5%	8.1%	每 1～2 个月接受足部治疗 1 次 穿合脚的专业治疗鞋和鞋垫 患者教育

改编自 Lavery LA，Peters EJ，Williams JR，Murdoch DP，Hudson A，Lavery DC. Reevaluating the Way We Classify the Diabetic Foot：Restructuring the Diabetic Foot Risk Classification System of the International Working Group on the Diabetic Foot. Diabetes Care，2008，31（1）：154-156.

多学科管理策略

许多策略可以用来帮助预防糖尿病患者足部并发症。虽然多学科预防的特殊要素尚未研究明确，但全身疾病和局部治疗被认为是长期预防的关键内容[47]。

多学科合作悉心管理全身性疾病过程，包括心力衰竭、肾功能不全、糖尿病等对减少并发症至关重要。血糖控制是延缓与糖尿病足并发症相关的多种疾病进程的关键因素。事实上，糖尿病患者的高血糖状态与较高的溃疡风险和愈合不良反应有关[7]。通过一个综合小组的努力，实施饮食管理、血糖自我监测、适当运动、恰当的药物治疗、早期识别及治疗高血糖，可达到血糖的有效控制[19]。几项临床研究已经报道，当高度危险的糖尿病患者接受专科诊所的治疗后截肢率减少了 48%～78%[48, 49]，下肢相关疾病引起的住院减少了 47%～49%[50, 51]。这些诊所通常包括多个专长于预防及治疗糖尿病患者急性并发症的专家。另外，美国足与踝关节矫形协会[52]、美国足与踝关节外科学院[53]、安大略注册护士协会以及国际糖尿病足工作组已制定了与“糖尿病足”相关的预防措施的共识文件。

足部护理

定期的足部评估对发现新增的危险因素和预防即将发生的并发症很有必要。足病医师对胼胝和指甲进行清创以及定期对鞋和鞋垫进行评估。这些常规的处理对患者提供了一个强化教育机会，如避免赤脚、滋润皮肤、每天检查脚部，建议患者穿保护性足套和鞋垫，并评价和监测其有效性。

保护性足套和压力再分布

治疗性足套的主要作用是保护足部免受反复损伤，消除鞋成为一个致伤原因。额外加深鞋有一定高度的足趾盒状设施及整个鞋有足够的深度以容纳全接触式塑形鞋垫或矫形鞋垫，通常建议有足部结构畸形的患者使用这种鞋，如爪形趾或跖趾关节脱位。这种鞋通常可容纳 8 号鞋 3 英寸厚的可调性鞋垫，不刺激足背和足两侧（见有衬垫的宽趾鞋）。正确尺寸的鞋配合防护垫可以减少足底、足背和两侧大约 20% 的压力[54, 55]。塑形鞋是一种根据个体患者足部模型定制的鞋子，由于塑形鞋价格高且需要几周或几个月的时间才能制作完成，因此只有一小部分非常危险伴有足部严重畸形、无法适应非定购鞋的患者才需要此类鞋。大部分足部畸形不太严重的患者，可以选择很多更便宜的运动、舒适、治疗性鞋，这些鞋有多种尺寸和深度，可容纳各种类型的足部畸形。

有衬垫的宽趾鞋

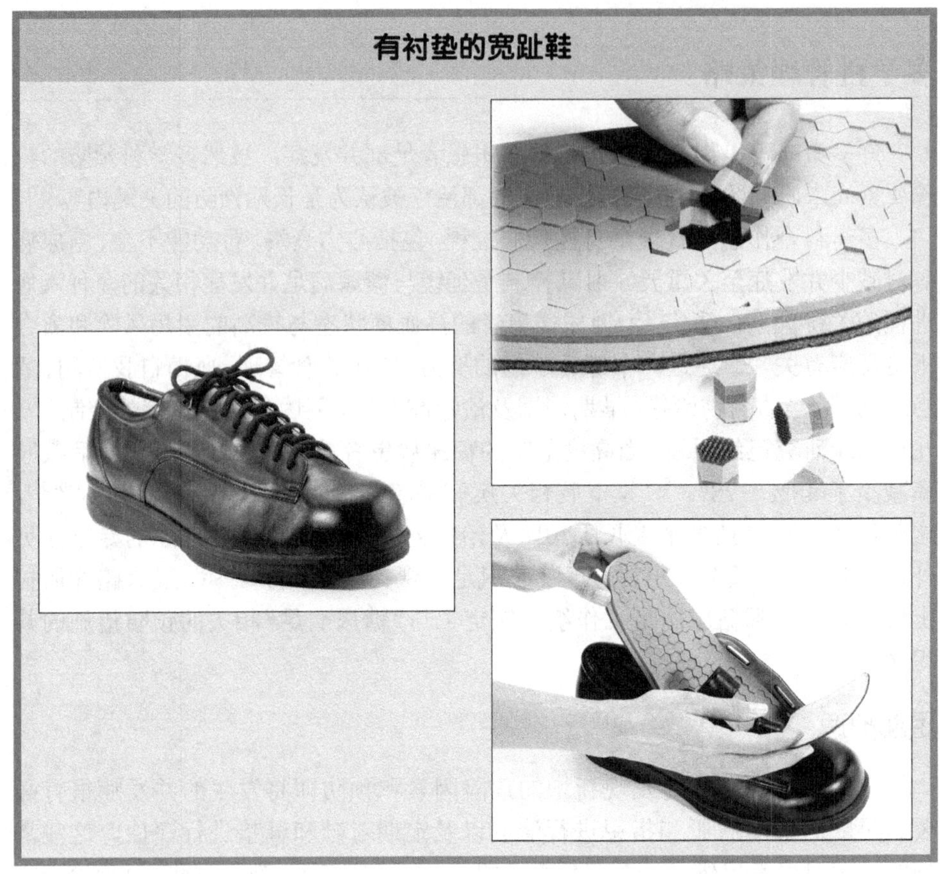

糖尿病鞋的费用报销

有足部疾病风险和有医疗保险B部分的糖尿病患者符合医疗保险治疗性鞋的付费条件[56]。符合付费标准的患者必须患有糖尿病并满足以下一个或多个条件：既往部分截肢或全足截肢史；既往有足溃疡史或溃疡前期胼胝史；周围神经病变伴胼胝形成；足畸形；或循环不良。

医疗保险每年支付的费用包括以下其中之一：一双非定购的额外加深鞋和3双附加的多密度鞋垫或定制的塑形矫形鞋垫形；一双非定购的额外加深鞋，包括一双改良鞋垫和两双附加的多密度鞋垫；或一双定制塑形鞋和两双附加的多密度鞋垫。

择期和预防性手术

择期或预防性足部手术预防糖尿病患者未来发生糖尿病足溃疡是否有良好的循证证据？Armstrong和他的同事证实了一个由择期、预防性、治疗性和急诊手术[57]组成的“四级”手术分类。择期手术用于有计划地进行重建术的足部畸形患者，目的是消除疼痛或改善功能。预防性手术的目的是防止溃疡复发。治疗性手术是针对已有足部伤口的患者，促进其伤口愈合。急诊手术的目的是去除感染或失活组织[57]。

尚无证据显示择期手术能降低患者未来发生溃疡的风险。糖尿病患者应该只有在出现严重畸形、疼痛或功能受限时才进行择期手术，这种授权手术是用来改善以上症状而不是期望通过手术来预防足部溃疡的发生。

预防性手术包括足趾和姆外翻畸形矫正、跟腱延长、外生骨疣切除术。例如，经皮跟腱延长术[58]已被证明可以减少有溃疡史患者的足底压力。此类手术被用于预防和治疗足部溃疡。几位作者报道了跟腱延长手术治疗与跟腱过紧所致踝关节运动范围受限有关的足前部溃疡的应用效果，手术的理由是踝关节主动运动范围受限对足掌会产生更大的压力和剪切力，易导致溃疡。Armstrong 及其同事发现，通过延长跟腱，足前部压力减少了约 27%[59]。

几项临床研究已经描述了跟腱延长手术预防溃疡复发的手术操作过程和临床结果。Lin 等[60]报告了一项队列研究，该研究对接受全接触式石膏（TCC）固定一段时间后未能愈合的糖尿病足溃疡患者采用跟腱延长手术治疗，93%（14/15）的患者溃疡愈合，平均愈合时间为 39 天，且在随后的 17 个月内无复发[60]。在一项随机对照试验中，Mueller[61]以神经性溃疡患者为研究对象，将跟腱延长手术和全接触式石膏固定疗法作比较，研究结果发现通过手术治疗的患者溃疡全部愈合（n=31），全接触式石膏固定疗法组的溃疡愈合率为 88%（n=33）。跟腱延长手术患者的溃疡复发率不到 50%，明显低于全接触式石膏固定疗法组（31% 比 81%）[61]。

预防性教育

教育一直被认为是降低糖尿病足溃疡发生率的一个必不可少的组成部分。预防性教育通常采用的形式是对疾病的深入介绍和为了适应糖尿病随时间推移出现的临床表现而实施的实践步骤。2004 年一篇关于评价 9 项预防糖尿病足溃疡教育项目有效性的随机对照试验的 Cochrane 综述[62]认为，只有微弱的证据支持教育可以降低处于高度危险状态患者的足溃疡发生率和截肢率。另一方面，研究强调了增加足部护理知识的教育在短期内对患者的行为有积极作用，初次教育是有效的，而持续教育和强化教育也是必要的，特别是对高风险的患者，通过持续的强化教育可产生持续的效果。该系统评价的资料表明，不仅需要更多的健康教育研究，而且也需要完善现行的教育计划，从而提高对患者的长期作用。

更复杂的事实是，许多糖尿病患者对传统的健康教育方法有严重的限制因素。不论是否有足溃疡，大部分患者在自我护理足部和进行必要的自我检查时，缺乏良好的视力、敏捷的手和灵活的关节[7]。在足溃疡患者中，49% 的人不能定位或看到自己的脚，15% 的人至少有一侧眼失明。当患者肥胖、有关节活动受限或视力受损时，教育和自我评估技能应该直接同时教给患者和他（她）的配偶或照顾者[7]。医疗团队的每个成员应该反复和经常地加强教育以帮助患者和家庭了解疾病的进程，持续实践保护性行为，避免糖尿病的严重并发症。

温度监测

居家温度监测是一个新的概念，用于高度危险患者识别在足溃疡发生前的早期组织损伤警告征象（图 16-4）。因为神经病变抑制了自然的警告系统，使得组织损伤所致的局部炎症和疼痛常常未被患者注意。有几项研究已使用温度评估来替代其他方法，用于识别有糖尿病足溃疡危险患者的组织损伤和压疮。两项随机临床试验证明，对有足部溃疡高度危险的患者实施居家温度评估与标准的预防治疗（治疗性鞋和鞋垫、规律的足部治疗评价、足部特定的教育）比较，足部并发症减少了 3～10 倍[63, 64]。

实践要点

居家温度监测可以提供客观的反馈，警告有神经病变的患者在溃疡发生前其足部已有损伤。

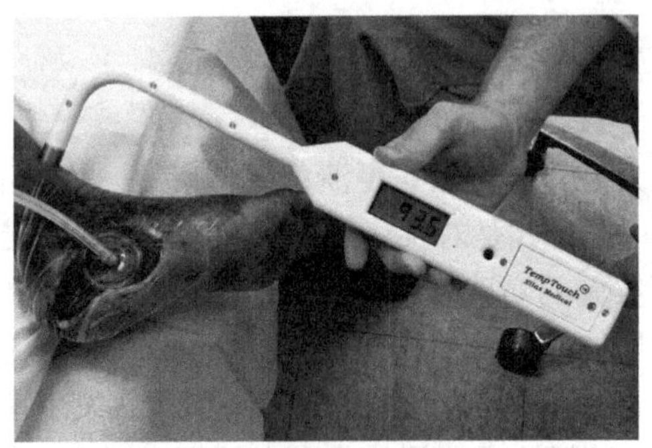

图 16-4　皮肤接触式红外温度监测仪

（糖尿病解决方案 San Antonio，TX）

两个主要障碍导致“标准”预防措施的效果不尽理想。首先，患者在评估时常常看不清自己的足部状况[7]，第二，组织损伤的可见症状很隐匿难辨，即使是最积极的患者或家庭成员也很难准确识别。例如，Lavery 及其同事[63] 在一项随机研究中发现，当大部分患者注意到了“需关注的部位”时，溃疡其实已经发生了。因此，用红外测温装置自我监控提供了一个识别溃疡征兆的途径，给高度危险患者足够的时间去减少活动以避免溃疡发生。

伤口特征和评估

糖尿病溃疡有几个分级系统，得克萨斯大学溃疡分类系统（表 16-3）是一个有效度系统，包括文件记录伤口的深度及感染和血管损伤表现——这是两个预测临床结果的关键因素[6, 65]。已证明使用该系统能够预测截肢的危险，当伤口深度增加（0～Ⅲ级），从无感染（A 级）进展到有感染（B 级），从无感染的周围血管病变（C 级），进展到感染合并周围血管病变（D 级），截肢危险也随之升高。

表 16-3　得克萨斯大学糖尿病伤口分级系统

类别	等级			
	0	Ⅰ	Ⅱ	Ⅲ
A	溃疡性损伤前或后，完全上皮化	浅表伤口，不涉及肌腱，关节囊或骨	伤口穿透至肌腱或关节囊	伤口穿透至骨或关节
B	溃疡性损伤前或后，完全上皮化伴感染	浅表伤口，不涉及肌腱，关节囊或骨，伴感染	伤口穿透至肌腱或关节囊，伴感染	伤口穿透至骨或关节，伴感染
C	溃疡性损伤前或后，完全上皮化，伴缺血	浅表伤口，不涉及肌腱，关节囊或骨，伴缺血	伤口穿透至肌腱或关节囊，伴缺血	伤口穿透至骨或关节，伴缺血
D	溃疡性损伤前或后，完全上皮化，伴感染和缺血	浅表伤口，不涉及肌腱，关节囊或骨，伴感染和缺血	伤口穿透至肌腱或关节囊，伴感染和缺血	伤口穿透至骨或关节，伴感染和缺血

经许可，摘自 Armstrong DG，et al. Validation of a Diabetic Wound Classification System：The Contribution of Depth，Infection，and Ischemia to Risk of Amputation. Diabetes Care，1998，21（5）：855-869.

由 Meggitt[66] 首次描述，Wagner[67] 推广的一个分级方案，也被广泛使用，该分级系统的缺点是未纳入伤口深度和是否存在感染（表 16-4）。骨髓炎是唯一包含的感染类型，终末期坏疽事件是唯一的血管指标。而且，该系统难以用于识别更为隐匿难辨的疾病过程，而准确地识别这些疾病过程对临床决策相当重要。

美国糖尿病协会（ADA）共识报告[2] 建议，在评价时一个系统的伤口评估应包括以下问题：

1. 患者经历了创伤吗？溃疡是由贯通伤、钝创伤或烧伤引起吗？
2. 伤口持续了多长时间？是急性还是慢性溃疡？

表 16-4 Meggitt-Wagner 溃疡分级系统

等级	伤口特点
0	溃疡损伤前或溃疡已经愈合，存在骨性畸形
1	浅表溃疡不涉及皮下组织
2	伤口穿透皮下组织；可能有骨、肌腱、韧带、关节囊的暴露
3	骨炎，脓肿或骨髓炎
4	足趾坏疽
5	全足坏疽

经许可，摘自 Wagner FW. The Dysvascular Foot：A System for Diagnosis and Treatment，" Foot & Ankle，1981，2（2）：64-122；Meggitt B. Surgical Management of the Diabetic Foot. British Journal of Hospital Medicine，1976，16：227-232.

3．局部或全身体征和症状有何进展？伤口在好转、稳定或恶化？

4．患者的伤口或以前的伤口接受过治疗吗？哪些治疗有效？哪些无效？

此外，应评价血糖控制水平和合并症，临床评估应识别：

1．缺血的症状——是否有充足的血流量去促进伤口愈合。

2．软组织或骨感染症状——是否有难闻的气味、脓肿、蜂窝织炎或骨髓炎。

3．伤口深度——是否有潜行或肌腱、关节囊或骨暴露。

4．外观——是否有溃疡周围的胼胝、失活组织、肉芽组织、引流液、焦痂或坏死。

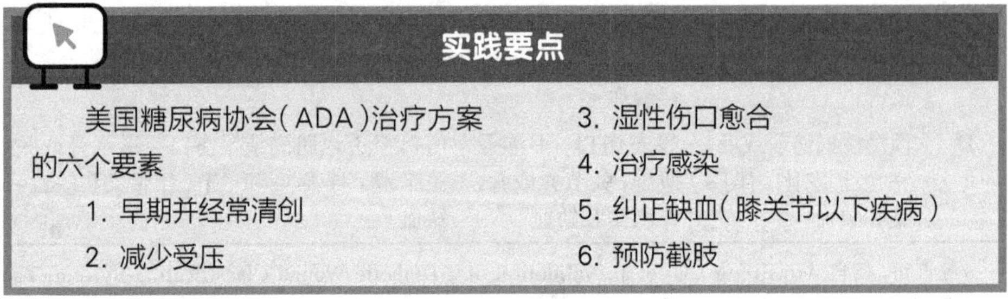

实践要点
美国糖尿病协会（ADA）治疗方案的六个要素
1. 早期并经常清创
2. 减少受压
3. 湿性伤口愈合
4. 治疗感染
5. 纠正缺血（膝关节以下疾病）
6. 预防截肢

清创

锐器清创从伤口床中去除失活组织，减少细菌负荷，清除蛋白酶和提供一个新鲜伤口床。糖尿病溃疡的周围通常有较厚的角化组织，清创必须清除所有的胼胝和坏死组织，创造干净的伤口边缘，去除由胼胝引起的周围压力。如果不能进行锐器清创或患者有周围血管病变，可选择酶解清创或自溶清创[32]，在伤口愈合过程中可能需要不断清创[19, 69]。临床观察到越是频繁地清创，越能获得较高的愈合率[69]。此外，在贝卡普勒明（血小板生长因子）凝胶关键试验的后期效果评价中，Steed 报告在进行更为频繁地清创后，治疗组和安慰剂组的伤口愈合率均较高[70]。

减压策略

减少足部压力和剪切力可能是治疗神经性溃疡最重要也是最常被忽略的，减压疗法是糖尿病足溃疡治疗计划的一个关键部分，其目标是减少溃疡部位的压力和保持患者的行走能力[19,54,71,72]。有几种方法可以保护足部免受异常压力的损害（表 16-5）。减压疗法必须考虑患者年龄、力量、活动能力和家庭环境。然而，在一般情况下，越严格的减压方法将导致活动越少和伤口愈合越好。教育是提高患者对减压疗法依从性的关键措施，患者必须明白，伤口是反复受压的结果，如果走路时不保护，每一步都可能逐渐形成伤口。

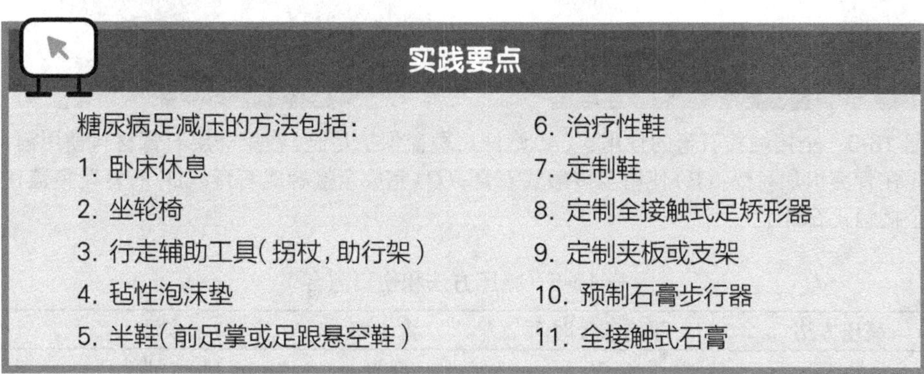

实践要点
糖尿病足减压的方法包括：
1. 卧床休息
2. 坐轮椅
3. 行走辅助工具（拐杖，助行架）
4. 毡性泡沫垫
5. 半鞋（前足掌或足跟悬空鞋）
6. 治疗性鞋
7. 定制鞋
8. 定制全接触式足矫形器
9. 定制夹板或支架
10. 预制石膏步行器
11. 全接触式石膏

全接触式石膏

使用全接触式石膏被认为是足部减压的金标准，全接触式石膏在减少溃疡部位压力的同时允许患者活动[19,71]。熟练的医师或技师为患者申请塑形石膏铸型，以确保适合患者。全接触式石膏是传统骨折用石膏的改良，使用较少的石膏垫和用覆盖物保护足趾。石膏根据患者腿和足的轮廓来塑形，使得石膏不会移位（见图 16-5）。石膏通常 1～2 周更换一次，有水肿或其他问题时需要更频繁地更换。

全接触式石膏是治疗足底神经性溃疡最有效的方法之一[71,73,74]。许多研究者[73,76,78,81]已经证明，使用全接触式石膏 6～8 周就能使溃疡愈合。在描述性研究和临床随机试验中，全接触式石膏治疗比使用局部生长因子、生物组织工程或特殊敷料的伤口愈合率高出很多[82-85]。

使用全接触式石膏的一个主要的优势是加强了患者减压的依从性。患者所

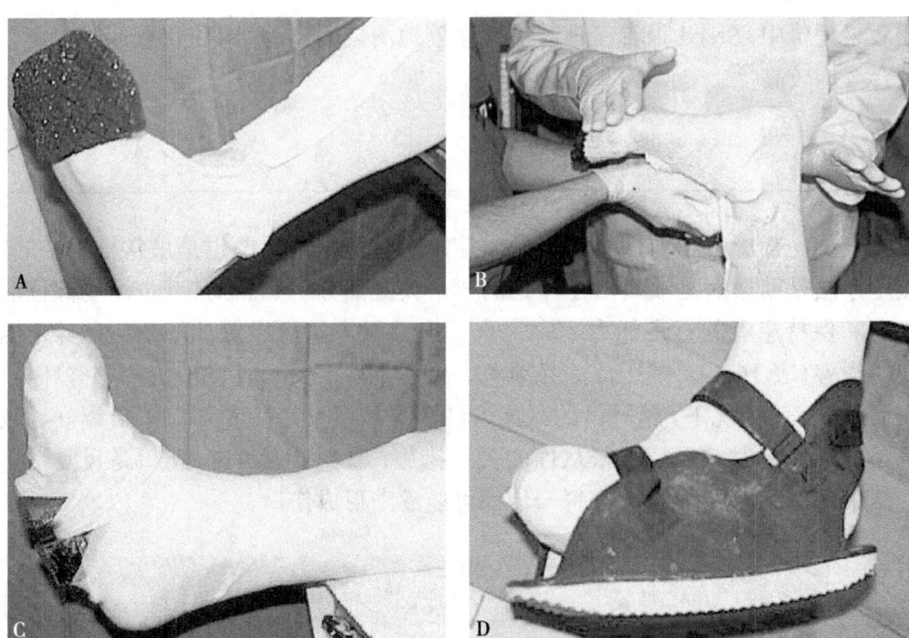

图 16-5　全接触式石膏的使用。(A)泡沫层覆盖保护足趾，在第一层石膏材料使用前，先在骨突出加衬垫；(B)使用全接触式石膏；(C)完成全接触式石膏；(D)石膏靴覆盖在全接触式石膏上

表 16-5　减压方法和伤口愈合

减压方法	平均愈合时间	愈合率	来源
全接触式石膏	足前掌溃疡：30 天 足中掌和足后掌溃疡：63 天	90%	Myerson M，et al[99]
全接触式石膏	38 天	73%	Helm PA，et al[75]
全接触式石膏	44 天	82%	Sinacore DR，et al[76]
全接触式石膏	足前段：31 天 非足前段：42.1 天	未报告	Walker SC，et al[73]
全接触式石膏	足中段：28 天	100%	Lavery LA，et al[77]
全接触式石膏	34 天	90%	Armstrong，D.G.，et al[78]
石膏靴	50 天	65%	
半鞋	61 天	58%	
全接触式石膏	42 天	90%	Mueller MJ，et al[79]
鞋垫	65 天	32%	
石膏定型靴	112 天 181 天	80%	Knowles EA，et al[86]
半鞋	70 天	96%	Chantelau E，et al[87]
定制的夹板	300 天	未报道	Boninger ML 和 Leonard JA[88]

走的每一步，溃疡都能得到保护。使用全接触式石膏促进伤口愈合与使用石膏促进骨折愈合类似，都是通过休息和制动促进愈合。全接触式石膏降低患者的活动幅度[78]，减小步幅长度和节奏，并大大地降低了溃疡部位的压力[71,74]。主要的缺点与骨折石膏一样，因为又重又热，给患者洗澡、走路和睡眠带来不便。

实践要点

如患者已有感染或怀疑有感染时不能使用全接触式石膏。

可脱卸式石膏助行靴

一些研究已证明了可脱卸式石膏助行靴能有效地减轻溃疡部位压力，可与全接触式石膏相媲美（图16-6）[71,74]。许多医师认为，可脱卸式石膏助行靴是他们优选的减压装置，因为该装置比全接触式石膏耗时少且易于操作，患者更容易接受。此外，使用全接触式石膏有一些注意事项和禁忌证，而可脱卸式石膏助行靴无此限制。通过不断调整脱卸式石膏助行靴使患者适应装置和结合压力绷带治疗可以消除足部水肿。使用该装置也可定期检查伤口，采用先进的伤口护理产品，如生长因子、电刺激以及其他生物活性敷料处理伤口。使用可脱卸式石膏助行靴时，由于伤口和肢体能够经常被检查，因此能够及时发现血管问题。而全接触式石膏是封闭的、不能移动，无法检查。

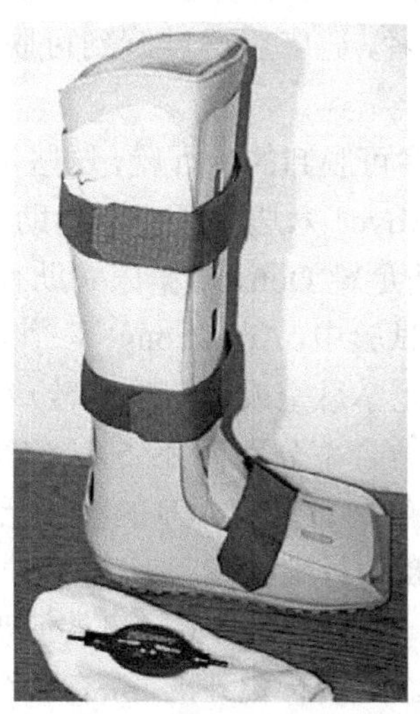

图16-6 可脱卸式石膏助行靴。这种预制的靴子被用作减压装置

与全接触式石膏相比，可脱卸式石膏助行靴还有一些其他的优点，如相对便宜、保护性鞋垫容易更换、无需特殊训练能够正确和安全使用、评估时容易去除、需要时可做伤口清创[74, 78, 79, 86-88]。另外，可脱卸式石膏助行靴也可以用石膏材料或固定带改良成为不可脱卸的装置，被称为临时全接触式石膏（instant TCC，ITCC；图 16-7）。如果患者不能去除助行靴，那么就要加强患者使用临时全接触式石膏的依从性，其改善愈合的结果也能达到全接触式石膏的水平[72, 89-91]。

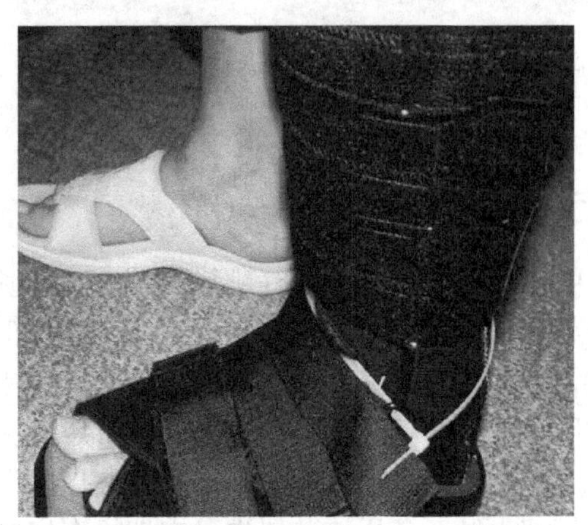

图 16-7 用固定带防止设备移动而形成的临时全接触式石膏（可脱卸式石膏助行靴）

没有任何一个减压装置适合所有的患者，McGuire[92] 提出了一个治疗糖尿病足溃疡的过渡方法，在患者尚未明确适合穿哪类减压鞋之前，初始管理压力采用临时全接触式石膏患者，适应后再过渡到可脱卸式设备和厚底高平台鞋（木屐式坡形鞋）。

研究者已经设计出很多可脱卸的步行靴，这些步行靴可保护和促进糖尿病患者足溃疡的愈合，包括 Royce 六边型医疗活动助行靴（原名为 DH 减压助行靴），Bledsoe 舒适型糖尿病足靴 DonJoy 糖尿病助行靴和糖尿病充气石膏助行靴[90, 93]。在一项随机对照试验中，Armstrong 等[94] 比较了全接触式石膏、可脱卸式石膏助行靴、半鞋（前足掌悬空或足跟悬空鞋）对糖尿病患者神经性足溃疡愈合的效果，干预 12 周的愈合率分别为 89.5%，65%，58.3%[94]，临时全接触式石膏助行靴（ITCC）与全接触式石膏（TCC）的效果无差异[95]。

ROYCE ACTIVE HEX 助行靴

ROYCE ACTIVE HEX 助行靴（图 16-8）已被证明其减少足底溃疡压力的效果等同于全接触式石膏[74]。该助行靴外形低，有一个固定的踝关节弧形弯脚鞋底。内部有专利设计的鞋垫，由一系列六角形插塞通过维可牢（一种尼龙搭扣的商标名称）约束装置粘合在一起组成。插塞由多层高密度聚氨酯、中密度乙烯醋酸乙烯酯和软质聚氨酯制成。该鞋垫可以吸收冲击力，符合足的形状，因为六角形插塞是独立活动的，因此可减少步行中的剪切力。压力高的部位可以移去六角形插塞，以助溃疡的愈合。在 Lavery 等的研究中，Royce 助行靴的减轻负重能力是其他几个石膏助行靴中最好的，与全接触式石膏相当[71,74]。

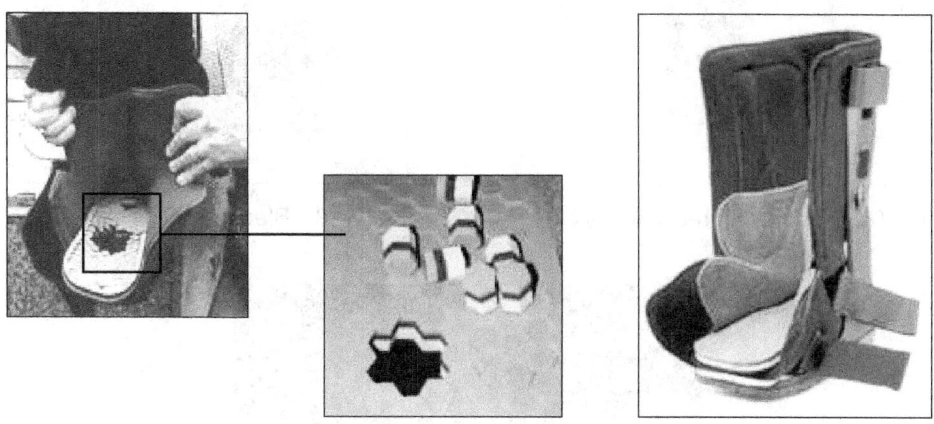

图 16-8　Royce Medical Active Hex 助行靴

Donjoy 糖尿病助行靴

在 Donjoy 糖尿病助行靴中使用了一个类似的系统，它将可脱卸的钻石形断面结合进泡沫接触层，如此无需盖上断面就能防止松动（图 16-9）。

Bledsoe 舒适型糖尿病足靴

Bledsoe 舒适型糖尿病足靴也使用了一个固定的踝关节结合弧形设计的“记忆海绵”鞋垫（图 16-10）。在一项由 Pollo 等的研究中，Bledsoe 舒适型糖尿病足靴在足部所测试的所有部位减压效果均优于全接触式石膏[96]。

Aircast 糖尿病足助行靴

Aircast 糖尿病足助行靴具有一个宽弧形鞋底和多密度泡沫鞋垫，鞋垫可以加热后随意塑形，创造一个全接触足床的助行靴（图 16-11）。

治疗浅帮鞋和半鞋

有大量的治疗浅帮鞋和半鞋或楔形鞋可减少前足压力（图 16-12）。这些鞋适用于不能耐受全接触式石膏的患者，或作为在不使用全接触式石膏之后，等待定制治疗鞋和鞋垫时使用的一个过渡性装置。Carville 治疗浅帮鞋是从一个标准的外科鞋改良而来的，有一个全接触的塑形泡沫鞋垫（图 16-13）[97]。

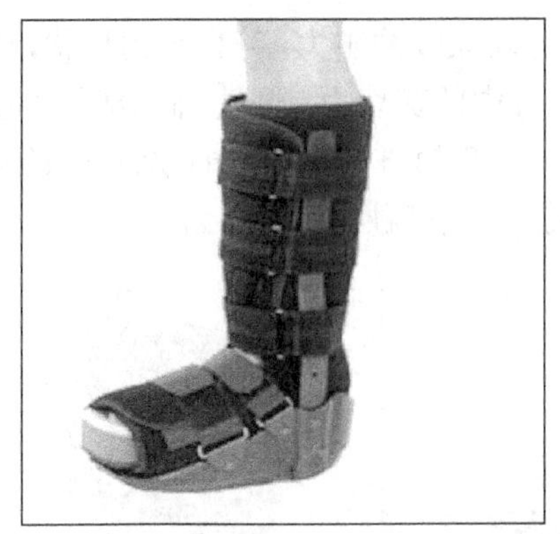

图 16-9　Donjoy high-tide 糖尿病助行靴

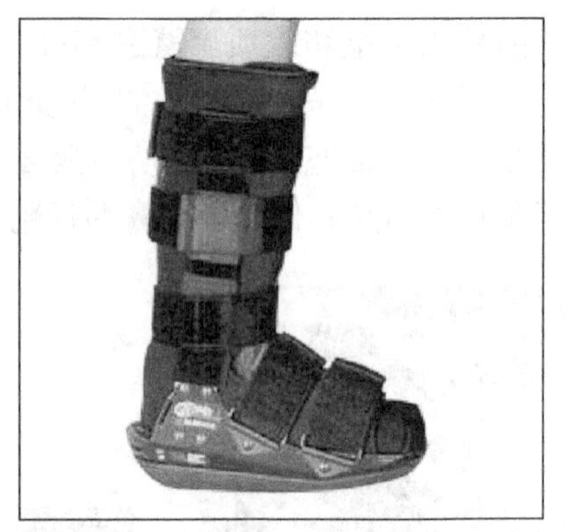

图 16-10　Bledsoe 舒适型糖尿病靴

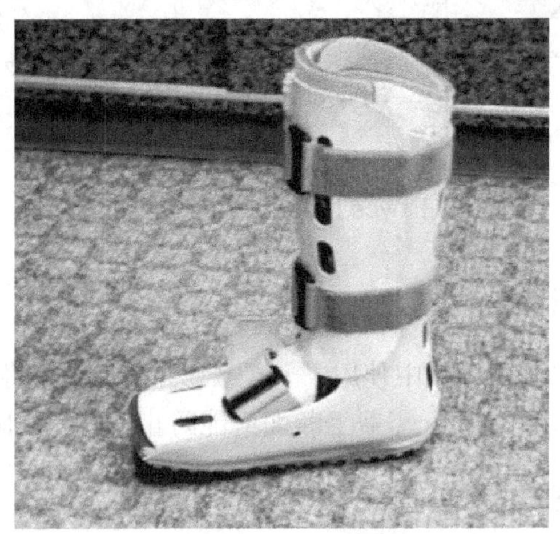

图 16-11　Aircast 糖尿病充气鞋

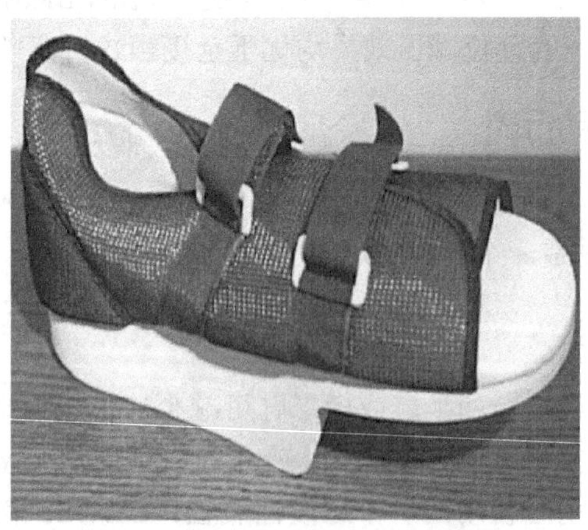

图 16-12　楔形前足掌减压鞋

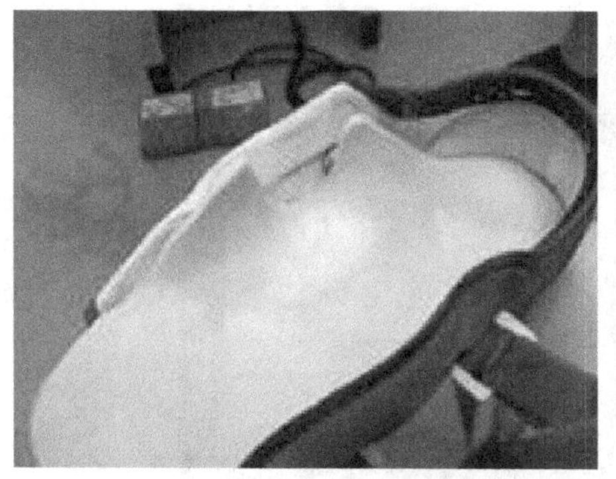
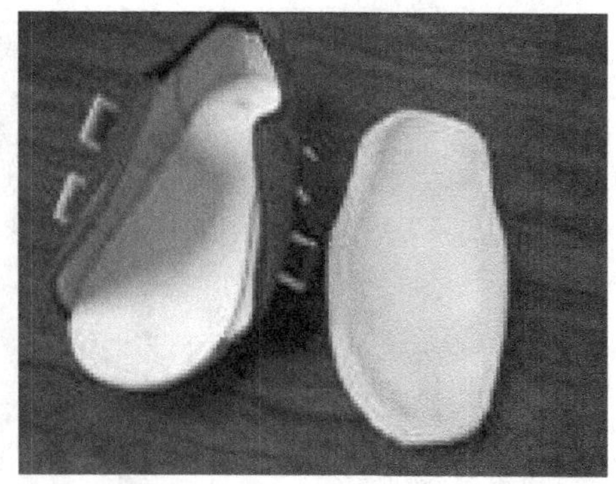

图 16-13 Carville 愈合浅帮鞋

弧形鞋底设计的外科鞋更适合手术后使用，因为要求平跟设计。Royce 医疗有一种治疗用浅帮鞋，使用了上述所描述的活动性六角形鞋垫，可作为闭合伤口后的过渡装置使用。

由 Darco 公司所生产的矫形楔形鞋最初被设计用于择期手术后保护前足的装置。这种鞋的鞋底是一个背曲 10° 的楔形设计，可有效地去除前足区域的压力。Needleman[27] 和 Lair[98] 的研究也证明了这种鞋在前足手术后患者中的作用。然而，这类鞋很难被患者接受，因为难以行走，通常会导致对侧下肢疼痛，姿势不稳的患者使用起来不安全等原因。而且，大多数糖尿病患者有马蹄足，不能耐受鞋对足跟部位的挤压。此外，在步行中鞋后跟的悬空增加了前足压力和足弓的重力，这也是糖尿病患者夏科足塌陷的常见部位。一项随机临床试验比较了全接触式石膏、治疗性浅帮鞋、可脱卸式石膏靴的作用，治疗性浅帮鞋组的患者依从性最差，在行走时使用该装置的远远少使用于全接触式石膏患者[36, 77, 78]。

踝足矫形器

定制的踝足矫形器可以用于下肢疾病，包括夏科骨折、肌腱损伤和神经性溃疡（图 16-14）。例如，夏科约束矫形助行靴（图 16-15），它最初用来治疗神经病变性骨折的患者，可保护神经病变性足，帮助控制下肢水肿。该装置外观如滑雪靴，有一个坚硬的聚丙烯外罩，鞋底部为弧形设计[36]。

定制装置的主要缺点是通常成本高于 1000 美元，如果足部的结构改变或局部水肿消退，不能长期使用，加上自从有了大量不太昂贵的非定制产品用于治疗神经性溃疡，定制踝足矫形器的应用越来越少。随着时间的推移，鞋垫内的材料会丧失作用[55]，因此非定制鞋应该定期更换（图 16-12）。

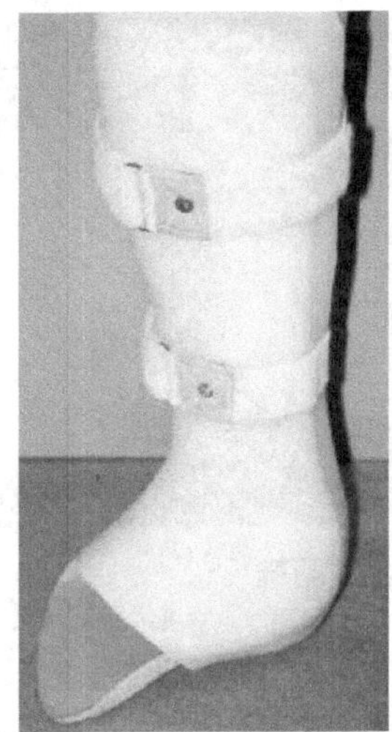
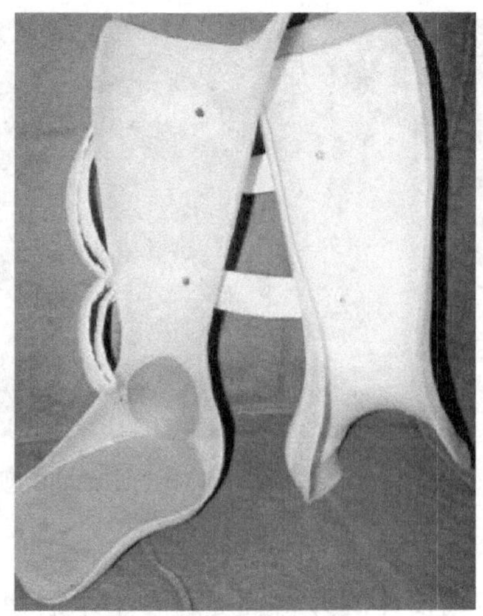

图 16-14　非定制踝足矫形器

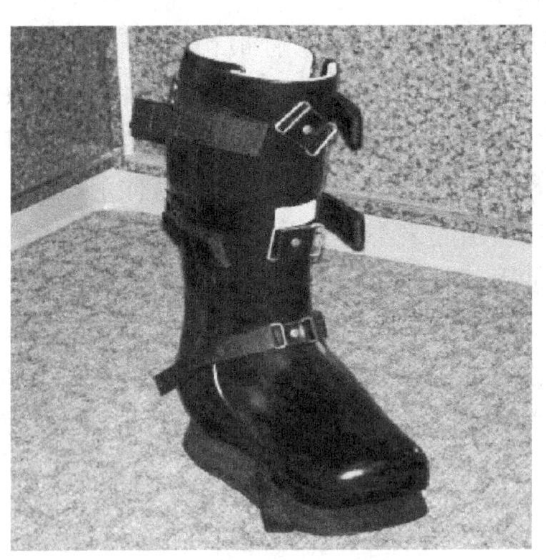

图 16-15　夏科约束矫形助行架

影像诊断

任何时候只要足部出现开放性伤口，明智之举是尽早采用 X 线检查是否有骨髓炎的表现。如果伤口已开放了几周或用无菌探针可触及骨，即使标准 X 线检查结果是阴性的，也有必要做进一步的检查[9]。

X 线片检查后，大多数临床医师认为，接下来磁共振成像是检测骨髓炎可供选择的诊断方法。如果 X 线片显示骨质破坏，磁共振成像显示骨髓炎，在考虑切除手术如截肢前，应先进行骨活检。

锝元素骨扫描通常用于疑似感染者。这些扫描显示感染区吸收增加，但这种现象是非特异性的，在任何骨活动性增高的部位也会显示吸收增强，如关节炎或夏科骨折。白细胞 - 标记骨扫描，如铟 - 锝扫描或六甲基丙二胺肟扫描也能与标准的锝元素扫描比较使用。在夏科骨折部位，用锝元素扫描会显示吸收增加，但在白细胞 - 标记骨扫描中则无显示。

治疗护理计划

综合性的治疗护理计划对治疗有神经病变的足部溃疡患者至关重要。通过测定糖化血红蛋白控制血糖可能会影响一些先进治疗方法的选择。血液供应评估和充足的循环对伤口愈合也是必不可少的。

总结

糖尿病足溃疡的护理无论是对患者还是医疗服务提供者都是一个挑战。随着人口持续老龄化，糖尿病的发病率将持续增加，随之而来的是更多的糖尿病伤口。团队合作——医疗保健系统的全员参与，与患者形成必要的伙伴关系将成为获得更好的治疗结果的基础。

必须对糖尿病患者的溃疡进行早期评估，可使用各种各样的方法来识别处于危险状态的患者。必须为任何一个糖尿病患者设定适当的皮肤护理和合适的鞋。临床医师应该在众多可得产品中为糖尿病足选择减压产品。感染是糖尿病足溃疡的一个重要问题，应当及时识别和治疗。辅助治疗结合清创及适当的敷料是挽救糖尿病肢体不被截肢的关键。

病例分享

临床资料

JS 先生是一位 55 岁的白人，4 个月前因右足底第一跖骨下有一个开放性伤口来诊所（图 16-16A）。据 JS 先生描述，伤口已经开放了 4 个月，但因为完全无痛觉而未被注意。有一天晚上，JS 先生注意到袜子有渗液而发现了伤口，起初 JS 先生除了使用黏性绷带覆盖伤口外，并未重视；后伤口持续有渗液流出，患者才不得不向当地足部医师寻求治疗。在伤口治疗的同时，患者不记得与伤口发生有关的任何事件，一直试图保持推销员的全职工作安排。

JS先生患Ⅱ型糖尿病已有15年，高血压10年（控制在135/90mmHg），肌酐水平轻度升高（1.8μmmol/L）。服用的药物为缬沙坦和二甲双胍。

初始治疗包括局部清创、涂抹莫匹罗星软膏、贝卡普勒明凝胶和干燥的无菌敷料。唯一的减压装置是一双未经改良的楔式外科鞋（图16-16B）。JS先生在长时间的工作期间通常穿正装鞋，而不是医师给他开处方的作为减压装置的外科鞋。4个月内溃疡没有改善。

当前就诊期间，JS先生的双足温暖、干燥，双足皮肤有鳞屑。双足第一跖骨下都有厚痂，但无其他明显的角质损伤。右足第一跖骨下有一溃疡，色红，大小为3.0cm×2.5cm×0.4cm。伤口经X线显示无骨髓炎，用得克萨斯大学分类系统分类为2A级。

使用Semmes-Weinstein 5.07单丝尼龙丝检查患者的神经病变，患者在任何测试的部位都感觉不到尼龙丝，显示明显的双侧足部病变。双足无疼痛和温度觉。

双侧足背动脉搏动良好，足背和胫后动脉为2/4级。所有足趾毛细血管再充盈时间小于2秒。

生物力学评估显示足底弯曲，非承重的第一跖骨有明显的双侧马蹄足（踝关节背屈为0°伴有膝关节伸直）。当不穿正式鞋时，JS先生会穿弹性鞋底的休闲鞋。他有高帮鞋，但不喜欢在公共场所穿。

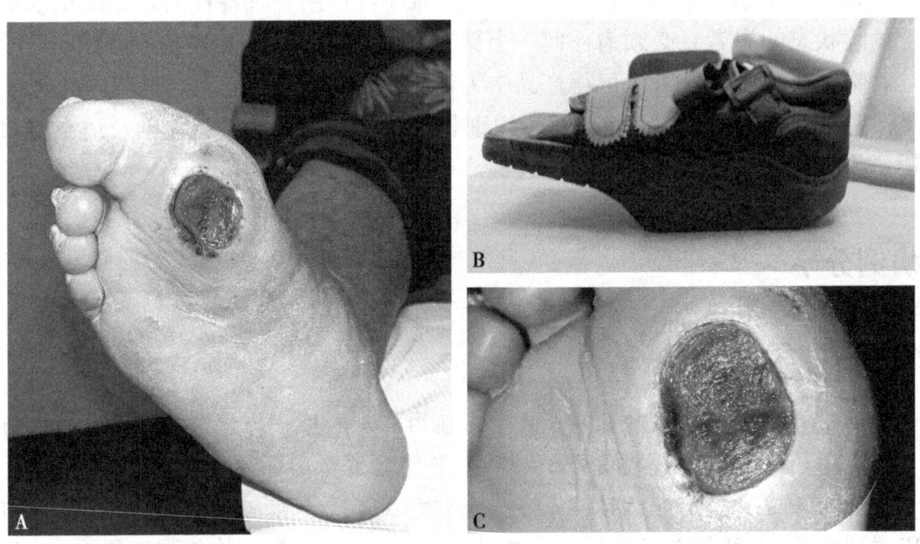

图16-16　跖骨处的神经病变性糖尿病足溃疡。（A）伤口初诊照片；（B）初始指定用的减压装置；（C）清创和清洗后的伤口（图片由J. McGuire，DPM，PT提供，参见彩图"患者情况梗概"）

病例讨论

使用锐器清创去除伤口边缘的胼胝和伤口基底的纤维组织，伤口用过氧化氢清洗（图16-16C）。由于伤口形成时间长，因此取了伤口基底组织样本送检做细菌培养。未发现主要的微生物生长，用无菌探针检查未触及骨头。伤口用含银氧化合成纤维素敷料包裹，再覆盖非黏性藻酸盐银敷料。指导患者回家后用同样的敷料隔日更换一次。患者被放置了一个鞋垫可脱卸的石膏助行靴。在后续的随访中，如果需要进一步减压即可将其拆除。石膏助行靴用单根塑料带将长靴固定于腿部，使之成为一个不可移动的装置。告知患者确保石膏助行靴在位，直到5天后回访才能去除。给患者一副拐杖，物理治疗科指导他如何安全使用。

治疗9周伤口逐渐愈合，刚刚闭合时，将不可移动的助行靴改成可移动的石膏助行靴，以方便患者锻炼足部和踝关节，并开始沐浴和肌肤保湿。12周时，改为改良后治疗性无帮鞋和鞋垫及硬质弧形鞋底定制的高帮靴。2周后他开始穿新鞋。每8周随访一次，清除胼胝和评估足部。

自我测验

1. 根据美国糖尿病协会，有多少人不知道自己患有糖尿病？

   A. 50%　　B. 30%

   C. 75%　　D. 25%

   答案：B。1/3糖尿病患者没有意识到。

2. 下肢截肢的主要原因是：

   A. 糖尿病　　B. 淋巴水肿

   C. 动脉闭塞　　D. 静脉疾病

   答案：A。糖尿病是下肢截肢的主要原因。B，C，D是有条件的，可以是糖尿病患者的并发症，他们没有被列入截肢的主要原因。

3. 根据美国糖尿病协会，糖尿病患者良好的皮肤护理不包括下面的哪一项：

   A. 保持皮肤清洁和干燥

   B. 足趾之间应用保湿剂

   C. 避免高温淋浴和盆浴

   D. 每天检查足部裂纹或裂缝

   答案：B。保湿霜不应该用在真菌感染足趾之间。其他的皮肤护理都是美国糖尿病协会的建议。

4. 减压策略必须考虑患者年龄、力气、活动和患者的家庭环境。

   A. 对　　B. 错

   答案：A。减压策略必须根据个人情况而定。

5. 下列哪种治疗策略治疗糖尿病足溃疡的效果可以与全接触式石膏靴相媲美?

A. 楔形鞋　　B. 半鞋

C. 大头鞋　　D. 临时全接触式石膏靴(ITCC)

答案: D。研究发现,使步行靴成为临时全接触式石膏靴(ITCC),与减压金标准全接触石膏效果相当。其他选项都是可脱的鞋,但研究并没有证明其愈合率与全接触式石膏相当。

(蒋琪霞　张玉红　译)

参考文献

1. American Diabetes Association. www.diabetes.org. Accessed November 7, 2010.
2. "American Diabetes Association: Clinical Practice Recommendations." *Diabetes Care* 21(Suppl 1):1999.
3. Centers for Disease Control and Prevention. *The Public Health of Diabetes Mellitus in the United States*. Atlanta, GA: Department of Health and Human Services, 1997.
4. Reiber, G.E., et al. "Lower Extremity Foot Ulcers and Amputations in Diabetes," in Mi, H., ed. *Diabetes in America*, 2nd ed. Washington, DC: National Institutes of Health, 1995.
5. Lavery, L.A., et al. "Increased Foot Pressures After Great Toe Amputation in Diabetes," *Diabetes Care* 18(11):1460-62, November 1995.
6. Lavery, L.A., et al. "Classification of Diabetic Foot Wounds," *Journal of Foot and Ankle Surgery* 35(6):528-31, November-December 1996.
7. Lavery, L.A., et al. "Practical Criteria for Screening Patients at High Risk for Diabetic Foot Ulceration," *Archives of Internal Medicine* 158(2):157-62, January 26, 1998.
8. Miller, A.D., et al. "Diabetes Related Lower-extremity amputation in New Jersey 1979 to 1981," *Journal of the Medical Society of New Jersey* 82(9):723-26, September 1985.
9. Pecoraro, R.E. "Chronology and Determinants of Tissue Repair in Diabetic Lower Extremity Ulcers," *Diabetes* 40(10):1305-13, October 1991.
10. Lavery, L.A., et al. "In-hospital Mortality and Disposition of Diabetic Amputees in the Netherlands," *Diabetic Medicine* 13(2):192-97, February 1996.
11. van Houtum, W.H., et al. "The Impact of Diabetes-Related Lower-Extremity Amputations in the Netherlands," *Journal of Diabetes and Its Complications* 10(6):325-30, November-December 1996.
12. Lavery, L.A., et al. "Diabetes-related Lower-extremity Amputations Disproportionately Affect Blacks and Mexican Americans," *Southern Medical Journal* 92(6):593-99, June 1999.
13. Edmonds, M.E., et al. "Improved Survival of the Diabetic Foot: The Role of a Specialized Foot Clinic," *Quarterly Journal of Medicine* 60(232):763-71, August 1986.
14. Most, R.S., and Sinnock, P. "The Epidemiology of Lower-Extremity Amputations in Diabetic Individuals," *Diabetes Care* 6(1):87-91, January-February 1983.
15. Lavery, L.A., et al. "Variation in the Incidence and Proportion of Diabetes-Related Amputations in Minorities," *Diabetes Care* 19(1):48-52, January 1996.
16. Lavery, L.A., Peters, E.J., Armstrong, D.G. "What Are the Most Effective Interventions in Preventing Diabetic Foot Ulcers?" *International Wound Journal* 5(3):425-33, June 2008.
17. Rayman, G., Krishnan, S.T., Baker, N.R., Wareham, A.M., and Rayman, A. "Are We Underestimating Diabetes-Related Lower-Extremity Amputation Rates? Results and Benefits of the First Prospective Study," *Diabetes Care* 27(8):1892-96, August 2004.
18. Armstrong, D.G., et al. "Choosing a Practical Screening Instrument to Identify Patients at Risk for Diabetic Foot Ulceration," *Archives of Internal Medicine* 158(3):289-92, February 1998.
19. Calhoun, J.H., et al. "Diabetic Foot Ulcers and Infections: Current Concepts," *Advances in Skin & Wound Care* 15(1):31-42, January-February 2002.
20. Lavery, L.A., Peters, E.J., Williams, J.R., Murdoch, D.P., Hudson, A., Lavery, D.C. "Reevaluating the Way We Classify the Diabetic Foot: Restructuring the Diabetic Foot Risk Classification System of the International Working Group on the Diabetic Foot," *Diabetes Care* 31(1):154-6, January 2008.
21. Levin, M. "Diabetic Foot Wounds: Pathogenesis and Management," *Advances in Wound Care* 10(2):24-30, March-April 1997.
22. Rith-Najarian, S.J. et al. "Identifying Diabetic Patients at High-Risk for Lower-Extremity Amputation in a Primary Health Care Setting.

A Prospective Evaluation of Simple Screening Criteria," *Diabetes Care* 15(10):1386-95, October 1992.

23. Wunderlich, R.P., et al. "Defining Loss of Protective Sensation in the Diabetic Foot," *Advances in Wound Care* 11(3):123-28, May-June 1998.
24. Booth, J., and Young, M.J. "Differences in the Performance of Commercially Available 10-g Monofilaments," *Diabetes Care* 23(7):984-87, July 2000.
25. Young, R., et al. "The Durability of the Semmes-Weinstein 5.07 Monofilament," *Journal of Foot and Ankle Surgery* 39(1):34-38, January-February 2000.
26. Abbott, C.A., Carrington, A.L., Ashe, B.H., et al. "The North-West Diabetes Foot Care Study: Incidence of and Risk Factors for New Diabetic Foot Ulceration in a Community-based Patient Cohort," *Diabetes Medicine* 19(5):377-84, May 2002.
27. Needleman, R.L. "Successes and Pitfalls in the Healing of Neuropathic Forefoot Ulcerations with the IPOS Postoperative Shoe," *Foot & Ankle International* 18(7):412-17, July 1997.
28. Tooke, J.E., and Brash, P.D. "Microvascular Aspects of Diabetic Foot Disease," *Diabetic Medicine* 13(Suppl 1):S26-S29, 1996.
29. LoGerfo, F.W., and Coffman, J.D. "Current Concepts, Vascular and Microvascular Disease of the Foot in Diabetes. Implications for Foot Care," *New England Journal of Medicine* 311(25):1615-19, December 20, 1984.
30. LoGerfo, F.W., and Misare, F.D. "Current Management of the Diabetic Foot," *Advances in Surgery* 30:417-26, 1997.
31. Chao, C.Y.L., Cheing, G.L.Y. "Microvascular Dysfunction in Diabetic Foot Disease and Ulceration," *Diabetes/Metabolism Research and Reviews* 25:604-614, 2009.
32. Mulder, G.D. "Evaluating and Managing the Diabetic Foot: An Overview," *Advances in Skin & Wound Care* 13(1):33- 36, January-February 2000.
33. Hirsch, A.T., et al. "ACC/AHA Guidelines for the Management of Patients with Peripheral Arterial Disease (Lower Extremity, Renal, Mesenteric, and Abdominal Aortic): A Collaborative Report from the American Association for Vascular Surgery/Society for Vascular Surgery, Society for Cardiovascular Angiography and Interventions, Society of Interventional Radiology, Society for Vascular Medicine and Biology, and the American College of Cardiology/American Heart Association Task Force on Practice Guidelines (Writing Committee to Develop Guidelines for the Management of Patients With Peripheral Arterial Disease)," Available at http://www.sirweb.org/clinical/cpg/PAD_Full_Text.pdf. Accessed December 29, 2010.
34. Yamada, T., Ohata T., Ishibashi, H., Sugimoto, J., Iwata, H., Takahashi, M., Kawanishi, J. "Clinical Reliability and Utility of Skin Perfusion Pressure Measurement in Ischemic Limbs—Comparison with Other Noninvasive Diagnostic Methods," *Journal of Vascular Surgery* 47(2):318-23, February 2008.
35. Castronuovo Jr., J.J., Adera, H.M., Smiell, J.M., Price, R.M. "Skin Perfusion Pressure Measurement Is Valuable in the Diagnosis of Critical Limb Ischemia," *Journal of Vascular Surgery* 25(4):629-37, October 1997.
36. Catanzariti, A.R., et al. "Off-loading Techniques in the Treatment of Diabetic Plantar Neuropathic Foot Ulceration," *Advances in Wound Care* 12(9):452-58, November-December 1999.
37. Gibbons, G.W., and Habershaw, G.M. "Diabetic Foot Infections: Anatomy and Surgery," *Infectious Diseases Clinics of North America* 9(1):131-42, March 1995.
38. Frykberg, R.G. "The Team Approach in Diabetic Foot Management," *Advances in Wound Care* 11(2):71-77, March-April 1998.
39. Lavery, L.A., and Gazewood, J.D. "Assessing the Feet of Patients with Diabetes," *Journal of Family Practice* 49(11 Suppl):S9-S16, November 2000.
40. Lavery, L.A., et al. "Ankle Equinus Deformity and Its Relationship to High Plantar Pressure in a Large Population with Diabetes Mellitus," *Journal of the American Podiatric Medical Association* 92(9):479-82, October 2002.
41. Lavery, L.A., Armstrong, D.G., Wunderlich, R.P., Tredwell, J., Boulton, A.J.M. "Diabetic Foot Syndrome: Evaluating the Prevalence and Incidence of Foot Pathology in Mexican Americans and Non-Hispanic Whites From a Diabetes Disease Management Cohort," *Diabetes Care* 26:5, 2003.
42. Lipsky, B.A., et al. "The Diabetic Foot: Soft Tissue and Bone Infection," *Infectious Diseases Clinics of North America* 4(3):409-32, September 1990.
43. Lipsky, B.A. "Infections of the Foot in Patients with Diabetes," in Pfeifer, M.A., and Bowker, J.H., eds., *The Diabetic Foot*, 6th ed. St. Louis: Mosby–Year Book, Inc., 2001.
44. Lavery, L.A., Armstrong, D.G., Wunderlich, R.P., Mohler, M.J., Wendel, C.S., Lipsky, B.A. "Risk Factors for Foot Infections in Individuals with Diabetes," *Diabetes Care* 29(6):1288, June 2006.
45. Lavery, L.A., Peters, E.J., Armstrong, D.G., Wendel, C.S., Murdoch, D.P., Lipsky, B.A. "Risk Factors for Developing Osteomyelitis in Patients with Diabetic Foot Wounds," *Diabetes Research in Clinical Practice* 83(3):347-52, March 2009.
46. Peters, E.J., and Lavery, L.A. "Effectiveness of the Diabetic Foot Risk Classification System of the International Working Group on the Diabetic Foot," *Diabetes Care* 24(8):1442-47, August 2001.
47. Lavery, L.A., Peters, E.J., Williams, J.R.,

Murdoch, D.P., Hudson, A., Lavery, D.C. "Reevaluating the Way We Classify the Diabetic Foot: Restructuring the Diabetic Foot Risk Classification System of the International Working Group on the Diabetic Foot," *Diabetes Care* 31(1): 154-6, January 2008.

48. Holstein, P., et al. "Decreasing Incidence of Major Amputations in People with Diabetes," *Diabetologia* 43(7):844-47, July 2000.
49. Larsson, J., et al. "Decreasing Incidence of Major Amputation in Diabetic Patients: A Consequence of a Multidisciplinary Foot Care Team Approach?" *Diabetic Medicine* 12(9):770-76, September 1995.
50. Patout, C.A., et al. "Effectiveness of a Comprehensive Diabetes Lower-Extremity Amputation Prevention Program in a Predominantly Low-Income African-American Population," *Diabetes Care* 23(9):1339-42, September 2000.
51. Runyan, J.W. Jr., et al. "The Memphis Diabetes Continuing Care Program," *Diabetes Care* 3(2):382-86, March-April 1980.
52. Pinzur, M.S., et al. "Guidelines for Diabetic Foot Care," *Foot & Ankle International* 29(11):695-702, November 1999.
53. Frykberg, R.G., et al. "Role of Neuropathy and High Foot Pressures in Diabetic Foot Ulceration," *Diabetes Care* 21(10):1714-19, October 1998.
54. Lavery, L.A., et al. "Reducing Plantar Pressure in the Neuropathic Foot: A Comparison of Footwear," *Diabetes Care* 20(11):1706-10, November 1997.
55. Lavery, L.A., et al. "A Novel Methodology to Obtain Salient Biomechanical Characteristics of Insole Materials," *Journal of the American Podiatric Medical Association* 87(6):260-65, June 1997.
56. Sugaman, J.R., et al. "Use of the Therapeutic Footwear Benefit among Diabetic Medicare Beneficiaries in Three States," *Diabetes Care* 21(5):777-81, May 1998.
57. Armstrong DG, Nguyen HC, Lavery LA, et al. "Off-loading the Diabetic Foot Wound: A Randomized Clinical Trial," *Diabetes Care* 24(6):1019-22, June 2001.
58. Armstrong D.G., et al. "Lengthening of the Achilles Tendon in Diabetic Patients Who Are at High Risk for Ulceration of the Foot," *Journal of Bone & Joint Surgery [Am]* 81(4):535-38, April 1999.
59. Armstrong, D.G., Stacpoole-Shea, S., Nguyen, H., Harkless, L.B. "Lengthening of the Achilles Tendon in Diabetic Patients," *Journal of Bone & Joint Surgery [Am]* 82A(10):1510, October 2000.
60. Lin, S.S., Lee, T.H., Wapner, K.L. "Plantar Forefoot Ulceration with Equinus Deformity of the Ankle in Diabetic Patients: the Effect of Tendo-Achilles Lengthening and Total Contact Casting," *Orthopaedics* 5:465-75, May 1996.
61. Mueller, M., Sinacore, D.R. "Effect of Achilles Tendon Lengthening on Neuropathic Plantar Ulcers: a Randomized Clinical Trial," *Journal of Bone & Joint Surgery* 8:1436-45, August 2003.
62. Dorresteijn, J.A., Kriegsman, D.M, Assendelft, W.J.J., Valk, G.D. "Patient Education for Preventing Diabetic Foot Ulceration," *The Cochrane Database of Systematic Reviews* 12(5):CD001488, 2010.
63. Lavery, L.A., Higgins, K.R., Lanctot, D.R., et al. "Preventing Diabetic Foot Ulcer Recurrence in High-Risk Patients: Use of Temperature Monitoring as a Self-Assessment Tool," *Diabetes Care* 30(1):14-20 January 2007.
64. Armstrong, D.G., Holtz-Neiderer, K., Wendel, C., Mohler, M.J., Kimbriel, H.R., Lavery, L.A. "Skin Temperature Monitoring Reduces the Risk for Diabetic Foot Ulceration in High-risk Patients," *American Journal of Medicine* 120(12):1042-6; December 2010. Erratum in *American Journal of Medicine* 121(12), December 2008.
65. Armstrong, D.G., et al. "Validation of a Diabetic Wound Classification System: The Contribution of Depth, Infection and Ischemia to Risk of Amputation," *Diabetes Care* 21(5):855-59, May 1998.
66. Meggitt, B. "Surgical Management of the Diabetic Foot," *British Journal of Hospital Medicine* 227-32, 1976.
67. Wagner, F.W., Jr. "The Dysvascular Foot: A System for Diagnosis and Treatment," *Foot & Ankle* 2(2):64-122, September 1981.
68. Sheehan, P. "American Diabetes Association (ADA): Presentation of Consensus Development Conference on Diabetic Foot Wound Care," *Wounds* 13(5 Suppl E):6E-8E, 2001.
69. Steed, D.L., et al. and the Diabetic Ulcer Study Group. "Effect of Extensive Debridement and Treatment on the Healing of Diabetic Foot Ulcers," *Journal of the American College of Surgery* 183(1):61-64, July 1996.
70. Steed, D.L. "The Wound Healing Society (WHS) Evaluation of the Science to Arrive at Guidelines," *Wounds* 13(5 Suppl E):15E-16E, 2001.
71. Lavery, L.A., et al. "Total Contact Casts: Pressure Reduction at Ulcer Sites and the Effects on the Contralateral Foot," *Archives of Physical Medicine & Rehabilitation* 78(11):1268-71, November 1997.
72. Frykberg, R.G. "A Summary of Guidelines for Managing the Diabetic Foot," *Advances in Skin & Wound Care* 18(4):209-14, May 2005.
73. Walker, S.C., et al. "Total Contact Casting and Chronic Diabetic Neuropathic Foot Ulcerations: Healing Rates by Wound Location," *Archives of Physical Medicine & Rehabilitation* 68(4):217-21, April 1987.
74. Lavery, L.A., et al. "Reducing Dynamic Foot Pressures in High-Risk Diabetic Subjects with Foot Ulcers: A Comparison of Treatments," *Diabetes Care* 19(8):818-21, August 1996.

75. Helm, P.A., et al. "Total Contact Casting in Diabetic Patients with Neuropathic Foot Ulcerations," *Archives of Physical Medicine & Rehabilitation* 65(11):691-93, November 1984.
76. Sinacore, D.R., et al. "Diabetic Plantar Ulcers Treated by Total Contact Casting: A Clinical Report," *Physical Therapy* 67(10):1543-49, October 1987.
77. Lavery, L.A., et al. "Healing Rates of Diabetic Foot Ulcers Associated with Midfoot Fracture Due to Charcot's Arthropathy," *Diabetic Medicine* 14(1):46-49, January 1997.
78. Armstrong, D.G., et al. "Off-loading the Diabetic Foot Wound: A Randomized Clinical Trial," *Diabetes Care* 24(8):1509, August 2001.
79. Mueller, M.J., et al. "Total Contact Casting in Treatment of Diabetic Plantar Ulcers. Controlled Clinical Trial," *Diabetes Care* 12(6):384-88, June 1989.
80. Sinacore, D.R. "Total Contact Casting for Diabetic Neuropathic Ulcers," *Physical Therapy* 76(3): 296-301, March 1996.
81. Caputo, G.M., et al. "The Total Contact Cast: A Method for Treating Neuropathic Diabetic Ulcers," *American Family Physician* 55(2):605-11, February 1, 1997.
82. Veves, A., et al. "Graftskin, A Human Skin Equivalent, Is Effective in the Management of Noninfected Neuropathic Diabetic Foot Ulcers: A Prospective Randomized Multicenter Clinical Trial," *Diabetes Care* 24(2):290-95, February 2001.
83. Veves, A., et al. "A Randomized, Controlled Trial of Promogran (A Collagen/Oxidized Regenerated Cellulose Dressing) Versus Standard Treatment in the Management of Diabetic Foot Ulcers," *Archives of Surgery* 137(7):822-27, July 2002.
84. Gentzkow, G.D., et al. "Use of Dermagraft, A Cultured Human Dermis, to Treat Diabetic Foot Ulcers," *Diabetes Care* 19(4):350-54, April 1996.
85. Wieman, T.J., et al. "Efficacy and Safety of a Topical Gel Formulation of Recombinant Human Platelet-Derived Growth Factor-BB (Becaplermin) in Patients with Chronic Neuropathic Diabetic Ulcers. A Phase III Randomized Placebo-Controlled Double-Blind Study," *Diabetes Care* 21(5):822-27, May 1998.
86. Knowles, E.A., et al. "Off-loading Diabetic Foot Wounds Using the Scotchcast Boot: A Retrospective Study," *Ostomy/Wound Management* 48(9):50-53, September 2002.
87. Chantelau, E., et al. "Outpatient Treatment of Unilateral Diabetic Foot Ulcers with 'Half Shoes,'" *Diabetic Medicine* 10(3):267-70, April 1993.
88. Boninger, M.L., and Leonard, J.A. Jr. "Use of Bivalved Ankle-foot Orthosis in Neuropathic Foot and Ankle Lesions," *Journal of Rehabilitation Research & Development* 33(1):16-22, February 1996.
89. Armstrong, D.G., Lavery, L.A., Wu, S., et al. "Evaluation of Removable and Irremovable Cast Walkers in the Healing of Diabetic Foot Wounds; a Randomized Controlled Trial," *Diabetes Care* 28(3):551-54, March 2005.
90. McQuire, J.B. "Pressure Redistribution Strategies for the Diabetic or At-risk Foot: Part II," *Advances in Skin & Wound Care* 19(5):270-77, June 2006.
91. Sibbald, R.G., Woo, K., Ayello, E.A. "Increased Bacterial Burden and Infection: The Story of NERDS and STONES," *Advances in Skin & Wound Care* 19(8):447-61, October 2006.
92. McGuire, J. "Transitional Off-loading: An Evidence-Based Approach to Pressure Redistribution in the Diabetic Foot." *Advances in Skin & Wound Care* 23(4):175-88, April 2010.
93. Frykberg, R.G. "Diabetic Foot Ulcers: Pathogenesis and Management," *American Family Physician* 66:1655-62, November 2002.
94. Armstrong, D.G., Lavery, L.A., Frykberg, R.G. "Validation of a Diabetic Foot Surgery Classification," *International Wound Journal* 3: 240-246, September 2006.
95. Katz, I.A., Harlan, A., Miranda-Palma, B., et al. "A Randomized Trial of Two Irremovable Off-loading Devices in the Management of Plantar Neuropathic Diabetic Foot Ulcerations," *Diabetes Care* 28(3):555-59, March 2005.
96. Pollo, F.E., Crenshaw, M.S., Brodsky, M.D., Kirksey, B.S. "Plantar Pressures in Total Contact Casting Verses a Diabetic Walking Boot," Paper presented at the Annual Meeting of the Orthopedic Research Society, San Francisco, February 25-28, 2001.
97. Department of Health and Human Services, Health Resources and Services Administration. "Sandals." Available at http://www.hrsa.gov/hansens/clinical/footcare/sandals_PT.htm. Accessed December 29, 2010.
98. Lair, G. *Use of the Ipos Shoe in the Management of Patients with Diabetes Mellitus*. Cleveland, OH: Cleveland Clinic Foundation, 1992.
99. Myerson, M., et al. "The Total-Contact Cast for Management of Neuropathic Plantar Ulceration of the Foot," *Journal of Bone & Joint Surgery [Am]* 74(2):261-69, February 1992.

第17章

镰状细胞性溃疡

学习目标

1. 理解镰状细胞性贫血(或镰状细胞病)的发病机制。
2. 讨论镰状细胞性溃疡的发病机制。
3. 区分镰状细胞性溃疡与动脉和静脉性溃疡。
4. 实施预防和治疗镰状细胞性溃疡并发症的方案

镰状细胞性贫血

镰状细胞性溃疡(sickle cell ulcers,SCUs)是镰状细胞性贫血(sickle cell anemia,SCA)的一种并发症,SCA是血液红细胞中血红蛋白携氧功能失调的一种基因遗传性疾病。SCA或称镰状细胞病(sickle cell disease)最早由J.B.Herrick博士在1910年报道[1],主要见于黑人,在美国和非洲有更高的患病率。此疾病有两种主要形式:当个体从父亲和母亲遗传各得到一个异常的血红蛋白基因时,则呈现纯合子型镰状细胞病(homozygous sickle cell disease),是本病最严重的形式;当个体从父亲或者母亲遗传获得的血红蛋白基因只有一个异常,而另一个基因正常,则呈现异合子型镰状细胞病(heterozygous sickle cell disease),其严重程度较轻。

患病率和发病率

纯合子型患者最容易发生镰状细胞性溃疡,研究表明男性镰状细胞病患者较女性患者更容易出现腿部溃疡[2]。此研究还发现患有镰状细胞病超过10年的男性患者中5%患有镰状细胞性溃疡[2],患镰状细胞病30年以上的患者中75%在病程的某阶段出现过镰状细胞性溃疡[3]。根据美国国家健康研究所心肺和血液研究所统计,美国有70 000～100 000人患有SCA[4],此疾病主要发生于黑人(每500个黑人出生中有1人患病,每36 000西班牙裔美国人出生中有1人患病)[4]。大约200万美国人,或者说每12个黑人中有1人具有镰状细胞病的特征[4]。这使得镰状细胞性溃疡的患者数量成为一个显著的健康问题。

实践要点

年轻黑人下肢溃疡患者，尤其是男性，可能是由于未确诊的镰状细胞病所引起。

溃疡发病机制

镰状细胞病患者的红细胞中，异常的血红蛋白分子并不影响红细胞携带氧气的数量。当红细胞和其血红蛋白释放出氧气供给组织之后，异常的血红蛋白引起红细胞变形和变硬，结果使红细胞变形成为镰刀形状（参见“镰刀状细胞”）。

镰状细胞

下图显示了一个正常的红细胞和镰状红细胞

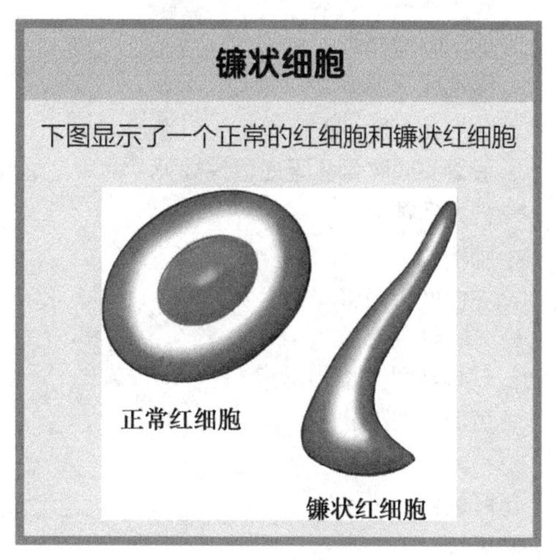

当红细胞再次被氧合后，细胞恢复正常形状。不幸的是，当细胞处于镰刀形状时增加了血液的黏滞性和变得非常“黏”。这引起小血管中血流变慢和血凝块堵塞，导致组织和器官缺血。随时间延长，患者出现反复发作的疼痛和组织损坏，最终出现器官衰竭。当细胞处于镰刀形状时会出现多次损害和寿命缩短。贫血是由于这些镰刀状细胞从循环血液中被清除的速度快于正常细胞的结果（参见“SCA 相关的疾病”[5]）。

虽然镰状细胞性溃疡确切的原因还不清楚，但它们与外伤、感染、严重贫血、温度[6]和静脉功能不全[7, 8]有关，且最容易发生在下肢踝部。实验室检测发现镰状细胞性溃疡患者血红蛋白水平低于镰状细胞病但无溃疡的患者，乳酸脱氢酶、胆红素、天冬氨酸转移酶和网织红细胞水平高于镰状细胞病但无溃疡的患者[9]。当红细胞变成镰状和僵硬时，会堵塞微循环的小血管，导致缺血和组织坏死[10]。镰状细胞可导致踝部皮肤微循环的慢性损害，包括毛细血管壁的损伤、毛细血管内壁增厚和血管壁通透性增加，从而使得一些大分子物质扩散到组织中[11]。这些变化也会导致皮肤血供减少，对微小创伤更敏感，愈合可能性更小[12]。结果，所累及的区域更容易成为皮肤破损和溃疡发生的部位。已有研究提示，微循环中平滑肌松弛剂（一氧化氮）含量下降可以导致小血管过度收缩、皮肤缺血和坏死[12]。

镰状细胞性贫血相关的病情

并发症	原因
伴发热和疼痛的"危象"	血红蛋白异常导致的镰状细胞病
骨、关节和背部疼痛	镰状细胞病和组织缺血
剧烈腹痛	镰状细胞病和组织缺血
不孕不育	镰状红细胞未得到控制
胚胎发育不良	
感染增加	免疫反应缺陷
肺炎	
泌尿系统感染	
沙门菌骨髓炎	骨缺血、骨梗死、脓毒血症
慢性腿部溃疡	镰状细胞病和组织缺血
"手-足"综合征	镰状细胞病和骨缺血
股骨头或肱骨头无血管性坏死	镰状细胞病导致的骨缺血性坏死
视力问题	镰状细胞病导致的视网膜缺血
肺梗死	镰状细胞栓子导致的肺缺血
充血性心力衰竭	心肌缺血
心脏杂音	
心电图(EKG)异常	
黄疸	溶血性贫血 胆石生成和淤积性黄疸
肝硬化	肝缺血和细胞坏死
肝炎	多次输血
脾脏增大(仅见于婴儿)	血液生成增加
脾脏梗死(青春期后期和成人)	镰状细胞病导致的组织缺血
肾功能障碍	组织梗死造成的肾脏缺血
血尿	
感染	
肾静脉血栓	镰状细胞病
阴茎异常勃起(尤其是在小孩)	镰状细胞病
阳痿	勃起异常和缺血导致的阴茎损伤
贫血	异常细胞溶血
再生障碍危象	骨髓坏死造成的骨髓造血障碍
叶酸缺乏	溶血性贫血造成的叶酸需求增高

改编自 Conley, C. Lockard. The Hemoglobinopathies and Thalassemias" in Textbook of Medicine, eds. Beeson PB, McDermott W, 13th Edition, WB. Saunders Co., Philadelphia, 1971: 1501-1503.

诊断

病史

对一个可疑的镰状细胞性溃疡患者做出评估至关重要，可以帮助我们正确地诊断和制订合适的治疗计划。应该记录患者的病史和调查溃疡发生前后的事件，包括患者是否首次出现溃疡？溃疡持续时间，溃疡的发生原因和发展过程，溃疡发生部位是否有过创伤，初次溃疡的表现，下肢水肿史，无法解释的手、足或膝盖肿胀，骨髓炎，时而发作的腹部或关节疼痛，不明原因的剧痛，反复发作的泌尿道感染或肺炎，或贫血等都应该引起注意。镰状细胞病患者容易出现无法解释的发作性发热，且不治自愈。这些患者可能被诊断为不明原因的发热。

体格检查

完整的身体检查应该作为患者评估的一部分。应该记录生命体征，尤其是体温，因为如前所述，无法解释的发热可能是镰状细胞病的一个体征。腹部检查可以检测肝脏是否增大。由于脾脏是主要的造血器官，在童年早期，患者可能出现脾脏增大，但是在后期通常会由于缺血梗死而变小。

患者下肢若有瘢痕则提示过去可能曾患过镰状细胞性溃疡。溃疡的部位尤其重要，因为多数镰状细胞性溃疡发生在下肢下 1/3 处，且通常位于踝关节以上或踝部两侧[6]。每个溃疡的大小可以通过测量溃疡的长度和宽度来确定，抑或使用在本书中其他部分提及的一种高级测量方法（参见第 6 章“伤口评估”）。在静脉曲张、静脉功能不全和镰状细胞病患者中出现溃疡可能很容易误诊（参见“未确诊的镰状细胞性溃疡初始被当做静脉性溃疡”）。此外，镰状细胞病患者如伴有静脉功能不全则更容易发生溃疡，其发生与镰状细胞性溃疡的复发相关[8]。非侵入性静脉研究能有助于为此类患者建立正确的治疗方法。

未确诊的镰状细胞性溃疡初始被当做“静脉性溃疡”治疗

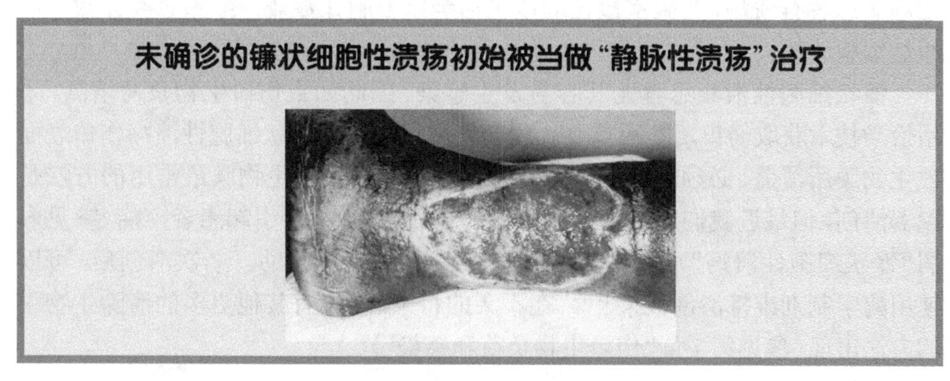

实践要点

误诊——和由此带来的误治——镰状细胞性溃疡被误诊为静脉“淤滞”性溃疡，迫切需要正确的鉴别诊断。

溃疡评估

检查伤口床对确认肉芽组织和纤维蛋白成分（腐肉）的存在至关重要（参见彩图“腐肉和与腐肉相区别的肌腱”）。此外，溃疡周围的发红或蜂窝织炎也应该记录。应注意是否有引流物及其特性。触诊时应记录下肢远端的柔软度或溃疡及其周围区域的疼痛情况。应当实施简单的血管检查，以确认患者溃疡区域是否有足够的血供。应注意足背动脉和胫后动脉是否有搏动存在。如果有血供不足的问题，患者需要进行非侵入性静脉检查或动脉造影。条件许可的话，可以通过激光多普勒和经皮氧分压（$TcPO_2$）测量伤口周围的微循环。

实践要点

完整的病史询问和身体检查对镰状细胞性溃疡患者的评估至关重要。

实验室评估

实验室评估取决于患者的病情。如果患者未确诊为镰状细胞病，只是高度可疑，临床医师应该下医嘱做血液检测，检查贫血、镰状细胞和异常血红蛋白。此检查通常包括全血细胞计数（CBC）、“即将变成的”镰状细胞和血红蛋白电泳。虽然血红蛋白电泳被认为是一种首选的诊断检查，但它有自身的局限性，特别是患者如果近期有输血史[5]的情况下，有必要请血液学病专家会诊。如果镰状细胞病患者有溃疡，实验室检查应该包括全血细胞计数兼白细胞分类计数和网织红细胞计数。

镰状细胞性溃疡患者尤其容易发生感染，因此如果伤口生物负荷增高，采用恰当技术获取伤口培养很重要。我们发现很多患者镰状细胞性溃疡伤口表面被生物膜所覆盖，必须去除此膜才能使溃疡愈合。去除生物膜最常用的方法是锐器清创，但最近我们采用了超声清创技术，此技术很少引起患者疼痛（参见彩图“镰状细胞性溃疡”）。促进自溶清创的敷料也大有帮助。初次清创后，可以使用酶学制剂维持清创效果[13]。在不久的将来，将会有其他更多的清除生物膜的方法出现（参见第 7 章“伤口生物负荷和感染”）。

感染和骨髓炎

镰状细胞病患者出现较深的痛性溃疡时，尤其是有发热或白细胞增多时，应该进行放射学检查以确定是否并发骨髓炎。镰状细胞病患者容易感染沙门菌骨髓炎（salmonella osteomyelitis）[5]。放射性检查有多种方法。X 线片检查是最不敏感的方法，通常感染晚期才能显示骨髓炎的征象。此外，X 线片检查可能特别混淆镰状细胞病患者的骨髓炎诊断，因为镰状细胞病本身会导致骨膜提高和其他类似骨髓炎的骨骼变化 [5]。核医学骨扫描相对更有用些，但是必须记住常规骨扫描只能检测出炎症区域。如果患者的病变骨骼上方有皮肤溃疡，那么骨扫描也无能为力。

磁共振成像就其敏感性和特异性而言不失为一种有效的方法。有证据提示，骨穿刺活检和培养是唯一明确骨髓炎存在与否的方法 [6]，但需要极其谨慎地操作，以免发生骨感染。如果溃疡已经持续存在超过 3 个月仍然治疗无效或不见好转，则建议做伤口床和伤口边缘的活检，以排除恶性肿瘤的可能和协助诊断 [14]。

疼痛

由于镰状细胞性溃疡疼痛的特点和活检培养的需要，操作者必须了解关于表面和局部麻醉的一些最新研究。Berg 等 [15] 研究显示，一种在伤口活检前常常使用的局部麻醉剂 EMLA（安麻乐）乳膏，具有高度的抗菌活性。使用 EMLA 乳膏 1 小时后，大多数细菌被杀死，包括金黄葡萄球菌（甲氧苯青霉素敏感和耐药的两种菌株）、化脓性链球菌、大肠埃希菌和铜绿假单胞菌。注射 1% 的利多卡因（lidocaine）也对上述相同的细菌具有抗菌效果，但是需要在局部注射后 2 小时以上。Berg 和同事不建议在做活检培养的时候使用 EMLA 乳膏来麻醉。如果活检培养能在注射麻醉药后 2 小时内完成，那么局部注射 1% 利多卡因是满意的方法 [15]。

虽然镰状细胞性溃疡往往疼痛剧烈，但对疼痛的评估却常常被忽略，因为患者常害怕遭受更大的疼痛，因此不愿意被人检查溃疡，更别提触摸溃疡了（一个有效的疼痛评估工具在本书中其他部分有所描述，参见第 12 章“疼痛管理和伤口”）。这使清创和治疗这些溃疡变得非常困难。根据作者的经验，如果医疗人员不解决疼痛问题，多数患者是不会回来进行后续治疗的。实际上，多数患者宁愿让溃疡继续存在，也不愿意遭受更多疼痛。正因如此，清创一定要在麻醉下进行，如局部表面麻醉（利多卡因药膏或 EMLA 乳膏）、局部注射麻醉、区域麻醉或全身麻醉，其中有些技术需要患者住院后进行。

疼痛控制可以通过使用局部表面麻醉剂实现。可以常规使用利多卡因药膏或 EMLA 乳膏来控制疼痛。每 4～6 小时使用一次，这些药膏可以使患者的日常活动变得更加可行，也使敷料更换更加舒适。其他方法，包括阿片类镇痛药和局部区域用药（利多卡因粘贴膏）也是有帮助的，但多数时候需要由疼痛专家来操作（参见第 12 章“疼痛管理和伤口”）。

实践要点

镰状细胞性溃疡疼痛剧烈。评估和治疗患者的疼痛应放在首位，并且应该作为治疗的首要步骤。

治疗

镰状细胞性溃疡的治疗富有挑战性和挫折性，即使在循证治疗的今天，仍然没有关于镰状细胞性溃疡治疗的研究报道[6]，这是值得关注的问题。有一个关于镰状细胞性溃疡治疗的更为有趣的结果，是多数的镰状细胞性溃疡在长时间卧床休息后得到愈合[6]。很显然，这不是一个切实可行的治疗方法，因为长期住院治疗不再可行，而在家完全卧床休息也不现实。然而，任何导致长期制动的疗法，例如外科干预，应该考虑到是卧床休息使溃疡愈合而不是由于治疗。了解这一点之后，我们必须用我们所了解的良好的伤口护理基础知识内容着手实施良好的伤口护理。

良好的伤口护理基础包括清创去除失活组织、控制感染、保证足够的血液循环和维持伤口环境的湿润度。镰状细胞性溃疡治疗中最主要的是控制伤口疼痛。很多时候溃疡过于疼痛以至于伤口处理难以进行。前面已经阐述了伤口治疗中局部麻醉药的使用，必须引起重视。如果伤口治疗是疼痛的，多数患者会摒弃你的建议，以他们自己不增加疼痛的方法来治疗溃疡。不幸的是，多数这样的患者被贴上了“不依从治疗”的标签，但问题却是临床医师选择了不良的治疗方法，而不是患者的依从性。一旦疼痛得到控制，伤口就能清创和治疗。如前所述，敷料的使用会增强自溶清创的效果，因此强烈建议考虑使用。可以考虑使用无菌蛆虫清创，此法疼痛更小，但说服患者可能较难。

前面我们已经谈到了关于镰状细胞性溃疡患者的感染评估和循环问题评价。自从 1962 年 Winter 发表了湿润伤口护理的主题后，其重要性已经众所周知[16]。现在已知使用湿 - 干敷料治疗伤口愈合效果不佳，从伤口上去除干敷料会导致疼痛和伤口再次损伤[17]。使用湿敷料治疗，伤口愈合更快，疼痛更少，瘢痕也更小。近来有大量的伤口敷料可供使用，能维持一个湿润的伤口环境（参见第 9 章

“伤口治疗选择”)。

如果伤口被确认有感染，应该考虑局部使用抗菌剂。口服或静脉使用抗生素只在患者有白细胞增高、蜂窝织炎或发热情况下考虑。银敷料在治疗有显著细菌负荷（严重定植）的伤口或感染症状明显的伤口中倍受欢迎。如今有不计其数的银敷料可用于这些伤口。此时作者认为应该选择最能满足患者需要的银敷料而不是去争论敷料中银的含量。如果有大量引流液，表明需要使用藻酸盐银（silver alginate)、亲水纤维银或泡沫银敷料。如有明显的异味，选择使用银敷料最能有益于控制异味。哪怕只是用纱布材料作为运载和释放银离子载体的银敷料，也是可用的。有证据提示，一旦细菌负荷量（数量）得到控制，就应该停止使用银敷料，改用其他湿性控制敷料。因为银对于生长中的组织有潜在的毒性作用[18, 19]。含有卡地姆碘（Cadexomer iodine）的敷料有助于治疗严重细菌定植和感染的伤口[20, 21]。

其他有益的治疗还包括口服硫酸锌（zinc sulfate)（200mg，每天 3 次）[22] 和饱含氧化锌的 Unna 靴（U 形靴）。下肢使用 U 形靴和外用弹性绷带环形包扎，对水肿患者大有裨益。绷带每周更换一次直至溃疡愈合。最近一系列研究发现，局部使用生长因子莫拉司亭（巨噬细胞集落刺激因子）对于治疗这些疑难伤口具有一定的疗效[23]。

Aslan 和 Freeman 的研究工作提示镰状细胞性溃疡可能由微循环平滑肌中一氧化氮浓度降低引起血管收缩所致，基于此研究，在治疗镰状细胞性溃疡患者的实践中将 L- 甲基叶酸 _（左旋甲基叶酸）与磷酸吡哆醛（磷酸维生素 B_6）和甲钴胺素（甲基维生素 B_{12}）相结合。这种口服多种维生素结合的配方已经被证实可以减低内皮细胞同型半胱氨酸浓度和升高一氧化氮水平，结果改善了治愈率[24]，也有助于降低镰状细胞性溃疡相关的疼痛和增加伤口周围的微循环血流（参见“镰状细胞性溃疡的一氧化氮治疗”）。虽然这些患者的愈合效果得到了改善，但是进一步的分析工作尚未完成。这种治疗方法是否可以降低镰状细胞性溃疡的发生率或复发率尚有待考证。

天然蜂蜜作为一种天然的治疗产品现在又被重新使用。蜂蜜治疗可以追溯到古代埃及，曾被尝试用于治疗镰状细胞性溃疡患者，所获结果不一[26]。因为天然蜂蜜未经消毒，用于治疗伤口时可能会产生一些不良反应，最严重的是蜂蜜中存在的梭菌属孢子可能引起伤口肉毒中毒。然而，消毒蜂蜜制品的引入，来自新西兰的 Manuka（马努卡）蜂蜜，为镰状细胞性溃疡患者的治疗打开了新的机会之门[27]。

利用组织工程培养的皮肤治疗镰状细胞性溃疡已经获得了一定的成功[28]。在使用任何先进的治疗产品之前，必须做好伤口床准备，包括清创去除所有的坏死组织，控制感染和最优化伤口环境[29]。为了达到伤口环境优化的目标，

使用一氧化氮生成药物治疗镰状细胞性溃疡

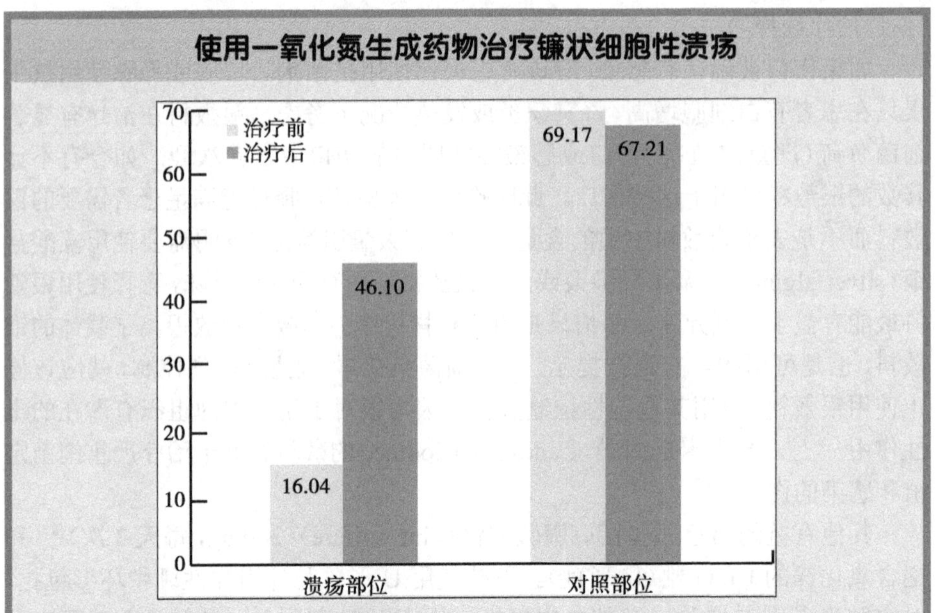

治疗前，经皮氧分压水平在溃疡部位和对照部位分别为 16.04 和 69.17，伤口周围的经皮氧分压水平低于期望伤口愈合发生的值。口服一氧化氮生成药物甲钴胺素 1 周后，伤口周围经皮氧分压有明显的改善，而对照部位无变化 [25]。随着经皮氧分压的改善，伤口开始愈合。基于此研究结果，我们使用这种药物对所有的镰状细胞性溃疡患者进行了治疗

Treadwell 等人 [30] 建议用蛋白酶调节剂（protease-modulating agent）预处理伤口 2～3 周，以降低异常的蛋白酶水平。这些制剂包括口服或局部使用的多西环素或氧化型再生纤维素胶原产品 [31, 32]。早期数据表明，使用蛋白酶调节剂预处理慢性伤口先于使用人类皮肤替代品，改善了伤口愈合率 [30]。一旦使用了组织工程皮肤产品治疗，患者就会体验疼痛明显缓解以及溃疡愈合的过程（参见彩图“镰状细胞性溃疡复发”）。一例患者的溃疡在使用一次人类组织工程皮肤后 8 周内得以愈合。80% 以上使用人类皮肤替代品的患者仅仅使用一次后即愈合 [30]。另外，值得关注的是，镰状细胞性溃疡使用组织工程皮肤治疗外观似乎更加正常，瘢痕也更稳定。羟基脲是镰状细胞病的治疗药物方法之一，能改善镰状细胞病的相关症状。不幸的是，羟基脲药物治疗可导致腿部溃疡 [33, 34]。在溃疡愈合之前必须停止用药 [35]。所幸研究发现，羟基脲治疗患者对组织工程皮肤治疗具有快速反应能力。

使用中厚皮片（split-thickness skin grafts）或颗粒状移植皮片（pinch grafts）治疗镰状细胞性溃疡患者可能是一种合理的替代治疗方法。然而，治疗需要在住院和麻醉条件下进行，使成本效益下降。据报道，中厚皮片治疗镰状细胞性溃疡患者成功率较低，而在治愈患者中复发率也较高 [36]。使用肌肉皮瓣、肌肉

皮肤皮瓣和游离皮瓣覆盖下肢大面积镰状细胞性溃疡已经有成功的病例[37,38]，但是成功的结果还不一致[39]。

输血治疗被尝试用于治疗对其他所有治疗无效的镰状细胞性溃疡患者，输血治疗的目的是要维持患者血细胞比容在 30%～35% 和维持正常血红蛋白（血红蛋白 A）水平占总血红蛋白的 70% 以上[36]。持续输血直至溃疡愈合或者使用 6 个月后终止。不幸的是，20%～30% 接受多次输血治疗的患者会产生对抗血液制品的抗体，影响了当患者出现贫血严重时的输血效果[40]。必须要注意由此治疗带来的铁过量的可能性。

另一种治疗镰状细胞性溃疡的有趣的方法是静脉内使用丁酸氨基酸（arginine butyrate）。支持的理论认为丁酸氨基酸可以改变异常血红蛋白的浓度，促进伤口愈合。有两项研究已经显示了此疗法成功的结果[41,42]，但是还没有随机对照研究进行验证。

其他治疗镰状细胞性溃疡的方法包括己酮可可碱药物治疗、负压伤口治疗、高压氧治疗和电磁刺激治疗。这些治疗方法仍然在实验阶段，对于难治性伤口患者的有用性还有待未来的探索。

如果镰状细胞病得到控制，镰状细胞性溃疡对任何治疗方法的反应也将更好。如果患者贫血严重（<5g 血红蛋白 /100ml）或含异常血红蛋白的红细胞数超过总红细胞的 50%，那么任何治疗方法的成功都是难题。Eckman 和 Platt 最近的研究报告支持了这一点[36]。

预防溃疡

预防镰状细胞性溃疡是重中之重。使用下面列出的患者健康教育要点教育镰状细胞病的患者。

健康教育

预防镰状细胞性溃疡的关键教育要点

指导镰状细胞病患者以下几个方面：

1. 良好的皮肤护理，包括保持皮肤湿润非常重要。
2. 预防腿下段和踝部外伤，例如使用驱虫剂预防虫叮咬。
3. 观察下肢远端肿胀的征象。水肿是溃疡复发前最常见的一个症状[36]。
4. 穿戴护腿长筒袜或弹力绷带。
5. 下肢出现微小损伤时要寻求合适的医疗处理。

总结

镰状细胞性溃疡是每一位遗传性 SCA 患者潜在的问题。对这些溃疡的治疗结果可能会令人沮丧，并需要使用多种治疗方法。不幸的是，复发率还很高。采用各种方法治疗这个尚未取得突破性进展的基础疾病，最终这个问题可能会成为历史。同时，理解和利用可行的最佳疗法进行持之以恒地治疗将有助于患者和治疗者。

病例分享

临床资料

28 岁黑人女性，有贫血史，因右侧下肢出现剧烈疼痛的溃疡 3 月余，被送至伤口中心。患者有右侧下肢溃疡史伴有愈合后复发。溃疡反复发生，通常发生于踝部以上和接近踝部中央。患者无血栓性静脉炎、腿部外伤或全关节置换术史。她在孩童时期被诊断患有纯合子型 SCA，多次因腹痛、肺炎和严重贫血需输血而住院。三年前，患者有过一次流产。主诉左髋部疼痛，但 X 线检查未发现骨骼异常。患者一直服用羟基脲治疗镰状细胞病。

体格检查发现，右侧下肢远端踝中部有一大小为 6cm × 4cm 的痛性全层溃疡。溃疡被一层纤维组织覆盖，周围无感染的证据，但从膝盖到足部出现 3+ 的凹陷性水肿。踝关节处可触及胫前动脉和胫后动脉搏动。伤口边缘的经皮氧分压水平为 16，正常参考值为 69。血液筛查检测确定存在纯合子型镰状细胞病，血红蛋白水平为 40g/L，血细胞比容为 12%。

病例讨论

由于有生物膜和严重疼痛，伤口采用 5% 利多卡因油膏（利多卡因油膏）联合水杨酸檀香酯胶原酶治疗。由于有水肿，也使用了压力绷带治疗。全身治疗开始使用 L- 甲基叶酸、磷酸吡哆醛和甲钴胺素相结合的联合治疗；也使用处方类麻醉剂控制疼痛；预约输血。由于羟基脲可能是导致镰状细胞性溃疡复发的原因，因此停止使用羟基脲。

局部使用止痛药及口服甲钴胺素 5 天后，患者的疼痛得到显著改善，无需再使用麻醉类止痛药。伤口周围经皮氧分压升高至 46，参考值为 67。伤口纤维组织被慢慢地去除，直至露出干净的肉芽组织生长的伤口床。之后，伤口采用氧化的再生纤维素 / 胶原 / 含银伤口敷料，每周更换两次。多次输血后，患者血红蛋白升至106g/L，血细胞比容升至31%，溃疡开始愈合。伤口逐渐改善，直到完全愈合。甲钴胺素一直持续使用，患者至今无复发。

自我测验

1. 下列哪项不正确？
   A. 镰状细胞病是血液血红蛋白分子的一种遗传性疾病
   B. 镰状细胞病主要见于黑人群体
   C. 杂合子型镰状细胞病的患者处于发生溃疡的高度危险状态
   D. 镰状细胞病最严重的形式是患者从父母亲双方各获得一个异常的血红蛋白基因

   答案：C。杂合子型镰状细胞病患者从父亲或母亲一方仅获得一个异常血红蛋白基因，比较而言，他们比那些从父母双方各获得一个异常血红蛋白基因的个体（纯合子型）发生溃疡的风险更小。A，B和D是正确的描述。

2. 男性镰状细胞病患者较女性患者更容易发生镰状细胞性溃疡。
   A. 正确　　B. 错误

   答案：A。

3. 下列哪项提示镰状细胞病患者可能会产生溃疡？
   A. 水肿　　B. 糖化血红蛋白（A1c）为7
   C. 无发热　　D. 腿部疼痛得到缓解

   答案：A。水肿是镰状细胞病患者发生溃疡的一个重要指征。B不正确，因为糖化血红蛋白和镰状细胞病没有关系，而与糖尿病相关。C不正确，因为镰状细胞病患者常有不明原因的发热。D不正确，因为疼痛是镰状细胞性溃疡最常见的症状之一。

4. 下列哪项不属于镰状细胞性溃疡的评估部分？
   A. 病史，包括家族史　　B. 一般体格检查
   C. 伤口床和搏动评价　　D. 骨扫描

   答案：D。骨扫描其实在诊断骨髓炎方面无用；建议使用磁共振成像。A，B，和C都是正确的，应该包括在对镰状细胞病患者的评估中。

5. 镰状细胞性溃疡患者的综合治疗包括下列几方面，哪项除外？
   A. 限制饮食中铁的摄入　　B. 溃疡清创
   C. 伤口疼痛管理　　D. 压力治疗

   答案：A。没有理由限制镰状细胞病患者铁的摄入。B，C和D都是镰状细胞性溃疡患者完整治疗计划的一部分。

（王　丽　蒋琪霞　译）

参考文献

1. Herrick JB. "Peculiarly Elongated and Sickle-Shaped Red Blood Corpuscles in a Case of Severe Anemia," *Trans Assoc Am Physicians* 25:553, 1910.
2. Powars DR, Chan LS, Hiti A, Ramicone E, Johnson C. "Outcome of sickle cell anemia: a 4-decade observational study of 1056 patients," *Medicine (Baltimore)* 84:363-76, 2005.
3. Charache S. "One view of the pathogenesis of sickle cell diseases," *Bull Eur Physiopathol Respir* 19:361-66, 1983.
4. National Heart, Lung and Blood Institute. "Who is at risk for sickle cell anemia?" Retrieved May 25, 2010 from http://www.nhlbi.nih.gov/health/dci/Diseases/Sca/SCA_WhoIsAtRisk.html.
5. Conley, C. Lockard, "The Hemoglobinopathies and Thalassemias" in *Textbook of Medicine,* eds. Beeson, PB, McDermott, W, 13th Edition, W.B. Saunders Co., Philadelphia, pp. 1501-1503, 1971.
6. The Sickle Cell Information Center: *The Management of Sickle Cell Disease*, 4th ed. Retrieved August 15, 2010 from http://scinfo.org/index.php?option=com_content&view=category&-id=15:the-management-of-sickle-cell-disease-4th-ed&Itemid=27&layout=default.
7. Cumming V, King L, Fraser R, Sergeant G, Reid M. "Venous Incompetence, Poverty, and Lactic Dehydrogenase in Jamaica are Important Predictors of Leg Ulceration in Sickle Cell Anemia," *Br J Haematol* 142:119-125, 2008.
8. Clare A, FitzHenley M, Harris J, Hambleton I, Serjeant GR. "Chronic leg ulceration in homozygous sickle cell disease: the role of venous incompetence," *Br J Haematol.* 119(2):567-571, 2002.
9. Nolan VG, Adewoye A, Baldwin C, et.al. "Sickle cell ulcers: association with haemolysis and SNPs in Klotho, TEK and genes of the TGF-Beta/BMP pathway," *Br J Haematol.* 133(5):570-578, 2006.
10. Trent JT, Kirsner RS. "Leg Ulcers in Sickle Cells Disease," *Adv Skin Wound Care* 17(8):410-416, 2004.
11. Morris CR, Kuypers FA, Larkin S, Sweeters N, Simon J, Vichinsky EP, Styles LA. "Arginine therapy: a novel strategy to induce nitric oxide production in sickle cell disease," *Br J Haematol* 111:498-500, 2000.
12. Aslan M, Freeman BA. "Oxidant-mediated impairment of nitric oxide signaling in sickle cell disease—mechanisms and consequences," *Cell Mol Biol* 50:95-105, 2004.
13. Falanga V. "Wound Bed Preparation and the Role of Enzymes: A Case for Multiple Actions of Therapeutic Agents," *Wounds* 2002;14(2):47-57
14. Ackroyd JS, Young AE. "Leg ulcers that do not heal," *Br Med J* 286:207-208, 1983.
15. Berg JO, Mossner BK, Skov MN, et al. "Antibacterial Properties of EMLA and Lidocaine in Wound Tissue Biopsies for Culturing," *Wound Rep Reg* 14:581-585, 2006
16. Winter, G.D. "Formation of the Scab and the Rate of Epithelialization of Superficial Wounds in the Skin of Young Domestic Pigs," *Nature* 193:293-94, 1962.
17. Ovington LG. "Hanging wet-to-dry dressings out to dry," *Home Healthcare Nurse* 19:477-83, 2001.
18. Leaper DJ. "Silver dressings: their role in wound management," *Int Wound J* 3:282-294, 2006.
19. Alvarez OM, Mertz PM, Eaglstein WH. "The effect of occlusive dressings on collagen synthesis and re-epithelialization in superficial wounds," *J Surg Res* 35:142-8, 1983.
20. Lamme EN, Gustafsson TO, Middelkoop E. "Cadexomer-iodine ointment shows stimulation of epidermal regeneration in experimental full-thickness wounds," *Arch Dermatol Res* 290:18-24, 1998.
21. Holloway GA, Jr., Johansen KH, Barnes RW, Pierce GE. "Multicenter trial of cadexomer iodine to treat venous stasis ulcer," *West J Med* 151:35-38, 1989.
22. Serjeant GR, Gallaway RE, Gueri MC. "Oral zinc sulphate in sickle cell ulcers," *Lancet* 2:891-892, 1970
23. Mery L, Girot R, Aractingi S. "Topical effectiveness of molgramostim (GM-CSF) in sickle cell leg ulcers," *Dermatology* 208:135-37, 2004.
24. Boykin JV, Baylis C. Homocysteine—A Stealth Mediator of Impaired Wound Healing: A Preliminary Study. *Wounds* 18(4):101-114, 2006.
25. Treadwell TA. Unpublished data. Institute for Advanced Wound Care, October, 2009.
26. Okany CC, Atimomo CE, Akinyanju OO. "Efficacy of natural honey in the healing of leg ulcers in sickle cell anemia," *Niger Postgrad Med J* 11(3): 179-181, 2004.
27. White R, Cooper R, Molan P, eds. *Honey: A Modern Wound Management Product*. Aberdeen, UK: Wounds UK Publishing, 2005.
28. Gordon S, Bui A. "Human skin equivalent in the treatment of chronic leg ulcers in sickle cell disease patients," *J Am Podiatr Med Assoc* 93(3):240-241, May-June 2003.
29. Schultz GS, Falanga V, et al. "Wound bed preparation: A systematic approach to wound management," *Wound Rep Reg* 11(Suppl):1-28, 2003.
30. Treadwell TA, Fuentes ML, Walker D. "Wound Bed Preparation Prior to the Use of Bi-layered Tissue Engineered Skin: The Role of Protease

Modulation." *Wound Rep Reg*. 16:A19, 2008.
31. Chin GA, Schultz GS. "Treatment of chronic ulcer in diabetic patients with a topical metalloproteinase inhibitor, doxycycline," *Wounds* 15(10): 315-323, 2003.
32. Cullen, B., et al. "Mechanism of action of Promogran, a protease-modulating matrix, for the treatment of diabetic foot ulcers," *Wound Rep Reg* 10:16-25, 2002.
33. Best JP, Daoud MS, Pittelkow MR, Petit RM. "Hydroxyurea-induced leg ulceration in 14 patients," *Ann Int Med* 128: 29-32, 1998.
34. Weinlich G, Schuler G, Greil R, Kofler H, Fritsch P. "Leg ulcers associated with long-term hydroxyurea therapy," *J Am Acad Dermatol.* 39: 372-374, 1998.
35. Flores F, Eaglstein WA, Kirsner RS. "Hydroxyurea-induced leg ulcers treated with Apligraf," *Ann Intern Med* 132(5): 417-418, March 2000.
36. Eckman J, Platt A. *Leg Ulcers. Sickle Cell Information Center Guidelines*. Retrieved June 21, 2010 from www.scinfo.org/legulcr.htm.
37. Heckler FR, Dibbell DG, McCraw JB. "Successful use of muscle flaps or myocutaneous flaps in patients with sickle cell disease," *Plast Reconst Surg* 59:902-908, 1997.
38. Khouri RK, Upton J. "Bilateral lower limb salvage with free flaps in a patient with sickle cell ulcers," *Ann Plast Surg* 27:574-6, 1991.
39. Richards RS, Bowen CVA, Glynn MFX. "Microsurgical free flap transfer in sickle cell disease," *Ann Plastic Surg* 29:278-281, 1992.
40. Steinberg MH. "Management of Sickle Cell Disease." *NEJM* 340:1021-1030, 1999.
41. Sher GD, Olivieri NF. "Rapid healing of chronic leg ulcers during arginine butyrate therapy in patients with sickle cell disease and thalassemia," *Blood* 84:2378-2380, 1994.
42. Atweh GF, Sutton M, Nassif I, et al. "Sustained induction of fetal hemoglobin by pulse butyrate therapy in sickle cell disease," *Blood* 93:1790-97, 1999.

第18章

伤口的手术重建

学习目标

1. 解释手术伤口无法愈合的内因和外因。
2. 描述伤口的重建梯级途径。
3. 描述如何使用重建梯级途径达到伤口愈合。
4. 解释应用皮肤、组织或骨移植促进伤口闭合的手术原则。

手术伤口在住院患者中很常见。但是，由于人体急性伤口愈合能力很强，所以除非伤口无法愈合，住院患者的伤口很少需要伤口护理专家的介入。本章节将讨论外科常见伤口、通过手术操作闭合的复杂伤口，以及不能以有序的方式愈合的手术伤口。

评估

在为手术伤口愈合不良的患者进行检查时，首先要搞清楚患者此次手术的原因和操作过程。检查者必须对下列问题做到心中有数：该患者需要进行手术的原发疾病是什么？例如，患者是不是做了胃旁路手术或腹部外伤修补手术？患者的手术前情况？患者手术前是健康状态，还是存在慢性疾病如糖尿病或肿瘤？进行了何种手术？是否切除了器官或组织？手术是无菌手术还是污染手术（如穿通伤，憩室穿孔）？是否有植入物？手术是否按计划进行？例如，伤口是直接缝合还是补片修补？伤口愈合过程是否按照有序的愈合方式发展到现在？如果不是，发生了什么改变了愈合的过程？患者服用哪些药物可能影响伤口愈合？患者手术后营养状况是否正常？手术前是否正常？

通过伤口初始评估，我们可以全面获得和掌握该患者的情况，而非只是评估伤口局部。尽管治愈伤口是最重要的，治疗患者的疾病使机体促进自身伤口修复，同样势在必行。

伤口不愈合的外因和内因

伤口不愈合的原因可以分为两大类：外部因素和内部因素。外部因素是指那些伤口本身之外的一些因素，如压力或张力、吸烟和营养不良。内部因素是伤口自身存在的问题，如感染、张力和动脉供血不足。判断一个伤口中存在哪些影响愈合的因素是伤口护理中十分重要的第一步。排除伤口愈合的不良因素也十分重要。如果这些影响因素不能解决，局部治疗是无法有效治愈伤口的。

早期的伤口护理重点是去除伤口愈合的阻碍因素。尽管现代伤口护理技术有了技术性的突破，但是16世纪伟大的外科医师 Ambrose Paré 的观点至今仍然是正确的：我们医护人员不是治愈了伤口，而是创造条件让伤口自然愈合[1]。事实上，我们的任务是为身体提供支持从而达到伤口能够愈合的目的。因此，伤口治疗从业人员在处理伤口时，如果没有充分掌握伤口延迟愈合的根本原因，那么就必须谨慎介入，避免草率治疗。

治疗目标

对于急性伤口，通常的护理目标是伤口闭合，机体结构和功能恢复。然而一些通过伤口收缩和瘢痕形成而愈合的伤口，往往不是结构恢复不良就是功能异常，而且常常复发，外观不佳。机体要达到理想的完全伤口愈合且无难看的瘢痕形成，像胎儿伤口一样，几乎是不可能的。因此，促进伤口皮肤功能的恢复和解剖连续性成为伤口愈合的终极目标。

伤口重建梯级途径和重建计划

在选择采用何种方法达到伤口愈合的决策过程中，需要基于以下信息和重建梯级途径的"横档"(参见"重建梯级途径")。下列是一些需要考虑的重要问题。

伤口缺失组织吗?

如果伤口没有缺失任何组织，那么可能以一期愈合的方式闭合。当伤口边缘接近(可以拉在一起)和伤口能够通过缝线、U形钉或黏合胶一期缝合和促进愈合。术后5～9天后，伤口缝合线下方会形成愈合脊(皮肤下方的硬结，向周围延伸大约1cm)。各种形式的伤口愈合后都会有瘢痕形成，一期缝合的伤口也是一样。如果瘢痕组织过度生长，容易形成增生性瘢痕，如瘢痕疙瘩。

如果有组织缺失，缺失的是什么类型的组织?

仅仅缺失了部分皮肤，伤口如果较小则可能以肉芽组织增生的方式愈合，或通过植皮促进愈合。那些缺失了肌腱、肌肉或骨骼的伤口可能需要组织移植

伤口重建梯级途径

重建梯级途径是用来确定伤口床组织修复方式的工具。这把梯子显示了最简单的方法——简单地促进伤口自身愈合——从梯子的底部。

1. 游离皮瓣移植(显微镜下吻合)
2. 带蒂皮瓣移植
3. 全厚皮片移植
4. 中厚皮片移植
5. 一期缝合
6. 二期愈合

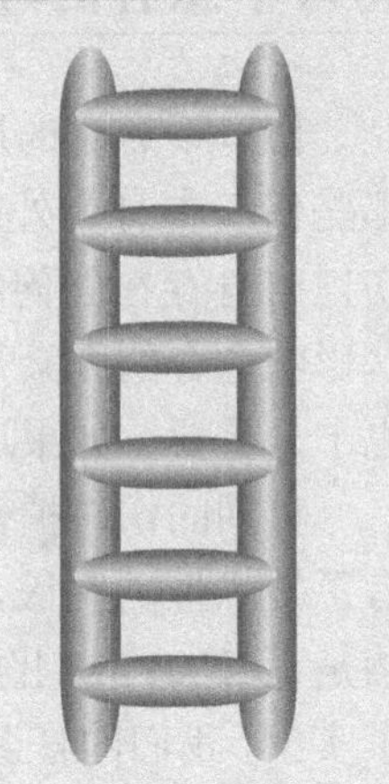

来修复结构和功能。这样的手术需要带有皮肤、肌肉、筋膜或骨骼的皮瓣。这些皮瓣以其组成成分命名，如骨皮瓣就是带有骨骼和皮肤的皮瓣。另一种皮瓣是游离皮瓣，是采用外科技术从一个部位取皮，从供血血管中游离营养组织的动静脉后移植到植皮部位，与原位血管接合在一起形成新的供血血管。例如，一个放射状的上臂游离皮瓣包含桡骨、覆盖在骨上的肌肉和皮肤。它通常被用来重建下颌骨和口腔基底部肿瘤广泛切除手术后的面部和下巴部位。

供皮区可能发生哪些并发症?

供皮区并发症的发生取决于移除组织的多少，可能会形成瘢痕，出现部分功能丧失。断层游离的皮片供皮区稍加努力就应该能够自愈，一般无功能丧失，仅留有瘢痕。当使用背阔肌进行乳房重建时，患者可能丧失部分肩部功能。尽管有些患者能够忍受这种功能丧失，但是另一些患者，如网球运动员，毫无疑问难以接受这样的功能丧失。如果失去了一个拇指，患者可能会愿意接受踇趾移植手术来修复手部功能，可是，绝大部分患者不会愿意牺牲拇指来替代踇趾的功能。换而言之，患者愿意接受的功能丧失程度与他对牺牲组织的需求程度成正比。

促进伤口闭合最简单的方法是什么?

最容易使伤口闭合的方法常常最先使用。一些伤口可以通过自身的肉芽形成和上皮化过程来快速愈合。植皮是第二个最简单的方法，用于仅缺失皮肤的伤口。植皮可以是全层皮或部分厚度的皮肤，取决于植皮区皮肤缺失的类型和情况。有些伤口虽然可以自己愈合，但是会伴随挛缩和功能丧失，也可以进行植皮。如果是肌肉缺失，则可能需要肌皮瓣用于填充缺损或腔洞，但这些肌肉可能没有功能（即一种嵌入的，原组织与神经功能无法恢复去创建有功能的肌肉）。肌肉组织的血供可以恢复，从而保证移植组织的存活。充足血供的肌肉移植常用于治疗复杂伤口问题，如骨髓炎。恢复的血供也有助于将抗生素和免疫细胞输送至伤口。

肌肉也可以通过血管网为其附着的皮岛提供血供。外科医师可以同时移植肌肉和皮岛，在填充伤口空腔的同时提供皮肤覆盖。这样的皮瓣称为肌皮瓣。通常，需要选择特定的肌肉，如使用阔筋膜肌皮瓣去闭合股骨大转子部位的压疮。如果大量皮肤缺失，在肌肉移植的基础上进行植皮，也可以达到同样的效果。这个手术被称为肌皮瓣和全层植皮术，前面再冠上移植肌肉的名称。

肌肉被移植入受皮区的方式有以下两种：

（1）肌皮瓣带血管蒂翻转。

（2）游离血管，动静脉血管再通过显微外科手术接合于受皮区组织。

游离的肌肉、皮肤和皮瓣的其他部分可以修复重建那些带蒂皮瓣常常够不着的部位，如下肢下1/3处。

重要的是要注意，尽可能地以相同的组织去替换缺失组织。相似毛发的、外观和厚度的组织可以提升重建伤口的外观。选择一种方法来闭合伤口的过程被称为重建梯级途径（参见“重建梯级途径”）。促进二期愈合最简单的方法位于重建梯级途径的底部。

无组织缺失的伤口

有些伤口不需要植皮，因为这些伤口无缺失组织，或者局部组织可以自我重建直至愈合。

单纯撕裂伤

外伤伤口往往伤口很小或无组织缺失，可以一期愈合。可是，在伤口闭合前，我们必须要弄清楚损伤的严重程度。动静脉裂伤程度通常可以反映在出血量上。由于面部血供丰富，面部裂伤的出血量特别大。在注射利多卡因前应该对面部裂伤的患者进行运动与感觉神经、肌肉、腮腺和该区域唾液腺的功能进行评估，因为利多卡因会掩盖这些体征。血管、肌腱、韧带和神经的修复通常在手术室进行，因为需要无菌环境，有时还需要显微外科的操作。伤口通过充分冲洗去除组织碎片。皮肤闭合通过对合皮下组织和减少张力的方式缝合来完成。污染或大面积坏死组织空腔可能需要在伤口中放置引流条。伤口愈合后的理想外观应与对侧皮肤一致。然而，外伤截肢伤口或广泛清创后的伤口往往让人难以接受。

去除伤口张力可以减少瘢痕形成。伤口必须被移动去获得功能，如关节部位的切口，以较宽大的瘢痕愈合，会影响患者的自我形象。具有固定作用的敷料，其活动度低（如限制面部撕裂伤患者咀嚼和说话），局部薄薄地涂抹抗生素软膏有助于减少瘢痕形成。伤口愈合全过程中使用湿性愈合技术可以最大限度地缩短愈合时间和减少瘢痕形成。然而，十分重要的是，患者及其家属、医疗团队成员要明白，瘢痕的形成是不可避免的，只有当瘢痕成熟后，才能尝试进行瘢痕修复，一般这个过程需要一年以上时间。硅酮敷料可以用在已经愈合的伤口上，在瘢痕成熟期间帮助最大限度地减少瘢痕形成。

广泛撕裂伤

广泛撕裂伤，虽然看着不雅，却很少危及生命。在明确伤口护理前先进行心、肺、脑的保护性治疗。最初的伤口护理包括清除局部可见的污垢、玻璃、草屑或其他异物。在巨大的伤口处填充湿性敷料，以防止组织脱水。当患者病情稳定时，如果有可能，可以进行手术闭合。大面积的伤口可能需要多次清创直至暴露出有活性的组织，这些伤口可能需要更复杂的延迟闭合的方法，如皮瓣移植。

创伤 6 小时内未闭合的伤口则认为是污染伤口，此后无法一期缝合。一些清洁的面部伤口可以不按此原则，在使用过抗生素的健康患者中这些伤口的一期缝合时限可以延迟。

腹部贯通伤

腹部贯通伤包括刺伤、器械伤、枪伤等。由于直接造成组织损伤、污染和败血症的风险以及潜在的出血过多，故腹部贯通伤往往造成非常严重的伤口。根据伤口污染的程度（如环境中的尘埃）或由于穿通了肠道或膀胱，这些伤口可能并不能完全愈合。在这些创伤中，伤口常常不能关闭至外部筋膜。如果筋膜不能闭合，腹部保持开放状态也是一个挑战。这些患者需要多次重新探查，同时降低或控制腹腔液分泌并为后期关腹保留筋膜。目前，还没有一项关于开腹伤口管理的临床方案，治疗护理方案一般是基于临床判断。

腹腔间隔综合征

腹腔间隔综合征（abdominal compartment syndrome，ACS）类似于四肢的骨筋膜间隔综合征。腹腔间隔综合征可发生于腹部择期手术、下腹部外伤或骨盆骨折和胰腺炎期间。外科术后患者正常的腹内压为 2～10mmHg，当腹内压大于 12mmHg 时提示腹腔内压力增高，而当压力大于 20mmHg 时可认为是腹腔间隔综合征。腹内压可以经导尿管通过简单的水柱法测定。当压力轻度升高至 10～15mmHg，由于静脉压力升高可造成心脏指数上升。当压力进一步升高，腹腔内压力压迫腹腔脏器和腔静脉从而造成器官功能障碍。直接压迫空肠和门腔静脉系统使这些结构坍塌。肠管被压迫时，会发生缺血，使细菌大量繁殖。血管活性物质，如组胺和血清素，增加血管内皮细胞通透性，进一步使毛细血管渗漏，影响红细胞运输和缺血恶化。压力上升，ACS 不仅损害内脏器官，也损害了心肺系统。它还可能导致脑灌注压下降。因此，ACS应该被认为是严重创伤患者失代偿的一个可能原因[2-5]。

重要的是，在伤口愈合章节中纳入ACS的问题，是因为ACS的治疗是不闭合腹部。如果腹部难以闭合，那么就应该放弃闭合而采用替代方案。一个好的经验法则是：观察腹部水平，如果能看到高于伤口水平的内脏形状，那么就考虑让腹部保持开放，使用临时性闭合的方法。

管理腹部开放最简单办法是使用一个silo袋临时闭合[5]。这种短期治疗方法已经越来越多地被负压伤口治疗（NPWT）所替代。采用负压伤口治疗的患者可以成功地进行筋膜闭合手术，而以前这些患者一般都需要靠补片修补才能关腹。负压伤口治疗增加了一期缝合手术的机会，同时也缩短了康复时间[6]。

需要组织移植闭合的伤口

组织移植是用于描述修复缺失组织伤口技术的词汇。为了实现伤口闭合，各种组织（皮肤、肌肉、筋膜、骨骼）可以移植或皮瓣转移至伤口处。这些伤口可能是相当复杂的。

烧伤

烧伤创面的手术治疗包括焦痂切开术、焦痂切除、植皮和瘢痕修复。因为很多烧伤患者必须经过多次手术，最好能有一个专门的团队对这些患者进行治疗，以减轻手术、麻醉和疼痛管理相关的焦虑。明智的做法是，让烧伤患者直接从他们的病房进入手术室，而不要停留在手术前等候区域。

焦痂切开术

焦痂切开术是一项减压手术，用于减少骨筋膜间隔综合征、呼吸费力、腹壁间隔综合征以及眼眶压迫。全层皮肤烧伤造成皮肤不能伸展，因此在液体复苏的时候，液体会移动到组织间隙对血管和神经造成压力。焦痂切开术的适应证包括骨筋膜间隔综合征（脸色苍白，疼痛，脉搏细速，感觉异常和麻痹），呼吸困难，血氧饱和度下降，腹压增高，视力改变。焦痂切开术沿着四肢或整个胸部和（或）腹部的烧伤组织的纵向轴线切开。切开部位被敞开，从而使水肿部位和胸壁可以随着呼吸而舒展。一旦毛细血管床稳定下来，液体离开组织间隙，焦痂切开的部位就会合拢。切口虽然没有闭合，但此时它已经可以愈合。因此，伤口应该覆盖生理盐水纱布来保护。

焦痂切除

若干年前，焦痂是靠每天清创，缓慢地将翘起的边缘剪除的方法去除。目前，这种方法仍然在一些伤口上使用，但是现在有许多烧伤是用水刀清创，一些烧伤创面完全切痂后通过早期植皮来促进康复。手部烧伤常采用这种方式进行管理，以便迅速修复，保护手功能。

植皮

永久治愈烧伤创面的唯一方法是进行植皮。植皮是指将患者自身的未烧伤部分的皮肤作为供皮区或已经治愈的烧伤区域皮肤移到烧伤的开放创面覆盖的方法。它们通常被称为游离植皮。医师在手术室进行取皮，并将之覆盖在清创后的烧伤创面上。移植皮肤靠创面上渗出的血浆来维持营养，它没有血供（不像皮瓣）。皮片和伤口床内的毛细血管融合，皮肤逐渐变为粉红色。皮肤粉红即称为“植皮成活”，常用植皮的百分比来表达（例如，50%的游离植皮成活）。

植皮治疗成功的一个关键点是将移植皮片固定于伤口床。大多数外科医师会使用纤维蛋白胶将移植物固定，或者将其缝合在伤口边缘的皮肤上固定。因为伤口床与植皮之间的水肿空隙会影响毛细血管网长入移植皮内，所以常常使用伤口负压治疗来促进植皮与伤口床的附着。此时使用负压治疗，负压应该是持续负压，而不是间歇负压。

一般，植皮区的敷料72小时更换，以便检查植皮存活的情况。之后是否继续使用敷料众说不一，不过，许多外科医师会继续在植皮区覆盖抗菌敷料。

植皮失败有几种原因。主要原因是伤口床水肿造成移植皮无法附着伤口床。所以至关重要的是，采取所有的预防措施来积极处理已发生的水肿问题。是否需要保持下肢抬高状态，许多患者相信护士说的，快速去洗手间比床旁使用便器更好。但实际上，短期的下肢下垂即可形成水肿从而造成移植物与伤口床的分离。

患者教育

对下肢植皮患者做好健康教育，建议使用床旁便器，而不允许行走去卫生间如厕。

植皮也可能由于感染而失败。如果创面植皮前怀疑有感染，应该进行伤口床细菌定量培养以排除感染。

皮肤瘙痒是烧伤创面愈合后的常见的令人苦恼的问题。由于植皮无法携带汗腺和皮脂腺，使得植皮区容易干燥和瘙痒。而且，烧伤的瘢痕缺乏弹性，容易再次损伤。大约87%的烧伤患者会出现持续瘙痒[7]。临床治疗瘙痒症的方法没有系统的研究论证。基于瘙痒是由肥大细胞介导的，临床一般采用组胺受体激动剂对症治疗。目前，较前沿的研究认为，植皮区瘙痒的原因是疼痛的一种变异，因此较新的瘙痒治疗方法是采用局部麻醉药物软膏，经皮电刺激疗法（transcutaneous electrical nerve stimulation，TENS），胶态燕麦片（止痒剂），按摩和镇静剂。瘙痒问题的处理还需要进一步深入研究。

瘢痕修复

烧伤后的瘢痕修复成熟需要6～12个月以上。烧伤区域如果没有植皮，所形成的瘢痕最为严重。当瘢痕跨越关节的时候，关节可能发生挛缩。当在一个方向上有足够的组织时，如组织的长度足够，宽度不够，可以采用Z形成形手术。Z形成形手术能将相对足够的组织提供给需要的区域，从而缓解关节挛缩。然而，许多时候，哪个方向上的组织都是不够的，所以需要进行植皮。

愈合不良的手术伤口

手术伤口的愈合可能非常缓慢，这往往是因为患者存在一些潜在的疾病状态，如感染、血糖控制不良、营养不良、免疫力低下等。传统意义上，任何手术伤口持续3～4周不愈就认为是伤口愈合不良。从外科角度来看，要靠清创来治疗。

感染，包括细菌生物膜的形成，是伤口愈合不良的常见原因。细菌生物膜造成炎症反应，而炎症反应延迟了伤口愈合。常见的细菌包括葡萄球菌、假单胞菌和肠杆菌。清创术，不论是传统的外科清创还是低频超声刀清创，都可以破坏细菌生物膜，是伤口护理的重要组成部分[8]。

腹部伤口裂开和脏器脱出

伤口裂开是指外科伤口边缘分离。伤口的强韧度在于腹部的肌肉和腱膜层。手术后早期，伤口闭合靠的是缝线的张力和逐渐愈合的肌肉组织。可是，一些伤口容易裂开，这时需要组织移植。

伤口裂开的风险因素有技术层面的，也有患者层面的。技术因素是指伤口闭合的类型。事实上，伤口裂开可能由于缝线断裂、缝合线被拉伸或缝线切割伤口组织、线结滑脱、缝线过细或缝线的数量不足。最好采用长效、吸收或不吸收的缝线，用不打滑的安全结或不藏细菌的缝线来实现伤口缝合。缝合点应该距离腹部伤口边缘约1cm，每个缝合点间隔1cm。这样缝合的地方是健康筋膜，不容易被缝线切割。安全愈合的伤口上可触及增厚约0.5cm的愈合脊。而裂开的伤口愈合后一般不会出现这道愈合脊。

一个大规模的回顾性研究阐述了伤口裂开的患者因素[9]。与患者相关的最显著因素是年龄超过65岁、急诊手术、癌症、血流动力学不稳定、腹腔内炎症、伤口感染、低蛋白血症、肥胖以及使用激素治疗。不显著相关的因素包括性别、贫血、存在糖尿病或肺部疾病。该研究中，患者伤口裂开的总体发病率和死亡率为30%和16%，直接与风险因素存在的数量相关联[9]。

肥胖、严重咳嗽或干呕、腹水，所有这些如果发生在伤口愈合过程中，则容易导致伤口裂开。然而，许多外科医师认为如果伤口闭合牢固，这些并发症都不会产生。通常，即将发生问题的伤口上出现的第一症状是突然出现渗血、渗液，但也有些患者伴随咳嗽或干呕突然发生伤口裂开、脏器脱出。当伤口分离，内脏器官脱出（如肠管），则认为是脏器脱出。

脏器脱出对患者而言是一个可怕的经历。即刻治疗包括帮助患者保持冷静、镇痛治疗、使用无菌湿纱布覆盖在脱出的腹腔内容物表面来保持脏器湿润。患者应该禁食，做好急诊手术前准备。保持床头水平，或抬高不超过 20°[5]。手术中伤口需要探查，切除失活组织，关腹采用不吸收缝线间断缝合，且缝合于健康组织的部位上。疝的形成在伤口愈合中比较常见，在发生伤口裂开和重新缝合的患者中达到 30%。如果伤口裂开，而此时患者不能耐受再次麻醉时，可以用敷料包扎伤口、腹部黏合剂闭合伤口或伤口负压技术辅助伤口闭合。这类伤口将不可避免地发展为疝。

正中胸骨切口

手术后关闭正中胸骨切口是非常复杂的。骨骼的固定通常采用钢板和内固定，但是胸骨闭合一般采用闭合导丝，以稳定呼吸时的胸廓运动。而且，经胸骨的手术往往时间长且出血多，所以胸骨切口会发生感染和裂开并不令人意外。

事实上，心外科手术后正中胸骨伤口感染[10]是非常可怕的并发症。高危患者包括肥胖（体质量指数超过 30kg/m^2）、糖尿病、心力衰竭、曾经发生过心肌梗死、急诊手术和高血压患者。体外循环时间超过 200 分钟、使用主动脉内气囊泵、有三个或更多个远端吻合口是发生严重感染的高危因素，但是这些情况很少发生。手术前控制血糖、改善心力衰竭是有效的干预措施。源于鼻内微生物的胸骨正中切口污染可以通过鼻内使用莫匹罗星软膏（百多邦）来减少[9]。此外，切口闭合后使用透明薄膜敷料也有助于防止切口暴露[11, 12]。

早期伤口感染，如前面提到的化脓性纵隔炎，表现为蜂窝织炎，化脓性伤口渗出，皮肤、胸骨和纵隔间明显的隧道。如果不进行治疗，这些感染蔓延至纵隔，甚至可能延伸到主动脉缝线、植入物和心内假体。局部伤口护理需根据伤口情况和患者情况而定。伤口床准备包括包扎、清创或使用伤口负压治疗，这些可以用于切口感染蔓延至胸骨的一线治疗措施，因为它可以闭合胸壁。伤口负压治疗可以认为是促进患者康复或稳定的桥梁。初步数据显示，采用伤口负压治疗可以提高纵隔炎患者的生存率[6]。

采用纱布包扎治疗深部伤口需要特别谨慎。优选方法是采用连续卷制的纱布包扎，以避免遗失单一敷料于胸腔内。此外，如果伤口局部使用消毒液，这些大量开放的组织会迅速吸收这些液体。使用类似聚维酮碘这类的消毒液于这些大伤口上，会因组织吸收消毒液而造成碘中毒。已经延伸到心肌或包绕到心肌的伤口需要在心搏间隔轻柔地包扎。伤口包扎过紧，可能会限制舒张时的心脏充盈，所以，伤口必须用纱布松松地包扎。

胸壁重建

胸壁重建的范围从皮肤愈合到胸壁固定。肿瘤切除手术后的缺损、胸膜间隔感染造成的组织缺失、冠状动脉搭桥手术后胸骨伤口裂开都是需要胸壁重建的典型例子。胸壁不稳定可导致呼吸时的胸部运动不协调，从而影响呼吸功能。手术前准备特别要注意患者的心肺功能、营养状况和伤口床准备。

当缺损仅限于皮肤和皮下组织时，局部皮瓣常常可用于闭合这些伤口。皮瓣可以旋转或延伸去覆盖伤口。胸三角肌皮瓣也可以用于覆盖胸部伤口，虽然它的血供会因此而受到牵拉。皮瓣最主要的血供来源于两条穿过第二或第三肋间隙到胸骨处的大动脉。因此，皮瓣或胸壁的任何张力都可能干扰皮瓣的血供。乳房的重量和扭转或者肥胖者的胸部都可以增加皮瓣的张力，所以松紧适度的胸罩或黏合剂可以撑托组织。

胸骨的缺失显得特别复杂，因为一旦没有胸骨，肋骨在吸气时会发生内陷（如连枷胸）。如果胸部伤口以肌皮瓣关闭的话，如背阔肌皮瓣，患者通常可以耐受 4 根肋骨的缺失。大面积胸部损伤或缺损将需要骨重建。如果骨骼无法使用，则可以使用丙烯酸类或合成网来代替。但是，使用合成材料将带来感染和排异的风险[11-13]。

实践要点

当发现重建手术后皮瓣的皮肤缺血迹象，如苍白、颜色发暗、花纹、厥冷，需要立即报告医师。

当胸壁缺损面积大时，取决于伤口部位，可能有几块肌肉需要用于重建。背阔肌、胸大肌、腹直肌和斜方肌都是最常见用于胸壁重建的肌肉[1]。胸大肌常常被用于重建主要是由于它离缺损部位最近。该肌肉的血供是通过胸肩峰动脉，位于腋下。另外，还有来源于乳房动脉的肋间动脉供给部分血供。如果使用胸大肌重建胸壁，患者会失去部分旋转手臂的功能，手臂提举能力也会减弱。鉴于缺损部位受损的严重程度，供区这方面能力受损通常是合理的。

重建手术后，血管流入和流出必须密切监测。主要危险是皮瓣的动脉供血不足，问题常出现在动脉张力过大、组织下水肿、淤血、血液黏稠度增加、动脉痉挛，或动脉血管损伤或病变。静脉流出问题常源于皮瓣水肿或静脉受压。皮瓣的动脉流入问题变现为颜色苍白、皮肤变凉。皮瓣静脉淤血表现为充血、颜色发紫、皮肤紧绷或肿胀[14]。

压疮修复

闭合压疮的修复手术是一个在手术前即涉及多个步骤的过程。压疮伤口床清洁后，可以手术修复闭合。然而，做出手术的决定前，治疗计划必须考虑患者的部位、疾病状况和治疗目标。尽管多种手术方式的选择在技术上可行，但采取这些手术的正确原因是必须考虑的第一步。不应当贸然采取手术治疗。对于一些患者，不以手术方式闭合伤口可能是最好的选择。采用适当的营养、压力再分布和局部伤口护理的方法，深部压疮可以在患者生存期间保持稳定状态。辅助治疗方法，如负压治疗，电刺激和使用生物工程组织产品，可能可以促进这些慢性伤口的愈合[15]。

患者的手术前准备

任何手术前，患者的营养状况和合并症必须合理控制。尽管此类手术的术中失血一般为中等量，通常还是需要采用全身麻醉，而且患者也需要有能够耐受手术的身体素质。全身麻醉也用于偏瘫患者。对这些患者进行全身麻醉往往遭到质疑，患者和（或）家人会问“为什么我腰部以下都没有感觉的，我还需要进行全身麻醉？”这个问题需要如下方式解答“即使你可能感觉不到疼痛，但是由于脊髓反射弧完好，手术压力和失血仍然会造成血压的不稳定。”许多压疮手术中需要患者保持俯卧位，需要靠全身麻醉来保持患者的气道通畅和氧气吸入。

如果营养不良是造成伤口不愈合的主要原因，手术需要等患者达到正氮平衡后方可实施。热卡计算可以提供蛋白质和热量摄入的清晰数据，调整后可以达到理想摄入水平 25～35kcal/kg（1kcal＝4.18kJ）的热量和 1.5～3.0g/kg 的蛋白质。虽然血清白蛋白的半衰期是 20～21 天，并不直接反映当前的营养状况，但是监测血清白蛋白指标仍是一种合理的方式。此外，在炎症反应过程中，白蛋白会降低。血清前白蛋白半衰期只有 3 天，目前已被接受为评估体内蛋白状况的更优指标。当患者肾功能不全时，由于前白蛋白不能透析滤过所以会出现虚高的表现。因此，透析治疗的患者在前白蛋白水平低于 30mg/dl 时即被归类为营养不良，而通常的正常值范围是 16～35mg/dl。更准确地掌握蛋白质水平信息有助于了解患者的愈合潜力。间接测热法有助于获得营养消耗的相关信息。很重要的一点是，认识到营养不良的患者往往存在维生素缺乏（尤其是维生素 C 缺乏）和矿物质缺乏（特别是锌和铁），在促进伤口愈合的过程中需要给予补充。近期出版的压疮护理指南[16]中并不建议常规补充维生素和矿物质，仅当患者存在这些元素缺乏时才推荐补充。

实践要点

由于血清前白蛋白不会被透析滤过，所以此类患者实验室检查中＜30mg/dl 即说明存在营养不良。

再次强调，为了解决临床问题常常需要积极的营养支持治疗。家属和患者可能视管饲为“人工生命支持”从而排斥它的使用。医护团队需要为之解释，除非患者可以完全经口营养，否则就没有充足的营养储备来促进伤口愈合。急性伤口需要更多的热卡和蛋白质来促进愈合，而管饲（或高营养）应当被认为是一种可以短期使用的、促进伤口愈合的方式（参见第10章“营养和伤口护理，可获得更多信息”）。

如果压疮形成是由于压力造成（如截瘫患者的坐骨结节溃疡），手术前后都必须做好局部和全身减压。对于持续减压的长期计划必须包含在手术计划中，如选择合适的轮椅和合适的翻身设备，教会患者自我减压技术以避免压疮复发[15]。

如果压疮合并有糜烂、剪切力和压力（如合并有呼吸困难和失禁的骶尾部压疮患者），所有的影响因素都需要得到解决。同样，长期减压和适当的皮肤护理管理措施需要列入护理计划中。可以用于修复的皮瓣是有限的，因此必须努力争取预防压疮复发，尤其是做好患者教育。脊髓损伤患者的社会支持网络已被证实在维护愈合伤口中非常关键[17]。

伤口是否感染可能难以从伤口外观上表现出来。所有Ⅲ期和Ⅳ压疮都需要考虑并排除是否存在骨髓炎。疑似骨髓炎的相关检查包括血常规、血沉和X线检查。这些组合检查的特异度为73%，敏感度为96%[15]。必要时，也可采用CT骨扫描进行诊断。当以上检查都为阴性时，充分清创后进行活检也可以用于骨髓炎诊断。在手术前，如有其他感染，也需要进行控制。尿路感染常见于糖尿病患者、老年妇女、留置导尿管者和骶尾部有伤口的患者。尿脓毒血症是一种严重的并发症，并应被认为是导致营养不良和引起精神状态改变或生命体征改变的原因。长期留置导尿管引发的感染可能需要长期使用泌尿相关的抗生素。伤口感染也可导致脓毒血症（参见第7章“伤口生物负荷和感染”）。

肌痉挛往往是造成剪切力和摩擦力损伤的因素，也可能让手术后闭合伤口部位的减压问题复杂化。脊髓损伤后由于脊髓上抑制通路的缺失，患者常常会发生肌痉挛。脊髓损伤的水平越高，发生肌痉挛的几率就越大。存在颈椎损伤的患者约100%会发生肌痉挛，而损伤在胸腰椎低位水平的患者约50%会发生肌痉挛。手术前，必须使用药物控制肌痉挛，如巴氯芬或丹曲林。肌内注射肉毒杆菌可以减少肌痉挛。然而，这种治疗的效果并未被记录。四肢痉挛可能会导致伤口裂开和手术后并发症，因此也必须加以控制。

长期失神经支配的患者由于肌肉和关节囊紧张造成肢体挛缩。由于臀肌肌肉强健，臀肌挛缩十分常见，造成体位摆放困难，骨突处易发生溃疡。给予适当的、持续性的定位、固定以及积极的（往往是被动）局部运动可以有效地控制挛缩。存在明显挛缩的患者无法置放于仰卧体位；如果进行一侧髋关节手术，另一侧将作为支点，这将需要一个复杂的压力再分配系统来防止这一侧臀部的并发症或不必要的压力。这种情况下，明确的翻身时间表至关重要。如果肌挛缩可以通过肌腱切断手术来改变，伤口就可能治愈。然而，如果患者是依靠肢体痉挛来支撑姿势和移动，那么肌腱切断手术后的肢体弛缓会让患者卧床不起。

伤口的手术前准备

对无活力的组织进行清创对治疗全层坏死性压疮或感染的、裂开的手术伤口是非常重要的第一步。建议清除黏附在压疮表面的焦痂，以减少伤口生物负荷和败血症的风险。除非焦痂已经清除，否则这类压疮的真实分期无法确定，因为伤口的真实深度被掩盖了。清创会扩大伤口，例如，骨盆的压疮可能延伸到尾骶骨和阴道或股骨大转子。清除坏死组织可以增强伤口的愈合能力并减少感染的风险（参见第 8 章“伤口清创”）。伴随动脉血供受损的足部干性、稳定的坏疽通常不应被清创。将封闭稳定并伴随缺血的状态的伤口开放，会出现更多的问题。

彻底的伤口清创一般都在手术室完成。床旁清创一般用于去除表面的硬痂，但很少能完成一次性彻底的清洁伤口。酶清创能很好地实现伤口清创，但费时较长。然而，当患者存在手术风险，酶清创是个非常好的替代方案。

明确哪些伤口适合清创是第一步。一般认为，坏死组织会影响伤口愈合，因为它可能造成感染。坏死组织没有血供，所以抗生素和抗体无法进入。需要对伤口及周围组织进行检查，以充分评估是否存在积液、脓肿，是否扩展到周围组织。

足跟部的伤口是否应当清创，目前仍存在争议。大多数临床医师认为，稳定的、干燥的、缺血性的焦痂伤口不应当清创[16]。足部，尤其是足后跟，只有非常有限的血供和少量的皮下脂肪。一旦底层脂肪组织暴露，由于干燥和有限的血供，可能迅速被感染。如果清创造成骨骼暴露，那么不可避免会发生骨髓炎[15]。覆盖伤口的稳定的干痂应当保持完整，经常评估，并做好完全减压措施，足下放置减压枕或佩戴矫正板 / 靴，保持足跟部悬空。短语“悬空足跟”非常准确地表达了不应有压力施加到足跟的理念。如果焦痂软化或裂开，或溃疡周围发生波动感或发炎，则组织应当清除，以防止深部感染和脓毒血症。化学清创可能需要持续的伤口床准备，此时应当采用湿性愈合技术，清创过程中仍然要注意保持减压。

皮瓣修复压疮

压疮会造成大面积皮肤和肌肉的缺失。手术修复方式的选择取决于需要修复什么样的组织。例如，如果骶尾部压疮造成皮肤缺损，可以采用皮肤或皮肤和筋膜的旋转皮瓣来闭合伤口。如果是肌肉缺失，如Ⅳ期压疮，臀肌可以用于提供组织填充和骨骼保护。皮瓣转移的肌肉没有正常肌肉的功能，由于失去神经调控，会随着时间推移而萎缩。肌肉组织提供的是组织填充和持续的血供，防止发生骨髓炎。肌肉附着于皮肤和血管，使得在不缺血的情况下皮肤顺利移植（参见“压疮皮瓣修复”，彩图部分，“压疮的外科闭合”）。

术后护理

移植的肌皮瓣需要靠足够的动脉血供和静脉回流才能存活。由于可用于伤口重建的皮瓣有限，皮瓣移植失败的代价是很大的。早期皮瓣移植失败的最常见原因是动脉痉挛或静脉血栓。动脉缺血后，皮瓣颜色变得苍白，没有毛细血管再充盈的表现，手术切口无出血。这样的伤口需要立即打开并检查动脉血供以帮助恢复血供。有时，罪魁祸首是动脉痉挛，皮瓣区域加温处理可以缓解动脉痉挛。

皮瓣修复压疮

这张表列出了常见部位压疮修复的手术选择

压疮部位	肌皮瓣选择	皮肤或筋膜皮瓣选择
骶尾部压疮	臀大肌(蒂在上或在下)或V-Y推进	阔筋膜张肌(可能保留感觉)
坐骨压疮	臀大肌(蒂在上缘)	腰骶部横向或纵向
	股二头肌	供皮区大腿后侧推进皮瓣
	半膜肌	后路V-Y推进皮瓣
	半腱肌	大腿内侧旋转皮瓣
	股薄肌	
股骨大转子压疮	阔筋膜张肌(可能保留感觉)	

实践要点

移植皮瓣动脉供血失败的早期变现:

1. 颜色苍白
2. 毛细血管再充盈不良或缺乏
3. 当使用柳叶刀割开时出血缓慢
4. 使用多普勒超声测不到脉搏波动

移植皮瓣静脉回流受损表现为颜色暗蓝色和局部肿胀。问题的发生一般不是吻合缺陷，通常情况下，是由于局部静脉血液回流不畅引起的。静脉淤血可以通过抬高局部和应用水蛭治疗来帮助排除皮瓣处多余的血液。伤口负压治疗也可以改善局部淤血。局部放置引流管以排出死腔内的积液，可以留置1周甚至更长时间，直至液体排尽。

切口部位存在张力可导致伤口裂开。采用小张力使用带有衬垫的敷料可以用于闭合伤口。缝合伤口愈合比较缓慢，特别是去神经的患者，缝合线一般需要保留至少3周。由于缝合处拉伸强度小，搬运患者时要十分谨慎，避免牵拉缝合处。手术修复后期的患者伤口也可能被撕裂，从而常常导致皮瓣手术完全失败。

伤口减压是皮瓣修复手术后护理的关键。外科医师通常会下医嘱要求患者卧于悬浮床或低压力流失床2～6周。未经外科医师许可，例如，做X线检查）必须确保患者（不离开减压床。因为边缘张力问题，大面积皮肤移植特别容易失败。如果患者存在大便失禁，可能需要进食低渣饮食和口服便秘药物以减少排便。特殊情况下，患者在进行皮瓣修复手术前，需要先进行粪便改道的结肠造口手术，以防止外科手术部位被粪便污染。通常手术后最先几周内禁止使用便盆。

患者皮瓣修复手术后必须注意减压策略以防止手术伤口裂开。该策略不仅包括手术后即时的减压，还包括压力缓解及伤口愈合后的持续减压干预，尤其是坐轮椅的患者。采用合适的椅垫和压力点体重交替受压至关重要[15]。

腿部伤口重建

腿部组织缺损可以根据伤口和可及供体组织的部位，通过覆盖皮肤的肌肉瓣、肌肉皮肤皮瓣或游离皮瓣来进行伤口重建。除非存在不可逆的神经或血管损伤，应当尽可能地尝试挽救患者的腿。许多软组织损伤伴或不伴骨骼受累，会形成一个利于感染的环境。伤口治疗通常需要在手术室进行，在无菌环境下彻底清创。可用于重建腿部伤口的皮瓣包括腹直肌、臀大肌、股直肌、腓肠肌和比目鱼肌。

手术后，必须监控皮瓣的血供情况。这些情况需要紧急处理，如果不及时干预，患者可能因缺血而失去这条肢体。异常情况必须及时准确地汇报主治医师。

实践要点

监测以下皮瓣血供不良的症状：

1. 颜色苍白、发冷
2. 没有脉搏搏动
3. 移动时疼痛
4. 毛细血管充盈缓慢或无充盈
5. 肢体无法移动

坏死性筋膜炎

坏死性筋膜炎，又称协同性坏疽和“食肉菌”感染，是一种快速进行性软组织感染。尽管β-溶血性链球菌是最常见的致病微生物，但是一般并不是单一致病菌引起的感染。通常，坏死性筋膜炎由两种病原微生物共同感染而引起，所以被称协同性坏疽。协同的微生物包括革兰阳性菌（包括金黄色葡萄球菌）、革兰阴性菌、厌氧菌（包括产气荚膜梭菌引起的气性坏疽）、海洋弧菌和真菌。β-溶血性链球菌性坏死性筋膜炎一般对抗生素高度敏感。但是，由于抗生素无法进入坏死组织，因此延误治疗，导致死亡率高达75%[18]。

坏死性筋膜炎呈现出沿着筋膜屏障发展蔓延的特征，尤其是腹部和会阴，四肢通常也会受累。恶性肿瘤也可能会成为感染侵入的门户。男性患者，渗液进入会阴区域可导致一种称为“福尼尔坏疽”的综合征，其特点是大块状的肿胀、阴囊和阴茎的组织缺失，可蔓延至会阴、腹壁和腿部。

与皮肤伤口大小和程度不成比例的疼痛感是坏死性筋膜炎的典型症状。早期表现还包括局部发红、疼痛、肿胀区域蜂窝织炎样表现和发热。肿胀区域发展迅速，伴随严重水肿。随着感染进展，表皮出现暗红色硬结，伴有大疱（疱内充满蓝色或紫色的液体）。之后，皮肤变得易碎且呈现出蓝色、栗色或黑色。在这个阶段，真皮乳头中的血管内广泛血栓形成。深筋膜水平的感染蔓延导致了组织坏疽样的棕灰色外观。皮肤屏障通常可以有效地防止细菌入侵人体，同样，皮肤中的免疫细胞也能有效地抵御微生物，防止感染沿着筋膜水平、静脉通道和淋巴管迅速蔓延。患者在感染后期出现中毒症状，常常表现为脓毒血症及多器官功能衰竭，进展可能非常快。随着浅筋膜坏死、皮下脂肪坏死和某些病例中肌肉坏死的出现，会迅速出现皮肤炎症。坏死性筋膜炎常常可伴有严重的全身中毒性表现。

实践要点

坏死性筋膜炎的标志是与生理表现不相称的疼痛感。

诊断与治疗

经伤口边缘抽吸标本培养或穿刺活检进行冷冻切片，如果结果是阳性的，可能有助于诊断。但是大约80%的情况下出现的都是假阴性结果。一些证据表明，单纯抽吸的方法可能优于采用生理盐水冲洗后抽吸采样的方法。然而，深部活检和冷冻切片病理检测可确定诊断。冷冻切片在鉴别诊断坏死性筋膜炎和其他皮肤感染时特别有用，如鉴别中毒性表皮坏死松解症。

反复清创通常十分必要，直至所有的失活组织都被清除。在具体的药物敏感试验结果出来之前，需要尽早开始静脉注射广谱抗生素。针对A组链球菌坏死性筋膜炎的经验性抗生素治疗一般是克林霉素加青霉素G和头孢菌素（第一代或第二代）。混合的有氧菌-厌氧菌感染可以用氨苄西林舒巴坦、头孢西丁，或组合使用克林霉素、甲硝唑和氨苄西林或氨苄西林舒巴坦和庆大霉素。即使采用青霉素治疗，A组链球菌和梭菌导致的筋膜或肌肉感染，死亡率仍可达到20%～50%。虽然有一项研究报道，蜂蜜敷料可成功治疗福尼尔坏疽患者，但是该结果还需要再验证[19]。高压氧治疗也可能有效，因为许多此类感染是有氧菌

实践要点

在怀疑发生坏死性筋膜炎、肌炎或坏疽的时候，早期积极的手术探查是十分必要的：

1. 探测深层组织结构
2. 去除坏死组织
3. 开窗减压
4. 组织活检进行革兰染色（有氧菌和厌氧菌）

或厌氧菌混合感染。抗生素治疗需要持续使用直至全身中毒症状完全消退，所有失活组织都被去除和肉芽组织形成。多器官系统衰竭并不罕见。

伤口清创后，需要敞开和包扎。伤口包扎可以是开放的，并可能需要每天在手术室进行清创。明确的治疗方法可能包括截肢，或感染控制、肉芽形成后的皮肤移植。非常重要的是，采用保湿敷料覆盖以防止组织干燥。在引流伤口中，高吸收能力敷料比普通纱布更能有助于管理伤口渗液。

在一项回顾性研究中，发生过坏死性筋膜炎后存活的患者由于感染的原因，如肺炎、胆囊炎、尿路感染或败血症[20]，发生过早死亡的风险增加。研究发现，女性死亡更早于男性患者。根据我们的经验，发生过坏死性筋膜炎的患者，增加了结肠癌发生的几率。此类患者的日常照护中，需要考虑及早开展结肠镜检查。

总结

制订复杂伤口有效治疗方案前，首先要了解伤口形成的原因是关键性的第一步。认识这些伤口类型中各自的独特特征有助于临床医师正确识别伤口。急性伤口护理目标是闭合伤口，恢复结构和功能。使用伤口重建梯级途径可帮助医师进行治疗决策。手术治疗可能是复杂急性和慢性伤口治疗计划中的一部分。皮瓣修复和皮肤移植手术后，监测异常迹象十分重要。

病例分享

临床资料

安德烈，22岁，2年前因车祸导致 T_{12} 水平以下瘫痪。事故中，安德烈是驾驶员，他的好朋友也死于这场事故。安德烈一直在努力治疗已经存在的瘫痪，并接受了这场事故造成的自身伤害和朋友死亡。他最初在创伤中心进行了脊椎骨折的修复，之后在脊柱中心进行康复。他常常表达出“不惜一切代价”，希望

"能独立行走"。他目前使用轮椅，配套有凝胶垫可以帮助滑动和翻身。

这次急诊入院是因为发热和寒战。他被诊断为脓毒血症，源于他有一个坐骨压疮。入院时发现伤口以报纸覆盖。安德烈说，他没有钱购买敷料，就使用纸巾或报纸来吸收渗液。他没有其他慢性疾病。存在低蛋白，每天抽烟1包至1包半。

检查安德烈的伤口，显示广泛的会阴部压疮（图18-1）。两侧坐骨无法分期的压疮，与已经愈合的压疮创面并存。建议外科会诊。

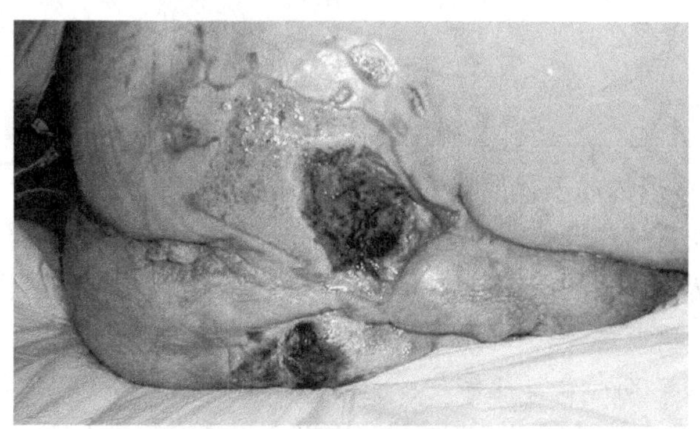

图18-1　22岁偏瘫男性患者遍及会阴的大面积压疮
（参见彩图"患者情况梗概"）

病例讨论

让我们从以下四个问题出发来制订护理安德烈的临床决策。

目前推荐什么样的手术治疗？

因为他的脓毒血症源自他的伤口，需要对压疮伤口进行清创。理想状况是在手术室进行清创；但是，如果因脓毒血症而出现低血压的情况，那么伤口可以在床旁打开。最终，伤口需要进行评估，以明确是否存在骨髓炎。应获得感染性疾病的会诊。一旦确定厌氧菌感染被控制，可以采用伤口负压治疗来促进伤口愈合。

他需要什么类型的压力再分配系统用于卧床护理和轮椅护理？

必须使用气垫床系统。虽然这些压疮仅在一个支持面上，但使用标准泡沫床垫可能是不够的，因为他的压疮风险很高，需要更高级别的支撑面。

是否建议皮瓣修复？为什么？

技术上而言，可以采用皮瓣来修复这些压疮。然而，这将是一个多级别的程序，而且皮瓣修复只能有一次机会。除非安德烈变得对减压系统越来越抱怨，否则皮瓣移植可能会失败。他显然已经有好几个压疮，甚至在2年间进行过一次外科清创。他可能对自身的生理状态仍感到愤怒，心理健康评估可能有帮助。一个快速的修复手术来闭合伤口可能会不利于他的长远目标。

为了维持伤口稳定，需要哪些社会支持？治疗？

安德烈的社会支持网络需要被挖掘。如果他是一个人住，他可能需要其他同为坐轮椅病友的帮助。其他脊髓损伤患者的榜样作用，可能促使他正确采取减压系统，并学会自检皮肤破损的迹象。社会工作者需要介入，以保障安德烈能享受应有的医疗保障项目，提供适当的资源。他还需要物理治疗师和职业治疗师的评估，评估他的轮椅、轮椅坐垫、搬运和移动的方法，减压措施和其他潜在的康复策略。

自我测验

1. 下列哪种情形描述了最简单的闭合伤口的办法？

   A. 静脉溃疡植皮治疗　　B. 钙外渗后二期愈合

   C. 胸骨切口裂开的一期缝合　　D. Ⅲ期压疮的自由筋膜皮瓣修复

   答案：B。二期愈合是任何伤口愈合的最简单的方法。但是，在许多深层的伤口中，二期愈合可能需要很长时间，而导致过多瘢痕。静脉溃疡和胸骨伤口裂开有时候可以二期愈合，所以采用植皮修复反而让问题复杂化。一个Ⅲ期压疮愈合也有很多其他的方法，采用自由皮瓣的方法修复是所有治疗方案的“顶线”。

2. 以下哪些伤口可能需要肌皮瓣进行伤口修复？

   A. 大面积面部烧伤　　B. 下肢小腿的钙化

   C. 胸壁的放射性坏死　　D. 转子部位的Ⅱ期压疮

   答案：C。只有放射性坏死是累及肌层的。

3. 以下哪些迹象可能表明存在皮瓣血运障碍？

   A. 疼痛和发冷　　B. 苍白和温暖

   C. 毛细血管充盈变慢和疼痛　　D. 毛细血管充盈变慢和苍白

   答案：D。皮瓣的动脉血运障碍会引起皮瓣无搏动感（通常只能通过多普勒检查发现），因此毛细血管充盈变慢是首个可以被观察到的症状，然后是苍白。如果早期症状没有被识别出来，皮瓣会逐渐发紫，最终坏死。

4. 在经过6周的创面护理后，一位坐骨压疮的患者痊愈出院了。在重返诊所的时候，发现伤口复发并坏死。以下哪个伤口复发的原因需要首先调查？

   A. 存在尿失禁

   B. 坐位的时候压力再分配措施不恰当

   C. 营养状态恶化

   D. 发展为坐骨骨髓炎

答案：B。住院期间的患者往往通过床垫和椅垫进行减压。而且，护士会提醒患者住院减压。一旦出院，由于缺乏相应的设备和提示，可以迅速导致情况恶化。其他因素也可能会造成压疮复发，应当加以考虑。

（陈　劼　蒋琪霞　译）

参考文献

1. Levine, J. "Historical Notes on Pressure Ulcers: The Cure of Ambrose Pare," *Decubitus* 5(2):23-24, 26, 1992.
2. Scheppach, W. "Abdominal Compartment Syndrome," *Best Practice and Research in Clinical Gastroenterology* 23(1):25-33, 2009.
3. Paylidis, T.E., et al. "Complete Dehiscence of the Abdominal Wound and Incriminating Factors," *European Journal of Surgery* 167(5):351-55, 2001.
4. Doughty, D. "Preventing and Managing Surgical Wound Dehiscence," *Home Health Nurse* 22:364-67, 2005.
5. Moz, T. "Wound Dehiscence and Evisceration," *Nursing* 34(5):88, 2004.
6. Argenta, L., et al. "Vacuum-assisted Closure: State of the Clinical Art," *Plastic and Reconstructive Surgery* 117(7S):127S-142S, 2006.
7. Bell, P.L. and Gabriel, V. "Evidence Based Review for the Treatment of Post-Burn Pruritus," *Journal of Burn Care and Research* 30:55-61, 2009.
8. Breuing, K.H., et al. "Early Experience Using Low-frequency Ultrasound in Chronic Wounds," *Annals of Plastic Surgery* 55(2):183-87, 2002.
9. Maciver, R.H., et al. "Topical Application of Bacitracin Ointment Is Associated with Decreased Risk of Mediastinitis after Median Sternotomy," *Heart Surgery Forum* 9(5):E750-33, 2006.
10. Fowler, V., et al. "Clinical Predictors of Major Infections after Cardiac Surgery," *Circulation* 112(9 Suppl):1358-65, 2005.
11. Finkelstein, R., et al. "Surgical Site Infection Rates Following Cardiac Surgery: The Impact of a 6-year Infection Control Program," *American Journal of Infection Control* 33(8):450-54, 2005.
12. Ahumada, L.A., et al. "Comorbidity Trends in Patients Requiring Sternotomy and Reconstruction," *Annals of Plastic Surgery* 54(3):264-68, 2005.
13. Seyfer, A. "Chest Wall Reconstruction," in *Plastic Surgery: Indications, Operations and Outcomes*. Edited by Achauer, B. St. Louis: Mosby-Year Book, Inc., 2001.
14. Black, S.B. and Eastman, S. "Repair and Care of Chest Wall Defects," *Plastic Surgical Nursing* 21(1):13-19, 2001.
15. Black, S., Black, J., and Brem, H. "Surgery for Pressure Ulcers," *EPUAP-NPUAP Guidelines for Prevention and Treatment of Pressure Ulcers*. Washington, DC: National Pressure Ulcer Advisory Panel, 2009.
16. National Pressure Ulcer Advisory Panel and European Pressure Ulcer Advisory Panel. "Prevention and Treatment of Pressure Ulcers: Clinical Practice Guideline." Washington, DC: National Pressure Ulcer Advisory Panel, 2009.
17. Krause, J.S., and Broderick, L. "Patterns of Recurrent Pressure Ulcers after Spinal Cord Injury: Identification of Risk and Protective Factors 5 or More Years after Onset." *Archives of Physical Medicine and Rehabilitation* 85:1257-64, 2004.
18. Chapnick, E.K. and Albert, E.I. "Necrotizing Soft Tissue Infections," *Infectious Disease Clinics of North America* 10:838-43, 1996.
19. Efem, S.E. "Recent Advances in the Management of Fournier's Gangrene: Preliminary Observations. *Surgery* 113(2):200-4, 1993.
20. Light, T.D., et al. "Long Term Outcomes of Patients with Necrotizing Fasciitis," *Journal of Burn Care and Research* 31:93-9, 2010.

第 19 章

导管、引流管和瘘管的处理

学习目标

1. 描述不同类型的导管、引流管。
2. 阐述瘘管形成的病因。
3. 讨论引流管、各种导管和瘘管的处理方法。

导管、引流管和瘘管护理看似与伤口护理不相关，然而在临床工作中，伤口护理人员常会被这些特殊患者咨询如何处理这些管道问题。事实上，伤口合并瘘管或使用导管和引流管的情况在临床上并不罕见。伤口护理是一门科学，引流管、导管及瘘管的护理是以科学为依据的一门艺术。因为患者的治疗涉及各个方面，因此做好整体护理很重要。

导管和引流管

安装导管和引流管的目的是促进分泌物从伤口或体腔流出、局部减压、冲洗和用药管理。导管和引流管放置的部位取决于伤口的类型、位置和导管或引流管留置的目的。制订护理计划之前，要先评估所用管道的类型和生产者用于治疗的使用指南；评估管道放置的部位以及管道周边是否存在影响管道固定的皮肤皱褶；查阅患者医疗记录以确定管道在体内的位置、留置的目的以及如何使管道保持良好的功能状态[1]。根据导管或引流管的类型、放置目的和部位，在计算机断层扫描（CT）、X 线或内镜引导下进行插管（参见“导管和引流管的分类”）。在开腹或腹腔镜手术病例中，导管和引流管一般是在手术过程中放置的[1]。

在置管之前预先标记定位引流部位对手术医师有帮助。以插入喂饲导管为例，在置管前预先标记置管部位可有效地减少医师将管道留置于皮肤皱褶处的可能性。平坦的皮肤有利于管道固定和护理。

针对患者及其家属进行的引流管和导管的健康教育常存在一些问题。大多数人能够意识到手术会导致切口的形成，但是他们不愿接受也无法预料到术后留置导管或引流管，因此置管前告知患者及其家属置管的可能性以及置管后能带来的一系列风险，使他们有一定的心理准备，可有效地减少其置管后的焦虑[1]。

实践要点

告知患者及其家属手术后或因治疗需要而留置的引流管、导管的部位、数量。

导管、引流管的种类

1. 普通导管/引流管 是一种柔软的橡胶导管，以肛管为例，肛管是插入直肠用于术后引流及便于患者排气排便的单腔导管。除引流外，单腔导管还可用于灌洗和给药。

2. 封闭式引流管 导管与收集器相连接。大多数情况下，收集器是需要无菌和密闭的。如胸腔引流管 Jackson-Pratt 引流管、Hemovac 引流管和留置导尿管（IUCs）等。

3. 胸腔引流管 一种无菌的、密闭的引流和吸引装置。在紧急情况下或手术后用于从胸膜腔引流积气和积液。这个密闭引流装置是无菌的，具有防水和负压吸引功能。

4. 简易泵 是手术后插入腹腔的导管。管道末端可连接负压装置进行抽吸或者用于灌洗，如生理盐水灌注。

5. 鼻胃管 从口腔或鼻腔插入胃内，用于排除胃内容物、注入食物、药物或胃肠减压的导管。

6. 喂饲管 是一种插入胃内或小肠用于肠内营养的导管。

7. 留置导尿管 一种插入式导管，采用无菌操作插至膀胱，引流尿液和膀胱减压。Lubricath Coude 导管弯曲的尖端可以较容易地通过前列腺[1、2]。

导管、引流管的种类

喂饲管

一些伴有疾病、创伤、大手术或营养不良的患者需要进行肠内营养。对于手术后无法进食的患者进行肠内营养可治疗并预防营养不良的发生，防止小肠黏膜萎缩[2]。肠内营养的方式包括留置鼻胃管、胃造瘘术、经皮内镜下胃造瘘（percutaneous endoscopic gastrostomy，PEG）、空肠造瘘。喂饲管的放置方法很多，包括手术置管，借助内镜、X线置管或直接经鼻孔插入（参见喂养管的护理）。

鼻胃管

经鼻胃管喂饲是最不稳定的肠内营养方式，这种管道的插入通常不需借助任何仪器。插管程序包括选择恰当的管道，测量患者的解剖部位来确定管道插入的长度，润滑管道，取头高位，向患者解释插管过程。插管过程中如果患者反应剧烈可嘱其做吞咽动作。完成插管后需将管道妥善固定，插管后和灌食前都应确保鼻胃管的末端在胃内。

胃造瘘管

胃造瘘管（G 型管）是通过手术直接插入胃内和开口位于腹前壁的管道。这种管道既可用于胃肠减压，也可用于肠内营养输注。目前在临床上应用的 G 型管有很多种型号。典型的 G 型管的设计包含用于增强管道稳固性的底盘或者球囊，底盘通常紧贴于腹壁[2]。

经皮内镜下胃造瘘管

经皮内镜下胃造瘘管是在内镜引导下直接经腹壁置入。管道的近端开口位于腹壁。留置胃造瘘管的目的是治疗或预防与慢性疾病并发症、大手术和腹部创伤相关的营养不良。造瘘管通过沿腹壁内和外放置的缓冲装置来固定[2]。

空肠造瘘管

空肠造瘘管是通过手术或腹腔镜直接插入空肠的管道，该管道留置的目的是为存在误吸危险的患者、食管癌患者、胃或十二指肠疾病患者长期提供肠内营养。造瘘管的稳妥固定通过放置内外缓冲装置来实现[2]。

胆管支架管

胆管支架管可用于缓解胆管梗阻和引流肝脏胆汁。胆管支架管是在手术过程中直接插入或者在内镜下经导丝引导插入肝脏和胆总管的。管孔通常放置在梗阻部位上方或下方。胆管支架管包括胆囊切除术中留置的引流管、经皮引流管、T 管和需借助于内镜放置的鼻胆管。胆管支架管的护理内容包括维持管道的稳定、引流液的收集，管道周围皮肤的护理和引流量的监测[2]。

食管造瘘管

食管造瘘术，是指通过手术切除食管的病变部分，将近端食管拉出皮肤而形成造口的手术。食管造口一般与皮肤齐平，位于气管一侧。因造口周围皮肤凹凸不平，所以增加了放置引流袋的难度。针对这一问题，较好的解决方案是先做好皮肤准备，如粘贴可塑的皮肤保护膜，然后再应用造口袋来收集引流液。留置减压管可以帮助患者减轻因难治性的恶心和呕吐造成的不适感[2]。

喂饲管的护理

成功的喂饲管护理依赖于以下几点：

1. 确保管道的妥善固定
2. 提供适当的营养支持
3. 满足患者对于水分的需求
4. 应用合适的技术灌注药物

留置导尿管

留置导尿管(indwelling urinary catheters，IUCs)的目的是监测排尿量、管理尿潴留、降低手术后膀胱压和管理尿失禁所致的伤口并发症。此外，导尿管有时还可用于尿失禁的长期管理[1,3,4,5]。市场上有多种留置导尿管可供使用，包括由乳胶或硅胶制成的导管和水凝胶涂层、聚四氟乙烯或银合金制成的导管。常见的留置导尿管是双腔管道，管道近端有一个可充气的球囊，球囊充气膨胀后可增加管道的稳定性，管道远端连接密闭的引流装置，近端到远端的长度大于膀胱至尿道口的长度。双腔导尿管的设计既保证了球囊可以膨胀和收缩，又使尿液可以随时流出。

留置导尿管是急诊中发生医院内获得性感染的最常见原因之一，要根据护理评估结果选择适当的留置导尿管，应考虑避免使用对某些类型过敏的导尿管，如橡胶导尿管。此外，还要关注导尿管期望留置的时间以及患者的身体活动能力。一般情况下，应选择最小的导尿管，通常尿道弹性黏膜会贴附于导尿管，使用大号导尿管会破坏尿路上皮，导致漏尿和永久性尿道损伤。目前最新的镀银合金的导管可抑制细菌生长。回顾文献显示，缩短留置导尿管使用时间能有效地减少导尿管相关尿路感染(CAUTI)的发生[1,3]。

留置导尿管的护理管理内容包括防止感染和限制导尿管留置的时间[1,3,4,5]。导尿管留置的时间越长，细菌进入膀胱的风险将越高。大多数留置导尿管只能短期使用(20～30天)。留置导尿管患者的局部护理包括每天使用肥皂水清洁其尿道外口，同时采用密闭的引流系统以减少细菌迁移，而尿道口的护理也为护士监测患者会阴区域的状况提供了机会[1,4,5]。充盈球囊是留置导尿管的关键步骤，其目的是增加导尿管的稳定性。球囊膨胀大小是护理重点，这一问题的讨论可见于多篇文献。对于大多数成年人来说，往球囊内注水5ml就可以达到目的，而一些特殊情况下，如当需要为前列腺切除手术后患者止血时可通过增加球囊注水量(30ml)来增加内部压力。其他相关的护理内容主要包括监测患者是否发生漏尿(通常是膀胱痉挛的结果)、是否存在导管相关性疼痛或脱管，评估尿液的颜色、气味和尿量以及患者是否出现导尿管相关性尿路感染的症状。将导管妥善固定于患者的大腿内侧区域可增强其稳固性和舒适感并减少意外拔管的风险[1,3,5]。

实践要点

导尿管相关性尿路感染的症状包括发热、寒战、出汗、血尿、疼痛(侧面和耻骨弓上)。

肾造瘘管

肾造瘘管可用于缓解下尿路的梗阻症状。这类管道是在患者清醒镇静的状态下，经放射线引导放置于患者的肾盂[2]。肾造瘘管可临时或永久地用于尿液的引流，通过该管道插入支架可起到与尿道瘘口分流尿液的作用，此外，经该管道还可去除肾结石或取肾组织活检。

护理计划

使用整体护理方法做好插入导管或引流管患者的护理，不仅要全面理解人体的解剖和生理知识，而且要能够为患者选择合适的导管或引流管。明确哪些外在因素会对患者产生影响，就可以知道如何满足患者的护理需求，外在因素包括物理环境、社会经济问题、家庭支持和社会心理问题[1-5]。跨学科合作可保证整体护理计划的顺利实施。实施内容包括日常评估、导管或引流管周围皮肤的护理以及对患者进行全面的健康教育。

跨学科团队合作方式

整体护理计划能满足置管患者复杂的护理需求，而整体护理计划的实施需要采取跨学科团队合作的方式。这支团队的组成成员至少应包括：初级保健医师、外科医师、放射科医师、胃肠病学家、物理治疗师、社会工作者、个案管理师、注册营养师、主管护士和伤口、造口和失禁（WOC）护士。整体护理目标包括保持管道稳妥固定、有效收集和处理引流液、做好皮肤管理、加强营养支持、促使患者活动以及与医疗团队保持有效的沟通。

注册营养师在跨学科团队中起着至关重要的作用，因为作为专业人士，他或她能够确定适合于患者的肠内喂养配方、明确患者的需水量并做好腹泻的管理。护士在护理接受肠内营养的患者时需要制订护理计划，包括对出入量的监测、根据胃液来评估患者的胃容量、维持管道的稳定性以及与医师和药剂师共同协商制定最佳的药物治疗管理方案[2]。

健康教育

健康教育和出院计划的实施在院内护理计划完成之后进行。跨学科团队中的每个成员都将参与健康教育过程以满足患者及其照顾者的需求；理解这些需求反过来可以帮助团队成员制订患者的出院计划[2]。健康教育的难度不宜超过普通成年人的理解能力，教育内容包括解释留置引流管的目的、管道固定方法、收集装置的管理、皮肤护理、喂养计划和程序以及相关并发症的临床表现。完成健康教育之后要确定是否护理的复杂性超出了患者的能力，如果确实超出患者能力，则要明确是否有护工愿意并且能够为患者提供护理支持[2]。教育过程中要向患者反复展示护理的细节，帮助患者进行回顾并评估患者的掌握程度，同时为患者提供一些书面指导。此外，还要考虑患者出院后需要什么样的支持(如果有的话)，患者的病情稳定吗？患者出院回家是否可行？

管道周围皮肤护理

应该每天评估管道周围的皮肤是否发生破损、感染或表皮脱落。胃内容物渗漏至皮肤并不常见。当这种情况发生时，必须检查管道是否渗漏、是否固定牢固以预防管道移动进出腹部。如果管道移位或脱出，胃内容物会从穿刺点渗漏并损害皮肤。在置管后的第一周，应该用生理盐水清洗穿刺点和外部装置，使用 3% 过氧化氢溶液去除痂皮。一周后造口处和外置装置下的区域每天用 pH 平衡的皮肤清洁剂清洗。pH 平衡溶液不伤害皮肤、残留少和因为它们不会改变皮肤的 pH 而保护皮肤。

应检查 G 型管是否可在腹壁上移进移出，不超过 1/4 英寸(0.5cm)的活动度是正常的，如果管道完全不能活动，则需要告知医师，这种现象通常被称为“缓冲器掩埋综合征”。管道无法移动可能提示导管已嵌入到组织中，这可能会导致胃壁受损。G 型管插入口的皮肤和导管之间不宜用敷料紧紧包扎。有时可见穿刺点有肉芽组织过度生长，这种组织是无害的，因管道刺激而形成。

管道阻塞常见的原因为药物残留、冲洗不足(特别是鼻空肠管，这种管往往比较长，孔径比较细)或喂饲过程中产生蛋白质沉淀。为了避免喂饲管堵塞，连续输注时肠内营养装置应每隔 4～6 小时彻底冲洗一次，每次暂停输注食物和药物时、每次输注前后、检查胃残余量后都要进行彻底冲洗。每次冲洗时向管道内注入 20～30ml 温水，使用大注射器(30～60ml)冲洗可防止管道破裂。有多种溶液可用于疏通管道，例如水、碳酸饮料、胰酶或一些商用产品，其中水是最好的。如果喂饲管有 Y 形连接器，则应通过侧孔冲洗，不然则需断开喂饲输注装置直接冲管。

实践要点

药物最好以液态形式注入喂养管。在喂饲药物和食物之间用水进行冲管有助于预防管道堵塞。

肠道皮肤瘘

肠道皮肤瘘(enterocutaneous fistula，ECF)是连接两个上皮表面之间的异常通道，这个异常通道可能发生于两个内脏器官之间或内脏器官与体表之间。瘘管的发生部位和瘘口是瘘管命名和评估的依据(见瘘管的类型)。

瘘管的类型

瘘管	通道
结肠皮肤瘘	结肠到皮肤
直肠阴道瘘	直肠到阴道
肠-肠瘘	小肠到小肠
小肠皮肤瘘	小肠到皮肤

尽管小肠皮肤瘘并不常见，但某些疾病或情况会诱发小肠皮肤瘘。炎症性肠病如克罗恩病会导致自发形成的肠瘘和增加手术后瘘管形成的风险[6-8]。这些患者需要接受医疗支持以及定期监测有无并发症的发生。其他诱发因素包括创伤性腹部损伤、腹膜炎、小肠梗阻、营养不良（特别是腹部手术前）、组织缺血以及放射性肠炎[6]。很多时候这些因素会导致大而深的腹部伤口出现，伴或不伴肠管暴露[9]。

小肠皮肤瘘对护士而言是最具挑战性的并发症之一，对患者的打击也是毁灭性的。为了达到最佳的治疗效果，需要持续性监测和评价患者的水和电解质平衡、漏出液对周围皮肤引起的继发性损害、营养不良、脱水以及心理社会健康状况，小肠皮肤瘘患者的死亡率为12%～25%，通常因脓毒血症、营养不良和脱水而致。

小肠皮肤瘘的分类

根据漏出液的类型和量、解剖特点以及瘘管的复杂程度[6]，小肠皮肤瘘有多种分类方法，瘘管分类提供了评估和记录的参数，以及以稳定和管理患者为目的的干预线索。简单的瘘管仅有一个直接的瘘管而无脓肿。Ⅰ型复杂瘘管有脓肿存在且波及多个器官[6]。Ⅱ型复杂瘘管的开口位于一个开放伤口的基底部；对护理而言，Ⅱ型复杂瘘管是最具挑战性和毁灭性的瘘管。漏出液的量也很重要。低流量瘘被定义为24小时内引流液少于500ml，而高流量瘘24小时引流量超过500ml[7,9]。有效监测和测量小肠皮肤瘘漏出量对于体液平衡管理至关重要。通常瘘管的位置越低，漏出量越多[6,7,9]。

漏出液的颜色和黏稠度可为判断瘘管起源提供线索。胃内漏出液清亮、淡黄绿色伴有水样的黏稠度，pH约为3.0。胆管引流液是金色至深绿色黏性液体，pH为7.5[6]。胰腺漏出液是清澈的水样液体，pH为8.3[6]。考虑到正常的皮肤pH为4.5～5.5，所以保护管道周围皮肤是重要的护理目标[6,7]。

管理目标

小肠皮肤瘘患者的管理目标是复杂的，需要熟练的技能和跨学科团队的合作及关注[9]。早期识别即将发生的瘘管有助于及时防止并发症的发生[6,10]。由于小肠皮肤瘘是一个不常见的事件，因此关注处于危险状态患者的某些体征可以为早期干预提供线索。对腹部手术后患者和某些炎症性肠病患者，应该密切监测发热、局部水肿、硬结、进行性局部不适、水和电解质平衡变化、精神状态改变等症状并及时和内科医师或外科医师沟通[6,10,11]。一旦发生小肠皮肤瘘，患者可能存在一些直接因素包括败血症或张力过大导致的吻合口漏、腹腔脓肿、血液供应方式改变、类固醇治疗和营养不良[12,13]的影响。

当怀疑患者发生小肠皮肤瘘时，识别瘘管的来源和范围很重要，可以通过瘘管造影、CT、MRI、PET 扫描来检查[6,12]。确定小肠皮肤瘘的范围不仅可以为制订护理计划提供信息，也可以为必要的手术干预提供指导。患者的水和电解质平衡管理是快速稳定患者病情的关键步骤[6,12,,14,15]。小肠皮肤瘘漏出液包括钠、钾、镁、锌、蛋白质消化酶，漏出液的流失将导致水和电解质缺乏及营养不良[6,7,9,12,15]，漏出液的腐蚀作用会侵蚀周围皮肤并引起疼痛。以上这些问题可以通过静脉支持治疗以及量化和储存漏出液的方式来解决。在识别所有危险因素和确定小肠皮肤瘘的范围[12,13]之前可能需要禁食。

医疗管理

瘘管的医疗管理有四个主要目标：稳定水和电解质失衡，提供营养支持，管理脓毒血症，确定瘘管的确切位置。医疗管理目标的制定利于为患者提供最佳的治疗和增加瘘管自发闭合的机会[12,13]。虽然只有约 1/3 的小肠皮肤瘘能够自发闭合，但这仍然是期望的结果。有许多策略建议使用以实现这些医疗管理的目标。在医疗管理中，注册营养师是至关重要的，他或她能和医师一起监测水和电解质置换的需求以及确定是否需要给予患者营养支持[14,13]。当患者刚开始进行全肠外营养（total parenteral nutrition，TPN）时需要禁食。通过口服或其他肠内途径补充营养有助于防止小肠黏膜萎缩，促进营养吸收[7,12,14-16]。如果不能进行肠内营养，TPN 是一个可行的选择[16,18]，但要警惕高血糖的发生。持续监测血清电解质和前白蛋白、转铁蛋白等营养标志物为制订有效的营养治疗计划提供了重要线索[16]。另外，药物治疗也是有效的医疗管理措施，使用奥曲肽或生长抑素在某些情况下能减少高流量瘘管的漏出量[6,7,16,17]。脓毒血症会增加死亡率，所以在这种情况下，识别和治疗脓毒血症是重要的治疗内容[19]。

小肠皮肤瘘的自发闭合是指经 6～8 周的医疗管理后瘘管闭合[17,18,20-22]。如果这个时间段内瘘管没有自发闭合，就需要进行手术干预[17,21,22]。阻止小肠皮肤瘘自发闭合的因素包括脓毒血症、营养不良、远端梗阻、瘘管成熟（即瘘管出现上皮化)、黏膜暴露、持续高流量的漏出。近年来，学者们关注于使用生物蛋白胶(纤维蛋白原和凝血酶的结合)来促进瘘管闭合。生物蛋白胶的应用程序为：首先，清除坏死组织；其次，应用生理盐水进行灌洗；最后，直接向瘘管注射纤维蛋白胶[15, 23, 24]，纤维蛋白胶的注射次数可能不止一次。这一过程的预期结果是刺激瘘管内发生凝血反应。

当所有的医疗管理方法都不能使瘘管闭合时，可能就需要手术治疗[25]。手术计划必须周详，术前要纠正水、电解质平衡，加强营养支持，控制败血症和炎症。做好术前管理将减少腹膜炎和肠瘘等并发症的发生。手术时机的选择也很重要，对于那些病情不稳定患者应该继续进行医疗管理。通过手术可识别瘘管的起源和闭合瘘管。

护理管理

整体护理要求在实施干预措施之前对患者进行全面的评估[6, 7]。这需要回顾医疗记录查找患者既往存在的医疗问题以及明确患者目前的健康状况。有些数据可以通过基线测试获得，有些数据需通过持续监测获得。此外，还要评估和记录肠瘘相关的问题，包括受影响区域的体格检查以及患者的心理社会需求和出院计划需求[6, 7]。在这一点上花时间能够使护士在更好地了解患者需求的情况下制订护理计划。皮肤护理是这些患者的主要护理内容。维护皮肤完整性可降低由于肠液侵蚀而造成的疼痛，减少感染的发生并提高管理体系的完整性[6, 7]。

WOC 护士在护理肠瘘患者上起到非常重要的作用，因为这些护士具备各种系列造口袋和皮肤护理产品的使用知识[6, 7]，这些知识对于护理计划的制订是有帮助的。护理的重点内容是对漏出液的收集和计量，气味控制，瘘管周围皮肤护理，成本控制以及对那些护理参与者的健康教育[6, 7, 29, 30]。管理措施包括各种造口袋及附属产品，皮肤保护膜，伤口护理袋及附属产品，导管固定器具，除臭剂和吸引装置的使用。很多时候这些措施的组合能达到最好的护理效果。每天少于 100ml 漏出量的肠瘘的处理可以使用标准敷料，对于气味的处理可以使用活性炭敷料[6, 7, 29, 30]。

如果瘘口位于腹部且漏出液较多，那么漏出液的收集将变得很困难，收集装置的安装需要多人配合完成。如果高漏出量的肠瘘位于皮肤皱褶处，那么漏出液的量，肠瘘的位置以及皮肤皱褶都会影响收集袋的密封性。WOC 护士会使用片状皮肤保护膜、防漏膏、皮肤保护粉以及引流袋来收集漏出液，这套装置的应用便于精确计算漏出量[6, 7]。

腹部伤口上的瘘管护理对护理人员来说是一个特殊的挑战，因为除了伤口护理外，还要避免瘘管的漏出液流入伤口。有学者建议使用隔离技术把瘘管隔离开，这项技术用到了片状皮肤保护膜、防漏膏、收集袋以及用于促进伤口愈合的伤口负压治疗(negative-pressure wound therapy，NPWT)的附件产品[31, 32]。通过应用造口袋、敷料、吸引管、NPWT 设备创建一个漏出液收集装置，同时基于每周敷料的更换次数就可以进行预算费用，使用这种疗法还可能会有意外的收获[32-35]。卧床并发症（在文献中屡见不鲜）已经被研究得很透彻了，预先设定负压抽吸时间可以允许患者更自由地参与治疗或其他活动，进而减少卧床并发症的发生。

NPWT 被引进伤口护理已有近 20 年的历史，它作为肠瘘的辅助治疗手段的角色已经发生了演变。虽然需要进一步的研究来确定 NPWT 在管理肠瘘中的功效，但是近年来已有相关的文献表明它在减少高流量瘘的漏出液以及优化患者护理中的价值。目前尚不清楚 NPWT 是否能够增加瘘管自发关闭的几率，但它能够通过改善组织供氧并降低漏出量来改善护理结局[32-35]。目前，尚不清楚在何种情况下应用 NPWT 可以取得最好的疗效。一些学者提出，NPWT 不能应用于肠道暴露的患者；一些学者建议，使用凡士林纱布取代海绵作为接触层，NPWT 的负压值应设置为 75mmHg。在某些情况下，使用 NPWT 护理 ECF 患者已经被证明能减少漏出液和提高患者活动度，因此 NPWT 被认为是一个可行的治疗方式。使用 NPWT 时，临床医师需要遵循制造商提供的使用指南。持续监测患者的血清电解质、营养状况、漏出液以及伤口愈合状况并与医师沟通，可以帮助护理人员确定护理计划的有效性[32, 34, 35]。

收集袋的使用原则

在某些案例中，NPWT 的应用是失败的。这种情况下，有时单纯使用收集袋就可以收集漏出液和管理气味。应用收集袋之前要评估患者仰卧位、坐位、站立位时的腹部型态，有无皮肤褶皱、皱纹和瘢痕，因为这些因素会影响收集袋的密封性[6, 7]。使用防漏膏和可塑的皮肤保护膜可使收集袋粘贴部位变得平坦。修剪过的皮肤保护膜可用于填平凹陷的皮肤，粘贴袋子之前将收集袋的底盘剪成辐射状能够增加底盘粘贴的稳固性[6, 7]。上一层皮肤保护膜要比下一层大一半以防止引流液从皮肤保护膜和底盘之间泄漏。皮肤保护膜应尽可能接近伤口边缘。如果瘘管周围皮肤暴露，在引流袋安装后可用防漏膏和皮肤保护粉形成的屏障来保护裸露的皮肤[6]。有窗口的收集袋的使用更便于这一操作的进行。

实践要点

为有伤口的肠瘘患者安装收集袋对最熟练的护士来说也具挑战性，但一个个性化的方案，对皮肤轮廓评估，创造力和毅力的组合将能够产生一个能够满足护理目标的瘘管管理系统。

案例管理

护理肠瘘患者时，需要制订个案管理/出院计划。患者出院前需要个案管理师来管理高花费的护理项目和对患者的心理社会健康保健需求进行干预[7,10]。当患者将要出院时，某些问题就需要确定了：有效的收集袋/储存系统是否能在可预测的时间内实现（至少24小时）？谁照顾患者，学习系统的管理？照顾者是否能掌握护理方法？护理物品的可获得性？药物的供应？保险是否能覆盖需要用的产品？如果不能覆盖，应该做出怎样的经济安排？是否需要家庭健康护理？

肠瘘患者常见的并发症包括脓毒血症、营养不良、脱水、皮肤破溃[6,7,12,15]。肠瘘患者的死亡率表明早期确诊和管理的重要性，早期确诊和管理应从评估患者的发病诱因以及肠瘘的早期征象[6]开始。护理的目标包括保持营养和水电解液平衡、收集漏出液、管理败血症，必要时使用药物和外科治疗[6,7,12,15]。护理重点在于持续监测血清电解质水平，与营养师、医师交流，评估患者，做好计划，对引流液进行收集和计量[6,7,12,15,16]。伤口敷料和收集袋的存在为照顾患者提供了更多选择，新的治疗方法如NPWT也很快成为治疗高流量瘘的标准方法[35,37]。持续参阅文献可以为如何照顾肠瘘病患者找到更多的建议。

总结

了解引流和管道的种类以及使用时机是治疗计划实现的第一步。维持引流管通畅和保护管道周围皮肤也很重要。瘘管可以根据组织特点，体内瘘还是体外瘘，简单还是复杂，还有引流液的量来进行分类。从瘘的名字可以得出身体的哪两个部分相通。因为瘘的漏出液是有气味的，且对皮肤有腐蚀性，皮肤的保护就显得很重要了。此外，还要考虑水、电解质平衡和营养管理。护理喂饲管、引流或瘘管的患者具有挑战性，需要多学科合作。

病例分享

病例介绍

BH女士，50岁，既往有复杂的用药史和手术史，曾于腹腔镜下行复发脐疝的修补术，术后出现高血压并转入ICU。转入ICU后，患者出现急性呼吸衰竭、肺炎和败血症。因病情持续恶化而急诊行结肠造口术及补片移除术。术后，患者转入三级医疗设施病房，病情恢复较差，出现结肠皮肤瘘（colocutaneous fistula，CCF），瘘口位于腹部伤口，结肠造口皮肤黏膜分离，慢性腹腔脓肿，补片感染。

经用药治疗后BH女士病情恢复稳定，予肠外营养支持治疗，使用收集袋对结肠造口和瘘口进行保守治疗。

病例讨论

手术后一年，BH女士一般情况良好，可耐受腹壁瘘关闭术。医师予全身麻醉下剖腹探查，行广泛肠粘连松解术，瘘口关闭术，结肠造口回纳后行横结肠-降结肠吻合术，移除了剩余感染补片，腹腔内脓肿引流以及行回肠袢式造口术。

经一段时间的治疗，BH女士康复出院。她的腹部正中切口使用NPWT治疗，鼻饲喂养。一个月后，该患者因呼吸急促返院。入院后检查发现肺栓塞，医师予克赛-香豆素（华法林）治疗。症状缓解后，患者再次出院并于出院后一个月因腹痛和胃肠道出血再次返院。医师停止了抗凝治疗并放置了下腔静脉滤器。出院后一周患者又因回肠造口排出量减少和正中切口流出绿色液体返院；返院后发现患者出现新的肠瘘，停止使用NPWT，使用收集袋处理伤口/瘘管，隔48～72小时更换收集袋。当患者丈夫学会了如何使用收集袋处理肠漏后，患者出院采取家庭护理方案。

出院后一周，BH女士因收集袋频繁渗漏，严重刺激瘘管周围皮肤（图19-1A）而于当地急诊。患者主诉应用最初的方式从未能有效地使收集袋维持密闭，她和丈夫尝试了各种方法，但24小时内还是更换了10多次收集袋。只好改用凡士林纱布和敷料处理瘘管/伤口。患者再次回到我院后给予禁食并行全静脉营养支持治疗。

本次住院，伤口、造口、失禁专科护士会诊后的意见：

1. 收集肠瘘的液体，保护伤口周围皮肤，减少疼痛。
2. 增加患者的日常活动量。
3. 密切监测肠瘘的流出量，进而评估患者的液体和营养需要量。
4. 创造最优的伤口愈合环境。
5. 通过保持收集袋密封来改善患者的生活质量和心理稳定性。

肠瘘的修复

伤口、造口、失禁专科护士建议继续使用中流量瘘管/伤口收集系统，用片状羧甲基纤维素（CMC）皮肤保护膜保护伤口两侧皮肤。CMC皮肤保护膜要按照伤口边缘的形状进行裁剪，造口袋底盘裁剪下来的部分也可以用来覆盖伤口周围皮肤。使用片状和膏状CMC围绕伤口环形粘贴（图19-1B）。收集袋粘贴的方法如下：

1. 皮肤皱褶处使用皮肤保护膜填塞，接着在伤口周围用“花瓣”填充法覆盖伤口轮廓，保持皮肤表面平坦（图19-1C～E）。

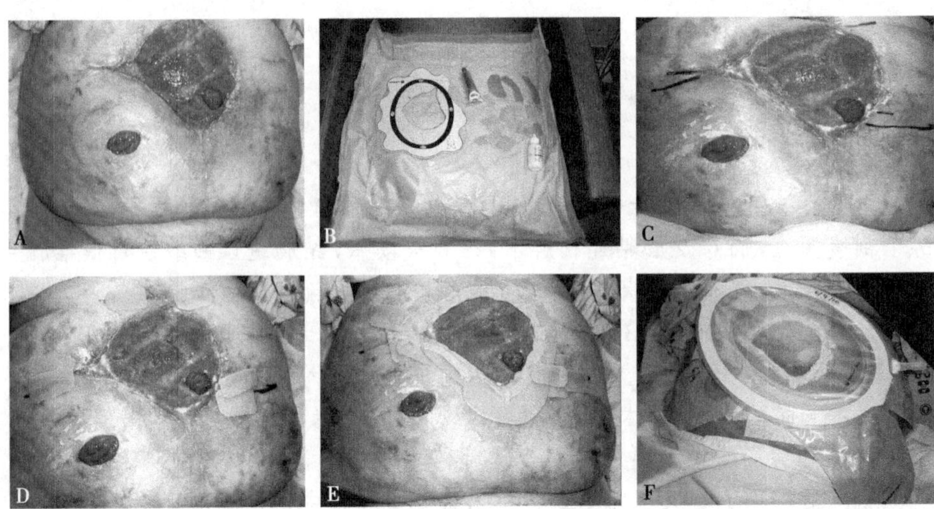

图 19-1 (A)患者到达医院时的皮肤情况。由于频繁的污物渗漏引起的刺激性皮炎；(B)使用袋状装置；(C)患者坐位情况下所检查的腹部轮廓，伤口周围深的皱褶被标记；(D)皱褶用羧甲基纤维素钠皮肤防漏条填充；(E)使用“花瓣形”的方法构建伤口边缘；(F)完成的成为袋状的产品(参见彩图“患者情况梗概”)

2．收集袋内圈边缘涂上防漏膏。5～7 点位置围绕防漏条加强密闭。这是一个被患者确定为易漏的区域(图 19-1F)。

3．内层以防漏膏和造口粉封闭。

4．收集袋边缘以低致敏性的胶带加固。

5．从收集袋引出的两条引流管与引流袋连接(图 19-1F)。

回肠袢式造口修复

因为肠瘘靠近患者的回肠造口，肠造口只产生黏液，但黏液的量足以浸湿她的瘘管收集袋边缘和腐蚀肠造口周围皮肤。位于右下象限的回肠造口呈红色、湿润，与 BH 女士的皮肤平齐，黏膜与皮肤的缝合完好，但肠造口周围皮肤略微受腐蚀，出现轻度红斑。在肠造口周围皮肤洒上皮肤保护粉，围上皮肤保护膜并应用小儿造口袋收集黏液。

对患者和其丈夫进行关于造口袋更换方法的健康教育是十分必要的，给予指导后，还要保证患者和其丈夫都能自己操作。

结论

应用这种新方法管理 BH 女士的肠瘘和回肠造口，造口袋使用时间得到延长，皮肤状况也有所改善。短期内患者能够走动，同时能监测到出入量。因为减少了痛苦和焦虑，也因为她觉得获得了更多的控制权，她的生活质量极大地改善。这个病例提供了一个示例，通过这个示例，我们可以知道，对于一个复杂的肠瘘患者如何进行皮肤、伤口护理，造口袋更换的原则，以及如何利用创造性和个性化的方法改善预后、成本效益和患者的生活质量。

自我测验

1. 以下哪项对瘘管护理是正确的？
   A. NPWT 禁止用于瘘管治疗
   B. 外瘘与器官相通
   C. 低流量瘘漏出液少于 200ml/d
   D. 开口于肉芽创面的瘘管最容易愈合
   答案：C。低流量瘘流出量少于 200ml/d，高流量瘘流出量大于 500ml/d。B 错误在于，外瘘与环境相通，内瘘与器官相通。A 的错误在于，NPWT 可以用于瘘管治疗。D 不对。
2. 以下哪个选项的内容对于维持喂饲管的正常来说非常重要？
   A. 冲管、管道的位置、诊断
   B. 皮肤护理、冲管、管道的位置
   C. 管道的稳定性、冲管、营养
   D. 营养、管道的稳定性、护理的连续性
   答案：C。如果管道是稳定的，皮肤将不容易破损；如果能正常冲洗，将很少出现管道的问题；营养支持是主要目标。
3. 以下哪种情况的患者易发生肠瘘？
   A. 正常的氮平衡　　B. 白蛋白 4.0g/dl
   C. 血糖 80mg/dl　　D. 克罗恩病
   答案：D。克罗恩病是一种炎症性肠病，这种疾病会影响肠道壁的每层组织，诱发瘘管的形成。A、B 和 C 都在正常范围之内。
4. 一例肠外瘘患者 24 小时的平均漏出液为 9600ml，护理人员考虑到收集袋容易装满和漏出，你的建议是？
   A. 停止使用收集袋，改为纱布敷料
   B. 收集袋与床边引流装置连接
   C. 使用更多防漏膏，填满泄漏的缝隙
   D. 限制肠内营养和静脉输液量
   答案：B。利用床旁引流装置可以防止收集袋内容物过量和减少渗漏。A 和 C 皮肤会接触到腐蚀性的漏出液。D 可能导致患者脱水，减少了能量的摄入。

（蒋梦笑　郑美春 译）

参考文献

1. Smith M.J. "Current Concepts in Catheter Management," in *Urinary and Fecal Incontinence: Current Management Concepts*, 3rd ed. Edited by Doughty D. St. Louis, Mo.: Mosby/Elsevier; 2006.
2. Carmel, J.E., Scardillo, J. "Tube Management," in Colwell, J., Goldberg, M., and Carmel, J. (eds), *Fecal and Urinary, Diversions: Management Principles*, 2nd ed., pp. 351-380. St. Louis: Mosby/Elsevier, 2004.
3. Parker, D., Callan, L., Harwood, J., Thompson, D.L., Wilde, M., Gray, M. "Nursing Interventions to Reduce the Risk of Catheter-Associated Urinary Tract Infection. Part I. Catheter Selection," *Journal of Wound, Ostomy and Continence Nursing* 36(1):23-34, 2009.
4. Wilson, M., Wilde, M., Webb, M.L., Thompson, D., Parker, D., Harwood, J., Callan, L., Gray, M. "Nursing Interventions to Reduce the Risk of Catheter-Associated Urinary Tract Infection. Part II Staff Education, Monitoring, and Care Techniques," *Journal of Wound, Ostomy and Continence Nursing* 36(2):137-54, 2009.
5. Newman, K. "The Indwelling Urinary Catheter: Principles for Best Practice," *Journal of Wound, Ostomy and Continence Nursing* 34(6):655-61, 2007.
6. Erwin-Toth, P., Hocevar, B., Landis-Erdman, J. *Fistula Management. In Fecal and Urinary Diversions: Management Principles*, ed 2. Edited by Colwell, J., Goldberg, M., and Carmel, J. St. Louis, Mo.: Mosby/Elsevier; 2004.
7. McNaughton, V. "Summary of Best Practice Recommendations for Management of Enterocutaneous Fistulae from the Canadian Association for Enterostomal Therapy ECF Best Practice Recommendations Panel," *Journal of Wound, Ostomy and Continence Nursing* 37(2):173-84, 2010.
8. Sahu, S.K., Raghuvanshi, S., Bahl, D.V., Sachan, P.K. "Spontaneous Colocutaneous Fistula," *Internet Journal of Surgery* 15(2), 2008.
9. Wainstein, D.E., Fernandez, E., Gonzalez, D., Chara, O., Berkowski, D. "Treatment of High-output Enterocutaneous Fistula with a Vacuum-compaction Device: A Ten Year Experience," *World Journal of Surgery* 32:430-35, 2008.
10. Phillips, M., Walton, M. "Caring for Patients with Enterocutaneous Fistulae," *British Journal of Nursing* 2(9):496-500, 1993.
11. Skovard, R., Keiding, H. "A Cost-effective Analysis of Fistula Treatment in the Abdominal Region Using a New Integrated Fistula and Wound Management System," *Journal of Wound, Ostomy and Continence Nursing* 35(6):592-95, 2008.
12. Schecter, W.P., Hirshberg, A., Chang, D.S., Harris, H.W., Napolitano, L.M., Wexner, S.D., Dudrick, S.J. "Enteric Fistulas: Principles of Management," *Journal of the American College of Surgeons* 209(4):484-91, 2009.
13. Kool, B. "The Wound that Nearly Got Away: A Case Presentation," *Pediatric Nursing* 26(1):55-65, 2000.
14. Slater, R. "Nutritional Management of Enterocutaneous Fistula," *British Journal of Nursing* 18(4):225-30, 2009.
15. Draus, J.M., Huss, S.A., Harty, N.J., Cheadle, W.G., Larson, G.M. "Enterocutaneous Fistula: Are Treatments Improving?" *Surgery* 140(4):570-78, 2006.
16. Austin, T. "Nutritional Management of Enterocutaneous Fistulas," *Support Line* 28(6):10-13, 2006.
17. Schein, M. "What's New in Postoperative Enterocutaneous Fistulas?" *World Journal of Surgery* 32:336-38, 2008.
18. Martinez, A., Ferron, F., Gal, M.L., Torrent, J.J., Capdet, J., Querleu, D. "Management of Ileocutaneous Fistulae Using TPN after Surgery for Abdominal Malignancy," *Journal of Wound Care* 18(7):282-88, 2009.
19. Mawdsley, J.E., Hollington, P., Bassett, P., Windsor, A.J., Forbes, A., Gabes, M. "An Analysis of Predictive Factors for Healing and Mortality in Patients with Enterocutaneous Fistulas," *Alimentary Pharmacology and Therapeutics* 28:1111-21, 2008.
20. Teixeira, P., Inaba, K., Dubose, J., Salim, A., Brown, C., Rhee, P., Browder, T., Demetriades, D. "Enterocutaneous Fistula Complicating Trauma Laparotomy: A Major Resource Burden," *American Journal of Surgery* 75:30-32, 2009.
21. Gupta, M., Sonar, P., Kakodkar, R., Kumaran, V., Mohanka, R., Soin, A., Nundy, S. "Small Bowel Enterocutaneous Fistulae: The Merits of Early Surgery," *Indian Journal of Surgery* 70:303-07, 2008.
22. Kushimoto, S., Miyauchi, M., Yokota, H., Kawaii, M. "Damage Control Surgery and Open Abdominal Management: Recent Advances and Our Approach," *Journal of Nippon Medical School* 76(6):280-90, 2009.
23. Blaker, J.J., Pratten, J., Ready, D., Knowless, J.C., Forbes, A., Day, R.M. "Assessment of Antimicrobial Microspheres as a Prospective Novel Treatment Targeted Towards the Repair of Perianal Fistula," *Alimentary Pharmacology and Therapeutics* 28: 614-22, 2008.
24. Garcia-Olmo, D., Herreros, D., Pascual, M.,

Pascual, I., De-La-Quintana, P., Trebol, J., Garcia-Arranz, M. "Treatment of Enterocutaneous Fistula in Crohn's Disease with Adipose-Derived Stem Cells: A Comparison of Protocols with and without Cell Expansion," *International Journal of Colorectal Disease* 24:27-30, 2009.

25. Fischer, P.E., Fabian, T.C., Magnotti, L.J., Schroeppel, T.J., Bee, T.K., Maish, G.O., Savage S.A., Laing, A.E., Barker, A.B., Croce, M.A. "A Ten-Year Review of Enterocutaneous Fistulas after Laparotomy for Trauma," *Journal of Trauma* 67(5): 924-28, 2009.
26. Wind, J., Koperen, P.J., Slors, F.M., Bemelman, W.A. "Single-Stage Closure of Enterocutaneous Fistula and Stomas in the Presence of Large Abdominal Wall Defects Using the Components Separation Technique," *American Journal of Surgery* 197:24-29, 2009.
27. Connolly, P.T., Teubner, C.A., Lees, N.P., Anderson, I.D., Scott, N.A., Carlson, G.L. "Outcome of Reconstructive Surgery for Intestinal Fistula in the Open Abdomen," *Annals of Surgery* 247(3):440-44, 2008.
28. Andreani, S.M., Dang, H.H., Grondona, P., Khan, A.Z., Edwards, D.P. "Rectovaginal Fistula in Crohn's Disease," *Diseases of the Colon & Rectum* 50:2215-22, 2007.
29. Hawthorn, M. "Caring for a Patient with a Fungating Malignant Lesion in a Hospice Setting: Reflecting on Practice," *International Journal of Palliative Nursing* 16(2):70-76, 2010.
30. Woodward, L.M. "Management of an Enterocutaneous Fistula in a Patient with a Gastrointestinal Stromal Tumor." *Journal of Wound, Ostomy and Continence Nursing* 37(3):314-17, 2010.
31. Datta, V., Engledow, A., Chan, S., Forbes, A., Cohen, C.R., Windsor, A. "The Management of Enterocutaneous Fistula in a Regional Unit in the United Kingdom: A Prospective Study," *Diseases of the Colon & Rectum* 53(2):192-99, 2010.
32. Brindle, C.T., Blankenship, J. "Management of Complex Abdominal Wounds with Small Bowel Fistulae," *Journal of Wound, Ostomy and Continence Nursing* 36(4):396-403, 2009.
33. Hess, C.T. "Managing an External Fistula, Part 2," *Nursing* 32(9):22-24, 2002.
34. Heller, L., Levin, S., Butler, C. "Management of Abdominal Wound Dehiscence Using Vacuum Assisted Closure in Patients with Compromised Healing," *American Journal of Surgery* 191:165-72, 2006.
35. Bovill, E., Banwell, P., Teot, L., Eriksson, E., Song, C., Mahoney, J., Gustafsson, R., Horch, R., Deva, A., Whitworth, I. "Topical Negative Pressure Wound Therapy: A Review of its Role and Guidelines for its Use in the Management of Acute Wounds," *International Wound Journal* 5(4):511-29, 2008.
36. Murphree, R.W. "Allogenic Acellular Dermal Matrix in the Management of an Enterocutaneous Fistula," *Journal of Wound, Ostomy and Continence Nursing* 36(6):674-78, 2009.
37. Gunn, L.A., Follmar, K.E., Wong, M.S., Lettieri, S.C., Levin, L.S., Erdmann, D. "Management of Enterocutaneous Fistulas Using Negative-Pressure Dressings," *Annals of Plastic Surgery* 57(6):621-25, 2006.

第 20 章

不典型伤口

学习目标

1. 认识到识别不典型伤口的重要性。
2. 解释在确定不典型伤口的病因中伤口活检的需求。
3. 描述不典型伤口的各种临床表现。

不典型伤口的类型

长时间受压（压疮）、静脉功能不全（腿部静脉溃疡）、长期糖尿病的并发症（糖尿病足溃疡）和血液供应不良（动脉溃疡）为慢性伤口最常见的原因。由不常见的病因所致的伤口称为不典型伤口，此类伤口少见且对其了解较少。目前尚未对其发病率进行广泛研究，据估计，美国 500 000 多例腿部溃疡中至少有 10% 由罕见原因所致[1,2]。多种病因可引起不典型伤口[3]，如感染、外部或创伤性原因、代谢紊乱、遗传疾病、肿瘤或炎性过程。

对伤口的致伤原因进行识别、判断是否为长时间受压、神经病变或血供异常所致，对正确诊断和提供恰当治疗至关重要。在下列情况下应该对伤口进行非典型病因评估：

1. 伤口出现在不同于常见慢性伤口的部位。
2. 伤口外观不同于常见慢性伤口。
3. 传统治疗对伤口无效。

例如，大腿是受压、静脉溃疡、动脉溃疡或糖尿病溃疡的非典型部位，应提高对非典型原因的怀疑。对于位于腿部内侧但是延伸至肌腱的伤口，虽然其位于常见部位，但是由于该伤口的深度对于静脉溃疡而言并不常见，从而应判定为不典型伤口。最后，对于适当地治疗 3～6 个月之后仍未愈合的伤口，即使其所在部位和临床表现均为典型的常见慢性伤口，也应考虑非典型原因。

在伤口被视为不典型伤口时，组织样本则成为采用特殊染色、组织培养（针对感染性原因）和免疫荧光检验（针对一些炎性或免疫性原因）的组织学评估的关键。

不典型伤口的病因

不典型伤口最常见的病因包括炎性原因、感染、血管病变、代谢和遗传因素、恶性肿瘤和外部原因（见不典型伤口的潜在病因）。全面的病史询问，包括流行病学暴露、家族史、生活习惯和伴发的系统性疾病、仔细的体检、组织学评估和实验室检验将提供正确诊断不典型伤口所必需的关键信息。

不典型伤口的潜在病因

本列表虽不详尽，但是总结了非典型伤口的一些最常见的病因。

炎性原因
- 血管炎
- 坏疽性脓皮病

血管病变
- 冷球蛋白血症
- 冷纤维蛋白原血症
- 抗磷脂抗体综合征

恶性肿瘤
- 鳞状细胞癌
- 基底细胞癌
- 淋巴瘤
- 卡波西肉瘤

感染
- 不典型分枝杆菌
- 深部真菌感染

代谢和遗传原因
- 钙化防御
- 镰状细胞性贫血

外部原因
- 烧伤
- 蜇伤
- 咬伤
- 辐射

循证实践

由于伤口的很多一般原因相互作用增加了不典型伤口视觉诊断的高难度和高风险，因此采集不典型伤口的组织样本是强制性要求。

炎性原因

不典型伤口最被关注也可能更为常见的原因为炎性溃疡。尽管有多种炎性和免疫性疾病可累及皮肤，但是血管炎和坏疽性脓皮病是两种相对常见的炎性溃疡原因。

血管炎

血管炎是指血管的炎症和坏死，最终可导致目标器官损伤[4]。血管炎通常为特发性，可能为某些反应因素所激发的反应形式，包括潜在的感染、恶性肿瘤、药物和结缔组织疾病（参见“血管炎的潜在病因”）。在临床上，血管炎因所累及血管的大小不同而存在差异。例如，病变可包括皮肤表浅损伤所致的网状红斑，或者可表现为较大、较深血管病变所致的广泛紫癜、坏死和溃疡形成（参见彩图“血管炎”）。患者也可能累及不同的目标器官，如肾脏、肺、中枢神经系统和胃肠道[5]。

沉积在血管壁上的循环性免疫复合物（抗体 - 抗原）为多种血管炎的原因[6]。早期进行组织活检可确认是否存在血管炎。病变周围皮肤的活检可检出参与该过程免疫球蛋白的类型。病变进展的后期进行活检可能无法发现免疫反应物或炎性细胞，其副产物可降解免疫球蛋白。如果血管炎为感染过程所致，则组织培养可有助于诊断。组织学确认的诊断有助于其他器官系统的评估和确定致病因素。

血管炎的潜在病因

虽然不包括所有病因，但是血管炎最常见的病因列表如下：

感染
- 链球菌
- 结核分枝杆菌
- 金黄色葡萄球菌
- 麻风分枝杆菌
- 甲、乙、丙型肝炎病毒
- 疱疹病毒
- 流感病毒
- 假丝酵母
- 疟原虫
- 血吸虫病

药物
- 青霉素
- 磺胺类
- 他莫西芬
- 链霉素
- 口服避孕药
- 噻嗪类

化学制剂
- 杀虫剂
- 石油制品

食物
- 牛奶过敏
- 麸质过敏

结缔组织和其他炎性疾病
- 系统性红斑狼疮
- 皮肌炎
- 干燥综合征
- 类风湿关节炎
- 白塞综合征
- 冷球蛋白血症
- 硬皮病
- 原发性胆汁性肝硬化
- 人类免疫缺陷病毒感染

恶性肿瘤
- 淋巴瘤
- 白血病
- 多发性骨髓瘤

应尽可能确认致病因素。此外，血管炎的治疗基于疾病的程度（参见“血管炎的诊断性测试”）。局限于皮肤的轻度疾病可仅给予支持性治疗，如抬高腿部和敷料包扎，也可采用副作用较小的药物治疗，如秋水仙碱、氨苯砜、抗组胺药或非甾体类抗炎药物。如果皮肤病较为广泛或累及全身，则可能需要给予更积极的治疗，如全身性使用类固醇类药物、抗炎药物或免疫抑制剂[7]（参见“血管炎的治疗方案”）。

坏疽性脓皮病

坏疽性脓皮病实际指既不是感染性也不是坏疽性的一种疾病。该病实际上是一种可导致疼痛性皮肤溃疡的病因不详的炎性过程。坏疽性脓皮病的特征性

血管炎的诊断性测试

1. 可通过下列检查确定血管炎的病因：

（1）抗中性粒细胞胞浆抗体

（2）类风湿因子

（3）抗核抗体

（4）甲、乙、丙型肝炎谱

（5）全血计数

（6）链球菌溶血素 O 抗体滴度

（7）冷球蛋白水平

（8）血清蛋白电泳

（9）胸片

（10）纯蛋白衍生物试验

（11）咽拭子培养

（12）组织培养

2. 可通过下列检查确定病情程度：

（1）尿液分析

（2）粪邻甲氧基苯酚试验

（3）胸片

（4）肾功能检查

（5）肝功能检查

（6）全血计数

血管炎的治疗方案

病情程度	治疗方案
轻度	抬高腿部 加压包扎 抗组胺药物 非甾体类抗炎药物 抗炎性抗生素 局部类固醇药物 护腿长袜 氨苯砜 秋水仙碱 碘化钾
广泛性或全身性	氨苯砜 全身性类固醇药物 司坦唑醇 环磷酰胺 甲氨蝶呤 硫唑嘌呤 环孢素 血浆置换 吗替麦考酚酯 他克莫司 其他抗炎或免疫抑制药物

实践要点

由于目前尚无确诊坏疽性脓皮病的诊断性测试，而且临床上许多其他状况与之相似，因而正确的诊断有赖于临床表现和排除其他原因。

表现为形成一个或多个伴有紫红色逐渐坏死边缘的溃疡[8](参见彩图“坏疽性脓皮病”)。该病主要见于成年人，其常见病程为反复出现破坏性溃疡，初始可见脓疱，愈合后形成筛状瘢痕。目前已描述了数种坏疽性脓皮病的临床类型，包括溃疡型、脓疱型、大疱型、生长型和围口型。

对于临床医师而言，由于 50% 以上坏疽性脓皮病与其他状况相关，因此在提出该诊断时重点是检查发现患者潜在的疾病[9](参见“与坏疽性脓皮病相关的系统性疾病”)。其中包括炎症性肠病、关节炎(血清反应阳性和血清反应阴性)、单克隆免疫球蛋白病和其他血液学疾病和恶性肿瘤。在炎症性肠病的患者中，坏疽性脓皮病的病变可发生于口腔[10](参见彩图“坏疽性脓皮病”)。

发生坏疽性脓皮病病变的机制尚不明确；但是，过敏反应性(创伤区域中损伤的发生、发展)发挥了一定的作用。在易感人群中，即使轻微的皮肤损伤也可导致坏疽性脓皮病病变，如脓疱或溃疡。

目前，坏疽性脓皮病尚无根治疗法，病程反复，皮质类固醇类药物通常可使其缓解[11]。对于局限性或轻度疾病，可局部或病灶内给予类固醇药物。对于较为严重的或广泛性疾病，可采用全身性类固醇药物，但因副作用而不能长期使用，可采用多种全身性治疗，包括具有抗炎作用的抗生素或全身性类固醇药物，

坏疽性脓皮病相关的全身性疾病

目前尚无确诊坏疽性脓皮病的诊断性测试。此外，坏疽性脓皮病通常与其他疾病相关[8]。已报道的相关疾病如下所示：

炎症性肠病

溃疡性结肠炎

局限性肠炎

克罗恩病

关节炎

血清阴性关节炎

类风湿关节炎

骨关节炎

银屑病性关节炎

血液学异常

骨髓性白血病

毛细胞白血病

骨髓纤维变性，骨髓细胞样组织变形

免疫球蛋白 A 单克隆丙种球蛋白病

红细胞增多症，真性红细胞增多症

阵发性睡眠性血红蛋白尿症

骨髓瘤

淋巴瘤

免疫异常

系统性红斑狼疮

补体缺陷

低丙种球蛋白血症

高免疫球蛋白 E 综合征

获得性免疫缺陷综合征

坏疽性脓皮病的治疗策略

治疗策略类型		治疗策略类型	
局部	局部类固醇类药物	全身性	苯丁酸氮芥
	外用他克莫司		环磷酰胺
	尼古丁贴片		沙利度胺
	病灶内类固醇用药		他克莫司
全身性	类固醇类药物		霉酚酸酯
	抗生素(氨苯砜和米诺环素)		吗替麦考酚酯
	环孢素		静脉注射用免疫球蛋白
	氨苯吩嗪		血浆置换
	硫唑嘌呤		英夫利昔单抗
	甲氨蝶呤		

此外，免疫抑制剂或抗炎药物也具有一定作用，例如，环孢素在治疗该病方面也非常有效（见坏疽性脓皮病的治疗方案）。英夫利昔单抗（类克）为肿瘤坏死因子 α 的单克隆抗体，报道称该制剂对坏疽性脓皮病有效[12]。英夫利昔单抗已被 FDA 批准用于治疗克罗恩病和类风湿关节炎。目前尚未开展评估不同治疗方法对坏疽性脓皮病疗效的随机化研究。

感染性原因

不典型伤口的感染性原因可能是多种不同的微生物，其中一些在美国比较罕见。例如，在诊断性测试中偶尔可检出非典型分枝杆菌感染（麻风病与结核除外）和真菌感染（皮肤癣菌与假丝酵母除外）。创伤弧菌所致的感染在有温盐水的地理区域可引起下肢溃疡。

不典型分枝杆菌感染

不典型分枝杆菌在环境中广泛存在，直到 20 世纪 50 年代，此类细菌所致的数个病例被报道，才将其视为人类致病菌[13]。皮肤感染通常为外源性接种所致，易感因素包括既往创伤史、免疫抑制或慢性疾病。海洋分枝杆菌为不典型分枝杆菌所致皮肤感染的最常见的致病原[14]，但是最近数十年已报道了许多其他的致病原（参见“可引起皮肤溃疡的分枝杆菌种属”）。皮肤病变因致病原的不同而存在差异，可表现为暴露区域的肉芽肿、表浅小溃疡、窦道或大的溃疡病变（参见彩图“汉森病”）。

在组织学方面，分枝杆菌感染表现为肉芽肿和脓肿，较难与麻风病和皮肤结核鉴别，该病的确诊依赖于组织培养或一些新技术，如聚合酶链反应（polymerase chain reaction，PCR）和基因重组研究。

不同致病原对抗生素的敏感性不同，适当的治疗取决于相应的致病原，在一些情况下，单纯切除皮肤病变或切除与化学治疗相结合通常最有利于患者。

布鲁里溃疡

布鲁里溃疡为许多发展中国家局部地区常见的健康问题。自 1980 年以来，布鲁里溃疡已成为人类病痛的重要原因之一。该病于 1897 年被首次发现，即 Sir Albert Cook 描述了在乌干达患者中所见的大面积溃疡。20 世纪 40 年代末，MacCallum 在澳大利亚拜恩斯代尔 1 例 15 岁患者的溃疡中发现了一种与溃疡分枝杆菌相似的细菌。继而于 20 世纪 60 年代在乌干达布鲁里县尼罗河沿岸居住的患者中发现了大溃疡，从而将该病命名为布鲁里溃疡。布鲁里溃疡为溃疡分枝杆菌所致，该菌属于引起结核和麻风病的细菌家族。

世界卫生组织（WHO）已将布鲁里溃疡确定为皮肤与皮下组织感染性疾病，其特征为无痛结节、丘疹、斑块或水肿伴有边缘有潜行和水肿的无痛性溃疡。病情加重与广泛的蜕皮和巨大溃疡形成相关，尤其是在关节部位，可导致关节挛缩，也可累及躯干的重要区域、面部或整个肢体。当肢体受累时通常需要截肢[15]。

可引起皮肤溃疡的分枝杆菌种属

分枝杆菌种属	临床表现	诊断	治疗
海洋分枝杆菌	游泳池肉芽肿	组织培养	抗结核药物
溃疡分枝杆菌	皮下结节 深部溃疡	组织培养	手术切除
瘰疬分枝杆菌	颈部淋巴结炎 瘘管	组织培养	手术切除
鸟型细胞内分枝杆菌	伴红斑边界的小溃疡	组织培养	手术切除 化学治疗
堪萨斯分枝杆菌	硬皮性溃疡形成	组织培养	抗结核药物 米诺环素
海龟分枝杆菌	疼痛性结节和脓肿 手术伤口感染	组织培养	红霉素 妥布霉素 阿米卡星 多西环素
偶发分枝杆菌	疼痛性结节和脓肿 手术伤口感染	组织培养	阿米卡星 多西环素 环丙沙星 磺胺甲噁唑

该病早期为结节型，较易治疗，随着病情加重则成为溃疡型，形成广泛的皮肤溃疡，造成皮肤和软组织缺损。虽然布鲁里溃疡的致死性极低，但是与之相关的残疾或畸形则比较广泛，对受累患者的生活质量可造成严重影响[15,16]（参见彩图“布鲁里溃疡”）。

大部分布鲁里溃疡患者未满 15 岁，早期诊断是治疗该病的关键。近期一项前瞻性试验显示，早期给予抗生素治疗，90% 以上的患者局限性病变于 1 年内愈合[17]。在更广泛的病例中，通常推荐广泛切除和植皮，局限性切除联合小皮岛植皮也可能获得成功。氨基苷类抗生素也有助于预防广泛性溃疡、挛缩、水肿和该破坏性疾病的其他后遗症[15,16]。

布鲁里溃疡通常愈合较慢，且与挛缩和截肢所致的明显的功能性失能相关。因细菌抑制免疫系统的能力所致的细菌耐药性增加了该病的治疗难度。病情加重与 Th1 细胞因子即 γ 干扰素水平降低以及伴随的 Th2 细胞因子即白细胞介素 10 的升高直接相关[15]。布鲁里溃疡已被确定为免疫缺陷性疾病，逆转 γ 干扰素的缺陷和（或）降低白细胞介素 10 的水平已被确定为干预病情进展的新型治疗靶点。

该病及其治疗和所致的残疾对患者、家庭和社会造成了巨大的负担。在一些国家，如加纳，患者及其家庭因费用不足或对治疗的误解而不愿意就医而导致截肢[16]。临床医师通过教育学习而早期发现布鲁里溃疡，并改变患者、家庭及社会抵制早期就医的观点有利于该病的成功治疗，在既往十年中，加纳的布鲁里溃疡后期病例的数量已有所减少[15,16]。

深部真菌感染

皮肤深部真菌感染可分为皮下和全身性真菌病。皮下真菌病由致病原创伤性移植入皮下组织引起、进一步导致局部病变和最终的淋巴扩散。极少数情况下可发生血源性播散，尤其见于免疫功能低下的患者。由于可发生于孢子丝菌病或着色真菌病，因此在全球范围内均可见深部真菌感染所致的溃疡，并广泛见于临床[18]。

全身性真菌病由致病性真菌全身性渗透所致，肺部为最常见的入口。此类感染仅限于存在真菌的地理区域，尤其是热带地区如中美洲和南美洲。在最初的肺部感染之后，真菌可通过血液或淋巴管扩散至包括皮肤在内的其他器官。

实践要点

由于存在致病性真菌的区域有限，因此临床医师详尽地了解患者的病史有助于其考虑到全身性真菌病的诊断。

如感染人类免疫缺陷病毒（HIV）的患者中所常见的现象，免疫力降低可导致真菌感染的扩散。

孢子丝菌病（分支孢菌病）

孢子丝菌病是由真菌即申克孢子丝菌所致的亚急性或慢性真菌感染。该病为皮肤内真菌的创伤性植入所致，通常与淋巴管炎相关。在较为罕见的情况下，吸入分生孢子可引起肺部感染，继而扩散至骨骼、眼睛、中枢神经系统和内脏。全身性疾病可见于免疫力低下的个体，如酗酒和HIV感染的患者[19]。

申克孢子丝菌为环境中的一种腐生生物，可从多种植物和某一地区或某一时期的其他动物群以及牲畜中分离获得（动物咬伤或抓伤，如犰狳和猫），因此职业或业余活动暴露于该环境的个人获得此类感染的风险较高。孢子丝菌病可通过全身给药进行治疗，包括饱和碘化钾溶液、伊曲康唑、氟康唑、特比萘芬和两性霉素B。由于该真菌在较低温度下生长，所以也可给予局部热疗。

循证实践

由于较难从患者的组织中直接确定有无孢子丝菌病，所以应在沙氏葡萄糖琼脂培养基上进行组织培养[19]。

着色芽生菌病

着色芽生菌病为数种着色真菌引起的皮下真菌病，包括裴氏着色真菌、紧密着色真菌、疣状着色霉菌、卡氏枝孢霉和播水喙枝孢霉。上述真菌系通过皮肤上的致病菌接种后获得，之后在入侵部位发生真菌感染。此类微生物可见于全球各地的土壤中，但是，该病最常见于热带和亚热带气候地区，大部分病例发生在南美洲[20]。

该病主要累及30～50岁的男性，主要病变为缓慢生长的丘疹，最终发展成疣状结节。暴露部位及四肢常被累及，尤其95%的病例可见于下肢[20]，病变表面可被瘢痕覆盖或形成伴有血清血液外痂的溃烂，常可见黑点；这些黑点中富含真菌，表明是经皮表清除坏死组织的部位。

诊断性检查应包括用20%氢氧化钾从病变上刮擦碎屑，活检采集用于进行组织培养和病理学检验的组织样本。

该病易发展为慢性，难以治愈，可引起淋巴水肿和象皮肿，已有报道称溃烂和瘢痕性病变可发展成癌症，可通过手术切除治愈小病变，但是，慢性病变通常难以治愈。

全身性抗真菌药物如酮康唑、伊曲康唑、特比萘芬和两性霉素B已被采用，包括单独给药和联合用药，并获得了不同的结果。目前，推荐采用伊曲康唑或特比萘芬与伊曲康唑联合给药的冲击疗法[21]。采用泊沙康唑获得的正面结果表明，新一代三唑类抗真菌药物颇具前景，但是此类药物价格太过高昂[22]。冷冻手术已被单独应用或与抗真菌化学治疗联合应用。此外，42～45℃的局部热疗也是一种有效的治疗方法。

副球孢子菌病

副球孢子菌病（南美洲芽生菌病）是一种由真菌即巴西副球孢子菌引起的慢性感染性疾病，该菌为土壤中的腐生菌，可令植物腐烂，发现于热带和亚热带气候地区，可通过呼吸道引发感染，偶尔可扩散到其他器官，包括皮肤。患者表现为口腔疼痛性溃疡性病变、面部或较为少见发生在四肢，其特征为累及局部淋巴管[23]。

可通过直接的真菌学检查、组织学或细胞病理学检查或培养而分离和鉴定该致病原来明确诊断。治疗包括甲氧苄啶 - 磺胺甲噁唑、吡咯衍生物如伊曲康唑和酮康唑，严重的病例可给予两性霉素 B。

足菌肿

足菌肿是一种皮肤和皮下组织的慢性感染，以局部水肿、窦道形成和颗粒状表现——提示致病菌克隆的硬结石形成为特征。该病在全球均有发生，但是最常见于热带和亚热带地区。足菌肿可分为真菌所致的真菌性足菌肿和放线菌所致的放线菌性足菌肿。中美洲和南美洲最常见的致病原为细菌，即巴西诺卡菌，该菌被发现于土壤中[24]。该致病原在美国比较罕见，但发生该病时最常分离出的致病原为波伊德假霉样真菌。

20～40 岁的男性农民工最常受累。发生创伤之后，可出现生长缓慢的无痛结节，可溢出脓性分泌物和颗粒。相邻病变可相互贯通并形成窦道为该病的特征。

该病可根据临床表现明确诊断，其他检查包括排出物中颗粒或丝状物的视觉检查，或者活检和组织培养。在超声检查中，足菌肿颗粒、囊泡和所致的炎性肉芽肿具有特征性表现[25]。该病治疗比较困难，手术切除以及与化学治疗相结合通常有效。可根据致病原的敏感性选用磺胺类药物、四环素、氨基苷类抗生素、利福平、环丙沙星、阿莫西林 - 克拉维酸和口服氮杂茂类（含唑类）药物。近期初步的证据表明，利奈唑胺、亚胺培南和较新的三唑类药物即伏立康唑和泊沙康唑也可能有效[26]。

创伤弧菌感染

创伤弧菌是一种细菌，广泛见于大西洋沿岸水域的生贝中[27]。该细菌可生成提高组织侵袭性的胞外蛋白水解酶和弹性蛋白酶以及胶原蛋白酶。污染的海水通过破损的表皮屏障进入机体时可发生创伤弧菌的伤口感染，常发生于捕鱼和水上体育运动过程中。随后可发生脓疱性病变、淋巴管炎、淋巴结炎和蜂窝组织炎；在一些病例中，可快速进展而出现肌炎和皮肤坏死。创伤弧菌伤口感染的治疗需采用抗生素，如多西环素和头孢他啶联合给药，此外还需要伤口护理[28]。

创伤弧菌所致的原发性菌血症发生于食用生蚝之后24～48小时，尤其常见于伴有肝硬化、糖尿病、肾衰竭或免疫抑制的患者。临床上可见发热和低血压，同时伴有大疱性蜂窝织炎和坏死性皮肤溃疡的发生。

坏死性筋膜炎

坏死性筋膜炎（necrotizing fasciitis，NF）是一种罕见但危及生命的软组织感染，以皮肤、皮下脂肪和筋膜快速扩散的炎症和坏死为特征[29]（见彩图"坏死性筋膜炎"）。该病的死亡率曾经达到70%以上[30]，但是近期的数据显示其死亡率骤降，已低于10%[31]。包括外科清创和抗菌药物治疗在内的快速、早期干预是降低发病率和死亡率的关键。

据报道，坏死性筋膜炎的发病率为0.4/100 000人[31]。虽然该病较为罕见，但是某些状况可使患者对该病易感，包括免疫功能低下状态如糖尿病（最常见）、获得性免疫缺陷综合征（AIDS）和恶性肿瘤以及肥胖、周围性血管疾病和创伤如烧伤、撕裂伤或轻微的创伤（参见"可引起坏死性筋膜炎的状况"）。

根据培养获得的致病菌可将坏死性筋膜炎分为1型、2型或3型。1型坏死性筋膜炎为需氧菌和厌氧菌如梭菌属和拟杆菌属引起的多重微生物感染所致，2型坏死性筋膜炎由A型链球菌（化脓性链球菌）伴或不伴有葡萄球菌的联合感染所致，3型坏死性筋膜炎为鱼或海洋昆虫刺伤引起的弧菌属感染所引起。

坏死性筋膜炎可累及机体的任何部位，但是最常见于四肢。累及生殖器时

可引起坏死性筋膜炎的状况

伴有下列状况的患者有发生坏死性筋膜炎的风险[29, 33, 34]：

1. 年龄≥50岁
2. 酗酒
3. 肛门-生殖器感染：肛门直肠、肛门周围、阴囊、坐骨直肠、尿道周围脓肿
4. 动脉粥样硬化：冠状动脉疾病、周围性血管疾病
5. 慢性阻塞性肺疾病
6. 肝硬化或慢性肝病
7. 皮肤完整性受损：银屑病、带状疱疹、腿部慢性溃疡
8. 糖尿病
9. 高血压
10. 免疫抑制：HIV、皮质类固醇治疗
11. 静脉注射药物
12. 恶性肿瘤
13. 营养不良
14. 肥胖
15. 肾衰竭
16. 吸烟
17. 手术
18. 创伤：针刺伤、昆虫咬伤、鱼鳍致伤、烧伤、撕裂伤、手术伤口

则称为福尼耳坏疽，通常为多重感染所致。在累及头部、颈部、胸部和腹部区域时病情倾向于更加顽固，从而更难治疗，导致死亡率更高。

患者早期的一般表现与蜂窝织炎相似，与侵袭性较弱的蜂窝织炎相同，在病灶处可见发红和水肿，逐渐扩展，弥散性炎症反应逐渐发展至周围的组织。病灶上方的皮肤发亮且紧绷，无明确界限。但是，患者所诉的严重疼痛通常超出了临床损伤的范围。较深和快速进展性感染的坏死性筋膜炎特征性线索可能是唯一的提示，它是关键的警示体征，因为诊断越早，可越早给予治疗，生存的概率也就越高。

随着时间延长，症状明显的皮肤坏疽可延伸至皮肤之外并进入皮下脂肪和下方的筋膜层。筋膜层化脓之后可导致坏死组织分离。下方的肌肉可出现坏死。淋巴结炎、淋巴管炎、捻发音和静脉血栓形成较为少见。

已有肝脏、肺、脾脏、脑和心包内转移性脓肿的报道，但是此类状况较为罕见。除了坏死性筋膜炎的皮肤表现之外，还可见全身性表现以及同病情进展相关的表现。患者通常出现中毒性症状如高热、寒战和全身症状。在暴发性病例中可发生多器官系统衰竭。

血管病变

此类疾病为多种异质性疾病的组合。血管病变的特征为血栓或栓子所致的皮肤内小血管的闭塞，可导致组织缺氧以及紫癜、网状青斑和疼痛性溃疡的临床表现。冷纤维蛋白原血症、单克隆冷球蛋白血症和抗磷脂抗体综合征为血管病变的原因，常表现为下肢不典型皮肤溃疡形成。

冷纤维蛋白原血症

冷纤维蛋白原血症可为原发性（特发性）疾病或与潜在的疾病相关，如感染过程、恶性肿瘤或胶原、血管或血栓栓塞性疾病。临床表现为位于腿部或足部的疼痛性皮肤溃疡形成；此类病变通常治疗无效（见彩图部分，冷纤维蛋白原血症）。其他皮肤表现包括网状青斑（网状红斑）、紫癜、瘀斑和坏疽。该病变的发病机制与体内异常沉淀所致的远端肢体中小血管的闭塞相关。病理学检查结果显示，冷纤维蛋白原导致部分蛋白沉淀组成了皮肤表浅血管中栓子，从而确认了该假设。冷纤维蛋白原为纤维蛋白、纤维蛋白原和纤维连接蛋白与白蛋白、冷球蛋白和Ⅷ因子相结合构成的循环复合物。该复合物在98.6℉（37℃）可溶，但是在39.2℉（4℃）则形成冷沉淀[35]。此外，该复合物可与凝血酶凝结，冷纤维蛋白原的生成机制目前尚未明确。

可给予对症治疗，在继发性疾病中，则可针对潜在原因给予治疗[36]。可裂解纤维血栓的药物有一定效果。使用司坦唑醇、链激酶和链球菌去氧核糖核酸酶也获得了成功。

冷球蛋白血症(冷沉淀球蛋白血症)

当冷球蛋白沉积会导致中型血管或小血管管壁血栓形成时即发生冷球蛋白血症[37]。目前,已发现了三种类型的冷球蛋白血症;Ⅰ型或单克隆冷球蛋白血症可见于恶性肿瘤患者如骨髓瘤或良性淋巴组织增生性疾病如原发性巨球蛋白血症。该病通常可引起血栓形成的现象,但是临床上与静脉炎相似。Ⅱ型或混合型冷球蛋白血症组合了多克隆和单克隆免疫球蛋白;该型冷球蛋白血症同恶性肿瘤相关的情况较为少见,而常与炎症性疾病相关。Ⅲ型冷球蛋白血症仅由多克隆免疫球蛋白构成,通常与丙型病毒性肝炎相关。Ⅱ型和Ⅲ型冷球蛋白血症均可引起血管炎,后者可导致皮肤溃疡[38]。其他皮肤表现包括肢端发绀、雷诺现象、网状青斑、受累皮肤色素沉着改变和可触及的紫癜,后者可进展为水疱和症状明显的溃疡。一些患者可能伴有全身性表现,如关节炎、周围性神经病变和肾小球肾炎。该病的诊断基于皮肤活检,可见血管病变或血管炎,同时还基于后续检出冷沉淀和通过免疫电泳法进行的冷球蛋白分析。

实践要点

评估血管炎患者是否患Ⅱ型或Ⅲ型冷球蛋白血症,此类状况可引起血管病变。

当冷球蛋白血症与丙型病毒性肝炎相关时应针对潜在原因给予治疗。丙型病毒性肝炎的治疗可采用聚乙二醇化干扰素 α 或利巴韦林,经治疗后可消除相关的冷球蛋白血症。在冷球蛋白血症患者中,类固醇类药物单独给药或与免疫抑制剂(环磷酰胺或麦考酚酸吗乙酯)联合给药已被用于缓解病情。血浆置换和利妥昔单抗也可用于冷球蛋白血症性血管炎重症病例的治疗。

抗磷脂抗体综合征

抗磷脂抗体综合征(antiphospholipid antibody syndrome, APS)的特征为不同抗磷脂抗体的滴度升高,与静脉或动脉栓塞、习惯性流产以及血小板减少症相关。抗磷脂抗体包括狼疮抗凝物、抗心磷脂抗体和抗 β_2 糖蛋白 1 抗体。其中所有或任何一种抗体为该综合征的一部分[40, 41]。APS 可为原发性疾病或继发于潜在的自身免疫性疾病如系统性红斑狼疮(见于约 50% 的病例)。抗磷脂抗体滴度升高还可能与恶性肿瘤和感染状态相关。APS 确切的致病机制尚未明确。

该病的临床特征为可见网状青斑。动脉和静脉血栓可引起多种皮肤病变,包括溃疡形成(最常见)、表浅血栓性静脉炎和皮肤炭疽。可累及任何器官系统。胎盘血管血栓和缺血可导致胎盘功能不全而引起流产。所提出的该事件的机制为抗磷脂抗体使滋养层细胞上同磷脂相结合的膜联蛋白 A5(有抗凝性质的细胞膜蛋白）降解，从而引发促凝血状态，导致母胎界面血栓形成，继而破坏胎盘，最终引起胎儿流产[42]。治疗包括给予阿司匹林、华法林和泼尼松，但是效果并不一致。

代谢紊乱

代谢疾病为慢性伤口较为罕见的原因。一种称为钙化防御的状况常见于长期行血液透析并出现继发性甲状旁腺功能亢进的患者[43]。该病可导致软组织和血管内钙沉积，最终引起组织死亡。

钙化防御

钙化防御是一种罕见但通常具有致死性的疾病，其临床特征为进行性皮肤坏死，常见于终末期肾病患者。目前研究者已提出了许多诱发因素，但是最常见的关联现象为出现继发性甲状旁腺功能亢进[44]。继发性甲状旁腺功能亢进引起钙 - 磷酸盐产物升高以及出现血管、皮肤和皮下钙化，继而导致组织死亡。钙化防御通常发生于开始透析之后，见于约 1% 的慢性肾衰竭患者[45]和 4.1% 接受血液透析的患者[46]。发生钙化防御的患者预后极差，据估计，1 年生存率约为 46%[47, 48]。除了皮肤受累之外，该病理生理过程还发生于内脏器官中；该过程联合感染的皮肤伤口所致的脓毒血症为发生该状况的患者中患病和死亡的主要原因。

皮肤最初表现为红斑或网状青斑样的紫红色斑块，该现象提示了一种血管类型和这些早期缺血性病变通常会进展为边界不清的坏疽性黑色斑块。随着时间延长，斑块形成溃疡、变软；硬化的溃疡可引起自身离断。防御钙化的溃疡通常为双侧对称性，可向深部延伸至肌肉。溃疡周围常可见小水疱（见彩图部分，防御钙化）。

钙化防御一词为误称，该词源于引起间质钙化的大鼠实验[49]。“钙化防御”由 Selye 于 1962 年首次提出，Selye 在利用包括甲状旁腺激素、维生素 D 和富含钙和磷的饲料在内的多种致敏剂在实验动物中造成了异位钙化。钙化防御应与皮肤钙质沉着症相鉴别，后者可能与重要的疾病相关，但通常无致死性。钙化防御有多种名称，包括尿毒症坏疽综合征、转移性钙沉着、氮质血症钙化性动脉病变和钙性尿毒症性小动脉病变。由于钙性尿毒症性小动脉病变[50]反映了病变的小型和中型血管管壁中钙沉积的病理学结果，所以一些作者首选该词。重要的区别在于，钙性尿毒症性小动脉病变包括小血管钙化以及内膜增生和小血管血栓形成（参见彩图“钙性尿毒症性小动脉病变”）。

目前对钙化防御的发病机制尚知之甚少。近期的研究发现，钙化动脉中骨特异性蛋白的表达升高，包括胶原蛋白Ⅰ、骨形成蛋白 2 和骨形成蛋白 3、基质 Gla 蛋白、骨桥蛋白、骨粘连蛋白和骨钙素。上述蛋白以及钙和无机磷酸盐水平升高共同诱导了多能性血管平滑肌细胞的钙化和成骨细胞分化[43,44,50,51]。

通常可根据临床表现做出诊断。尽管血管过程具有相似性，但是针对是否存在钙、磷酸盐升高或钙 × 磷酸盐产物的实验室评估可对钙化防御进行确诊。全段甲状旁腺激素的水平升高结合放射影像学证据以及一致的组织学结果也有助于确诊。真皮和皮下组织中小型和中型血管管壁的内膜和中层钙化为钙化防御的特征。此类患者的放射影像学结果包括血管周围管壁钙沉积所致的管周钙化。

由于继发性感染可导致灾难性后果，从而感染性溃疡的治疗尤为关键。伤口拭子或自伤口获得的培养物可能有助于指导抗生素治疗。

针对钙化防御患者的治疗可分为内科和外科治疗[43,44,50,51]，且通常联合采用（参见“钙化防御的治疗方案”）。

钙化防御的治疗方案

1. 内科治疗方案

（1）磷酸盐结合剂

（2）降低透析液中的钙

（3）抗生素

（4）低磷饮食

（5）西那卡塞

（6）二磷酸盐类药物

（7）硫代硫酸钠

（8）避免激发性药物

（9）避免全身性类固醇类药物给药

（10）高压氧治疗

（11）抗凝

（12）环孢素

（13）司坦唑醇

2. 外科治疗方案

（1）甲状旁腺切除术

（2）伤口护理和清创术

（3）截肢术

（4）肾移植

（5）采用自体或组织工程皮肤进行植皮

恶性肿瘤

恶性肿瘤可出现伤口或由伤口发展而来。非黑色素瘤皮肤癌、淋巴瘤和肉瘤血供不足时可形成溃疡（见彩图部分，恶性肿瘤）。慢性伤口也可有选择性地发展成恶性肿瘤，以鳞状细胞癌最为常见。在作者 Marjolin 首次描述了慢性伤口边缘发生恶性的变化——发生于 2% 的慢性伤口之后，该现象被命名为 Marjolin 溃疡[52]（参见彩图“Marjolin 溃疡”）。类似的现象也可发生于瘢痕、烧伤、窦道、慢性骨髓炎，甚至还可发生于疫苗接种部位。

慢性伤口中发生恶变的确切机制尚未明确，但是研究人员已经提出了数种理论[53,54]。除了鳞状细胞癌之外，慢性伤口中还可见基底细胞癌和其他肿瘤，如卡波西肉瘤和淋巴瘤。

通过对可疑病变进行活检而早期发现恶性肿瘤至关重要。活检确诊的肿瘤的治疗包括连同边缘切除（通常至少 2cm）、辅助性治疗，如放射治疗、局部使用氟尿嘧啶、甲氨蝶呤、左旋美法仑，甚至可行淋巴结清扫；一些病例可能必须对受累肢体进行截肢[53]，为确保完全去除原发性病变的莫氏手术已被成功用于治疗慢性骨髓炎中出现的恶性肿瘤[55]。

外部原因

不典型伤口的外部原因包括蜘蛛咬伤、化学伤、慢性辐射暴露、创伤和自伤性溃疡[56]。在外部因素引起的溃疡中，详尽的患者病史是确定致病原最有价值的工具。

蜘蛛咬伤

美国至少有 50 种蜘蛛种属可引起显著的疾病，然而，平甲蛛属（隐居褐蛛和小提琴蛛）和毒蛛属（黑寡妇）在美洲最为著名，可引起皮肤坏死和溃疡。

棕花蛛咬中毒

棕花蛛咬伤后通常无痛且经常不会引起注意，但是，一些患者会进展为更严重的伤口。此类患者的咬伤部位在 2～6 小时内出现肿胀，并伴有疼痛和全身症状，如发热、不适、头痛和关节痛。随着病情加重，咬伤部位形成脓疱、水疱或大斑块。此类伤口可出现由清晰的晕环（血管收缩）包绕的深紫色斑块和周围水肿——即所谓的红白蓝征（参见彩图“棕花蛛咬中毒”）。内脏皮肤性棕花蛛咬中毒为全身性疾病，可包括腹泻、恶心、呕吐、瘀斑、荨麻疹和弥散性血管内凝血，根据地理区域不同，可发生于 0.7%～27% 的患者[57]。

咬伤位于脂肪含量较高的部位如腹部、臀部和大腿时，更常发生坏死。焦痂脱落后则可能形成溃疡，溃疡愈合一般非常慢，可能需要 6 个月的时间。

鉴别诊断包括异物反应、感染、创伤、血管炎、坏疽性脓皮病和耐甲氧苯青霉素金黄色葡萄球菌感染。治疗包括咬伤部位冷敷、抬高患处（可能的情况下）和使用止痛药。采用全身性类固醇类药物给药可预防坏死区域扩大，在成年人中还推荐给予剂量为 100mg 的氨苯砜。

毒蛛中毒

黑寡妇蜘蛛或称红斑寇蛛易于识别，其腹部可见鲜红色沙漏状标志。无痛咬伤后紧接着咬伤部位可出现剧痛、肿胀和压痛。之后可出现全身性症状，包括头痛和腹痛，但是可在 1～3 天内缓解。治疗包括局部冰敷、给予葡萄糖酸钙和特异性抗毒素。黑寡妇咬伤几乎无致死性；在儿童、患伴发疾病或老年人中可见死亡。

化学烧伤

多种化学产品能够造成皮肤伤口[58]。腐蚀性化学制剂所致的皮肤损伤在初始暴露之后如果未予适当地处理则可不断加重，可能会形成难以愈合的疼痛性溃疡。碱所致的损伤通常比酸更为严重，但烧伤的严重程度取决于化学制剂的作用模式和浓度以及开始治疗之前接触的持续时间[58]。用水长时间冲洗达30分钟或以上是最重要的初始治疗，随后进行标准的烧伤护理。

某些化学制剂具有独特的属性，需要其他特定的治疗，如氢氟酸（使用25%硫酸镁）、铬酸（切除受累区域）和苯酚（使用聚乙二醇和乙醇的2∶1混合物）[56]。

放射性皮炎

暴露于10Gy以上的离子辐射之后，可能会出现以轻度红斑、水肿和瘙痒为特征的局部皮肤反应，这种急性放射性皮炎通常始于暴露之后2～7天，2周内达到高峰，之后逐渐缓解。暴露于较大剂量的辐射时，可能会出现伴有水疱形成的严重红斑、糜烂和表浅溃疡形成。炎症后色素异常、毛细管扩张和萎缩较为常见。

已有建议切除受累区域和高压氧治疗作为可能的治疗方案。

人为性皮炎

人为性皮炎一词是指自己造成的损伤。此类溃疡的临床表现通常比较特殊，伴有尖锐的或线状边缘，位于易触及的部位，如肢体、腹部和前胸（见彩图部分，人为性皮炎）。

其治疗包括评估和治疗潜在的心理疾病以及限制接触伤口，如在伤口上放置敷料或模具。

药物介导性原因

香豆素坏死

香豆素（华法林）所致的皮肤坏死为抗凝剂治疗中罕见的并发症。据估计，抗凝剂治疗的每1000～10 000例患者中有1例患者会发生该并发症。香豆素皮肤坏死几乎全部出现在抗凝治疗开始之后第3～10天，与药物的初始剂量较大具有相关性。虽然目前该病的确切性质不详，但是随着关于C蛋白、S蛋白和抗凝血酶Ⅲ抗凝剂途径的知识进展，目前对发病中所涉及的机制已有了更深入的了解[60]。

产妇因产前和产后早期游离蛋白S的水平降低而存在特有的风险[61]。在所有受累患者中，其临床表现包括瘀斑和紫癜，甚至出血性坏死、斑丘疹、水疱性荨麻疹以及脚趾发紫。

伤口疼痛，且通常在数天内进展为全层皮肤坏死。华法林/香豆素所致皮肤坏死和坏死性筋膜炎、坏疽和其他原因所致的皮肤坏死之间较难鉴别[60]。

可采取保守性局部伤口护理，也可根据伤口的广泛性选择清创术和植皮。先前华法林治疗过程中未出现并发症，并不能避免今后使用该药物引起皮肤坏死的可能性。

外渗

钙、钾、碳酸氢钠、高渗葡萄糖、强心剂、化疗药物、细胞毒性药物和抗生素的溶液可引起外渗性损伤。组织缺损可进展为广泛的伤口。对于广泛的皮肤和组织缺损，通常需要局部伤口护理联合清创术和后期的植皮（见彩图部分，外渗）。

健康教育

患者不总是能够提供完整的病史，认为某些关于伤口的信息对医师而言有重大关系。因为某些疾病或治疗，去某些地方旅游，甚至与某些昆虫和动物接触可能与某些不典型伤口有关，所以将上述因素告知临床医师在确定伤口的正确病因方面具有重要作用。让患者了解如有下列情况必须告知临床医师：

1. 患有炎症性肠病，该病通常为坏疽性脓皮病的潜在病因。
2. 居住在发展中国家，此类地区有发生布鲁里溃疡的风险。
3. 访问了或居住在中美洲或南美洲的热带地区，因为深层真菌感染、全身性真菌病或暴露于土壤（如在亚热带地区尤其是南美洲的农场上）可引起着色芽生菌病或副球孢子菌病。
4. 曾食用生蚝或在大西洋沿岸水域捕鱼或参加水上运动。
5. 有慢性肾衰竭的病史和（或）接受血液透析，可发生钙性尿毒症性小动脉病变溃疡（钙化防御）。
6. 免疫系统受损，如 HIV 或酗酒所致，可出现孢子丝菌病。
7. 在使用某些药物，如华法林（香豆素），可引起坏死。

组织缺损较少的伤口可通过保守治疗获得相同的结果[62]。由于许多外渗性损伤发生在手部，瘢痕管理和功能恢复仍然是个问题。利用正确的针头型号（小号）、静脉的大小（大静脉）和药物的稀释度给药为最佳选择；应尽量放慢输液速度，使药物在血液中可充分稀释；输液过程中出现任何疼痛时均应立即停止输注；对静脉注射部位进行评估，必要时遵循外渗的治疗方案予以处理。葡萄糖酸钙外渗的可能性较小，在血清钙较低尤其是血清钙降低的水平危及生命时，在治疗中应该用葡萄糖酸钙替代氯化钙。由于许多此类病例可能接受外部审查，有时甚至需要进行法律审查，所以文件记录是确定给药前后进行了哪些救治的关键。护士在给予可能出现外渗的药物时需要特别警惕。

总结

在可能的情况下，治疗潜在原因是伴有不典型伤口的患者治疗中的第一步。对于感染性溃疡可使用抗感染药物，恶性肿瘤则可能需要手术切除，抗炎药物可用于炎性溃疡。此外，在治疗中利用湿润的愈合环境、腿部病变的加压包扎（无动脉功能不全的情况下）、减轻长时间受压部位的负荷和使患者的营养状态达到最佳也至关重要。

尽管采取上述措施，不典型伤口患者中的愈合通常仍然较慢。延期愈合导致患病率升高、生活质量降低以及直接和间接的治疗费用增加。通常采用辅助性治疗，旨在提高愈合的患者人数（治疗的效果）及其愈合速度（治疗的成本-效益）。

病例分享

临床资料

VS 女士是一例 43 岁的患者，因腿部痛性溃疡首次就诊。该患者出现溃疡约 3 个月。患者主诉该溃疡最初为左侧小腿外侧的一个小脓疱，之后形成溃疡并缓慢增大。两个月前 VS 女士就近去了创伤诊所就诊。医师告知其伤口已感染，需要进行清创；同时还需要服用抗生素。在清创之后 1 周内，伤口大小增加了 1 倍。在进一步询问后，发现 VS 女士有溃疡性结肠炎的病史。体检提示溃疡直径约 6cm，边缘不齐，呈紫红色，界限不清晰。溃疡基底部可见大量脓性分泌物。

病例讨论

病史和体格检查的几个方面应该给你线索去正确诊断坏疽性脓皮病。坏疽性脓皮病通常始于脓疱，然后形成溃疡并增大，但是并非所有的溃疡都始于此种方式。伤口外观也很典型，边界呈紫红色，界限不清晰且基底部呈脓性。

在该病例中，患者的既往病史非常重要。几乎 50% 的脓皮病患者伴有潜在疾病，其中以炎症性肠病最为常见。其他相关的疾病包括血液恶性肿瘤和炎性关节炎。

VS 女士创伤区域形成溃疡明显表现出过敏反应性。在该病例中，清创术后溃疡严重恶化即证明了这一点。其他患者在看似轻微的创伤之后（如腿部碰到咖啡桌）可能报告发生溃疡。

治疗包括用生理盐水清洁伤口以及用吸收性敷料包扎伤口。开始给予大剂量全身性类固醇类药物，后续3周中溃疡逐渐消退，继而逐渐降低了类固醇药物的剂量。

自我测验

1. 下列哪一项是认识到伤口为不典型伤口的最重要的原因？

   A. 伤口可能具有传染性　B. 治疗因病因不同而存在差异

   C. 标准的伤口愈合治疗不适用　D. 准确计费

   答案：B。至关重要的是意识到伤口由长时间受压、神经病变或血供异常之外的病因所致，这样才能够进行正确的诊断并提供适当的治疗。虽然具有传染性的感染性致病原可能为非典型溃疡的原因，但是这种情况并不常见。虽然已有针对不典型伤口的多种特异性治疗，但是这些治疗通常需要与良好的伤口护理原则相结合，如压力绷带治疗、减压、湿润的伤口愈合环境和其他因素。治疗的计费给予《评估与管理规范》而非CPT编码。

2. 伤口组织活检时可进行下列哪一项检查？

   A. 组织学检查　B. 组织培养

   C. 免疫荧光　D. 以上皆是

   答案：D。由于多种病因可引起不典型伤口，从而多种技术被用于确认这些病因。组织学检查在诊断炎性、恶性肿瘤和感染性原因方面至关重要。针对组织培养的活检有助于感染性原因的诊断，针对免疫荧光检查的活检有助于一些炎性和自身免疫性疾病的诊断。

3. 下列哪一项通常不应进行清创？

   A. 糖尿病足溃疡　B. 感染性原因所致的溃疡

   C. 坏疽性脓皮病溃疡　D. 血管炎所致的溃疡

   答案：C。在易感人群中，甚至轻微的皮肤创伤也可导致坏疽性脓皮病的病变，如脓疱和溃疡。该现象称为过敏反应性。因此，对继发于坏疽性脓皮病的溃疡进行清创可能会导致溃疡严重恶化。

4. 孢子丝菌病是下列哪种病原菌引起的真菌感染：

   A. 申克孢子丝菌　B. 溃疡分枝杆菌

   C. 裴氏着色真菌　D. 海洋分枝杆菌

   答案：A。申克孢子丝菌引起孢子丝菌病。溃疡分枝杆菌和海洋分枝杆菌为分枝杆菌属。裴氏着色真菌是同着色芽生菌病相关的着色真菌。

5. 冷纤维蛋白原血症被分类为：

   A. 分枝杆菌　B. 坏疽性脓皮病

   C. 血管病变　D. 代谢疾病

答案：C。冷纤维蛋白原血症为疼痛性皮肤溃疡形成，被分类为血管病变。分枝杆菌是细菌。坏疽性脓皮病为炎性溃疡，代谢疾病为慢性伤口的罕见诱因。

6. 下列哪种类型的伤口为罕见且通常具有致死性并以发生于终末期肾病患者中的进行性皮肤坏死为特征的状况？

A. 钙化防御　　B. 血管病变

C. 防身性皮炎　　D. 化学烧伤

答案：A。钙化防御为正确答案。血管病变、放射性皮炎和化学烧伤均为其他类型的不典型伤口。

7. 人为性皮炎是一种：

A. 罕见的状况　　B. 自己造成的损伤

C. 红斑　　D. 干燥的鳞状痂皮

答案：B。人为性皮炎是自己造成的损伤，常见于易触及的部位，如肢体、腹部和前胸。其他选项均不正确。

（任　为　蒋琪霞　译）

参考文献

1. Coon, W.W., Willis, P.W., 3rd, and Keller, J.B. "Venous Thromboembolism and Other Venous Disease in the Tecumseh Community Health Study," *Circulation* 48(4):839-46, 1973.
2. Srinivasaiah, N., Dugdall, H., Barrett, S., et al. "A Point Prevalence Survey of Wounds in North-East England," *J Wound Care* 16(10):413-6, 18-9, 2007.
3. Patel, G.K., Grey, J.E., and Harding, K.G. "Uncommon Causes of Ulceration," *BMJ* 332(7541):594-6, 2006.
4. Carlson, J.A. "The Histological Assessment of Cutaneous Vasculitis," *Histopathology* 56(1):3-23, 2010.
5. Chen, K.R., and Carlson, J.A. "Clinical Approach to Cutaneous Vasculitis," *Am J Clin Dermatol* 9(2):71-92, 2008.
6. Carlson, J.A., Ng, B.T., and Chen, K.R. "Cutaneous Vasculitis Update: Diagnostic Criteria, Classification, Epidemiology, Etiology, Pathogenesis, Evaluation and Prognosis," *Am J Dermatopathol* 27(6):504-28, 2005.
7. Lapraik, C., Watts, R., and Scott, D.G. "Modern Management of Primary Systemic Vasculitis," *Clin Med* 7(1):43-7, 2007.
8. Callen, J.P., and Jackson, J.M. "Pyoderma Gangrenosum: an Update," *Rheum Dis Clin North Am* 33(4):787-802, vi, 2007.
9. Bennett, M.L., Jackson, J.M., Jorizzo, J.L., et al. "Pyoderma Gangrenosum. A Comparison of Typical and Atypical Forms with an Emphasis on Time to Remission. Case Review of 86 Patients from 2 Institutions," *Medicine (Baltimore)* 79(1):37-46, 2000.
10. Sheldon, D.G., Sawchuk, L.L., Kozarek, R.A., et al. "Twenty Cases of Peristomal Pyoderma Gangrenosum: Diagnostic Implications and Management," *Arch Surg* 135(5):564-8; discussion 68-9, 2000.
11. Ruocco, E., Sangiuliano, S., Gravina, A.G., et al. "Pyoderma Gangrenosum: an Updated Review," *J Eur Acad Dermatol Venereol* 23(9):1008-17, 2009.
12. Geren, S., Kerdel, F., Falabella, A., et al. "Infliximab: A Treatment Option for Ulcerative Pyoderma Gangrenosum," *Wounds* 15(2):49-53, 2003.
13. Groves, R. "Unusual Cutaneous Mycobacterial Diseases," *Clin Dermatol* 13(3):257-63, 1995.
14. Dodiuk-Gad, R., Dyachenko, P., Ziv, M., et al. "Nontuberculous Mycobacterial Infections of the Skin: A Retrospective Study of 25 Cases," *J Am Acad Dermatol* 57(3):413-20, 2007.
15. Kwyer, T.A., and Ampadu, E. "Buruli Ulcers: an Emerging Health Problem in Ghana," *Adv Skin Wound Care* 19(9):479-86, 2006.
16. Ampadu, E., Kwyer, T.A., and Otcher, Y. "Buruli Ulcer: Picture of an Emerging Health Challenge

and the Response in Ghana," *JWCET* 26(4):30-36, 2006.

17. Nienhuis, W.A., Stienstra, Y., Thompson, W.A., et al. "Antimicrobial Treatment for Early, Limited Mycobacterium Ulcerans Infection: a Randomised Controlled Trial," *Lancet* 375(9715):664-72, 2010.
18. Lupi, O., Tyring, S.K., and McGinnis, M.R. "Tropical Dermatology: Fungal Tropical Diseases," *J Am Acad Dermatol* 53(6):931-51, quiz 52-4, 2005.
19. Ramos-e-Silva, M., Vasconcelos, C., Carneiro, S., et al. "Sporotrichosis," *Clin Dermatol* 25(2):181-7, 2007.
20. Lopez Martinez, R., and Mendez Tovar, L.J. "Chromoblastomycosis," *Clin Dermatol* 25(2):188-94, 2007.
21. Ameen, M. "Managing Chromoblastomycosis," *Trop Doct* 40(2):65-7, 2010.
22. Negroni, R., Tobon, A., Bustamante, B., et al. "Posaconazole Treatment of Refractory Eumycetoma and Chromoblastomycosis," *Rev Inst Med Trop Sao Paulo* 47(6):339-46, 2005.
23. Ramos, E.S.M., and Saraiva Ldo, E. "Paracoccidioidomycosis," *Dermatol Clin* 26(2): 257-69, vii, 2008.
24. Lichon, V., and Khachemoune, A. "Mycetoma: a Review," *Am J Clin Dermatol* 7(5):315-21, 2006.
25. Fahal, A.H., Sheik, H.E., Homeida, M.M., et al. "Ultrasonographic Imaging of Mycetoma," *Br J Surg* 84(8):1120-2, 1997.
26. Ameen, M., and Arenas, R. "Developments in the Management of Mycetomas," *Clin Exp Dermatol* 34(1):1-7, 2009.
27. de Araujo, M.R., Aquino, C., Scaramal, E., et al. "Vibrio Vulnificus Infection in Sao Paulo, Brazil: Case Report and Literature Review," *Braz J Infect Dis* 11(2):302-5, 2007.
28. Bross, M.H., Soch, K., Morales, R., et al. "Vibrio Vulnificus Infection: Diagnosis and Treatment," *Am Fam Physician* 76(4):539-44, 2007.
29. Salcido, R.S. "Necrotizing Fasciitis: Reviewing the Causes and Treatment Strategies," *Adv Skin Wound Care* 20(5):288-93; quiz 94-5, 2007.
30. McHenry, C.R., Piotrowski, J.J., Petrinic, D., et al. "Determinants of Mortality for Necrotizing Soft-tissue Infections," *Ann Surg* 221(5):558-63; discussion 63-5, 1995.
31. Ogilvie, C.M., and Miclau, T. "Necrotizing Soft Tissue Infections of the Extremities and Back," *Clin Orthop Relat Res* 447:179-86, 2006.
32. Bellapianta, J.M., Ljungquist, K., Tobin, E., et al. "Necrotizing Fasciitis," *J Am Acad Orthop Surg* 17(3):174-82, 2009.
33. Unalp, H.R., Kamer, E., Derici, H., et al. "Fournier's Gangrene: Evaluation of 68 Patients and Analysis of Prognostic Variables," *J Postgrad Med* 54(2):102-5, 2008.
34. Angoules, A.G., Kontakis, G., Drakoulakis, E., et al. "Necrotising Fasciitis of Upper and Lower Limb: a Systematic Review," *Injury* 38(Suppl 5): S19-26, 2007.
35. Saadoun, D., Elalamy, I., Ghillani-Dalbin, P., et al. "Cryofibrinogenemia: New Insights Into Clinical and Pathogenic Features," *Am J Med* 122(12): 1128-35, 2009.
36. Falanga, V., Kirsner, R.S., Eaglstein, W.H., et al. "Stanozolol in Treatment of Leg Ulcers Due to Cryofibrinogenaemia," *Lancet* 338(8763):347-8, 1991.
37. Tedeschi, A., Barate, C., Minola, E., et al. "Cryoglobulinemia," *Blood Rev* 21(4):183-200, 2007.
38. Ferri, C. "Mixed Cryoglobulinemia," *Orphanet J Rare Dis* 3 25, 2008.
39. Iannuzzella, F., Vaglio, A., and Garini, G. "Management of Hepatitis C Virus-Related Mixed Cryoglobulinemia," *Am J Med* 123(5):400-8, 2010.
40. Eby, C. "Antiphospholipid Syndrome Review," *Clin Lab Med* 29(2):305-19, 2009.
41. Lim, W. "Antiphospholipid Antibody Syndrome," *Hematology Am Soc Hematol Educ Program* 233-9, 2009.
42. Rand, J.H., Wu, X.X., Quinn, A.S., et al. "The Annexin A5-Mediated Pathogenic Mechanism in the Antiphospholipid Syndrome: Role in Pregnancy Losses and Thrombosis," *Lupus* 19(4):460-9, 2010.
43. Dauden, E., and Onate, M.J. "Calciphylaxis," *Dermatol Clin* 26(4):557-68, ix, 2008.
44. Guldbakke, K.K., and Khachemoune, A. "Calciphylaxis," *Int J Dermatol* 46(3):231-8, 2007.
45. Budisavljevic, M.N., Cheek, D., and Ploth, D.W. "Calciphylaxis in Chronic Renal Failure," *J Am Soc Nephrol* 7(7):978-82, 1996.
46. Angelis, M., Wong, L.L., Myers, S.A., et al. "Calciphylaxis in Patients on Hemodialysis: a Prevalence Study," *Surgery* 122(6):1083-9; discussion 89-90, 1997.
47. Weenig, R.H., Sewell, L.D., Davis, M.D., et al. "Calciphylaxis: Natural History, Risk Factor Analysis, and Outcome," *J Am Acad Dermatol* 56(4):569-79, 2007.
48. Fine, A., and Zacharias, J. "Calciphylaxis is Usually Non-Ulcerating: Risk Factors, Outcome and Therapy," *Kidney Int* 61(6):2210-7, 2002.
49. Selye, H., Gabbiani, G., and Strebel, R. "Sensitization to Calciphylaxis by Endogenous Parathyroid Hormone," *Endocrinology* 71 554-8, 1962.
50. Rogers, N.M., and Coates, P.T. "Calcific Uraemic Arteriolopathy: an Update," *Curr Opin Nephrol Hypertens* 17(6):629-34, 2008.
51. Weenig, R.H. "Pathogenesis of Calciphylaxis: Hans Selye to Nuclear Factor Kappa-B," *J Am Acad Dermatol* 58(3):458-71, 2008.
52. Yang, D., Morrison, B.D., Vandongen, Y.K., et al. "Malignancy in Chronic Leg Ulcers," *Med J Aust* 164(12):718-20, 1996.

53. Copcu, E. "Marjolin's Ulcer: a Preventable Complication of Burns?" *Plast Reconstr Surg* 124(1):156e-64e, 2009.
54. Enoch, S., Miller, D.R., Price, P.E., et al. "Early Diagnosis is Vital in the Management of Squamous Cell Carcinomas Associated with Chronic Non Healing Ulcers: a Case Series and Review of the Literature," *Int Wound J* 1(3):165-75, 2004.
55. Chang, A., Spencer, J.M., and Kirsner, R.S. "Squamous Cell Carcinoma Arising from a Nonhealing Wound and Osteomyelitis Treated with Mohs Micrographic Surgery: a Case Study," *Ostomy Wound Manage* 44(4):26-30, 1998.
56. Newcomer, V.D., and Young, E.M., Jr. "Unique Wounds and Wound Emergencies," *Dermatol Clin* 11(4):715-27, 1993.
57. Hogan, C.J., Barbaro, K.C., and Winkel, K. "Loxoscelism: Old Obstacles, New Directions," *Ann Emerg Med* 44(6):608-24, 2004.
58. Bates, N. "Acid and Alkali Injury," *Emerg Nurse* 7(8):21-6, 1999.
59. Hymes, S.R., Strom, E.A., and Fife, C. "Radiation Dermatitis: Clinical Presentation, Pathophysiology, and Treatment 2006," *J Am Acad Dermatol* 54(1):28-46, 2006.
60. Nazarian, R.M., Van Cott, E.M., Zembowicz, A., et al. "Warfarin-Induced Skin Necrosis," *J Am Acad Dermatol* 61(2):325-32, 2009.
61. Cheng, A., Scheinfeld, N.S., McDowell, B., et al. "Warfarin Skin Necrosis in a Postpartum Woman with Protein S Deficiency," *Obstet Gynecol* 90(4 Pt 2):671-2, 1997.
62. Doellman, D., Hadaway, L., Bowe-Geddes, L.A., et al. "Infiltration and Extravasation: Update on Prevention and Management," *J Infus Nurs* 32(4):203-11, 2009.

第21章

特殊人群中的伤口

学习目标

1. 识别危重症患者中压疮形成的特殊危险因素。
2. 描述适用于危重症患者的危险评估工具及方法。
3. 列出危重症患者压疮治疗需要特别考虑的因素。
4. 描述降低脊髓损伤患者压疮发生率的成功策略。
5. 识别脊髓损伤患者的压疮危险因素。
6. 讨论脊髓损伤的主要并发症。
7. 描述高效抗反转录病毒疗法对患有人类免疫缺陷病毒或获得性免疫缺陷综合征患者的皮肤功能失调现患率的影响。
8. 描述人类免疫缺陷病毒或获得性免疫缺陷综合征患者中造成皮肤完整性改变的6种常见感染性皮肤功能失调和2种常见非感染性皮肤功能失调。
9. 讨论见于HIV或AIDS患者的2种瘤状皮肤疾病。
10. 讨论超重和肥胖者健康促进问题。
11. 识别超重患者中常见的皮肤问题。
12. 讨论超重患者特殊的压疮危险因素和预防压疮策略。

随着各类特殊患病人群数量的增加，在治疗皮肤疾病，特别是压疮中适当考虑和护理是至关重要的。在重症护理环境中，有些压疮可能是不可避免的。需要积极监测去及时发现压疮发生并尽快治疗。需要记住的是，在已经出现压疮的患者中，压疮可能是脓毒症的一个来源。应该评估患者和确定患者及其家属的意愿，然后制定适合治疗目标。可能需要侵入性治疗以便将组织损害减到最小和缓解疼痛。有些患者可能因生理学指标太不稳定而不能进行有效干预，例如翻身，在这种情形下，优先考虑的是要挽救患者的生命，而这有时会损害皮肤。

脊髓损伤的患者终身面临着患压疮的危险。虽然大多是可以预防的，但压疮仍是达到康复目标的一个障碍，患者在遭受脊髓损伤后可能会失去独立活动的能力，妨碍患者对教育、职业和休闲活动的追求。现在，已经能够去识别处于压疮发生高度危险的脊髓损伤患者，以便于将有效预防压疮的策略与日常生活方式相结合。

在感染人类免疫缺陷病毒（HIV）和患有获得性免疫缺陷综合征（AIDS）的患者中，皮肤问题是常见的。准确识别皮肤损伤是实施恰当治疗的关键。与HIV或AIDS医师进行会诊有助于此类患者的综合治疗。

最后，提前制订计划、做好准备、合适的设备、学科间的团队合作和敏感性都是为肥胖患者提供合适护理的重要标志。

本章节着重介绍四类特殊人群：重症监护患者、脊髓损伤患者、HIV/AIDS患者和肥胖患者。

重症监护人群

压疮的发生率与现患率

重症监护病房（ICU）患者压疮的发生率可能要比其他病房的患者更高。在一系列国际多中心压疮调查中，机构获得性压疮（facility acquiredpressure ulcer，FAPU）的发生率在成人重症监护病房中是最高的[1]。2009年，ICU中FAPU发生率从心脏科综合ICU的8.8%至外科ICU的10.3%不等，这与内科、外科和内科-外科病房3.9%～4.3%的FAPU发生率形成鲜明对比。在ICU获得压疮趋向于更严重，其中3.3%的患者发展为Ⅲ期、Ⅳ期、难以分期或可疑深层组织损伤（SDTI）压疮[1]。在儿科ICU（PICU 5.1%）和内科-外科病房（1.6%）之间也有类似的差距[1]。儿科患者中，尤其是婴幼儿，由于他们头部所占身体重量的比例较高，因此比成人患者更常倾向于在枕骨部发生压疮[2,3]。此外，儿科患者比成人患者更常用到高频振荡输氧设备，这常会对头部造成摩擦和剪切损伤[4]。

危险因素

危重症患者从威胁生命的疾病中存活通常需要借助先进的技术，还要面临数周或数月的疼痛、皮损和潜在可预防的并发症-压疮的辅助治疗，ICU患者中包括大量生理状态不稳定的患者。

对于ICU患者来说，预防压疮的关键措施是压疮危险的初始评估，以识别特殊的危险程度和患者所面临的危险类型。经常进行随访评估对预防压疮也是必要的。如果压疮有所发展，应该采取积极的治疗，同时采取持续预防措施，包括经常性的再评估。

危险评估工具

研究文献和实际临床中，针对评估危重症患者所处压疮危险状态最有效和可靠的方法存在争论，包括标准的危险评估工具（例如，Braden[5]，Norton[6] 和 Waterlow 评估量表），专门为危重症患者设计的危险评估工具（例如，成人 Jackson-Cubbin 评估量表[8-10]和儿童 Braden Q 评估量表[11]），针对危重症患者的个人危险因素（例如，造成局部和全身缺氧、局部和全身灌注不良的情况）和专业判断。争论的答案为："以上所有方法均需纳入考虑"。

标准化危险评估工具例如 Braden 评估量表，为处于危险状态的危重症患者提供了良好的常规筛选，它们还有助于重点关注预防干预的类型和纠正危险的水平（例如，移动性、营养、湿度）。在一项 186 名神经病学 ICU 患者的前瞻性研究中，Braden 评估量表预测压疮好于任何其他因素（例如入院时的低体重指数）[12]。以 16 分为临界值为例，所有形成Ⅱ期或以上的压疮患者都被认为存在危险，但是，此假阳性率为 81.9%。这么高的假阳性率可能是由于 Braden 评估量表的过度预测，或是由于医护人员在一些评估有危险的患者身上成功预防了压疮。在这项研究中，以 13 分为临界值能够更精确地预测压疮，灵敏度为 91.4%，假阴性率为 1.8%。不同作者有推荐不同的 Braden 评估量表的临界值[13]。临床实际逐渐不使用 Braden 评估量表的总分值作为干预的基础，替代使用以危险为基础的预防项目，该项目重点在于纠正或消灭通过分量表得分识别的危险特殊类型。分量表得分同时也提供了危险程度的信息，因此我们能够据此调整干预强度。

如何为危重症患者设计专用的危险评估工具呢？几个研究者开发了专门用于 ICU 人群的危险评估量表[8, 16, 20, 23-27]。这些工具显示的精确度水平差异很大，也没有进行像 Braden 评估量表一样的效度检验。"设计者工具"最全面的测试是 Jackson-Cubbin 压疮危险评估量表。Jackson-Cubbin 评估量表与 Braden 评估量表相比，在预测成年危重症患者的压疮发生中更具优势[9, 10, 28, 29]，但 Jackson-Cubbin 评估量表是一个更为复杂的工具包含 10 个条目。

有几个研究报告，有压疮发生的 ICU 患者中，急性生理评估和慢性健康评价（APACHE）Ⅱ或Ⅲ评分相关性更高[14, 17, 22, 23, 30]。APACHE 评估表是基于生理因素、年龄和慢性健康情况的评分。该表可预测患者的死亡率，因此评估表可在预测患者死亡率的同时预测与压疮有关的组织坏死也并不奇怪。

危险因素评估

是否重症监护人群特有压疮的危险因素并且可高度预测压疮的发展？在一个综合性的文献综述中，deLaat 和其同事[31]从流行病学研究中识别了 50 个以上的危险因素，并得出结论"无专门的危险因素能够识别危重症患者人群中的压疮发生"[31]（参见"重症监护患者的压疮危险因素"）。随后在 2009 年的一项综述中也发现了类似的结果[32]。

几个作者在寻找可使 Braden 评估量表预测危重症患者的压疮危险更准确的

ICU 患者的压疮危险因素

危重症患者的流行病学研究显示下列个体危险因素与压疮的发生高度相关：

1. “病情太不稳定而无法翻身”[14]或“不常翻身”[15]
2. 卧床数日和数日无营养摄入[16]
3. 住院时间较长[17-19]
4. 白蛋白水平低[19]
5. 感染[17]
6. 使用血管收缩药物[14, 20-22]
7. APACHE Ⅱ得分高[14, 17, 22]

这些危险因素很多都包含于 Braden 评估量表的一般分类中。例如，“病情太不稳定而无法翻身”与 Braden 分量表中移动能力意思相同。在这些个体危险因素中，没有一项具有足够的“统计权重”可纳入危险评估量表；但是，当评估危重症患者的特定危险时可将这些纳入考虑之中

“一或两个附加危险因素”，但并没有开发出一个临床实用和预测有效的工具。最有效度的是 Quigley 和 Curley 对儿童 ICU 患者的研究，他们改编了 Braden 评估量表中针对儿童人群的描述，并增加了组织灌注和氧合分量表。他们的结果证明改编的 Braden 量表对儿童 ICU 患者有高度的预测效度。然而组织灌注和氧合分量表并未在成年人群中进行测试[2]。

危险评估取决于危险评估工具良好的集成和组合，例如 Braden 评估量表，可筛查危险的类型和程度以及从研究文献和临床判断中获知特殊人群的危险因素。为了制订成功的预防计划，每项危险因素或异常的 Braden 分量得分都应根据患者的生理学状况进行综合考虑。在 ICU 病房中应每日评估危险并且根据患者病情的主要变化再评估。

基于危险的预防

虽然根据 Braden 评估量表得分进行整体水平的危险估算从而进行资源分配是有用的，但基于危险的预防计划应根据每个患者独特的危险水平和类型进行。干预的目标是解决分量表的低分项。例如，如果移动能力和活动能力的分量表得分都是低的（1 或 2 分）且湿度得分高（4 分），则重点应该干预移动能力和活动能力问题。以下的讨论集中于危重症患者在常见危险分类中的特殊需求，包括移动能力、活动能力和营养。

移动能力

当评估压疮危险时，危重症患者的移动能力水平必须纳入考虑。虽然护理标准建议高度危险患者每 2 小时改变体位一次，但一项包含 73 例 ICU 患者的研究表明，只有 2.7% 的患者每 2 小时进行体位改变[33]。如果患者情况不允许改变体位，则需提供一个允许附加压力再分布的床。如果患者由于血液流动学

不稳定而不能完全翻身，则小小的体位改变比完全翻身可能更有效[34]。通常，如果患者在翻身过程中出现记忆衰退或低血压则不适合进行翻身操作，需对患者进行再评估来决定何时能够继续翻身。开始时翻身要缓慢，循序渐进的翻身可能使患者有时间代偿由于翻身造成的血液流变学不稳定。恢复血液流变学稳定和氧合的措施有助于支持患者更快地恢复移动能力。移动能力的降低可能也会由于瘫痪、镇静、昏迷或脊柱不稳定而造成。早期的移动能力训练项目已显示出可减少患者在 ICU 的居住时间，并且也可能有助于减少压疮的发生率[35]。

实践要点

在为患者翻身时要谨慎。确定其是否躺在管路或医疗设备上？气管插管是否压迫了嘴唇或口腔？在为患者翻身前检查这些要点[36]。

呼吸窘迫的患者可能采取俯卧位以改善其动脉氧分压 - 吸入氧比例。然而，俯卧位会形成全新的受压点，包括下巴、颌、乳腺、前胸肋骨、骨盆、生殖器（对于男性）、膝盖前部和足趾。确保这些区域没有受到压力。采用压力再分布床垫和“架桥”对于卸载受压点的压力可能会有帮助，几种特殊俯卧体位设备也可在市场上买到。需要注意的是，当患者采取俯卧位时可能会形成严重的面部水肿。若没有合适的口腔保护，则口部和脸颊附近的皮肤可能会被唾液浸泡。对在这种体位可能会对患者增加压力的导管、设备或体位进行评估。呼吸窘迫的患者也可置于旋转床中以改善肺部状态。确保患者被安全地置于床上并且不会在旋转过程中产生摩擦力和剪切力的伤害。至少监测患者通过一次完整的翻转，以评估在旋转过程中摩擦力和剪切力的问题和导管卷曲的问题（尤其是气管导管）[32, 36]。

床的选择

选择最佳的床在危重症患者的护理中是至关重要的。在 ICU 中如果患者的敏感性和压疮发生率趋于较高，则在所有 ICU 的床上使用压力再分布床垫可能是具有成本效益的举措[37-39]。成本收益率可能会根据在你病房的所有患者的敏感性而变化。决定申请一个具有这些功能的床（交替改变压力、低气流散失、液态化空气），应当取决于 Braden 移动 - 活动分量表的低得分或存在药物麻醉、镇静、局部和全身灌注不良因素（例如，有外周血管疾病、使用血管加压药、毛细管回流时间延长或长时间低血压史），局部或全身氧合不良及多器官系统衰竭的早期征兆等特定情形。需要控制湿度和温度的患者也应当纳入考虑。一项发表于 2004 年之前的随机对照试验分析表明，高规格泡沫床垫可能比常规床垫对于处于中等至高度压疮发生危险的患者来说更有效，低气流散失床可能减少 ICU 患者的压疮发生[40, 41]。至此之后完成的文献综述并未指明一个明确适合此类人群的减压垫[32]。

具有侧旋转功能的床可用来改善严重呼吸衰竭患者的氧合状态，但是，它们也会增加剪切力所致损伤的危险。要使用减压垫板确保患者位于床的中央，至少观察患者进行一次完整的旋转以确保其在每次旋转中不会在床上滑动，从而造成剪切损伤。持续有规律地翻转患者并仔细评估剪切损伤，尤其是臀部。定期再评估使用这种床的危险和益处[32]。

实践要点

在特殊床上不要使用额外的床单和垫子以抵消压力再分布的效果。也不要使用垫板，因为这会增加压力。你应做到：

1. 为需要湿度管理的患者使用尿失禁垫。
2. 确保动态减压床开关打开并为每个患者调整最大压力再分布值。

记住特殊床不能替代翻身和体位改变，也不能完全解除足后跟压力。

体位改变

对危重症患者来说，体位是另一项需考虑的重要因素。虽然尾骶区（骶骨和尾骨）是这些患者中最常罹患压疮的位置，足跟则是第二易患部位，并且足跟压疮发生率在逐渐增高。因此，很有必要对危重症患者的足跟进行保护[42]。患者评估应当包括对血管功能不全的检查结果［脉搏（触诊或多普勒仪测定）、毛细血管再充盈时间、皮肤颜色、温度、毛发和光泽、踝肱压力指数、脚趾压力、脉搏波形分析和血管研究］。休克患者会发生肢体血管的收缩，可能会加重局部缺血问题。有些装置例如 Rooke 靴子可保持足跟温暖（支持灌注）和保护足跟，但靴子并不能减轻压力。同样，棉布制作的足跟保护套可能降低摩擦力引起的皮肤损伤，但也不能缓解压力。许多工厂生产足跟保护器被设计通过"悬挂"足跟来缓解压力。Cadue 和其同事[43]进行了一项足跟泡沫悬浮装置用于 ICU 压疮发生高度危险患者的随机对照试验，实验组压疮的数量显著减少并且形成压疮的时间显著延长。正确放置体位对预防额外的摩擦或压力很有必要，需要定期去除足跟保护器以观察皮肤。对于无躁动不安的患者来说，在小腿腓肠肌下放置一个枕头或浴毯以抬高足跟是有效的保护技巧。避免在跟腱下施加压力，应该轻微地弯曲膝盖[32]。记住，足跟是一个可以真正解除压力的区域。

适当的体位也能对有严重呼吸道疾病的患者起到帮助。有可靠研究表明，抬高座位靠背 45° 可降低呼吸机相关肺炎的发生率，因此床头抬高被推荐用于有误吸高度危险的患者，即使他们没有进行机械通气[44]。为呼吸困难患者抬高卧位时的头部位置是一个经验证认为能够可靠促进呼吸的方法，但是，所有这些必要的干预都可能增加患者由于在床面上下滑引起的剪切力而致骶骨损伤的危险。在患者手臂下放置枕头可帮助其保持直坐的体位并可以改善呼吸动作全过程。

活动能力

患者的活动能力也需要考虑。因为潜在的体位性高血压、氧合作用、多个导管和侵入性导线的联合作用及呼吸机依赖使危重症患者坐在椅子里，即使是可伸缩或改良的椅子，都可能极具挑战性。一些床铺制造商使床可以调整至坐位状态，这也许是个有效地改善早期活动能力的代替措施。除去这些设备，患者也应逐步锻炼坐在椅子里。

实践要点

如果你能让患者坐在椅子里，别忘记使用坐垫。合适的泡沫坐垫通常是 3～4 英寸（7.5～10cm）厚。在一项涉及界面压力测量的研究中，绵羊毛皮和凝胶垫被发现几乎没有减少压力的效果[45]。

在一项健康志愿者的研究中，接触面压力最小的坐姿是双腿下垂的放松（座位倾斜）体位。如果座位不能向后倾斜，则可采取脚放在地上身体坐正的体位[46]。如有需要，检查坐姿并重置体位。定期调整患者的体位（例如，通过升起或机械调整床头高度），每次不要单独让其待在椅子上超过 1 小时。当患者回到床上时，仔细检查其皮肤发红的区域。如有可能，不要使患者压迫任何发红区域。发红的皮肤是组织没有从最后一次受压中恢复的表现[32]。

感知觉

感知觉的减少会显著增加患者患压疮的危险。感知觉量表得分低的患者包括脊髓损伤、头部创伤、药物性麻痹、深度镇静和昏迷的患者。在一项 Braden 评估表的效度研究中，Carlson 等[30]对 136 名危重症患者研究发现，感知觉分量表最能预测压疮的危险。感知觉得分低的患者可能感觉不到压力所导致的不舒服，并且可能不能改变体位。一旦患者缺乏这种能力，护理人员必须承担起预测压力导致的不适的责任，并确保常规的改变体位和压力再分布。应特别注意检查各种医疗设备（例如夹板、导管和氧气面罩）处于适合的状态，检查压力所导致损伤的征兆[36]。

湿度

潮湿使危重症患者处于压疮发生的危险之中。有大量的原因去解释为什么危重症患者会有过度潮湿的情况产生，最显而易见的原因是粪便和尿失禁。预防过度潮湿的主要措施包括纠正失禁（可能的时候），使用衬垫或内裤吸除皮肤表面的水分，使用防潮霜，经常换洗和清洁患者，评估皮肤的浸渍状况和真菌感染。

不要低估其他可能浸渍皮肤并增加压疮危险的潮湿性损害的来源。例如，大量的伤口引流液，需要使用吸收性敷料，例如海绵和藻酸盐敷料。危重症患者可能表现出大量的全身性水肿。小的损伤例如皮肤撕裂可能会导致大量渗出液和血清蛋白的渗出，尤其是低血清蛋白水平的患者。使用吸收性敷料和衬垫可将皮肤表面的水分吸除。对一些患者来说，可采用皮肤保护剂。

营养

营养不良是危重症患者发生压疮的另一个危险因素[16]。应该尽早开始口入或肠内营养。如果这些喂食方法不可行，则要权衡肠外营养的危险与益处。如果患者的 Braden 营养分量表得分≤3 分，则推荐在 48 小时内进行饮食会诊。要知道即使提供了营养补充剂，尽了最大努力，也可能不能满足危重症患者增加的代谢需求。

摩擦和剪切

摩擦和剪切的因素也必须考虑为危重症患者压疮发生的危险因素。摩擦损伤可能发生于躁动不安或翻身时没有足够帮助的情况。骶骨的剪切损伤是患者在床或椅子上向下滑动造成的主要问题；但是，只要有压力存在就会有一定程度的剪切力[47]。确保在为患者翻身或改变体位时有足够的帮助，可采取提升床单或滑动板。当患者坐在椅子里或床上时，在患者手臂下放置枕头以支撑其体重从而减小剪切损伤的几率。

皮肤评估

每次轮班都应进行全面的皮肤评估，并精确记录所有的皮肤破损。国家压疮专家咨询组（NPUAP）/ 欧洲压疮专家咨询组（EPUAP）2009 年联合制定的压疮指南[32]推荐每周评估和测量压疮。由于病情不稳定的危重症患者压疮可能会快速恶化，因此对此类人群需进行更频繁的评估。

实践要点

压疮对于危重的、免疫功能不全的患者来说可能是引起脓毒血症的原因。

与医疗设备相关的损害

要注意不常见的压力损伤位置，例如医疗设备下面（管道、夹板、外部盆骨固定器、针、牵引装置，或足跟抬起器）。身体区域受到放置双水平正压通气（Bi-PAP）

面罩、留置导尿管和气管内插管会影响，这些是在重症监护环境中常见的引起压力损伤的来源，这些位置也容易被忽视潜在的压疮形成[36]。当患者处于俯卧位时，检查其身体前部皮肤表面。

气管切开术和气管内插管可发生内部压力性损伤；采用最小容量技术可防止气管损伤。在不影响导管水平的情况下，使用手电筒轻轻地改变患者体位以评估插管患者的口腔和嘴唇，可使用胶带或导管夹钳。同样，检查气管切开的造口处，造口周围过多的分泌液会造成皮肤破溃。在气管切开插管处有许多黏液和分泌液，可考虑放置更有吸收性的敷料，例如海绵或海藻酸盐敷料，而不是低吸收性的纱布条。任何时候都要避免在危重症患者身上使用坚硬的设备；例如，如果可能的话换成一个柔软的颈托。

实践要点

始终要为插管患者提供彻底的口腔护理，以防止压力相关性伤口。

可疑深部组织损伤

可疑深部组织损伤（suspected deep tissue injury，SDTI）的真相仍在研究中[48]（详见第 13 章“压力型溃疡”，见彩图“疑似深部组织损伤”）。评估早期 SDTI 时要仔细，因为这种情况可能会被误以为 I 期压疮。例如，一名患者在持续一段时间低血压和卧床后臀部出现一个深紫色区域，即使其皮肤是完整的，也可能不是 I 期压疮。这样一个创伤是与深部组织损伤一致的，可能会表现为浅表组织坏死脱落。这样的区域需去除压力以阻止进一步的损伤，并且需经常进行再评估。在一些 SDTI 的病例中，早期去除压力可能会重新灌注并使局部缺血或组织损伤恢复。在另一些病例中，组织已经坏死，你能看见恶化的体征，因为去除皮肤腐烂组织后将暴露出更深层的损伤。

总结

压疮可能在危重症患者中更常见，预防肯定更具挑战性。但是，通过细心观察危重症患者的特殊需求，可减少这些高度危险人群的压疮发生率。

自我测验——重症监护人群

1. 危重症患者的压疮的危险评估应包括：
   A. 一个确定的筛查工具
   B. 评估 ICU 中常见的特殊危险因素
   C. 专业的判断

D. 以上所有

答案：D。危重症患者具有极高的压疮危险。在进行危险评价时应使用多个方式的联合方法。

2. 在 ICU 中，一个基于危险的预防压疮的计划应以每个危险评估工具量表的得分为基础。

A. 正确 B. 错误

答案：A。每个危重症患者都有特定的危险水平和类别，每种应分别分析进行合适的介入治疗。

参考文献

1. VanGilder, C., Amlung, S., Harrison, P., and Meyer, S. "Results of the 2008 - 2009 International Pressure Ulcer Prevalence Survey and a 3-Year, Acute-care, Unit-specific Analysis," *Ostomy Wound Management* 55(11):39-45, 2009.
2. Curley, M.A., et al. "Predicting Pressure Ulcer Risk in Pediatric Patients: The Braden Q Scale," *Nursing Research* 51(1): 22-33, January-February 2003.
3. Willock, J., et al. "Pressure Sores in Children—the Acute Hospital Perspective," *Journal of Tissue Viability* 10(2):59-62, April 2000.
4. Schmidt, J.E., et al. "Skin Breakdown in Children and High Frequency Oscillatory Ventilation," *Archives of Physical Medicine and Rehabilitation* 79:1565-69, 1998.
5. Braden, B.J., and Bergstrom, N.A. "Clinical Utility of the Braden Scale for Predicting Pressure Sore Risk," *Decubitus* 2(3):44-51, July-August1989.
6. Norton, D., et al. *An Investigation of Geriatric Nursing Problems in Hospital*. London: National Corporation for the Care of Old People, 1992.
7. Waterlow, J. "Pressure Sores: A risk Assessment Card," *Nursing Times* 81(48):49-55, 1985.
8. Jackson, C. "The Revised Jackson/Cubbin Pressure Area Risk Calculator," *Intensive Critical Care Nursing* 15(3):169-75, June 1999.
9. Kim, E., Lee, S., Lee, E., and Eom, M. "Comparison of the Predictive Validity Among Pressure Ulcer Risk Assessment Scales for Surgical ICU Patients," *Australian Journal of Advanced Nursing* 26(4):87, 2009.
10. Kosmidis, D., and Koutsouki, S. "Pressure Ulcer Risk Assessment Scales in ICU Patients: Validity Comparison of Jackson/Cubbin (Revised) and Braden Scales [Greek]," *Nosileftiki* 47(1), 86-95, 2008.
11. Quigley, S.M, and Curley, M.A.Q. "Skin Integrity in the Pediatric Population: Preventing and Managing Pressure Ulcers," *Journal for Specialists in Pediatric Nursing* 1(1):7-18, 1996.
12. Fife, C., et al. "Incidence of Pressure Ulcers in a Neurologic Critical Care Unit," *Critical Care Medicine* 29(2):283-90, February 2001.
13. Lewicki, L.J., et al. "Sensitivity and Specificity of the Braden Scale in the Cardiac Surgical Population," *Journal of Wound Ostomy Continence Nursing* 27(1):36-41, January 2000.
14. Theaker, C., et al. "Risk Factors for Pressure Sores in the Critically Ill," *Anesthesia* 55(3):221-24, March 2000.
15. Kaitani, T., Tokunagak, K., et al. "Risk Factors Related to Development of Pressure Ulcers in the Critical Care Setting," *Journal of Clinical Nursing* 19(3-4):414-21, 2010.
16. Eachempati, S.R., et al. "Factors Influencing the Development of Decubitus Ulcers in Critically Ill Surgical Patients," *Critical Care Medicine* 29(9):1678-82, September 2001.
17. Yepes, D., Molina, F., Leon, W., and Perez, E. "Incidence and Risk Factors Associated with the Presence of Pressure Ulcers in Critically Ill Patients," *Medicina Intensiva* 33(6):276, 2009.
18. Terekeci, H., Kucukardali, T., et al. "Risk Assessment Study of Pressure Ulcers in Intensive Care Unit Patients," *European Journal of Internal Medicine* 20(4):394-97, 2009.
19. Sayar, S., Turgut, S., Dogan, H., et al. "Incidence of Pressure Ulcers in Intensive Care Unit Patients at Risk According to the Waterlow Scale and Factors Influenceing development of Pressure Ulcers," *Journal of Clinical Nursing* 18(5):65-774, 2009.
20. Batson, S., et al. "The Development of a Pressure Area Scoring System for Critically Ill Patients: A Pilot Study," *Intensive Critical Care Nursing* 9(3):146-51, September 1993.
21. Boyle, M., Green, M. "Pressure Sores in Intensive Care: Defining Their Incidence and Associated

Factors and Assessing the Utility of Two Pressure Sore Risk Assessment Tools," *Australian Critical Care* 14(1):24-30, 2001.

22. Nijs, N., Toppets, A., Defloor, T., Bernaerts, K., and Milisen, K. "Incidence and Risk Factors for Pressure Ulcers in the Intensive Care Unit." *Journal of Clinical Nursing* 18(9):1258-66, 2009.
23. Inman, K.J., et al. "Clinical Utility and Cost-effectiveness of an Air Suspension Bed in the Prevention of Pressure Ulcers," *Journal of the American Medical Association* 269(9):1139-43, March 3, 1993.
24. Jiricka, M.K., et al. "Pressure Ulcer Risk Factors in a Critical Care Unit Population," *American Journal of Critical Care* 4(5):361-67, September 1995.
25. Lowery, M.T. "A Pressure Sore Risk Calculator for Critical Care Patients: 'The Sunderland Experience'," *Intensive Critical Care Nursing* 11(6):344-53, December 1995.
26. Weststrate, J.T., et al. "The Clinical Relevance of the Waterlow Pressure Sore Risk Scale in the Critical Care Unit," *Critical Care Medicine* 24(8):815-20, August 1998.
27. Compton, F., et al., "Pressure Ulcer Predictors in ICU Patients: Nursing Skin Assessment Versus Objective Parameters," *Journal of Wound Care* 17(10):417, 2008.
28. Eun-Kyung, K., Sun-Mi, L., Eunpyo, L., and Mi-Ran, E. "Comparison of the Predictive Validity Among Pressure Ulcer Risk Assessment Scales for Surgical ICU Patients," *Australian Journal of Advanced Nursing* 26(4):87-94, 2009.
29. Seongsook, J., et al. "Validity of Pressure Ulcer Risk Assessment Scales; Cubbin and Jackson, Braden and Douglas Scale," *International Journal of Nursing Studies* 41(2):199-204, February 2004.
30. Carlson, E.V., et al. "Predicting the Risk of Pressure Ulcers in Critically Ill Patients," *American Journal of Critical Care* 8(4):262-69, July 1999.
31. deLaat, E.H.E.W., et al. "Epidemiology, Risk and Prevention of Pressure Ulcers in Critically Ill Patients: A Literature Review," *Journal of Wound Care* 15(6):269-75, June 2006.
32. National Pressure Ulcer Advisory Panel and European Pressure Ulcer Advisory Panel. *Prevention and Treatment of Pressure Ulcers: Clinical Practice Guideline.* Washington, DC: National Pressure Ulcer Advisory Panel, 2009.
33. Krishnagopalan, S., Johnson, E.W., Low, L.L., and Kaufman, L.J. "Body Positioning of Intensive Care Patients: Clinical Practice versus Standards," *Critical Care Medicine* 30(11): 2588-92, 2002.
34. Oertwich, P.A., et al. "The Effects of Small Shifts in Body Weight on Blood Flow and Interface Pressure," *Research in Nursing & Health* 18(6): 481-88, December 1995.
35. Kress, J. P. "Clinical Trials of Early Mobilization of Critically Ill Patients," *Critical Care Medicine* 37(10 Suppl), S442-47, 2009.
36. Black, J.M., Cuddigan, J.E. Walko, M.A., Didier, L. A., Lander, M.J., Kelpe, M.R. "Medical Device Related Pressure Ulcers in Hospitalized Patients," *International Wound Journal* 7(5):358-65, 2010.
37. Hibbert, C.L., et al. "Cost Considerations for the Use of Low-air-loss Bed Therapy in Adult Critical Care," *Intensive Critical Care Nursing* 15(3):154-62, June 1999.
38. Inman, K.J., et al. "Pressure Ulcer Prevention: A Randomized Controlled Trial of Two Risk-directed Strategies for Patient Surface Assignment," *Advances in Wound Care* 12(2):72-80, March 1999.
39. Jastremski, C.A. "Pressure Relief Bedding to Prevent Pressure Ulcer Development in Critical Care," *Journal of Critical Care* 17(2):122-25, June 2002.
40. Cullum, N., et al. "Beds, Mattresses and Cushions for Pressure Sore Prevention and Treatment," (Cochrane Review). In: *The Cochrane Library,* Issue 1. Chichester, UK: John Wiley & Sons, Ltd., 2004.
41. Reddy, M., et al. "Preventing Pressure Ulcers: A Systematic Review," *Journal of the American Medical Association* 296(8):974-84, August 23-30, 2006.
42. Burdette-Taylor, S.R., and Kass, J. "Heel Ulcers in Critical Care Units: A Major Pressure Problem," *Critical Care Nursing Quarterly* 25(2):41-53, August 2002.
43. Cadue, J.-F., Karolewicz, S, Tardy, C., Barrault, C., Robert, R., and Pourrat, O. "Prevention of Heel Pressure Sores with a Foam Body-support Device. A Randomized Controlled Trial in a Medical Intensive Care Init [in French]." *Presse MÃdicale* (Paris, France: 1983) 37(1 Pt 1):30-6, 2008.
44. Grap, M.J., and Munro, C.L. "Quality Improvement in Backrest Elevation: Improving Outcomes in Critical Care," *AACN Clinical Issues* 16(2): 133-39, 2005.
45. Defloor, T., and Grypdonck, M.H. "Do Pressure Relief Cushions Really Relieve Pressure?" *Western Journal of Nursing Research* 22(3):335-50, April 2000.
46. Defloor, T., and Grypdonck, M.H. "Sitting Posture and Prevention of Pressure Ulcers," *Applied Nursing Research* 12(3):136-42, August 1999.
47. Baharestani, M.M., Black, J., Carville, K., Clark, M., Cuddigan, J., Dealey, C., et al. *International Guidelines. Pressure Ulcer Prevention: Pressure, Shear, Friction and Microclimate in Context. A Consensus Document.* London: Wounds International, 2010.
48. Black, J.M., and the National Pressure Ulcer Advisory Panel. "Moving Toward Consensus on Deep Tissue Injury and Pressure Ulcer Staging," *Advances in Skin & Wound Care* 18(8):415-16, 418, 420-21, October 2005.

脊髓损伤人群

脊髓损伤发生率和现患率

在美国，现今大约有 262 000 人患有脊髓损伤（spinal cord injury，SCI），其中，17%（42 000 人）是退伍军人[1]，每年报告新增 12 000 例 SCI 病例[2]。国家脊髓损伤统计中心给出了五大致病原因：

1. 机动车辆事故（41.3%）。
2. 跌倒（27.3%）。
3. 暴力行为（15%）。
4. 休闲体育活动（7.9%）。
5. 不属于以上各类的其他原因（8.5%）[2]。

SCI 最常发生于 16～30 岁的男性（55%）[2]。损伤的平均年龄从 20 世纪 70 年代末的 29 岁上升到现今的 42 岁。在国家脊髓损伤统计中心数据库中，超过 80% 的患者是男性[2]。自 1990 年以来，这些损伤的患者中 66% 是白人，27% 是黑人，8% 是西班牙人，2% 是亚洲人，0.4% 是美洲印第安人，0.5% 种族未知，还有 2.5% 未分类[2]。几乎 50% 的 SCI 人群在损伤时已经高中毕业。根据损伤的年龄推测，超过 50% 属于单身。尽管大多数在损伤时已经参加工作，但超过 14% 的人在脊髓损伤后就失业了[2]。患有 SCI 的人群可能会发生一些并发症。例如，肺部并发症是 SCI 后急慢性阶段最常见的死因[3]。损伤后立即出现的其他潜在并发症——其中一些可能变成终身问题，包括压疮、尿路感染（urinary tract infections，UTI）、骨质疏松、骨折以及异位骨化。

经每年的随访[4]观察到，压疮是最常见的长期继发性医疗并发症，是 SCI 一种严重的、高花费的并且可能危及生命的并发症。由于合并有独立以及控制能力丧失，临床观察和调查研究已经证实其费用高昂，且患者饱受痛苦，包括对患者整体身体健康、社交活动、经济状况以及个人形象等等都有深远的负面影响[5]。

很难获得 SCI 患者压疮发生率和现患率的可靠和最新数据，主要是因为数据收集方法存在局限，限制或妨碍了统计的标准化。这些局限包括使用不同的压疮分期系统，不能比较已经存在或正在形成中的不同压疮人群（例如急性或慢性 SCI），以及获得数据的方法不同，例如直接观察或回顾病历审查法[6]。

问题的范围

脊髓损伤模型系统数据库是一种最可靠的数据来源，从中可获取反映问题范围的数据。国家残疾与康复研究院[7]赞助了这项模型系统项目，即联邦机构外选定研究和论证站点的承认项目。模型系统站点提供示范性的，当前最新水平的治疗护理，内容包括通过从损伤开始急性期治疗、、综合康复和长期随访以及维持健康服务贯穿始终。只要创伤个体在创伤后 24 小时内被送到某个系统服务站点，则他或她就被录入数据库。模型系统数据库自 1981 年开始录入 SCI 患者的压疮有关统计数据[8]。

按照 1998 年国家脊髓损伤统计中心年度报告，在 SCI 发生 24 小时内被送往某个模型系统服务站点的患者中，34% 在重症护理或康复过程中至少形成一个压疮[9]，损伤后随着时间的推进，压疮现患率增加。根据随访结果，第 1 年检查，有一处压疮的患者占 15%，第 5 年为 20%，第 10 年为 23%，第 15 年为 24%，第 20 年为 29%。这些数据的基础是 4065 例 SCI 患者，其中 2971 例最终有压疮形成。在 2005 年，Chen 和同事们[10]报告了第九脊髓损伤模型系统服务站点从 1986 到 2002 年间服务的 3361 例患者中，27%（910 例）患者具有一处或多处发作的Ⅱ期或更严重压疮。其他研究者也报告了居住于社区的 SCI 患者人群压疮现患率从 17% 到 33% 不等[8, 11, 12]。在瘫痪的个体中（T_1～S_5，神经平面），压疮是每年随访[13]识别的最常见的长期继发性医疗并发症[2]，他们更可能因压疮而再入院治疗[14]。危险因素包括完全损伤（美国脊髓损伤协会分为 A，B，C，以表示完全与不完全损伤）、四肢瘫痪、高龄、合并症以及暴力损伤[13]。

美国脊髓损伤协会（ASIA）功能损伤量表

A—完全：骶段 $S_{4\sim5}$ 无运动以及感觉功能。

B—不完全：神经平面以下包括骶段 $S_{4\sim5}$ 有感觉但无运动功能。

C—不完全：神经平面以下有运动功能，且神经平面下一半以上支配肌的肌力低于 3 级。

D—不完全：神经平面以下有运动功能，且神经平面下至少一半支配肌的肌力为 3 级。

E—正常：运动和感觉功能正常。

复发率

已有研究报告了压疮的高复发率，即使治疗，压疮的复发率为 21%～79%[15, 16]。流行病研究已经发现，在所有形成压疮的 SCI 患者中，36%～50% 会在首次治愈后的第一年内复发[11, 12, 16-18]。Niazi 和同事们[16]提出即使提供了各种类型的治疗（内科的和外科的），复发率可达 35%。Holmes 等[19]发现他们的研究样本中复发率为 55%，大多数以前经历严重压疮的患者，在手术修复后 2 年内复发。在加拿大的一项为期 20 年研究中（1976—1996），Schryvers 和同事们[15]研究了

168 例脊髓损伤患者，因发生 598 处严重的复发性压疮而入院治疗 415 次。这些压疮复发患者中，31%（185 处）发生在以前压疮的同一位置，21%（125 处）发生在不同的位置。Goodman 等 [20] 在 1～6 年随访期间观察到复发或新压疮发生率为 79%。

对于衡量压疮结局，压疮病史是比一段时间中任何一个单一时间点的压疮衡量更为可靠的一种衡量方法。其他的研究揭示了抵御压疮复发的保护机制。例如，Krause 和 Broderick[21] 报告在 633 名受试者中，13% 曾在 5 年期内再次发生压疮（每年一处或更多处）。他们的研究结果表明生活方式、锻炼以及饮食是抵御压疮复发的保护机制。

SCI 患者中压疮复发与性别（男性）、年龄（老年）、种族（黑人）、无业、居住在护理院，以及既往曾接受过压疮手术有关 [16, 22, 23]。大多数文献描述手术后复发的原因都集中在手术技巧上 [24, 27]。据研究人员报告，伴有手术后并发症的患者压疮复发率为 11%～29%，无手术后并发症的患者复发率为 6%～61%[23, 28-30]。Relander 和 Palmer[29] 建议研究社会因素，以确定手术修复后压疮复发的原因，并且认为应该在手术之前劝告不具备压疮预防有关知识的患者仔细考虑。Disa 和同事们 [23] 提出创伤性截瘫患者的压疮高复发率与滥用药物以及缺乏充分的社会支持体系有关。他们建议制订更有效的患者和护理人员教育计划 [23]。在其他研究中，Mandrekas 和 Mastorakos[30]，Baek 等 [31] 和 Rubayi 等 [32] 提出，对患者的压疮预防教育不足导致复发率较高。

复发也是 SCI 退伍军人的一个严重问题。Guihan 等 [33] 提出，在退伍军人中，压疮复发最显著的预测因子是种族（黑人）、更多合并症表明疾病负担较高、Salzburg PrU 危险评估量表得分（与 SCI 相关的 15 个测量条目、心血管和肺部疾病、白蛋白和血细胞比容以及受损的认知能力），以及压疮治疗出院后的久坐时间 [33]。

经济考虑

尽管难以估计 SCI 患者预防与治疗压疮的成本，但压疮的经济负担却无疑是巨大的。1994 年，Miller 和 DeLozier[34] 报告，医院、护理院和家庭护理中治疗Ⅱ、Ⅲ和Ⅳ期压疮的总费用大约每年 13.35 亿美元。从这些数据不难看出，压疮对 SCI 患者的经济影响。然而，经济负担还没有反映患者及其家人承受的个人和社会成本，包括失去独立和自尊，误工、误学时间、与家人分离的时间，以及最终降低的生活质量。

SCI 患者终身都有形成压疮的危险 [6]。各种治疗干预研究报告的大多数是处理成本，尤其是敷料 [35]。2003 年，Garber 和 Rintala[36] 报告在 Michael E.DeBakey 退伍军人治疗中心的 SCI 名册中，发现 39%（553 名中的 215 名）退伍军人在 3 年

（1997—1999）的研究期限内，曾到诊所诊治或接受家庭护理治疗压疮。其中，102 名退伍军人的病历符合研究入选标准（完整的数据设定），总共 625 次门诊，治疗了 400 处压疮，每次门诊治疗费用为 250 美元（1998 年的大约成本，现在成本更高）。据了解，第Ⅳ期压疮是最常见的，且骨盆压疮数量几乎占所报告的最严重压疮的 2/3。大多数压疮在研究期间未治愈。门诊和家庭访视治疗压疮平均每人超过 6 次。在研究期间，超过一半的研究样本在研究期间至少住院 1 次治疗压疮，平均次数为 2 次，几乎 30% 的退伍军人入院 3 次或更多。57 名患者住院进行压疮治疗，压疮治疗住院天数平均是 150 天，每天 1000 美元，且未考虑外科干预的成本（如果考虑外科治疗，将会超过 70 000 美元）。

Xakellis 和 Frantz[37] 评估了长期护理机构中的压疮管理，从最初发生贯穿整个自然过程，包括住院治疗并发症。如果包括住院费用，在 1996 年，有人报告每个压疮治疗的平均费用是 2731 美元和人均费用是 4647 美元。在该项小型研究（30 例患者）中，80% 的压疮治疗总费用产生于 4% 需要住院的患者。治疗压疮的平均住院时间是 116 天[37]。Javitz 和同事们[38] 确认了治疗压疮中的以下“成本动因”：伤口护理时间、患者翻身或改变体位时间、敷料、轮椅或床上减压坐垫和床垫、抗生素、房间费和医师出诊费、手术清创、住院内科治疗及 / 或手术治疗以及合并症的治疗。

危险因素

文献报告超过 200 种的危险因素与压疮形成有关。大多数危险因素源于对老年护理院居住者的研究。然而，这些患者的很多危险因素不同于 SCI 患者经历的危险因素。在两种人群中，无法活动都增加了压疮形成的危险。然而，与护理院居住者不同，SCI 患者被鼓励去重视或直接自理的日常生活，且被期望去承担压疮预防的主要责任。由于各研究中变量存在的限制，因此文献中关于某一特殊危险因素或系列危险因素对压疮形成的潜在影响常常存在矛盾。不同的人群（例如，急性或慢性 SCI 患者）、样本量不足、因变量衡量标准化方法不同，以及研究设计不良或未对照等原因都增加了解释研究结果的困惑[39, 40]。

根据 Chen 等[10] 的研究，压疮危险在第一个 10 年中似乎保持稳定，但是伤后 15 年会增加。男性、老年人、黑人、单身、高中学历以下的个人，失业者，完全 SCI 患者和有压疮病史的人群、再入院治疗、居住护理院以及其他合并症患者存在更大的压疮发生危险[10]。随着时间的流逝，尽管住院天数以及再住院频率下降，但是压疮的数量上升了[10]。Charlifue 和同事们发现，尽管压疮的数量随着时间的增加而增加，但是压疮在时间上的最佳预测因子还是压疮病史。

1. 尽管存在这些局限，但是文献已经确认并描述了一些 SCI 患者特定的压疮危险因素。Byrne 和 Salzberg[39] 总结了如下 SCI 患者的主要压疮危险因素：

(1) SCI 的严重程度(不能活动,完全损伤、尿失禁以及重度痉挛)。

(2) 既往状况(年迈、抽烟、肺部或心脏疾病、糖尿病和肾脏疾病以及认知功能受损)。

(3) 居住在护理院。

(4) 营养不良和贫血。

2. 具有较好的压疮转归的特征包括保持正常的体重,重返工作岗位,恢复家庭角色,以及不抽烟或无抽烟史,无自杀行为,无监禁,或无酗酒或吸毒[42]。脊髓医学临床实践指南联盟(脊髓损伤后的压疮防治)[6]将 SCI 患者的压疮危险因素分类如下:

(1) 人口因素(年龄、性别、种族、婚姻状况和教育程度)。

(2) 身体或医疗以及 SCI 有关因素(损伤的水平和完整性,活动与移动能力、膀胱、肠道以及湿度控制、并有病,例如糖尿病和僵直状态。)

(3) 心理和社会因素(心理压力、经济问题、认知能力、药物滥用、推荐预防行为/方法的遵守程度以及健康信念和保健方法)[6]。

早在 1979 年,Anderson 和 Andberg[43] 就确定了压疮形成的心理因素,包括患者不愿意为自己的皮肤护理承担责任,自尊心低以及对生活活动能力不满等。Gordon 和同事们[44] 也发现 SCI 和压疮患者的社会适应能力较低。

实践要点

需要创新性的教育计划,向 SCI 患者提供恢复生活控制能力的知识和必备动机。

基于危险的预防

SCI 患者自损伤时就面临形成压疮的危险。损伤后日夜长期无法活动显著提高了危险。急诊干预和脊髓稳定后,应立即实施减压措施,保护身体的脆弱区域。

实践要点

压疮的形成是 SCI 患者的终身问题。

预防压疮是 SCI 患者康复过程中非正式和正式教育课程的一个重要内容。通常为每名患者都制订一个预防方案,包括给患者和其家属的信息指导和说明[45]。(参看健康教育:SCI 患者家庭压疮预防)

通常使用印刷材料或视听媒体（录像带，CD，DVD 等）来对教育课程进行补充，其中一些材料在患者出院时可以寄到患者家里。因为大多数患者教育计划都是基于医院，所以很少了解患者记住了哪些信息，每天练习哪些动作或活动，以及患者生活方式与预防措施的兼容程度。在 20 世纪 70 年代和 80 年代，一些 SCI 中心设立了压疮预防教育综合计划 [46-48]。对住院和门诊患者都提出了多学科的、协调的、结构化的以及广泛的预防方法。一些计划目前依然是实践的模板 [49]。

最近有人提出了几项教育需求。包括（按照研究者进行排序 [50]）：

1. 认识压疮形成的终身危险（包括个人危险因素以及危险如何随时间而变化的评估能力）。

2. 主管实施个人皮肤护理方法的能力以及与保健提供者合作的能力。

3. 持续实施一致性的预防护理的能力，此能力与功能和活动能力相符并随着危险变化调整方法。

4. 协调社会支持的能力。

有效的预防教育和压疮的早期发现是至关重要的 [50]。

健康教育

SCI 患者在家庭中的压疮预防

SCI 患者处于压疮发生的危险，尤其是离开了医院的治疗护理后。将下列方法教给患者和其家属，帮助他们在回家之后进行压疮预防。

1. 每天进行视觉和触觉皮肤检查。
2. 保持良好的个人卫生。
3. 经常翻身和改变体位，并经常进行体重转移。
4. 使用合适的减压床垫和坐垫并良好保养。
5. 保持充分的营养。
6. 保持健康的生活方式（避免酒精、烟草和非法药物）。

皮肤评估

患有压疮的 SCI 患者应进行两个评估阶段。

1. 第一阶段评估：综合评价与检查，包括：

（1）完整的社会经历和病史。

（2）身体检查。

（3）实验测试。

（4）评估心理健康、行为和认知状态。

（5）社会和经济来源信息以及个人护理援助的可获得性与可利用性。

（6）位置、体位以及相关设备评估。

（7）评估生活方式，包括过去与现在是否使用烟草，以及酒精和药物使用/滥用[6]。

2. 第二阶段评估：详细描述压疮和周围的组织，包括下列因素：

（1）解剖学定位与一般外部状况。

（2）大小（长度、宽度、深度和伤口面积）。

（3）分期或严重程度。

（4）渗出液。

（5）气味。

（6）坏死。

（7）潜行。

（8）窦道。

（9）感染。

（10）肉芽和上皮形成。

（11）伤口边缘和周围组织[6]。

照片在这些评估和监测中非常有用。

实践要点

黑暗色素性皮肤的患者尤其不易于检测压疮。尽管受损皮肤区域似乎比周围皮肤更深，但评估较深皮肤患者时，除了视觉数据外，还应使用触觉信息。皮肤可能紧绷并透亮，变硬，且触感温热。颜色的变化可能从紫色到蓝色不等。切记，压力损伤的黑色皮肤在受压时不会发白[51]。

治疗

在压疮患者的长期护理中，预防与治疗密不可分[52]。在SCI后的康复过程中，患者接触到大量的相关信息，包括已经发生的主要的生理变化以及如何预防和处理潜在的继发性并发症，例如压疮和尿路感染。不幸的是，很多这些信息并不是在创伤后早期阶段吸取的，所以一旦患者回到自己的家中和社区就导致了可能危及生命的状况。结合信息的非保持性就是现今住院时间显著下降，从而使得住院时期的结构化教育课程极其有限，或完全缺乏。

非手术治疗

基于一些患者有关的压疮因素，压疮的治疗是一个复杂的过程。非手术治疗压疮包括几个连续的步骤，针对患者的压疮而制订治疗计划。以伤口治愈为目标，综合治疗计划的要素包括清洗、清创、使用敷料以及评估新技术的需求（以及是否合适）。教育，用打印材料或与保健专业人员讨论的方式，目的是为了预防 SCI 患者压疮复发。加强的、个体化的压疮预防和管理教育可以有效地改善住院期间外科手术修复压疮的知识[53, 54]。此外，在患者个人日常生活中，个体化的预防性干预结合结构化的随访，可以降低 SCI 患者的压疮危险[55]。

外科治疗

SCI 患者的第Ⅲ和Ⅳ期压疮通常采用外科手术进行治疗。

（1）外科手术闭合的目标包括：

1）预防伤口的蛋白流失。

2）降低进展性骨髓炎和脓毒症的危险。

3）预防肾衰竭。

4）降低住院费用和时间。

5）改善卫生状况和外观。

6）加速治愈时间[6, 56, 57]。

（2）外科手术操作包括：

1）切除压疮和周围的瘢痕，下面的黏液囊、钙化软组织以及下面的坏死和感染的骨骼。

2）用筋膜或肌肉皮瓣填塞坏死部分。

3）改善血管分布以及骨突部位的压力分布。

4）使用大块皮瓣修复区域表面，以使缝合线远离直接受压区域。

5）提供皮瓣给患者留有选择其他外科手术的可能[56, 57]。

手术前，康复和手术团队应共同努力，协调控制局部伤口感染，改善并保持营养，调节肠胃功能、控制肌痉挛和挛缩，并治疗合并症。压疮手术史、吸烟、尿路感染以及异位骨化都会影响手术效果[6]。

人们已经研发了修复压疮的新型外科手术技术，目前正得到使用以改善手术效果。尽管这些技术正在进行评估[58-62]，但是皮肤状况和复发率长期随访有关研究依然比较有限。Lee[58] 进行的一项研究，使用了一种新的伤口闭合技术，并且跟踪随访患者 102 天之后，13 例患者 21 处伤口中 18 处（86%）保持闭合。

循证实践

手术后护理包括保持手术部位不受压，使用专业床垫来最大程度减压，使患者渐进活动并向患者和家属提供教育[6]。

Sorensen 和同事们[63]提出全面的手术前清创、患者的依从性、合并症的控制、专业的手术后支持以及充分的减压是手术成功的关键。

减压垫

减压垫是一套设备或系统，目的是减轻患者和床或轮椅之间的接触面压力[52]。减压垫不能治愈压疮，然而，它们是临床医师医嘱指定的用品，且属于综合压疮预防与管理计划的一部分。压力再分布产品，例如静态或动态减压床垫、床垫垫单或专业治疗床，可以用于不同的时间以降低患者形成压疮的危险。如单独或联合使用泡沫和凝胶之类的材料，和诸如空气和水之类的元素，也可以单独或联合使用，这些产品正在住院和家庭护理环境中得到使用。不同材料和设计的轮椅坐垫和座椅系统旨在降低压力和当患者坐在轮椅中时，最大限度地保持平衡和稳定（此外，关于减压垫的讨论，请参见第 11 章“压力再分布：坐位、体位改变和减压垫”）。

压力对组织的副作用是 SCI 患者发生压疮和死亡的主要原因[6]。轮椅坐姿以及相关座椅设备有关问题已经得到广泛研究，且已经形成了治疗策略去降低皮肤压力，尤其是解剖区域骨突部位下方所承受的压力[64-66]。这些努力大大地改善了座位支持技术和减压设备，例如轮椅坐垫和仰卧患者的床垫。

另一个尚未研究的领域，名为当 SCI 患者坐在马桶椅上排便时所进行的必要操作所带来的压力的副作用。慢性便秘、排便困难、失禁以及黏膜损伤都是 SCI 患者神经性肠道有关的并发症。在排便过程中，一种试图解决压力副作用的方法就是使用带棉垫的马桶座椅。已经证明，这种方法成功地保证了安全且减轻了压疮的危险[67-71]。由于泌尿生殖系统并发症、呼吸道并发症以及压疮的缘故，紧随 SCI 之后的再住院率依然很高[14]。不幸的是，关于压疮形成与排便护理坐位时间或过程有关的特殊性资料非常有限。需要对相关的治疗方法进行研究，重点是每次试图排便过程中的坐位时间长短。

新型干预措施

有些文献已经提出了一些辅助治疗，并在 SCI 患者的压疮治疗中取得了不同程度的成功，包括：

（1）电刺激。

（2）紫外线和激光治疗。

（3）保持体温正常。

（4）高压氧和超声波。

（5）负压伤口治疗。

（6）非抗生素药物治疗。

（7）外用制剂。

（8）皮肤替代物。

(9) 生长因子。

其中，只有电刺激已经有足够的科学支持证据，证明其可以作为 SCI 患者压疮的一种治疗方法[72, 73]。

总结

近年来，尽管 SCI 研究大量增加，但是能产生强有力的研究证据、为压疮管理提供依据的随机化设计与实施的对照试验依然不尽如人意。尽管压疮治疗已经取得进展，但是，针对 SCI 人群的压疮预防方法还缺乏科学的证据。在真实的环境中，评估预防和治疗压疮效果的金标准是随机对照试验（randomized controlled trials，RCT）。然而，在复杂的、快速变化的医疗环境中，盲法是难以实施的，控制影响每个研究结果的变量也是不切实际的。此外，任何认为日常治疗护理是静态的观点可能也是错误的。变革的方法是保持必须使用的研究设计的完整性，包括灵活执行纳入与排除标准使之符合实际状况，更好地理解那些需要标准化的、持续改善干预措施中的日常护理的重要内容，预计和降低来自组织机构改变的风险因素[33]。研究的努力方向应聚焦于预防再复发的前瞻性研究，包括促进自我管理的长期随访项目。

病例分享：脊髓损伤人群

临床资料

K 先生是一位 36 岁的黑人男性，4 年前因车辆事故造成 T_8 平面完全性 SCI，导致下半身瘫痪。他独居，未婚和失业，有高血压病史。在他住院康复期间，K 先生被告知了一些压疮知识以及如何预防的方法。然而，在出院后 1 年内，他发生了一处右坐骨结节Ⅲ期压疮，因此入院进行手术修复。手术结果是压疮治愈，K 先生出院。尽管在本次住院期间，再次学习了压疮预防方法，他回家后又开始了以前的习惯，包括久坐在电视机前，与朋友开车四处兜风，饮食缺乏营养和抽烟。第一次外科手术之后不到一年，K 先生的左坐骨结节形成了一处Ⅳ期压疮伴有骨髓炎。为了外科修复压疮，他再次住院。综合考虑 K 先生的压疮史如下：他没有支持系统来帮助和鼓励他更积极地预防压疮；他看起来抑郁，不能控制自己的身体健康；他想返回工作岗位继续做一名电脑程序员，但是又没有花费太多努力去找一份工作；他常常不能遵照医嘱按时服用治疗高血压的药物；他抽烟并且有时饮酒和非法吸毒。

案例讨论

首先要治疗感染（骨髓炎）并且手术修复压疮。在这次住院过程中，一位个案管理者被委派去协调出院和随访计划。这位个案管理者要求一位熟知 SCI 与压疮的作业治疗师与 K 先生一起制订预防未来发生压疮的策略，控制他所能掌控的一些事情，确认在社区和保健系统内适当的支持系统和改善他的生活质量。作业治疗师与K先生合作制订了K先生能接受的和适合他生活方式的压疮预防计划。相关的行动和行为写成书面计划，这样K先生就可以每天参考。这些计划包括体重转换和翻身、皮肤检查（特别注意黑色素沉淀的皮肤变化）、营养、卫生、限制久坐、限制抽烟和饮酒，且不吸毒。另外，作业治疗师对K先生的轮椅以及床和减压坐垫和床垫进行了完整的评估。他的轮椅和轮椅坐垫质量很不好，于是订购了一张新轮椅并进行了压力评价去确定对他最有效的轮椅坐垫。

指导K先生对他的新设备（轮椅和坐垫）进行常规护理，尤其是他的皮肤变化，可能反映了减压垫的劣化。再评估他的高血压控制情况，且设计了一种新的服药制度。作业治疗师进行家访，确定了最小限度地改造K先生家庭环境的方法，而最大化他的独立和安全。给他介绍了一位心理医师进行咨询，似乎更深入地了解他的行为和生活方式。最后，给K先生一份有问题时可以联系的名单，包括个案管理者、设备商、医师和诊所。也提供给他一些如何找到工作的信息。

自我测验——脊髓损伤人群

1. 下列全部是SCI人群形成压疮的主要危险因素，除了：

   A. 既往状况　　B. SCI严重程度

   C. 性别　　D. 营养

   答案：C。尽管更多的男性患有SCI，但性别不是压疮形成的主要危险因素。既往状况、SCI严重程度以及营养全是压疮形成的危险因素。

2. SCI最常发生的并发症是：

   A. 骨折　　B. 尿路感染

   C. 压疮形成　　D. 骨质疏松

   答案：B。尿路感染是最常发生的SCI并发症。压疮形成是其次。骨折和骨质疏松也是可能发生的其他并发症。

参考文献

1. Weaver, F.M. "Spinal Cord Injury QUERI Center Strategic Plan," Hines, IL: Edward Hines Jr. VA Hospital, December 2009; Available at http://www.queri.research.va.gov/about/strategic_plans/sci-strategic-plan.pdf. Accessed January 19, 2011.
2. National Spinal Cord Injury Statistical Center. "Spinal Cord Injury: Facts and Figures at a Glance." Birmingham, AL: Author, February 2010. Available at https://www.nscisc.uab.edu/public_content/pdf/Facts%20and%20Figures%20at%20a%20Glance%202010.pdf. Accessed January 19, 2011.
3. Ragnarsson, K.T., et al. "Management of Pulmonary, Cardiovascular, and Metabolic Conditions after Spinal Cord Injury," in Stover,

S.L., et al. (eds.), *Spinal Cord Injury: Clinical Outcomes from the Model Systems*. Gaithersburg, MD: Aspen Publishers, Inc., 1995.

4. McKinley, W.O., et al. "Long-term Medical Complications after Traumatic Spinal Cord Injury: A Regional Model Systems Analysis," *Archives of Physical Medicine Rehabilitation* 80(11):1402-10, November 1999.
5. Langemo, D.K., et al. "The Lived Experience of Having a Pressure Ulcer: A Qualitative Analysis," *Advances in Skin & Wound Care* 13(5):225-35, September-October 2000.
6. Garber S.L., et al. *Pressure Ulcer Prevention and Treatment Following Spinal Cord Injury: A Clinical Practice Guideline for Health-care Professionals, Consortium for Spinal Cord Medicine Clinical Practice Guidelines*. Washington, DC: Paralyzed Veterans of America, 2000.
7. The National Institute on Disability and Rehabilitation Research. Available at www2.ed.gov/legislation/FedRegister/announcements/2006-1/022706b.pdf. Accessed June 22, 2010.
8. Young, J.S., and Burns, P.E. "Pressure Sores and the Spinal Cord Injured: Part II," *Spinal Cord Injury Digest* 3:11-26, 48, 1981.
9. Yarkony, G.M., and Heinemann, A.W. "Pressure Ulcers," in Stover, S.L., et al. (eds.), *Spinal Cord Injury: Clinical Outcomes from the Model Systems*. Gaithersburg, MD: Aspen Publishers, 1995.
10. Chen, Y., DeVivo, M.J., Jackson, A.B. "Pressure Ulcer Prevalence in People with Spinal Cord Injury: Age-period-duration Effects." *Archives of Physical Medicine and Rehabilitation* 86:1208-13, 2005.
11. Fuhrer, M.J., et al. "Pressure Ulcers in Community-resident Persons with Spinal Cord Injury: Prevalence and Risk Factors," *Archives of Physical Medicine and Rehabilitation* 74(11):1172-77, November 1993.
12. Carlson, C.E., et al. "Incidence and Correlates of Pressure Ulcer Development after Spinal Cord Injury," *Journal of Rehabilitation Nursing Research* 1(1):34-40, 1992.
13. McKinley, W.O., Jackson, A.B., Cardenas, D.D., DeVivo, M.J. "Long-term Medical Complications after Traumatic Spinal Cord Injury: A Regional Model Systems Analysis," *Archives of Physical Medicine and Rehabilitation* 80:1402-10, 1999.
14. Cardenas, D.D., Hoffman, J.M., Kirshblum, S., McKinley, W. "Etiology and Incidence of Rehospitalization after Traumatic Spinal Cord Injury: A Multicenter Analysis," *Archives of Physical Medicine and Rehabilitation* 85:1757-63, 2004.
15. Schryvers, O.I., et al. "Surgical Treatment of Pressure Ulcers: A 20-year Experience," *Archives of Physical Medicine and Rehabilitation* 81(12):1556-1562, December 2000.
16. Niazi, Z.B., et al. "Recurrence of Initial Pressure Ulcer in Persons with Spinal Cord Injuries," *Advances in Wound Care* 10(3):38-42, May-June 1997.
17. Goldstein, B. "Neurogenic Skin and Pressure Ulcers," in Hammond, M.C. (ed.), *Medical Care of Persons with Spinal Cord Injury*. Washington, DC: DVA Employee Education System and Government Printing Office, 1998.
18. Salzberg, C.A., et al. "Predicting and Preventing Pressure Ulcers in Adults with Paralysis," *Advances in Wound Care* 11(5):237-46, September 1998.
19. Holmes, S.A., et al. "Prevention of Recurrent Pressure Ulcers after Myocutaneous Flap," *Journal of Spinal Cord Medicine* 25:S23, 2002.
20. Goodman, C.M., et al. "Evaluation of Results and Treatment Variables for Pressure Ulcers in 48 Veteran Spinal Cord-injured Patients," *Annals of Plastic Surgery* 43(6):572-74, June 1999.
21. Krause, J.S., Broderick, L. "Patterns of Recurrent Pressure Ulcers after Spinal Cord Injury: Identification of Risk and Protective Factors 5 or More Years after Onset," *Archives of Physical Medicine and Rehabilitation* 85:1257-64, 2004.
22. Yasenchak, P.A., et al. "Variables Related to Severe Pressure Sore Recurrence," [Abstract]. Orlando, FL: Annual Meeting of the American Spinal Injury Association (ASIA), 1990.
23. Disa, J.J., et al. "Efficacy of Operative Cure in Pressure Sore Patients," *Plastic and Reconstructive Surgery* 89(2):272-78, February 1992.
24. Scheflan, M. "Surgical Methods for Managing Ischial Pressure Wounds," *Annals of Plastic Surgery* 3(3):238-47, March 1982.
25. Romm, S., et al. "Pressure Sores: State of the Art," *Texas Medicine* 78(4):52-60, 62, April 1982.
26. Pers, M. "Plastic Surgery for Pressure Sores," *Paraplegia* 25(3):275-78, June 1987.
27. Buntine, J.A., and Johnstone, B.R. "The Contributions of Plastic Surgery to Care of the Spinal Cord Injured Patient," *Paraplegia* 26(2):87-93, April 1988.
28. Hentz, V.R. "Management of Pressure Sores in a Specialty Center—A Reappraisal," *Plastic and Reconstructive Surgery* 64(4):683-91, October 1979.
29. Relander, M., and Palmer, B. "Recurrence of Surgically Treated Pressure Sores," *Scandinavian Journal of Plastic Reconstructive Surgery* 2(1):89-92, 1988.
30. Mandrekas, A.D., and Mastorakos, D.P. "Management of Decubitus Ulcers by Musculocutaneous Flaps: A Five-year Experience," *Annals of Plastic Surgery* 28(2):167-74, February 1992.
31. Baek, S., et al. "The Gluteus Maximus Myocutaneous Flap in the Management of Pressure Sores," *Annals of Plastic Surgery* 5(6): 471-76, December 1980.
32. Rubayi, S., et al. "Proximal Femoral Resection

and Myocutaneous Flap for Treatment of Pressure Ulcers in Spinal Cord Injury Patients," *Annals of Plastic Surgery* 27(2):132-37, August 1991.

33. Guihan, M., Garber, S.L., Bombardier, C.H., Durazo-Arizu, R., Goldstein, B., Holmes, S.A. "Lessons Learned While Conducting Research on Prevention of Pressure Ulcers in Veterans with Spinal Cord Injury," *Archives of Physical Medicine and Rehabilitation* 88:858-61, 2007.
34. Miller, H., and DeLozier, J. "Cost Implications," in Bergstrom, N., and Cuddigan, J. (eds.), *Treating Pressure Ulcers: Guideline Technical Report*, Vol II, No. 15, Rockville, MD: US Department of Health and Human Services, Public Health Service, Agency for Health Care Policy and Research. Publication 96-N015, 1994.
35. Kerstein, M.D. "Unexpected Economics of Ulcer Care Protocols," *Southern Medical Journal* 97:135-6, 2004.
36. Garber, S.L., Rintala, D.H. "Pressure Ulcers in Veterans with Spinal Cord Injury: A Retrospective Study," *Journal of Rehabilitation Research and Development* 40:433-442, 2003.
37. Xakellis, G.C., Frantz, R. "The Cost of Healing Pressure Ulcers across Multiple Health Care Settings," *Advances in Wound Care* 9:18-22, 1996.
38. Javitz, H.S., Ward, M.M., Martens, L. "Major Costs Associated with Pressure Sores," *Journal of Wound Care* 7:286-90, 1998.
39. Byrne, D.W., and Salzberg, C.A. "Major Risk Factors for Pressure Ulcers in the Spinal Cord Disabled: A Literature Review," *Spinal Cord* 34(5):255-63, May 1996.
40. Rintala, D.H. "Quality-of-life Considerations," *Advances in Wound Care* 8(4):71-83, July-August 1995.
41. Charlifue, S., Lammertise, D.P., Adkins, R.H. "Aging with Spinal Cord Injury: Changes in Selected Health Indices and Life Satisfaction," *Archives of Physical Medicine and Rehabilitation* 85:1848-53, 2004.
42. Krause, J.S., Vines, C.L., Farley, T.L., Sniezek, J., Coker, J. "An Exploratory Study of Pressure Ulcers after Spinal Cord Injury: Relationship to Protective Behaviors and Risk Factors," *Archives of Physical Medicine and Rehabilitation* 82:107-13, 2001.
43. Anderson, T.P., and Andberg, M.M. "Psychosocial Factors Associated with Pressure Sores," *Archives of Physical Medicine and Rehabilitation* 60(8): 341-46, August 1979.
44. Gordon, W.A., et al. "The Relationship between Pressure Sores and Psychosocial Adjustment in Persons with Spinal Cord Injury," *Rehabilitation Psychology* 27:185-91, 1982.
45. Garber, S.L., et al. "A Structured Educational Model to Improve Pressure Ulcer Prevention Knowledge in Veterans with Spinal Cord Dysfunction," *Journal of Rehabilitation Research and Development* 39(5):575-88, September-October 2002.
46. Andberg, M.M., et al. "Improving Skin Care through Patient and Family Training," *Topics in Clinical Nursing* 5(2):45-54, July 1983.
47. Krouskop, T.A., et al. "The Effectiveness of Preventive Management in Reducing the Occurrence of Pressure Sores," *Journal of Rehabilitation Research and Development* 20(1):7483, July 1983.
48. King, R.B., et al., eds. "The Skin," in *Rehabilitation Guide*. Chicago, IL: The Rehabilitation Institute of Chicago, 1977.
49. Bergstrom, N., et al. *Pressure Ulcers in Adults: Prediction and Prevention*, Guideline Report No. 3. Rockville, MD: US Department of Health and Human Services, Public Health Service, Agency for Health Care Policy and Research. AHCPR Publication No. 93-0013, May 1992.
50. Schubart, J.R., Hilgart, M., Lyder, C. "Pressure Ulcer Prevention and Management in Spinal Cord-injured Adults: An Analysis of Educational Needs," *Advances in Skin & Wound Care* 21:322-9, 2008.
51. Bennett, M.A. "Report of the Task Force on the Implications for Darkly Pigmented Intact Skin in the Prediction and Prevention of Pressure Ulcers," *Advances in Wound Care* 8(6):34-35, November-December 1995.
52. Bergstrom, N., et al. *Treatment of Pressure Ulcers*, Guideline Report No. 15. Rockville, MD: US Department of Health and Human Services, Public Health Service, Agency for Health Care Policy and Research. AHCPR Publication No. 96-N014, December 1994.
53. Garber, S.L., Rintala, D.H., Holmes, S.A., Rodriguez, G.P., Friedman, J. "A Structured Educational Model to Improve Pressure Ulcer Prevention Knowldege in Veterans with Spinal Cord Dysfunction," *Journal of Rehabilitation Research and Development* 39:575-88, 2002.
54. Rintala, D.H., Garber, S.L., Friedman, J.D., Holmes, S.A. "Preventing Recurrent Pressure Ulcers in Veterans with Spinal Cord Injury: Impact of a Structured Education and Follow-up Intervention," *Archives of Physical Medicine and Rehabilitation* 89:1429-41, 2008.
55. Dunn, C.A., Carlson, M., Jackson, J.M., Clark, F.A. "Response Factors Surrounding Progression of Pressure Ulcers in Community-residing Adults with Spinal Cord Injury," *American Journal of Occupational Therapy* 63:301-9, 2009.
56. Netscher, D., et al. "Surgical Repair of Pressure Ulcers," *Plastic Surgery Nursing* 16:225-33, 239, Winter 1996.
57. Clamon, J., and Netscher, D.T. "General Prin-

ciples of Flap Reconstruction: Goals for Aesthetic and Functional Outcome," *Plastic Surgery Nursing* 14:9-14, Spring 1994.

58. Lee, E.T. "A New Wound Closure Achieving and Maintaining Device Using Serial Tightening of Loop Suture and Its Clinical Applications in 15 Consecutive Patients for Up to 102 Days," *Annals of Plastic Surgery* 53(5):436-41, 2004.
59. Akyurek, M., et al. "A New Flap Design: Neural-island Flap," *Plastic and Reconstructive Surgery* 114(6):1467-77, 2004.
60. Ichioka, S., et al. "Triple Coverage of Ischial Ulcers with Adipofascial Turnover and Fasciocutaneous Flaps," *Plastic and Reconstructive Surgery* 14(4): 901-5, 2004.
61. Ichioka, S., et al. "Regenerative Surgery for Sacral Pressure Ulcers Using Collagen Matrix Substitute Dermis (Artificial Dermis)," *Annals of Plastic Surgery* 54(4):383-89, 2003.
62. Lin, M.T., et al. "Tensor Fasciae Latae Combined with Tangentially Split Vastus Lateralis Musculocutaneous Flap for the Reconstruction of Pressure Sores," *Annals of Plastic Surgery* 53(4): 343-47, October 2004.
63. Sorensen, J.L., et al. "Surgical Treatment of Pressure Ulcers," *American Journal of Surgery* 188(suppl 1A):42-51, 2004.
64. Garber, S.L. "Wheelchair Cushions: A Historical Review," *American Journal of Occupational Therapy* 39:453-59, 1985.
65. Garber, S.L. "Wheelchair Cushions for Spinal Cord-injured Individuals," *American Journal of Occupational Therapy* 39:722-5, 1985.
66. Garber, S.L., Dyerly, L.R. "Wheelchair Cushions for Persons with Spinal Cord Injury: An Update," *American Journal of Occupational Therapy* 45:550-4, 1991.
67. Malassigne, P., Nelson, A., et al. "Toward the Design of a New Bowel Care Chair for the Spinal Cord Injured: A Pilot Study," *SCI Nursing* 10: 84-90, 1993.
68. Malassigne, P., Nelson, A.L., et al. "Design of the Advanced Commode-shower Chair for Spinal Cord-injured Individuals," *Journal of Rehabilitation Research and Development* 37: 373-82, 2000.
69. Nelson, A., Malassigne, P., et al. "Promoting Safe Use of Equipment for Neurogenic Bowel Management," *SCI Nursing* 17:119-24, 2000.
70. Nelson, A.L., Malassigne, P., Murray, J. "Comparison of Seat Pressures on Three Bowel Care/Shower Chairs in Spinal Cord Injury," *SCI Nursing* 11:105-7, 1994.
71. Nelson, A., Malassigne, P., et al. "Descriptive Study of Bowel Care Practices and Equipment in Spinal Cord Injury," *SCI Nursing* 10:65-7, 1993.
72. Baker, L., et al. "Effect of Electrical Stimulation Waveform on Healing of Ulcers in Human Beings with Spinal Cord Injury," *Wound Repair and Regeneration* 4(1):21-28, January-February 1996.
73. Wood, J.M., et al. "A Multicenter Study on the Use of Pulsed Low-intensity Direct Current for Healing Chronic Stage II and III Decubitus Ulcers," *Archives of Dermatology* 129(8):999-1009, August 1993.

HIV（人类免疫缺陷病毒）/AIDS（获得性免疫缺陷综合征）人群

HIV和AIDS患者皮肤变化

超过90%的HIV感染患者在其HIV感染期间将会形成至少一种皮肤疾病[1]。实际上，在20世纪80年代早期，年轻男同性恋异常的皮肤病变，促进了对AIDS病毒的探索。在无症状和有症状病程中，都可能形成大面积的感染性及非感染性皮肤损伤。皮肤的改变常是受损免疫系统的最先表现，且可能是某种严重机会性感染的一种信号或症状。皮肤改变也可以预示HIV疾病正在进展。

关于HIV，皮肤疾病及其治疗的几种观点是值得注意的。常见于非HIV感染成年人群中的损伤，在HIV感染的人群中可能表现为不典型的损伤。此外，皮肤疾病往往对常规治疗无反应，可能存在的时间比预期长，且可能发展成慢性的、毁容性的疾病。皮肤损伤也可能是威胁生命的疾病前兆。

实践要点

快速和精确地研究 HIV 感染患者的皮肤损伤至关重要且常需要与 HIV 专家合作。

几种抗反转录病毒药物的有效结合可以抑制病毒复制，因为随之发生的 $CD4^+$ 淋巴细胞数量饱和通常被称之为高效抗反转录病毒治疗（highly active antiretroviral therapy，HAART）。已经证明用于预防或治疗机会性感染的基于 HAART 的疗法和药物，有助于显著降低与 HIV 有关的发病率和死亡率。随着 HAART 的普遍使用，以前的常见皮肤疾病，包括卡波西肉瘤、嗜酸性毛囊炎、接触传染性软疣、杆菌性血管瘤病和尖锐湿疣的发生率也下降了。一项研究估计，HAART 使患有皮肤问题的 HIV 患者数量下降 40%[2]。尽管 HAART 和治疗机会性感染的疗法已经通过控制 HIV 复制改善了患者的生活质量，但是因为增加使用药物制剂而导致了这些药物的不良反应发生率增加。某些药物的皮肤不良反应危险在 HIV 患者中，相比普通人群大大地增加（多达 100 倍）且和免疫抑制共同发生[3]。常见不良反应的药物包括磺胺类药、复方新诺明以及抗结核药物以及很多抗反转录病毒药物（表 21-1）。

表 21-1 HIV 疾病的皮肤不良反应

药物类别	皮肤表现
核苷类反转录酶阻滞剂（nucleoside reverse-transcriptase inhibitors，NRTI），尤其是齐多夫定（zidovudine）、阿巴卡韦（abacavir）	黏膜与皮肤色素沉着，药物过度敏感症状（药疹、嗜酸细胞增多以及全身症状），多毛症，白细胞破碎性血管炎 危及生命的皮肤疾病：史蒂文斯约翰逊综合征（SJS）和中毒性表皮坏死溶解综合征（TENS）
非核苷类反转录酶阻滞剂，尤其是奈韦拉平（nevirapine）	皮疹，最常见皮疹暴发 其他不太经常，只是可能体现在皮肤的反应，包括 SJS 和可能危及生命的疾病，例如 TENS 和 DRESS
蛋白酶抑制剂	斑丘疹、荨麻疹、急性全身发疹性脓疱病、缺脂性皮肤炎、急性卟啉病，DRESS，SJS 以及单个或多发化脓性肉芽肿
融合抑制剂	注射部位反应：红疹、囊肿以及注射部位结节
侵入抑制剂	未报告明显的反应
整合酶抑制剂	瘙痒、皮疹

皮肤药疹

一些用于预防机会性感染的药物可能会发生药物介导的皮疹暴发，而不是因为抗反转录治疗。复方新诺明（Bactrim，甲氧苄啶 - 磺胺甲噁唑），预防与治疗耶氏肺孢子虫肺炎的最有效药物，已知会引起 HIV 感染患者暴发皮疹。HIV 患者中甲氧苄啶 - 磺胺甲噁唑相关皮疹发生率为 20%～80%，而未感染 HIV 的人群为 1%～3%，可能因为药物代谢改变，降低了谷胱甘肽水平，或两者皆是[4]。

实践要点

已经表明 50%～60% 的 HIV 阳性患者在开始甲氧苄啶 - 磺胺甲噁唑治疗后 7 天内形成似麻疹样皮疹。甲氧苄啶 - 磺胺甲噁唑药疹的特征是躯干和四肢大面积散布粉红至红色的斑疹和丘疹。临床医师必须在治疗第一周内进行全面的全身皮肤检查，并教育患者若出现任何反常皮疹要通知治疗师。

它的严重类型，SJS 和中毒性表皮坏死溶解综合征（TENS）也可能形成。SJS 的典型特征是发热以及皮肤和眼、口或生殖器黏膜遍布水疱。TENS 是一种更严重的 SJS 表现，包括大面积的皮肤融合性水疱，可能导致皮肤大片脱落。

实践要点

TENS 由于皮肤广泛剥脱可能导致继发性感染，伴有脓毒血症、血容量不足以及高输出性心力衰竭。发生 TENS 的患者必须在急症治疗环境中加强治疗。

免疫重建炎症性综合征

近年来，HAART 的引入导致了免疫重建炎症性综合征（immune reconstitution inflammatory syndrome，IRIS）的出现。该综合征的典型特征是某些状况的反常地恶化或加剧，其中一些可能表现于皮肤，在所有采用 HAART 的患者中 IRIS 发病率为 15%～25%[5]。IRIS 被认为是对感染或自我抗原过度免疫反应的结果，因为免疫系统随着 HAART 被恢复。IRIS 引起症状明显的疾病，但是常导致中度或重度皮疹，包括毛囊炎性皮疹、分枝杆菌皮肤感染以及病毒性感染，例如人类疱疹病毒（带状疱疹）。IRIS 甚至可能加剧潜在的自身免疫疾病，例如红斑狼疮。

感染性皮肤疾病

HIV 或 AIDS 患者的免疫功能不全使他们处于更大的感染细菌性或病毒性皮肤疾病的危险，例如，疱疹病毒、巨细胞病毒（CMV）、人乳头瘤病毒、接触性传染软疣、葡萄球菌和链球菌感染以及杆菌性血管瘤病。

疱疹病毒

由普通疱疹病毒引起的典型成片水泡状病灶易于被识别，且在所有疾病分期的 HIV 患者中都是常见的。带状疱疹可以发生在 HIV 诱导的免疫抑制阶段的早期和晚期，且可能是表明未确诊的 HIV 感染的第一临床线索。疱疹病毒感染可能发生在口腔和生殖器黏膜以及肛周区域。病灶通常表现为疼痛、成片的破裂以及结痂红斑囊泡。病史和临床表现通常是确定疾病所必需的因素，所以，很少进行证实试验，例如 Tzanck 涂片、活组织检查或病毒培养。在晚期 HIV 患者中，疱疹感染可能发展成慢性溃疡和龟裂，并伴有严重水肿。

HIV 感染的成人比年龄相仿对照组的带状疱疹的发生率高 14 倍[6]。带状疱疹可以发生于任何 $CD4^+$ 数量的 HIV 感染成人，但是 $CD4^+$ 数量低于 200 细胞 /μl 的患者中该疾病发生频率最高。与其他皮肤疾病不同，带状疱疹的发生率未因 HARRT 而降低。

无并发症的带状疱疹发作应使用阿昔洛韦（zovirax）、泛昔洛韦（famvir）或伐昔洛韦（valtrex）治疗 7～10 天。也可能形成疼痛的萎缩性瘢痕、顽固的溃疡、耐阿昔洛韦的慢性软疣病灶（参看健康教育：疱疹病毒教育提示）。

健康教育

疱疹病毒教育提示

1. 细心洗手有助于预防感染传播。
2. 使用个人的毛巾和床上用品。
3. 疱疹感染引起的疼痛需要使用温和的镇痛药。
4. 局部浸泡（如碱式硝酸铝溶液）可以用于帮助干燥潮湿的病灶。
5. 可以使用热敷治疗皮肤病灶的脓疱化。

实践要点

通常疱疹病变在不到 2 周时间内可治愈。如果 3～4 周未愈，则患者可能有一种耐药性的病毒存在。耐阿昔洛韦型的带状疱疹病毒或单纯性疱疹病毒感染需要使用静脉注射膦甲酸（foscavir）进行治疗。

实践要点

带状疱疹损害 V1，三叉神经的眼部区域患者，应该立即去看眼科医师，因为存在角膜溃疡危险。该类疾病出现如鼻尖或唇周疼痛的囊泡状损伤之类的体征和症状时，应考虑看眼科急诊。

巨细胞病毒

巨细胞病毒（cytomegalovirus，CMV）是疱疹病毒家族中的一种双链 DNA 病毒，可能引起晚期免疫抑制，会导致患者发生播散性或局限性器官终末疾病。

随着 HAART 的出现，巨细胞病毒性器官终末疾病新病例的发生率下降了 75%～80%，现在估计每 100 人每年少于 6 例[6]。当皮肤被累及时，巨细胞病毒可能引起大量不同的临床表现，包括溃疡、疣状病变以及明显的紫癜丘疹。CMV 感染的有效治疗包括口服缬更昔洛韦（valcyte）或静脉注射更昔洛韦（cytovene）、膦甲酸（foscavir）或西多福韦（vIstide）。

实践要点

溃疡通常继发于巨细胞病毒的定植，很多患者合并有单纯性疱疹和 CMV 感染。

人乳头瘤病毒

HIV 阳性患者最常见的皮肤疾病是人乳头瘤病毒（human papillomavirus，HPV）引起的疣。已经证明，免疫缺陷与 HPV 感染频率增加有关，这表明 HPV 的出现受到患者免疫状态的调节。

表现为暗色丘疹的寻常疣（平常疣），可以长在皮肤的任何地方。扁平疣形状扁平，颜色似皮肤样的丘疹，常出现在面部和手背。尖锐湿疣（生殖器疣）的典型特征是生长在生殖器区域的柔软的、颜色似皮肤样、形状似菜花状的丘疹。它们的外观、大小和数量随位置不同而变化。疣的大小范围从小于 1mm 至 2cm 的“菜花样损害”。跖疣是出现在足底的角化丘疹和斑块。某些类型的 HPV 具有致癌潜能且伴随着女性宫颈癌、阴茎鲍恩样丘疹病、肛门癌以及浸润性癌。仅 HPV16 在普通人群中其宫颈癌的致癌率约占 50%，HPV-18 占 10%～15%，而其他的致癌 HPV 类型各占不到 5%[6]。与其他 HIV 有关感染不同，使用 HAART 治疗不会影响 HPV 感染的发生率。

治疗，尽管有效，却很少完全根除 HPV。破坏性的方法——例如敷用外用化学药品（例如，水杨酸或三氯乙酸）、液氮冷冻疗法以及切除手术——是寻常疣的标准治疗方法。尖锐湿疣可以使用含鬼臼树脂 10%～50% 的安息香酊、

3% 西多福韦药膏、病灶内干扰素 α、液氮冷冻、电干燥法和刮除术或二氧化碳激光治疗。

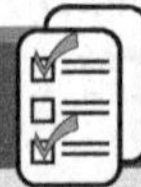

健康教育

5% 咪喹莫特(aldara 乳膏)用于预防 HPV 感染复发是常开的处方药，指导患者在夜间涂敷该药在自己的疣上，每周 3 次持续使用 16 周。

使用 5% 咪喹莫特乳膏的患者在施药处可能会发生反应，例如，瘙痒和(或)烧灼感。如果皮肤出现这种强度的反应，患者会要求停止治疗休息一段时间。教会患者按照医嘱正确使用乳膏，如果使用太多或太频繁或太长时间，都会增加皮肤严重反应的几率。

健康教育

近期文献和大量证据表明，使用强力防水胶带能成功去除寻常疣，然而，这种方法没有在 HIV 感染患者中正式验证[7]。

跖疣通常使用每天敷涂外用 40% 水杨酸膏剂进行治疗，但是随着角化区域软化脱皮，也使用病灶内博来霉素(bleomycin)和液氮治疗。扁平疣通常使用外用的维 A 酸单独治疗，或与氟尿嘧啶结合治疗，也可用光照电干燥或液氮冷冻作为辅助疗法。疣状癌要求进行切除手术。(参看健康教育：HPV 手术切除后的护理)

接触感染性软疣

接触感染性软疣是一种由痘病毒引起的良性的且通常无症状的病毒性皮肤感染。它通过直接接触而传播，不引起全身表现。通常从圆顶脐状半透明丘疹的特征性外观而诊断，可能出现在任何皮肤部位，尤其是生殖器部位和面部。在 AIDS 患者中，病灶可能播散、毁容且对治疗有耐药性。病灶呈疣状、瘙痒或似湿疹样。一旦它们融合成片，就可能难以治疗。尽管在 AIDS 患者中接触感染性软疣的实际发生率尚不清楚，但估计为 5%～18%[9]。治疗通常采用破坏性的方法，包括冷冻疗法或刮除术。(参看健康教育：接触感染性软疣)

葡萄球菌或链球菌

通常，大多数细菌感染都是由葡萄球菌属和链球菌属微生物而引起的，有免疫能力的患者也经常遇到。细菌损害的主要表现为囊泡、丘疹以及脓包，且常瘙痒。正是瘙痒的特性，常常导致患者抓挠，结果引起病灶表皮脱落后造成

健康教育

HPV 手术切除后的护理

手术后患者教育应包括如下内容：

1. 去除病灶后通常不需要服药，可以使用外用止痛药膏来减轻不适。当治疗的面积较大时，可采用盆浴辅助治疗。磺胺嘧啶银盐（Silvadene）药膏或抗生素软膏不仅能是局部变平滑，而且可以降低表皮感染的可能性。无需使用敷料，但是一些患者可能要求在生殖器病灶部位敷用卫生棉。使用冰袋有助于治疗。

2. 冷冻的病灶会从红斑发展成水肿然后变黑。病灶在几天内消失，并在 7～8 天内完全愈合。对于化学烧灼的病灶，愈合过程通常不到 1 周。

3. 治疗区域在愈合过程中每天应清洗并轻柔地擦干。冷冻后的护理类似于部分皮层烧伤的护理。

4. 建议患者若出现过度不适或任何感染迹象，及时报告。

健康教育

接触感染性软疣

1. 接触感染性软疣可以通过直接接触而传播。

2. 病灶倾向于自体接种，在男性患者中，剃须区域引起特别严重的感染、损害覆盖满脸已有报告。

3. 冷冻的病灶将从红斑变为水肿，然后变黑。病灶在数天内消失，且在 7～8 天内痊愈。

4. 对于化学烧灼的病灶，愈合过程通常不到 1 周。

上皮破溃。一些病灶（例如脓包病）可能含有脓性液体。皮肤上大面积发红、发热、硬肿的区域表明是软组织蜂窝织炎或深层感染伤口。

近年来，社区获得性耐甲氧西林葡萄球菌（CA-MRSA）感染的 HIV 患者数量增多。更重要的是，MRSA 相关菌血症也在增多：从 2000 年和 2001 年的每 1000 人每年 5.3 例增加到 2003 年和 2004 年的每 1000 人每年 11.9 例[10]。现在已经确认 HIV 疾病是社区获得性耐甲氧西林葡萄球菌的主要危险[11]，或许与免疫缺陷有关。低 $CD4^+$ 细胞数量是 MRSA 定植的独立危险因素，且生活方式因素，例如高危险的性行为和注射吸毒也发挥作用。在退伍军人医疗中心进行的一项 200 多名 HIV 感染患者的前瞻性研究中，跟踪患者至少 2 年，49% 至少有一次鼻黏液培养金黄色葡萄球菌阳性[12]。

细菌感染指定使用双氯西林、头孢氨苄或环丙沙星进行治疗。克林霉素或利奈唑胺通常是社区获得性耐甲氧西林葡萄球菌的备选治疗方案。因细菌感染引起的伤口应定期评估，并相应治疗，可以进行切开引流。（参看健康教育：预防葡萄球菌或社区获得性耐甲氧西林葡萄球菌皮肤感染，并参看第 7 章，伤口初始污染菌和感染）

健康教育

预防葡萄球菌和社区获得性耐甲氧西林葡萄球菌皮肤感染

注意个人卫生：

1. 用肥皂和水或使用酒精型洗手液彻底清洗双手。
2. 保持割伤与刮伤伤口清洁，并使用绷带包扎，直至愈合。
3. 避免与他人的伤口或绷带接触。
4. 避免共用可能已经接触感染伤口或绷带的个人物品，例如毛巾、面巾、剃须刀、衣物或制服等。使用水和洗衣液清洗污染的床单、毛巾和衣物。使用烘干机彻底烘干衣物。

杆菌性血管瘤病

杆菌性血管瘤是一种由巴尔通拉菌属（旧称罗克利马体菌属）的微生物，尤其是五日热巴尔通拉和韩瑟勒巴尔通拉菌属引起的细菌感染。这些皮肤血管疾病通常都比较小，呈微红或紫色丘疹状，且触感柔软。病灶可能形成溃疡后结成一层硬痂。当病灶位于皮下组织深层，扩增而损害到软组织和骨骼时，就会发生复杂的杆菌血管瘤感染。感染杆菌性血管瘤病会造成全身症状。活组织检查，然后进行染色通常是识别该有机体所必需的。使用红霉素或多西环素治疗可以达到快速反应。（参见“健康教育：杆菌性血管瘤病”）

实践要点

随着 HAART 的出现，杆菌性血管瘤病感染好像几乎已经消失了。然而，这些感染可能模仿卡波西肉瘤，所以在真正的病因确定之前，应保持鉴别诊断。

非感染性皮肤疾病

HIV 和 AIDS 患者免疫功能不全的患者也处于发生非感染性皮肤疾病的更大危险[14]。

健康教育

杆菌性血管瘤病

最常见的会引起杆菌性血管瘤病的杆菌宿主是家养猫和猫蚤。AIDS 患者应避免与猫嬉闹并避免可能被猫抓的状况。禁止猫舔开放的伤口或割伤。所有猫应治疗猫蚤，并随后采取其他猫蚤控制措施[13]。

痒疹

皮疹可能主要由瘙痒性丘疹（pruritic papular eruption，PPE）、嗜酸性毛囊炎、结节性痒疹、药物反应、梅毒、环状肉芽肿以及过敏性皮炎而引起的丘疹。

瘙痒性丘疹常被称为 HIV 感染中最常见的皮疹。典型的病灶是结实的、离散的、红斑状荨麻疹样丘疹。任何地方，18%～46% 的 HIV 患者在某个时间会出现这一情况[1]。严重的瘙痒和后来的结痂表皮脱落使 HIV 患者出现皮肤瘢痕。外用或病灶内使用糖皮质激素是治疗选择。有人报告其他的外用药治疗，例如外用维生素 D_3 和外用辣椒素也比较有效。常规治疗只能达到略微减轻，效果令人失望。

肿瘤病变

HIV 和 AIDS 患者有发生各种肿瘤病变的危险。

淋巴瘤

尽管淋巴瘤通常开始于淋巴结或器官内的淋巴组织汇集处，如胃或肠内淋巴组织汇集处，皮肤也可以受到影响。非霍奇金淋巴瘤通常体现为粉红到略紫的丘疹或结节。位于所累及的软组织深部的损害会扩展到浅层，形成经常溃烂的圆顶结节。皮肤的霍奇金疾病外表与非霍奇金淋巴瘤类似。通过识别具有像箭尾或芦苇末端（reed-sternberg-like）形态的不典型细胞进行诊断。治疗包括甲氨蝶呤（methotrexate）、泼尼松（prednisone）、博来霉素、阿霉素（adriamycin）、环磷酰胺（cyclophosphamide）和长春新碱（vincristine）。

卡波西肉瘤

卡波西肉瘤是一种血管肿瘤病变。在使用 HAART 之前，卡波西肉瘤是与患有 AIDS 的男性与男性同性恋性接触人群中最常见的皮肤疾病。卡波西肉瘤的发病机制现在已经被确定为第 8 型人类疱疹病毒。该病毒通过性接触传播，这在一定程度上解释了卡波西肉瘤在同性恋性接触男性中流行的原因。

临床上，卡波西肉瘤皮肤损害可能是粉色、红色、棕色或紫色斑点、斑块、蚀斑、结节或肿瘤，几乎可以出现在皮肤的任何地方（参见彩图“卡波西肉瘤”）。

通过典型的皮肤损害外观能预测所累及内脏器官的损害。当损害累及承受压力的区域，例如脊椎基底部时，常形成溃疡。当肿瘤累及到淋巴管时，会形成明显的水肿，导致皮肤的大面积肿胀，随后发生皮肤破溃。

卡波西肉瘤通常依据略紫的皮肤损害而诊断，很少需要组织活检，但在排除杆菌性血管瘤病时可能需要进行活检。HAART 被认为是卡波西肉瘤损害的一线治疗方法，当 $CD4^+$ 细胞改善时，损害趋向复原。其他的治疗，包括小面积皮肤损害的液氮冷冻，放射治疗和电子束治疗也在某些情况下使用。放射疗法可有效治疗手掌和足底的疼痛病灶，病灶内每两周注射一次硫酸长春碱也有效果，尤其是对于只有少量小型病灶的患者。然而，注射是疼痛的。随着更多晚期疾病的出现，使用干扰素和脂质体包裹的阿霉素和柔红霉素进行全身治疗通常是有效的。

肛周黏膜鳞状细胞癌

越来越多的证据表明，肛周 HPV 感染和癌前病变在 HIV 感染个体中有很高的患病率。一些对 HIV 感染者的研究已经表明，在 93% 的男性同性恋性接触患者和 76% 的女性同性恋性接触患者存在肛周 HPV 感染，56% 的男性同性恋性接触患者和 26% 的女性同性恋性接触患者存在肛周癌前病变[15-17]。肛交可能会提高肛周 HPV 感染的可能性，但并非肛周 HPV 或癌前病变的先决条件[17]。$CD4^+$ 细胞数量较低的患者似乎形成肛周癌前病变的危险更高。肛周区域肿瘤的典型表现是出血并疼痛的包块。在出现肛肠并发症的所有 HIV 感染患者中必须进行肛周肿瘤排除检查。任何出现异常分泌物、出血、肠胃失调、瘙痒、排尿困难或盆骨疼痛的患者都应进行肛周肿瘤筛查。HAART 和免疫重建并不能预防肛周肿瘤的形成[18]。形成肛周肿瘤的 HIV 感染患者应按照具体的疾病阶段接受标准治疗。

总结

皮肤疾病是 HIV 和 AIDS 患者的常见疾病。精确识别皮肤损害是进行恰当治疗的关键。咨询 HIV 或 AIDS 临床医师有助于这些患者的综合护理。

病例分享：HIV/AIDS 人群

临床资料

PK 是一名男性黑人，5 年前诊断出 HIV。今天他正在他的开业护士（nurse practitioner，NP）诊所就诊，进行每 3 个月一次的 HIV 诊治，包括评估他的病毒载量和 $CD4^+$ 细胞数量。上次看医生时，PK 的病毒载量低于检测限度（<48 拷贝数），且他的 $CD4^+$ 细胞数量是 653 细胞 /mm^3。他 100% 遵守 HIV 药物治疗，并且告诉 NP 他感觉全身良好。因为这也是他的年度检查，所以 NP 进行了完

整的体格检查，以及肛周抹片检查。肛周无可见病灶，且PK无肛周不适。几天后，NP收到PK的肛周抹片检查结果，表明低度的鳞状上皮内损害(low-grade squamous intraepithelial Lesions，LSIL)。

案例讨论

肛门癌，如同宫颈癌，是肛门生殖器癌症家族中的一种，已知与性传播病毒HPV感染有关。HPV非常流行，尤其是在年轻的性活跃人群中。性习惯包括肛交导致肛周癌前病变和癌症危险明显增加，尤其是在HIV/AIDS患者中。与宫颈癌不同，肛周癌前病变没有公认的护理准则或标准。专家观点认为每年进行检查，尤其是高度危险人群。肛周涂片筛查，即在肛门处盲插一根棉签入肛管，固定从涂片或液体中提取的细胞，进行细胞学检查。

因为发现癌前病变，PK需要进行内镜检查和组织活检。其过程如下：先使用醋酸，然后使用卢戈碘溶液。再使用一个高分辨率显微镜的肛门窥器，视觉检查整个肛管，尤其是变性带和癌前病变改变危险增加的区域。高度的损害不使用碘溶液，因为癌前病变细胞缺乏糖原，它们显示为黄色到褐色，而正常或低度损害显示为深棕或黑色。任何异常，例如乙酸白化(当外涂乙酸时，短暂变为白色)、突起(隆起的肿块)以及溃疡，或检查中发现的反常表面变化都应进行活组织切片检查。肛周细胞学的分类方法同样包括正常或意义未明的非典型鳞状上皮细胞(ASCUS)。非典型的发现结果进一步分为低度(LSIL)或高度(HLSL)癌前病变。PK的病灶是LSIL。对于PK的小型局部病灶，治疗包括使用三氯乙酸，也可以包括激光、红外线凝固或冷冻消融治疗。手术切除通常用于较深或更播散的病灶。

自我测验——HIV/AIDS人群

1. 高效抗反转录病毒治疗(HAART)在下述哪个方面影响了人类免疫缺陷病毒(HIV)患者皮肤疾病：

   A. HAART的副作用导致人类免疫缺陷病毒感染患者的皮肤疾病数量增多
   B. HIV患者中皮肤疾病发生率下降
   C. HIV患者非传染性皮肤疾病数量增加
   D. 病毒感染是唯一受HAART影响的皮肤病

   答案：B。HAART型治疗方法有助于显著降低HIV有关发生率和死亡率，包括很多HIV感染的皮肤表现。其他选项均不正确。

2. 社区获得型耐甲氧西林金黄色葡萄球菌(CA-MRSA)感染可以得到最好的预防，通过教给患者：

   A. 每天服用抗反转录药物　　B. 使用酒精型消毒剂擦拭表面
   C. 只共用明显干净的物品　　D. 保持双手干净

答案：D。频繁洗手或使用酒精型洗手液是最好的预防社区获得型耐甲氧西林金黄色葡萄球菌（CA-MRSA）传播的最好方法。

3. 什么是肛管癌前病变变化的诱因？

A. HIV　　B. 乙型肝炎病毒（HBV）

C. 人乳头瘤病毒（HPV）　　D. CA-MRSA

答案：C。HPV是肛周癌前病变和肛门癌的诱因。

参考文献

1. Zancaro, P., McGirt, L., Mamelak, A., Nguyen, R., Martins, C. "Cutaneous Manifestations of HIV in the Era of Highly Active Antiretroviral Therapy: An Institutional Urban Clinic Experience," *Journal of American Academy of Dermatology* 54:581-88, 2006.
2. Calista, D., Morri, M., Stagno, A., Boschini, A. "Changing Morbidity of Cutaneous Diseases in Patients with HIV after the Introduction of Highly Active Antiretroviral Therapy Including a Protease Inhibitor," *American Journal of Clinical Dermatology* 3:59-62, 2002.
3. Grayson, W. "The HIV-positive Skin Biopsy," *Journal of Clinical Pathology* 61:802-17, 2008.
4. Farrell, J., Naisbitt, D.J., Drummond, N.S., Depta, J.P., Vilar, F.J., Pirmohamed, M., Park, B.K. "Characterization of Sulfamethoxazole and Sulfamethoxazole Metabolite-specific T-cell Responses in Animals and Humans," *Journal of Pharmacology and Experimental Therapeutics* 306:229-37, 2003.
5. Hurias, E., Preda, V., Maurer, T. & Whitfle, M. "Cutaneous Manifestations of Immune Reconstituition Inflammatory Syndrome," *Current Opinion in HIV and AIDS* 3:453-60, 2008.
6. Centers for Disease Control and Prevention. "Guidelines for Prevention and Treatment of Opportunistic Infections in HIV-Infected Adults and Adolescents," *Morbidity and Mortality Weekly Report* 58(No. RR-44), 2009.
7. Focht, D.R. III, Spicer, C., Fairchok, M.P. "The Efficacy of Duct Tape vs Cryotherapy in the Treatment of Verruca Vulgaris (the Common Wart)," *Archives of Pediatric and Adolescent Medicine* 156:971-74, 2002.
8. Apgar, S.A., and Pfenninger, J.L. "Treatment of Vulvar, Perianal, Vaginal, Penile and Urethral Condyloma Acuminata," in Pfenninger, J.L. and Fowler, G.C. (eds)., *Procedures for Primary Care Physicians,* 2nd ed. St. Louis: Mosby-Year Book, Inc, 2003.
9. Strauss, R.M., Doyle, E.L., Mohsen, A.H., and Green, S.T. "Successful Treatment of Molluscum Contagiosum with Topical Imiquimod in a Severely Immunocompromised HIV-positive Patient," *International Journal of STD & AIDS* 12:264-66, 2001.
10. Burkey, M.D., Wilson, L.E., Moore, R.D., Lucas, G.M., Francis, J., Gebo, K.A. "The Incidence of and Risk Factors for MRSA Bacteraemia in an HIV-infected Cohort in the HAART Era," *HIV Medicine* 9:858-62, 2008.
11. Miller, M., Cespedes, C., Vavagiakis, P., Klein, R.S., Lowy, F.D. "*Staphylococcus aureus* Colonization in a Community Sample of HIV-infected and HIV-uninfected Drug Users," *European Journal of Clinical Microbiology & Infectious Diseases* 22: 463-69, 2003.
12. Nguyen, M.H., Kauffman, C.A., Goodman, R.P., Squier, C., Arbeit, R.D., Singh, N., Wagener, M.M., Yu, V.L. "Nasal Carriage of and Infection with *Staphylococcus aureus* in HIV-infected Patients," *Annals of Internal Medicine* 2:130-221, 1999.
13. Zwolski, K., and Talotta, D. "Bacterial Infections," in Kirton, C. (ed.), *Handbook of HIV/AIDS Nursing*. St. Louis: Mosby-Year Book, Inc., 2001.
14. Goldstein, B., Berman, B., Sukenik, E., Frankel, S.J. "Correlation of Skin Disorders with CD4 Lymphocyte Counts in Patients with HIV/AIDS," *Journal of the American Academy of Dermatology* 36:262-64, 1997.
15. Chin-Hong, P.V., and Palefsky, J.M. "Natural History and Clinical Management of Anal Human Papillomavirus Disease in Men and Women Infected with Human Immunodeficiency Virus," *Clinical Infectious Disease* 35:1127-34, 2002.
16. Palefsky, J.M., Holly, E.A., Ralston, M.L., Jay, N. "Prevalence and Risk Factors for Human Papillomavirus Infection of the Anal Canal in Human Immunodeficiency Virus (HIV)-positive and HIV-negative Homosexual Men," *Journal of Infectious Disease* 177:361-67, 1998.
17. Piketty, C., Darragh, T.M., Da Costa, M., Bruneval, P., Heard, I., Kazatchkine, M.D. Palefsky, J.M. "High Prevalence of Anal Human Papillomavirus Infection and Anal Cancer Precursors Among HIV-

infected Persons in the Absence of Anal Intercourse," *Annals of Internal Medicine* 138:453-59, 2003.
18. Berry, J. M., Palefsky, J.M., & Welton, M.L. "Anal Cancer and Its Precursors in HIV-positive Patients: Perspectives and Management," *Surgical Oncology Clinics of North America* 13:355-73, 2004.

肥胖人群

一个重要的医疗保健问题

肥胖患者的人群正在增多，随着这一情况的发生，需要提出适合这些患者需要的解决方案。“超体重学”一词来源于希腊语 barros，意思是指大或重。这里用来描述超重或肥胖人群有关的用药 / 保健领域 [1]。国家卫生统计中心报告，34% 的美国成人——大约 6000 万人属于肥胖 [2]。病态肥胖定义为至少超过理想体重 100 磅，或身体质量指数（body mass index，BMI）为 40kg/m^2 或更高 [3]。病态肥胖患者的保健成本几乎是正常体重患者的两倍，因为与肥胖有关的慢性疾病增加了额外的费用，例如糖尿病、高血压以及心血管疾病 [4]。

专业从事肥胖手术治疗的医疗保健机构多年来已经意识到该人群需要适合的设备和特殊的皮肤护理方案 [5, 6]。没有肥胖治疗专业的服务机构面临的挑战是需要去满足日益增加的肥胖人群的需求。不能解决该患者人群的需要，可能导致压疮危险和皮肤完整性的破坏。治疗肥胖患者的临床医师需要意识到这些挑战以及肥胖患者的特殊护理需求 [7]。

肥胖患者的分类

是什么造成一个人的肥胖？这个范畴可以基于体重与身高比量以及该个体的体重分布在其身体的哪个部位而决定。国家心肺血液研究所（National Heart, Lung, and Blood Institute，NHLBI）根据 BMI（以体重千克数 / 身高米数平方为单位）给出了如下肥胖分类 [8, 9]：

1. 超重：BMI 为 25～29.9kg/m^2。
2. 一级肥胖：BMI 为 30.3～34.9kg/m^2。
3. 二级肥胖：BMI 为 35～39.9kg/m^2。
4. 三级（极度）肥胖：BMI 超过 40kg/m^2。

NHLBI 正在更新其数据，并预期在 2011 年年底发布新的分类。

应该评估体重的分布，在“苹果形”与“梨形”体型患者之间的健康危险（以及皮肤护理需要）是不同的（参看体型确认）。常用腰围臀围比来描述这些差异。苹果形体型的患者具有更大的腰臀比，且具有更大的发生心血管疾病的危险。梨形患者的腰臀围比例较低，但是需要特殊的座椅以及马桶以适应更大的臀围 [6]。肥胖患者由于自身的体重而处于压疮发生高度危险状态。

确认体型

腰臀比常被用以描述两种体型之间的差异：苹果形和梨形，如图所示。苹果形体型与高血压有关[6]。

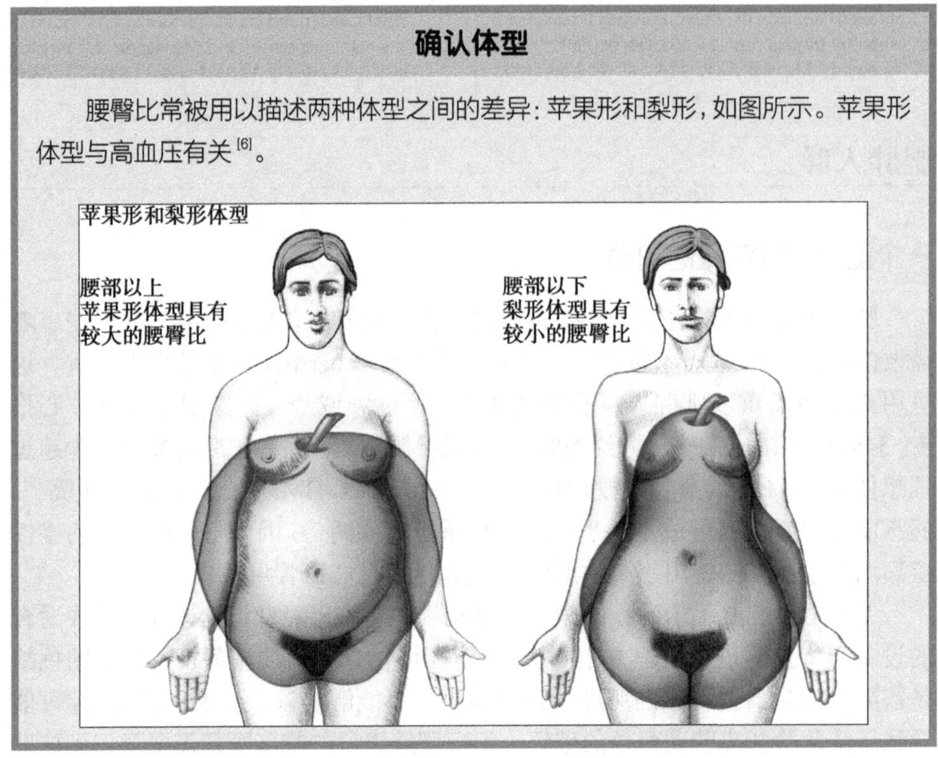
苹果形和梨形体型
腰部以上
苹果形体型具有
较大的腰臀比
腰部以下
梨形体型具有
较小的腰臀比

满足患者需要

随着美国肥胖率的不断上升，所有医疗保健机构需要具有适当的肥胖患者皮肤护理方案以及“方便上下”的床、座椅、马桶、助行器以及其他适合肥胖患者的设备。提前准备方案和设备是满足这些患者需求的根本。肥胖患者通常具有重大的医疗保健问题，例如，高血压、Ⅱ型糖尿病、冠状动脉疾病、脑卒中、胆囊疾病、骨性关节炎、睡眠呼吸暂停、呼吸道疾病，以及更大的发生某种癌症的危险和大量的皮肤问题临床表现[10]。尽管存在这些危险，但肥胖患者可能会出于害怕或不好意思而延误治疗。当你形成机构的准备方案时请自问这些问题：

1. 您的机构是否已经准备好处理这些患者进入急诊室的特殊需要？

2. 您的员工是否已经准备好提供安全周到的患者护理，而避免伤害患者和员工本身？

在治疗肥胖患者中涉及很多复杂的问题，包括多个合并症，由于伤口开裂或感染而致外科伤口不愈合，发生静脉疾病危险更高，形成压疮和糖尿病足，以及营养问题[11]。在一项对 31 名 Roux-en-Y 吻合搭桥手术后的患者进行的前瞻性研究中，衡量了切口护理知识以及出院注意事项，Pieper 等发现越来越多的患者因为较少了解相关知识而感到担心[12]。Pieper 等[13]总结了术后肥胖患者的出院以及教育需要。我们讨论的重点是为了保持皮肤完整而对肥胖患者进行的皮肤评估和护理。

皮肤评估

完整的皮肤评估是所有皮肤护理方案的第一步。粗略的皮肤评估是不足够的。肥胖患者可能因为较大的皮肤体重比而发生一些皮肤生理机能的改变，血管分布少和血液灌注进入脂肪组织可能会导致伤口难以愈合[1]。皮肤检查应在入院时让患者穿上病号服，平躺，如果条件允许，躺在病床上。所有皮肤皱襞应轻轻地分开，检查红斑、潮湿剥蚀区或压疮。这些区域可能非常疼痛，所以需要小心谨慎，并需要帮助（两或三人）来完成彻底的检查。通常的皮肤皱襞区域包括颈后、下腹部或腹腩，以及侧腹部、会阴和直肠区域，大腿根部以及小腿和足踝区[11]（参见彩图"皮肤皱襞"）。

腹部脂肪和皮肤皱襞裙称之为腹腩（参见彩图"腹腩"）。一个 BMI 为 $60kg/m^2$（5 英尺 4 英寸高，体重 350 磅）的肥胖患者将有一个重 55 磅或以上的腹腩[11]。腹腩是身体唯一描述其大小和程度分级系统的皮肤皱襞[11]。文献中被分类为 1～5 级[11]：

1 级：腹腩覆盖到耻骨阴毛齐平，但未覆盖整个阴阜。

2 级：腹腩扩展至覆盖整个阴阜。

3 级：腹腩扩展至覆盖大腿上部。

4 级：腹腩扩展至覆盖大腿中部。

5 级：腹腩扩展至膝盖及以下。

皮肤皱襞所产生的重量和皮肤与皮肤之间的接触会产生机械力，能够在接触区域形成压疮，那些区域本来认为不是高度危险区域，例如髋部、臀部、躯干[1]。持续的皮肤评估和恰当干预是保持和治愈所有皮肤病变或压疮的关键，NPUAP/EPUAP 对肥胖个体的压疮防治指南[14]给出了评估和体位建议（参见"肥胖患者评估和体位建议"）。

当检查皮肤时，您可能会发现肥胖个体更常见的一些良性表现，包括：

1. 黑棘皮症：皮肤皱襞中（尤其是腋窝以及颈后）色素沉着过度的不规则斑块（参见彩图"黑棘皮症"）。斑块触感常像天鹅绒，但是最终会变得纹理粗糙。尽管黑棘皮症通常是一种良性疾病，但是有些变化（例如，出血或炎症）表明是恶性的，应定期去初级保健医师门诊进行随访。该状况与肥胖及其他全身疾病有关，如高胰岛素血症和癌症。每天两次涂敷 12% 的乳酸乳膏可以改善这一状况[15]。

2. 皮垂：在肥胖患者中常见，通常为良性。为了美容目的，可以进行手术去除[15]。

3. 雄激素影响：脂肪组织合成睾丸素。肥胖女患者可能表现出男性斑秃、其他区域毛发过度生长以及痤疮[15]。

4. 白纹（膨胀纹）：结缔组织拉伸、胶原破裂和形成真皮瘢痕[15]。

5. 足底角化过度——足部承受过多重量导致足底重量承受面变厚（参见彩图"黑棘皮症"）。治疗包括减肥和使用矫正鞋垫，保护骨隆突处防止破溃[15]。

肥胖患者的评估和体位改变建议

1. 获得足够帮助去全面检查所有皮肤皱襞。

2. 压疮可以形成在独特的部位，例如，皮肤皱褶的下面，或在皮肤皱襞间的导管和其他设备压迫的位置。

3. 压疮可能发生于骨突表面，但也可能因为臀部和其他大量脂肪组织聚集区域之间的组织压力而形成压疮。

4. 避免导管和其他医疗设备在皮肤上的压力。

5. 使用枕头或其他体位改变装置来减轻腹腩或其他较大皮肤皱襞的负荷，并预防皮肤对皮肤的压力。

National Pressure Ulcer Advisory Panel and European Pressure Ulcer Advisory Panel. Prevention and Treatment of Pressure Ulcers: Clinical Practice Guideline. Washington, DC: National Pressure Ulcer Advisory Panel, 2009.

在首次评估肥胖患者期间，常发现更严重的皮肤问题，例如，蜂窝织炎、皮肤感染、淋巴水肿、含铁血黄素沉着、下肢静脉功能不全、静脉性溃疡、感染、血清肿、难以愈合或手术伤口裂开、间擦疹以及压疮[15, 16]。这些疾病在本书的其他章节有所介绍。这里我们特别考虑肥胖患者有关间擦疹和压疮的预防与治疗。

间擦疹

间擦疹是皮肤皱襞的炎症[17]。炎性变化经常作为"镜子形象"出现，在那里一个皮肤表面接触了另一个皮肤表面。间擦疹和擦损性皮炎实际上都是相当广义的名词，涵盖了各种皮肤皱襞之间的皮肤疾病。尽管该疾病可见于任何患者，但是肥胖患者的危险较高，因为大面积的皮肤皱襞是炎症与感染的理想条件。这些状况包括潮湿（因为汗水被困在皮肤皱襞里，形成皮肤浸渍）；较大的皮肤皱襞对下层皮肤的压力，形成压力诱导损伤区；摩擦（某一皮肤表面在另一皮肤表面上移动穿越）；剪切，随着移动，导致皮肤皱襞底部撕裂，在维持个人卫生方面的挑战；温暖、黑暗且潮湿的条件利于酵母菌增长和真菌感染，也可能形成继发性皮肤感染，如果没有得到治疗，也有一定的危险进展为蜂窝织炎（参见彩图“间擦疹”）。

间擦疹可以发生于任何皮肤皱襞，但最常见于乳房下、腹部皮肤皱襞（腹腩）、腋窝以及下颚和腹股沟或会阴。肥胖患者可能报告皮肤皱襞下曾有皮肤刺激史。一旦患者住院，要评估多种因素增加复发的危险，例如卧床休息、不能移动、发热以及使用抗生素和类固醇类药物。

间擦疹的预防

间擦疹的预防是所有肥胖者皮肤护理方案的一个关键部分。预防性干预主要是保持皮肤清洁、干燥，并得到良好支撑和降低潮湿、压力、摩擦和剪切的影响。使用温和肥皂或无需漂洗的皮肤清洁剂进行沐浴[15]。使用软布轻轻地拍干皮肤。皮肤皱襞之间的潮湿积聚是两次沐浴之间一直存在的问题。应该在皮肤皱襞之间放置柔软的吸水垫，例如柔软的亚麻布或非封闭高透气性失禁垫，以减轻皮肤皱襞间的压力，吸收潮湿，并减少活动引起的摩擦和剪切。一些机构已经成功推出名为InterDry的产品，旨在放置于肥胖患者的皮肤皱襞之间（图21-1）。在女性巨乳患者中，合适的非合成纤维胸罩也可以达到这些目的。皮肤皱襞之间放置的任何材料都应经常更换。

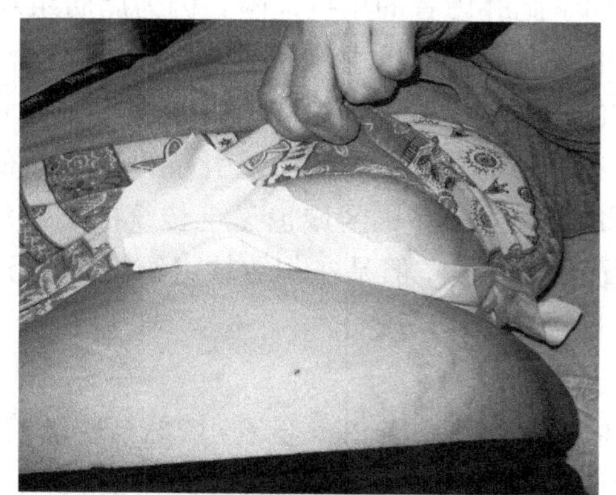

图21-1 InterDry，用以预防肥胖患者间擦疹的产品

当肥胖患者改变体位时，使用枕头确保腹腩得到良好的支撑，且在膝盖之间放置一个枕头分开双腿，确保皮肤皱襞区域充分透气。低气流散失床可以帮助保持潮湿区域的干燥，然而，更经济的方法是将通风管放在床单下，促进空气流通。

一些研究人员推荐使用玉米淀粉、滑石粉、防潮垫以及预防性抗真菌药粉和药膏[15-18]。药粉常结成块状，去除时造成更多的皮肤损伤。防潮垫用于皮肤时最有效，但是要受制于外部潮湿源，如尿液、粪便和伤口引流。含二甲硅油的产品可以减少摩擦。没有证据表明预防性使用抗真菌药有效。在出现假丝酵母间擦疹症状时，应使用外用抗真菌剂（参见彩图）。

间擦疹的治疗

各种产品已经开始用于治疗间擦疹[18]，然而，最有效的治疗是基于潜在病因的分析。假丝酵母应使用外用抗真菌产品治疗，在一些严重情况可能需要全身抗真菌药剂，如氟康唑（fluconazole）。同样，皮肤的细菌感染可以使用外用抗菌药治疗，如果没有改善或演变成蜂窝织炎时，则需要全身使用抗生素。有过敏性皮炎或接触性皮炎时，外用全身性类固醇药物可能有用[17]。

不幸的是，间擦疹可能在肥胖患者减肥后依然使之苦恼。在成功减肥后，可能需要脂肪切除手术和其他形式的塑身手术以去除过多的皮肤皱襞[19]。

压疮

预防

压疮预防在第13章压疮中进行了讨论。本节讨论集中于肥胖患者的独特危险因素和预防压疮的特殊需求。

特殊的危险因素

有几种因素增加了肥胖患者的压疮危险。因为脂肪组织不能良好供血，所以更易受压力造成的缺血影响。压力映射研究表明，肥胖患者的压力分布有所不同。在正常体重的患者中，仰卧位的高压力区域主要是骨突部位（例如，头部、骶骨和足踝）。在肥胖患者中，大量体重引起的压力分布在整个仰卧表面。骨突部位的压力可能很高，但高压区域也见于传统的软组织区域，例如臀部。尽管肥胖患者的表面面积较大，但是在传统软组织区域，仍然比正常体重患者具有更大的组织重量（参看压力分布）。

危险评估

标准的危险评估工具，例如Braden量表，依然与普通的压疮危险状况筛查方法同样重要。然而，当照顾一位肥胖患者时，应深挖每个分量表的信息。当为肥胖患者制订计划时，请考虑如下问题：

1）对于卧床休息的患者，什么体位改变策略能改善呼吸功能而不增加剪切危险？

2）可以将枕头放在胳膊下防止滑落和剪切力吗？需要在床上安装吊架帮助患者活动吗？

3）床宽足够患者翻身吗？

4）即使患者表现出超重，但是他或她的营养状况真的足够吗？

5）如果存在尿失禁造成潮湿的问题，那么可以通过提供给肥胖患者一个床边马桶或步行辅助器帮助走到洗手间而改善这一状况吗？

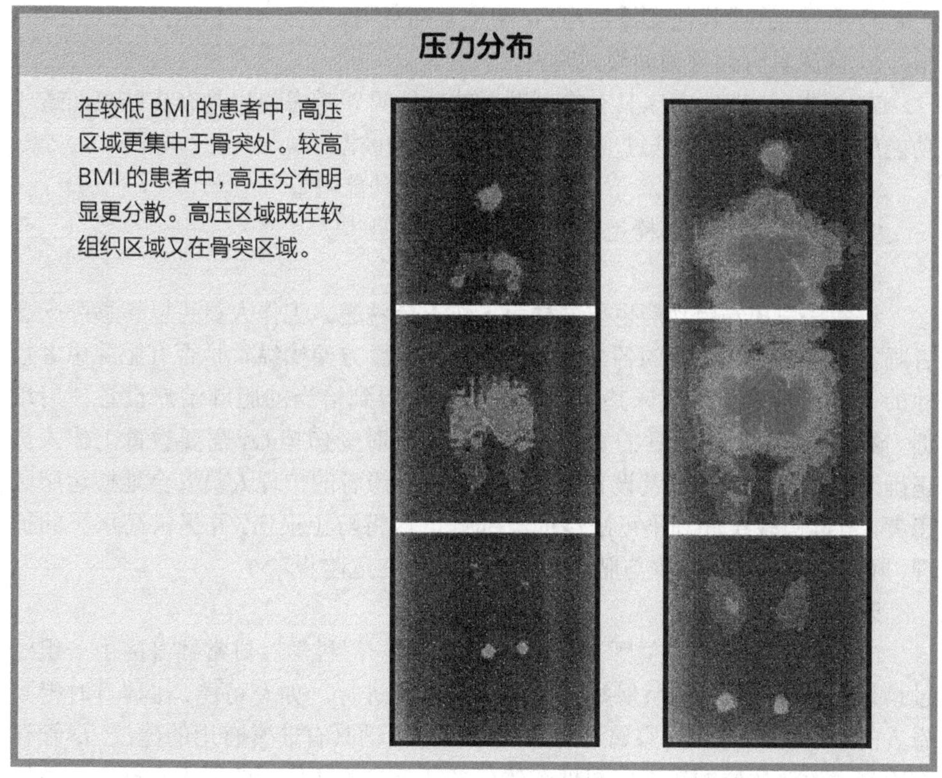

压力分布
在较低BMI的患者中，高压区域更集中于骨突处。较高BMI的患者中，高压分布明显更分散。高压区域既在软组织区域又在骨突区域。

6）在肥胖患者中，由于骨盆底承受更大的重量，所以压力性尿失禁是肥胖患者经常出现的问题。因为你没有提供合适的如厕设备而正在造成功能性尿失禁吗？

肥胖治疗设备

为了满足肥胖患者的个性化需要，除了必备合适尺寸的病床外，必须使用一整套肥胖治疗支持设备。这些设备包括，肥胖治疗椅、马桶、坐便器、步行辅助器、轮椅和手杖。应在患者到院之前就妥善备好合适的设备。很多生产商均提供租赁和购买方案。

当选择肥胖治疗病床时，应考虑一些基本的标准，请自问这些问题：

1）床足够宽吗？确保病床在入院时就适合患者[14]。

2）患者能在床上翻身吗？确认当肥胖患者从一侧翻身到另一侧，患者的腹部不会碰到床侧板[14]。

3）床的承重能力是多少？这对保证患者的安全和尊严来说很重要。

4）即使床的通常承重能力适合您的患者体重，您的患者在较高重量分布区域会“压瘪”或在床上留下压痕吗？（切记讨论苹果形与梨形体型的不同。）

5）有吊架（或其他支撑结构）帮助患者翻身吗？

6）病床具有翻身辅助模式吗？

7）视患者病情，病床具有控制潮湿的功能吗？考虑使用具有皮肤表面透气功能的组合床，如果皮肤过度潮湿，则可以帮助散湿[14]。

8）床的设计方便患者下床、促进恢复活动功能吗？

9）室内的轮椅和座椅足够宽，能容纳患者吗[14]？

工作人员考虑

设备特性和安全功能也要同样为工作人员考虑。工作人员可以转移卧床患者吗？床可以通过医院的各个门口吗？病床是否方便操纵？是否有肥胖患者尺寸的升降设备以及透气床垫？工作人员是否得到恰当的肥胖治疗设备使用培训，确保工作人员和患者的安全？为消除护理时受伤担心，需要教育工作人员正确升高和搬运技巧以及设备的使用。让所有患者的护理人员安全地搬运肥胖患者，是机构教育计划不可缺少的一部分。这将防止损伤，并提供高水平的护理，降低组织损伤并减少与肥胖患者有关的内在危险[1]。

改变体位和护理

改变肥胖患者的体位既是一门艺术，又是一门科学。日常翻身应由一组经过培训的护理人员，按照保护患者尊严的方式进行。如有可能，在翻身时得到患者的帮助。患者和其家属常对实现并保持活动具有非常有用的建议，尽管存在困难。改变体位的频率应根据个体忍受翻身和改变体位的能力来确定。不能自行改变体位的肥胖患者应按照需要，经常进行评估并改变体位。

当改变肥胖患者的卧姿时，有几种方法特别重要。务必放松患者卧床侧的骨突部位的压力。不是将枕头重新放置在患者的肩膀或臀部下，而是应该使患者翻身，改变骨突的方向。或许需要数人或翻身辅助设备来完成体位改变而不产生摩擦或剪切损伤。没有足够的帮助时，可能你会拖拉患者而不是将患者抬起来。强制拖拉患者也可能会引起皮肤撕裂。按照 Oertwich 和同事们[20]的研究，稍微转移体重可能是有效的。然而，对高度危险患者的定期体位改变，稍微转移只能作为一种辅助措施，而不能作为替代方法。

足跟减压

足跟应通过在小腿下放置枕头或使用体位改变设备使其飘浮或悬空在床垫上。检查患者下肢的独特解剖结构。小腿较粗的患者可以自然地将他们的足跟悬空在床垫上。若感到足跟和腿下存在任何高压力区域，可以通过恰当放置枕头重新分布体重而减轻压力。当使用足跟位置改变设备时，确保其尺寸符合患者，且使用的时候在皮带下或其他设备区域不产生高压力区域。

腹腩护理

腹腩，或“腹部围裙”，和其他脂肪组织区域，在患者站立时，因为重力而下垂。当卧床休息时，这些组织对下层皮肤造成压力。在腹腩以及其他皮肤皱襞下放置枕头或柔软的折叠浴巾，保持该区域干燥并减轻压力。若患者使用导管或其他医疗设备，确保它们不承受腹腩或其他皮肤皱襞的重量。简单的放置一个枕头在双腿间，可以防止导尿管引起的损伤。

压疮位置和特征

肥胖患者形成的压疮具有一些不同的特征。它们不仅形成于骨突部位，而且发生于高组织压力的区域，例如臀部（参看压力分布）。双侧髋部压疮常见于座椅太狭窄不足以容纳其坐围的患者[6]。肥胖患者似乎有更高的医疗器具相关性压疮的危险（例如导管、氧气管、气管内管插管、血氧探头以及紧窄气管造口绑带）。这些压疮很多可以通过恰当选择肥胖患者的型号设备、适当使用设备以及经常检查设备下高压力区域或组织损伤而进行预防。

深层组织损伤

有一些临床推测，即疑似深层组织损伤（sDTI）在肥胖患者中也可能更为常见。深层压力可能让患者倾向于深层损伤。当评估肥胖患者皮肤时，仔细检查 sDTI 的微弱迹象，例如皮肤轻微变色，以及皮肤温度和纹理变化。若存在疑似深层组织损伤，则应尽量减轻受影响区域的压力，并补救已经受伤但没有缺血的组织。

总结

根据专家意见、患者和家属的经验，以及肥胖患者人群有限的科学证据，已经提出了一些方法。跨专业团队是在所有医疗保健背景下，为了更全面理解超重患者护理的关键。有关该人群的恰当的皮肤护理和压疮预防的研究非常少。尽管已有一些研究可得，然而，还有很多需要进一步完成，例如，需要研究去评价肥胖护理方案实施和护理的效果。几年前成立了国家肥胖症护理协会，该组织志在努力建立该特殊人群的肥胖症指南[21]。

自我测验——肥胖症治疗人群

1. 肥胖患者皮肤皱襞内的镜像验证称之为：

A. 皮垂　　B. 白纹

C. 间擦疹　　D. 角化过度

答案：C。间擦疹是皮肤皱襞内的一种炎症，常以镜像的形式出现在相互接触的皮肤区域。A，B 和 D 是肥胖症治疗患者的皮肤临床表现。

2. 黑棘皮症总是一种良性疾病，所以无需治疗。

A. 对　　B. 错

答案：B。黑棘皮症通常是良性的，但是偶尔会发生恶性变化。乳酸铵药膏可以改善这一状况。

3. 只能卧床的肥胖症治疗患者的恰当体位定位包括：

A. 利用体重的稍微转移而代替翻身

B. 始终保持床头平坦，防止剪切

C. 避免在双腿间使用枕头

D. 支撑腹腩和其他大面积皮肤皱襞

答案：D。腹腩和其他皮肤皱襞应得到支撑。需要进行"减压"翻身，稍微转移可以作为辅助但是不能替代翻身。为了正常的呼吸作用，床头可能需要升高。使用枕头支撑胳膊将减小滑落和骶骨剪切的可能。应在双腿间放置枕头来保证透气和压力再分布，而避免压迫以及因压力而损伤导尿管。

（郑喜兰 蒋琪霞 译）

参考文献

1. Rush, A. "Bariatric Pressure Ulcer Prevention," *Bariatric Nursing & Surgical Patient Care* 3(2): 125-8, 2008.
2. Centers for Disease Control and Prevention. *Overweight and Obesity*. Atlanta, GA: Author, 2008.
3. Flegal, K.M., Carroll, M.D., Ogden, C.I., Johnson, C.L. "Prevalence and Trends in Obesity Among US Adults," *Journal of the American Medical Association* 288(14):1723-27, 2002.
4. Arterbum, D.E., Maciejewski, M.L., Tsevat, J. "Impact of Morbid Obesity on Medical Expendiurers in Adults," *International Journal of Obesity (Lond)* 29(31):334-39, 2005.
5. Gallagher, S.M. "Restructuring the Therapeutic Environment to Promote Care and Safety for Obese Patients," *Journal of Wound, Ostomy & Continence Nursing* 26:292-97, 1999.
6. Gallagher, S. "Taking the Weight Off with Bariatric Surgery," *Nursing 2004* 34(3): 58-64, 2004.
7. Gallagher, S. "The Challenges of Obesity and Skin Integrity," *Nursing Clinics of North America* 40(2):325-35, 2005.
8. Centers for Disease Control and Prevention. *Overweight and Obesity: Defining Overweight and Obesity*. Atlanta, GA: Author, 2006.
9. National Heart Lung and Blood Institute. *Clinical Guidelines on the Identification, Evaluation, and Treatment of Overweight and Obesity in Adults*. Washington, DC: Author, 1998, p 262.
10. Centers for Medicare and Medicaid Services. *Decision Memo for Bariatric Surgery for the Treatment of Morbid Obesity* (CAG-00250R). Washington, DC: Author, 2006.
11. Kennedy-Evans, K.L., Henn, T., Levine, N. "Skin and Wound Care for the Bariatric Patient," in Krasner, D.L., Rodeheaver, G.T., Sibbald, R.G. (eds.), *Chronic Wound Care: A Clinical Source Book for Healthcare Professionals*, 4th ed. Malvern, PA: HMP Communications, 2007, pp 695-99.
12. Pieper, B., et al. "Bariatric Surgery: Patient Incision Care and Discharge Concerns," *Ostomy Wound Management* 52(6):48-61, 2006.
13. Pieper, B., et al. "Discharge Information Needs of Patients after Surgery," *Journal of Wound, Ostomy & Continence Nursing* 33(3):281-90, 2006.
14. National Pressure Ulcer Advisory Panel and European Pressure Ulcer Advisory Panel. *Prevention and Treatment of Pressure Ulcers: Clinical Practice Guideline*. Washington, DC: National Pressure Ulcer Advisory Panel, 2009.
15. Hahler, B. "An Overview of Dermatological Conditions Commonly Associated with the Obese Patient," *Ostomy Wound Management* 52(6): 34, 2006.
16. Wilson, J.A., and Clark, J.J. "Obesity: Impediment to Postsurgical Wound Healing," *Advances in Skin & Wound Care,* 17(8):426-35, 2004.
17. Janniger, C.K., et al. "Intertrigo and Common Secondary Skin Infections," *American Family Physician,* 72(5):833-38, 2005.
18. Mistiaen, P., et al. "Preventing and Treating Intertrigo in the Large Skin Folds of Adults: A Literature Overview," *Dermatology Nursing* 16(1):43, 2004.
19. Gallagher, S. and Gates, J.L. "Obesity, Panniculitis, Panniculectomy, and Wound Care: Understanding the Challenges," *Journal of Wound, Ostomy and Continence Nursing* 30(6):334-41, 2003.

20. Oertwich, P.A., Kindschuh, A.M., and Bergstrom, N. "The Effects of Small Shifts in Body Weight on Blood Flow and Interface Pressure," *Research in Nursing & Health* 18(6):481-88, 1995.

21. Rose, M.A., and Drake, D.J. "Best Practice for Skin Care of the Morbid Obese," *Bariatric Nursing and Surgical Patient Care*, 3(2)129-130, 2008.

第22章

新生儿和儿童压疮

学习目标

1. 正确应用儿童压疮风险评估工具。
2. 描述新生儿和儿童的压疮的危险因素。
3. 讨论成人与新生儿和儿童患者在实施皮肤和伤口护理中可能导致的潜在问题的差异性。

针对新生儿和儿童伤口护理的文献报道非常少见。因此，临床指南和文献中支持预防和治疗儿童压疮的最佳实证也非常罕见。

皮肤的发育

妊娠24周的早产儿皮肤角质层很薄，表皮突起既薄又小。早产儿出生后皮肤发红、充满皱褶，外观看来几近半透明。由于皮下组织发育不成熟，所以真皮层直接附着于肌肉层。因此，早产儿揭除胶布或其他黏性产品时可能导致全层皮肤撕揭伤。

随着皮下脂肪层的形成（妊娠26～29周），胎儿的皮肤皱褶开始减少，在妊娠33周左右时，皮肤系统发育成熟。随着胎儿的不断发育（妊娠40周），角质层厚度开始不断增加，但此时的皮肤仍然极为脆弱和容易受到损害。

皮肤撕脱、静脉输液外渗、失禁性皮炎和压疮都是这个非常年幼群体常见的皮肤损伤问题。本章主要阐述新生儿和儿童的压疮问题。

压疮的现患率和发生率

回顾性调查发现，儿童重症监护室（pediatric intensive care units，PICU）的压疮现患率高达27%，新生儿重症监护室（neonatal intensive care units，NICU）的压疮现患率高达20%，这些压疮多发生在入院2天内[1-5]。非监护病区的压疮现患率报道在0.47%～27.7%[6-8]。脊髓脊膜膨出和脊髓损伤患儿的压疮现患率显著增加，脊髓脊膜膨出患儿为 37%～97%[9-10]，脊髓损伤患儿为 22%～55%[11]。

住院患者中，非监护病区的压疮发生率为 0.29%～6%[6, 12]，PICU 为 3.4%～27%[1-5]（表 22-1），NICU 为 19%～23%[3, 13]。

表 22-1　PICU 的压疮发生率

调查者	年份	发生率
Neidig et al[15]	1989	16.9%（使用指南前） 4.8%（使用指南后）
Zollo et al[64]	1996	26%
Willock et al[65]	2000	15.6%
Curley et al[5]	2003	27%
McLane et al[1]	2004	3.4%
Bahrestani et al[3]	2004 2005	20%（使用指南前） 5.8%（使用指南后）

经济影响

阿克伦儿童医学中心进行的一项为期四年的纵向研究，追踪调查了脊柱裂和脊髓损伤患儿的皮肤状况。4533 个住院日调查发现，共 994 个压疮住院日，压疮治疗费用高达 130 万美元[14]。

好发部位

枕部是出生后至 3 岁儿童的最常见的压疮发生部位，因为此年龄时期的儿童，头部重量占全身体重的比例较高[13, 15]。当患儿平躺仰卧时，枕部是最大的受力点[16, 17]。年长儿，与成人相似，骶尾部和足跟部是压疮的好发部位。脊髓脊膜膨出患儿的压疮好发部位为骨突部位、坐骨结节和会阴部[10]（参见彩图“枕部压疮”）。

实践要点

枕部是出生后至 3 岁儿童的最常见的压疮发生部位。

并发症

新生儿和儿童人群中的压疮形成会加重病情，也增加死亡率，以及导致感染、脓毒血症、骨髓炎、疼痛、瘢痕性秃发、身体形象改变、悲伤、焦虑、抑郁、社会隔离和父母及家庭的压力[14, 18-21]。

危险因素

传统观念认为，新生儿和儿童由于容易协助翻身且活动频繁，不容易发生压疮[22, 23]。然而，随着诊疗技术的提高，危重和长期患病的早产儿和儿童的存活率不断提高，儿童的压疮发生风险也随之增加[24]。早产儿的水肿、皮肤干燥、发育不完全的表皮突和皮下组织、未成熟的器官系统，都使他们特别容易受到压力和剪切力的伤害[25-28]。他们未成熟的皮肤结构也受到翻身时多种负性生理反应的挑战。事实上，早产儿翻身操作会引起患儿骚动、呼吸暂停、心动过缓或心动过速、呕吐、气道阻塞、氧合恢复时间较慢[29-31]。因此，实际工作中，早产儿翻身的时间间隔较长，尤其是那些进行体外膜肺氧合（extracorporeal membrane oxygenation，ECMO）和高频振荡通气（high-frequency oscillatory ventilation，HFOV）的患儿[29-31]。

医疗仪器设备

监护仪和呼吸支持设备作用于软组织产生的压力，也大大地增加了这一高度脆弱人群发生压疮的风险。事实上，Willock 和他的同事们发现，50% 的新生儿和儿童压疮直接来源于仪器设备对皮肤产生的压力[32]（见表“引起新生儿和儿童压疮的常见设备”）。所有 NICU 使用鼻罩式和面罩式持续正压通气（continuous positive air pressure，CPAP）治疗的新生儿，都有发生鼻翼、鼻中隔、鼻梁压疮的风险[33-35]。预防此类压疮的措施，包括每小时评估皮肤情况，及时调整鼻罩、面罩的位置，使用水胶体敷料或硅酮敷料保护局部皮肤，常可预防此类皮肤问题的发生[33, 34]。

有趣的是，Schmidt 和同事们进行的一项关于 64 例 NICU 患儿的回顾性队列研究中，单因素分析显示，高频振荡通气的患儿发生压疮的风险高于普通机械通气的患儿（53% vs. 12.5%），多因素分析和生存分析发现，与使用呼吸支持的类型相比，ICU 停留时间在预测压疮风险上更有统计学意义[36]。其中，在容易发生急性呼吸窘迫综合征（ARDS）的儿童中，发生在下巴、胸部、肩膀、膝盖、髂嵴、胸骨、胫前、耳朵、嘴角等部位的压疮风险会显著提高[2]。

McCord 和同事进行的一项关于 118 例 PICU 患儿的病例对照研究发现，水肿、PICU 停留时间大于 96 小时、增加呼气末正压（positive end-expiratory pressure，PEEP）、体重减轻、不为患儿翻身或未使用专业床垫翻身，都被确定为发生压疮的高危因素[37]。Neidig 等发现小儿心脏直视手术的患者，术后血流动力学和呼吸未稳定前都未给予翻身，因为翻身在预防压疮上的优先性未被重视，或未被视为压疮的高危因素[15]。此外，定期改变头部体位常常受到颈内颈外置管、头面部和颈部水肿、更换体位时气管插管容易漏气等因素限制[15]。

引起新生儿和儿童压疮的常见设备

约束带	颈托
气管插管	血压袖带
头部敷料和帽子	连续充气加压装置
矫形器佩戴不当或连接不当	经鼻插入胃管或经口胃管
经鼻持续气道末正压通气（CPAP）和双水平气道正压通气（BiPAP）面罩	轮椅或坐垫
鼻导管	石膏、夹板、吊带
胃造口管支撑垫	气管切开管的垫板或绑带
导线，静脉导管	经皮氧张力探头

截瘫

许多研究已经证实，截瘫是儿童压疮的一个高危因素[9, 10, 38]。为了对儿童和青少年脊髓损伤（SCIs）患儿发生压疮的原因有全面的认识，芝加哥儿童医院进行了一项回顾性研究[9]。研究纳入了 78 例 12 岁及以下的脊髓损伤患儿，其中，43 例患儿（55%）发生了至少一处压疮，整个研究群体中共发生了 155 处压疮[9]。可以确定的风险因素包括脊髓完全性损伤、脊柱侧弯和截瘫。截瘫的患儿比四肢瘫痪的患儿更容易发生压疮，尤其是小于 12 岁的儿童[9]。

其他风险因素

西雅图儿童骨科医院和华盛顿大学神经发育与出生缺陷诊所组织开展了一项超过 20 年的纵向研究，Okamoto 等分析了脊髓脊膜膨出患儿皮肤破溃的发生率和风险因素[10]。研究 227 例发生了压疮的患者中，高位截瘫、高度感觉障碍、精神发育迟缓、巨颅、脊柱后突或侧突畸形、慢性大小便失禁、上肢神经系统检查异常等都提示为高危因素[10]。Okamoto 与同事们还指出，这些患儿的压疮发生率随着年龄的增加而增加，到 10～11 岁后压疮的发生率稳定于 20%～25%[10]。

Samaniego 开展的一项回顾性探索性研究中，调查了 69 例儿科门诊患者，发现原发诊断为儿童脊髓发育不良、截瘫、感知觉障碍、高活动性、低移动度等因素均为压疮高危因素[38]。此外，照护者识别压疮风险的能力不足和压疮预防有效措施的知识缺乏也是影响患者压疮发生的关键因素[12]。事实上，许多持“压疮不可避免”、“压疮与自己无关”或“新生儿和儿童的压疮根本就不是一个问题”观点的临床工作人员，他们自身就是儿童压疮的高危因素[22, 23, 39-41]。

风险评估工具

目前，已经有 10 种已发表的新生儿 / 儿童压疮风险评估量表[13, 17, 40-49]（表 22-2）。（也参见 Glamorgan 量表和表 22-3，新生儿和儿童皮肤状况评估表）[44-46, 50-54]。然而，在这些量表中，仅 Braden Q 量表[40]、新生儿皮肤风险评估量表（Neonatal Skin Risk Assessment Scale，NSRAS）[13] 和 Glamorgan 量表[44] 具有良好的敏感度和特异度。

Braden Q 量表[40] 和新生儿皮肤风险评估量表（NSRAS）[13] 都是模仿 Braden 量表来预测压疮风险的。在形成 Braden Q 量表的过程中，Quigley 和 Curley 调整了量表的六个维度以适应儿童人群的特征，并增加了一个关于组织灌注与氧合的维度[5, 40]。一项多中心前瞻性研究中，纳入了 322 例重症监护（PICU）患儿，排除心内分流或未行手术修复的先天性心脏病儿童，Braden Q 量表按 16 分来划分高度危险风险，被证实其敏感度达到 88%，特异度达到 58%[5]。研究推荐，Braden Q 量表适用于 21 天至 8 岁的儿童。针对年龄超过 8 岁的儿童，Quigley 和 Curley 建议使用 Braden 量表[5]。

NSARS 量表分六个维度测量与新生儿相关的风险[13]。各个维度的划分基于 32 例 NICU 患儿的效度测试，其敏感度为 83%，特异度为 81%[13]。

确定 Glamorgan 量表的风险因素源自文献回顾、临床专家共识和一项多中心研究。将 Glamorgan 量表用于评估 336 例患儿（年龄从 1 天至 18 岁）的压疮风险，发现以 15 分划分高度危险风险时，其敏感度达到 98.4%，特异度达到 67.4%[44-46]。Glamorgan 量表评分越高，压疮风险越高：≥10 分提示存在风险，≥15 分提示高风险，≥20 分提示非常高的风险[44-46]。

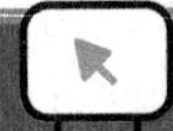

实践要点

应采用专门为儿童患者设计的压疮量表来评估儿童压疮风险。

表 22-2　新生儿和儿童压疮风险评估工具

作者	工具	形成基础	病例数	场所	年龄	敏感度	特异性
Barnes[49]	Barnes	文献回顾	无	儿科急诊	未指定	未测算	未测算
Bedi[42]	Bedi	成人 Waterlow 量表	无	PICU 后期护理单元	大于 12 岁	未测算	无
Cockett[47]	Cockett	文献回顾	无	PICU	未指定	未测算	无
Garvin[43]	Garvin	无特殊	无	PICU	未指定	未测算	无
Huffiness 和 Lodgson[13]	NSRAS	成人 Braden 量表	32	NICU	孕 26～40 周	83%	81%
Olding 和 Patterson[17]	Pattold 压力评分系统	文献回顾，关键针对维持皮肤完整性	无	PICU	未指定	无	无
Pickersgill[41]	Derbyshire	Medley 量表和成人 Waterlow 量表	无	未说明	未指定	无	无
Quigley 和 Curley[40]	Braden Q	成人 Braden 量表的专家小组	322	PICU	21 天至 8 岁	88%（校正值 92%）	58%（校正值 59%）
Waterlow[48]	儿童 Waterlow	儿童压疮风险因子鉴别和发生率研究（Waterlow 量表）	302	儿科急诊	新生儿至 12 岁	无	无
Willock 等[44-46]	Glamorgan	文献回顾专家小组 儿童压疮风险因子研究（Willock 量表）	336	儿科急诊	出生至 18 岁	98.4%	67.5%

表 22-3 新生儿和儿童皮肤状况评估量表

作者	工具	形成基础	例数	场所	年龄	敏感度	特异性	内部一致性信度
Lund 和 Osborne[51]	新生儿皮肤状况评估量表	AWHONN & NANN 新生儿皮肤护理指南[54]	1006	NICU，特别护理单元，育儿病区	出生至 28 天	未指定	未指定	65.9%～89%
McGurk 等[52]	Northampton 新生儿皮肤评估工具	Northampton 综合医院皮肤完整性与压疮评估标准	无	未说明	未说明	未指定	未指定	未指定
Perez-Wood 和 Malloy[53]	Loyola 大学新生儿皮肤评估量表（LUNSAS）	文献回顾专家小组	无	NICU	新生儿	未指定	未指定	90%
Suddaby 等[50]	Starkid 皮肤评估量表	Braden Q	347	儿科急诊	PICU、手术、肿瘤青少年	17.5%	99%	85%

Glamorgan 量表

Glamorgan 量表[44-46]是由11个具有显著统计学意义的儿童压疮风险因素构成，包括：

1. 孩子在无大难度的情况下不能被移动，或病情恶化。
2. 孩子在无人协助的状况下无法改变体位；无法控制身体的移动；全身麻醉。
3. 有一定的活动度，但比同龄人差。
4. 设备、物品、硬的物体压迫或摩擦皮肤。
5. 严重贫血（血红蛋白<9g/dl）。
6. 持续发热（体温>100℉即38℃持续超过4小时）。
7. 周围组织灌注不足（四肢发冷；毛细血管再充盈时间>2秒；皮肤发冷、花斑状皮肤）。
8. 营养不良（无法进食；口服或肠内营养吸收不良；未补充高营养）。
9. 血清白蛋白低（<3.5g/dl）。
10. 体重低于标准体重的10%。
11. 失禁（与年龄不相称的失禁）。

压力重新分布产品

尽管儿童通常被放置在为成人设计的支撑面上，可是这种实践模式的临床疗效和安全性却被质疑[43, 55, 56]。为成人设计的低气压流失的床垫，没有适合不同婴幼儿身高和体重的可选规格[1]。儿童和婴儿们常常陷入床垫内[1]。当成人床放置于翻身模式时，幼儿的枕部转在同一个压力点上，潜在地增加了剪切力和摩擦力，而不是使压力重新分布[37]。如果预防压疮支撑面的临床使用原则是低气压流失的床垫或交替充气式床垫，那么按照制造商建议，只有与年龄匹配的、临床有效的、安全的床垫才能被使用。目前此类产品是Nimbus® Pediatric System（Huntleigh Healthcare，LLC，Eatontown，NJ），这是一种交替充气式气垫床，适合体重13～55磅（相当于5.9～25kg）的儿童使用。

Solis及其同事们的研究结果证实，采用儿童专用压力重新分布设施预防压疮，与成人设施相比，效果有显著差异性[16]。该研究纳入了13名10周至13.5岁的健康儿童，发现最大受压值部位在枕部（平均压力59mmHg）[16]。年长儿童中，年龄10～14岁的儿童，最高受压值部位为骶尾部[16]。泡沫敷料（厚度2～4英寸）可以有效地降低受压平面的压力[16]。同样，在一个2002年得克萨斯儿童医院开展的试点研究中，McLane及其同事们的研究中纳入了54例儿童，发现婴儿到6岁儿童的最大受压点在枕部，而6～18岁儿童的最大受压点是枕部、骶尾部和足跟部[57]。年龄小于2岁的儿童，使用加厚泡沫敷料覆盖（Span America，Greenville，SC）枕部可以最大限度地降低局部压力[57]。对于年龄大于2岁的儿童，使用加厚泡沫敷料覆盖配合凝胶圈枕（Children' s Medical Venture，Norwell，MA）可以显著降低枕部压力，使压力重新分布[57]。

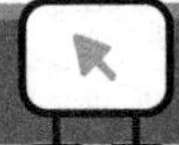

实践要点

由于一半左右的儿童压疮发生是由导管和仪器设备造成的，所以定期检查患儿身下是否压着导管和导线等以预防皮肤破溃，是十分重要的。

选择合适的支撑面和体位摆放设备来帮助压力重新分布在医学上是可行的。在一项儿童心外科手术实验中，Neidig和同事们报道，在所有手术患儿的枕部覆盖1.5英寸厚的泡沫敷料预防压疮，手术后转入ICU，给予每2小时翻身和改变头部体位，枕部压疮的发生率下降了3～4倍[15]。

鉴于50%以上的压疮发生与仪器设备有关[32]，实施频繁的皮肤评估，定期更换血压袖带和经皮氧饱和度探头部位，在气管切开垫板、鼻塞、CPAP和BiPAP面罩、约束带、石膏和牵引下垫足够的衬垫，均十分重要。也必须确保矫形器的正确拟合及选择适合儿童发育阶段的轮椅和坐垫。经常检查儿童床和婴儿床，确保患儿的皮肤下面没有导管、电缆线、导线、硬的玩具或注射器帽压迫[32]。应轻轻地移除固定鼻胃管和经口胃管的胶布、头部敷料和帽子，并评估皮肤的压疮风险。

实践要点

儿童不是成人的缩影，所以不能采用成人使用的支撑面来预防压疮，而应该选用专为儿童患者设计的压力重新分布产品。

营养方面的注意事项

PICU中15%～20%的患儿存在营养不良的影响[58]。营养不良会对这一脆弱人群产生全身和免疫功能的影响，进一步降低了他们对压力、摩擦力和剪切力的耐受性，从而产生特别的第三间隙（译者注：临床常见的皮肤水肿为水钠潴留于此）。足够的蛋白质、热量和碳水化合物对新生儿和儿童患者的压疮预防和治疗计划至关重要。

局部处理方案

在为新生儿和儿童患者选用局部护理产品的时候，必须要考虑患儿的年龄和皮肤成熟度、皮肤状况、产品的黏性、皮肤过敏的可能、产品吸收可能带来的影响，避免使用含有染料、香料和防腐剂的产品[22-24, 59]。掌握产品安全知识和厂商推荐都是十分必要的[22-24, 60]。

生理盐水和无菌注射水都是新生儿和儿童常用的伤口清洗液。不定形的、片状的、不含防腐剂的清创胶和亲水纤维敷料常常用于压疮治疗。而超薄水胶体敷料、泡沫敷料、薄膜敷料和硅酮敷料则可以用于预防和治疗压疮。如果组织已经坏死，需要进行清创（外科清创或自溶性清创）来达到治疗目标，促进伤口愈合（参见第 8 章“伤口清创”）虽然有个案报道认为，新生儿和儿童患者局部可以使用酶清创，但是厂商还是推荐酶清创应该在 18 岁以上的患者身上使用，目前缺乏儿童期使用的安全数据[60]。

实践要点

在儿童患者皮肤或伤口上使用局部护理产品前，需要与厂商核实该产品在儿童人群使用是否安全。

在大面积全层压疮治疗时使用负压伤口治疗，可以促进创面愈合，或为外科治疗进行伤口床准备[61, 62]。存在骨髓炎时，还需要适当的全身应用抗生素。

患者教育

需要为护校学生、老师、教师助手、专业和非专业的照护者以及存在压疮风险的儿童和其家长提供关于压疮风险因素和有效预防治疗措施方面的教育。对儿童患者的整体教育包括识别每个孩子的独特性、每个年龄组的发育特点，以及他们面临的心理和社会影响因素[5, 32]。

应教育高危婴儿的家长学会在患儿洗澡、换尿布和导管护理时进行皮肤评估。需要提醒他们注意到，婴儿在开始学习爬行时，存在膝盖、踝关节和足部溃疡的风险[9]。可以教育幼儿和学龄前期患儿为他们的玩具娃娃或泰迪熊进行皮肤检查，然后再为自己检查[9]。可以教育那些具备上肢自理能力的学龄期患儿“抬举身体”，并使用镜子来检查臀部皮肤，以及如何确保他们的轮椅坐垫处于功能状态[9]。把教育内容写在纸上、设定闹钟或手表来提醒有自理能力的患儿定期的身体抬举，以及奖励自理行为都是有效的教育措施[9]。当父母开始放松对患儿的控制时，他们仍应该继续发挥照顾孩子的安全网作用[9]。教育青少年患者最好提供一对一的教育以尊重他们的隐私[9]。简明和有针对性的教育材料是最能够被接受的[9]。佩戴具有自动提醒功能的手表，来提示患儿定期抬举身体，也是这个年龄阶段的有效措施[9]。提供压疮图像，与患儿讨论住院和手术事宜，以及讨论需要离开朋友和社会的时间，有助于强调压疮预防的重要性[9]。

实践要点

压疮预防教育计划应该针对患儿的年龄、发育水平和个体特点。

总结

现有的压疮现患率和发生率数据说明，新生儿和儿童患者确实存在发生压疮的风险[22-24, 63]。新生儿和儿童患者具有独特的压疮风险因素。适合成人的支撑面和局部护理产品并不一定适合新生儿和儿童患者，因为它们的临床有效性和安全性在这个群体中并未被证实。

新生儿和儿童患者的皮肤护理需要针对其特殊需求。针对新生儿和儿童患者压疮护理的临床实践指南和教育项目的发展，必须考虑到早产儿不成熟的皮肤发育情况，包括局部护理产品的吸收毒性，体重分布的差异，以及这一群体生理和心理的独特性，同时结合成人患者中总结的一些基本原则来制定[22-24, 60]。

自我测验

1. 由于医疗仪器设备造成的压疮比率为多少？

A. 0　　B. 25%

C. 50%　　D. 75%

答案：C。研究显示，50%的压疮发生是医疗设备造成的。

2. 以下哪个压疮风险评估量表可以用于5岁儿童？

A. Braden 量表　　B. Waterlow 量表

C. Starkid 皮肤评估量表　　D. Glamorgan 量表

答案：D。正确答案是 Glamorgan 量表。Braden 量表不是仅为成人设计的，但是它只适用于超过8岁的儿童。Braden 量表不同于 Braden Q 量表，Braden Q 量表适用于年龄小的孩子。Waterlow 量表适用于成人，但是

Waterlow儿童量表适用于5岁儿童。Starkid皮肤评估量表可用于评估皮肤状况，但不可评估压疮风险。记住：皮肤评估不等同于压疮风险评估。

（陈 劼 译）

参考文献

1. McLane, K.M., et al. "The 2003 National Pediatric Pressure Ulcer and Skin Breakdown Prevalence Survey," *Journal of Wound, Ostomy & Continence Nursing* 31(4):168-78, 2004.
2. Curley, M.A.Q., et al. "Predicting Pressure Ulcer Risk in Pediatric Patients: The Braden Q Scale," *Nursing Research* 52(1):22-31, 2003.
3. Baharestani, M., et al. "A Neonatal & Pediatric Evidence-linked Pressure Ulcer & Skin Care Performance Improvement Initiative," Poster abstract presented at the Symposium on Advanced Wound Care and Medical Research Forum on Wound Repair, April 21-24, 2005, San Diego, CA, 2005.
4. Curley, M.A. "Prone Positioning of Patients with Acute Respiratory Distress Syndrome: A Systematic Review," *American Journal of Critical Care* 8(6):397-405, November 1999.
5. Curley, M.A., et al. "Pressure Ulcers in Pediatric Intensive Care: Incidence & Associated Factors," *Pediatric Critical Care Medicine* 4(3):284-90, 2003.
6. Baldwin, K. "Incidence and Prevalence of Pressure Ulcers in Children," *Advances in Skin & Wound Care* 15:121-24, 2002.
7. Shluer, A.B., et al. "The Prevalence of Pressure Ulcers in Four Paediatric Institutions," *Journal of Clinical Nursing* 18:3244-52, 2009.
8. Groeneveld, A., et al. "The Prevalence of Pressure Ulcers in a Tertiary Care Pediatric and Adult Hospital," *Journal of Wound, Ostomy & Continence Nursing* 31(3):108-20, 2004.
9. Hickey, K., et al. "Pressure Ulcers in Pediatric Spinal Cord Injury," *Topics in Spinal Cord Injury Rehabilitation* 6(suppl):85-90, 2000.
10. Okamoto, G.N., et al. "Skin Breakdown in Patients with Myelomeningocele," *Archives of Physical Medicine & Rehabilitation* 64:20-23, 1983.
11. Thompson, H., et al. "The Recurrent Neutrotrophic Buttock Ulcer in the Myelomeningocele Paraplegic: A Sensate Flap Solution," *Plastic & Reconstructive Surgery* 108(5):1192-96, 2001.
12. Waterlow, J. "Pressure Sore Risk Assessment in Children," *Paediatric Nursing* 9(6):21-24, 1997.
13. Huffiness, B., Lodgson, M.C. "The Neonatal Skin Risk Assessment Scale for Predicting Skin Breakdown in Neonates," *Issues in Comprehensive Pediatric Nursing* 20:103-14, 1997.
14. Pallija, G., et al. "Skin Care of the Pediatric Patient," *Journal of Pediatric Nursing*," 14(2):80-87, 1999.
15. Neidig, J.R.E., Kleiber, C., Oppliger, R.A. "Risk Factors Associated with Pressure Ulcers in the Pediatric Patient Following Open-heart Surgery," *Progress in Cardiovascular Nursing* 4(3):99-106, 1989.
16. Solis, I., et al. "Supine Interface Pressure in Children," *Archives of Physical Medicinea and Rehabilitation* 69:524-26, 1988.
17. Olding, L., Patterson, J. "Growing Concern," *Nursing Times* 94(38):74-79, 1998.
18. Brook, I. "Microbiological Studies of Decubitus Ulcers in Children," *Journal of Pediatric Surgery* 26(2):207-9, 1991.
19. Gershan, L.A. "Scarring Alopecia in Neonates as a Consequence of Hypoxaemia-hypoperfusion," *Archives of Disease in Childhood* 68:591-93, 1993.
20. Kumar, K.A., Kumar, E. "A Pressure Sore in an Infant," *Journal of Wound Care* 2(3):145-46, 1993.
21. Kozierowski, L. "Treatment of Sacral Pressure Ulcers in an Adolescent with Hodgkin's Disease," *Journal of Wound, Ostomy & Continence Nursing* 23(5):244-47, 1996.
22. Baharestani, M.M., and Pope, E. "Chronic Wound Care in Neonates and Children," in Krasner, D., et al. (eds.), *Chronic Wound Care: A Clinical Source Book for Healthcare Professionals*, 4th ed. Malvern, PA: HMP Communications, 2007.
23. Baharestani, M.M. "Neonatal and Pediatric Issues in Wound Care," in McCulloch, J., and Kloth, L. (eds.), *Wound Healing: Evidence Based Management*, 4th ed. Philadelphia: FA Davis Company. 2010.
24. Baharestani, M.M. "Neonatal and Pediatric Wound Care: Filling Voids in Knowledge and Practice," *Ostomy Wound Management* 53(6):8-9, 2007.
25. Eichenfield, L.F., Hardaway, C.A. "Neonatal Dermatology," *Current Opinion in Pediatrics* 11(5):471-78, 1999.
26. Campbell, J.M., Banta-Wright, S.A. "Neonatal Skin Disorders: A Review of Selected Dermatological Abnormalities," *Journal of Perinatal and Neonatal Nursing* 14(1):63-83, 2000.
27. Siegfried, E.C. "Neonatal Skin and Skin Care," *Pediatric Dermatology* 16(3):437-46, 1998.
28. Malloy, M.B., Perez-Woods, R.C. "Neonatal Skin Care: Prevention of Skin Breakdown," *Pediatric Nursing* 17(1):41-48, 1991.
29. Jetlefsen, L. "Postcranial Moulding," *Neonatal*

Network 5(7):44, 1987.

30. Norris, S., Campbell, L.A., Brenkert, S. "Nursing Procedures and Alterations in Transcutaneous Oxygen Tension in Premature Infants," *Nursing Research* 31(6):330-35, 1982.
31. Long, J.G., et al. "Excessive Handling as a Cause of Hypoxemia," *Pediatrics* 65(2):203-7, 1980.
32. Willock, J., Harris, C., Harrison, J., Poole, C. "Identifying the Characteristics of Children with Pressure Ulcers," *Nursing Times* 101(11):40-43, November 2005.
33. Friedman, J. "Plastic Surgical Problems in the Neonatal Intensive Care Unit," *Clinics in Plastic Surgery* 25(4):599-617, 1998.
34. Smith, Z.K. "Adapting a Soft Silicone Dressing to Enhance Infant Outcomes," *Ostomy Wound Management* 52(4):30-32, 2006.
35. Jatana, K.R., et al. "Effects of Nasal Continuous Poitive Airway Pressure and Cannula Use in the Neonatal Intensive Care Unit Setting," *Archives of Otolaryngology—Head & Neck Surgery* 136(3):287-91, 2010.
36. Schmidt, J.E., et al. "Skin Breakdown in Children and High Frequency Oscillatory Ventilation," *Archives of Physical Medicine & Rehabilitation* 79: 1565-69, 1998.
37. McCord, S., McElvain, V., Sachdeva, R, Schwartz, P., Jefferson, L.S. "Risk Factors Associated with Pressure Ulcers in the Pediatric Intensive Care Unit," *Journal of Wound, Ostomy & Continence Nursing* 31(4):179-83, July-August 2004.
38. Samaniego, I.A. "A Sore Spot in Pediatrics: Risk Factors for Pressure Ulcers," *Pediatric Nursing* 29(4): 278-82, 2003.
39. Storm, K., Lund, J.T. "Skin Care of Preterm Infants: Strategies to Minimize Potential Damage," *Journal of Neonatal Nursing* 5(2):13-15, 1999.
40. Quigley, S.M., Curley, M.A.Q. "Skin Integrity in the Pediatric Population: Preventing and Managing Pressure Ulcers," *Journal for Specialists in Pediatric Nursing* 1(1):7-18, 1996.
41. Pickersgill, J. "Taking the Pressure Off," *Paediatric Nursing* 9(8):25-27, 1997.
42. Bedi, A. "A Tool to Fill the Gap-developing a Wound Risk Assessment Chart for Children," *Professional Nurse* 9(2):112-20, 1993.
43. Garvin, G. "Wound and Skin Care for the PICU," *Critical Care Nursing Quarterly* 20(1):62-71, 1997.
44.. Willock, J., Baharestani, M.M., Anthony, D. "The Development of the Glamorgan Paediatric Pressure Ulcer Risk Assessment Scale," *Journal of Wound Care* 18(1):17-21, 2009.
45. Willock, J., Baharestani, M.M., Anthony, D. "A Risk Assessment Scale for Pressure Ulcers in Children," *Nursing Times* 103(14):32-33, 2007.
46. Willock, J., Baharestani, M.M., Anthony, D. "The Development of the Glamorgan Paediatric Pressure Ulcer Risk Assessment Scale," *Journal of Children's & Young People's Nursing* 1(5):211-18, 2007.
47. Cockett, A. "Paediatric Pressure Sore Risk Assessment," *Tissue Viability Society* 8(1):30, 1998.
48. Waterlow, J. "Pressure Sores in Children: Risk Assessment," *Paediatric Nursing* 10(4):22-23, 1998.
49. Barnes, S. "The Use of a Pressure Ulcer Risk Assessment Tool for Children," *Nursing Times Supplement* 100(14):56-8, 2004.
50. Suddaby, E.C., et al. "Skin Breakdown in Acute Care Pediatrics," *Pediatric Nursing* 31(2):132-48, 2005.
51. Lund, C.H., Osborne, J.W. "Validity and Reliability of the Neonatal Skin Condition Score," *Journal of Obstetric, Gynecologic, & Neonatal Nursing* 33(3): 320-27, 2003.
52. McGurk, V., et al. "Skin Integrity Assessment in Neonates and Children," *Paediatric Nursing* 16(3):15-18, 2004.
53. Perez-Woods, R., Malloy, M.B. "Positioning and Skin Care of the Low-birth Weight Neonate," *NAACOGS: Clinical Issues in Perinatal & Womens Health Nursing* 3(1):97-113, 1992.
54. Association of Women's Health, Obstetric and Neonatal Nurses (AWHONN). *Neonatal Skin Care. Evidence-Based Clinical Practice Guideline.* Washington, DC: Author, January 2001, p 54.
55. Willock, J. *A Study to Identify Characteristics Associated with Pressure Injury in Children.* School of Care Sciences, University of Glamorgan, Pontypridd, UK: The General Nursing Council for England and Wales Trust, 2003.
56. Law, J. "Transair® Paediatric Mattress Replacement System Evaluation," *British Journal of Nursing* 11(5):343-46, 2002.
57. McLane, K.M., Krouskop, T.A., McCord, S., Fraley, J.K. "Comparison of Interface Pressures in the Pediatric Population among Various Support Surfaces," *Journal of Wound, Ostomy & Continence Nursing* 29(5):242-51, 2002.
58. Norris, M.K., and Steinhorn, D.M. "Nutritional Management During Critical Illness in Infants and Children," *AACN Clinical Issues in Critical Care Nursing* 5(4):485-92, 1994.
59. Hoath, S., and Narandren, V. "Adhesives and Emollients in the Preterm," *Seminars in Neonatology* 5:289-96, 2000.
60. Baharestani, M.M. "An Overview of Neonatal and Pediatric Wound Care Knowledge and Considerations," *Ostomy Wound Management* 53(6):16-27, 2007.
61. Baharestani, M.M., et al. "V.A.C. Therapy in the Management of Paediatric Wounds: Clinical Guidance and Review" *International Wound Journal* 6 (Suppl. 1):1-26, 2009.
62. Baharestani, M.M. "Use of Negative Pres-sureWound Therapy in the Treatment of Neonatal and Pediatric Wounds: a Retrospective Examination of Clinical Outcomes," *Ostomy Wound Management* 53(6):16-25, 2007.

63. Baharestani, M., Ratliff, C. "Pressure Ulcers in Neonates and Children: An NPUAP White Paper" *Advances in Skin & Wound Care* 20(6): 208-220, 2006.
64. Zollo, M.B., et al. "Altered Skin Integrity in Children Admitted to a Pediatric Intensive Care Unit," *Journal of Nursing Care Quality* 11(2):62-7, 1996.
65. Willock, J., Hughes, J., et al. "Pressure Sores in Children: The Acute Hospital Perspective," *Tissue Viability Society* 10(2):59-62, 2000.

第23章

伤口姑息护理

学习目标

1. 说出伤口姑息护理的定义。
2. 讨论伤口姑息治疗。
3. 描述真菌感染伤口的治疗。
4. 解释放射性伤口的治疗。

伤口姑息护理的定义

姑息护理的重点是为接近生命终点的个体患者提供身心整体支持，以舒适和改善生存及死亡质量为主要目标，而非治愈或伤口愈合。1990年，世界卫生组织（WHO）将姑息护理定义为：将死亡和死亡过程视为生命正常过程的一部分，既不加速也不延缓死亡的到来，在此阶段为患者减轻疼痛和其他症状，为患者和家庭提供支持[1]。此定义一直沿用至今。2002年，美国姑息护理质量共识项目（National Consensus Project for Quality Palliative Care）进一步补充了姑息护理的定义内容，是指一种有组织的和高度结构化的系统行为，重点关注最大限度地提高患者的舒适度和尊严（www.nationalconsensusproject.org）[2]，姑息护理最好由多学科小组协作实施（见第1章，生活质量和伦理问题）[3]。为了响应国家的号召，美国许多医院（不是绝大多数）都设立了姑息护理单元或小组。然而，尽管有这些国家级的研究和姑息护理项目的增加，关注姑息护理的公共政策仍然需要进一步扩展。

尽管通常的护理目标和计划是直接治愈伤口，但如果对于处于临终阶段的个体（带有一个未愈合的伤口），那么伤口姑息护理可能是患者最需要的和最适合的护理目标。皮肤作为人体最大的器官，会伴随其他器官一起衰竭[4]。在其他至关重要的器官系统走向衰竭的同时却期望皮肤康复是不符合逻辑的[4, 5]。即使不是全部，但绝大多数个体在生命末期都面临着发生软组织压疮的风险[6-13]。大多数专业人员认同发生于临终阶段的压疮常常是难以避免的，这些压疮大部分归因于患者虚弱的、日渐衰竭的身体状况[4, 6, 10, 14-17]。事实上，文献大量报道了临终患者由于伴有许多合并症和危险因素而难以杜绝压疮的现象[7, 10, 17-25]。然而，在患者、家属、医师和健康保健人员之间，还应该就这个问题及其答案进行深入的教育和教学，才能达成伤口姑息护理的一致目标。将患者的治疗计划转变到姑息护理计划的决定需要临床医师确认伤口最终无法愈合（而不是治疗不足），才能达成以缓解痛苦为目标的姑息护理共识[26, 27]。

伤口姑息护理的重要性

迄今每年大约有3亿人，或占世界人口3%的人需要临终关怀[28]。预计到2030年，美国20%的人口将达到或超过65岁[10]，1.57亿美国人将罹患慢性疾病[29, 30]。从上述人口统计学资料的变化，可以预见不能以治愈为目标的身体虚弱患者及老年患者人数将明显增加。总的说来，关于临终阶段伤口可获得的信息非常少[31]。然而，目前在美国接近1亿临终关怀患者中，超过1/3的患者正遭受伤口的困扰，而更多终末期患者还没有得到临终关怀[31]。

文献检索结果表明，临终患者压疮患病率和发病率的研究相对较少，已发表的文献中报道的绝大多数压疮患者患有癌症，可获得的临终患者伤口患病率和发病率的循证资料非常少[32]，根据已有的研究报告，临终患者的伤口患病率在13%[33]～47%[10, 15, 34]，发病率从8%[3]至17%[10, 15, 16, 34-36]不等。在家庭临终关怀研究中，Reifsnyder和Hoplamazian[36]发现在平均年龄72岁、主要诊断为癌症患者的人群中，压疮患病率为15%～27%，主要合并症是与认知相关的疾病，痴呆成为主要危险因素。

Tippett[5]对383例临终患者进行了横断面调查，发现35%患者皮肤有伤口，其中50%为压疮。该作者还对192例申请伤口会诊的患者进行了病例分析研究，发现平均年龄82岁，67%为女性，患有多种合并症，其中最主要是痴呆。研究者发现192例患者的伤口40%是压疮，主要发生在尾骶部，其次是足跟、足部和腿部[5]。在这两个患者群体中，压疮几乎都是Ⅲ期和Ⅳ期，伴有坏死和坏疽。Tippett得出结论："对于接近100万的临终患者以及数百万其他身体虚弱、年老且伴发慢性病的患者而言，伤口是他们临终阶段面临的一个悲惨问题[5]。"

皮肤破溃和压疮发生的危险因素

多种危险因素促使临终患者皮肤形成溃疡，并阻碍溃疡愈合。年龄的增长是众所周知的危险因素，随着年龄增长，皮肤变得干燥、脆弱，易于受伤，修复减慢，上皮细胞层的保护作用被削弱，胶原的再生能力降低[7, 37-40]。

活动和体位改变受限

很多患者在临终前较长时期内不能活动和改变体位，使组织长期受压而导致缺血[21, 41-50]。随着个体逐渐衰老，各器官组织衰竭，出现越来越多并发症或疼痛，使活动减少。活动受限最易受压的部位是足跟、尾骶部和肘关节。给患者使用枕头支撑整个腿部，使足跟悬空，或使用足跟保护套可以降低足跟压力[44, 51]。常规做法是每2～3小时为活动受限的患者变换一次体位。但对循环系统不稳定、剧烈疼痛、恶心或呕吐、不能侧卧或仰卧的患者，变换体位具有挑战性[16, 44]。在执行这些干预措施前，必须解释清楚其基本原理（参见第11章“压力再分布：坐位，体位改变，减压床垫”）。

摩擦力和剪切力

对于活动受限的患者，摩擦力和剪切力是压疮的危险因素。剪切力是“每单位面积皮肤受到的反方向平行的力”，剪切伤是“剪切力造成组织扭曲或变形时的一种结果”[52]。摩擦力是“移动时两个表面在接触的边界存在的抵抗反方向平行移动的力”[52]。当与压力同时存在时，这些力会加速组织的损坏。为了保护臀部和尾骶部皮肤可使用升降床单或悬空吊架[42, 45, 53-56]。使用透明膜或水凝胶贴膜覆盖骶部或其他骨隆突处可以使摩擦力减至最小[44]。有人建议尽量降低床头可以使臀部和骶部的摩擦力和剪切力减至最小（最好是30°或更低）[44, 51]，但这可能与患者的病情及护理目标不符，例如，很多终末期患者存在气体交换受损，需要抬高床头。使用减压床垫或特制的病床也有有助于减小摩擦和剪切力[44, 51]（参见第11章“压力再分布：坐位，体位改变，减压床垫”）。

营养和水分

人体系统功能在临终阶段逐渐减弱，对食物和液体的需要量一般会降低。临终患者感受不到饥饿和口渴，经口摄入减少，易导致脱水，新陈代谢受损[56]。患者在去世前数周到数月经口摄入进行性减少[57]。水分摄入减少损害皮肤的张力，使组织进一步衰退。蛋白质摄入减少导致蛋白性消瘦以及营养失调。白蛋白是蛋白中的一种成分，提供胶体渗透压以锁住循环系统内的水分。当胶体渗透压降低时，水分会离开循环系统进入组织间隙，导致组织水肿和低血压，影响血流量。如果引流伤口在渗液中流失了大量的液体和蛋白，营养和水分状态将进一步受损。临终阶段患者的吞咽反射也会减弱，影响食物和液体的摄入，并易导致误吸。帮助临终阶段患者的家人和伴侣理解这些临终过程，有助于减轻他们的焦虑和压力（见第11章，营养和伤口护理）。

几项研究证实，临终阶段患者的蛋白质-能量营养不良和失衡与压疮形成有关[7, 41-44, 58-60]。事实上，在Horn和他的同事实施的一项超过2400位老年护理院居住者的大样本回顾性队列研究中，记载了任何体质量指数下降的非自愿性体重减轻都增加了压疮发生的几率，高达147%[41]。组织损伤后会产生细胞因子和应激蛋白，导致不适、厌食以致营养失调、肌肉萎缩以及白蛋白合成减少[61]（见第11章，营养和伤口护理）。

潮湿

汗液、伤口分泌物、尿液和（或）排泄物导致的潮湿是另一个危险因素[62]。失禁容易造成皮肤损伤和破溃，因此对姑息护理的患者特别重要。如果患者存在大小便失禁问题，那么首要护理目标应该是预防和管理皮肤破溃，提高舒适度，去除臭味。排泄物对皮肤是一种化学刺激物，而去除排泄物的过程往往会增加刺激，所以应动作轻柔，也可借助使用皮肤保护剂或防漏产品保护皮肤，减少刺激[44]。

伤口姑息治疗

除了伤口愈合的目标之外，伤口姑息护理和治疗性护理的目标稍有不同。当伤口显然不能治愈或患者的临床状况恶化到已经不再适合使用积极措施的时候，就应以姑息护理为主，在“老年护理院中伴有屈曲挛缩、认知障碍、生存质量受限的患者”中尤其适合[35]。当伤口愈合不能明显提高患者的生存质量时，伤口的稳定和姑息即成为伤口护理的重点。伤口姑息护理的重点是控制疼痛、选择恰当的敷料、控制感染和保护周围皮肤。

姑息护理患者的皮肤护理需求

姑息护理的目标是通过控制躯体症状和满足心理需要使患者生存质量达到最佳。患者在生命的终末期尤其面临皮肤破溃的危险。他们的机体平衡失调，皮肤抵抗压力、摩擦力、剪切力损伤的能力降低，这些导致皮肤灌注受损和局部组织缺氧，并最终导致氧和重要营养素的利用和排泄减少[63]。伴随着皮肤破溃后，免疫系统也遭到破坏。因此，不是所有的皮肤破溃和压疮都是可以避免的[44, 63]。当破溃发生时，由于血红蛋白水平降低，气体交换受损，血压降低导致的氧合作用受损，减慢了愈合过程[64]。

为了满足姑息护理目标，预防和治疗皮肤破溃要经历较长的过程。皮肤破溃的预防和治疗可以通过风险评估、细心护理、给予合适体位、减少摩擦力和剪切力、使用减压装置、提供合适营养和水分以及控制潮湿来实施。按生产商的指导使用润肤剂有助于保持皮肤适当的湿润和预防干燥[44]。当患者存在大小便失禁时，应使用皮肤保护产品，尽量降低有害作用。

实践要点

临终患者伤口护理要点：

1. 管理疼痛
2. 控制臭味
3. 管理渗液
4. 控制出血
5. 维持自我形象
6. 保持尊严
7. 提高生存质量

患者和伤口评估

对临终患者进行从头到脚的全面评估很重要，包括生理和心理健康以及整体生存质量。全面评估可以帮助医护人员准确评价发生组织衰退时对预防措施的需求、效果以及达到目标的成本效益。这样的评估将确定皮肤破溃的风险以及是否存在皮肤破溃，包括存在的压疮或者形成新压疮的风险。评估患者时应包括下列内容[44]：

1. 伴发的健康问题
2. 患者正在使用的药物
3. 患者存在的危险因素
4. 营养状态
5. 诊断性检查结果
6. 社会心理影响
7. 环境资源
8. 患者 / 家庭期望目标

《姑息护理患者压疮危险评估表》[10]是专为评估临终或接近临终患者设计形成的量表。它有 7 个条目，包括感觉、运动、潮湿、在床上或座椅上活动的能力、营养和体重的改变、皮肤状况、摩擦力和剪切力。得分为 7～28 分，得分≤12 分表示有低度压疮危险，13～17 分表示中度危险，18～21 分表示高度危险，≥22 分表示极高度危险。危险评估可以每周一次或患者情况有显著病情变化时进行（参见“Hunters Hill Marie Curie 中心压疮危险评估”）。为可能有病情恶化的患者进行危险评估非常重要。对于临终患者，危险评估的频率可以减少以提高患者舒适度[44]。

受身体状况以及并发症的影响，临终患者的伤口或溃疡的愈合能力受损，常表现为慢性过程。慢性压疮被定义为有明确的边界，周围有压之不变色的红斑。当出现硬结时，伤口边缘可能向周围扩大。很多慢性伤口出现边缘翻卷，妨碍伤口愈合和闭合。伤口床过于干燥时，伤口试图保持仅有的水分，上皮化形成减慢，伤口床没有上皮覆盖，导致伤口边缘翻卷。大多数伤口有引流液，慢性伤口的引流液含有破坏结构的酶，同时成纤维细胞产生胶原蛋白促进愈合的功能减弱[65]（见第 5 章，急性和慢性伤口愈合）。

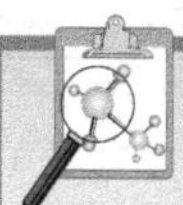

循证实践

姑息护理中的伤口和患者评估

1. 设定与患者个人价值观和目标相一致的治疗目标，同时考虑家庭的意见。（证据水平 = C）

2. 设定提高生活质量的目标，即使压疮不能被治愈，或治疗不能使其闭合 / 愈合。（证据水平 = C）

3. 评估压疮对患者生活质量及其家庭成员的影响。（证据水平 = C）

4. 在患者入院时初次评估，病情发生显著变化时均应再次评价护理计划是否恰当。（证据水平 = C）

Brown, G. "Long-term Outcomes of Full-thickness Pressure Ulcers: Healing and Mortality," Ostomy Wound Management 49: 42-50, 2003.

保持皮肤完整性

仔细关注临终患者的皮肤护理非常重要，清洁的感觉可以提高整体的舒适度和幸福感，能够解决可能存在的气味问题。低 pH 的皮肤清洁剂有助于形成潮湿屏障，减少过度潮湿的影响。过度潮湿会导致皮肤浸渍，浸渍状态的皮肤抵御摩擦力、剪切力和压力的能力降低而易受伤[51]。因此，操作中应轻柔地清洁皮肤，特别要注意尾骶部、肘部和足跟等易受到摩擦力和压力伤害部位的皮肤[53, 54]。避免按摩发红区域，因为这些部位已经出现灌注受损，按摩可能导致组织进一步损伤[51]。对于临终患者，除了有禁忌证外，终末期患者经常需要轻柔按摩全身。皮肤软化剂和皮肤保护剂有助于保护皮肤[44]。

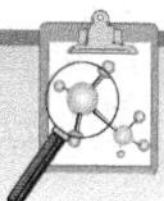

循证实践

保持姑息护理患者的皮肤完整性

在所有的医疗机构中，应确保一次全面的皮肤评估作为危险评估策略的一部分。（证据水平 = C）

Brown, G. "Long-term Outcomes of Full-thickness Pressure Ulcers: Healing and Mortality," Ostomy Wound Management49: 42-50, 2003.

Hunters Hill Marie Curie 中心压疮危险评估表

患者姓名________________________　　患者 ID 号______________________

感官知觉 对与压力有关的明显不适感做出反应的能力	**1. 未受损** 能清楚地交流不适感	**2. 轻度受限** 对护士询问有反应，但是不能经常交流不适感，或有 1～2 个肢体有感觉障碍
潮湿度 皮肤暴露在潮湿/粪便中的程度	**1. 极少潮湿** 皮肤极少潮湿	**2. 偶尔潮湿** 皮肤偶尔潮湿，大约每天需要更换一次单
移动能力 下床走动的能力	**1. 常常走动** 至少 2 小时一次在床边走动，并且每天户外走动至少两次	**2. 偶尔走动** 一天内偶尔短距离走动，但可能需要协助
活动能力 在床上或座椅上改变身体或肢体姿势的能力	**1. 不受限** 可以频繁变换姿势，并且不需要帮助	**2. 轻度受限** 身体或肢体可以频繁轻微地变换姿势
皮肤状况 观察到的受压皮肤状况	**1. 皮肤状况良好** 皮肤外观良好，没有发现水肿、变色等	**2. 皮肤脆弱** 皮肤薄、脆弱、干燥、脱屑或水肿（如由于年龄、激素、水肿、炎症或淋巴性水肿等原因所致）
营养/体重 进食情况及体重改变模式	**1. 满意** 食物摄入良好，或在过去 6 个月无明显的体重变化	**2. 勉强满足** 体重正常，进食轻度减少
摩擦力/剪切力 摩擦力/剪切力的存在	**1. 无明显的摩擦力/剪切力** 能够完全抬起身体或肢体而不是在座椅或床上拖动	**2. 偶尔有摩擦力/剪切力** 偶尔从床上或座椅上下滑，或由于体位和肌肉无力或疲乏而拖动身体或肢体

低度：≤12 分；中度：13～17 分；高度：18～21 分；极高：≥22 分

入院日期______________ 首次评估日期______________

		日期	日期	日期	日期
3. 非常受限 仅对疼痛刺激有反应（如呻吟或烦躁或身体表面一半以上感觉受损）（如脊髓受压）	**4. 严重受损** 由于意识受损或使用镇痛/镇静剂或身体绝大部分感觉受损而致无任何反应				
3. 非常潮湿 皮肤常常但不是一直潮湿，至少每班更换一次床单	**4. 持续潮湿** 皮肤因为汗液、尿液、淋巴渗漏或大便失禁而持续潮湿				
3. 靠轮椅活动 行走非常受限，需要借助座椅或轮椅 每天坐在椅子上或卧床时间超过 16 小时	**4. 完全不能走动** 每天超过 20 小时卧床或坐在椅上（如因为意识障碍、疼痛、呼吸困难、疲乏）				
3. 非常受限 只能偶尔轻微改变身体或肢体姿势，但常常需要协助	**4. 不能动** 由于疼痛、镇静、呼吸困难、水肿、意识水平等导致完全不能改变身体或肢体的位置				
3. 皮肤易留下压痕 皮肤易被支撑物留下压痕	**4. 皮肤破损** 皮肤表面完整性改变（如由于失禁性皮炎、压力性损坏、伤口或皮肤状况所致）				
3. 可能不足 明显的低体重或超重或食物摄入差	**4. 营养状况极差/严重恶病质** 由于恶病质、肥胖或进食极少导致营养状况不令人满意				
3. 经常滑动 经常从床上或座椅上下滑，无拖拽时患者不能将身体或肢体抬起（如由于虚弱）	**4. 几乎有持续的摩擦力/剪切力** 不断从床上或座椅上下滑，或者严重的淋巴性水肿、强直状态、躁动导致持续不断的摩擦力				
	总分				
	减压床垫				

减压装置

减压装置是“用于压力再分布的专门设备，此设备为管理组织负载、皮肤微环境和（或）其他治疗功能而设计（如某些床垫、集成床系统、床垫替代品、床罩、坐垫、坐垫罩）”[52]。有些减压装置提供了翻身或旋转辅助的功能。为患者提供相匹配的减压装置以满足个体增大受压面积，减小组织压力，尤其是骨隆突处的压力非常重要[52]。这些装置既可以用于床上，也可以用于座椅上。更多内容可参见 NPUAP/EPUAP 指南[44]关于姑息护理患者的压力重新分配专项内容。

实践要点

根据患者的疼痛忍耐力和舒适程度制订个性化的翻身和体位改变时间表。

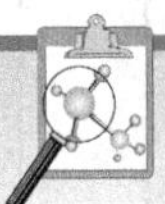

循证实践
姑息护理患者的压力重新分配

姑息护理患者使用压力再分配床垫如黏弹性海绵床垫者至少每 4 小时变换一次体位，或使用普通床垫者每 2 小时变换一次体位。（证据水平 = B）

Brown, G. “Long-term Outcomes of Full-thickness Pressure Ulcers: Healing and Mortality,” Ostomy Wound Management49: 42-50, 2003.

营养和水分

满足姑息护理患者所需的营养和水分非常具有挑战性，有可能会改变患者死亡进程中的原因。

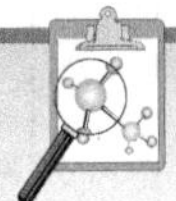

循证实践
姑息护理患者的营养与水分

1. 允许患者自己选择摄入的液体和食物。（证据水平 = C）
2. 每天供应多餐，每餐少量。（证据水平 = C）

Brown, G. “Long-term Outcomes of Full-thickness Pressure Ulcers: Healing and Mortality,” Ostomy Wound Management 49: 42-50, 2003.

疼痛管理

不管是预防还是治疗压疮都会使临终患者感到不舒适。多数有压疮的患者都会经历轻度到重度的疼痛[66-69]，尤其是更换敷料或处理伤口床时，疼痛可以是急性的或慢性的[70,71]。据一项研究报道，参与研究的23例压疮患者中有21例（91%）报告了疼痛[72]。同时，在一篇对15项压疮疼痛影响研究的系统评价中，作者总结"患压疮以后，疼痛是最显著的症状，影响患者生活的各个方面"[73]。事实上，压疮所致的疼痛可能是患者能说出的最痛苦的症状[74]。记住这句话很重要："患者说有多痛就有多痛"[75]。

伤口疼痛可能是由于肿瘤压迫神经和血管，或真皮层暴露所引起[76]。伤口疼痛往往由疼痛性操作引起，包括清洁伤口、去除敷料，尤其是敷料干燥并被黏附在伤口上时[77]。处于或临近终末期患者的伤口很可能不愈合，伤口和疼痛呈慢性过程。慢性疼痛是指疼痛持续存在，甚至不进行操作时也会发生[78]。慢性疼痛伴随的急性疼痛可能发生在更换敷料、进行治疗或同一部位再次受到创伤时。

伤口疼痛可以使用温和的阿片类药物，例如1mg吗啡或醋吗啡与1mg水凝胶的混合物[79,80]，或非阿片类药物缓解疼痛。包含局部麻醉药的局部制剂（例如含有利多卡因的制剂，像利多卡因和丙胺卡因以1∶1混合的恩纳乳膏，利多卡因皮肤贴片或含2%利多卡因及芦荟、胶原蛋白的伤口凝胶）[80-82]或含有布洛芬的泡沫敷料（不适合所有部位）[83,84]。一家护理姑息患者的专科医院开发了一种针对姑息护理患者的独特混合物，含有氧化锌和2.75%利多卡因，可以用

实践要点

在更换敷料前20～30分钟给予止痛药是伤口姑息护理的重要部分。

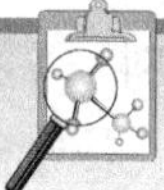

循证实践

姑息护理患者的开放性压疮的处理

在姑息护理机构中，二醋吗啡HDG是处理开放性压疮的有效方法。（证据水平＝B）

Brown, G. "Long-term Outcomes of Full-thickness Pressure Ulcers: Healing and Mortality," Ostomy Wound Management 49: 42-50, 2003.

于局部疼痛和有气味的伤口，据报道此方法很有效[85]。清洁伤口时使用最小的机械力（4～15 磅，合 1.8～2.3kg 的冲洗压力）；使用温生理盐水和纱布垫[86]；避免使用消毒剂和细胞毒性产品[44, 52]，能够使治疗产生的疼痛减到最小。

伤口敷料

尽可能选择能够保留几天的敷料，然而当伤口有大量渗液时不可能持续几天。保护伤口边缘皮肤的敷料适合于保护伤口免受失禁的影响。常规认为不粘连的和（或）硅胶敷料最好。要保持伤口床湿润，避免神经末梢暴露[87]，因为干燥的伤口床和敷料几乎都会导致疼痛[88]（参见第 9 章“伤口治疗方法”）。

伤口感染、气味和渗液

组织缺乏氧和营养素会导致其失去生机，不能存活[89]，细菌会在这些潮湿、坏死组织上生长[90]。随着细菌的繁殖，伤口内出现与细菌种类有关的腐败组织和气味。坏死组织最后成为支持细菌生长的培养基，并抑制白细胞对细菌的吞噬作用[89]。厌氧菌常常出现在坏死物质中，生长在缺氧并被埋藏的伤口深处。而且厌氧菌[88]带有强烈的、让人难受的气味，这使患者尤其痛苦。暴露在空气中的伤口表面发黑似皮革，暴露在潮湿环境中则呈灰黄色，持续的时间根据失调的情况不同而不同[88]。

感染导致的气味、渗液和疼痛常常令患者最为痛苦，应当恰当处理。伤口的气味令患者尴尬，导致患者孤独和生存质量低下[2, 19, 91]。护理目标是去除产生气味的原因以及气味本身。由于渗透性敷料可以锁住气味，勤更换可能既可以控制气味，也可以控制由于敷料重量引起的疼痛。频繁冲洗也有助于去除渗液和气味。无活性组织应该被清除，自溶清创常常是疼痛最小的方法，锐器清创或多或少是一种最后的选择，操作时必须特别小心预防过多的出血和（或）疼痛[91, 92]。

非外科（自溶清创和酶解清创）清创方法被推荐用于真菌感染和放射性伤口中有恶性细胞“种植”和出血倾向时，局部使用甲硝唑也能成功控制气味[2, 62]。活性炭敷料可以迅速有效地控制气味[19, 91, 93, 94]，作用相当于封闭性敷料，需要经常更换[19]。卡地姆碘是有效的抗菌剂[95]，作用相当于聚维酮碘[96]。银敷料能有效地治疗感染，因此也能控制气味。Dakin 溶液（0.25% 次氯酸钠）是另一种有效地控制气味的制剂，只能短时间将溶液浸透的纱布覆盖在伤口上，因为可能会导致局部不适[96]。大量坏死组织的伤口上放置蝇蛆幼虫是消除伤口感染和控制气味的另一种有效方法[97]。房间除臭剂也有助于控制异味。由于糖浆和蜂蜜具有抗菌和清创性能而被再次应用于伤口[98, 99]。高浓度的糖为伤口提供高渗环境以抑制细菌生长和有助于清创[98, 99]。

保护伤口周围皮肤很重要，因为渗液是液体，有时候具有腐蚀性，会对周围皮肤造成浸渍、破溃和瘙痒[44]，加剧皮肤的破坏[100]。推荐采用合适的敷料来控制渗液，使伤口不会过度潮湿或干燥，例如藻酸盐敷料、亲水性纤维敷料、泡沫敷料、非黏性敷料，常常带有一个二次吸收垫[88,101,102]。要确保在敷料吸收饱和时及时更换敷料，因为过重或过湿的敷料会导致伤口床疼痛并刺激周围皮肤。如果伤口渗液较少，建议选择低吸收敷料，如水胶体或者半透膜敷料[103]。周围皮肤使用皮肤保护薄膜有助于控制潮湿对皮肤的破坏作用（见第9章：伤口治疗方法中有更多关于敷料的信息）。

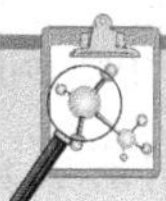

循证实践

姑息护理患者的伤口敷料与气味控制方法

1. 采取符合患者愿望的方法，定期处理压疮（伤口）及周围皮肤。（证据水平＝C）
2. 采用恰当的抗菌剂控制已知的感染或疑有的细菌严重定植[2,85,105,106]。（证据水平＝C）
3. 考虑短期使用恰当稀释的抗菌溶液去控制气味。（证据水平＝C）
4. 考虑局部使用灭滴灵以有效地控制由厌氧菌或原虫导致的压疮（伤口）的气味[2,85,106-115]。（证据水平＝C）
5. 考虑使用浸有抗菌产品（例如银、卡地姆碘、药用级蜂蜜）的敷料控制细菌数量及气味[99]。（证据水平＝C）
6. 考虑使用碳或者活性炭敷料帮助控制气味[19,106,111,112]。（证据水平＝C）
7. 考虑在房间里使用外部气味吸收装置（例如活性炭、猫砂、醋、香草、咖啡豆、燃烧的蜡烛、混合香料）[2,107,113]。（证据水平＝C）
8. 每次更换敷料时采用饮用水[114]、生理盐水或非细胞毒性清洁剂清洁伤口，以减少对伤口的伤害和有助于控制气味[51,115]。（证据水平＝C）
9. 去除伤口的坏死组织以控制感染和气味[51,116,117]。（证据水平＝C）
10. 对于脆弱易出血的组织要避免锐器清创[51,100,113]。（证据水平＝C）

Brown, G. "Long-term Outcomes of Full-thickness Pressure Ulcers: Healing and Mortality," Ostomy Wound Management 49: 42-50, 2003.

实践要点

气味的控制对于提高姑息护理患者的生存质量非常重要。

来自于细胞间隙的炎性液体被称之为渗液，所有细菌产生的渗液，其颜色和种类根据微生物种类不同而不同[88]，如绿色渗液常常表明有革兰阴性需氧菌，它对目前市面上能买到的许多银敷料都很敏感[88]。炎症或感染持续越久，渗液产生越多。渗液常常含有蛋白，而临终患者又常常伴随经口摄入蛋白不足，这样会增加低蛋白血症的程度，管理渗液可能是一个主要的挑战[104]。

真菌感染伤口

当皮肤或者支持皮肤的血管、淋巴管遭受原位癌或转移癌侵袭导致组织缺氧而最终坏死时会形成真菌感染伤口[118-121]。据报道5%～10%患有转移癌的患者会形成真菌感染伤口[122]。在超过70岁的老年患者中患病率更高[102, 104]。虽然这些伤口常常在临终前几个月形成，但也有能存在数年[19]。最常形成真菌感染伤口的部位是乳房，但也会出现在头部、颈部以及发生黑色素瘤的部位。解剖部位和微妙的周围组织使真菌感染伤口的处理成为挑战。

蕈状是指无论溃疡和增生都是通过直接侵袭进行的恶性过程[116, 117]，溃烂的伤口呈火山口样，而溃烂显著增生产生结节形似“蘑菇样”或“菜花样”的外观损害[123, 124]，也可能形成混合性损害[124, 125]。皮肤肿瘤因为表面受到细菌的污染易形成溃疡[126]。真菌感染伤口的症状通常包括渗液、疼痛、气味、瘙痒、出血以及社会心理学问题[120, 121]。

实践要点

在照顾真菌感染伤口患者时，其家庭、陪伴者、照顾者都应得到心理上的支持。

由于真菌感染伤口几乎都不能愈合[127]，因此管理的重点是控制症状，提高舒适度，维持或提高生存质量[122, 128]。这项工作由健康照护者尤其是护士和医师进行评估和管理，具有非常大的挑战性[129]。因此，精良的多学科照顾和照顾者之间持续的沟通交流非常重要。

真菌感染伤口的护理

由于真菌感染伤口有出血和恶性细胞“种植”倾向，推荐使用非外科（自溶或酶）清创方法[88, 101, 120]。真菌感染伤口脆弱并有出血倾向。由于侵蚀血管造成的大出血是真菌感染伤口最常见的急症，也与肿瘤内血小板功能减退有关[116, 119]。血管破坏可能是被肿瘤细胞自己侵蚀，也可能继发于放射治疗引起的组织坏死或崩塌[130]。为最大限度地减少出血，应采用非粘连或软硅胶敷料，保持伤口床的湿润，清洁伤口时用轻柔的冲洗代替擦拭[102]。应当避免干燥的敷料粘贴在伤口床上，因为这样会导致出血[88, 120]。藻酸盐敷料含有大量的海藻，可以在伤口床中用钙离子置换出钠离子，形成凝血连锁反应。但是藻酸盐敷料在脆弱的肿瘤伤口上必须谨慎应用，因为这些敷料也会导致出血[79]。也可以使用止血外科海绵覆盖伤口并在出血部位保留一段时间[19]。

放射性伤口

放射治疗是向目标区域发射高能量的X射线以达到治疗目的。目标区域常常是肿瘤、肿瘤周围区域或者刚刚手术摘除肿瘤的部位。由于每次放射治疗指向的目标组织都有特定的深度，因此位于其上面的组织也同样会受到影响[131, 132]。

放射相关性皮肤改变或溃疡主要涉及软组织，可以发生于放射治疗期间、放射治疗后即刻，或放射治疗之后较长时间内[131, 132]。据记载很多年前，在所用的放射治疗机器技术改良前，接受放射治疗的患者常常皮发生皮肤问题。可见的皮肤反应一般出现在特定区域的皮肤受到刺激和几乎是即刻出现的炎症[132, 133]。受刺激区域的血管扩张可出现发红，溃疡可能较大，也可能开始就以窦道的形式出现[134]。

更常见的与放射治疗有关的皮肤反应包括脱屑或脱皮、发红、色素沉着、脱发、汗液减少或不出汗、浅表血管改变、水肿、溃疡和瘢痕形成[126, 132, 135]（见《常见放射创面皮肤反应》）。

放射局部细胞水平的改变导致愈合很差。表皮和附件结构萎缩、毛细血管阻塞、结缔组织增生、成纤维细胞再生减弱、细胞大量损坏阻碍了愈合过程[126, 134]。

绝大多数放射相关性损伤都很表浅。1994年，肿瘤护理协会制定了放射性

常见放射创面皮肤反应

1. 脱屑或脱皮（干燥性脱皮）
2. 红斑
3. 皮肤色素沉着
4. 脱发
5. 汗液或皮脂分泌减少
6. 表浅血管改变
7. 水肿
8. 溃疡（湿性脱皮）
9. 瘢痕形成

转自 Smith, S. Skin Care Following Radiation Therapy: The Clinician's Notebook. Carrington Laboratories, Inc. Newsletter; 1(3): 1-3. Available at: http://www.Wound care.org/newsvol2n2./ar3.htm. Accessed July 13, 2010.

溃疡分级系统，并在2002年进行了修订。这个系统将放射部位的皮肤问题分为“0级”或没有皮肤问题到“4级”或皮肤坏死或皮肤全层溃疡共5级[136]（表23-1）。

表23-1 肿瘤护理协会皮肤反应分级

0级	没有
1级	轻微红斑或干燥脱皮
2级	中度到较重红斑或斑片状潮湿脱皮，几乎局限在皮肤皱褶处；或中度水肿
3级	潮湿脱皮融合成片，直径≥1.5cm，不局限在皮肤皱褶处；有凹陷性水肿
4级	皮肤全层坏死或溃疡，可包括非微小创伤或擦伤引起的出血

摘自Oncology Nursing Society. Radiation Therapy Patient Care Record：A Tool for Documenting Nursing Care.Pittsburgh，PA：Author，2002，with permission of the publisher

放射所致的皮肤损伤的治疗从本质上来说和其他类型的皮肤损伤是相同的。任何暴露于放射视野的组织都必须考虑有潜在损伤的高度危险，必须保持清洁、适度潮湿及保护皮肤免受潜在损伤。保护皮肤的措施包括避免穿着限制活动的衣服、避免黏合剂、刺激性化学物质、加热和阳光照射以及创伤。即使只有微小的损伤，例如红斑或干性脱屑，也要遵照指南进行处理，并涂抹水凝胶或类固醇软膏[126]。湿性脱皮也照上述方法进行处理，并且要使用非黏性敷料或泡沫敷料管理伤口环境。覆盖伤口防止体液蒸发、控制疼痛以及降低感染风险很重要[132，133]。

严重的溃疡或坏死需要作为开放性伤口采用湿性伤口治疗原则进行处理[132，126]。但是，首要原则是排除伤口区域内新发生的恶性肿瘤[133]。有可能需要应用皮肤移植或生长因子进行治疗[115]。由于血管改变和缺氧，接受照射的组织抗感染能力降低，应注意避免和控制感染，最好局部使用抗生素[134]。血管改变和缺氧也可能使溃疡出现疼痛[134]。放射性溃疡是典型的难以处理和愈合缓慢的伤口。总的说来，需要全身支持以促进患者的愈合潜力，最大限度地降低伤口部位的进一步损伤。

总结

由于姑息护理患者的伤口不一定都能治愈，因此需要提供富有同情心的、以减轻症状为目标的治疗。包括平衡局部伤口症状如疼痛、气味、分泌物的管理，同时保持患者尊严与自尊以及最大限度地提高生存质量。很少有随机对照试验以及其他调查研究伤口姑息护理领域。但是，国际伤口姑息护理法案在考虑着眼于整个生命连续性对这些伤口的管理达成一致意见[137]。我们需要更多的连续性研究明确什么时候将目标定为姑息护理最合适。临床机构应该为这些患者形成综合的姑息护理程序。多学科团队应该包括医师、护士、伤口护理专家、营养师、宗教服务者、社会工作者以及疼痛与临终关怀顾问[54]。姑息护理病房数量应该增加，尤其是针对慢性病但还未到临终阶段的患者[138]。即使是在不以治愈为目标的临终关怀病房，伤口如果得到恰当的处理，也有50%以上的患者能得到显著改善[4]。

病例分享

临床资料

M先生是一位86岁的鳏夫，患有晚期癌症并有骨转移。他意识清楚，拒绝住院，所以一直住在家里。他的家人在临终关怀护士协助下照顾他。M先生饮水很好，但摄入有限。即使在大家的鼓励下，他也吃得很少。他体型较小，体重从以往的165磅（1磅=0.45kg）降至109磅。他没有失禁，能在他人协助下在床边洗漱。经过评估，临终关怀护士确认他左侧大转子处有一个Ⅲ期压疮，大小及深度为2.5cm×2.3cm×0.3cm，左侧耳部有一个Ⅳ期压疮，大小为0.25cm×0.25cm。

家人尝试在M先生床上铺羊皮垫和气垫，但他坚持不要，因为他不喜欢。M先生告诉他的临终关怀护士，他“已经准备好离去，不再幻想治疗的奇迹，就让我这样吧”。

病例讨论

在初始评估的基础上，临终关怀护士发现了若干需要处理的问题。评估的目的包括确定患者及其家人的护理目标。M先生表达了他的愿望，只是想保持舒适。他情愿躺在自己的床上，用枕头垫高床垫，而不是躺在医院床上。他不愿在他的床上放置其他类型的减压设施。尽管护理计划中包括了定期翻身，但M先生坚持认为：“左侧卧位对压疮的伤害比其他体位要小。”护士对他进行了健康教育，告知他现有压疮及耳朵有进一步损伤的危险，受压的其他部位也同样有损伤的危险。在家人的鼓励下，M先生同意轮流仰卧和右侧卧位每次30分钟，左侧卧位每次2小时。两侧足跟使用了足跟保护套，腿部用枕头全部垫起。

M先生的压疮在每次更换敷料时使用抗生素溶液进行清洁以辅助气味管理，并使用复合敷料包扎。耳朵上使用了泡沫敷料，起到减压和保护作用。在他床下放置了一个木炭烤盆用来吸收房间里的气味。在皮肤上尤其是骨隆突处使用了皮肤保护剂以避免进一步溃烂和保护他脆弱的皮肤。

护理人员也对M先生的饮食喜好进行了评估。护士教育他要多进食蛋白质以获得力量和能量才能下床使用床边洗手台。他同意每天进食3份高蛋白饮料，包括雪糕、冰淇淋，如果能够耐受，偶尔会食用燕麦粥和一片包裹奶酪的冷肉。

在更换敷料前30分钟进行疼痛评估后，M先生服用了非阿片类止痛药。护士鼓励M先生在更换敷料期间如果需要可以提出暂停休息的要求。

在M先生去世前，左侧大转子的压疮不仅没有愈合，而且增大为3.5cm×3.5cm×0.3cm。这个结果在患者及其家人的预期目标内。左耳的压疮也未愈合，但没有增大。在M先生左侧卧位时关注了他的头部位置有助于预防耳朵压疮恶化。直到去世，M先生得到了持续关注。在他去世前两天，他对护士允许他"按自己的方式"做事表达了感谢。

自我测验

1. 下列哪一个定义符合姑息护理：
   A. 一种有组织的和高度结构化的系统行为，重点关注最大限度地提高患者的舒适度和尊严
   B. 以生存为目标，致力于使患者恢复到原有的健康状态并提供有高度组织的护理
   C. 致力于伤口愈合和减少症状的护理
   D. 在家里由亲密伴侣提供的不需要健康照顾者进行的护理
   答案：A。姑息护理致力于使患者舒适的临终支持而不是治愈伤口。姑息护理提高生存质量和死亡质量。姑息护理认为生存和死亡都是自然过程，既不应延迟也不应加速死亡进程。姑息护理减轻疼痛和其他症状，但并不致力于根除这些症状。答案B、C和D都不能定义姑息护理。
2. 下列哪种情形符合姑息护理：
   A. 干湿敷料轮换使用，每4小时更换1次
   B. 在坏死性伤口上使用藻酸钙敷料以减少分泌物
   C. 在不能证明有炎症和感染的伤口上使用银溶液浸渍的敷料
   D. 根据需要在伤口上使用水凝胶敷料，每3天更换1次
   答案：D。根据需要在伤口上使用水凝胶敷料，每3天更换1次是推荐给有伤口的姑息护理患者使用的，因为水凝胶可以保持伤口的湿润环境，使患者感到舒适。除非在分泌物很多、明显感染或为了缓解严重炎症的情况下才使用银溶液浸渍敷料或藻酸钙敷料。干湿敷料轮换使用，每4小时更换1次有可能导致伤口周围皮肤被浸软以及产生疼痛。
3. 下列哪一条医嘱在护理真菌感染伤口时会导致临床问题：
   A. 使用非粘连敷料
   B. 冲洗伤口时使用冷盐水

C. 使用混合有吗啡的无定型水凝胶敷料

D. 进行护理的时候使用音乐或其他放松技术

答案:B。在冲洗姑息护理患者的伤口时,推荐使用温盐水而不是冷盐水。A、C和D都是恰当的管理策略。

4. 一位带有3级(肿瘤护理协会分级系统)皮肤反应的患者,需要下列哪项护理措施:

A. 不需要,皮肤正常

B. 频繁使用润肤液

C. 使用皮肤保护屏障

D. 每天3次进行酶清创术并涂抹软膏

答案:C。皮肤潮湿脱皮,需要避免由水肿和潮湿导致的伤害。答案A不正确,因为皮肤缺乏抵抗力,需要护理。答案B不正确,因为皮肤已经太潮湿了。答案D不正确,因为不需要清创术。另外,清创术也不需要每天3次这样频繁。

(周厚秀 蒋琪霞 译)

参考文献

1. World Health Organization. *Cancer Pain Relief*, 2nd ed. Geneva: Author, 1996.
2. National Institutes of Health. *Improving End-of-Life Care. State-of-the-Science Conference Statement*. Bethesda, MD: Author, December 6-8, 2004.
3. Alvarez, O., et al. "Chronic Wounds: Palliative Management for the Frail Population," *Wounds* 2002:14(8 Suppl):1-27.
4. Langemo, D.K., and Brown, G. "Skin Fails Too: Acute, Chronic, and End-Stage Skin Failure," *Advances in Skin & Wound Care* 19(4):206-11, 2006.
5. Tippett, A.W. "Wounds at the End of Life," *Wounds* 17(4):91-98, 2005a.
6. Naylor, W. "Malignant Wounds: Aetiology and Principles of Management," *Nursing Standard* 16:45-56, 2002.
7. Henoch, I., Gustafsson, M. "Pressure Ulcers in Palliative Care: Development of a Hospice Pressure Ulcer Risk Assessment Scale," *International Journal of Palliative Nursing* 9:474-84, 2003.
8. Bale, S. "The Contribution of the Wound Care Nurse in Developing a Diabetic Foot Clinic." *British Journal of Clinical Governance* 7:22-6, 2002.
9. van Rijswijk, L., Lyder, C.M. "Pressure Ulcer Prevention and Care: Implementing the Revised Guidance to Surveyors for Long-Term Care Facilities," *Ostomy/Wound Management* 4(Suppl):7-19, 2005.
10. Chaplin, J. "Pressure Sore Risk Assessment in Palliative Care," *Journal of Tissue Viability* 10(1):27-31, 2000.
11. Colburn, L. "Pressure Ulcer Prevention for the Hospice Patient. Strategies for Care to Increase Comfort," *American Journal of Hospice Care* 4:22-6, 1987.
12. Froiland, K.G. "Wound Care of the Advanced Cancer Patient," *Hematology and Oncology Clinics of North America* 16:629-39, 2002.
13. Langemo, D.K., Anderson, J., Hanson, D., Hunter, S., Thompson, P. "Understanding Palliative Wound Care," *Nursing* 37:65-6, 2009.
14. Baharestani, M.M. "The Lived Experience of Wives Caring for Their Frail, Home Bound, Elderly Husbands with Pressure Ulcers," *Advances in Skin & Wound Care* 7:40-52, 1994.
15. Bale, S., et al. "Pressure Sore Prevalence in a Hospice," *Journal of Wound Care* 4(10):465-66, 1995.
16. Hatcliffe, S., and Dawe, R. "Monitoring Pressure Sores in a Palliative Care Setting," *International Journal of Palliative Nursing* 2(4):182-86, 1995.
17. Langemo, D.K., Black, J. "Pressure Ulcers in Individuals Receiving Palliative Care: A National

Pressure Ulcer Advisory Panel White Paper," *Advances in Skin & Wound Care* 23(2):59-72, 2010.
18. National Pressure Ulcer Advisory Panel. "Avoidable versus Unavoidable Pressure Ulcers." (in press)
19. Naylor, W. World Wide Wounds: Part 1: Symptom Control in the Management of Fungating Wounds. Available at: http://www.worldwidewounds.com/2002/march/Naylor/Symptom-Control-Fungating-Wounds.html. Accessed May 15, 2010.
20. Bennett, R.G., et al. "Medical Malpractice List Related to Pressure Ulcers in the United States," *Journal of the American Geriatric Society* 48:73-81, 2000.
21. DeConno, F., Ventafridda, V., Saita, L. "Skin Problems in Advanced and Terminal Cancer Patient," *Journal of Pain Symptom Management* 6:247-56, 1991.
22. Gilchrist, B., Corner, J. "Pressure Sores: Prevention and Management – A Nursing Perspective," *Palliative Medicine* 3:257-61, 1989.
23. Moss, R.J., LaPuma, J. "The Ethics of Pressure Sore Prevention and Treatment in the Elderly: A Practical Approach," *Journal of the American Geriatric Society* 39:905-8, 1991.
24. Walding, M., Andrews, C. "Preventing and Managing Pressure Sores in Palliative Care," *Professional Nurse* 11:33-8, 1995.
25. Waller, A., Caroline, N.L. "Pressure Sores," In: *Handbook of Palliative Care in Cancer*. Boston, MA: Butterworth Heinemann; 2001, 91-98.
26. Weissman, D.E. *End-of-Life Cares Eases Pain and Prepares Patient for Death*. Health Link, Medical College of Wisconsin 2003. Available at: http://healthlink.mcw.edu/article/100171698.html. Accessed June 22, 2010.
27. Langemo, D.K. "When the Goal is Palliative Care," *Advances in Skin & Wound Care* 19(3):148, 150-54, 2006.
28. Singer, P.A., Bowman, K. "Quality End-of-Life Care: A Global Perspective." *BMS Palliative Care* 1:4, 2002.
29. Rice, K.N., et al. "Factors Influencing Models of End-of-Life Care in Nursing Homes: Results of a Survey of Nursing Home Administrators," *Journal of Palliative Medicine* 7(5):668-75, 2004.
30. Covinsky, K.E, et al. "The Last 2 Years of Life: Functional Trajectories of Frail Older People," *Journal of the American Geriatric Society* 51(4):492-98, 2003.
31. Tippett, A.W. "Wounds at the End of Life," *Journal of Palliative Medicine* 8(1):243, 2005.
32. Schim, S.M., and Cullen, B. "Wound Care at End of Life," *Nursing Clinics of North America* 40(2):281-94, 2005.
33. Hanson, D., et al. "The Prevalence and Incidence of Pressure Ulcers in the Hospice Setting: Analysis of Two Methodologies," *American Journal of Hospice Palliative Care* 8(5):18-22, 1991.
34. Galvin, J. "An Audit of Pressure Ulcer Incidence in a Palliative Care Setting," *International Journal of Palliative Nursing* 8(5):214-21, 2002.
35. Olson, K., et al. "Preventing Pressure Sores in Oncology Patients," *Clinical Nursing Research* 7(2):207-24, 1998.
36. Reifsnyder, J., and Hoplamazian, L. "Incidence and Prevalence of Pressure Ulcers in Hospice," *Journal of Palliative Medicine* 8(1):244, 2005.
37. Vanderwee, K., Clark, M., Dealey, C., Defloor, T., et al. "Development of Clinical Practice Guideline on Pressure Ulcers." *EWMA Journal* 7:44-6, 2007.
38. Ersser, S., et al. "Best Practice in Emollient Therapy: A Statement for Health Care Professionals," *Dermatology Nursing* 6:S2-19, 2007.
39. Davies, A. "Management of Dry Skin Conditions in Older People," *Nursing Standard* 13:250-7, 2008.
40. Lawton, S. "Effective Use of Emollients in Infants and Young People," *Nursing Standard* 19:44-50, 2004.
41. Horn, S.D., et al. "The National Pressure Ulcer Long-term Care Study: Pressure Ulcer Development in Long-Term Care Residents," *Journal of the American Geriatric Society* 52(3):359-67, 2004.
42. Brown, G. "Long-term Outcomes of Full-thickness Pressure Ulcers: Healing and Mortality," *Ostomy Wound Management* 49:42-50, 2003.
43. Reifsnyder, J., Magee, H. "Development of Pressure Ulcers in Patients Receiving Home Hospice Care," *Wounds* 17:74-9, 2005.
44. National Pressure Ulcer Advisory Panel & European Pressure Ulcer Advisory Panel. *Prevention and Treatment of Pressure Ulcers: Clinical Practice Guideline*. Washington, DC: National Pressure Ulcer Advisory Panel; 2009.
45. Bergquist, S., Frantz, R.A. "Pressure Ulcers in Community-based Older Adults Receiving Home Care: Prevalence, Incidence, and Associated Risk Factors," *Advances in Skin & Wound Care* 12:339-51, 1999.
46. Brink, P., Smith, T.F., Linkewich, B. "Factors Associated with Pressure Ulcers in Palliative Home Care," *Journal of Palliative Medicine* 9:1369-75, 2006.
47. Ferrell, B.A., Josephson, K., Norvid, P. "Pressure Ulcers Among Patients Admitted to Home Care," *Journal of the American Geriatric Society* 48:1042-47, 2000.
48. Pang, S.M., Wong, T.K. "Predicting Pressure Sore Risk with the Norton, Braden, and Waterlow Scales in a Hong Kong Rehabilitation Hospital," *Nursing Research* 47:147-53, 1998.

49. Perneger, T.V., Gaspoz, J.M., Rae, A.C., et al. "Contribution of Individual Items to the Performance of the Norton Pressure Ulcer Prediction Scale," *Journal of the American Geriatric Society* 46:1282-86, 1998.
50. Salzburg, C.A., Byrne, D., Cayten, C.G., et al. "Predicting and Preventing Pressure Ulcers in Adults with Paralysis," *Advances in Skin & Wound Care* 11:237-46, 1998.
51. Wound, Ostomy, Continence Nurses Society. *Guideline for Prevention and Management of Pressure Ulcers*. Glenview, IL: Author, 2003.
52. National Pressure Ulcer Advisory Panel. *Support Surface Standards Initiative: Terms and Definitions Related to Support Surfaces*. Available at: http://www.npuap.org/s3i.htm. Accessed June 28, 2010.
53. Chaplin, J., and McGill, M. "Pressure Sore Prevention," *Palliative Care Today* 8(3):38-39, 1999.
54. Dealey, C. *The Care of Wounds*. Oxford, UK: Blackwell, 1999.
55. Peerless, J., et al. "Skin Complications in the Intensive Care Unit," *Clinics in Chest Medicine* 20(2):453-67, 1999.
56. Emanuel, L., Ferris, F.D., von Gunten, C.F., Von Roenn, J.H. "End-of-Life Care in the Setting of Cancer: Withdrawing Nutrition and Hydration," *EPEC-O: Education in Palliative and End-of-Life Care for Oncology* (Module 11: Withdrawing Nutrition, Hydration). Chicago, IL: The EPEC Project, 2005.
57. End-of-Life Nursing Education Consortium (ELNEC). *Training Program: Faculty Guide*. Washington, D.C.: American Association of College of Nursing and City of Hope National Medical Center, 2002.
58. Bergstrom, N., and Braden, B. "A Prospective Study of Pressure Sore Risk Among Institutionalized Elderly," *Journal of the American Geriatric Society* 40(8):747-58, 1992.
59. Berlowitz, D.R., and Wilking, S.V. "Risk Factors for Pressure Sores: A Comparison of Cross-Sectional and Cohort-Derived Data," *Journal of the American Geriatric Society* 37:1043-59, 1989.
60. Pinchovsky-Devin, G., and Kaminski, M.V. "Correlation of Pressure Sores and Nutritional Status," *Journal of the American Geriatric Society* 34:435-40, 1986.
61. Posthaurer, M.E., Thomas, D.R. "Nutrition and Wound Care," in Baranoski, S., and Ayello, E.A., eds. *Wound Care Essentials: Practice Principles*. 2nd ed. Philadelphia: Lippincott Williams & Wilkins; 2008, 197.
62. Grey, J., Enoch, S., Harding, K.G. "Wound Assessment," *British Medical Journal* 332:285-8, 2006.
63. Sibbald, R.G., Krasner, D.L., Lutz, J. "SCALE©: Skin Cchanges at Life's End: Final Consensus Statement: October 1, 2009," *Advances in Skin & Wound Care* 23:225-38, 2010.
64. Sussman, C. "Wound Healing Biology and Chronic Wound Healing," in Sussman, C., and Bates-Jensen, B., eds. *Wound Care: A Collaborative Practice Manual for Physical Therapists and Nurses*. Gaithersburg, MD: Aspen Publishers, 1998.
65. Maklebust, J., and Sieggreen, M. *Pressure Ulcers: Guidelines for Prevention and Management*, 3rd ed. Philadelphia: Lippincott Williams, & Wilkins, 2001.
66. Langemo, D.K., Melland, H., Hanson, D., Hunter, S., Burd, C. "The Lived Experience of Having a Pressure Ulcer: A Qualitative Study," *Advances in Skin & Wound Care* 13:225-235, 2000.
67. Fox, C. "Living with a Pressure Ulcer: A Descriptive Study of Patients' Experiences," *British Journal of Community Nursing* 7:10,12,14,16,20,22, 2002.
68. Rastinehad, D. "Pressure Ulcer Pain," *Journal of Wound Ostomy & Continence Nursing* 33:252-56, 2006.
69. Bale, S., et al. "The Experience of Living with a Pressure Ulcer," *Nursing Times* 103:42-3, 2007.
70. Dallam, L., et al. "Pain Management and Wounds," in Baranoski, S. and Ayello, E.A., eds. *Wound Care Essentials: Practice Principles*, 2nd ed. Philadelphia: Lippincott Williams & Wilkins, 2008, 229-251.
71. Pasero, C.L. "Procedural Pain Management," *American Journal of Nursing* 98(7):18-20, 1998.
72. Spilsbury, K., Nelson, A., Cullum, N., et al. "Pressure Ulcers and Their Treatment and Effects on Quality of Life: Hospital Inpatient Perspective," *Journal of Advanced Nursing* 57:494-504, 2007.
73. Gorecki, C., et al. "Impact of Pressure Ulcers on the Quality of Life in Older Patients: A Systematic Review," *Journal of the American Geriatric Society* 57:1175-83, 2009.
74. Price, P. "An Holistic Approach to Wound Pain in Patients with Chronic Wounds," *Wounds* 17:55-7, 2005.
75. McCaffrey, M., and Pasero, C. *Pain: Clinical manual*, 2nd ed. St. Louis: Mosby, 1999.
76. Manning, M.P. "Metastasis to Skin," *Seminars in Oncology Nursing* 14(3):240-43, 1998.
77. Jones, M., et al. "Dressing Wounds," *Nursing Standard* 12(39):47-52; quiz 55-56, 1998.
78. Krasner, D. "The Chronic Wound Pain Experience: A Conceptual Model," *Ostomy/Wound Management* 41(3):20-29, 1995.
79. Grocott, P. "Controlling Bleeding in Fragile Fungating Tumors," *Journal of Wound Care* 7(7):342, 1998.
80. Twillman, R.K., et al. "Treatment of Painful

Skin Ulcers with Topical Opioids," *Journal of Pain Symptom Management* 17(4):39-42, 1997.

81. Smith, N.K., et al. "Non-Drug Measures for Painful Procedures," *American Journal of Nursing* 97(8):18-20, 1997.
82. Briggs, M., and Nelson, E.A. "Topical Agents or Dressings for Pain in Venous Leg Ulcers," Oxford: The Cochrane Library, 2001.
83. Jorgensen, B., Friis, G.I., Gottrup, F. "Pain and Quality of Life for Patients with Venous Leg Ulcers: Proof of Concept of Efficacy of Biatain-Ibu, a New Pain Reducing Wound Dressing," *Wound Repair & Regeneration* 14:233-39, 2006.
84. Sibbald, R.G., et al. "A Pilot (Real-life) Randomized Clinical Evaluation of a Pain-relieving Foam Dressing: Ibuprofen-foam versus Local Best Practice," *International Wound Journal* 4:16-23, 2007.
85. Kalinski, C., et al. "Effectiveness of Topical Formulation Containing Metronidazole for Wound Odor and Exudates Control." *Wounds* 17:74-9, 2005.
86. Hollingworth, H. "Wound Care—Less Pain, More Gain," *Nursing Times* 93(46):89-91, 1997.
87. Hallett, A. Fungating Wounds, *Wound Care Society Education Leaflet*. Huntingdon, U.K.: Wound Care Society, 1993.
88. Hampton, S. "Managing Symptoms of Fungating Wounds," *Journal of Cancer Nursing* 20(1):21-28, 2006.
89. Slavin, J. "Wound Healing: Pathophysiology." *Surgery* 17(4):I-IV, 1999.
90. Rodeheaver, G. "Wound Cleaning, Wound Irrigation, Wound Disinfection," in Krasner, D.L., Rodeheaver, G.T., Sibbald, R.G., et al., eds. *Chronic Wound Care: A Clinical Sourcebook for Healthcare Professionals*, 4th ed. Wayne, PA: HMP Communications; 2008.
91. McDonald, A., Lesage, P. "Palliative Management of Pressure Ulcers and Malignant Wounds in Patients with Advanced Illness." *Journal of Palliative Medicine* 9:285-95, 2006.
92. Eisenberger, A., Zeleznik, J. "Pressure Ulcer Prevention and Treatment in Hospices: A Qualitative Analysis." *Journal of Palliative Care* 19:9-14, 2003.
93. Grocott, P. "Palliative Management of Fungating Malignant Wounds." *Journal of Community Nursing* [online] 14(3):2000. Available at: http://www.jcn.co.uk.backiss.asp?YearNum=2000&MonthNum=03&ArticleID=221. Accessed July 14, 2010.
94. Williams, C. "Role of CarboFlex in the Nursing Management of Wound Odour." *British Journal of Nursing* 10:123-35, 2001.
95. Falanga, V. "Iodine-containing Pharmaceuticals: A Reappraisal." *Proceedings of the 6th European Conference on Advances in Wound Management.* London, UK: Macmillian Mags Ltd.; 1997.
96. Ferris, F., vonGuten, C. Malignant wounds. 2nd ed. 2005. *Fast Facts and Concepts* #46. End-of-Life Physician Education Resource Center. Available at: http://www.eperc.mcw.edu. Accessed September 9, 2009.
97. Thomas, S., et al. "Odour Absorbing Dressings." *Journal of Wound Care* 7:246-50, 1998.
98. Cooper, R., Molan, P. "The Use of Honey as an Antiseptic in Managing *Pseudomonas* Infection," *Journal of Wound Care* 8(4):161-64, 1999.
99. Molan, P.C. "Re-introducing Honey in the Management of Wound and Ulcers – Theory and Practice," *Ostomy Wound Management* 48:28-40, 2002.
100. Cameron, J., Powell, S. "Contact Kept to a Minimum," *Nursing Times Wound Care Supplement* 92:39:85-6, 1996.
101. Grocott, P. "The Management of Fungating Malignant Wounds," *Journal of Wound Care* 5:232-34, 1999.
102. Pudner, R. "The Management of Patients with Fungating or Malignant Wounds," *Journal of Community Nursing* 12(9):1998. Available at: http: // www. jcn. co. uk / backiss. asp ? YearNum=1998&MonthNum=09&ArticleID=82. Accessed July 13, 2010.
103. Baranoski, S. "Wound and Skin Care, Choosing a Wound Dressing, Part 2," *Nursing 2008* 38(2): 14-15, 2008.
104. White, R., Cutting, K.G. "Modern Exudates Management: A Review of Wound Treatments," *World Wide Wounds* 2006. Available at: http://www.worldwidewounds.com/2006/September/White/Modern-Exudate-Management.html. Accessed December 21, 2010.
105. Paul, J.C., Pieper, B.A. "Topical Metronidazole for the Treatment of Wound Odor: A Review of the Literature," *Ostomy Wound Management* 54(3):18-27, 2008.
106. McDonald, A., Lesage, P. "Palliative Management of Pressure Ulcers and Malignant Wounds in Patients with Advanced Illness," *Journal of Palliative Medicine* 9:285-95, 2006.
107. Barton, P., Parslow, N., Savage, P. "Malignant Wound Management: A Patient-centered Approach," in Krasner, D.L., et al. *Chronic Wound Care: A Clinical Sourcebook for Healthcare Professionals*. 4th ed. Wayne, PA: HMP Communications, 2008.
108. Bale, S., Tebbie, N., Price, P. "A Topical Metronidazole Gel Used to Treat Malodorous Wound," *British Journal of Nursing* 13:S4-11, 2004.
109. Cutting, K. *Wound and Infection Education Leaflet*. Huntingdon, UK: Wound Care Society, 1998.
110. Pierleoni, E.E. "Topical Metronidazole Therapy

for Infected Decubitus Ulcers," *Journal of the American Geriatric Society* 32:775, 1984.

111. Goldberg, M., Tomaselli, N.L. "Management of Pressure Ulcers and Fungating Wounds," in Berger, A.M., Portenoy, R.K., Weissman, D.E., eds. *Principles and Practice of Palliative Care and Supportive Oncology*, 2nd ed. Philadelphia: Lippincott Williams & Wilkins, 2002, 321-322.
112. Williams, C. "Clinisorb Activated Charcoal Dressing for Odour Control," *British Journal of Nursing* 8(15):1016-1019, 1999.
113. Ferris, F.D., Krasner, D., Sibbald, R.G. "12 Toolkits for Successful Wound Care. A Case-based Approach," *Journal of Wound Care* 9:4-9, 2000.
114. Haisfield-Wolfe, M.E., and Rund, C. "Malignant Cutaneous Wounds: A Management Protocol," *Ostomy/Wound Management* 43(1):56-60, 62, 64-66, 1997.
115. Ivetic, O., and Lyne, P.A. "Fungating and Ulcerating Malignant Lesions: A Review of the Literature," *Journal of Advanced Nursing* 15(1):83-88, 1990.
116. Mortimer, P.S. "Management of Skin Problems: Medical Aspects," in Doyle, D., et al. *Oxford Textbook of Palliative Medicine,* 2nd ed. Oxford, UK: Oxford University Press, 1998.
117. Englund, F. "Wound Management in Palliative Care," *RCN Contact* 2-3, Winter 1993.
118. Hastings, D. "Basing Care on Research," *Nursing Times* 89(13):70-6, 1993.
119. McMurray, V. "Managing Patients with Fungating Malignant Wounds," *Nursing Times* 99:55-57, 2003.
120. Alexander, S. "Malignant Fungating Wounds: Key Symptoms and Psychosocial Issues," *Journal of Wound Care* 18(8):325-29, 2009.
121. Adderly, U.J., Smith, R. "Topical Agents and Dressings for Fungating Wounds," *Cochrane Database of Systematic Reviews* 2, 2007.
122. Dowsett, C. "Malignant Fungating Wounds: Assessment and Management," *British Journal of Community Nursing* 8:394-400, 2002.
123. Collier, M. "The Assessment of Patients with Malignant Fungating Wounds—A Holistic Approach: Part 1," *Nursing Times* 93(440):(Suppl) 1-4, 1997.
124. Carville, K. "Caring for Cancerous Wound in the Community," *Journal of Wound Care* 4(2):66-8, 1995.
125. Young, T. "The Challenge of Managing Fungating Wounds," *Community Nurse* 3(9):41-44, 1997.
126. Smith, S. *Skin Care Following Radiation Therapy: The Clinician's Notebook*. Carrington Laboratories, Inc. Newsletter;1(3):1-3. Available at: http://www.woundcare.org/newsvol2n2./ar3.htm. Accessed July 13, 2010.
127. Bird, C. "Managing Malignant Fungating Wounds," *Professional Nurse* 15(4):253-256, 2000.
128. Naylor, W. "Using a New Foam Dressing in the Care of Fungating Wounds," *British Journal of Nursing* 10(Suppl 6):S24-30, 2001.
129. Laverty, D. "Fungating Wounds: Informing Practice Through Knowledge/Theory," *Brit J Nurs* 12(Suppl 15):S29-40, 2003.
130. Beare, P.G., and Myers, J.L. *Adult Health Nursing,* 3rd ed. St. Louis : CV Mosby, 1998.
131. Bryant, R. "Skin Pathology," in Bryant, N., ed. *Acute and Chronic Wounds: Nursing Management.* New York: Mosby Year Book, 1992.
132. Hunter, S., Langemo, D.K., Thompson, P., Hanson, D., Anderson, J. "Radiation Wounds," *Advances in Skin & Wound Care* 20(8):438-40, 2007.
133. Black, J.M., and Black, S.B. "Surgical Wounds, Tubes, Drains," in Baranoski, S., and Ayello, E.A., eds. *Wound Care Essentials: Practice Principles*. Philadelphia: Lippincott Williams & Wilkins, 2008.
134. Williams, H.D. *Radiation Ulcers*. Available at: http://www.emedicine. com/plastic/topic 466. htm. Accessed June 17, 2010.
135. Rudolph, R. "Radiation Ulcer," in Rudolph, N., and Noe, N.M., eds. *Chronic Problem Wounds.* Boston: Little, Brown & Co., 1983.
136. Mendelsohn, E., et al. "Wound Care After Radiation Therapy," *Advances in Skin & Wound Care* 15(5):216-224, 2002.
137. Ferris, F.D., et al. *Palliative Wound Care: Managing Chronic Wounds Across Life's Continuum: A Consensus Statement from the International Palliative Wound Care Initiative, 2004*. Available at: http://www.palliativewoundcare.info. Accessed June 12, 2010.
138. Morrison, R.S. "Palliative Care Outcomes Research: The Next Steps," *Journal of Palliative Medicine* 8(1):13-15, 2005.

第24章

伤口护理展望：当前以及未来

亲爱的伤口护理同仁们：

自从本书的上一版出版以来，我们已经看到伤口护理同仁们共同提供临床指南、参加联席会议和治疗自然灾难的受害者。共同合作提高伤口护理的教育和结果已经被视为优先主题。2009年，美国国家压疮顾问小组（NPUAP）和欧洲压疮顾问小组（EPUAP）共同研制及发布了压疮治疗和预防的国际指南。2010年，伤口、造口和失禁护士协会（WOCN）发布了更新的压疮指南，与此同时，世界卫生组织（WHO）发布了题为“伤口和淋巴水肿护理”的重要文件。在同一年，美国专业伤口护理协会（APWCA）发表了一个立场申明解释了用于评价和将指南与临床实践相结合的“SELECT助记法”。

随着越来越多的临床人员信奉循证实践，对当前文献进行评价的需求已势在必行。最近几年里出现了一些新的国际伤口期刊，越来越多的期刊不仅为读者提供在线访问，还提供关键文章正式出版前的简报。在2010年第25届皮肤与伤口护理的进展临床研讨年会上，Keith Harding博士就过去30年来伤口护理文章的显著增加作了报告（见表24-1）。

跟上文献的发展无疑是一项挑战，它给现今的大多数临床人员带来忙碌的工作量。

联合促进全球的教育

2008年，世界伤口愈合协会（WUWHS）在加拿大多伦多举行了第三次会议，数千名伤口护理代表聚集起来讨论和学习全球伤口护理议题。会议期间发表了几个表达WUWHS立场的文件，并且开通了在线资源Wound Pedia（www.woundpedia.com）。该站点包含了备受关注的伤口护理主题证据的简要信息。第四届WUWHS会议已于2012年9月在日本横滨举行（http://wuwhs2012.com/）。

伤口愈合协会（WHS）和美国伤口处理学术委员会（AAWM）联合举办了他们的年会。2010年，第一届WOCN和世界造口治疗师协会（WCET）联合会议在美国亚利桑那州凤凰城举行。我们非常赞成伤口护理组织间的合作给广大听众带来的教育表示欢迎。我们希望这种概念上的伙伴合作关系将会持续存在。

联合促进患者教育和改善结果

在美国，管理法规的不断改变提供了另一种合作关系，跨学科或跨保健机构临床人员之间已经形成合作伙伴，以改善患者的治疗结果和更好地遵从新法规及已有的管理办法。

表 24-1　1980—2010 年伤口护理文章的增长

年份	撰写的文章数量（篇）		
	下肢静脉溃疡	压疮	糖尿病足部溃疡
1980—1989	517	1874	669
1990—1999	1115	3472	1191
2000—2010	1731	5169	4368

2005 年"降低缺陷行动"要求医疗保健严重度诊断相关小组（Medicare Severity Diagnosis Related Group，MS-DRG）为支付某些医院获得性疾病（hospital-acquired conditions，HAC）的费用方面进行一个质量调整。美国医疗保健和医疗补助服务中心（CMS）建立了对"医院获得性疾病（HAC）和入院时已经存在的问题出现（present on admission，POA）的指标报告"项目有固定程序。现在，CMS 住院患者预付费系统（Inpatient prospective payment system，IPPS）要求所辖医院提交关于住院患者出院诊断的 POA 信息，新的 POA 规定要求 IPPS 医院增加对压疮护理的专门信息。按照 CMS 提供给 IPPS 医院的文件要求，医院就不会受到财政减少的影响，而且必须对医师进行压疮分期的教育。强调医疗记录文件一致性和完整性的重要性显而易见。

CMS 其他的规定也影响了 Oasis-C（家庭护理）和 MDS3.0（长期护理）文件系统的更改。这些改变为保健机构自我检查在其各自机构内如何支持伤口护理实践的举措提供了许多机会。这些规定也要求长期护理机构和家庭护理机构追踪和报告伤口患者治疗改善的结果。以护理结果为基础的质量改进方法和报告也要求在急症护理机构中实施。循证实践对于所有保健服务提供者仍将是一个持续性的挑战。

临床人员在伤口护理中的能力始终是既有挑战性又令人担心的问题。目前有多种多样的培训用以提高临床人员的能力。有大量的认证项目可以适用于来自所有层次的临床实践人员，从护士到医师，到物理治疗师和其他专业人员。

2010 年，NPUAP 在其网站上发布了注册护士压疮护理能力的修正意见。专业伤口护理组织将继续研究和寻求更多的知识，以使患者的健康受益。我们目前知道的伤口病因学及愈合过程与我们应该掌握的知识技能相比还只是冰山一角。未来充满希望，我们需要永远不停地学习。

联合起来帮助那些需要帮助的人们

伤口护理临床工作者敬业并且乐于奉献，当危难出现时，他们乐意参与进来并提供帮助。最明显的事实也许体现在近些年来当世界各地发生自然灾难后，伤口护理团队走到一起，不论是在印度尼西亚或日本的海啸，还是在中国、智利、海地或者日本的地震发生后，伤口护理团队怀揣激情，为那些处于危难中的人们提供专业技术服务。

个人伤口护理愿望清单

我们努力工作起草和撰写第三版伤口护理原则，没有时间陪伴家人和朋友，也没有足够的时间去购物和游泳。我们一直坐在计算机面前，要么分别在伊利诺斯州和纽约，要么集中在芝加哥城外 Sharon 的家中，或者南佛罗里达州 Elizabeth 的公寓中。在最后一章，我们决定放弃对伤口护理的过去、现在和将来的综述，而强调一直在发生的事情，并与大家分享我们的“伤口护理愿望清单”。

下列所述就是 Elizabeth 和 Sharon 的伤口护理愿望清单。这些条目中有一些是以前提出的愿望，但也提出了一些新的项目，你能帮我们实现愿望清单吗？

1. 能在所有的护理机构中成立跨学科的伤口护理团队吗？我们意识到这可能要求太高，但是，从文献报道来看，由一个具有综合知识的伤口护理专家团队提供护理时，患者的结果更好。

2. 伴随着 19 世纪 60 年代发现的湿性伤口愈合理论，加上伤口敷料材质的进展，伤口护理实践已经发生了引人注目的变化，但事实上这些敷料并不总是符合患者护理的需要。我们能不能以某种方式建立一个医疗保健制度，允许在所有的医疗保健机构能根据患者伤口护理的需要使用最好的敷料，并对产生的费用予以报销？

3. 是否能够改变原有医疗补偿的某些项目以强调用充分清创代替原有的清创“数量”？

4. 能否提供预防压疮最佳翻身时间表的循证答案？

5. 我们能否在所有医疗保健学科中开设课程，以确保毕业生掌握成为胜任的开业者所需要的伤口护理知识？尽管有许多跨学科的伤口护理会议，但跨学科的教育项目仅仅才开始，仍然有很长的路要走。在 21 世纪下一个十年，为临床人员建立基础教育课程时，我们能否实现跨学科的、综合式的教育，以便团队一起学习、一起实践、密切合作呢？

6. 我们能否消除不同学科之间和不同医疗机构之间伤口护理文件的差异呢？我们能否在不同医疗机构中使用一张既可用来评估患者又能进行护理记录的表格？

7. 能否要求伤口护理人员必须获得伤口护理开业者的资质认证？我们是受到了 WOCN 工作的启发，WOCN 成员需要通过美国护士协会的专科护士认证。

8. 伤口护理能否被美国医学协会认可为一个医学专业，在全美国和全世界住院医师培训均接受伤口护理的培训呢？

9. 我们能否在不同医疗机构中识别预测压疮的危险因素？我们能在“皮肤衰竭”、肯尼迪终末期溃疡（Kennedy Terminal Ulcer）和其他临床概念的含义上达成共识吗？我们能否进一步确定可疑深层组织损伤的特点，以便定义特征和干预，以防止这些溃疡进一步发展？

10. 在美国我们能拥有缓解疼痛的敷料吗？

11. 我们能期望实验室科学家和临床医师之间更多合作，以缩小实验研究与伤口护理实践之间的距离吗？

12. 我们能不能开发出手持式扫描设备，可以被健康保健人员用于检测Ⅰ期压疮，以便在表皮破损之前采取预防措施呢？

13. 我们能否创建一种伤口“测量计”，它能告诉我们伤口的 pH 值、蛋白酶水平、细菌数量和其他一些特征，并且与正确使用的护理产品相关联？

14. 我们能否提高技术去创作一个麦克风设备（或许就安放在我们的身份识别卡上），它能在敷料更换期间记录伤口特征，并且这种记录能被自动处理为患者的图表，进入医师的办公系统呢？

15. 我们期望能否通过指纹录入进行电子签名？

16. 我们期望能否很快实现通用的电子医疗记录？

17. 我们能否借鉴其他行业的经验：正如我们的汽车可以进行小环境气候控制一样，我们能否发明一种针对伤口的产品，它能对伤口床进行扫描，并能根据不同种类的伤口特征自动进行微环境调控？

18. 我们能否通过远程医疗或者计算机技术消除医疗保健系统的边界，通过更多的国际会诊为个体患者进行会诊？

19. 最终糖尿病患者是否需要定做的有吸引力的鞋子以纠正他们的足部畸形？这个最后的愿望清单请求是如此重要，因为我们都爱鞋子！

未来的伤口护理挑战

审视伤口护理的发展，我们意识到有很多目标已经实现了。当然，我们还有很多东西需要学习，要在我们热爱的这个领域里继续研究。未来充满挑战。Keith Harding 博士在 2010 年奥兰多临床研讨会个人演讲的末尾阐述了这些挑战：

1. 人口学的不断变化。
2. 对所提供的服务期望不断上升。
3. 在特定的时间框架内要求高质量的护理。
4. 信息化社会更容易获取技术资料。
5. 全球慢性病的增加。
6. 财政、道德、法律和伦理的困境。

我们期待着在本书的未来版本中能够看到这些挑战中的许多已经得到解决，何时和有多少愿望清单上的条目已经成为现实。

恭敬的

Elizabeth 和 Sharon

（周厚秀 蒋琪霞 译）

皮肤：一个重要的器官

皮肤撕裂伤分类

Payne-Martin 分类	STAR 分类（澳大利亚）
Ⅰa 类：线性 表皮像切口一样是分开的	**1a 类** 伤口边缘可以复位到正常解剖位置 皮肤颜色不苍白、暗淡或发黑
Ⅰb 类：皮瓣 在伤口边缘 1mm 内表皮 皮瓣完全覆盖真皮	**1b 类** 伤口边缘可以复位到正常解剖位置 皮肤颜色苍白、暗淡或发黑
Ⅱa 类：小部分组织缺失 表皮皮瓣缺失≤25%	**2a 类** 伤口边缘不能复位到正常解剖位置 皮肤颜色不苍白、暗淡或发黑
Ⅱb 类：中到大部分组织缺失 表皮皮瓣缺失 >25%	**2b 类** 伤口边缘不能复位到正常解剖位置 皮肤颜色苍白、暗淡或发黑
Ⅲ类：全部表皮组织缺失 表皮皮瓣完全缺失	**3 类** 皮瓣完全缺失

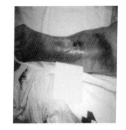

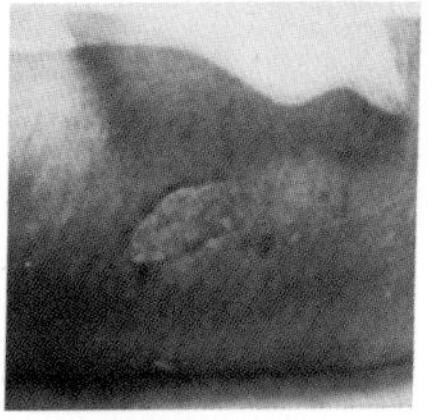

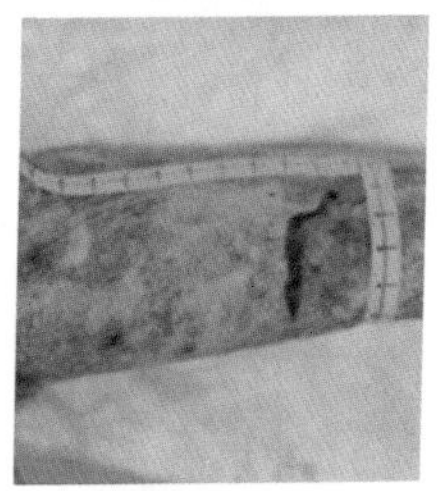

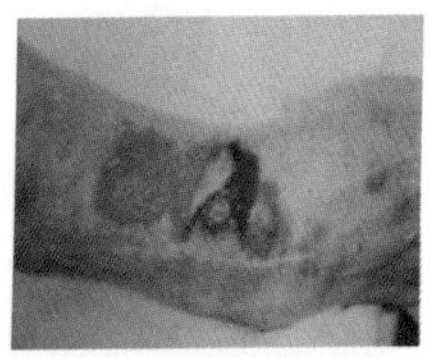

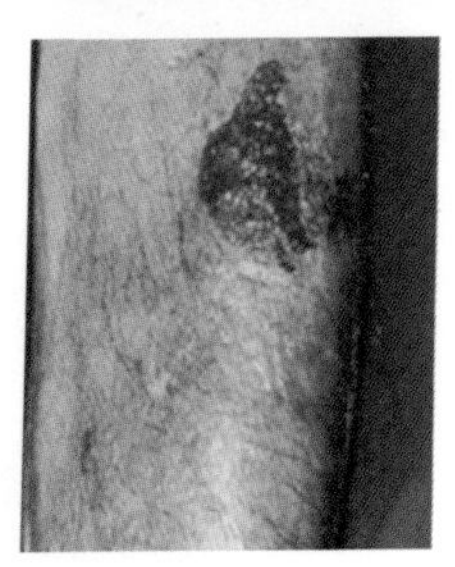

Payne-Martin，OWN 39（5）：June 1993；STAR，Skin Tear Audit Research，Silver Chain Nursing Association，Curtin University of Technology，2007.

皮肤：一个重要的器官（续）

老年性紫癜

老年性紫癜举例。

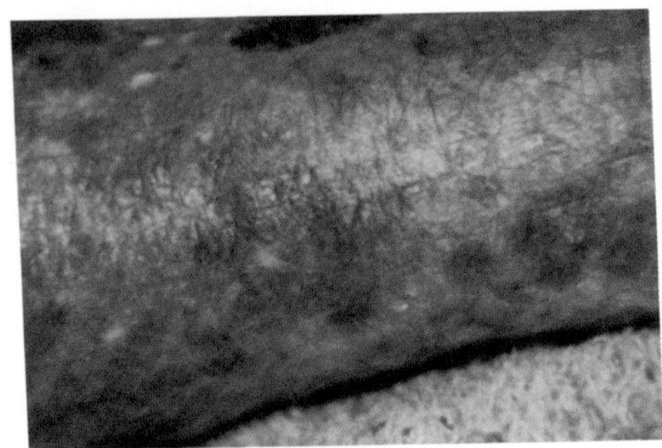

此图由 B. Beck，RN，CWOCN 提供

伤口评估

含铁血黄素沉积

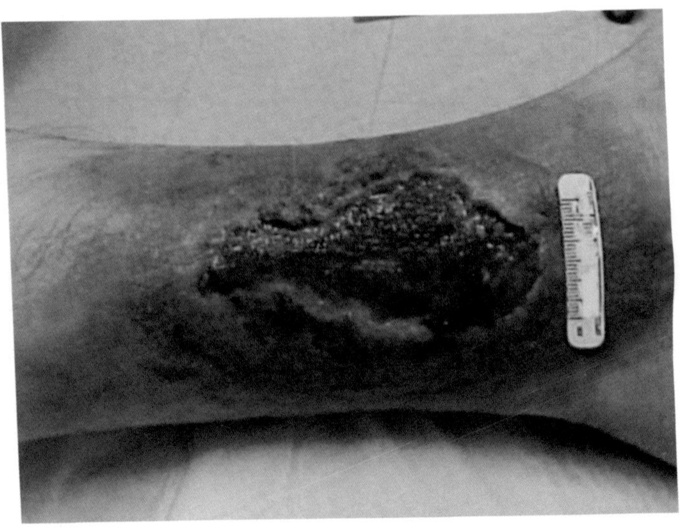

慢性伤口地图

A+B+C= 整个伤口范围

其中 A 代表伤口床；B 代表伤口边缘；C 代表伤口周围皮肤。

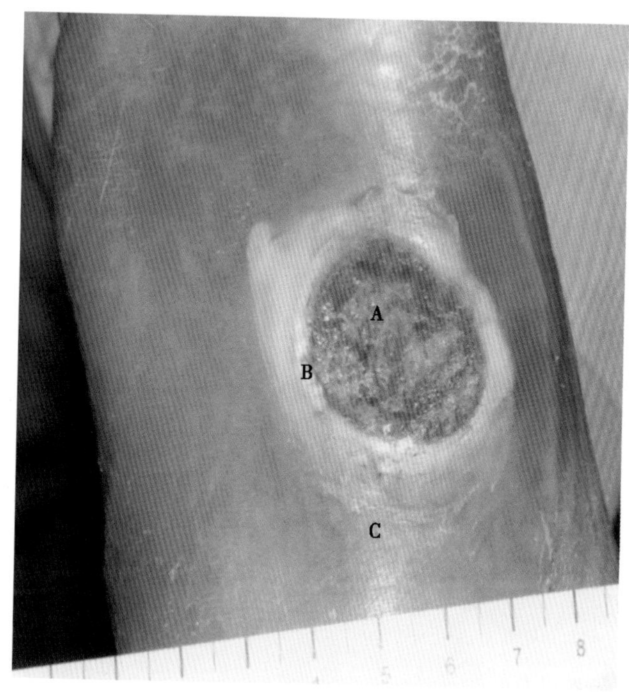

照片获得 M. Tomic Cane 的许可使用

浸渍

下图显示由敷料过度饱和引起的伤口周围皮肤浸渍。

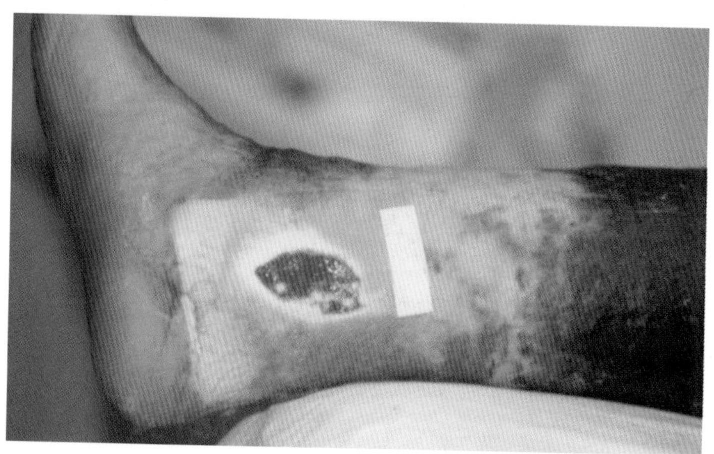

伤口边缘上皮化

在图中可见伤口边缘紧贴伤口床和上皮化出现。

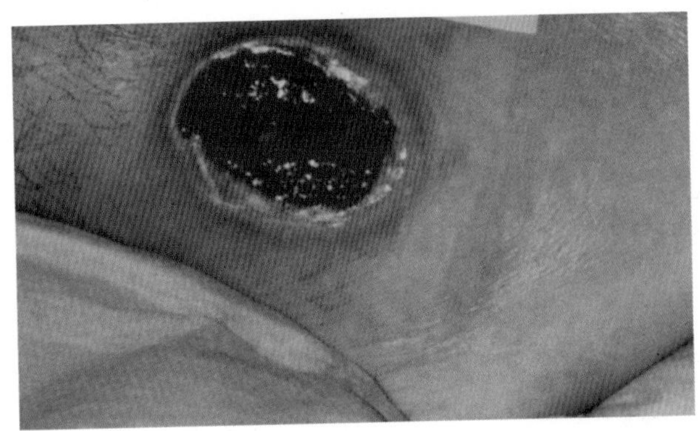

伤口边缘翻卷

下图显示伤口边缘向内翻卷。

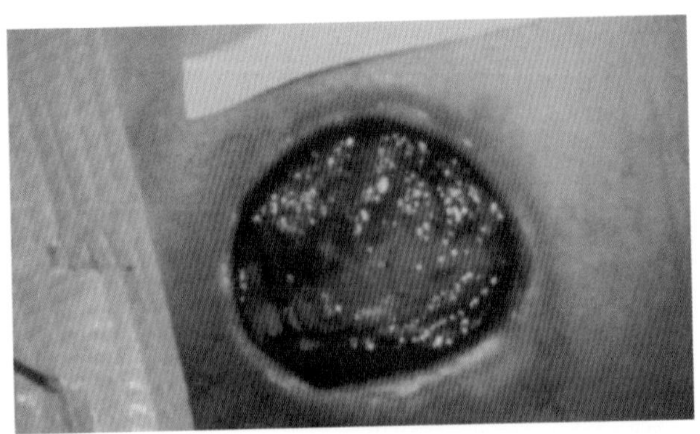

伤口术语

使用通用的术语对准确评估伤口是非常必要的。下图标出了伤口的特点及其长度和宽度。

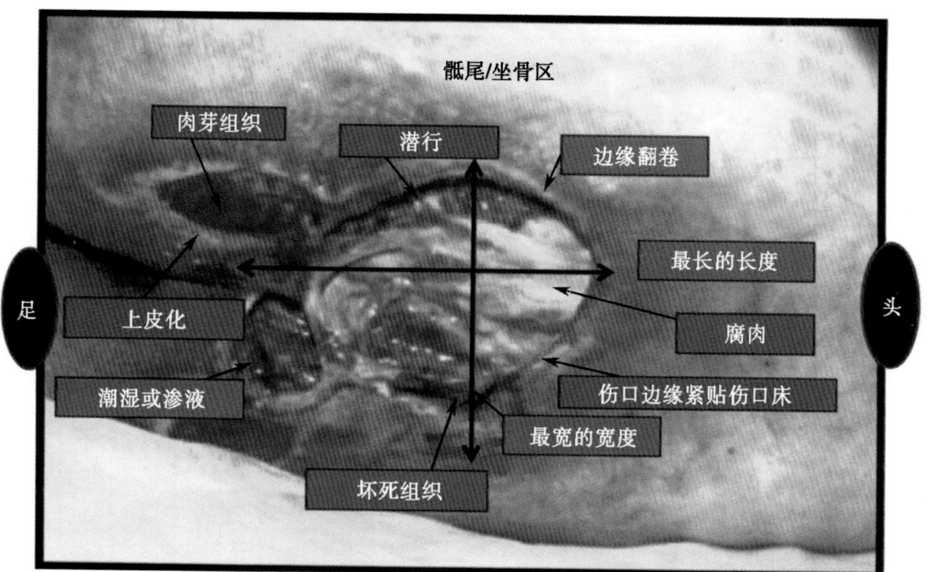

诊断感染

慢性伤口中细菌平衡到细菌失衡的进展

污染或细菌定植

污染是指细菌存在于伤口表面。定植是指微生物黏附于伤口组织呈稳定生长和繁殖状态。

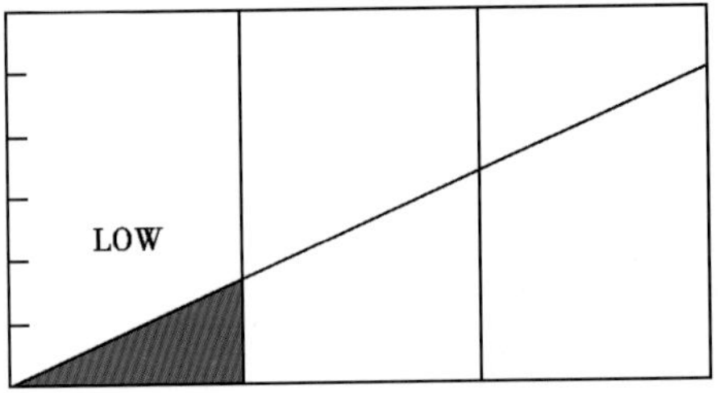

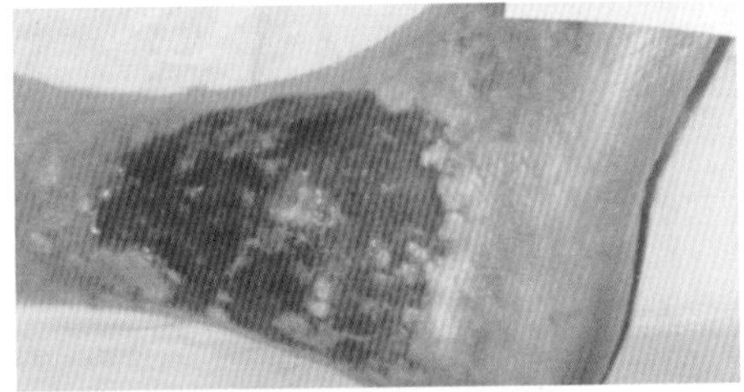

严重定植（局部感染、隐性感染、细菌数量增加）

- 伤口床细菌数量逐渐增加，引发免疫应答反应（炎症）。
- 伤口在预期时间没有达到预期的愈合率：伤口面积没有减小。
- 在 NERDS© 概述中寻找症状。

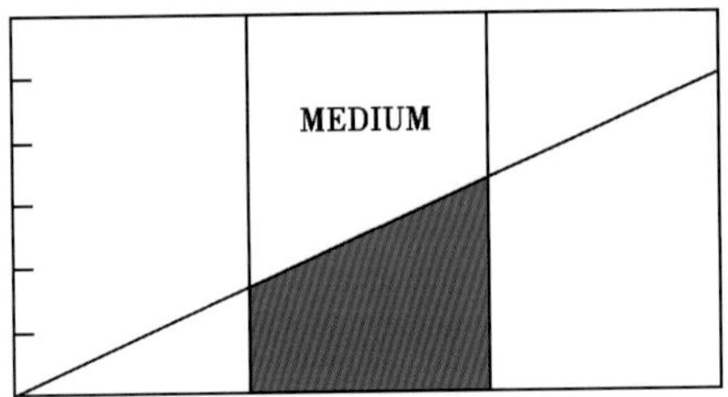

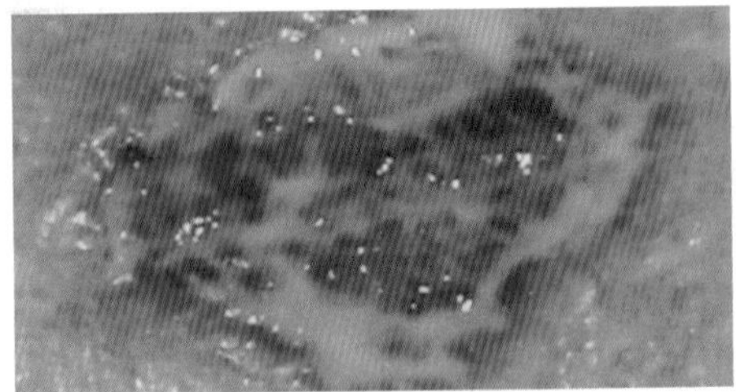

感染

- 细菌存在于伤口中并向深部和周围组织扩散，不断生长繁殖引起组织损伤。
- 细菌扩散到更深组织和周围皮肤引发与宿主相关的炎症反应。
- 伤口疼痛并可能会增加伤口面积伴随有潜在伤口周围区域的破溃。
- 在 STONES© 概述中寻找症状。

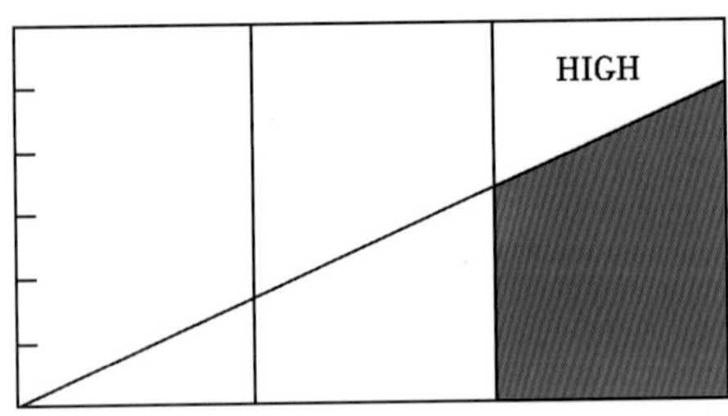

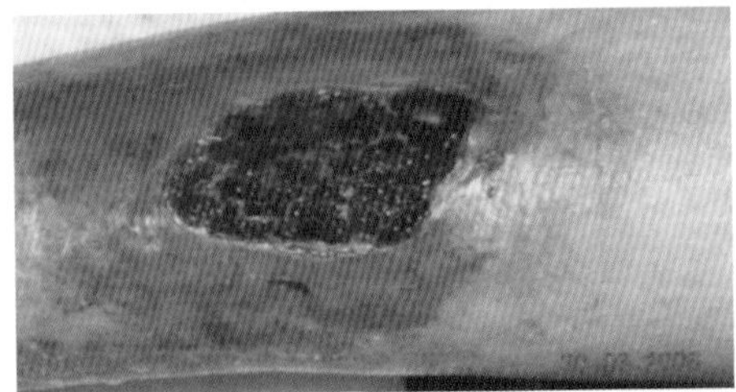

NERDS©：伤口表面细菌数量增加

短语	需要了解的关键信息	
NONHEALING WOUND（伤口不愈合）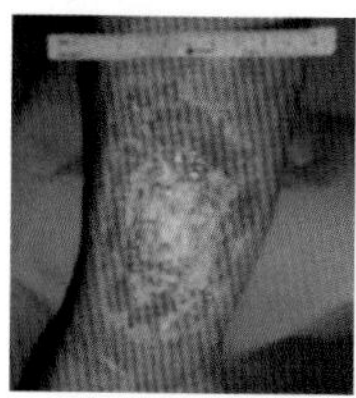	• 尽管使用了合适的干预措施但伤口不愈合（能够愈合的伤口采用病因治疗和以患者为中心的治疗） • 细菌损害已经引起慢性伤口代谢增加，营造了加重炎症反应的伤口环境从而导致延迟愈合	• 确定愈合轨迹，通过4周适当治疗后如果伤口面积下降20%～40%，预测至12周能够愈合 • 如果伤口对局部抗微生物治疗无反应，4～12周考虑活检以排除血管炎、脓皮病或恶性肿瘤
EXUDATIVE WOUND（渗液伤口）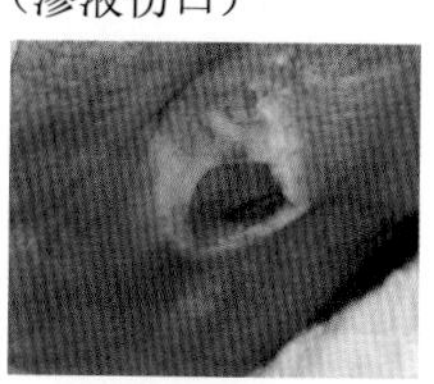	• 伤口渗液增加可以作为细菌失衡和伤口周围浸渍的指征 • 渗液通常在变成脓性或血性前是清澈的	• 渗液量增加需要临床医师评估感染的轻微征象 • 应用LOWE方法保护伤口周围皮肤（丙烯酸脂膜、软膏、开窗敷料、外部收集器）
RED AND BLEEDING WOUND（红色和出血伤口）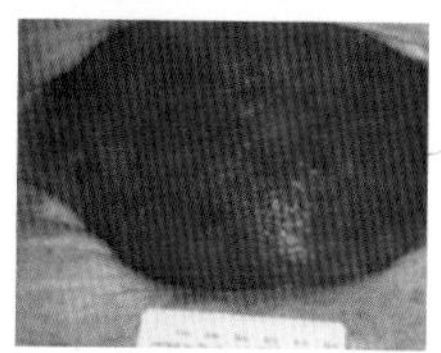	• 当伤口肉芽组织丰富并颜色鲜红、易出血可以怀疑细菌失衡	• 肉芽组织应该是粉色和柔韧的，肉芽组织疏松和易出血说明细菌破坏了胶原蛋白基质形成和组织血管化形成
DBRIS IN THE WOUND（伤口中的碎片）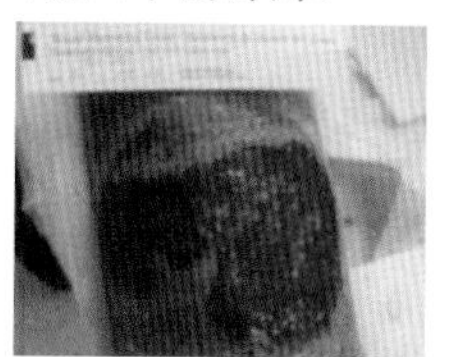	• 坏死组织和伤口碎片是细菌食物来源并促进细菌失衡	• 在血液循环良好情况下，伤口坏死组织需要清创 • 清创方法的选择应根据伤口类型、医师技术和资源确定
SMELL FROM THE WOUND（伤口异味）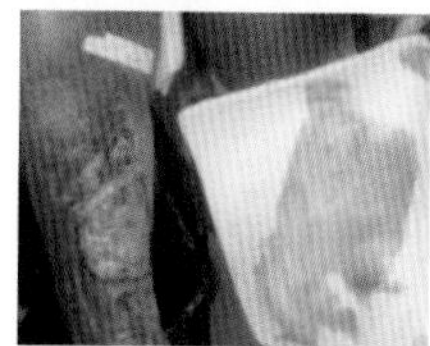	• 与炎症反应相关的坏死组织引起的伤口气味是细菌损害伤口的指征。铜绿假单胞菌有一种特殊气味；厌氧菌由于组织分解有一种腐臭气味	• 医师需要区分细菌损害产生的气味和不同敷料渗液相互作用产生的气味，特别是水胶体气味可以来自表浅或深部组织损害，而且不应该仅仅依赖渗液作为表浅细菌数量增加的唯一指征

STONES©：深腔感染

短语		关键信息
SIZE IS BIGGER （面积变大）	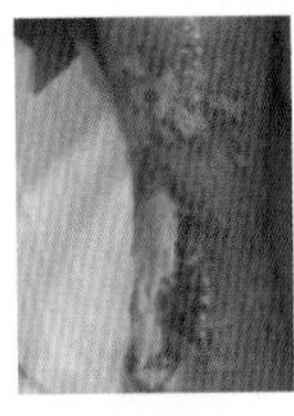	• 面积是测量伤口最长的长度和其最宽的宽度所获得的乘积，只有非常深的伤口需要使用探针测量深度 • 面积增加可能原因为细菌引起深部或周围组织损害，或病因未治疗或有影响愈合的全身或局部因素
TEMPERATURE INCREASED （温度增加）	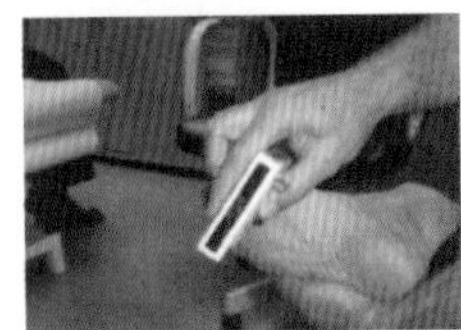	• 随着周围组织感染，温度升高。可以通过手粗略地感触或使用红外线测温仪或扫描设备测量温度。如果两个部位温差大于3℉可以高度怀疑发生感染
OS(PROBES TO OR EXPOSED BONE) （探针触及骨或骨外露）	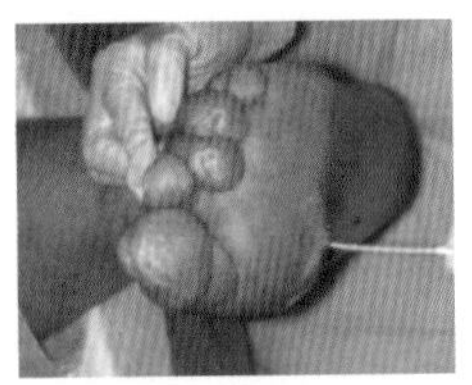	• 如果骨外露或临床医师对神经性足溃疡患者用探针检查，则会发现较高的骨髓炎发生率 • MRI可能是最精确的诊断方法，并且对于诊断骨髓炎被认为是必要的
NEW AREAS OF BREKDOWN （新的破损区域）	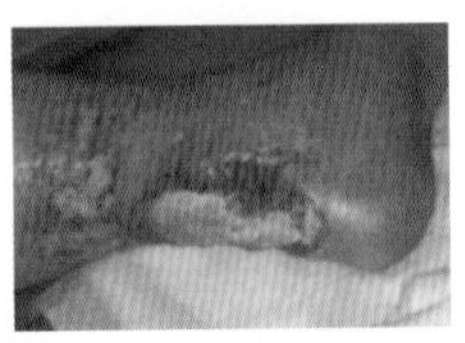	• 注意与主要溃疡分离的皮肤破损的卫星区域 • 重要的是记住引起伤口、感染或局部损害尚未经纠正的原因
EXUDATE，ERYTHEMA，EDEMA （渗液、发红、水肿）	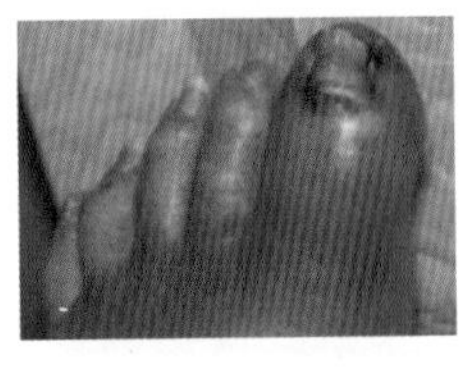	• 所有这些特征都是由于炎症反应引起的。随着细菌数量增加，渗液量增加并会将澄清浆液变成脓性渗液且易出血。炎症会导致血管扩张（发红），液体渗漏到组织中引起水肿
SMELL （气味）	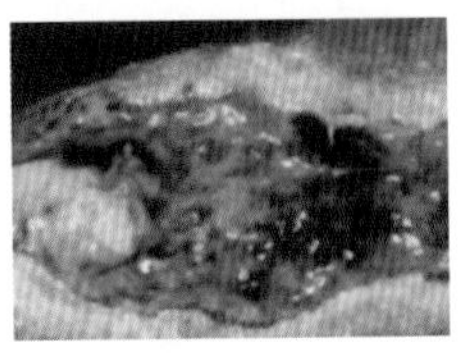	• 侵入组织的细菌有一种“腐败”味。革兰阴性假单胞菌有一种不好闻的甜味，厌氧菌能产生与坏死组织有关的腐烂气味

评论

- 临床医师需要有一个一致性的伤口测量方法。
- 细菌损害引起的伤口面积增加是由于细菌从皮肤表面向周围和更深腔隙扩散。表明细菌数量和毒力结合会突破宿主抵抗力防线。

区分感染和引起温度改变的其他两个潜在原因至关重要

- 皮肤血液供应的差异(循环减少；皮肤较凉)。
- 发生炎症时不总是温暖的，但伴有广泛深部组织损伤时可以表现为温度明显升高(急性夏科关节)。

- 放射线检查和骨扫描用于诊断由神经病变所致骨质破坏的骨髓炎可信度尚缺乏。
- 钙化良好的骨进行放射线检查如骨盆压疮检查，可能有更好的可信度。其他部位能探测到骨的溃疡大多数不太可能与骨髓炎相关。

- 寻找引起卫星状皮肤破溃的原因并纠正原因。
- 检查局部损伤并且考虑感染，检查增加的渗液量或创伤的其他来源。

- 为了控制渗液，确定原因和选择适合吸收能力的敷料(无、少量、中量、大量)去量化伤口中的渗液。
- 评估周围皮肤以评价浸渍情况。再使用 LOWE 记忆策略(L：液状丙烯酸酯膜；O：药膏；W：开窗敷料；E：外部收集装置)作为伤口边缘的皮肤保护屏障。
- 为了控制红肿和水肿，需要治疗感染的原因和感染的组织。

- 确认伤口气味来自微生物，而不是某些敷料材质与渗液相互作用产生的气味。
- 全身使用抗生素能够治疗致病微生物，失活组织应该逐步清创以获得愈合的能力。

伤口清创

焦痂

伤口中出现组织脱水、坏死组织变厚呈皮革状和黑色的，这类组织称为焦痂。

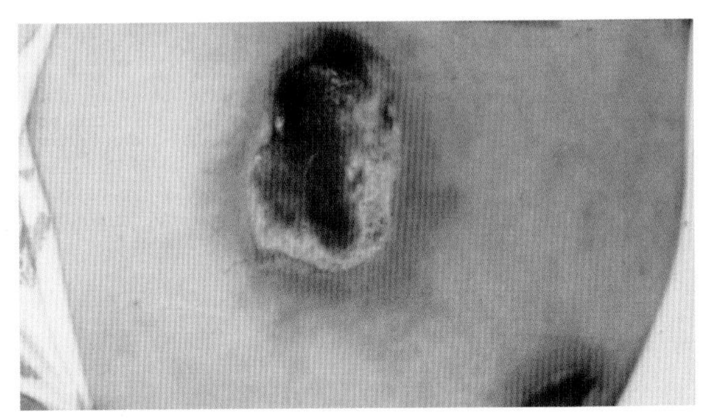

腐肉

潮湿、黏滞和黄色的（失活组织）坏死组织被称为腐肉。

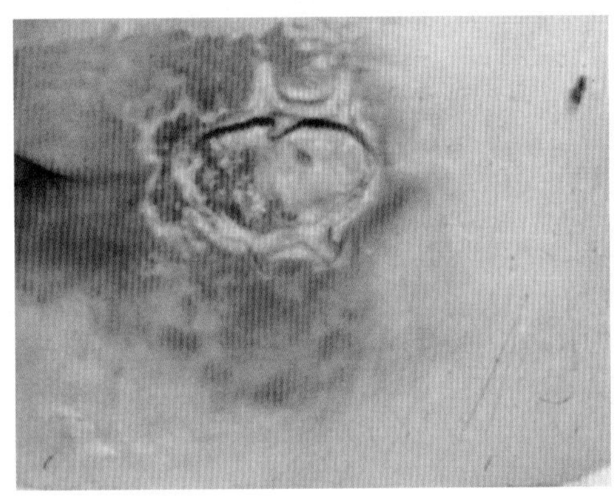

从腐肉中区分肌腱

实施清创时需要知道清除哪儿和清除什么。例如，肌腱和腐肉都是黄色的——临床医师必须能够区分它们。

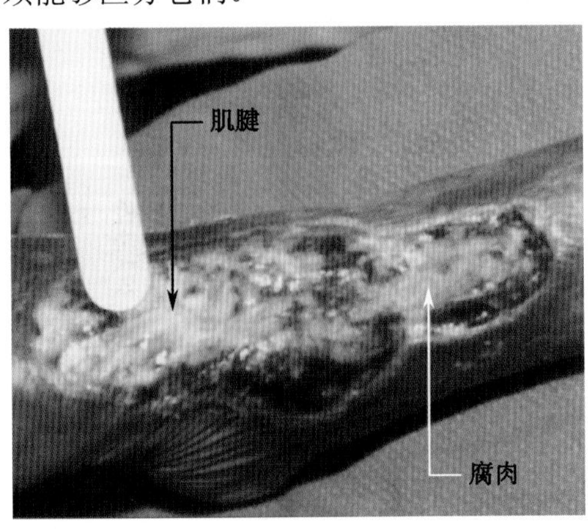

伤口“条形码”（基因表达模式）

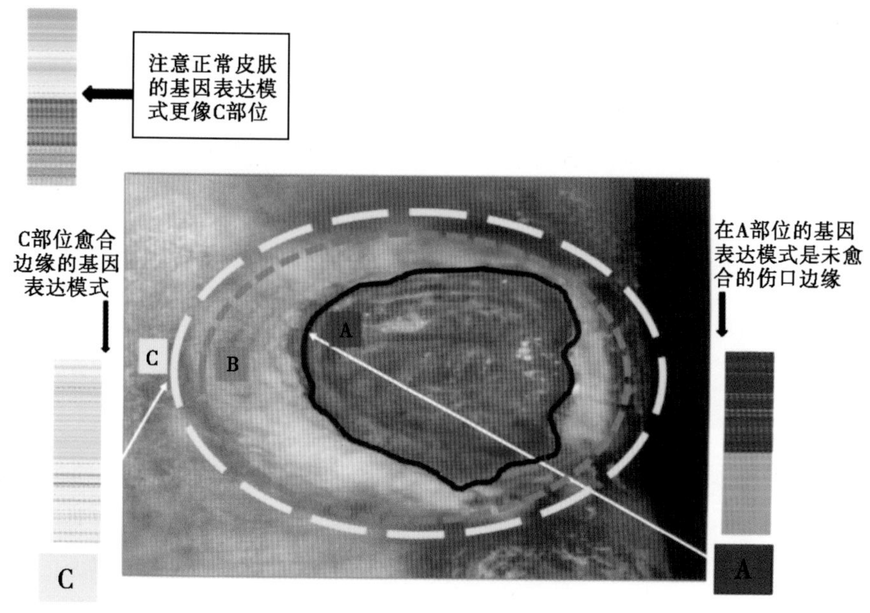

A 部位的细胞繁殖速度高于正常（过度增生），然而不能移行进入伤口去闭合伤口，只是被预期地激活了正常的角质细胞而已。事实上，这些细胞在伤口边缘形成厚厚的一层，更像胼胝或鸡眼。在检查慢性伤口边缘（坚硬的黑色轮廓）时，大多数临床医师能够识别生长停滞的圆形（翻卷）的边缘（如胼胝），这表明需要清创以促进伤口愈合。然而研究表明仅仅对伤口边缘清创可能是不够的，还需要清除遗留在 B 位置伤口边界处的受损细胞（蓝色虚线）。有一种方法能够有助于从 C 部位愈合的边缘（有移行的细胞）去清楚和容易地区分 A 部位的不愈合边缘（无移行的细胞）。这种“反应的边缘”被黄色虚线标明。使用基因活性（表达模式）、愈合和未愈合的边缘可以用有颜色的条形码图形描述，类似于产品上或飞机登机牌上的条形码。

研究显示，A 和 C 部位伤口边缘处相互间的基因表达颜色类型非常不同，C 部位的基因更像无伤口的皮肤。这意味着在清创过程中，医师可以通过识别清创前后部位的特殊条形码去确定清创范围是否足够。

（图片改编自 Tomic-canic, M., Ayello, EA., Stojadinovic, O., Golinko, M.S., Brem, H." Using Gene Transcription patterns (Bar Coding Scans) to Guide Wound Debridement and Healing." Advanced in skin & Wound care 21(10): 487-92, 2008.)

外科伤口清创病例

伴有腐肉和焦痂的压疮由于蜂窝织炎需要外科清创。

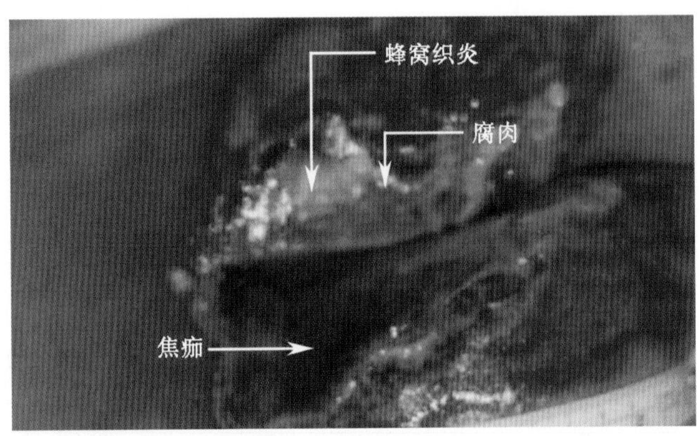

同一个压疮清创后，注意焦痂已不存在，但蜂窝织炎依然存在。

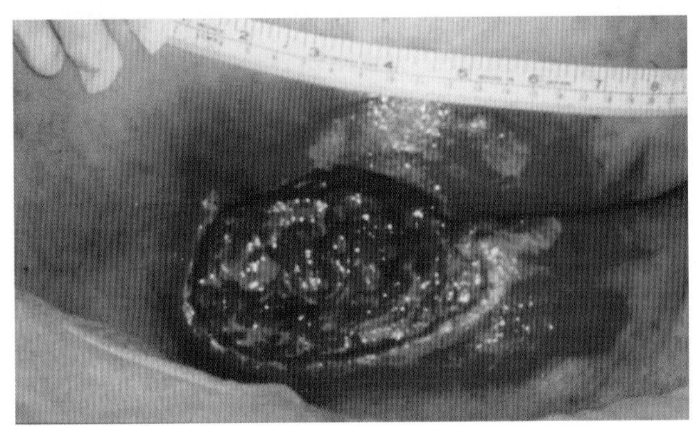

同一个压疮治疗 7 天后显示只有少量的坏死组织，明显增加肉芽组织。注意伤口周围的蜂窝织炎已有改变。

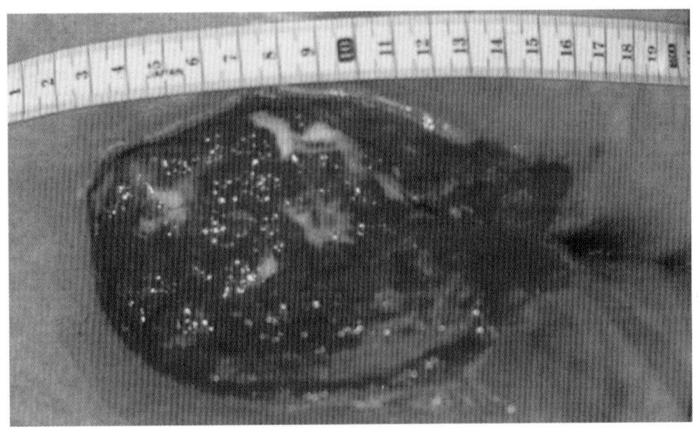

床边锐器清创

小伤口可以在床边进行清创，如下图所示。

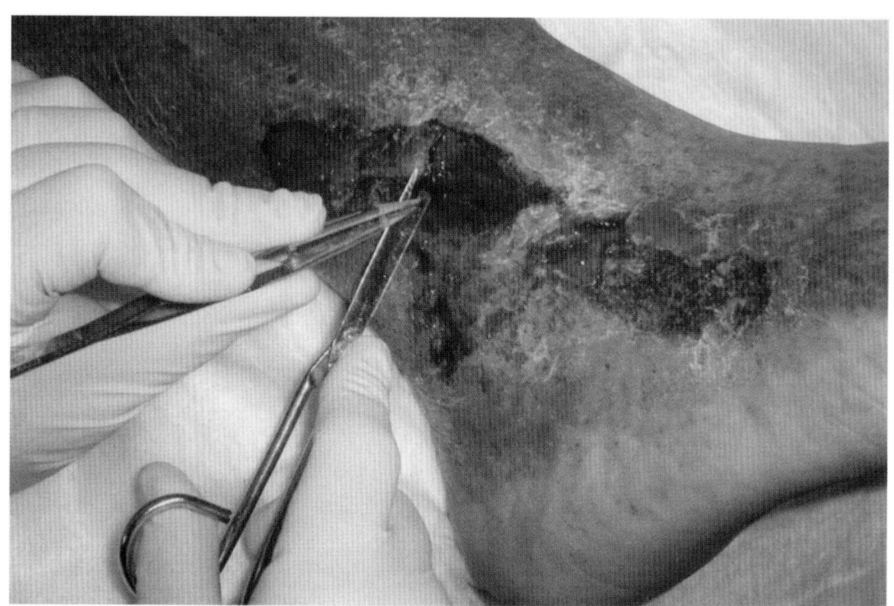

注意清创后伤口面积增加。

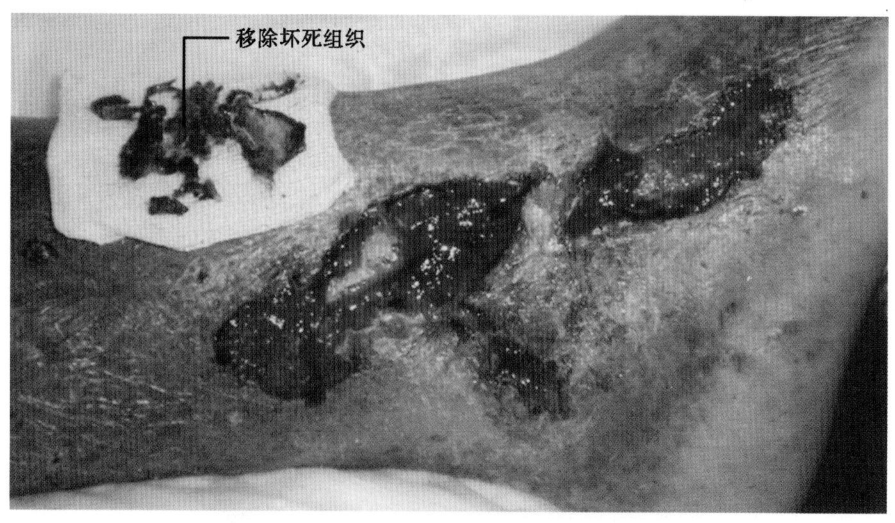

图片由医学博士 Steven Black 提供

蛆虫治疗

下图显示 1 例患有糖尿病的中年女性患者其足跟溃疡伴有骨髓炎，该患者 27 年前肾移植后一直服用免疫抑制剂。

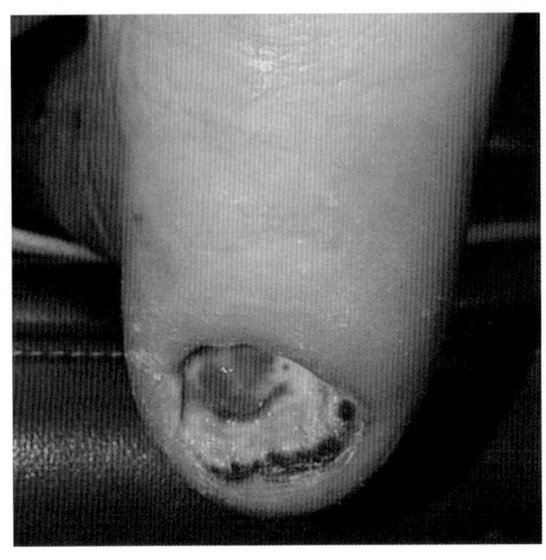

同一个溃疡用灭菌后的蛆虫放在伤口中以达到清创目的。

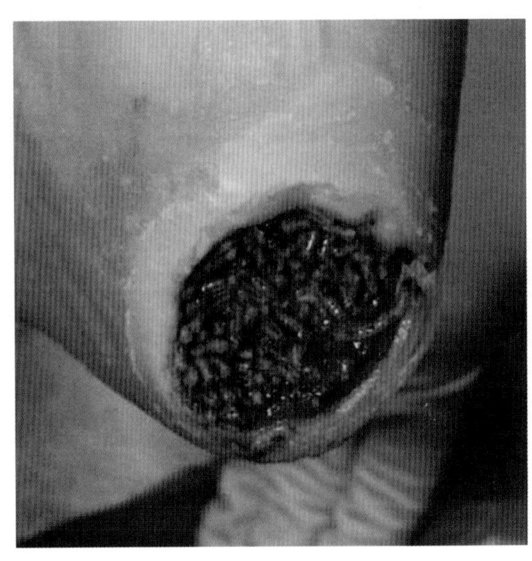

同一个溃疡第一次应用蛆虫治疗后移除蛆后的伤口情况。

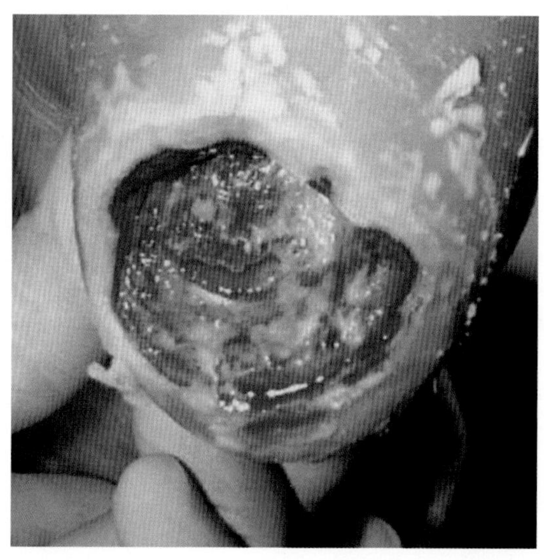

同一个溃疡愈合。

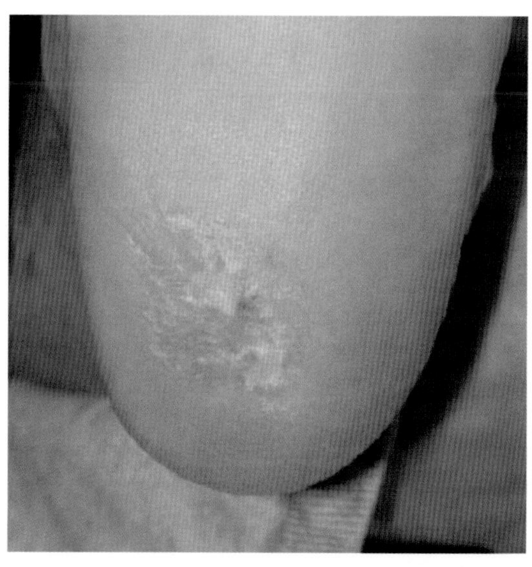

图片由 Pamela Mitchell, BTER 基金会提供

伤口愈合生物学

电磁波频谱

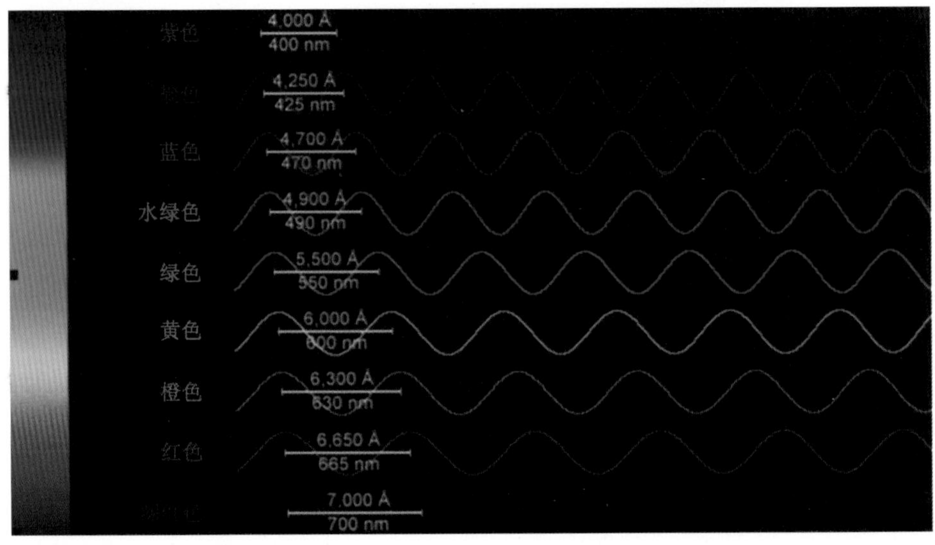

图片由 Randy Russell 提供

瘢痕管理

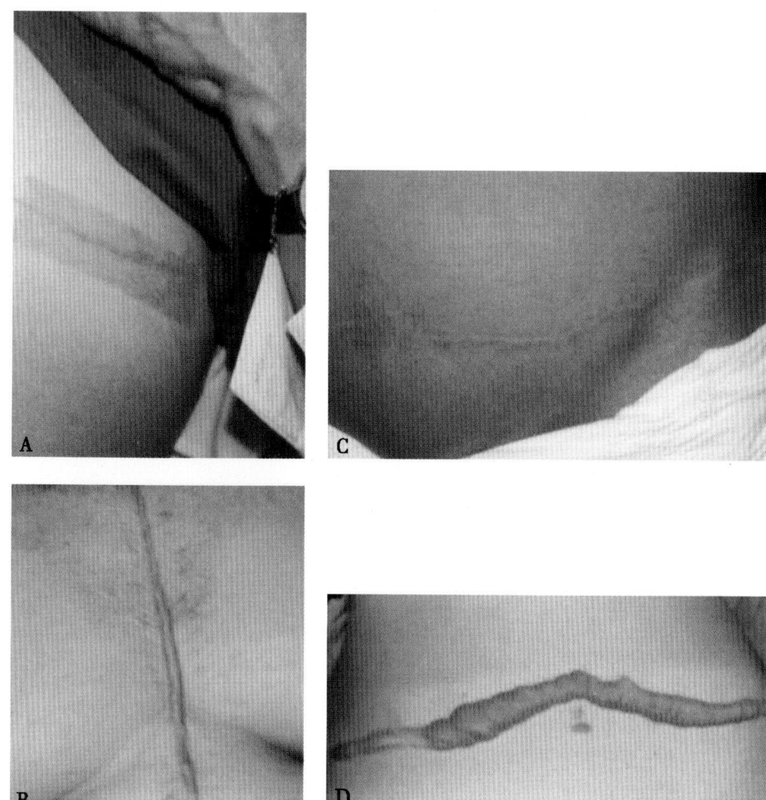

（A）沿着瘢痕方向纵向使用胶带。可以使用有相同作用的白色或柔和色调的胶带。（B）胸骨柄区未经治疗的增生性瘢痕；有多个方向的力量对抗瘢痕产生作用。（C）成熟的经治疗的腹部瘢痕是平的、白色的和无反应的（需要注意大多数瘢痕的色素在某种程度上变浅是正常现象）。（D）瘢痕疙瘩，像肿瘤生长，无论皮肤破溃是否发生，都会超出瘢痕边界。其发病机制和治疗不同于那些增生性瘢痕。

图片的使用获得WCET许可。来自Widgerow，A.D.“Scar management：The Principles and Their Practical Application.”WCET，31（1）：18-21，2011.

压力再分配

坐位、体位和减压垫

多个感受器整合入一个垫子可用于全身与减压垫接触区域的“描图”，患者仰卧于减压垫上的平面压力图显示，足跟、小腿、大腿、臀部、肩部和头部所承受的压力程度很不同。

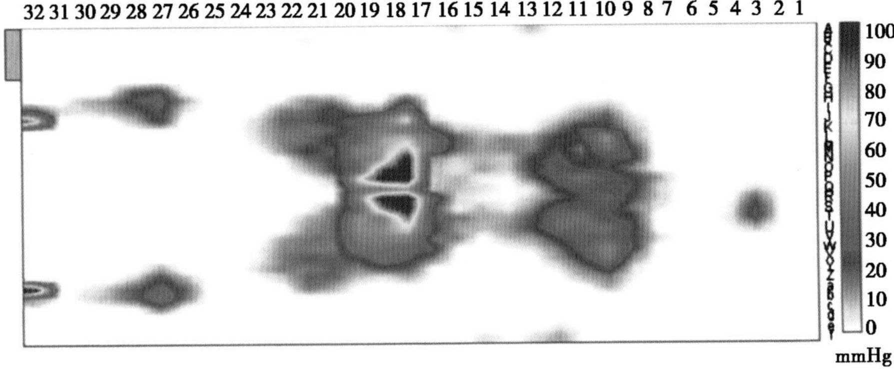

压疮

压疮分期通常按照美国压疮专家咨询组或欧洲压疮专家咨询组联合制定的国际分期系统，在这儿进行简单地阐述。

可疑深部组织损伤

由于压力和(或)剪切力作用，导致深层软组织损害而出现接触部位皮肤虽然完整却有变色，表现为紫色或栗色或充血水疱。

与邻近组织相比，受压处表现为疼痛、发硬、黏糊状的、沼泽样的、温暖的或冰凉的。

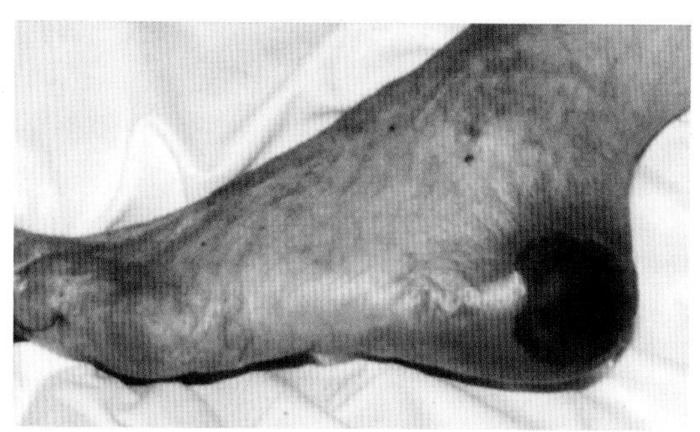

©J.M.Levine，MD

ICU 患者臀部出现的可疑深部组织损伤图片。

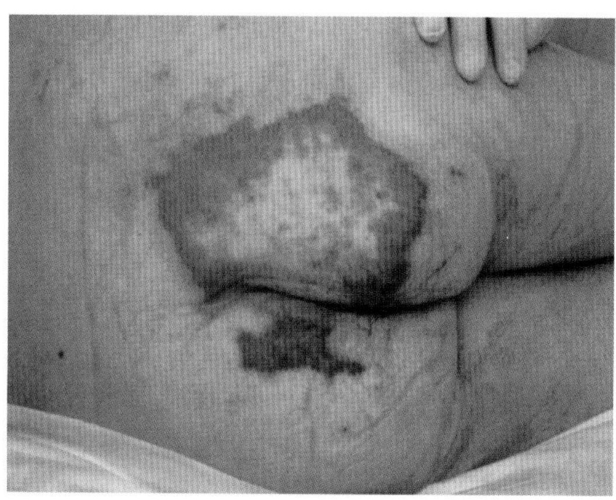

图片由 Jane E.Cuddigan，PhD，RN，CWCN 提供

难以分期压疮

全层组织缺失，伤口床基底被腐肉（黄色、黄褐色、灰色、绿色或棕色）和（或）焦痂覆盖。

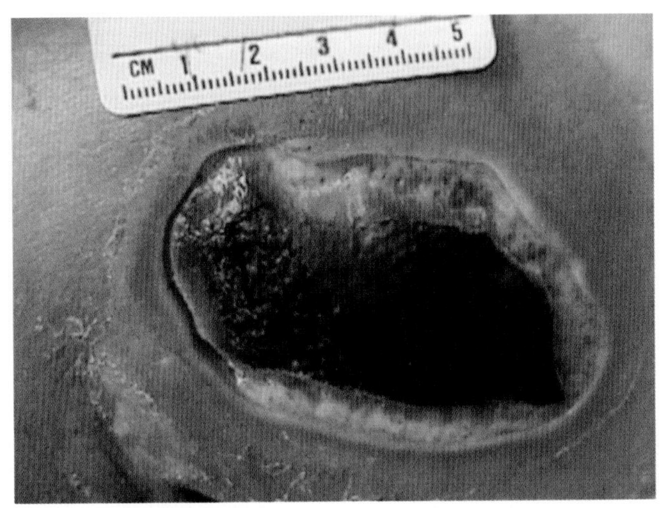

©2006 by Elizabeth A.Ayello

Ⅰ期

骨隆突处局部皮肤完整伴有压之不退色的发红。深色皮肤可能看不到变色；其颜色可能与周围颜色不同。

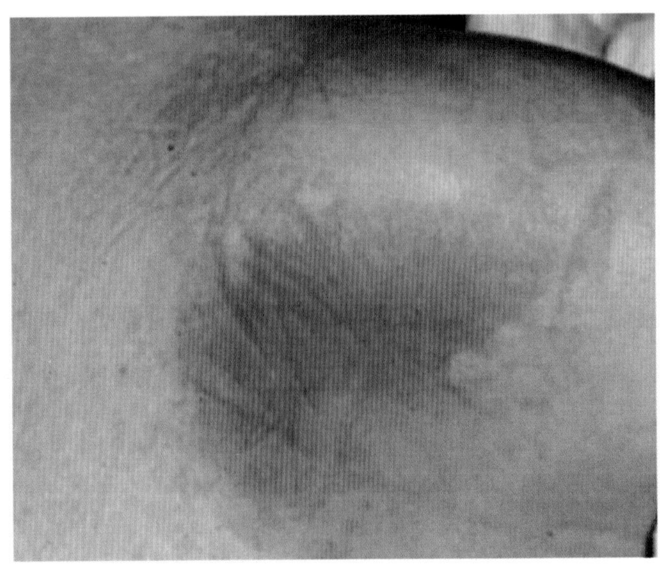

©2006 J.M.Levine，MD

Ⅱ期

真皮部分皮层缺损，表现为粉红色伤口床的表浅开放性溃疡，不伴有腐肉，也可能表现为完整的或破裂的血清性水疱。

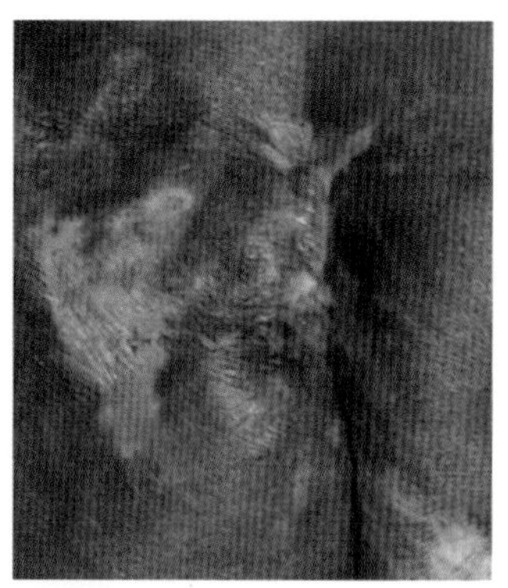

©2007 H.Brem, MD

Ⅲ期

全层组织缺失。可见皮下脂肪但骨、肌腱或肌肉未暴露。可以有腐肉但组织缺失的深度不明，可以包括潜行和隧道。

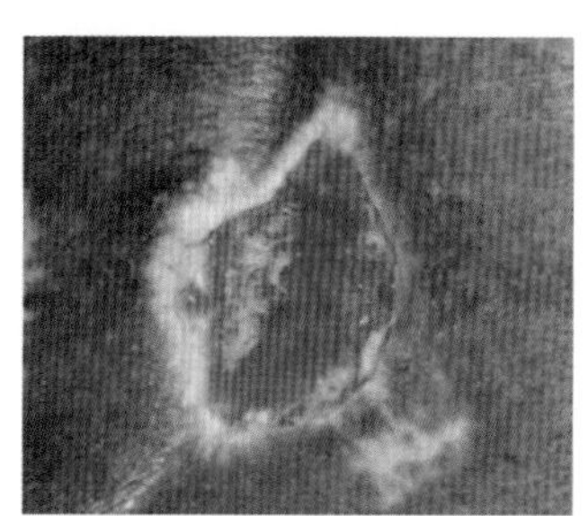

©2007 H.Brem, MD

Ⅳ期

全层组织缺失，伴有骨、肌腱和肌肉外露。伤口床可出现部分腐肉或焦痂，通常包括潜行和隧道。

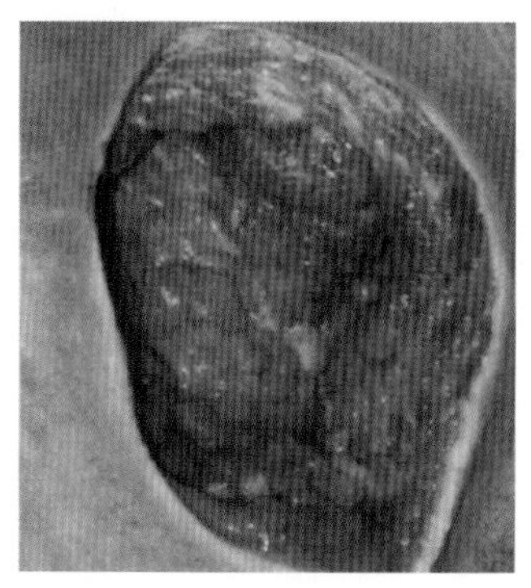

©2007 H.Brem, MD

血管性溃疡

血管性溃疡包括动脉、静脉或淋巴疾病所致的伤口。

静脉性溃疡

下图显示一个静脉性溃疡。典型的静脉性溃疡表现为伤口潮湿伴有边缘不规则、坚实、纤维化和皮肤周围硬结。

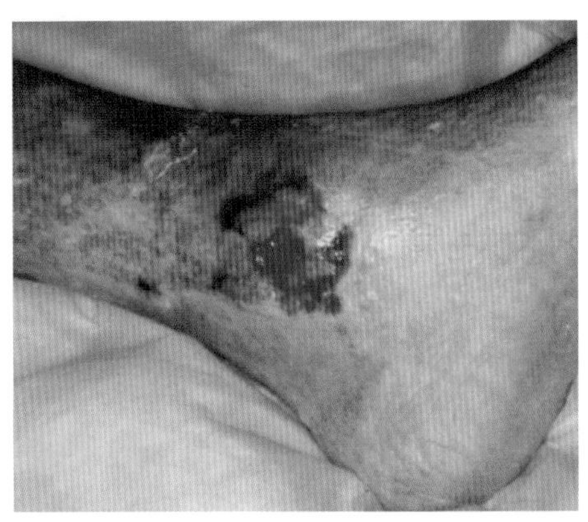

动脉性溃疡

下图显示一个大足趾伴有足趾和足背水疱，表示动脉供血不足。

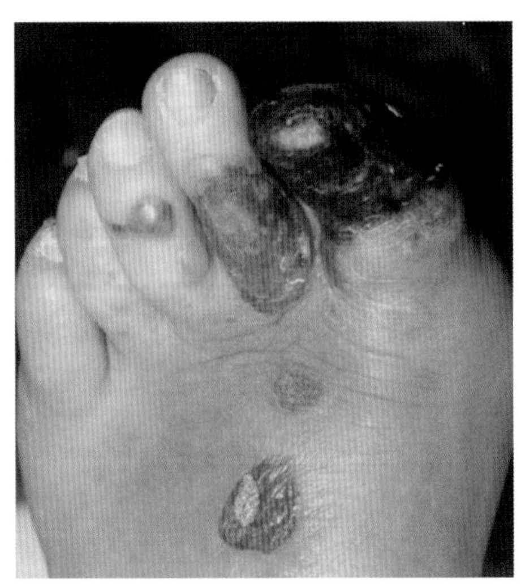

淋巴水肿

下图显示淋巴水肿伴有纤维化和瘢痕形成：

- 发育不良 / 失常或淋巴血管破坏或赘生物（小结）
- 成纤维细胞增生
- 局部代谢障碍，慢性炎症
- 感染增加（蜂窝织炎）

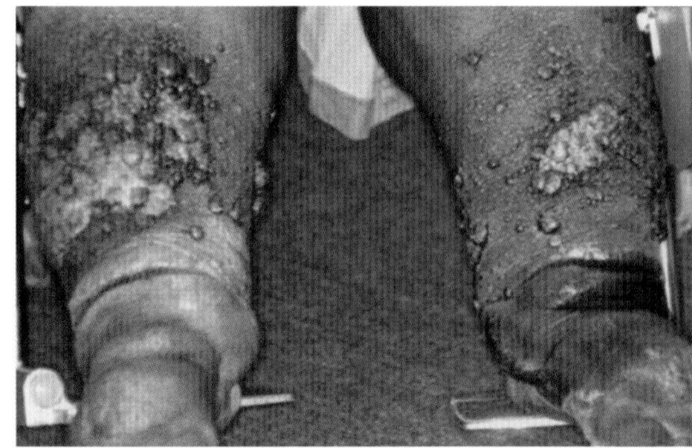

不能识别淋巴水肿会导致不合理的治疗：

- 疼痛
- 淋巴管进一步损害
- 增加并发症的风险
- 功能受限和失能

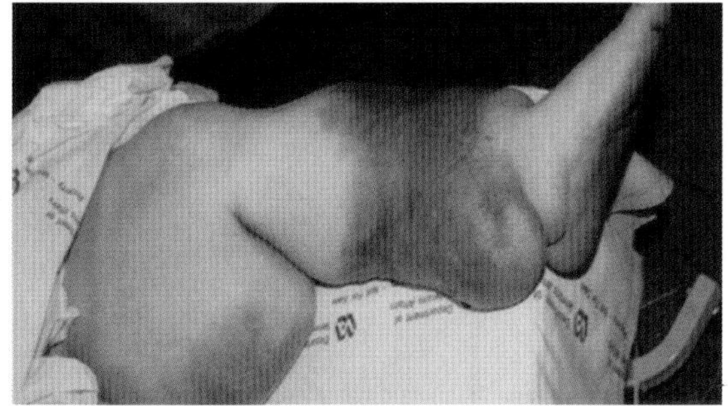

©2007 Mary Jo Geyer

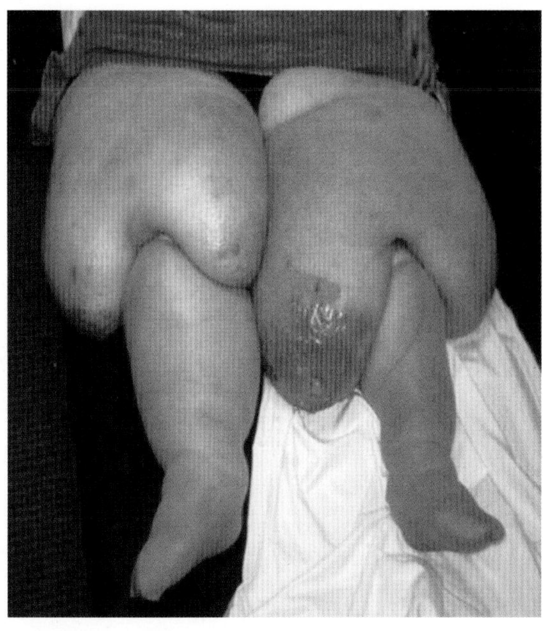

©2007 Mary Jo Geyer

糖尿病足溃疡

足掌部位的溃疡

神经病变的足部反复施加中度压力可以引起皮肤破损和溃疡，如图所示。

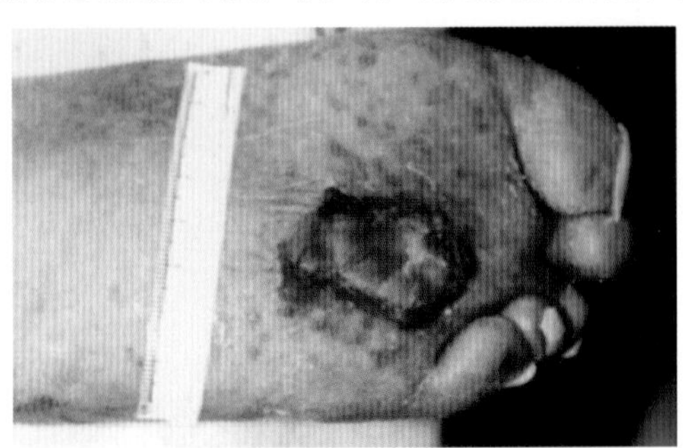

伴有感染的夏柯氏足

下图显示伴有感染的夏柯氏足。此类伤口的治疗短期应用抗生素和外科清创去除坏死和感染组织。

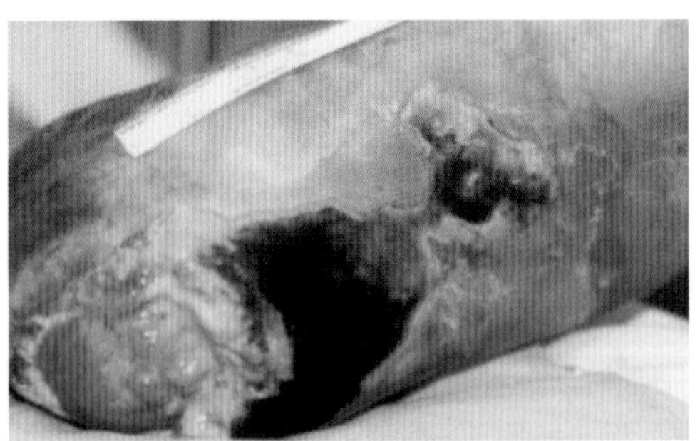

组织边缘较厚的胼胝

典型的糖尿病足溃疡伤口周围有厚且硬的角化组织，如图所示。

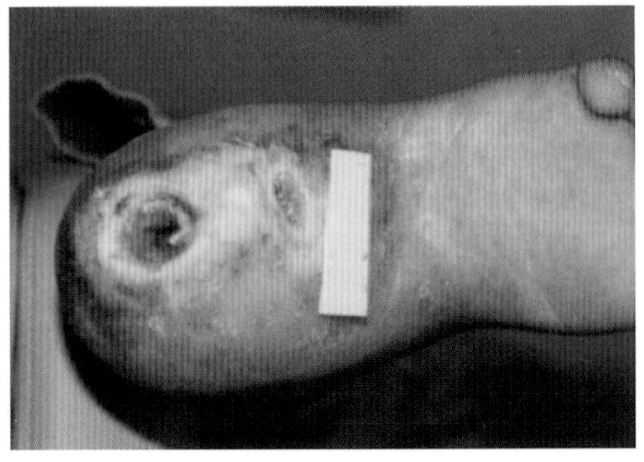

镰状细胞病溃疡

镰状细胞溃疡

被纤维组织覆盖伤口床的镰状细胞溃疡，如图所示：

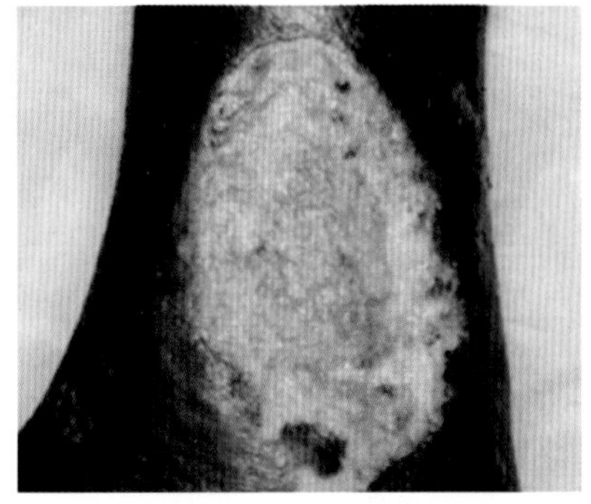

清创前：

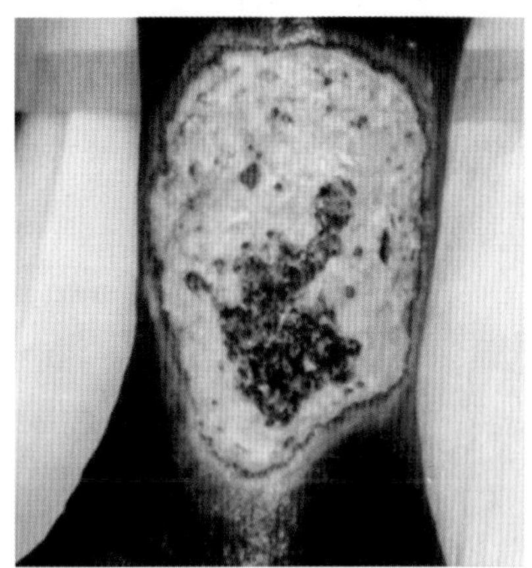

清创后：

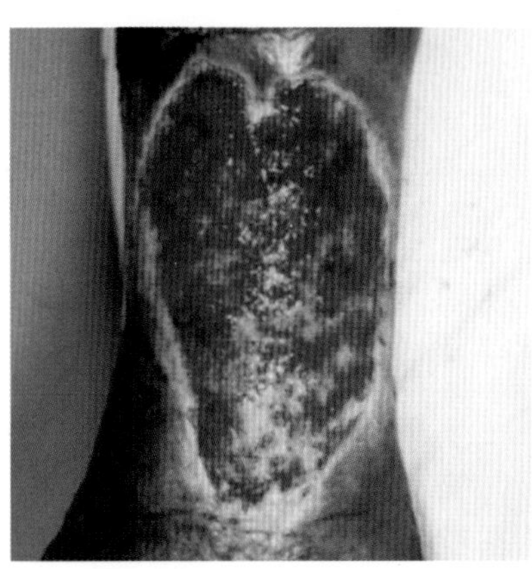

图片获得 T.Treadwell，MD 许可

复发性镰状细胞性溃疡

复发性镰状细胞性溃疡用组织工程皮肤治疗应用后 8 周愈合。

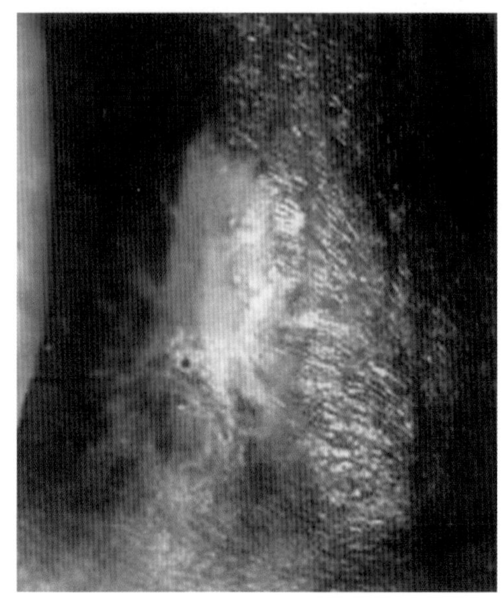

溃疡治愈后 8 个月溃疡未复发——注意改善的瘢痕。

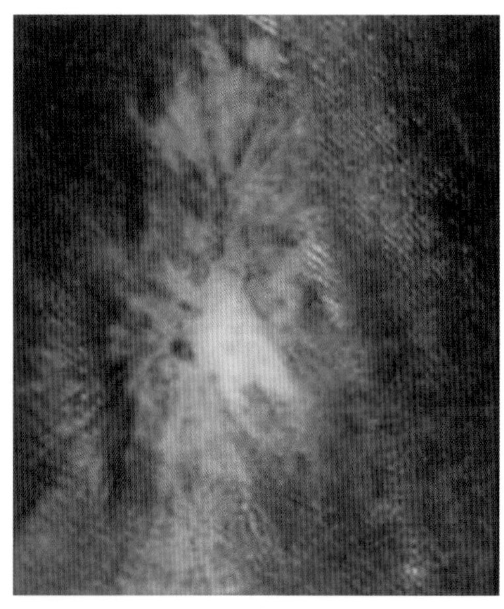

图片获得 T. Treadwell，MD 许可使用

手术伤口

压疮的外科手术闭合

Ⅲ期压疮需要外科手术闭合的臀筋膜皮瓣，如图所示。

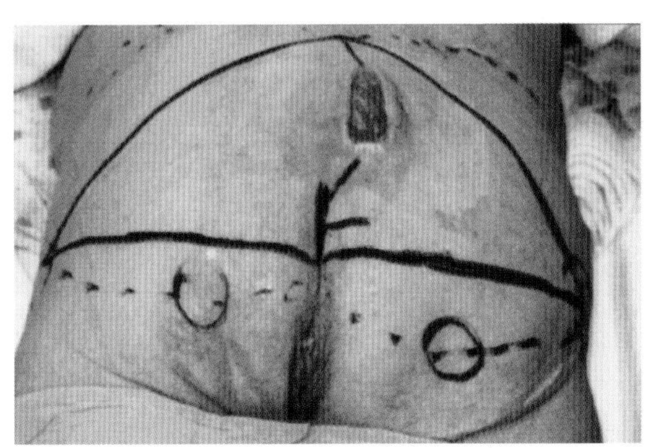

同一溃疡的外科手术闭合，如图所示。

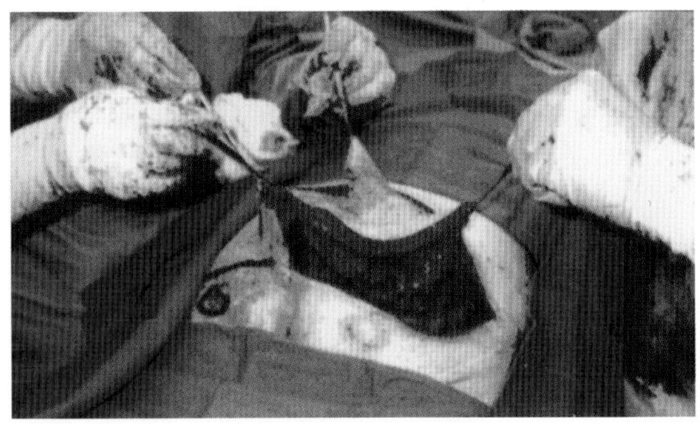

图片由 S. Black，MD 提供

不典型伤口

由不常见的原因引起的伤口称为不典型伤口。

血管炎

血管炎患者大腿处的网状红斑和坏死性溃疡，如图所示。

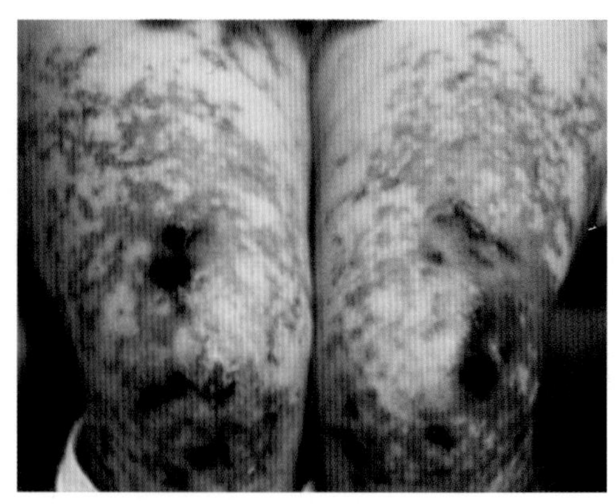

坏疽性脓皮病

一例炎症性肠病和坏疽性脓皮病患者右侧腿部的溃疡，呈筛状瘢痕形成，如图所示。

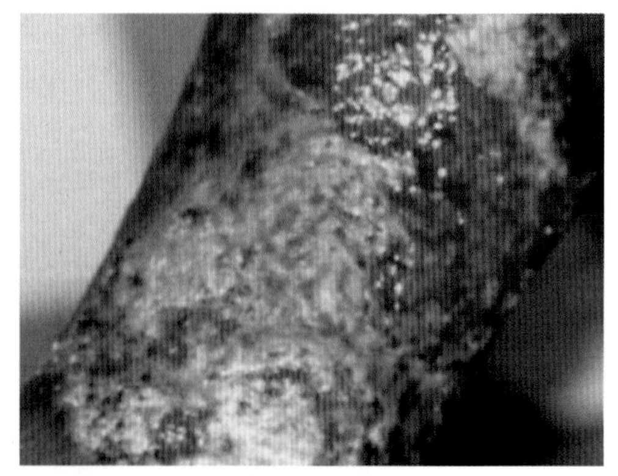

克罗恩病患者造口旁的坏疽性脓皮病，如图所示。

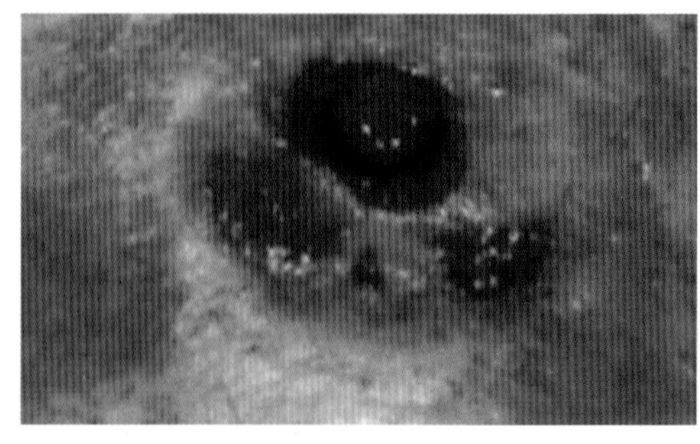

汉森病

麻风分枝杆菌引起的汉森病患者的腿和足。患者不仅有足趾和足底的神经病变，而且右腿还有一个较大的溃疡，如图所示。

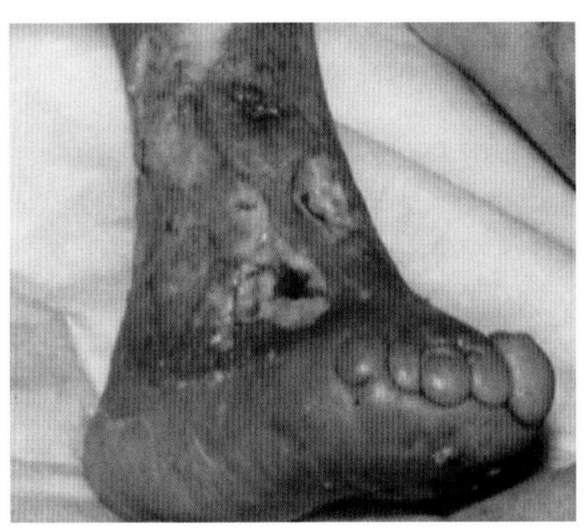

布鲁里溃疡

大范围的腐肉和大面积溃疡，典型的布鲁里溃疡可导致肢体挛缩、残疾和外部形象受损，如图所示。

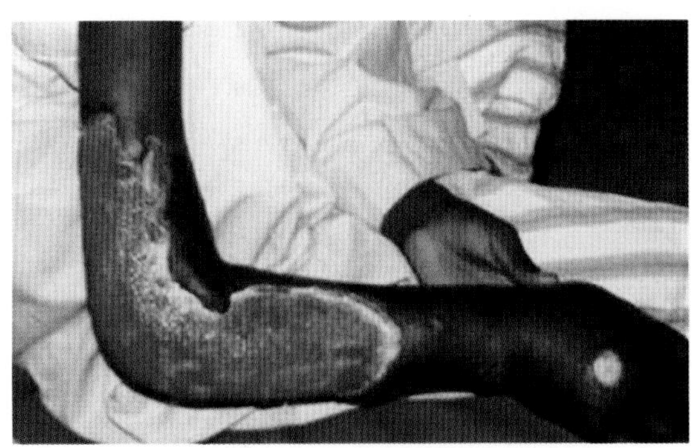

坏死性筋膜炎

腹部的坏死性筋膜炎，如图所示。

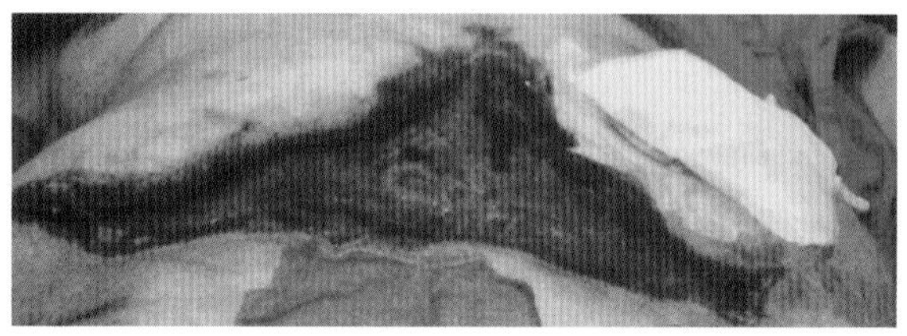

冷纤维蛋白原血症

患者的足部和双腿有痛性的点状溃疡，继发于冷纤维蛋白原血症，如图所示。

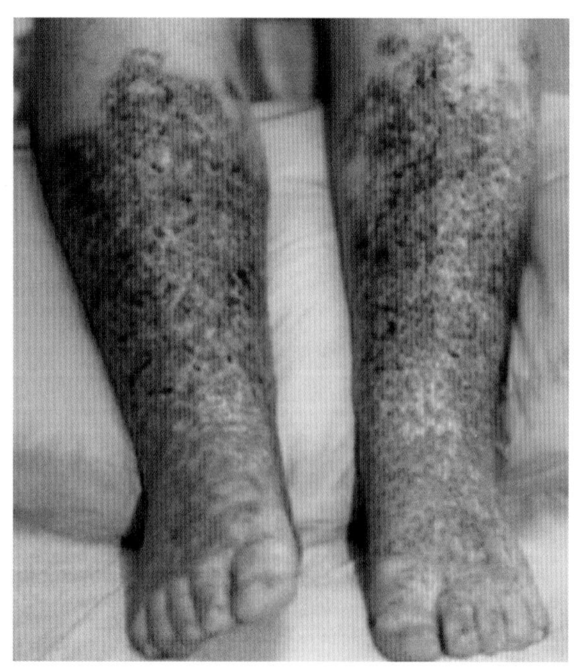

钙化防御(钙过敏)

终末期肾病透析和钙化防御患者的坏死性网状瘀斑,如图所示。

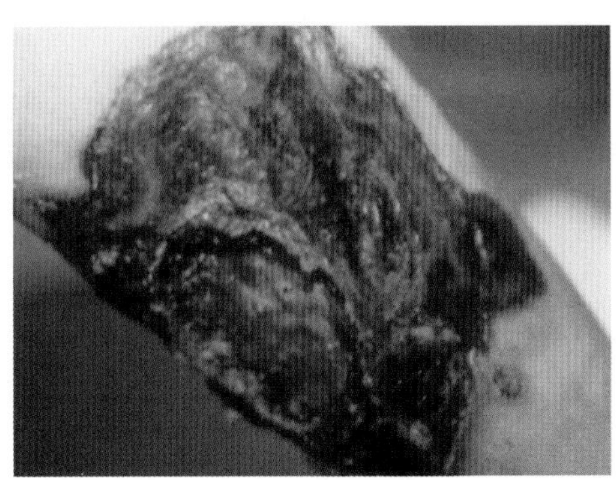

终末期肾病患者的双下肢钙化防御,如图所示。尽管实施了积极的伤口护理,伤口从未愈合,最终患者死于脓毒血症。

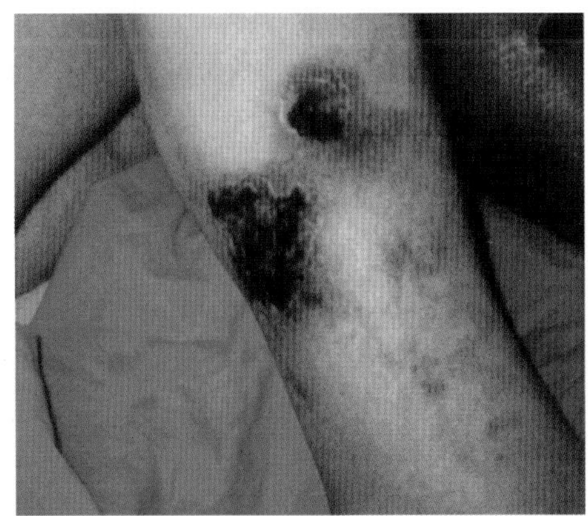

钙化性尿毒症性动脉病变（CUA）

伴有网状瘀斑型的钙化性尿毒症性动脉病变：

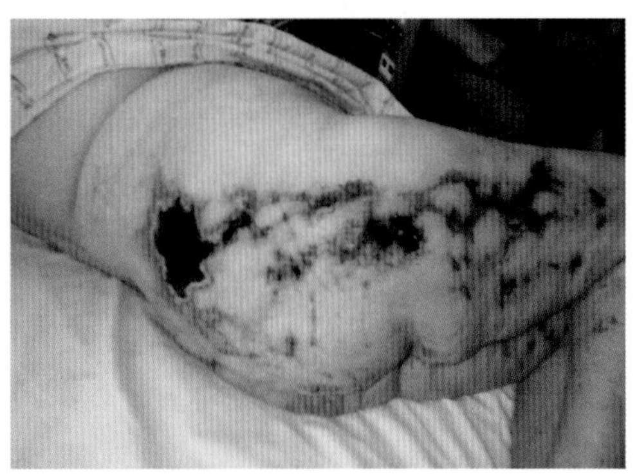

大腿处的钙化性尿毒症性动脉病变：

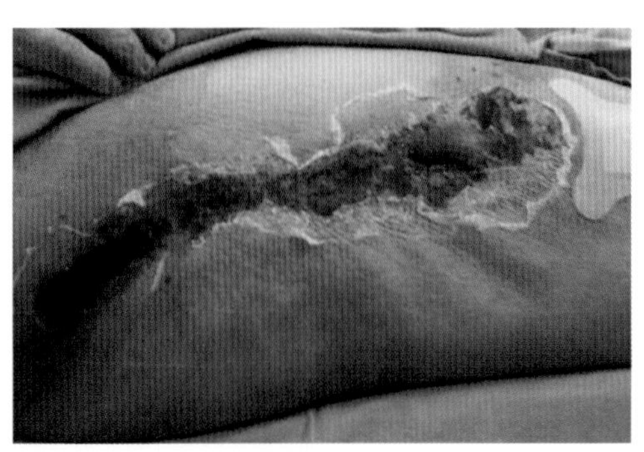

双下肢的钙化性尿毒症性动脉病变：

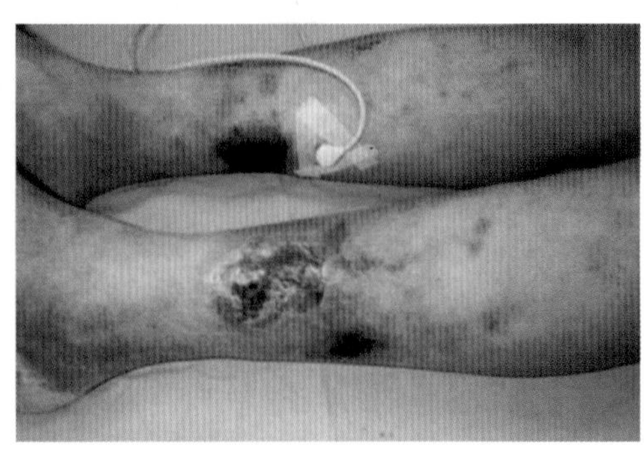

图片由 Daniel Beless，MD 提供

恶性肿瘤

右腿静脉区域溃疡，继发于 T 细胞淋巴瘤，如图所示。

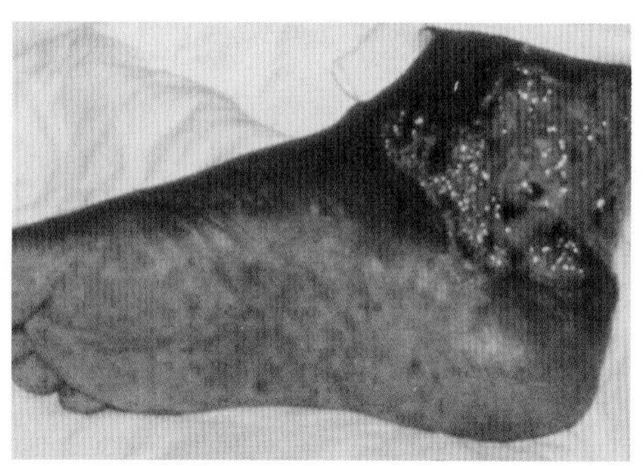

马桥林溃疡

慢性溃疡发生了恶性改变（鳞状细胞癌），如图所示。

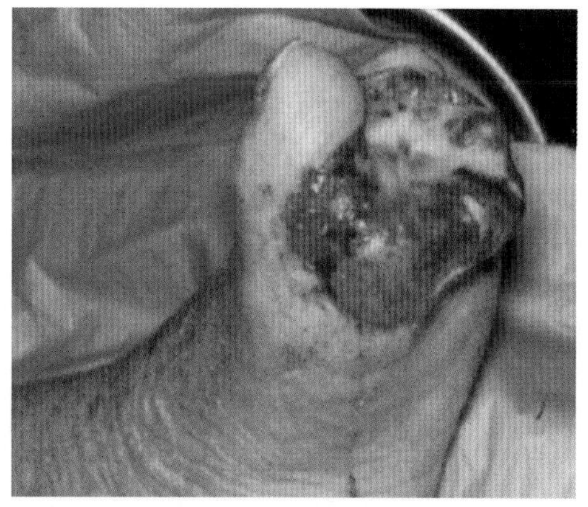

棕斜蛛咬伤中毒

由棕色隐居蛛(棕色斜蛛属)咬伤。注意深紫色的斑块,周围有清晰的红晕和红斑环绕,这就是所谓的红、白、蓝症。

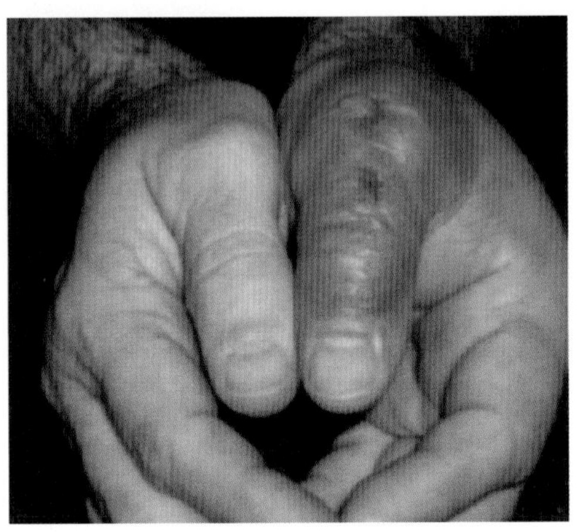

自伤性皮炎

乳房上有角度的自伤性溃疡,如图所示。自伤性是指自我造成的损伤。

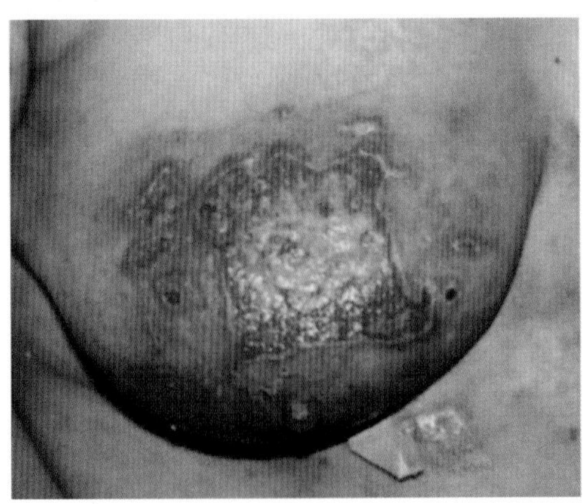

药物外渗

药物外渗会造成大面积组织缺损而导致大范围的伤口，静脉注射部位氯化钙外渗 24 小时后造成的伤口，如图所示。

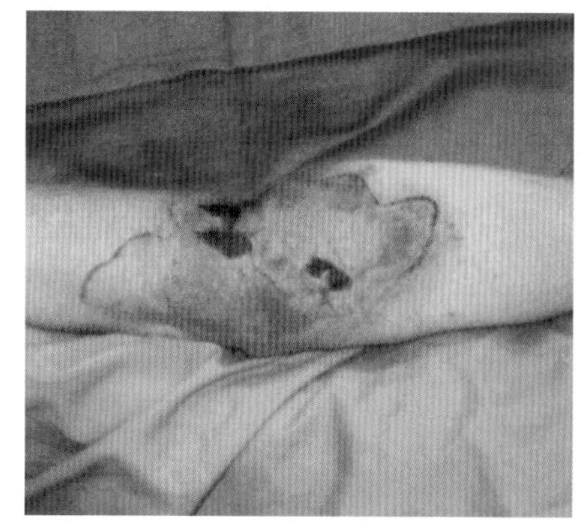

同一部位伤口清创后 48 小时：

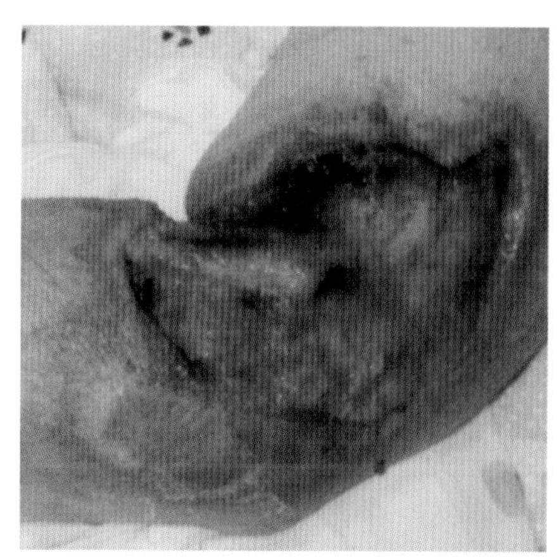

同一部位外科手术清创直至暴露活性组织后：

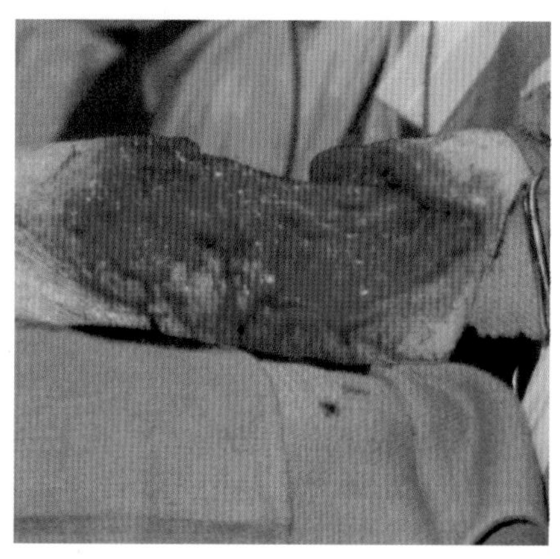

特殊人群：HIV/AIDs

卡波西肉瘤

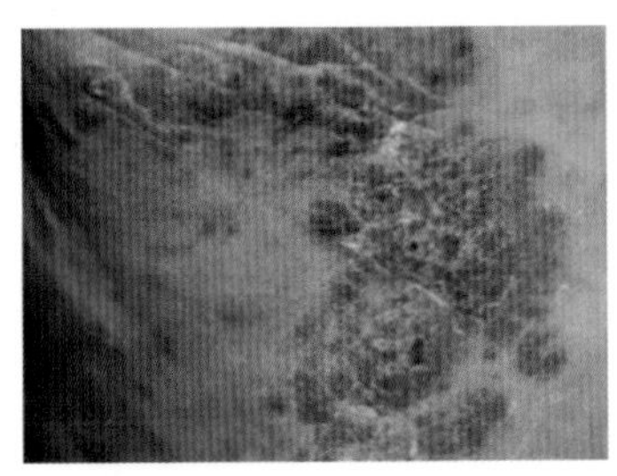

足底部的卡波西肉瘤，如图所示。

特殊人群：肥胖患者

皮肤褶皱

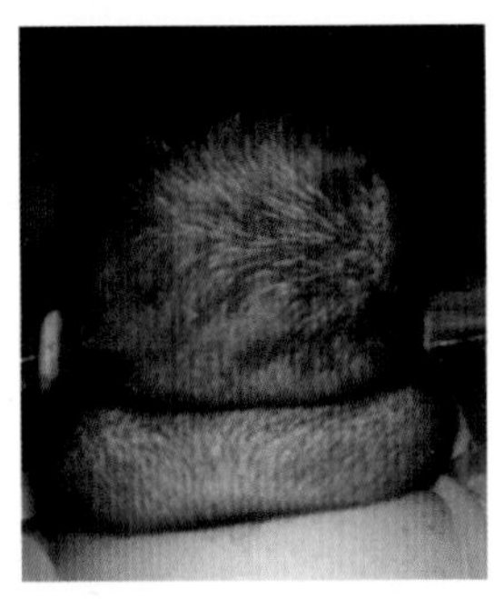

颈背部皮肤褶皱，如图所示。

血管翳

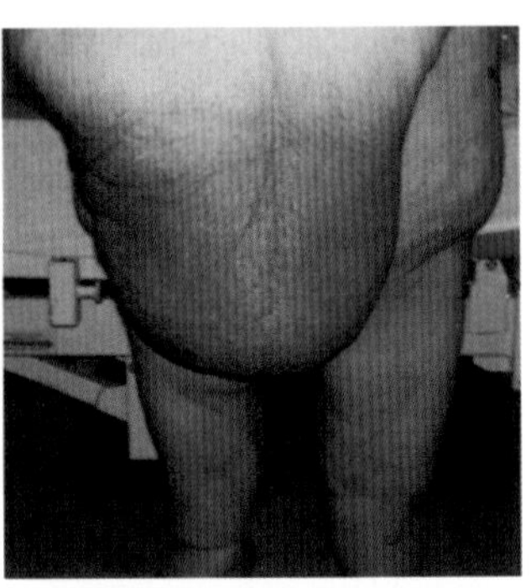

5 级腹部血管翳，如图所示。

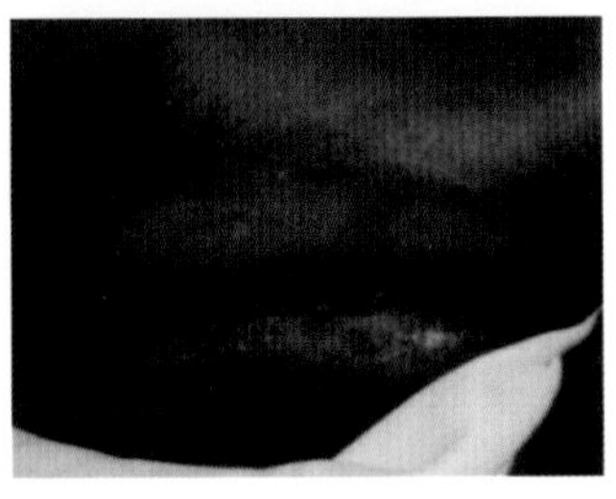

伴有溃烂的 5 级血管翳，如图所示。

图片由 C.Fife，MD 提供

特殊人群：肥胖患者

黑棘皮症

出现在肥胖患者皮肤处的棕色色素过度沉着，如图所示。

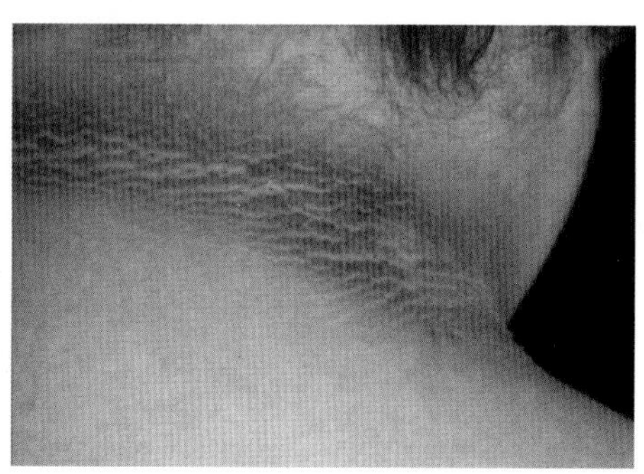

足底跖角化过度

角化过度是因表皮受慢性过度压力和摩擦力作用所致。如图所示的是足掌侧面。

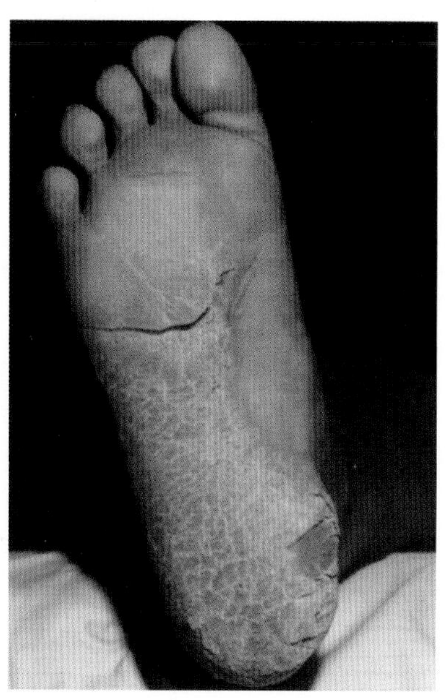

特殊人群：肥胖患者

擦损

体质指数为 60kg/m^2 的女性患者乳房的皮肤褶皱之间的擦损，如图所示。

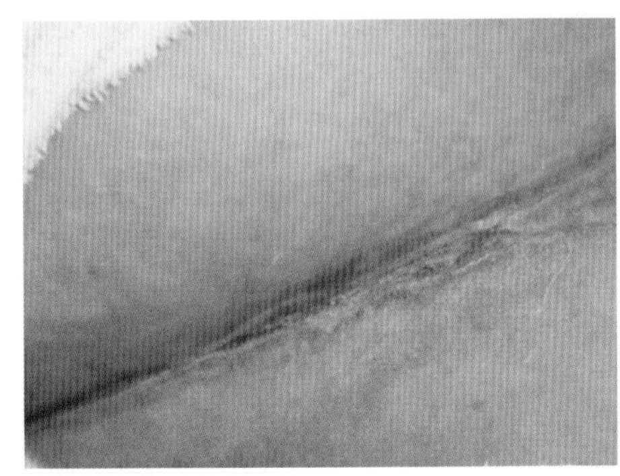

擦损伴有红斑、糜烂和剥蚀。

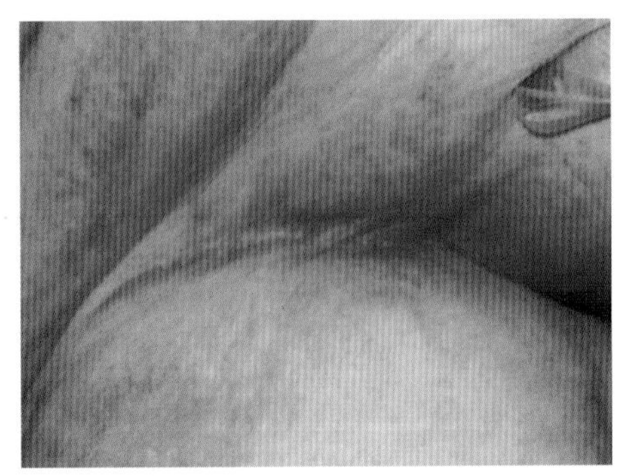

皮肤褶皱处的念珠菌性擦损。

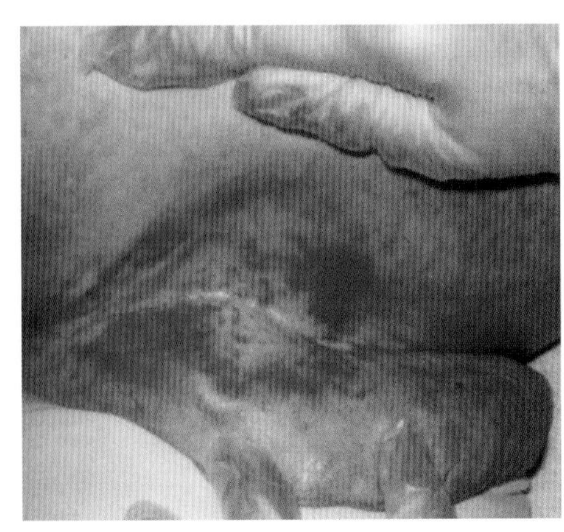

新生儿和儿童压疮

枕部压疮

重症新生儿枕部出现Ⅳ期压疮，如图所示。

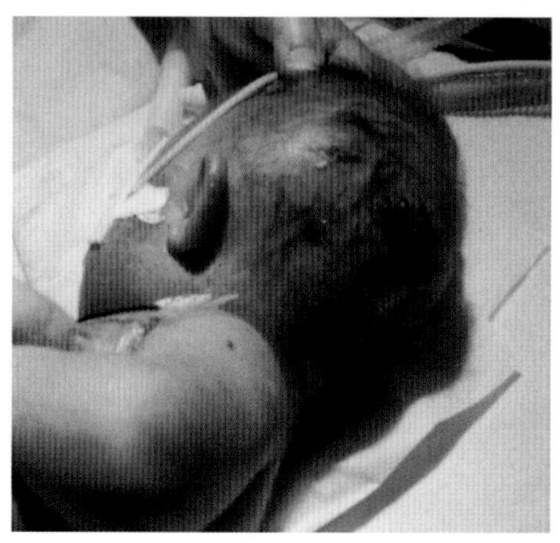

患者情况梗概

第4章——皮肤：一个重要的器官

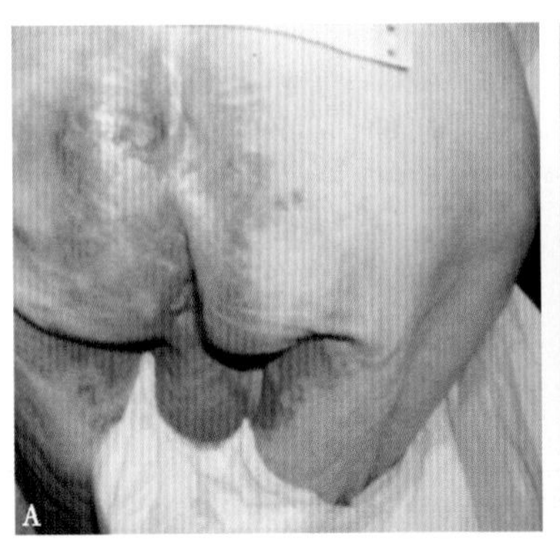

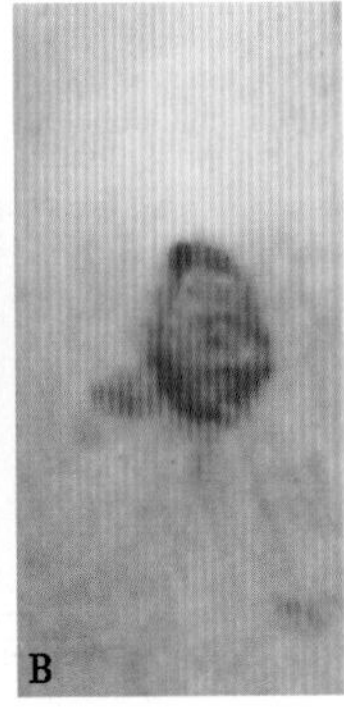

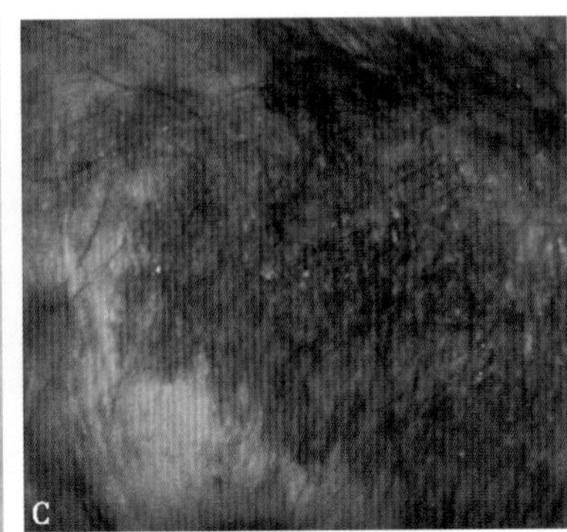

（A）失禁性皮炎；（B）皮肤撕裂伤；（C）老年性紫癜

第5章——急性和慢性伤口愈合

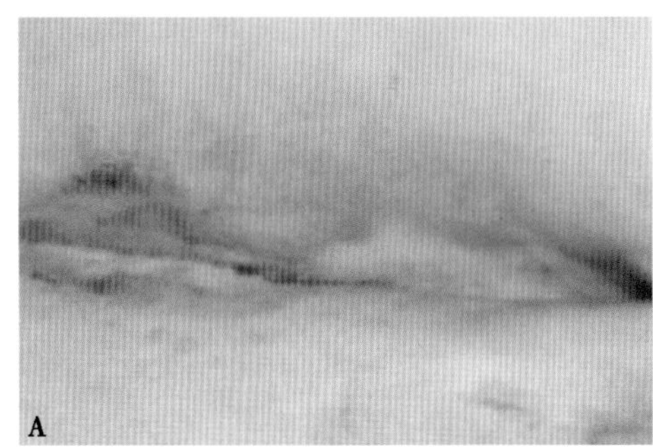
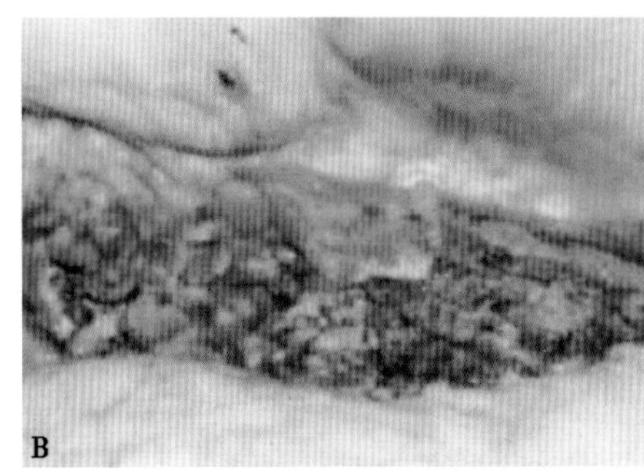

（A）手术后2周伤口外观（右腹股沟）；（B）手术后3周伤口外观

第 7 章——伤口微生物数量和感染

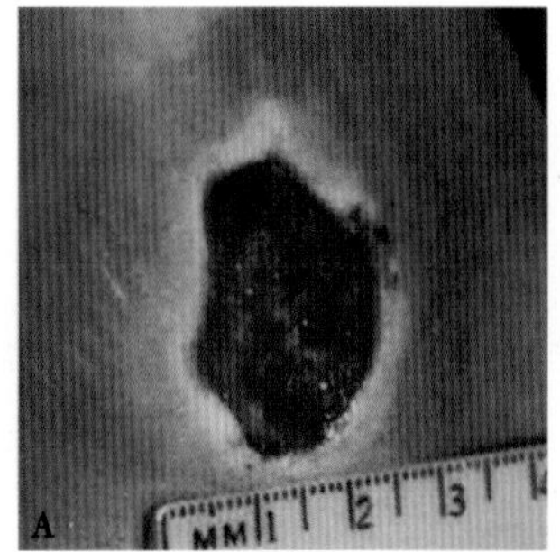

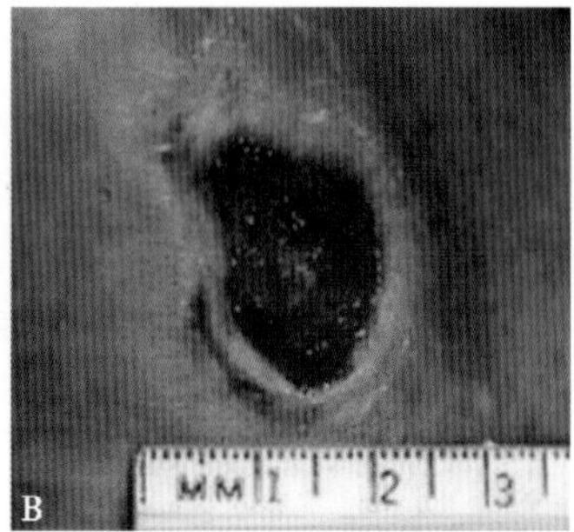

（A）初始照片；（B）局部抗生素治疗 2 周的伤口表现

图片由 S. Gardner 提供

第8章——伤口清创

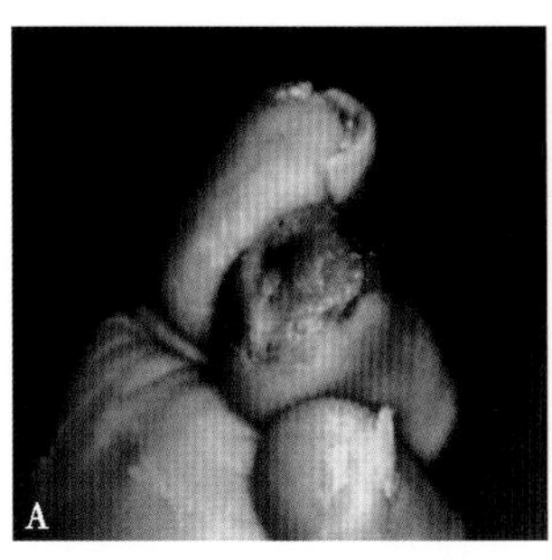

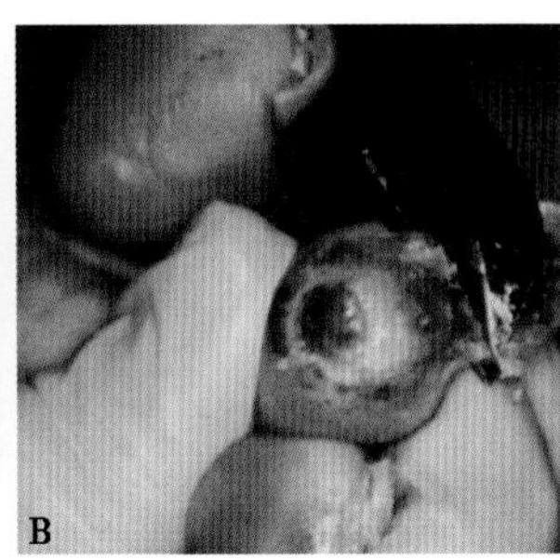

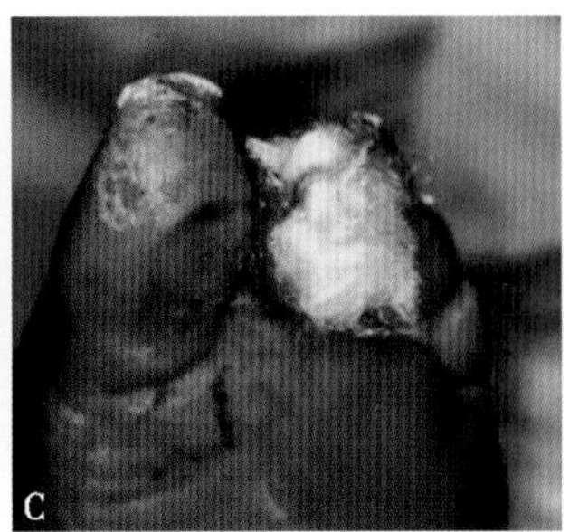

（A）左足第二趾角化帽；（B）当去除趾甲和胼胝时暴露的小溃疡可以探测到骨；（C）清创后使用藻酸钙敷料止血

第 14 章——静脉疾病和淋巴水肿管理

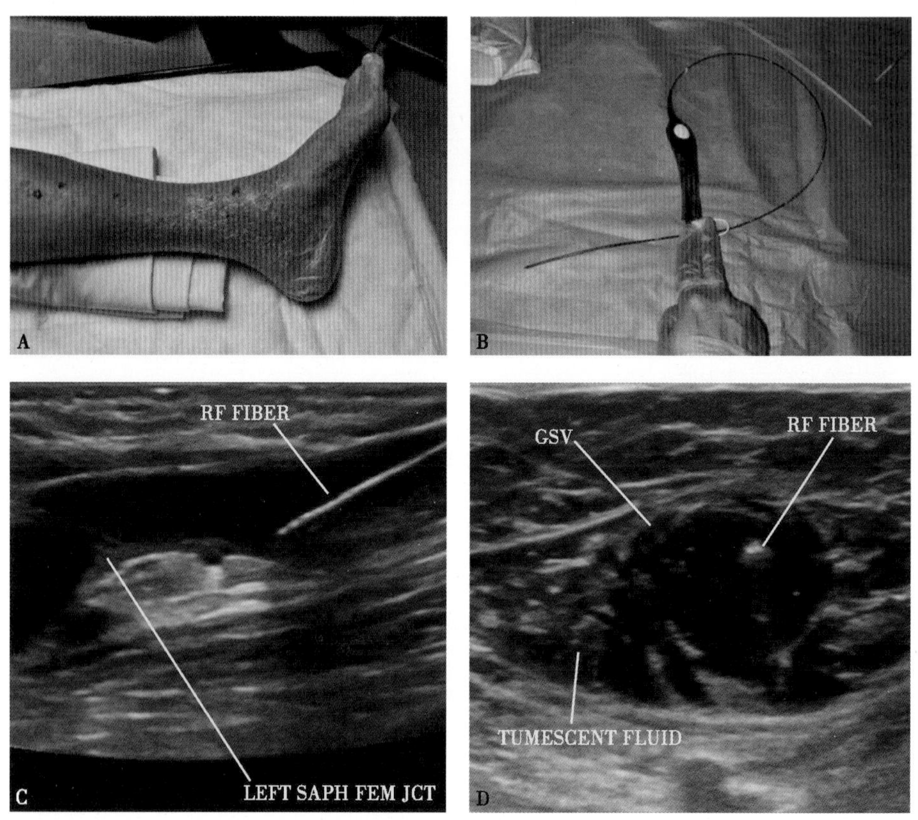

(A)左内踝多次复发的表浅溃疡所致的皮肤浸渍;(B)射频光导纤维;(C)将射频光纤放置在股静脉连接点远端约 2cm 处;(D)大隐静脉周围充满了渗出液

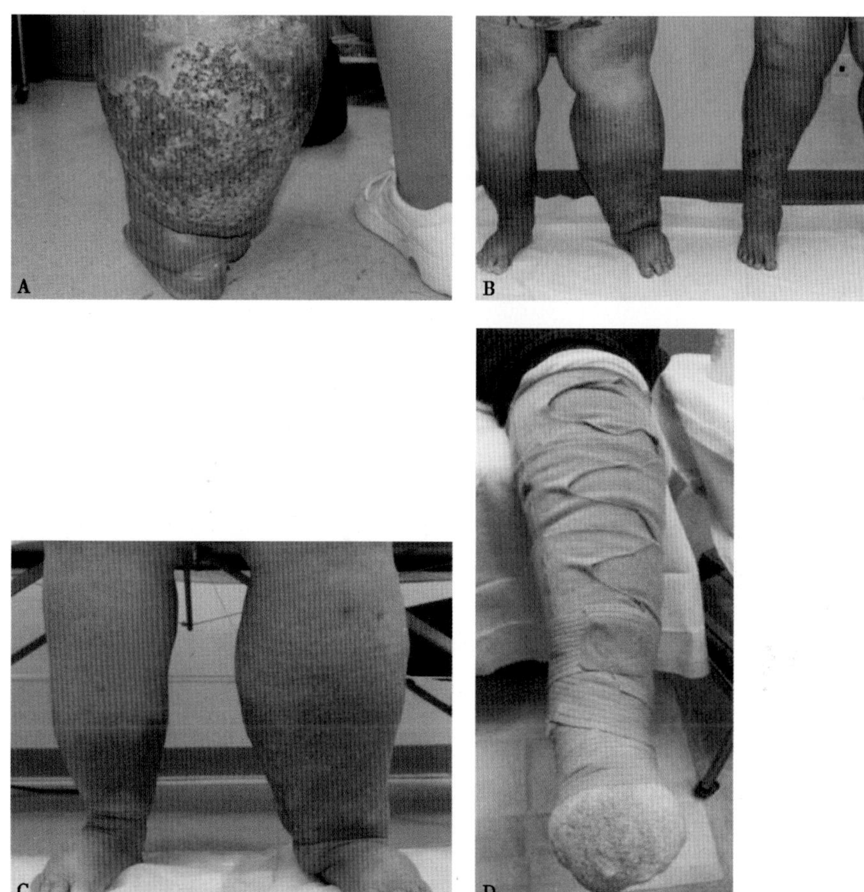

（A）左腿淋巴水肿的肥胖患者的弥漫性皮肤破损区域；（B）患者的丈夫也可见因蜂窝织炎所致的皮肤破溃；（C）抗菌治疗后的溃疡；（D）使用半硬度维可牢尼龙搭扣绷带去控制淋巴水肿

图片由 C. Fife，MD 提供

第16章——糖尿病足溃疡

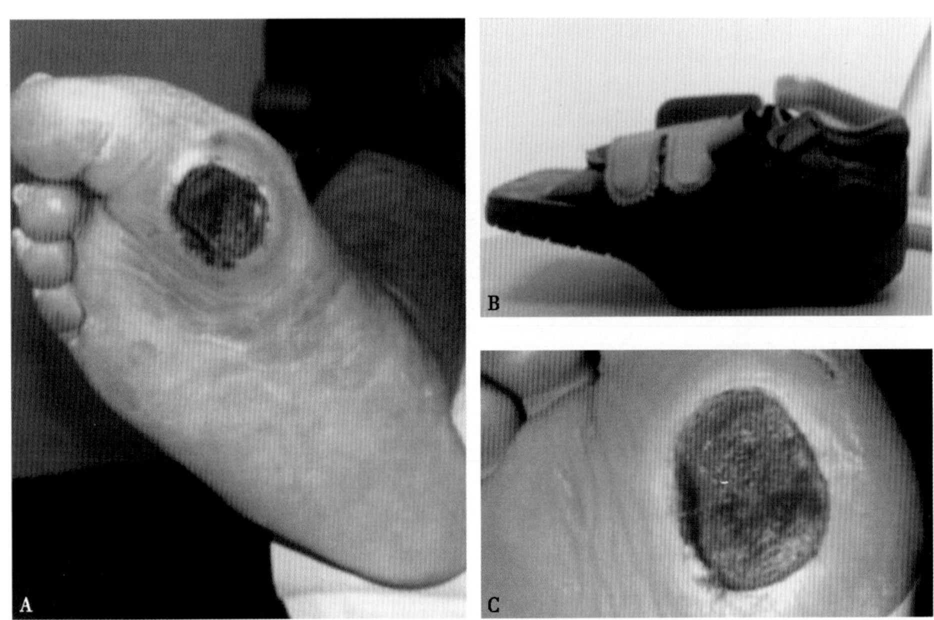

跖骨处的神经病变性糖尿病足溃疡。(A)伤口初诊照片;(B)初始指定用的减压装置;(C)清创和清洗后的伤口

图片由J. McGuire, DPM, PT提供

第 18 章——伤口的外科修复

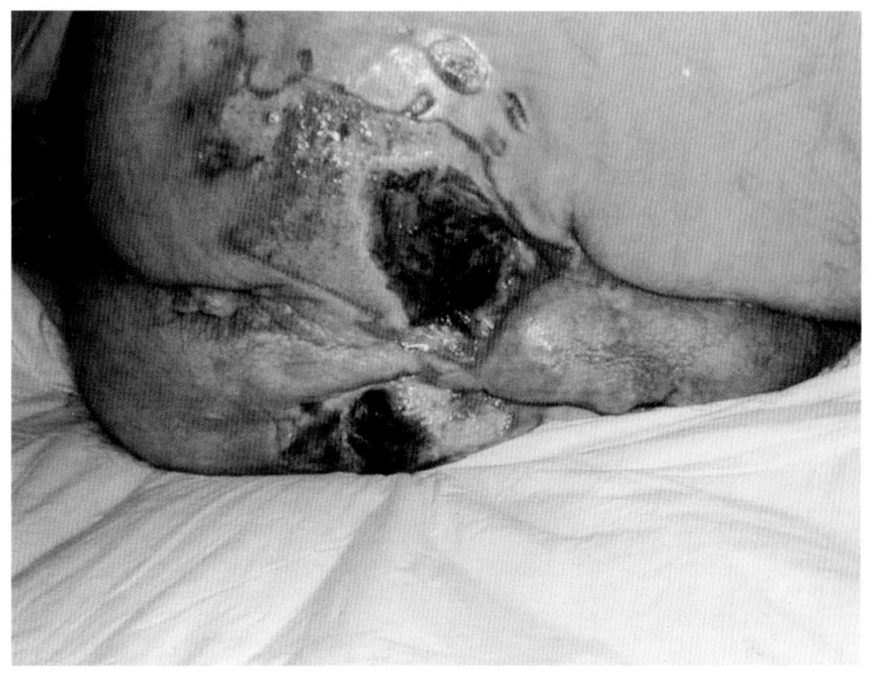

22 岁偏瘫男性患者遍及会阴的大面积压疮

第 19 章——管道、引流和瘘管的处理

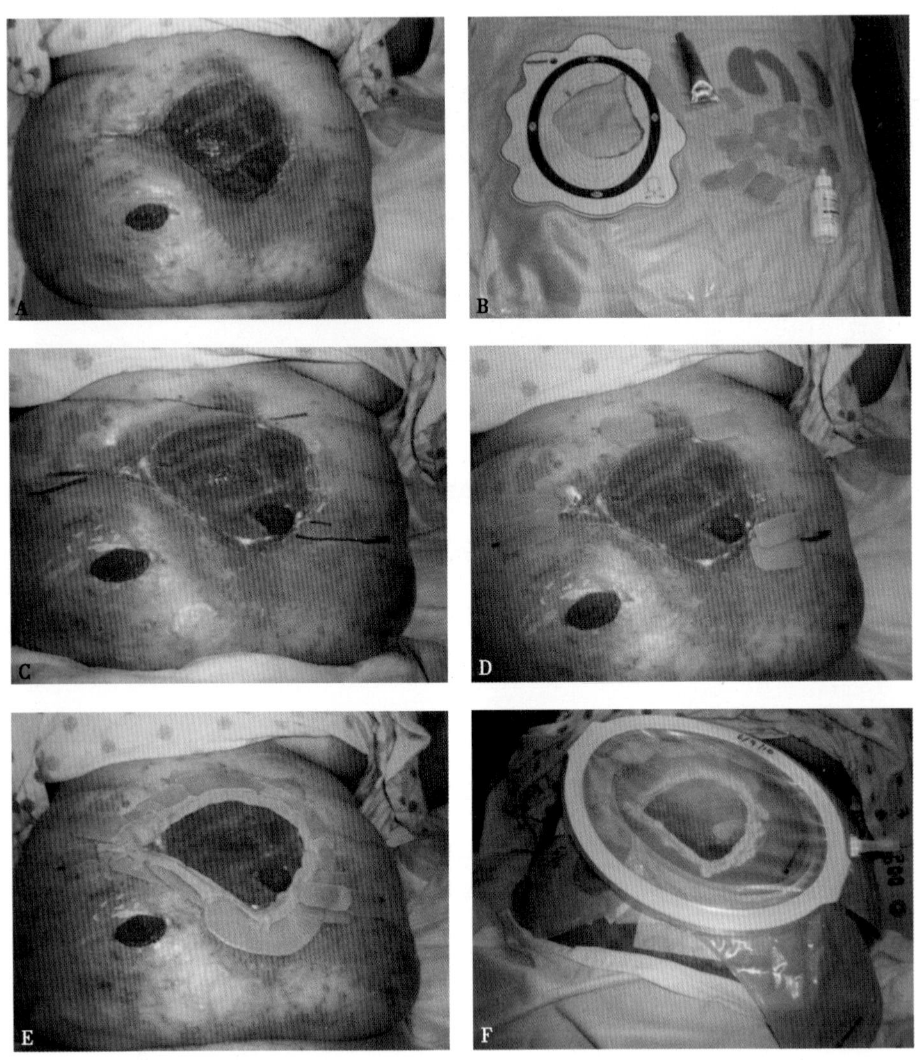

(A) 患者到达医院时的皮肤情况。由于频繁的污物渗漏引起的刺激性皮炎；(B) 使用袋状装置；(C) 患者坐位情况下所检查的腹部轮廓，伤口周围深的皱褶被标记；(D) 皱褶用羧甲基纤维素钠皮肤防漏条填充；(E) 使用"花瓣形"的方法构建伤口边缘；(F) 完成的袋状引流的产品

图片由 P. Erwin-Toth, MSN, CWOCN, CNS 提供

(郭艳侠　蒋琪霞　译)

28